国家卫生健康委员会"十三五"规划教材

专科医师核心能力提升导引丛书

供专业学位研究生及专科医师用

耳鼻咽喉头颈外科学

Otolaryngology Head and Neck Surgery

第 3 版

主　审　韩德民

主　编　孔维佳　吴　皓

副主编　韩东一　倪　鑫　龚树生　李华伟

人民卫生出版社

·北 京·

图书在版编目（CIP）数据

耳鼻咽喉头颈外科学 / 孔维佳，吴皓主编 . —3 版
. —北京：人民卫生出版社，2021.9
　　ISBN 978-7-117-31993-5

　　Ⅰ.①耳…　Ⅱ.①孔…　②吴…　Ⅲ.①耳鼻咽喉科学
–外科学–医学院校–教材②头–外科学–医学院校–教
材③颈–外科学–医学院校–教材　Ⅳ.①R762②R65

　　中国版本图书馆 CIP 数据核字（2021）第 177790 号

| 人卫智网 | www.ipmph.com | 医学教育、学术、考试、健康，购书智慧智能综合服务平台 |
| 人卫官网 | www.pmph.com | 人卫官方资讯发布平台 |

耳鼻咽喉头颈外科学

Erbiyanhou Toujingwaikexue

第 3 版

主　　编：孔维佳　吴　皓
出版发行：人民卫生出版社（中继线 010-59780011）
地　　址：北京市朝阳区潘家园南里 19 号
邮　　编：100021
E - mail：pmph @ pmph.com
购书热线：010-59787592　010-59787584　010-65264830
印　　刷：北京盛通印刷股份有限公司
经　　销：新华书店
开　　本：889×1194　1/16　　印张：41
字　　数：1157 千字
版　　次：2008 年 11 月第 1 版　　2021 年 9 月第 3 版
印　　次：2021 年 11 月第 1 次印刷
标准书号：ISBN 978-7-117-31993-5
定　　价：218.00 元

打击盗版举报电话：010-59787491　E-mail：WQ @ pmph.com
质量问题联系电话：010-59787234　E-mail：zhiliang @ pmph.com

编 者 （按姓氏笔画排序）

王秋菊　中国人民解放军总医院
王晓雷　中国医学科学院肿瘤医院
王斌全　山西医科大学第一医院
文卫平　中山大学附属第一医院
孔维佳　华中科技大学同济医学院附属协和医院
叶京英　北京清华长庚医院
朱冬冬　吉林大学中日联谊医院
刘　争　华中科技大学同济医学院附属同济医院
刘世喜　四川大学华西医院
李华伟　复旦大学附属眼耳鼻喉科医院
肖红俊　华中科技大学同济医学院附属协和医院
吴　皓　上海交通大学医学院附属第九人民医院
邱建华　空军军医大学西京医院
余力生　北京大学人民医院
张　罗　首都医科大学附属北京同仁医院
张　欣　中南大学湘雅二医院

张孝文　广州医科大学附属第一医院
张革化　中山大学附属第三医院
陈建军　华中科技大学同济医学院附属协和医院
陈　雄　武汉大学中南医院
林志宏　浙江大学医学院附属第二医院
周　兵　首都医科大学附属北京同仁医院
周　梁　复旦大学附属眼耳鼻喉科医院
姜学钧　中国医科大学附属第一医院
倪　鑫　首都医科大学附属北京儿童医院
殷善开　上海交通大学附属第六人民医院
高志强　中国医学科学院北京协和医院
唐安洲　广西医科大学附属第一医院
黄志刚　首都医科大学附属北京同仁医院
龚树生　首都医科大学附属北京友谊医院
韩东一　中国人民解放军总医院（中国人民解放军医学院）
程　雷　南京医科大学第一附属医院
戴春富　复旦大学附属眼耳鼻喉科医院
魏永祥　首都医科大学附属北京安贞医院

主 审 简 介

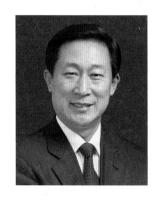

　　韩德民，1951 年出生，中国工程院院士，医学博士、医学哲学博士，博士生导师。担任中国医疗保健国际交流促进会会长、华夏医学科技奖理事会理事长、首都医科大学北京医学中心主任，世界华人耳鼻咽喉头颈外科理事会理事长，中国医师协会耳鼻咽喉头颈外科学分会名誉会长，首都医科大学耳鼻咽喉科学院院长。世界卫生组织（WHO）防聋合作中心主任，全国防聋治聋技术指导组组长。曾任首都医科大学附属北京同仁医院院长（2000—2012）、北京市耳鼻咽喉科学研究所所长（1995—2012）。

　　韩德民教授在耳鼻咽喉头颈外科领域辛勤耕耘 30 余年，多次荣获国家级、省部级嘉奖和荣誉称号。1992 年起享受国务院政府特殊津贴，1996 年获国家人事部及北京市"有突出贡献中青年专家"称号，曾荣获优秀留学回国人员奖、中国首届优秀博士后奖、中国医学基金会医德风范奖、第六届中国医师协会中国医师奖等奖项。2001 年以来作为第一完成人，三次获国家科学技术进步奖二等奖；获实用新型专利 15 项，获省部级一等奖 2 项。2007 年获何梁何利基金科学与技术进步奖。2012 年被授予联合国"南－南国际人道主义精神奖"，是全球第一位获此殊荣的医生。2013 年当选中国工程院院士。

主 编 简 介

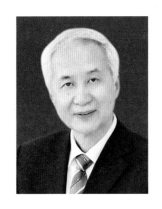

孔维佳，奥地利因斯布鲁克大学医学博士、美国密歇根大学博士后，国家杰出青年基金获得者。教育部高校二级教授、主任医师、博士生导师，华中科技大学同济医学院耳鼻咽喉科学研究所所长，华中科技大学同济医学院附属协和医院耳鼻咽喉科学研究所所长。担任中华医学会耳鼻咽喉科学会第八届、第九届及第十一届副主任委员，中国医疗保健国际交流促进会眩晕医学分会主任委员，中国医疗保健国际交流促进会耳鼻咽喉头颈外科分会副主任委员，中国医疗保健国际交流促进会耳内科分会副主任委员，湖北省医学会耳鼻咽喉头颈外科学分会主任委员。全国高等医药院校七年制临床医学专业规划教材《耳鼻咽喉科学》主编，全国高等学校八年制临床医学专业规划教材《耳鼻咽喉头颈外科学》主编，全国高等学校医学研究生规划教材《耳鼻咽喉头颈外科学》主编，《中华耳鼻咽喉头颈外科杂志》副总编辑，《临床耳鼻咽喉科杂志》主编，《中华耳科学杂志》及《国际耳鼻咽喉科学》副总编辑，《听力学及言语疾病杂志》副主编，Acta Otolaryngica 杂志编委。

主持科研项目 20 余项，包括国家杰出青年科学基金 1 项、国家"863"课题 1 项、国家重点基础研究发展计划（"973"计划）项目第四课题 1 项、国家科技部"十五"国家科技攻关计划、"十一五"及"十二五"国家科技支撑计划资助课题各 1 项，国家自然科学基金重点项目 2 项等。以第一作者或通讯作者身份在国际 SCI 收录期刊发表论著 100 余篇。曾获奥地利耳鼻咽喉科学会 Professor Alfred Kresasner 奖，中华医学科技奖一等奖，教育部科技进步奖二等奖及武汉市科技进步奖一等奖等奖项。

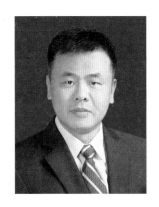

吴皓，博士生导师，主任医师。现任上海交通大学医学院附属第九人民医院院长，中华医学会耳鼻咽喉 – 头颈外科学分会主任委员，国家卫生健康委员会新生儿听力筛查专家组组长，国家卫生健康委员会 3D 打印医学应用专家委员会候任主任委员，上海市医学会听觉与前庭医学专科分会主任委员，上海市耳鼻疾病转化医学重点实验室主任，上海交通大学医学院耳科学研究所所长，香港中文大学客座教授。

长期致力于耳科学、耳神经外科学及侧颅底外科学相关临床和基础研究，在人工听觉植入技术、听神经瘤治疗策略及感音神经性耳聋发病机制和防控策略方面做出了重要贡献，推动了我国耳鼻咽喉头颈外科学和听觉医学专业的发展。

担任科技部重点研发项目首席科学家，牵头承担多项国家自然科学基金重点项目。以第一完成人获 2018 年国家科技进步奖二等奖、2019 年教育部科学技术进步奖一等奖、2014 年上海市科技进步奖一等奖等奖项；获第十六届上海市科技精英奖、2017 年国家卫生与计划生育委员会"有突出贡献中青年专家"等荣誉称号。

副主编简介

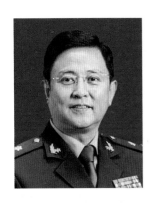

韩东一，中国人民解放军总医院耳鼻咽喉头颈外科主任医师、教授，医学博士，博士生导师，博士后导师。中国人民解放军耳鼻咽喉研究所名誉所长。现任中华医学会耳鼻咽喉头颈外科学分会名誉主任委员、《中华耳鼻咽喉头颈外科杂志》名誉总编辑、《听力学及言语疾病杂志》总编辑。先后获得国家"973"计划项目课题等课题20项；获国家科技进步奖二等奖2项、北京市科技进步奖一等奖1项、二等奖2项、中华医学会科技进步奖二等奖1项。先后获得首届"中国青年科技奖""求是杰出青年奖"，原总后勤部"科技银星""伯乐奖"等荣誉。以第一作者或通讯作者发表论文169篇，其中SCI收录41篇，主编著作8部，获国家专利20项。主要研究方向有：耳显微及耳神经外科，耳聋的分子机制研究。

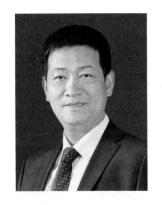

倪鑫，主任医师、教授、博士生导师。国家儿童医学中心主任，首都医科大学附属北京儿童医院院长、北京市儿科研究所所长、首都医科大学儿科医学院院长、诸福棠儿童医学发展研究中心理事长。兼任中华医学会小儿外科学分会主任委员，中国医院协会儿童医院管理分会主任委员，中国医师协会小儿外科医师分会会长，中国医疗保健国际交流促进会出生缺陷精准医学分会主任委员，中国医疗保健国际交流促进会甲状腺癌分会副主任委员，中华医学会耳鼻咽喉头颈外科学分会委员、小儿学组组长。

主要从事头颈部疾病、头颈肿瘤及儿童气道疾病、儿童睡眠疾病的临床和基础研究。在临床上率先开展了儿童头颈部先天性疾病的精准诊断技术、微创治疗技术、儿童肿瘤治疗的多学科治疗、儿童抗肿瘤药物研发等开创性技术的研究。借助国家儿童肿瘤监测中心平台积极探索儿童肿瘤诊治的信息化管理。牵头开展儿童OSAS的多中心研究，并制定基于循证医学的儿童OSAS诊疗指南。

曾获国家科技成果奖1项，北京市科学进步奖2项，发明专利8项。主持国家级、省部级科研项目30余项。发表SCI论文40余篇、核心期刊论文150余篇，参编专著10余部。

副主编简介

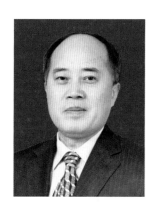

龚树生，医学博士，主任医师，教授，博士生导师，享受国务院特殊津贴。现任北京市临床医学研究所副所长，首都医科大学附属北京友谊医院耳鼻咽喉头颈外科主任，中国听力医学发展基金会专家委员会主任委员，中华医学会耳鼻咽喉头颈外科学分会常务委员，中华耳鼻咽喉头颈外科杂志编委会耳科学组组长，中国医师协会耳鼻咽喉科医师分会常务委员，中华医学会北京分会耳鼻咽喉头颈外科学分会副主任委员。

从事本专业临床及教学工作，参与编写人民卫生出版社国家级规划教材《耳鼻咽喉头颈外科学》（第5~9版）及多部专著。研究领域为耳聋的基础与临床研究，承担"973"计划项目课题及国家自然科学基金重点项目等多项课题，发表学术论文100余篇，其中SCI论文40余篇。

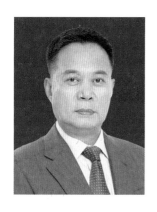

李华伟，教授、博士生导师。复旦大学附属眼耳鼻喉科医院耳鼻喉科研究院院长兼耳鼻喉科主任。中国医师协会耳鼻咽喉科医师分会副会长，上海市医师协会耳鼻咽喉科医师分会会长，上海市医学会耳鼻咽喉头颈外科分会候任主任委员。"973"计划项目首席科学家，教育部"长江学者奖励计划"特聘教授，国家杰出青年科学基金获得者，国家卫生健康委员会有突出贡献中青年专家，教育部创新团队带头人，上海市领军人才。擅长人工耳蜗植入、中耳炎、听骨链畸形、耳硬化症的耳显微手术及面神经疾病外科治疗。发表SCI论文90余篇（7篇封面导读，包括 *Nature Medicine*）。作为第一完成人获教育部高等学校科学研究优秀成果奖（自然科学）一等奖，作为主要完成人获国家科技进步奖二等奖、中华医学科技奖二等奖、上海市科技进步奖一等奖、上海医学科技奖一等奖各一项。

全国高等学校医学研究生"国家级"规划教材 第三轮修订说明

进入新世纪,为了推动研究生教育的改革与发展,加强研究型创新人才培养,人民卫生出版社启动了医学研究生规划教材的组织编写工作,在多次大规模调研、论证的基础上,先后于2002年和2008年分两批完成了第一轮50余种医学研究生规划教材的编写与出版工作。

2014年,全国高等学校第二轮医学研究生规划教材评审委员会及编写委员会在全面、系统分析第一轮研究生教材的基础上,对这套教材进行了系统规划,进一步确立了以"解决研究生科研和临床中实际遇到的问题"为立足点,以"回顾、现状、展望"为线索,以"培养和启发读者创新思维"为中心的教材编写原则,并成功推出了第二轮(共70种)研究生规划教材。

本套教材第三轮修订是在党的十九大精神引领下,对《国家中长期教育改革和发展规划纲要(2010—2020年)》《国务院办公厅关于深化医教协同进一步推进医学教育改革与发展的意见》,以及《教育部办公厅关于进一步规范和加强研究生培养管理的通知》等文件精神的进一步贯彻与落实,也是在总结前两轮教材经验与教训的基础上,再次大规模调研、论证后的继承与发展。修订过程仍坚持以"培养和启发读者创新思维"为中心的编写原则,通过"整合"和"新增"对教材体系做了进一步完善,对编写思路的贯彻与落实采取了进一步的强化措施。

全国高等学校第三轮医学研究生"国家级"规划教材包括五个系列。①科研公共学科:主要围绕研究生科研中所需要的基本理论知识,以及从最初的科研设计到最终的论文发表的各个环节可能遇到的问题展开;②常用统计软件与技术:介绍了SAS统计软件、SPSS统计软件、分子生物学实验技术、免疫学实验技术等常用的统计软件以及实验技术;③基础前沿与进展:主要包括了基础学科中进展相对活跃的学科;④临床基础与辅助学科:包括了专业学位研究生所需要进一步加强的相关学科内容;⑤临床学科:通过对疾病诊疗历史变迁的点评、当前诊疗中困惑、局限与不足的剖析,以及研究热点与发展趋势探讨,启发和培养临床诊疗中的创新思维。

该套教材中的科研公共学科、常用统计软件与技术学科适用于医学院校各专业的研究生及相应的科研工作者;基础前沿与进展学科主要适用于基础医学和临床医学的研究生及相应的科研工作者;临床基础与辅助学科和临床学科主要适用于专业学位研究生及相应学科的专科医师。

全国高等学校第三轮医学研究生"国家级"规划教材目录

11	SAS 统计软件应用（第 4 版）	主　编	贺　佳			
		副主编	尹　平	石武祥		
12	医学分子生物学实验技术（第 4 版）	主　审	药立波			
		主　编	韩　骅	高国全		
		副主编	李冬民	喻　红		
13	医学免疫学实验技术（第 3 版）	主　编	柳忠辉	吴雄文		
		副主编	王全兴	吴玉章	储以微	崔雪玲
14	组织病理技术（第 2 版）	主　编	步　宏			
		副主编	吴焕文			
15	组织和细胞培养技术（第 4 版）	主　审	章静波			
		主　编	刘玉琴			
16	组织化学与细胞化学技术（第 3 版）	主　编	李　和	周德山		
		副主编	周国民	肖　岚	刘佳梅	孔　力
17	医学分子生物学（第 3 版）	主　审	周春燕	冯作化		
		主　编	张晓伟	史岸冰		
		副主编	何凤田	刘　戟		
18	医学免疫学（第 2 版）	主　编	曹雪涛			
		副主编	于益芝	熊思东		
19	遗传和基因组医学	主　编	张　学			
		副主编	管敏鑫			
20	基础与临床药理学（第 3 版）	主　编	杨宝峰			
		副主编	李　俊	董　志	杨宝学	郭秀丽
21	医学微生物学（第 2 版）	主　编	徐志凯	郭晓奎		
		副主编	江丽芳	范雄林		
22	病理学（第 2 版）	主　编	来茂德	梁智勇		
		副主编	李一雷	田新霞	周　桥	
23	医学细胞生物学（第 4 版）	主　审	杨　恬			
		主　编	安　威	周天华		
		副主编	李　丰	杨　霞	王杨淦	
24	分子毒理学（第 2 版）	主　编	蒋义国	尹立红		
		副主编	骆文静	张正东	夏大静	姚　平
25	医学微生态学（第 2 版）	主　编	李兰娟			
26	临床流行病学（第 5 版）	主　编	黄悦勤			
		副主编	刘爱忠	孙业桓		
27	循证医学（第 2 版）	主　审	李幼平			
		主　编	孙　鑫	杨克虎		

28	断层影像解剖学	主　编	刘树伟　张绍祥
		副主编	赵　斌　徐　飞
29	临床应用解剖学（第2版）	主　编	王海杰
		副主编	臧卫东　陈　尧
30	临床心理学（第2版）	主　审	张亚林
		主　编	李占江
		副主编	王建平　仇剑崟　王　伟　章军建
31	心身医学	主　审	Kurt Fritzsche　吴文源
		主　编	赵旭东
		副主编	孙新宇　林贤浩　魏　镜
32	医患沟通（第2版）	主　审	周　晋
		主　编	尹　梅　王锦帆
33	实验诊断学（第2版）	主　审	王兰兰
		主　编	尚　红
		副主编	王传新　徐英春　王　琳　郭晓临
34	核医学（第3版）	主　审	张永学
		主　编	李　方　兰晓莉
		副主编	李亚明　石洪成　张　宏
35	放射诊断学（第2版）	主　审	郭启勇
		主　编	金征宇　王振常
		副主编	王晓明　刘士远　卢光明　宋　彬
			李宏军　梁长虹
36	疾病学基础	主　编	陈国强　宋尔卫
		副主编	董　晨　王　韵　易　静　赵世民
			周天华
37	临床营养学	主　编	于健春
		副主编	李增宁　吴国豪　王新颖　陈　伟
38	临床药物治疗学	主　编	孙国平
		副主编	吴德沛　蔡广研　赵荣生　高　建
			孙秀兰
39	医学3D打印原理与技术	主　编	戴尅戎　卢秉恒
		副主编	王成焘　徐　弢　郝永强　范先群
			沈国芳　王金武
40	互联网+医疗健康	主　审	张来武
		主　编	范先群
		副主编	李校堃　郑加麟　胡建中　颜　华
41	呼吸病学（第3版）	主　编	王　辰　陈荣昌
		副主编	代华平　陈宝元　宋元林

42	消化内科学（第3版）	主　审	樊代明	李兆申		
		主　编	钱家鸣	张澍田		
		副主编	田德安	房静远	李延青	杨　丽
43	心血管内科学（第3版）	主　审	胡大一			
		主　编	韩雅玲	马长生		
		副主编	王建安	方　全	华　伟	张抒扬
44	血液内科学（第3版）	主　编	黄晓军	黄　河	胡　豫	
		副主编	邵宗鸿	吴德沛	周道斌	
45	肾内科学（第3版）	主　审	谌贻璞			
		主　编	余学清	赵明辉		
		副主编	陈江华	李雪梅	蔡广研	刘章锁
46	内分泌内科学（第3版）	主　编	宁　光	邢小平		
		副主编	王卫庆	童南伟	陈　刚	
47	风湿免疫内科学（第3版）	主　审	陈顺乐			
		主　编	曾小峰	邹和建		
		副主编	古洁若	黄慈波		
48	急诊医学（第3版）	主　审	黄子通			
		主　编	于学忠	吕传柱		
		副主编	陈玉国	刘　志	曹　钰	
49	神经内科学（第3版）	主　编	刘　鸣	崔丽英	谢　鹏	
		副主编	王拥军	张杰文	王玉平	陈晓春
			吴　波			
50	精神病学（第3版）	主　编	陆　林	马　辛		
		副主编	施慎逊	许　毅	李　涛	
51	感染病学（第3版）	主　编	李兰娟	李　刚		
		副主编	王贵强	宁　琴	李用国	
52	肿瘤学（第5版）	主　编	徐瑞华	陈国强		
		副主编	林东昕	吕有勇	龚建平	
53	老年医学（第3版）	主　审	张　建	范　利	华　琦	
		主　编	刘晓红	陈　彪		
		副主编	齐海梅	胡亦新	岳冀蓉	
54	临床变态反应学	主　编	尹　佳			
		副主编	洪建国	何韶衡	李　楠	
55	危重症医学（第3版）	主　审	王　辰	席修明		
		主　编	杜　斌	隆　云		
		副主编	陈德昌	于凯江	詹庆元	许　媛

56	普通外科学（第3版）	主　编	赵玉沛			
		副主编	吴文铭	陈规划	刘颖斌	胡三元
57	骨科学（第3版）	主　审	陈安民			
		主　编	田　伟			
		副主编	翁习生	邵增务	郭　卫	贺西京
58	泌尿外科学（第3版）	主　审	郭应禄			
		主　编	金　杰	魏　强		
		副主编	王行环	刘继红	王　忠	
59	胸心外科学（第2版）	主　编	胡盛寿			
		副主编	王　俊	庄　建	刘伦旭	董念国
60	神经外科学（第4版）	主　编	赵继宗			
		副主编	王　硕	张建宁	毛　颖	
61	血管淋巴管外科学（第3版）	主　编	汪忠镐			
		副主编	王深明	陈　忠	谷涌泉	辛世杰
62	整形外科学	主　编	李青峰			
63	小儿外科学（第3版）	主　审	王　果			
		主　编	冯杰雄	郑　珊		
		副主编	张潍平	夏慧敏		
64	器官移植学（第2版）	主　审	陈　实			
		主　编	刘永锋	郑树森		
		副主编	陈忠华	朱继业	郭文治	
65	临床肿瘤学（第2版）	主　编	赫　捷			
		副主编	毛友生	沈　铿	马　骏	于金明
			吴一龙			
66	麻醉学（第2版）	主　编	刘　进	熊利泽		
		副主编	黄宇光	邓小明	李文志	
67	妇产科学（第3版）	主　审	曹泽毅			
		主　编	乔　杰	马　丁		
		副主编	朱　兰	王建六	杨慧霞	漆洪波
			曹云霞			
68	生殖医学	主　编	黄荷凤	陈子江		
		副主编	刘嘉茵	王雁玲	孙　斐	李　蓉
69	儿科学（第2版）	主　编	桂永浩	申昆玲		
		副主编	杜立中	罗小平		
70	耳鼻咽喉头颈外科学（第3版）	主　审	韩德民			
		主　编	孔维佳	吴　皓		
		副主编	韩东一	倪　鑫	龚树生	李华伟

71	眼科学（第3版）	主　审	崔　浩　黎晓新
		主　编	王宁利　杨培增
		副主编	徐国兴　孙兴怀　王雨生　蒋　沁
			刘　平　马建民
72	灾难医学（第2版）	主　审	王一镗
		主　编	刘中民
		副主编	田军章　周荣斌　王立祥
73	康复医学（第2版）	主　编	岳寿伟　黄晓琳
		副主编	毕　胜　杜　青
74	皮肤性病学（第2版）	主　编	张建中　晋红中
		副主编	高兴华　陆前进　陶　娟
75	创伤、烧伤与再生医学（第2版）	主　审	王正国　盛志勇
		主　编	付小兵
		副主编	黄跃生　蒋建新　程　飚　陈振兵
76	运动创伤学	主　编	敖英芳
		副主编	姜春岩　蒋　青　雷光华　唐康来
77	全科医学	主　审	祝墡珠
		主　编	王永晨　方力争
		副主编	方宁远　王留义
78	罕见病学	主　编	张抒扬　赵玉沛
		副主编	黄尚志　崔丽英　陈丽萌
79	临床医学示范案例分析	主　编	胡翊群　李海潮
		副主编	沈国芳　罗小平　余保平　吴国豪

全国高等学校第三轮医学研究生"国家级"规划教材评审委员会名单

顾　问
　　　　韩启德　桑国卫　陈　竺　曾益新　赵玉沛

主任委员 （以姓氏笔画为序）
　　　　王　辰　刘德培　曹雪涛

副主任委员 （以姓氏笔画为序）
　　　　于金明　马　丁　王正国　卢秉恒　付小兵　宁　光　乔　杰
　　　　李兰娟　李兆申　杨宝峰　汪忠镐　张　运　张伯礼　张英泽
　　　　陆　林　陈国强　郑树森　郎景和　赵继宗　胡盛寿　段树民
　　　　郭应禄　黄荷凤　盛志勇　韩雅玲　韩德民　赫　捷　樊代明
　　　　戴尅戎　魏于全

常务委员 （以姓氏笔画为序）
　　　　文历阳　田勇泉　冯友梅　冯晓源　吕兆丰　闫剑群　李　和
　　　　李　虹　李玉林　李立明　来茂德　步　宏　余学清　汪建平
　　　　张　学　张学军　陈子江　陈安民　尚　红　周学东　赵　群
　　　　胡志斌　柯　杨　桂永浩　梁万年　瞿　佳

委　员 （以姓氏笔画为序）
　　　　于学忠　于健春　马　辛　马长生　王　彤　王　果　王一镗
　　　　王兰兰　王宁利　王永晨　王振常　王海杰　王锦帆　方力争
　　　　尹　佳　尹　梅　尹立红　孔维佳　叶冬青　申昆玲　田　伟
　　　　史岸冰　冯作化　冯杰雄　兰晓莉　邢小平　吕传柱　华　琦
　　　　向　荣　刘　民　刘　进　刘　鸣　刘中民　刘玉琴　刘永锋
　　　　刘树伟　刘晓红　安　威　安胜利　孙　鑫　孙国平　孙振球
　　　　杜　斌　李　方　李　刚　李占江　李幼平　李青峰　李卓娅
　　　　李宗芳　李晓松　李海潮　杨　恬　杨克虎　杨培增　吴　皓

吴文源	吴忠均	吴雄文	邹和建	宋尔卫	张大庆	张永学
张亚林	张抒扬	张建中	张绍祥	张晓伟	张澍田	陈 实
陈 彪	陈平雁	陈荣昌	陈顺乐	范 利	范先群	岳寿伟
金 杰	金征宇	周 晋	周天华	周春燕	周德山	郑 芳
郑 珊	赵旭东	赵明辉	胡 豫	胡大一	胡翊群	药立波
柳忠辉	祝墡珠	贺 佳	秦 川	敖英芳	晋红中	钱家鸣
徐志凯	徐勇勇	徐瑞华	高国全	郭启勇	郭晓奎	席修明
黄 河	黄子通	黄晓军	黄晓琳	黄悦勤	曹泽毅	龚非力
崔 浩	崔丽英	章静波	梁智勇	谌贻璞	隆 云	蒋义国
韩 骅	曾小峰	谢 鹏	谭 毅	熊利泽	黎晓新	颜 艳
魏 强						

前　言

为适应新世纪临床医学需求,培养高素质的临床医学人才,结合我国长学制医学教育的成功模式及我国高等医学教育的实际需求,国家教育部从2006年启动编写了一套旨在培养和提高研究生临床实践能力和创新能力的专用教材。我们受聘编写了本套教材中的《耳鼻咽喉头颈外科学》第1版及第2版。前两版教材近十年的使用过程中,在编委构成的权威性和代表性、教材内容及编排体系、印刷装帧质量上,都得到了医学界广大师生的好评。随着教育改革的不断深入,以及在教学过程中的经验探索,结合国家对医学教育所提出的新要求,2018年10月在北京召开了"全国高等学校医学研究生'国家级'规划教材第三轮修订启动会议",我们再次受聘进行本教材第3版的修订工作。

本教材主要适用对象与前两版相同,仍定位为耳鼻咽喉头颈外科学专业的硕士、博士研究生及临床住院医师、主治医师。同时亦适用于参与本专业临床规范化培训的医师。教材编写延续了前两版的主要指导思想,①启迪科学思维方法:本教材与五年制本科生教材均强调"三基""五性",相较于本科生教材更具新、精、深的特点,更重要的是培养研究生创新性思维、批判性思维。本教材主要通过介绍耳鼻咽喉头颈外科有代表性疾病的认识过程和诊治进展,加深对耳鼻咽喉头颈外科疾病本质的认识,揭示医学科学发展的内在逻辑规律,培养研究生的临床创新思维能力。②培养循证医学观念:通过对疾病本质的认识及诊断治疗发展历程总结,尤其是对有争议性的问题,进行客观的介绍,从而培养研究生对科学问题的提炼、探索和逻辑分析能力。强调对所引用文献的证据评价,所有重要的论点及论据均附参考文献。③强调理论联系实践:临床理论与实践结合是对耳鼻咽喉头颈外科学临床研究生教材的最基本要求。重点阐述理论认识的不断提高对临床技术飞跃发展的重要指导作用,同时强调实践中不断产生的问题对理论认识的推动作用。通过对疾病本质的认识和诊治技术发展的论述,力求培养研究生的实际临床诊疗技能和科学发展观。④突出临床实用性:教材编写中原则强调三性——知识性、启发性和实用性,重点在于实用性。内容突出对疾病的诊断和治疗,重点包括疾病处理中的技能、技巧,注重培养临床思维和决策能力。

同时,本教材针对第2版教材编写中的具体问题,更加强调了:①在介绍对疾病的认识过程和诊治进展时,更加注重循证医学证据,而非编者个人的主观思想和判断。②在实用性方面,力求使本书成为一本有用的"工具书",在临床和研究过程中遇到问题可以从书中去找寻解决方法,具有临床指导功能。③编写时尤应把握好"评"和"述"的关系。"评"要注意提炼、精辟,要画龙点睛,而不要漫无边际;不能只"评"诊疗流程,而是要强调临床诊疗及临床决策中的思维过程。④注重文字的可读性、文学性和恰当性。可读性即易读易懂,图文丰富、精美;文学性即言语精辟,用词准确,体现文学修养;恰当性即选择重点而非面面俱到,与八年制教材形成"姊妹版"。重要的理论、技术、知识要纳入,强调重点核心内容。

本教材在目录安排中,对第2版中的基本编写框架予以保留,但根据近年来对疾病的认识及学科诊疗技术的发展作了相应完善:①各篇前仍设有临床解剖学内容,与八年制教材各篇解剖生理学不同,临床解剖学内容更强调解剖在临床实践中的意义和作用。②各篇内容选择重点、有代表性的疾病进行深入讲述,并非面面俱到。所选择的重点疾病代表目前耳鼻咽喉临床上最为重要和关键的疾病,且各自内容独立成系统,全面完善。③各章节疾病内容仍包括三部分——回顾、现状及展望。回顾简要介绍疾病的历史沿革,强调循证医学和科学思维培养,而非讲述历史故事。现状部分是重点,主要介绍疾病的最新诊断治疗状况,强调临床思维,决策和能力的培养,强调临床实用性,而非综述。展望是在目前的诊断治疗基础上,简要且精练地对疾病研究发展提出方向,是具有现实科学依据的推论,而非科学幻想。④在各疾病的治疗方法阐述中强调具体的手术决策及手术技能,而不是强调原则,非常具有实用性。⑤由于第2版教材出版至今已有五年,结合近五年来耳鼻咽喉头颈外科学学科的发展,在第3版教材中进行了部分修订、补充和更新,包括:眩晕的个体化诊疗、人工听觉诊疗进展、耳内镜、嗅觉疾病及其机制、变应性鼻炎机制及综合治疗、鼻窦炎的机制及精准治疗进展、阻塞型睡眠呼吸暂停低通气综合征治疗进展、食管及上气道反流性疾病、嗓音医学、颅底外科治疗进展、侧颅底机器人手术。⑥每篇末列出主要参考文献,全书末附有中英文对照名词索引。⑦本教材插图仍以彩色绘制,除临床解剖学少部分图片与八年制教材重复(为确保解剖学内容的逻辑完整性),其余均为新绘图及临床手术中解剖照片图及示意图。

本教材编写组由长期工作在教学、科研和临床一线的老、中、青博士生指导教师组成。在第3版教材的编写中,对部分新老编委进行了更替,增加了部分青年学术带头人,为本教材的编写补充了新鲜血液。本书初稿完成后,各位编委先进行了交叉互审,然后于2019年10月在湖北武汉召开了定稿会,对全稿进行了认真的审阅与讨论。在此基础上,又由各位编委作了进一步的修改与加工。本书各编委通力协作,王国建教授、张欣欣教授、张杰教授、宋晓红副教授、倪玉苏教授、杨华教授、张竹花副教授、段甦副教授、皇甫辉教授、于栋桢教授、龙小博副教授、张甦琳教授、程华茂副教授、刘波副教授、胡钰娟副教授、温立婷博士等参与了部分编务工作。袁杰博士、李明博士、谢乐博士、蔡花博士、丁言言博士和袁芳老师在全书稿件整理及会务等工作上付出了大量的时间和精力;各位编委提供了大量实例照片。各位编委的所在医院和科室的同志们提供了极大的支持和帮助。值此教材付梓之际,我们谨在此一并致以深深的感谢。部分老编委,包括汪吉宝教授、肖健云教授、许庚教授、迟放鲁教授、李源教授、倪道凤教授、唐平章教授,因年龄等原因未继续参加第3版教材的编写工作,对于他们前期的辛勤付出表示最诚挚的感谢,并祝他们身体健康,万事如意!

随着医学科学的飞速发展,学科诊疗进展亦日新月异,而临床研究生医学专业教学改革不断深化,需不断总结经验、及时更新。由于编者水平所限,难免挂一漏万,亦恳盼同道和读者们对本书疏漏之处不吝赐教,以资修订。

孔维佳　吴　皓

2021年3月

目　　录

第一篇　耳　科　学

第二篇　鼻　科　学

第三篇　咽　科　学

第四篇　喉科学、气管食管学与颈科学

第五篇　头颈肿瘤学

第六篇　颅底外科学

第一篇 耳 科 学

第一章　颞骨显微手术解剖及听觉生理

第一节　颞骨显微手术解剖

一、颞骨大体解剖

耳分为外耳（external ear）、中耳（middle ear）和内耳（inner ear）三部分。外耳道的骨部、中耳、内耳和内耳道都位于颞骨内（图1-1-1）。颞骨（temporal bone）左右成对，位于颅骨两侧的中、下1/3部，构成颅骨底部和侧壁的一部分。它与四块颅骨相接：其上方与顶骨、前方与蝶骨及颧骨、后方与枕骨相接（图1-1-2），参与组成颅中窝与颅后窝。颞骨为一复合骨块，由鳞部、乳突部、岩部和鼓部所组成，另有茎突附着于鼓部后下侧。熟悉颞骨解剖对于耳科手术有重要的意义，颞骨内及其周围有许多重要结构，应为耳鼻咽喉科医师所掌握。

（一）鳞部

鳞部（squamous portion）又称颞鳞，位于颞骨的前上部，形似鱼鳞，分内、外两面及上、前和下三个缘。外面光滑略外凸，构成颞窝的一部分（图1-1-3），有颞肌附着，并有纵行的颞中动脉沟。该沟下端之前下是颧突（zygomatic process）及其前、中、后根。颧突前根呈结节状，又称关节结节（articular tubercle）。关节结节后侧的椭圆形深窝，称为下颌窝（mandibular fossa），由颞骨鳞部和岩部构成。中根又称关节后突（retroarticular process），介于下颌窝与骨性外耳道口之间。后根从颧突上缘经过骨性外耳道口上方向后移行于弓状线，称为颞线（temporal line），颞肌下缘即止于此，有时呈嵴状，称为乳突上嵴（supramastoid crest）。颞线之下，骨性外耳道口后上方有一小棘状突起，称为道上棘（suprameatal spine），又称为Henle棘。鳞部内面稍凹（图1-1-4），系大脑颞叶所在区，有脑压迹及脑膜中动脉沟。

鳞部上缘锐薄，与顶骨下缘相接。前缘呈锯齿状，上薄下厚，与蝶骨大翼相接，形成蝶鳞缝（sphenosquamous suture）。下缘内侧与岩骨

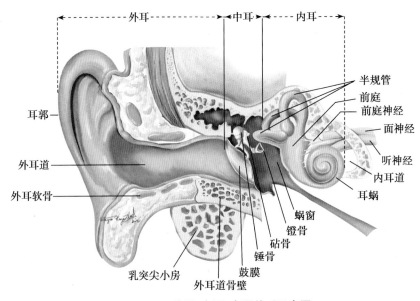

图1-1-1　外耳、中耳、内耳关系示意图

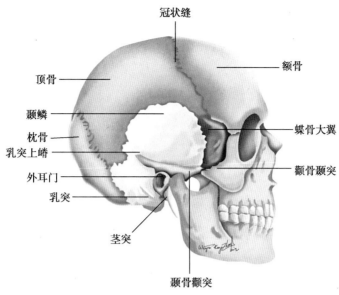

图 1-1-2　颅骨侧面图

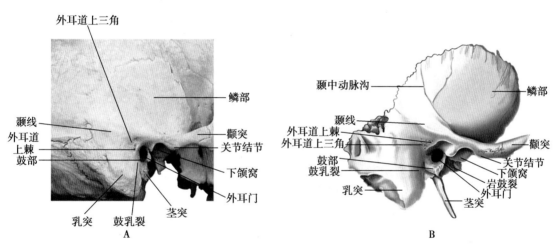

图 1-1-3　颞骨外侧面（右）

A. 实体图；B. 模式图

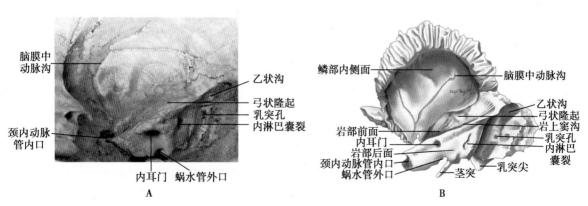

图 1-1-4　颞骨内侧面（右）

A. 实体图；B. 模式图

前缘外侧部融合,形成岩鳞裂(petrosquamous fissure);下缘前部与鼓部前上缘相连,形成鼓鳞裂(tympanosquamous fissure)。

(二)乳突部

乳突部(mastoid portion)位于鳞部的后下方,呈一锥状突起,故名乳突(mastoid process),见图1-1-3。其上方与鳞部以颞线为界,前下与鼓部融合形成鼓乳裂(tympanomastoid fissure),内侧与岩部相连。可分为内、外两面及上、后两缘。在乳突外侧面,道上棘后方,作骨性外耳道后上壁的切线与颞线相交围成一个三角区,常称为Macewen三角。此处骨面含有许多为小血管穿通的小孔,故又名筛区(cribriform area),是乳突手术时指示鼓窦位置的重要标志。乳突外侧面粗糙,其外下方有胸锁乳突肌、头夹肌和头最长肌附着;其近后缘处常有一贯穿骨内外的乳突孔(mastoid foramen),有乳突导血管通过此孔使颅外静脉与乙状窦沟通,枕动脉亦有小支经此孔供给硬脑膜。乳突尖内侧有一深沟,称乳突切迹(mastoid notch)或二腹肌沟,二腹肌后腹附着于此;沟的前端为茎乳孔(stylomastoid foramen),见图1-1-5。该切迹的内侧有一浅沟伴行,名枕动脉沟,有枕动脉经过。乳突上缘与顶骨的乳突角相接,后缘与枕骨相连。

(三)鼓部

鼓部(tympanic portion)位于鳞部之下、岩部之外、乳突部之前,为一扁曲的U形骨板,它构成骨性外耳道的前壁、下壁和部分后壁(图1-1-3)。其前上方以鼓鳞裂和鳞部相接,后方以鼓乳裂和乳突部毗邻,内侧以岩鼓裂(petrotympanic fissure)和岩部接连。鼓部的前下方形成下颌窝的后壁。鼓部在新生儿时仅为一个上部缺如的环形骨质,称鼓环(tympanic anulus),在成人,鼓部内端有一窄小沟槽,称鼓沟(tympanic sulcus),鼓膜边缘的纤维软骨环嵌附于沟内。鼓部缺口居上,名为鼓切迹(tympanic notch),此处无鼓沟和纤维软骨环。

(四)岩部

岩部(petrous portion)形似一横卧的三棱锥体,故又名岩锥(petrous pyramid),位于颅底,嵌于枕骨和蝶骨之间,内藏听觉和平衡器官,有一底、一尖、三个面和三个缘。底向外,与鳞部和乳突部相融合;尖端粗糙、朝向内前而微向上,嵌于蝶骨大翼后缘和枕骨底部之间,构成破裂孔的后外界,颈动脉管内口开口于此。

1. 岩部三个面

(1)前面:组成颅中窝的后部,又称大脑面(cerebral surface),向外与鳞部的脑面相连(图1-1-6)。由内向外有以下重要标志:近岩尖处有三叉神经压迹(trigeminal impression),容纳三叉神经半月神经节;压迹的外侧有两条与岩锥长轴平行的小沟,内侧者为岩浅大神经沟,外侧者为岩浅小神经沟,此两沟各通过同名神经;在岩浅大神经沟的外侧末端为面神经管裂孔,有岩浅大神经穿出;在岩浅小神经沟的外侧末端为岩浅小神经管裂孔,为同名神经穿出。继向后外方有一大的凸起,名弓状隆起(arcuate eminence),上半规管位于其下方,大多数上半规管的最高点是在弓状隆起最高点前内方之斜坡中。再向外有一浅凹形的薄骨板,名鼓室盖(tympanic tegmen),将其下的鼓室和颅中窝分隔。

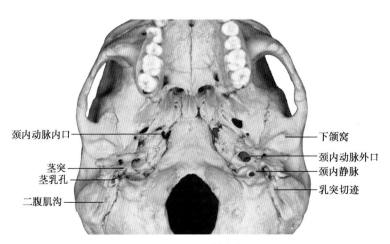

颈内动脉内口
茎突
茎乳孔
二腹肌沟
下颌窝
颈内动脉外口
颈内静脉
乳突切迹

图1-1-5 颞骨底面

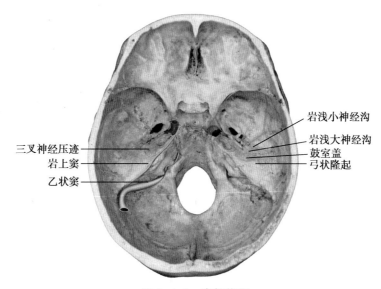

岩浅小神经沟
岩浅大神经沟
鼓室盖
弓状隆起

三叉神经压迹
岩上窦
乙状窦

图 1-1-6 岩部前面

（2）后面：组成颅后窝的前界，又称小脑面（cerebellar surface），向外与乳突部的内面相连（图1-1-7）；系由 3 个静脉窦（岩上窦、岩下窦和乙状窦）围成的三角形骨面，其顶朝内，底朝外。在中部偏内处为内耳门（internal acoustic pore），其向外通入内耳道（internal acoustic meatus）。内耳门之后外侧有一为薄骨板遮盖的裂隙，称内淋巴囊裂，其中有前庭水管外口（external aperture of vestibular aqueduct），后者经骨性前庭水管通至骨迷路的前庭，有内淋巴管（又称膜性前庭水管）经过。内耳门和内淋巴囊裂之间的上方有一小凹，名弓形下窝（subarcuate fossa），有硬脑膜的细小静脉穿过。

（3）下面：粗糙凹凸不平，是岩骨三个面中最不规则者，它组成颅底底面的一部分（图 1-1-5）。在其前内侧部，骨面粗糙，为腭帆提肌、鼓膜张肌及咽鼓管软骨部的附着部；在后外侧部及鼓部内

侧，有前内和后外紧邻的两个深窝，前内者相当于岩尖与岩底的中间处，为颈动脉管外口，有颈内动脉、静脉丛以及交感神经通过；颈内动脉管（internal carotid canal）先沿鼓室前壁垂直上行，继而折向前方水平行走，开口于岩尖的颈动脉管内口。颈动脉管外口的后外侧深窝为颈静脉窝（jugular fossa），构成颈静脉孔的前界及外侧界，内纳颈静脉球的顶部。颈静脉窝的外侧骨壁上有一浅沟，称为乳突小管沟，该沟向后穿入骨质而成一小管，成为迷走神经耳支（Arnold 神经）的通路。颈动脉管外口和颈静脉窝之间的薄骨嵴上，有鼓室小管（tympanic canaliculus）下口，起于岩神经节的舌咽神经鼓室支即鼓室神经（又称 Jacobson 神经）和咽升动脉的鼓室支通过该小管进入鼓室。在颈静脉窝的前内侧、紧靠颈静脉有一三角形的压迹，为舌咽神经之岩神经节所在的部位，

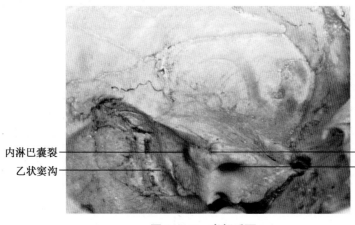

内淋巴囊裂
乙状窦沟

弓形下窝
内耳门

图 1-1-7 岩部后面

凹底有一小孔,为蜗水管外口(external aperture of aqueduct of cochlea)。在颈静脉孔外侧部容纳乙状窦至颈静脉球交接处,颈静脉孔内侧为岩下窦开口处,第Ⅸ、Ⅹ、Ⅺ对脑神经在颈静脉孔内侧部穿行出颅。

2. **岩部三个缘** 岩部上缘最长,有岩上沟容纳岩上窦,沟缘有小脑幕附着;内端有一切迹,内含三叉神经半月神经节的后部,上缘尖端借岩蝶韧带和蝶骨接连并形成小管,内有展神经和岩下窦经过。故在气化非常良好的颞骨发生急性化脓性中耳乳突炎时可并发岩尖炎,而出现三叉神经痛和展神经瘫痪症状。岩部后缘的内侧段有岩下沟,内含岩下窦;其外侧段和枕骨的颈静脉切迹形成颈静脉孔。岩部前缘的内侧部分与蝶骨大翼接连形成蝶岩裂,外侧部分与对应部分组成岩鳞裂和岩鼓裂;在岩部与鳞部之间,有上下并列的两管通入鼓室,居上者名鼓膜张肌半管,居下者为咽鼓管半管。

二、颞骨显微手术解剖学

1. **乳突表面标志及鼓窦** 乳突表面标志包括颞线、骨性外耳道后壁、乳突尖、Henle 棘和 Macewen 三角。乳突手术磨骨开始时常采用较大直径的切削钻头,分别沿着骨性外耳道后上壁的切线与颞线勾绘出乳突轮廓化的前方及上方界限(图 1-1-8)。颞线是颅中窝底的颅外投影标志,也是乳突手术的上界,而颞线和外耳道后壁勾绘出的两条骨沟交汇处是鼓窦的表面投影位置。用大号圆形切削钻头磨去乳突表面的骨皮质,上起颞线,下至乳突尖,前达骨性外耳道后壁,暴露乳突浅层气房。然后磨去

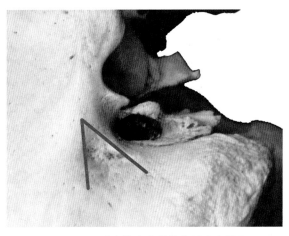

图 1-1-8 乳突轮廓化的前方及上方界限

Henle 棘后上方、相当于 Macewen 三角区的气房,寻找并开放鼓窦。到达鼓窦时,探针向前可无阻力地伸入鼓窦入口及上鼓室。鼓窦的底部解剖标志为水平半规管表面迷路骨质。如探针不能伸入鼓窦入口,示鼓窦尚未开放,此时须注意 KÖrner隔(KÖrner septum)的存在,其常将鳞部表浅的气房群与深面的岩部气房群分隔。

2. **乳突气房分型及分区** 正常乳突部的骨质中有许多含气小腔,称乳突气房(mastoid cells),乳突气房范围因人而异,发育良好者,向上达颞鳞,向前经外耳道上部至颧突根内,向内伸向岩尖,向后伸至乙状窦后方,向下可伸入茎突。乳突按其气化程度,可分为四型:气化型(pneumatic type)、板障型(diploetic type)和硬化型(sclerotic type),以及上述任何两型或三型并存的混合型(mixed type)(图 1-1-9)。位于上部的气房最大,称为鼓窦(tympanic antrum),与鼓室相通,是乳突手术的重要标志。随着出生后的发育,颞骨的气化开始以鼓窦为中心发生点向着乳突的不同方向扩展,最后形成以下不同的气房群。根据解剖部位,乳突气房可分为如下九组:①乳突尖气房;②天盖气房;③乙状窦周围气房;④迷路周围气房;⑤窦脑膜角气房;⑥颧突气房;⑦鳞部气房;⑧岩尖气房;⑨面神经管周围气房(图 1-1-10)。含气的空腔间常借气化的隧道形成联通。

3. **乙状窦** 乳突内侧面为颅后窝的前下方,有一弯曲的深沟,称乙状沟(sigmoid sulcus),乙状窦(sigmoid sinus)位于其中(图 1-1-4,图 1-1-11,图 1-1-12)。乙状窦骨板的厚薄及其位置稍前或稍后,常因乳突气房发育的程度不同而各异。在顶切迹与乳突尖之间可引一条假想直线,称"乙状窦颅外标志线",它标志着乙状窦在颅内的走向。顶切迹和乳突尖又分别为乙状窦上膝和下膝的颅外标志。乳突气房发育良好者,乙状窦骨板较薄且位置偏后,其与外耳道后壁之间的距离较大;乳突气房发育较差者,则乙状窦骨板坚实,位置前移,其与外耳道后壁的距离较小,或甚为接近。后者在乳突手术时易损伤乙状窦而引起严重出血,妨碍手术进行;或可发生气栓,导致生命危险。对于乙状窦过度前置影响病变清理或在经乙状窦前径路侧颅底手术时,常须将乙状窦向后移位。

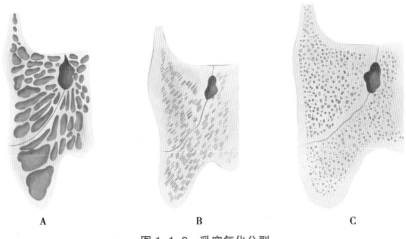

图 1-1-9　乳突气化分型
A. 气化型；B. 板障型；C. 硬化型

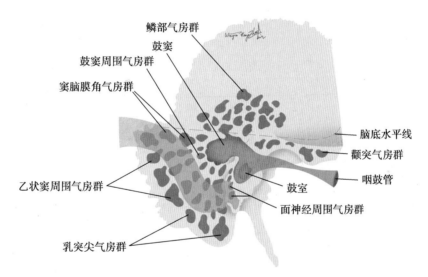

图 1-1-10　乳突气房的分布

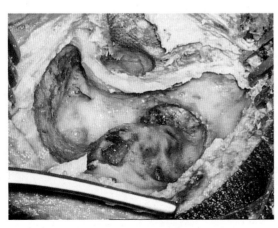

图 1-1-11　窦脑膜角

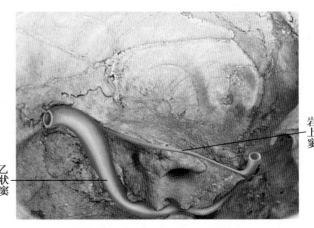

图 1-1-12　乙状窦与岩上窦走行

在乙状窦上部与颅中窝及颅后窝脑板间有一夹角称为窦脑膜角（sinodural angle）（图1-1-11），在气化较好的乳突，此部位常有较小的气房，术中需要去除。在窦脑膜角的外侧乳突骨皮质内常有乳突导血管，如术中损伤将导致较剧烈的出血。而在窦脑膜角的深处有岩上窦走行（图1-1-12）。

4. **半规管**　骨半规管（bony semicircular canals）位于前庭的后上方，为3个弓状弯曲的骨管，互相成直角；依其所在位置，分别称外（水平）、上（垂直）、后（垂直）半规管（lateral, superior and posterior semicircular canals）。每个半规管的两端均开口于前庭。开放鼓窦后，其底部可见水平半规管（图1-1-13），是鼓窦底部重要的解剖标志。而进一步磨除半规管周围气房，后半规管和上半规管也得以显露（图1-1-14）。

5. **颅中窝骨板**　颅中窝骨板为颅中窝底部，

起自颧突区域，延伸至窦脑膜角及岩上窦区域，构成乳突气房的上界，其可分为鼓室天盖、鼓窦天盖和乳突天盖三部分（图1-1-11，图1-1-15），乳突切开术时常需要去除气房以暴露此部分骨性结构，但要避免硬脑膜的损伤。当中耳疾病破坏颅中窝骨板时，可导致硬脑膜暴露或缺损，可能需要行加固或修补。

6. **颅后窝骨板**　颅后窝骨板是上至岩上窦，外下以乙状窦为界，内侧以后半规管为界的宽阔骨板（图1-1-16）。其构成鼓窦及岩尖部位乳突气房的后壁。陶特曼（Trautmann）三角是界于乳突天盖及岩上窦、乙状窦和骨迷路间的三角区域。在陶特曼三角区及Donaldson线（外半规管延长线）的下方，为内淋巴囊所在区域，内淋巴囊向内侧走行与内淋巴管相延续，后者在后半规管的后内方走行，最后止于前庭（图1-1-16，图1-1-17）。

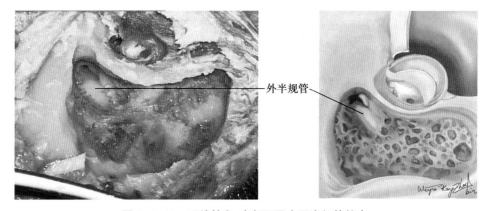

外半规管

图1-1-13　开放鼓窦，底部可见水平半规管轮廓

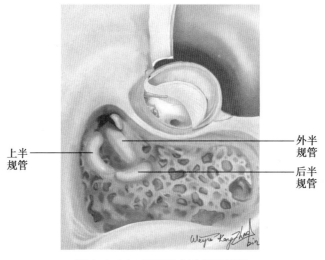

上半规管

外半规管

后半规管

图1-1-14　显露三个半规管轮廓

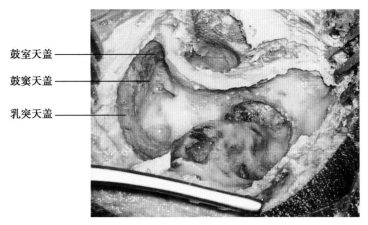

鼓室天盖

鼓窦天盖

乳突天盖

图 1-1-15　颅中窝骨板

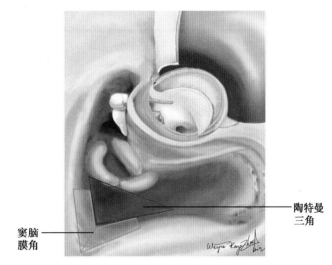

陶特曼三角

窦脑膜角

图 1-1-16　颅后窝骨板标志

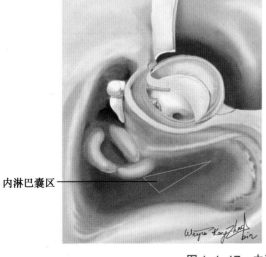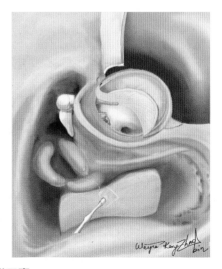

内淋巴囊区

图 1-1-17　内淋巴囊

7. 上鼓室 上鼓室（epitympanum）也称鼓室上隐窝（epitympanic recess），为位于鼓膜紧张部上缘平面以上的鼓室腔。在其后壁有一小开口，称鼓窦入口（aditus），上鼓室借此与鼓窦相通。鼓窦入口内侧有外半规管凸，鼓窦入口底部，在面神经管水平段与垂直段相交处之后方，有一容纳砧骨短脚的小窝，名砧骨窝（incudial fossa），为中耳手术的一重要标志。上鼓室是胆脂瘤的好发部位，常引起听骨链的破坏，尤其是锤骨头与砧骨体的破坏较为常见。上鼓室的顶部为鼓室天盖（tegmen tympani），厚3~4mm，也有薄如纸者，由颞骨岩部前面组成，后延至鼓窦盖，前与鼓膜张肌管之顶相延续。鼓室借此壁和颅中窝的大脑颞叶相隔。位于此壁的岩鳞裂在婴幼儿时期常未闭合，硬脑膜的细小血管经此裂与鼓室相通，可成为中耳感染进入颅内的途径之一。完壁式中耳手术在需保持听小骨完整性的前提下，上鼓室有时较难完全开放，尤其对硬脑膜低垂的患者，此部位极易成为胆脂瘤残留和复发的部位，实践表明，上鼓室的开放对于胆脂瘤的治疗有极其重要的意义。充分显露上鼓室可以通过去除鼓窦周围气房、半规管周围气房、外耳道后壁气房及颧突根部气房来实现。

上鼓室可被砧骨体及锤骨头分为内侧和外侧两部分，外侧部分界于上鼓室外侧壁、鼓环与锤骨头之间，较为狭小；而内侧部分界于锤骨头及砧骨体与外半规管及面神经管之间，可进一步被砧骨长脚分为前后两部分：鼓前峡（anterior tympanic isthmus）及鼓后峡（posterior tympanic isthmus）。

鼓前峡位于鼓膜张肌腱、砧骨长脚与镫骨弓之间，鼓后峡位于砧骨长脚、后拱柱与锥隆起之间（图1-1-18）。通过前鼓峡与鼓后峡，特别是鼓后峡，鼓窦区的胆脂瘤可延及上鼓室；鼓前峡与鼓后峡也是中上鼓室的重要沟通通道，对于上鼓室的通畅引流极其重要。

8. 下鼓室 下鼓室（hypotympanum）位于鼓膜紧张部下缘平面以下，下达鼓室底。鼓室底壁又称颈静脉壁（jugular wall），为一较上壁狭小的薄骨板，将鼓室与颈静脉球分隔，其前方即为颈动脉管的后壁。此壁若有缺损，颈静脉球的蓝色可透过鼓膜下部被隐约见及。下壁内侧有一小孔，为舌咽神经鼓室支所通过。行颅底手术如颈静脉球体瘤切除时，此部位解剖尤其重要。在部分患者存在颈静脉球高位或颈静脉球突入鼓室中，清理下鼓室病变时要注意避免损伤颈静脉球。

9. 面神经隐窝与后鼓室

（1）面神经隐窝：面神经隐窝位于面神经乳突段（垂直段）的外侧，其包含一些较小的气房，在气房间及气房与鼓室间通常没有沟通。面神经隐窝通常是一个解剖学概念，此三角区外界为深部外耳道后壁与鼓索神经，内侧为面神经垂直段，其顶为砧骨窝处的后拱柱（手术中在砧骨短脚与面神经隐窝间保留的骨小柱）结构。经面神经隐窝可以看清面神经水平段、砧骨长脚、砧镫关节、镫骨小头、镫骨肌腱、圆窗龛及其前方的鼓岬，以及在人工耳蜗植入术时可达耳蜗的底周（图1-1-19）。以砧骨短突为标志确定面神经隐窝的位置，在面神经垂直段起始部外侧、砧骨窝下

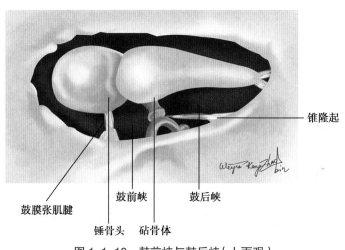

鼓膜张肌腱　锤骨头　砧骨体　鼓前峡　鼓后峡　锥隆起

图1-1-18　鼓前峡与鼓后峡（上面观）

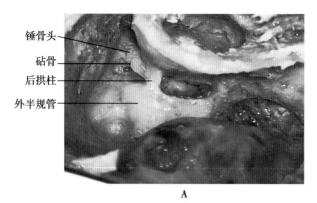
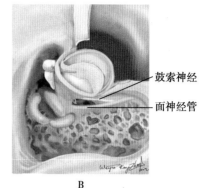

锤骨头
砧骨
后拱柱
外半规管

鼓索神经
面神经管

A

B

图 1-1-19 面神经隐窝解剖
A. 实体图；B. 模式图

方、鼓索神经内侧磨除骨壁，可经面神经隐窝进入后鼓室。慢性中耳炎手术时可开放面神经隐窝，有利于清除病灶并建立乳突区与鼓室间的通畅引流。面隐窝的开放还为面神经减压手术时面神经水平段的显露提供良好的视野，也是人工耳蜗植入手术的最常用手术径路。

（2）后鼓室（posterior tympanum）：后鼓室系鼓膜后缘以后的鼓室腔，后鼓室上部为鼓窦入口，在鼓窦入口底部有砧骨窝。后鼓室中下部结构复杂，有三个骨性隆起（锥隆起、鼓索隆起和茎突隆起）、四个隐窝（面神经隐窝、鼓室窦、外侧鼓室窦和后鼓室窦）、五条骨嵴（岬小桥、岬下脚、鼓索嵴、锥嵴和茎突嵴）。

鼓室后壁下内方，相当于前庭窗的高度，有一小锥状突起，称锥隆起（pyramidal eminence），内有小管，镫骨肌腱由此发出，附着于镫骨颈后面。鼓室后壁与外壁相交处，鼓沟后上端的内侧，有鼓索小管的鼓室口，鼓索隆起位于开口处，有鼓索神经穿出进入鼓室。

位于后鼓室的四个隐窝可被锥隆起分为上下两部分，上方包括面神经隐窝和后鼓室窦（posterior tympanic sinus），下方包括鼓室窦（sinus tympani）和外侧鼓室窦（lateral tympanic sinus）。以面神经管为分界，面神经隐窝和外侧鼓室窦位于其外侧，而鼓室窦和后鼓室窦位于其内侧，面神经隐窝位于外上方，外侧鼓室窦位于外下方，后鼓室窦位于内上方，鼓室窦位于内下方（图 1-1-20）。

外侧鼓室窦在鼓环内侧，位于鼓索隆起内侧、鼓索嵴及锥隆起下方及茎突嵴上方，在鼓膜内陷性中耳疾病时最容易被累及。面神经隐窝位于面神经管的外侧、鼓环及鼓索隆起的内侧，鼓索嵴及锥隆起的上方。从面神经隐窝径路可直接到达此区域，面神经隐窝区病变清除不彻底是胆脂瘤残留的最主要原因。后鼓室窦位于面神经管及锥隆起的内侧，岬小桥（后鼓室壁与骨岬间的骨小桥）的上方。鼓室窦位于锥隆起的下内侧，以岬小桥与后鼓室窦相隔，并延伸至茎突嵴，是最大的后鼓室隐窝。在鼓室窦的下缘，有一骨性小桥自茎突嵴连接圆窗龛的顶部，称为岬下脚。鼓室窦的形态与大小随颞骨气化的程度而异，其深度难以直接窥见。

10. 鼓室各壁结构 鼓室似一竖立的小火柴盒，有外、内、前、后、顶、底 6 个壁（图 1-1-21）。

鼓室外壁由骨部及膜部组成。骨部较小，即鼓膜以上的上鼓室外侧壁；膜部较大，即鼓膜。

鼓室内壁即内耳的外壁，亦称迷路壁（labyrinthine wall），有多个凸起和小凹。鼓岬（promontory）为内壁中央较大的膨凸，系耳蜗底周所在处；其表面有细沟称岬沟（sulcus of promontory），沟内有鼓室神经丛行走。鼓岬后方有两条水平骨嵴，上方者称岬小桥（ponticulus），下方者称岬下脚（subiculum）。前庭窗（fenestra vestibule）又名卵圆窗（oval window），位于鼓岬后上方、岬小桥上方的小凹内，面积约 3.2mm²，为镫骨足板及其周围的环韧带所封闭，通向内耳的前庭。蜗窗（fenestra cochleae）又名圆窗（round window），位于鼓岬后下方、岬下脚下方的小凹内，为圆窗膜所封闭。此膜又称第二鼓膜，面积约 2mm²，向内通耳蜗底周的鼓阶。

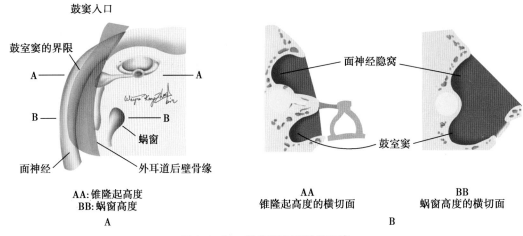

图 1-1-20 鼓室窦与面神经隐窝

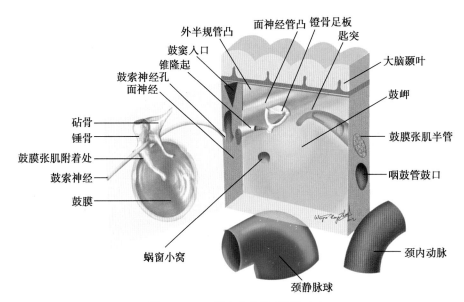

图 1-1-21 鼓室六壁模式图（右）

面神经管凸即面神经管（facial canal）的水平部,位于前庭窗上方,管内有面神经通过。在小儿,可因管壁不全致面神经水平段暴露于中耳腔内,故小儿急性中耳炎在早期即可能引起面神经麻痹,手术时应熟悉面神经的位置,不可伤及。外半规管凸位于面神经管凸之上后方,是迷路瘘管好发部位。匙突（cochleariform process）位于前庭窗之前稍上方,为鼓膜张肌半管的鼓室端弯曲向外所形成;鼓膜张肌的肌腱绕过匙突向外达锤骨柄上部之内侧。

鼓室前壁即颈动脉壁。其下部以极薄的骨板与颈内动脉相隔;其上部有两个开口:上为鼓膜张肌半管的开口,下为咽鼓管半管的鼓室口。前壁较薄,下部的薄骨板有时不完整,可成为感染向外传播的途径。

鼓室后壁又名乳突壁;上宽下窄,面神经垂直段通过此壁之内侧。后壁上段相当于上鼓室的后壁有鼓窦入口,上鼓室借此与鼓窦相通。鼓窦入口之内侧有外半规管凸,鼓窦入口之底部有砧骨窝。后壁下内方有锥隆起。在后壁与外壁相交处,鼓沟后上端的内侧,有鼓索小管的鼓室口,鼓索自此进入鼓室。

鼓室上壁为鼓室天盖,鼓室下壁为颈静脉壁。

11. 听骨链 听骨（auditory ossicles）为人体中最小的一组小骨,听骨链（ossicular chain）由锤骨（malleus）、砧骨（incus）和镫骨（stapes）连接而成（图 1-1-22）。锤骨形如鼓锤,由小头、颈、短突（外侧突）、长突（前突）和柄组成。锤骨柄位于鼓膜黏膜层与纤维层之间,锤骨小头的

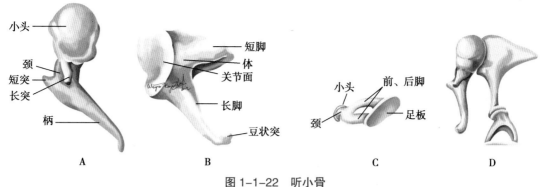

图 1-1-22 听小骨

A. 锤骨；B. 砧骨；C. 镫骨；D. 听骨链

后内方有凹面,与砧骨体形成关节。砧骨形如砧,分为体、长脚和短脚。砧骨体位于上鼓室后方,其前与锤骨小头相接形成砧锤关节。短脚位于鼓窦入口底部的砧骨窝内。长脚位于锤骨柄之后,末端向内侧稍膨大名豆状突(lenticular process),以此与镫骨小头形成砧镫关节。镫骨形如马镫,分为小头、颈、前脚、后脚和足板(foot plate)。小头与砧骨长脚豆状突相接,颈甚短,其后有镫骨肌腱附着。足板呈椭圆形,借环韧带(annular ligament)连接于前庭窗。听骨的韧带有锤上韧带(superior ligament of malleus)、锤前韧带(anterior ligament of malleus)、锤外侧韧带(lateral ligament of malleus)、砧骨上韧带(superior ligament of incus)、砧骨后韧带(posterior ligament of incus)和镫骨环韧带(annular ligament of stapes)等,分别将相应听骨固定于鼓室内(图 1-1-23)。

12. 鼓室隐窝与间隔

(1)鼓室隐窝:鼓室隐窝(recesses or pouches of tympanic cavity)指覆盖听骨和韧带的鼓室黏膜所形成的黏膜隐窝(图 1-1-24),均开口于鼓室:①锤骨前、后隐窝(anterior and posterior pouches of malleus)分别位于锤骨头与鼓室前壁和前、上锤骨韧带之间或与锤骨上韧带之后的间隙内;②砧骨上、下隐窝(superior and inferior pouches of incus)分别位于砧骨短脚之上、下方;③鼓膜上隐窝(superior recess of tympanic membrane)或称鼓室上隐窝(epitympanic recess),位于鼓膜松弛部和锤骨颈之间,上界为锤外侧韧带,下界为锤骨短突;④鼓膜前、后隐窝(anterior and posterior resess of tympanic membrane)分别位于鼓膜与锤前皱襞、锤后皱襞之间;前者较浅小,后者居于中鼓室的后上部,较深大;鼓索神经常于锤后皱襞的游离缘处穿过。

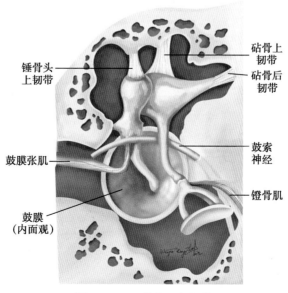

图 1-1-23 鼓室肌与韧带

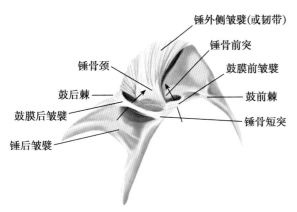

图 1-1-24　鼓膜前、后、上隐窝
（鼓膜去除后的外面观，箭头示三个隐窝的通道）

（2）鼓室隔与鼓峡：在中、上鼓室之间，有包被听骨及其周围结构的黏膜皱襞（mucosal fold），如锤骨头及颈、砧骨体及短脚、锤骨前韧带及外侧韧带、砧骨后韧带、砧骨内侧及外侧皱襞、鼓膜张肌皱襞、镫骨肌皱襞，以及和上述各结构间有时存在的膜性结构等，它们形成鼓室隔（tympanic diaphragm）将中、上鼓室分隔。鼓室隔有前、后两小孔能使中、上鼓室相通，分别为鼓前峡及鼓后峡（图 1-1-18）。

由于鼓室诸隐窝及间隔的存在，致使中、上鼓室之间通路狭小，中耳黏膜肿胀时，鼓峡常形成完全性或不完全性阻塞，从而影响咽鼓管及上鼓室和乳突腔之间的气体流通；在此情况下，即使咽鼓管功能正常，亦可引起中耳空气压力下降，导致各种病理变化，并可使感染或胆脂瘤受到暂时性的局限。因此，处理好鼓峡区域的阻塞，是现代耳外科中日益受到重视的问题。

13. 咽鼓管　咽鼓管（pharyngotympanic tube 或称 eustachian tube）为沟通鼓室与鼻咽的管道，有两个开口，鼓室口与鼓室相通，咽口与鼻咽相接。成人咽鼓管全长约 35mm。外 1/3 为骨部，位于颞骨鼓部与岩部交界处，居于颈内动脉管的前外侧，上方仅有薄骨板与鼓膜张肌相隔，下壁常有气化；其外端的鼓室口位于鼓室前壁上部。内 2/3 为软骨部，由软骨和纤维膜所构成；其内侧端的咽口位于鼻咽侧壁，位于下鼻甲后端的后下方。围绕咽口的后方和上方有一隆起，称为咽鼓管圆枕（tubal torus）。成人咽鼓管的鼓室口约高于咽口 20~25mm，管腔方向自鼓室口向内、向前、向下达咽口，故咽鼓管与水平面约成 40° 角、与矢状面约成 45° 角。骨部管腔为开放性的，内径最宽处为鼓室口，越向内越窄。骨与软骨部交界处最窄，称为峡，内径 1~2mm。自峡向咽口又逐渐增宽。软骨部在静止状态时闭合成一裂隙。由于腭帆张肌、腭帆提肌和咽鼓管咽肌起于软骨壁或结缔组织膜部，前二肌止于软腭，后者止于咽后壁，故当张口、吞咽、呵欠和歌唱时借助上述 3 肌的收缩，可使咽口开放，以调节鼓室气压，从而保持鼓膜内、外压力的平衡。小儿的咽鼓管接近水平位，且管腔较短、内径较宽，故小儿的咽部感染较易经此管传入鼓室（图 1-1-25）。

14. 面神经　面神经根在脑桥中离开面神经核后，绕过展神经核至脑桥下缘穿出，跨过小脑脑桥角，会同听神经抵达内耳门，之后协同听神经到达内耳道底，在内耳道底的前上方进入面神经管，向外于前庭与耳蜗之间到达膝神经节（geniculate ganglion）。自膝神经节起向后并微向下，经鼓室内壁的骨管，达前庭窗上方、外半规管下方，到达

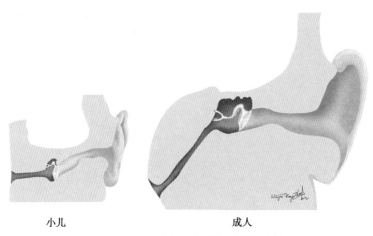

小儿　　　　　成人

图 1-1-25　成人和小儿的咽鼓管比较

鼓室后壁锥隆起平面,此段面神经称为面神经水平段。此段骨管最薄,易遭病变侵蚀或手术损伤。面神经乳突段(mastoid segment)又称垂直段,自鼓室后壁锥隆起高度向下达茎乳孔。此段部位较深,在成人距乳突表面大多超过2cm。颞骨内面神经全长约为30mm;其中自膝神经节到锥隆起长约11mm,自锥隆起到茎乳孔长约16mm(图1-1-26)。

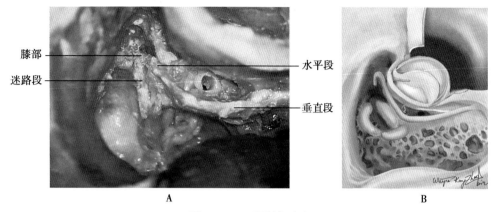

图 1-1-26　面神经走行

A. 实体图;B. 模式图

当乳突腔内气房全部去除后,在近乳突腔的尖部可见一与二腹肌沟相对应的呈弧形隆起的骨嵴,称为二腹肌嵴。此嵴的前内端与面神经管垂直段相交。设想建立一个将此弧形骨嵴分为内外各半的矢状切面而向前延伸的平面,该平面与骨部外耳道后壁相交成一直线,此线即为面神经管垂直部的投影。牢记此点,有助于面神经的定位。手术时,磨去该交线以外的外耳道骨段较安全。

面神经是中耳、内耳及颅底手术当中重要的结构之一,需避免损伤。在中耳手术当中,面神经水平段及垂直段与手术密切相关;而在听神经瘤手术时,面神经迷路段、内耳道段及颅内段与手术密切相关。

乳突在新生儿并未发育,而后才逐渐气化。婴儿期气化继续进行,岩尖部的气化可持续至成人的早期。待乳突发育完毕,即呈一短钝的、尖端向下的锥状突起。2岁以内的婴幼儿,乳突仅具雏形,其茎乳孔处无乳突作为屏障,故当2岁以内婴幼儿中耳手术作耳后切口时,应改变成人耳后切口(即垂直向下切口)下部的方向,将切口下段向后斜行,以免损伤面神经。

中耳炎手术中常需磨薄或去除面神经表面骨质,其手术区也为较危险的区域,为避免面神经损伤,宜掌握和遵循以下要领:①熟悉该区诸解剖结构,磨骨前先找到外半规管凸及砧骨窝作为标志,磨面神经嵴内段时,不低于此两标志;②磨骨的方向,始终和面神经垂直段走的方向一致,由外而内,层层磨去骨质;切忌在与面神经呈垂直的方向进行操作,忌施暴力,以免骨折,损伤面神经;③牢固握执钻柄,磨骨时方向不能偏移;④应用较小的金刚钻头,并且在磨骨时应用大量的冲洗液以避免面神经的热损伤。

15. 内耳(inner ear)　又称迷路(labyrinth),位于颞骨岩部内,由复杂的管道组成,含有听觉与位置觉重要感觉器官。内耳分骨迷路(osseous labyrinth)与膜迷路(membranous labyrinth),两者形状相似,膜迷路位于骨迷路之内。骨迷路由致密的骨质构成,包括前内侧的耳蜗、后外侧的骨半规管以及两者之间的前庭三部分。

(1)前庭:前庭(vestibule)位于耳蜗和半规管之间,略呈椭圆形。大体上可分为前、后、内、外四壁(图1-1-27)。①前壁:较狭窄,有一椭圆孔形的蜗螺旋管入口,通入耳蜗的前庭阶;②后壁:稍宽阔,有3个骨半规管的5个开口通入;③外壁:即鼓室内壁的一部分,有前庭窗为镫骨足板所封闭;④内壁:构成内耳道底的一部分。前庭腔内面有从前上向后下弯曲的斜形骨嵴,称前庭嵴(vestibular crest)。嵴之前方为球囊隐窝(spherical recess),内含球囊;嵴之后方

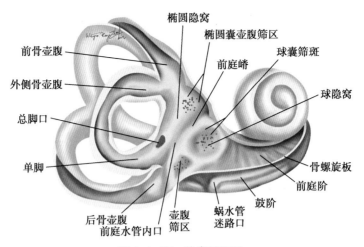

椭圆隐窝
前骨壶腹
外侧骨壶腹
总脚口
单脚
椭圆囊壶腹筛区
前庭嵴
球囊筛斑
球隐窝
骨螺旋板
前庭阶
鼓阶
蜗水管
迷路口
壶腹
筛区
前庭水管内口
后骨壶腹

图 1-1-27 前庭剖视图

有椭圆囊隐窝（elliptical recess），容纳椭圆囊；前庭水管内口位于椭圆囊隐窝下方，而其外口（颅内开口）位于岩部后面的内淋巴囊裂底部，即内耳门的外下方，前庭水管内有内淋巴管与内淋巴囊相通。在前庭上壁骨质中有迷路段面神经穿过。

（2）骨半规管：骨半规管（bony semicircular canals）位于前庭的后上方，为 3 个弓状弯曲的骨管，互相成直角；依其所在位置，分别称外（水平）、前（垂直）、后（垂直）半规管（lateral，anterior and posterior semicircular canals）。每个半规管的两端均开口于前庭；其一端膨大名骨壶腹（bony ampulla），内径约为管腔的 2 倍。半规管之另一端无膨大，上半规管内端与后半规管上端合成一总骨脚（common bony crus），外半规管内端为单脚，故 3 个半规管共有 5 孔通入前庭。两侧外半规管在同一平面上，与水平线成 24°~30° 角，即

当头前倾 30° 角时，外半规管平面与地面平行；两侧上半规管所在平面向后延长互相垂直，亦分别与同侧岩部长轴垂直；两侧后半规管所在平面向前延长也互相垂直，但分别与同侧岩部长轴平行；一侧上半规管和对侧后半规管所在平面互相平行（图 1-1-28）。

（3）耳蜗：耳蜗（cochlea）位于前庭的前面，形似蜗牛壳，主要由中央的蜗轴（modiolus）和周围的骨蜗管（osseous cochlear duct）组成。人体骨蜗管，又称蜗螺旋管（cochlear spiral canal）旋绕蜗轴 2½~2¾ 周，底周相当于鼓岬部。蜗底向后内方，构成内耳道底的一部分。蜗顶向前外方，靠近咽鼓管鼓室口。骨蜗管内共有 3 个管腔：上方者为前庭阶（scala vestibuli），自前庭开始；中间为膜蜗管，又名中阶（scala media），属膜迷路；下方者为鼓阶（scala tympani），起自蜗窗（圆窗），为蜗窗膜（第二鼓膜）所封闭。行人工耳蜗植入手术多

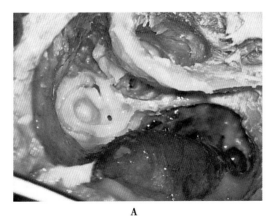

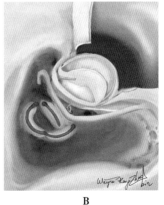

A

B

图 1-1-28 开放骨半规管，显示 3 个半规管走行

A. 实体图；B. 模式图

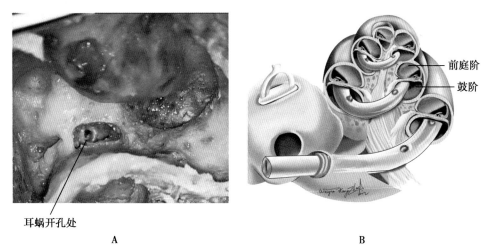

耳蜗开孔处

A

前庭阶
鼓阶

B

图 1-1-29　人工耳蜗电极植入部位

A. 实体图；B. 模式图

在圆窗前方切开鼓岬，打开耳蜗底周鼓阶，将电极植入到鼓阶内（图 1-1-29）。

16. 内耳道　内耳道（internal acoustic meatus）为一骨性管道，位于岩部内。岩部后面中央偏内的内耳门（internal acoustic porus）约呈扁圆形，后缘较锐而突起，前界较平而无明显边缘。自内耳门向外通入内耳道，平均长约 10mm，其外端以一垂直而有筛状小孔的骨板所封闭；此骨板即为内耳道底（fundus of internal acoustic meatus）（图 1-1-30），它构成内耳的前庭和耳蜗内侧壁的大部分。

面神经、中间神经、蜗神经及前庭神经的分支前庭上神经、球囊神经、后壶腹神经在内耳道的迷路端进入颞骨。横嵴将内耳道底分为上、下两部分。一个垂直的骨嵴（bill bar）又将内耳

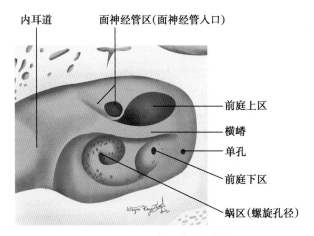

内耳道　　　面神经管区（面神经管入口）

前庭上区

横嵴

单孔

前庭下区

蜗区（螺旋孔径）

图 1-1-30　内耳道底（右）

道底上半部分为前后两部分：前上区有面神经和中间神经，后上区有前庭上神经。蜗神经位于横嵴的前下方，常因被位于后下方的前庭下神经（球囊神经、后壶腹神经融合称为前庭下神经）遮盖而不能为术者所见。球囊神经穿过位于横嵴后下方内耳道底之骨孔进入内耳道，后壶腹神经位于一个独立的管腔内（单管），其在距横嵴 2mm 处之后下象限进入内耳道。这是在术中磨除内耳道后壁时停止钻磨的可靠标记（图 1-1-30）。

内耳道长轴方向大致与外耳道长轴方向平行，上界约在面神经外膝与窦脑膜角的连线（图 1-1-31）。经迷路径路手术时，内耳道位置较浅，而经迷路后径路从颅后窝硬脑膜到达内耳道位置较深。耳蜗神经和前庭神经在内耳道近迷路段有明显的分界，前庭神经位于内耳道的后半部。在内耳道的近迷路段，蜗神经位于前庭下神经之前，随着前庭耳蜗神经向颅内走行，蜗神经和前庭神经旋转 90°，起先位于前庭下神经之前的蜗神经，旋转后位于前庭神经的下方。面神经在内耳道近迷路段位于前上象限，在前庭上神经之前。在内耳道内，面神经通过 Rasmussen 面神经 – 前庭神经吻合支与前庭上神经相连接。在内耳道内轻轻牵拉开前庭上神经可较容易看到面神经。而在进入内耳门处，面神经位于前庭神经的前下区域。

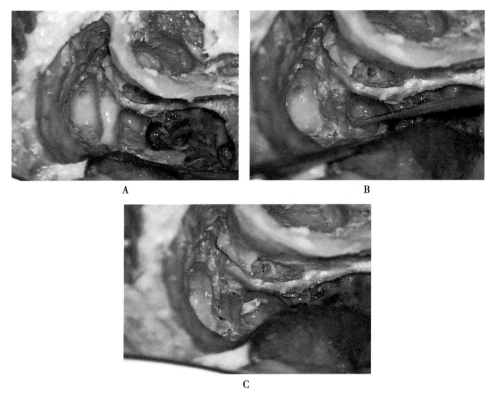

图 1-1-31 内耳道轮廓化与开放（右）
A. 内耳道轮廓化；B. 显露并切开内耳道硬脑膜；C. 显露内耳道神经

第二节 听 觉 生 理

一、Békésy 行波学说

耳蜗听觉机制的研究经历了多个世纪的发展历程，早在 19 世纪 60 年代，德国科学家 Hermann Von Helmholtz 就第一次提出了声音感知的部位学说（place theory of pitch perception），其理论是 Johannes Müller 的特殊神经激动学说（specific nerve energies）的发展，认为主观的音调感知取决于听神经纤维兴奋的数目，而听神经纤维兴奋的数目取决于耳蜗基底膜发生最大振动的位置。随后，Helmholtz 提出了类似于钢琴共鸣的共振学说（resonance theory），认为基底膜的不同部位因声音不同的音调和不同的频率而产生振动，内耳基底膜的振动通过兴奋毛细胞将声信息传至神经纤维，继而上传至大脑皮质而产生声音感觉。高频声引起基底膜的最大振动在耳蜗底圈，所感知的声音音调较高；而当声音频率逐渐降低时，基底膜振幅的最高点逐渐向蜗管的另一端即蜗顶方向移动，所感知的声音音调也相应降

低。20 世纪 40 年代，Von Békésy 通过实验证实了耳蜗基底膜上这种振动最强位置及其变化特征的存在，而其部位大致取决于声音的频率。然而，Békésy 发现这种振动最强的位置产生于自耳蜗底端向耳蜗顶端传播的行波中，而非 Helmholtz 所认为的产生于基底膜某处单独的共振部位。

Von Békésy 在人和豚鼠尸体上进行了一系列的实验，他通过立体显微镜和频闪观测器，直接观察耳蜗隔膜（cochlear partition）的运动形式，即观察分布在前庭膜上的银粒的运动。Von Békésy 认为前庭膜的运动与基底膜的运动形式非常类似。他根据实验绘出耳蜗隔膜行波形式的振动图（图 1-1-32）。当某种频率的声波刺激耳蜗时，耳蜗隔膜随声波的刺激以行波的形式振动。行波起始于镫骨并向着耳蜗顶部的方向传导，行波的振幅在行波向耳蜗顶部移行的过程中逐渐增大，振幅达最大后，随之迅速衰减。行波的速度在行波向耳蜗顶部移行的过程中逐渐减慢，故行波的相位随着传导距离的增加而改变，其波长亦逐渐减小，但在蜗管上任何点的振动频率都与刺激声波的频率相同。

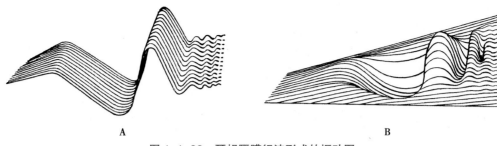

图 1-1-32　耳蜗隔膜行波形式的振动图

Von Békésy 的实验结果还表明：随着刺激声波频率的增加，耳蜗隔膜的最大振幅部位向耳蜗底部移动。这是声音在耳蜗内传播的一个重要特点，高频声音刺激引起耳蜗隔膜振动的最大峰值位于耳蜗的底部，而低频声音刺激引起耳蜗隔膜振动的最大峰值位于耳蜗的顶部（图 1-1-33）。

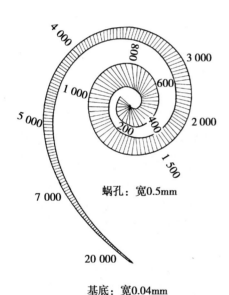

蜗孔：宽0.5mm

基底：宽0.04mm

图 1-1-33　基底膜的频率分布

从 Von Békésy 实验结果提出的行波学说（travelling wave theory）特点如下：①声波通过镫骨引起基底膜位移产生行波；②行波自耳蜗底端向耳蜗顶端传播；③声波振动随行波自耳蜗底部向耳蜗顶部传播时，基底膜振动的幅度逐渐增大，当到达最大振幅点后，振幅随即迅速衰减；④高频声在耳蜗内传播的距离较短，仅引起耳蜗底部基底膜的振动；而低频声沿基底膜向耳蜗顶部传播，其最大振幅峰值接近耳蜗顶端。因在耳蜗机制研究方面的贡献，Von Békésy 于 1961 年荣获诺贝尔生理学或医学奖。

二、现代耳蜗微机制学说对 Békésy 行波学说的修正与补充

在 Von Békésy 被授予诺贝尔奖之后的 50 年里，内耳生理学研究蓬勃发展，提出许多新的观点。Von Békésy 的行波理论来自对尸体标本耳蜗基底膜振动的测量，只能作为对基底膜固有物理性状的分析，据此理论，基底膜振动与声刺激之间关系是线性的。对于解释哺乳动物在很宽的频谱范围内具有高灵敏度、高选择性的听力时，Von Békésy 的行波理论有一定局限。早在 20 世纪中叶，Gold 综合分析了 Helmholtz 的理论及 Békésy 的实验数据，认为在耳蜗中应存在某种形式的正反馈（positive feedback）或"放大器"功能以使人能感知极弱的声音并对其微小的频率变化作出反应。随后的研究表明，基底膜振动与声音刺激强度间并非线性关系，其对声刺激具有主动反应能力，这种特征大大增加了它的频率选择性，外毛细胞（outer hair cell, OHC）能动性是这种主动反应能力的基础，而耳声发射的研究亦为耳蜗具有"放大器"作用提供了证据。

（一）耳蜗放大器学说的产生

由于 Von Békésy 是在人和动物尸体上用强刺激声（130dB）进行实验研究的，他所得到的基底膜各个位点振动的频率选择性较差，即基底膜的共振曲线比较宽阔，犹如一个低通滤波器（low-pass filter）。故声波的振动在耳蜗内被认为是被动传播的（passive cochlear mechanics）。

20 世纪 70 年代，Von Békésy 的行波学说被 Johnstone 和 Boyle、Johnstone 和 Taylor、Johnstone 以及 Wilson 和 Johnstone 等学者所证实。但 Rhode 的实验结果表明，基底膜调谐曲线的锐度（sharpness）与动物耳蜗的生理状态有关，在

生理状态下,基底膜表现出某种程度的带通滤波(bandpass filter)的特性,基底膜振动呈非线性,对声音刺激更敏感。当实验动物耳蜗处于非生理状态时,生理状态下观测到的调谐曲线的尖锐高峰消失。在动物死亡后,基底膜调谐曲线反应阈进一步提高,曲线变得更宽阔,此时,基底膜振动形式与 von Békésy 的发现相似,表现为低通滤波的功能。该实验结果已被 Khanna 和 Leonard(1982年)、Robles 等(1986年)、Le Page(1987年)以及 Nuttall 等(1995年)实验所证实。这些实验结果提示,耳蜗基底膜行波中存在着两种成分:一种是由被动力学过程产生的、振幅较小,调谐曲线较宽阔的被动成分;另一种是调谐曲线中振幅较大、调谐曲线较锐窄的成分;后者可能为耳蜗主动力学过程(active mechanical process)产生的主动成分。Evans 等(1972年,1975年)研究发现除基底膜的被动作用,毛细胞的频率调谐作用更为精致且更为重要,其中基底膜的被动调谐作用为一级滤过器(first filter),毛细胞的主动调谐作用为二级滤波器(second filter)。近年的研究亦认为耳蜗的听觉感受功能不仅是一个被动的机械-电转换过程,耳蜗更是一个主动的听觉感受器。De Boer(1983年)以及 Neely 和 Kim(1983年,1986年)等许多学者推测,生理状态下耳蜗基底膜振动波的锐峰成分可能是由毛细胞等结构产生的生物源性机械能量注入基底膜行波中所致。

(二)OHC 的主动运动是耳蜗放大器作用的基础

1. 毛细胞转导过程 毛细胞是一种机械-电能转换器,声波的机械振动能量通过基底膜的行波而在耳蜗内传播,毛细胞通过其静纤毛感受基底膜振动的刺激,导致静纤毛机械变形,而诱发一系列的换能过程,最后引起听神经产生兴奋性电活动信号。Davis(1965年)提出解释耳蜗毛细胞功能的电阻调制及电池理论(resistance-modulation and battery theory)。认为当基底膜振动时,产生于盖膜与网状层之间的剪切运动使毛细胞静纤毛弯曲或偏转,从而改变毛细胞顶端的膜电阻而调制进入毛细胞的电流,后者产生感受器电位。

近年一系列研究提出毛细胞转导的"门控弹簧"(gating spring)假说,该假说认为毛细胞静纤毛之间存在有顶部和侧壁交联结构(lateral links and tip links),盖膜和网状层之间的剪切运动可以引起毛细胞静纤毛间角度的改变,进而引起毛细胞间交联结构的伸展与松弛,交联结构的张力改变由肌动蛋白调节。当短静纤毛向长静纤毛方向弯曲时,位于短静纤毛顶部的交联结构被牵引向长静纤毛方向伸展,位于较短纤毛顶端的机械电转导(mechano-electrical transduction, MET)通道开启;而当长静纤毛向短静纤毛方向弯曲时,静纤毛之间的交联结构松弛而关闭机械电转导通道(图 1-1-34)。

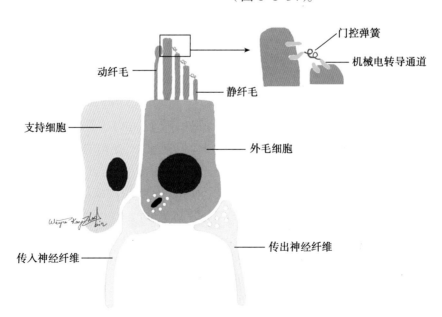

图 1-1-34 毛细胞机械电转导模式图

毛细胞转导过程可总结为：正的蜗内电位和负的毛细胞胞内静息电位共同构成跨过毛细胞顶部膜的电压梯度，耳蜗隔膜的运动引起毛细胞静纤毛弯曲，后者通过牵引静纤毛之间的横向连接而使静纤毛离子通道开放，离子（主要是 K^+ 离子）顺着电压梯度进入毛细胞，引起毛细胞去极化，后者引起毛细胞释放化学递质而兴奋听神经纤维。近年来，单离毛细胞膜离子通道的研究进展已揭示，钙离子参与毛细胞部分 K^+ 离子通道的调控，以及毛细胞神经递质的释放过程。

2. OHC 能动性　OHC 周围存在着细胞外隙，仅细胞底部和顶端固定，因此 OHC 具有一定程度的自由活动性。而 OHC 能动性的结构基础为：OHC 的细胞质内含有肌动蛋白微丝、微管构成胞质性细胞骨架（cytoskeleton），沿侧壁分布有皮质网络（lateral wall cortical lattice），表皮板下与细胞核之间的细胞膜衬有数层与胞膜平行的膜性囊的表层下池（subsurface cisterns of membranous sacs，SSC），以及 OHC 侧膜表面分布的快蛋白。

研究表明，OHC 具有主动运动的能力，而 OHC 的主动运动是"耳蜗放大器"的主要能量来源。Goldstein 最早分离出 OHC 并发现其在电休克及高钾溶液中会发生形态改变。1985 年 Brownell 等则首先报道耳蜗 OHC 受电刺激时，膜电位的变化改变其长度，称为电运动性（somatic electromotility），并推测 OHC 是耳蜗主动机制的能量来源。Ashmore（1987 年）利用全细胞膜片钳技术研究从豚鼠耳蜗分离的 OHC 活动特性，发现 OHC 长度随着电压变化发生伸长或缩短，平均长度变化为 19.8nm/mV。研究还表明，OHC 内的肌动蛋白和肌球蛋白与这种电活动性无明显联系，而可能与细胞表皮的某种结构有关。Ruggero 和 Rich（1991 年）的研究证实基底膜活动依赖于耳蜗的正常功能，而 OHC 是基底膜敏锐调频和频率选择性的基础，药物可以通过影响 OHC 的活动降低敏锐调频和频率选择性。Mammano 等1995 年利用膜片钳技术研究完整豚鼠耳蜗螺旋器上 OHC，发现使单个 OHC 膜电位去极化可引起其长度的明显缩短，并导致其邻近细胞变形，认为 OHC 的主动运动可以解释"耳蜗放大器"的作用。2000 年 Zheng 等克隆出 OHC 特有的运动蛋白——快蛋白（OHC 胞膜上的分子马达）。研究表明，快蛋白作为运动蛋白具有两个基本功能：电压感受器功能（感受 OHC 的跨膜电压改变）和驱动器功能（通过本身构型变化促使 OHC 伸长和缩短）。2002 年 Liberman 等建立了快蛋白基因敲除动物模型，发现纯合子（-/-）小鼠 OHC 无快蛋白表达，ABR 阈值升高 40~60dB，且离体 OHC 的电运动消失，该研究结果为 OHC 作为耳蜗放大器能量来源的理论提供了实验依据。快蛋白分子形状改变基于细胞内阴离子尤其是氯离子变化这一理论得到证明。数以千计的运动蛋白分子的一致运动导致 OHC 长度的改变和力的产生。最近原子力显微技术发现动力蛋白四聚体构成 OHC 质膜中约 11nm 微粒簇。由于运动蛋白为哺乳动物所独有，它可能是哺乳动物耳蜗放大的主要动力来源。为了更确凿地探索运动蛋白在耳蜗放大中的作用，2008 年 Dallos 等建立了改变运动蛋白2 个氨基酸的基因敲入动物模型，这种变异的运动蛋白表达正常，靶向分布于 OHC 基底膜，OHC 的长度正常，但记录到运动幅度大幅降低，更进一步证明了动力蛋白对于正常的耳蜗放大是必需的。

研究表明，OHC 的运动有快运动和慢运动两种形式：①快运动为电压依从式，对基底膜运动产生正反馈，增强基底膜的原始位移，对抗黏滞阻尼，提高内毛细胞（inner hair cell，IHC）的听觉感受敏感度；同时，快运动对耳蜗力学活动的影响呈非线性，从而实现敏锐调频（sharp tuning）。有研究认为快运动的机制是：OHC 间的氯离子随声音刺激频率通过 OHC 侧壁上的非选择性、张力敏感的电导发生移动，然后引起快蛋白的构型改变，进而改变 OHC 侧壁的劲度（stiffness），最后引起 OHC 长度的变化。②慢运动是由化学刺激引起的，可被钾离子、渗透压、机械刺激、传出神经递质导致的去极化和胞内第二信使（包括钙离子）的增多而触发。慢运动可加强由快运动引起的耳蜗精细调频。慢运动时细胞的收缩是靠胞质性肌动蛋白微丝实现，而伸长是靠肌动蛋白微丝呈环形收缩而挤长细胞。

OHC 的能动性主要表现在对声音信号进行放大和滤过，即构成耳蜗放大器（cochlear amplifier）。耳蜗实现敏锐调频及放大器作用的核心是 OHC，OHC 感受基底膜的被动振动产生主动运动后,其长度变化增强盖膜和基底膜的相对运动,这一运动也增强了内毛细胞的反应性,从而增加了听觉的灵敏度及频率选择性。盖膜和基底膜的相对运动增大进一步刺激该部位 OHC,增加其对基底膜的能量注入,形成正反馈刺激;反之,基底膜非兴奋部位的行波受到抑制,振幅明显降低,实现了敏锐调频。

目前公认 OHC 是耳蜗实现敏锐调频及放大器作用的核心,但目前也有研究表明毛细胞纤毛可以增加耳蜗对声刺激的敏感性和频率选择性。爬行类动物没有像哺乳动物那样的耳蜗结构,亦没有基底膜结构,其耳蜗的主动机制难以用"行波学说"解释,而在 Brownell(1985 年)发现单离 OHC 能动性时,Crawford 和 Fettiplace(1985 年)研究发现龟耳蜗单离毛细胞纤毛具有主动运动功能。而 Chan 和 Hudspeth(2005 年)通过建立直接观察耳蜗换能过程和听毛运动的体外模型,发现纤毛运动可以选择性地放大低强度的声刺激,并在阻断 OHC 的主动放大过程后仍记录到纤毛的主动放大过程。Martin 等(2000 年,2001 年)、Stewart 和 Hudspeth(2000 年)及 Kennedy 等(2005 年)的研究也证实哺乳动物毛细胞纤毛有主动运动功能。而这种主动运动,可以由 Ca^{2+} 通过机械电转导通道进入纤毛而诱导产生,被称为快适应(fast adaptation);也可以通过 Ca^{2+} 与肌球蛋白分子结合而使之沿肌动蛋白细丝运动,调节"门控弹簧"的张力使换能通道产生慢适应反应。

(三)耳声发射对耳蜗放大器作用的证实

Gold 在 1948 年提出,在内耳中存在某种形式的"放大器"或正反馈以使人能感知极低的声音并对其微小的频率变化作出反应。Kemp(1978 年)则首次报道应用短声刺激诱发,从外耳道检测到由耳蜗产生的声信号,曾被称为耳蜗回声(cochlear echoes)或 Kemp 回声(kemp echoes),目前称其为诱发性耳声发射(evoked otoacoustic emissions, EOAEs)。Kemp 的发现证实耳蜗内确实存在主动释能过程。而在不给声刺激的情况下,外耳道内也可记录到单频或多频、窄带频谱、极似纯音的稳态声信号(stationary signals),称为自发性耳声发射(spontaneous otoacoustic emissions, SOAEs),其可能源于 Gold 预测的内耳

中存在的某种形式的"放大器"或正反馈。

耳声发射产生的机制尚不明确。研究发现,虽然刺激声有着很宽的频率,但记录到的反射回的声信号却具有某种固定的频率。Kemp 推测这种现象是由于基底膜在机械特性或电反应特性上的不连续引起非线性反应,导致反射回的声能与刺激声能不成比例。Burn(1998 年)研究发现反射回的某个频率声的声能甚至超过了刺激声在该频率的声能,证实耳蜗具有主动机制。而随着 OHC 的能动性是耳蜗放大器之基础的推测被逐渐证实,目前普遍认为 OAEs 的产生源于 OHC 的能动性。近年来,耳声发射机制的研究取得了重大进展,1999 年 Shera 和 Guinan 提出耳声发射是由耳蜗内两种不同的基本机制:非线性畸变(nonlinear distortion)和线性反射(linear reflection)引起。非线性畸变的产生源于声波刺激后,耳蜗放大器的主动活动使基底膜产生相应振动,其与耳蜗放大器固有的非线性特征有关。非线性畸变与行波有关,过去被称为固有波(wave-fixed)现象。与此对应,线性反射机制过去常被称为固有位置(place-fixed)现象,其包含从耳蜗中随机分布但位置固定的不均一构造(inhomogeneities)中反射回的声能。这种不均一构造的本质目前还不清楚,但有研究者认为这种不均一构造可能源于阻抗的不规则(impedance irregularities)或解剖上位置的起伏(spatial corrugations)。OHC 的位置及数量差异可能导致这种不均一;此外,OHC 的主动反馈过程差异也可能导致这种不均一。这种从不同部位反射回的声能常常互相抵消,从外耳道记录到的声能常为各种声能叠加的结果。非线性机制和线性机制存在于所有耳声发射中,究竟哪一个为主导机制与声刺激强度以及耳声发射的起源位置有关:低强度刺激的 OAEs 和瞬态诱发性耳声发射(transiently evoked OAEs, TEOAEs)主要是由于线性反射所产生的;高强度刺激的 OAEs 和 TEOAEs 主要是由于非线性畸变和线性反射共同作用的结果;畸变产物耳声发射(distortion production OAEs, DPOAEs)同样也是两种机制所共同产生的。

(四)盖膜对耳蜗放大的作用

盖膜是耳蜗放大过程中一个关键要素,因为

驱使 OHC 自主运动的动力来自 OHC 静纤毛由于网状板和盖膜的剪切发生偏转所产生的力量。盖膜长久以来被认为对耳蜗放大的频率相关起重要作用，但并不对基底膜行波塑形。但是，在经过遗传学改造盖膜蛋白的小鼠（β-盖膜蛋白敲除小鼠），耳蜗高频敏感度降低，但是耳蜗调音更加清晰。这一结果与之前不同，后者的耳蜗敏感度较低，而且调音功能更宽泛。对盖膜切除的测量表明，盖膜能承受剪切在长轴方向上传播的波。在 β-盖膜蛋白基因敲除的小鼠，盖膜行波的空间范围减小，这可以用来解释清晰的基底膜行波调音。这些数据显示，盖膜对耳蜗调音和基底膜运动可能具有更大的作用。

（五）耳蜗微机制和内毛细胞驱动

Von Békésy 的书中所阐述的经典观点，机械驱动毛细胞静纤毛的动力来自网状板和盖膜之间的剪切运动。这种观点认为，基底膜运动产生盖膜与螺旋器之间的同相反向运动，而且网状板-盖膜剪切来自这些结构绕着不同的插入点旋转。然而，最近的测量显示耳蜗微机制比想象中更复杂，在敏感性较好的豚鼠耳蜗底部，网状板比基底膜对最佳频率的声音反应产生的运动要大 2~3 倍。此外，网状板与基底膜的反应以不同的模式呈非线性增长。在较低的频率（约小于 3kHz），OHC 收缩导致网状板旋转柱细胞的顶端，因此，当 OHC 上的网状板朝下运动（朝向鼓阶）时，内毛细胞上的网状板朝下运动。间接证据表明，OHC 收缩可能增加网状板-盖膜间隙。网状板旋转和间隙改变的结果会诱使液体流入盖膜下空隙，偏转内毛细胞静纤毛。因此，提供一种激动 OHC 无须基底膜作为中介而直接影响内毛细胞的方式。在较低的频率，驱动盖膜的力都是经由 OHC 静纤毛传送的，耳蜗各部分的压力不同造成的螺旋器被动运动也可能改变网状板-盖膜间隙。而且，这可能也影响液体流入网状板-盖膜间隙，从而驱动内毛细胞静纤毛。推测显示，对于较低的频率和较小的声音，内毛细胞运动的主要驱动力可能与网状板倾斜和由此造成的液体流入网状板-盖膜间隙有关，而不是传统的网状板-盖膜剪切。然而，网状板-盖膜间隙的改变是如何驱动内毛细胞静纤毛的，仍有许多问题有待解决，尤其传统的网状板-盖膜剪切相关的时期还不清楚。

（六）耳蜗传出神经系统的调控作用

耳蜗传出神经系统低位中枢神经元胞体位于上橄榄复合体，其轴突下行达耳蜗组成橄榄耳蜗束（olivocochlear bundle，OCB），由外侧橄榄耳蜗纤维和内侧橄榄耳蜗纤维二个亚系统组成。内侧橄榄耳蜗传出神经系统可以通过对 OHC 主动机制的调节改变耳蜗结构的活动状态，从而对传入听觉信号产生影响，参与双耳听觉的空间定位过程，并且在高噪声环境中对耳蜗具有积极的保护作用。内侧橄榄耳蜗传出神经系统通过传出神经递质乙酰胆碱（acetylcholine，ACh）、γ-氨基丁酸（γ-aminobutyric acid，GABA）等作用于 OHC 表面的受体，抑制 OHC 的兴奋性，此过程是 Ca^{2+} 依赖性的，对耳蜗起到反馈性保护作用，并调控耳蜗放大器而提高听觉分辨力，使耳蜗机械特性维持最佳状态。ACh 通过引起胞外钙内流及胞内钙库钙离子释放，诱发钙依赖性钾通道激活，钾外流，OHC 超极化，引起 OHC 的可逆性短缩。研究提示，其他神经递质如多巴胺、脑啡肽、钙基因相关肽（calcitonin gene related peptide，CGRP）及 5-羟色胺等可能也有调节作用，但机制尚不清楚。研究发现，OAEs 对侧抑制效应是由内侧橄榄耳蜗传出神经系统介导的，内侧橄榄耳蜗传出神经系统能被对侧低强度刺激声兴奋，并对产生耳声发射的细胞主动机制（对侧）起抑制作用。耳声发射的对侧声刺激抑制效应可以为了解听觉内侧橄榄耳蜗传出神经系统功能及鉴别蜗性病变和蜗后病变提供参考。

（孔维佳）

第二章　新生儿听力筛查策略

听力障碍是常见的出生缺陷,国内外的研究表明,正常新生儿中,双侧听力障碍的发生率在0.1%~0.3%,以此推算我国每年要新增3万~6万听力残疾儿童。现已公认:新生儿听力筛查是早期发现听力障碍,及时进行诊断和干预的有效措施,是减少听障对语言和认知发育的影响,促进儿童健康成长,降低听力残疾的有力保障。美国是最早开展耳聋早期诊断和干预防治的国家,2008年美国国家健康协会(National Institutes of Health, NIH)总结其实践经验认为:"听力障碍是最常见的出生缺陷之一,可导致严重的言语发育障碍。在美国近二十年的工作验证了新生儿普遍听力筛查(universal newborn hearing screening, UNHS)被认为是美国真正取得成功的健康项目之一。"

20世纪90年代初期,国内学者在学术上提出听力障碍儿童应该做到"早发现、早干预和早康复"的"三早"概念。一些学者也开展了普遍新生儿听力筛查和听障儿童干预的科学研究,但是临床应用和实施效果甚微。直到2000年,新生儿听力筛查首次被纳入我国妇幼保健的常规检查项目,全国同道积极探索和建立了适合我国国情的新生儿听力筛查技术、筛查规范、干预方法和管理模式。2001年,上海交通大学医学院沈晓明教授和吴皓教授团队在全国首次推动了政府出台政策开展的新生儿听力筛查项目,并为上海市制定了《上海市新生儿听力筛查及诊治方案》,在全上海开展新生儿听力筛查工作。在此基础上,2004年卫生部颁布了《新生儿听力筛查技术规范》,出版《新生儿听力筛查》培训教材,使新生儿听力筛查得以在全国有条件的省市区域广泛开展。2009年2月,卫生部发布《新生儿疾病筛查管理办法》部长执行令(卫生部令第64号),明确新生儿听力筛查为全国新生儿三大疾病筛查之一。

同年4月,卫生部成立全国新生儿听力筛查诊断专家组,由吴皓教授担任专家组组长。2010年11月卫生部发布了由吴皓教授和黄治物教授团队主持修订的《新生儿听力筛查技术规范(2010年版)》,并修订出版了《新生儿听力筛查》(第2版)培训教材,使全国范围的新生儿听力筛查工作有章可循,得到了统一规范。2012年国家卫生和计划生育委员会启动贫困地区新生儿听力筛查政府项目,UNHS项目得到全面地推广应用,形成全国性筛查网络。全国新生儿听力筛查率从2011年以前不到25%,到2014年上升至77.4%,2018年已达86%。新生儿听力筛查工作取得了迅猛发展,此项专业工作也是耳鼻咽喉头颈外科领域技术应用成就最突出的成果之一。无疑,新生儿听力筛查已经在世界范围内产生了巨大的影响。

目前,新生儿听力筛查无论从筛查技术还是内涵上都在不断地更新和拓展。尤其是由吴皓教授牵头的2012年卫生部卫生公益性行业科研专项"先天性耳聋的早期发现、规范诊治及防控"在上海正式启动。该项目将我国新生儿听力筛查的内涵从单纯的"听力普遍筛查"上升到"超越新生儿听力筛查–早期听力检测与干预,婴幼儿听力科学与临床实践"。2018年,受国家卫生健康委员会委托,由吴皓教授和黄治物教授执笔,全国30余位专家共同完成了《婴幼儿听力损失诊断及干预指南》。开展新生儿听力筛查不仅要立足于早期发现、早期诊断、早期干预和康复各个环节的听力障碍的三级预防,还需要关注听力障碍一、二级预防以及婴幼儿听力学和儿童听力相关疾病等领域,还需要从业人员掌握更广泛的知识面,这些更有赖于听力师、耳鼻喉科医师、产科医师、新生儿科医师及妇幼保健人员等组成的多学科团队的协同和合作。

第一节　先天性耳聋与新生儿听力筛查

一、听力障碍对儿童听觉和言语发育的影响

正常的听力是进行语言学习的前提。听力正常的婴儿一般在 4~9 个月,最迟不超过 11 个月即开始牙牙学语,这是语言发育重要的阶段性标志。而严重听力障碍的儿童由于缺乏足够的语言刺激和良好的语言交流环境,不能在 11 个月前进入牙牙学语期,在语言发育最重要和关键的 2~3 岁内不能建立正常的语言学习途径,最终重者导致聋哑,轻者导致语言和言语障碍、社会适应能力低下、注意力缺陷和学习困难等心理行为问题。

新生儿和婴幼儿期听力障碍将影响儿童的一生。人非生而知之,人的语言、知识等都是出生后习得的,生命早期是听觉和语言发育的关键时期。听觉中枢的正常发育主要依赖于 1 岁以内接受足够的声刺激,出生后的 2 年内是儿童智力和情感发育的最重要的时期。构成语言的不同亚系统有不同的发育期,语音的感受在出生后 8~10 个月内。人的语言发育最重要的阶段是出生后 3 年内。基本语义学能力在出生后 2~4 年。句法能力的成熟需更长些时间。完全发育成熟要到 15 岁。而人听觉皮层敏感期为 12~15 岁。以上所有的发育成长,都需要依赖听觉系统从环境中获得足够的信息。

在新生儿期或婴儿早期及时发现听力障碍,并通过验配助听器等听觉辅助装置的干预手段来重建听力,能使儿童语言发育不受或少受影响。众多研究表明,早期发现听力障碍在防止聋哑和避免语言发育障碍中有举足轻重的作用。但是,用传统的高危家庭登记管理的办法只能发现约 50% 的先天性听力障碍儿童;通过常规体检和父母识别很难在 1 岁内发现听力障碍患儿。唯有新生儿听力筛查才是早期发现听力障碍的有效方法,最终实现使先天性听力障碍儿童聋而不哑。

临床资料显示,一般听力正常的儿童:3 岁时掌握的单词量为 600~1 000 个;而听力障碍的儿童,如果到 2 岁时才发现听力障碍,再行康复训练,3 岁时只能掌握 100 个词汇;但如果 6 个月发现听力障碍并进行语言康复训练,3 岁时可掌握 100~400 个词汇;而如果早在出生时即发现听力障碍并进行干预,3 岁时将能获得 300~700 个词汇。可见开展新生儿听力筛查,早期发现和诊断听力障碍,早期干预,可以使患儿学习困难得到明显改善,言语、交流技巧可达正常水平,总体发育水平接近正常。

二、新生儿及婴幼儿听力损失高危因素

(一)听力损失高危因素的概念

所谓听力损失高危儿是指具有听力损失危险指标的新生儿、婴幼儿和小龄儿童。而听力损失危险指标指可以导致新生儿、婴幼儿和小龄儿童明确的永久性或渐进性感音神经性听力损失和 / 或持续性波动性的传导性听力损失的病症或状态,这些病症或状态统称为听力损失危险指标。

新生儿、婴幼儿和小龄儿童听力损失危险指标可以分作两类:一类为新生儿期听力损失危险指标,它可以是先天性的,亦可以是后天获得性的;另一类是某些临床疾病的结果,或是治疗过程中医学干预导致的结果。

美国婴幼儿听力联合委员会提出新生儿、婴幼儿和小龄儿童听力损失危险指标的目的是:第一,听力损失危险指标的提出,可以帮助我们识别在不同国家不同地区定居的儿童群体中,哪些儿童应当接受听力学评价;在有些国家和地区,特别是发展中国家的某些经济和文化相对滞后的地区,尚不具备实施新生儿(和婴幼儿)听力普遍筛查这项社会化的系统工程的条件和实力;因此,实现有限的具有针对性的听力损失的听力筛查,对临床(儿科、产科和耳科)抑或对全社会均有其重大的现实意义。第二,出生时听力正常或业已通过新生儿(婴幼儿)听力普遍筛查,但尚不能排除迟发性或儿童期获得性听力损失;因此,听力损失危险指标能够帮助识别需要进行连续的听力学 / 医学监测和观察的婴幼儿。

（二）美国婴幼儿听力联合委员会列出的儿童听力损失的危险指标

美国婴幼儿听力联合委员会（Joint Committee on Infant Hearing，JCIH）1972年首次确定特殊的听力损失危险指标。当时，该委员会曾提出5项听力损失高危指标，其中包括儿童期遗传性听力损失家族史、风疹或其他非细菌性子宫内感染、头面部畸形、出生体重小于1 500g以及血清胆红素>20mg/100ml。其后，1982年、1990年和1994年，该委员会发布的形势报告在新生儿、婴幼儿和小龄儿童听力损失危险指标中补充了若干内容。到2000年，考虑到新的信息资料，以及美国国家健康研究院下属多个医学中心，关于"新生儿听力损失"的研究资料，婴幼儿听力联合委员会又将新生儿、婴幼儿和小龄儿童听力损失危险指标做出新的修正。

1. 新生儿（0~28天）听力损失的危险指标　1990年和1994年声明中有关新生儿听力损失危险指标摘录如下：①新生儿有着先天性或者迟发性儿童期听力损失家族史；②孕妇具有子宫内感染的病史，文献中已知的或临床中推测的，与感音性或神经性，或者感音神经性听力损失相关的疾病，如毒浆体原虫病（toxoplasmosis）、梅毒（syphilis）、风疹（rubella）、巨细胞病毒cytomegalovirus，CMV）和疱疹（herpes）；③颅面畸形，如耳郭和外耳道的外形异常，上唇垂直沟（人中）消失，发迹线低下等；④新生儿体重小于1 500g；⑤高胆红素血症，其胆红素水平超出换血所要求的指标；⑥耳毒性用药史，不局限于氨基糖苷类药物，如庆大霉素（gentamycin）、妥布霉素（tobramycin）、卡那霉素（kanamycin）和链霉素（streptomycin）5天以上用药，亦包括与氨基糖苷类相结合使用的环形利尿剂；⑦细菌性脑膜炎；⑧新生儿出生时，表现严重的功能低下，Apgar记分，5min内是0~3分；10min内不能行自主性呼吸；出生时肌张力低下并持续2h；⑨机械给氧时间过长，等于或大于10天；⑩与感音神经性听力损失同时存在的其他征候或异常，如Waardenburg综合征或Usher综合征。

2000年形势报告中，该委员会又列出修改以后的新生儿听力损失危险指标：①新生儿需要进入危重症病房（neonatal intensive care unit，NICU）

48h或超过48h的疾病或状态；②与已知合并感音神经性和/或传导性听力损失综合征相关的症状或其他发现；③儿童期永久性的感音神经性听力损失的家族史；④颅面部畸形，包括耳郭和外耳道形态异常；⑤孕妇子宫内感染，如CMV，毒浆体原虫病（toxoplasmosis）、风疹（rubella）和疱疹（herpes）。

2. 婴幼儿（29天~2周岁）听力损失的危险指标　美国婴幼儿听力联合委员会1990年和1994年的形势报告中提出婴幼儿（29天~2周岁）听力损失危险指标（8项）；2000年的形势报告中又再次加大婴幼儿听力损失危险指标的表明力度，列出10项内容。最后，美国婴幼儿听力联合委员会2007年的形势声明中再次对儿童听力损失危险指标内容做了修改，摘录如下：

儿童永久性、先天性、迟发性或者渐进性听力损失相关的高风险指标（标有§符号的高风险指标和迟发性听力损失有更密切的关系）：①看护人关注到儿童有听力、言语、语言或者发育迟缓的征象；②儿童永久性听力损失家族史；③新生儿重症监护超过5天和以下情况的任一种，不管时间长短的体外膜氧合（extracorporeal membrane oxygenation，ECMO）、辅助通气§（机械给氧）、接触耳毒性药物（庆大霉素和妥布霉素）或者髓袢利尿剂（呋塞米），以及需要交换输血的高胆红素血症；④宫内感染，例如CMV§、疱疹、风疹、梅毒和弓形体病；⑤颅面部畸形，包括累及耳郭、耳道、耳部皮赘、耳凹和颞骨畸形；⑥体检发现，例如额头白发，这和导致感音神经性或者永久性传导听力损失综合征相关；⑦和听力损失或者渐进性、迟发性听力损失相关的综合征§，例如多发性神经纤维瘤、骨硬化症和Usher综合征131，其他常见的综合征包括Waardenburg、Alport、Pendred，以及Jervell. Lange-Nielsen综合征；⑧神经退行性疾病，如Hunter综合征或者感觉运动神经病，如遗传性小脑性共济失调综合征和Charcot-Marie-Tooth综合征；⑨和感音神经性听力损失相关的培养实验阳性的产后感染§，如确定的细菌和病毒性（尤其是疱疹病毒和水痘）脑膜炎；⑩头部外伤，尤其是需要住院的颅底/颞骨骨折§；⑪化学治疗。

2010年我国卫生部发布的《关于新生儿疾

病筛查技术规范（2010年版）》中概括了既往临床研究的意见，列出了13种新生儿听力障碍高危因素：①新生儿重症监护病房（neonatal intensive care unit，NICU）住院超过5天；②儿童期永久性听力障碍家族史；③巨细胞病毒、风疹病毒、疱疹病毒、梅毒或毒浆体原虫（弓形体）病等引起的宫内感染；④颅面形态畸形，包括耳郭和耳道畸形等；⑤出生体重低于1 500克；⑥高胆红素血症达到换血要求；⑦病毒性或细菌性脑膜炎；⑧新生儿窒息（Apgar评分1min 0~4分或5min 0~6分）；⑨早产儿呼吸窘迫综合征；⑩体外膜氧合（extracorporeal membrane oxygenation，ECMO）；⑪机械通气超过48h；⑫母亲孕期曾使用过耳毒性药物或襻利尿剂，或滥用药物和酒精；⑬临床上存在或怀疑有与听力障碍有关的综合征或遗传病。

这只是迄今较全面的资料，我们对疾病的认识在临床实践中不断总结，继续深化，同样，对新生儿听力障碍的高危因素的认识也将逐渐完善。

（三）听力损失高危因素与迟发性听力损失

新生儿听力筛查发现的是出生时即已存在的听力障碍。有一些患儿出生时并无听力障碍，通过了新生儿听力筛查，他们的听力障碍是延迟发生的，是语前聋的重要原因，被称为迟发性听力障碍。Weichbold等在2006年将迟发性听力障碍归为三类：①延迟发生的听力损失，围产期时的听力正常，出生前后一些特定有害的情况对内耳造成损害，导致随着时间推移而在其后的某个时期开始出现听力下降，如宫内先天性感染、严重的窒息、持续机械通气、高胆红素血症等；②渐进性听力损失，出生时听力表现正常，出生后表现出与遗传、神经退行性疾病或其他因素相关的，不同进展速度、频率及严重程度的听力损失；③获得性听力损失，获得性因素直接或间接作用于内耳所致听力损失，如脑膜炎、耳毒性药物和声损伤等。

2013年4月15日，国家卫生和计划生育委员会发布儿童耳及听力保健技术规范，规定新生儿期听力筛查后，进入0~6岁儿童保健系统管理，在健康检查的同时进行耳及听力保健，其中6个月、12个月、24个月和36个月龄为听力筛查的重点年龄。

新生儿听力筛查是先天性耳聋防控的核心环节，做好新生儿听力筛查工作，实现先天性聋的早发现、早诊断、早干预及早康复，才能将先天性听力障碍的危害降到最低。这也对新生儿听力筛查的技术和流程管理提出了要求。

第二节　新生儿听力筛查技术和流程

一、新生儿听力筛查技术和策略

用于新生儿早期听力筛查的技术主要是运用无创、快速、易于实施的方法进行客观的听觉生理检测，采用何种方法进行新生儿听力普遍筛查至关重要。既往的行为测试方法，早期使用结果不可靠，如果等待可获得的可靠结果时再行干预则为时已晚，不能达到早期干预的目的。现在新生儿听力筛查常用的方法是诱发性耳声发射（evoked otoacoustic emissions，EOAEs）和自动听性脑干反应（automatic auditory brainstem response，AABR）。

吴皓教授团队自20世纪90年代末开始长期致力于新生儿听力筛查技术的研究及应用，确定畸变产物耳声发射技术（distortion product of otoacoustic emissions，DPOAE）是一种成本较低、环境要求简单和敏感性高的有效方法，提出了两阶段听力筛查方案，即婴儿出生至出院前进行听力初筛，未通过初筛者42天至妇幼保健机构回访时进行复筛，复筛仍未通过者转诊至指定听力诊断机构进行诊断性听力测试，使得筛查假阳性率大大降低，转诊率下降90%，被确定为我国新生儿听筛查项目全国实施推广方案和选定的听力筛查技术，实现新生儿听力筛查研究技术成果转化的重大突破。同时，对于有听神经病高危因素的新生儿（如NICU新生儿）推荐采用AABR一步法筛查，若AABR筛查未通过，应及时转诊进行诊断性听力测试。

（一）新生儿听力筛查的技术

1. 耳声发射技术　目前有两种耳声发射技术——瞬态诱发性耳声发射（transient evoked otoacoustic emission，TEOAE）和畸变产物耳声发射（distortion product of otoacoustic emissions，

DPOAE），都应用于新生儿听力筛查，其筛查结果均为自动判别的技术。

（1）瞬态诱发性耳声发射：临床中，TEOAE通常用于新生儿听力筛查，并常用来评估耳蜗功能。在短时程刺激声诱发下，才能记录到TEOAE。因此，刺激声必须涵盖较广的不同特定频率区域范围，TEOAE才能从较广泛耳蜗区域发射出来并得以采集，把采集到的信号分为不同频带进行分析。研究表明：在某一特定倍频程引出TEOAE，则听力敏感性应该为30dB HL或更好，否则提示耳蜗功能不在正常范围。

（2）畸变产物耳声发射：DPOAE具有更好的频率特异性。因此DPOAE特别适合早期发现耳蜗病变，如耳毒性药物及噪声所致耳聋。DPOAE结果常与蜗性听力损失的听力构型相关，有助于某些疾病的诊断，可以对新生儿的听力进行分频率评估。DPOAE可信度在1 000Hz以上是最好的。

DPOAE和TEOAE一样广泛用于新生儿、婴幼儿听力筛查。应用DPOAE和TEOAE技术对新生儿进行听力筛查，通常它们最终的检测结果是一致的，但各有特点，临床上可灵活应用。

2. **自动听性脑干反应**　AABR是以ABR为基础的一种电生理测量技术，自动ABR与ABR一样，都是客观的电生理检查，都反映了外周听觉系统、第八颅神经和脑干听觉通路的功能。在大多数AABR系统里，通过对所测婴儿的波形与正常婴儿ABR测试数据所得的标准模板进行比较，通过比较，设备自动显示"通过（pass）"或"转诊（refer）"筛查结果；其强度高于电反应阈值的刺激声可以引出诱发反应；反之引不出诱发反应。因此，筛查程序可以快速做出听力学判断。

3. **OAE与AABR筛查技术的比较**　两者之间重要的区别：OAE是利用外耳道探头中灵敏的麦克风收集耳蜗对声刺激的反应，因此OAE反映了耳蜗外毛细胞的功能；OAE的信号产生于耳蜗，OAE技术不能用于检测神经（第八颅神经或听觉脑干通路）功能障碍；尤其值得注意的是听神经病/功能失调不能被OAE检测出来。AABR筛查技术可以更多地反映听神经和脑干的情况，但筛查技术较耳声发射操作难度大，筛查耗时长（表1-2-1）。

表 1-2-1　AABR 和 OAE 的优缺点

AABR	OAE
仪器价格较高，耗材多	仪器价格低，耗材少
灵敏度和特异性高，转诊率低	灵敏度和特异性低，转诊率高
技术操作难度高，对筛查环境要求高	技术操作容易，对筛查环境要求不高
测试时间长	测试时间短
技术员培训难度较大	技术员培训较容易
更适合NICU，48h出院	易遗漏蜗后病变，如听神经病

（二）新生儿听力筛查策略

为了确保新生儿听力筛查的普遍开展，易于实施，提高筛查的覆盖面和质量，因此需要有适应不同国情、不同地区情况的筛查策略和模式。目前，主要有听力普遍筛查（universal newborn hearing screening，UNHS）和目标人群筛查（targeted screening，TS）两种策略。我国在现阶段推荐的策略首先是听力普遍筛查；在尚不具备普遍筛查条件的区域和筛查机构，也可采用目标人群筛查，将具有听力损伤高危因素的新生儿及时转诊到有条件的筛查机构。

1. **普遍筛查策略**

（1）要做好UNHS，必须贯彻以下原则：

1）普遍筛查：正常产房和NICU的所有新生儿都应在出院前接受使用生理学测试方法的听力筛查。对未通过出院前"初筛"的新生儿，应在出生后42天前（NICU的婴幼儿应直接进入诊断程序）进行"复筛"。

2）3个月内接受诊断：对所有未通过"复筛"的婴幼儿，应尽早，并在3个月内开始相应的医学和听力学评估，争取尽早明确诊断。

3）6个月内接受干预：凡符合力损失诊断的婴儿，应尽早，并应在6个月龄内接受干预服务。

4）跟踪和随访：凡已通过筛查，但具有听力损失和/或言语发育迟缓高危因素的婴幼儿，都要接受医学、听力学和交往技能的跟踪和随访，每年至少一次直到3周岁，并纳入儿童听力保健常规。

5）质量控制：首先抓好培训工作，尽可能熟练掌握每一环节的要求和技能，减少工作差错。

6）多学科合作：UNHS是一项系统工程，包括筛查、诊断、干预、康复和跟踪随访以及质量评估等环节。

（2）根据我国现阶段各地区不同的卫生和经济发展水平，新生儿普通听力筛查有以下几种模式：

1）两阶段筛查：我国现阶段新生儿听力普遍筛查模式多依据2010年12月颁布《新生儿听力筛查技术规范（2010版）》修订版中初筛与复筛两阶段筛查模式，即新生儿出生后2~3天进行初筛，未通过者第42天进行复筛，复筛仍未通过者3个月内进行听力学诊断。有研究发现，新生儿听力筛查时间是影响通过率的关键因素，部分新生儿听力发育迟缓，新生儿出生后听力筛查通过率随筛查时间的延后而提高，对初筛未通过的患儿进行复筛有利于提高新生儿听力筛查的通过率，减少假阳性。低于80%的低复筛率是新生儿两阶段听力筛查的严重不足。因此，两阶段筛查模式应重点关注如何提高复筛率。失访主要有新生儿家长的重视不够、经济条件限制、路途不便等原因。因此，两阶段模式比较适合在相对发达地区实行。

2）院内两步筛查：在我国经济不发达的农村地区和偏远山区，医疗服务仍以治疗为主，人们防病意识严重不足。为此，部分学者尝试实施医院内两步筛查法，即初筛未过者出院前接受第二次筛查，该法认为短期内的听力复筛可以提高复筛率、降低漏筛率、减少初筛假阳性率。

在我国基层及欠发达地区实施院内两步筛查法可提高初筛通过率，减少42天复筛的人数。因此该模式适合这些地区实行。然而，院内两步筛查增加了工作量。另外，医院内第二次初筛通过率低于42天复筛通过率。因此医院内第二次初筛并不能代替复筛。综上，在临床工作中，应尽量要求实行42天复筛。

3）三级筛查模式：新生儿听力初筛一般在新生儿出生后2~3天进行，但在住院分娩率较低的地区其覆盖率会低。为此，有研究提出建立以县妇幼保健院为中心，县、镇产科医疗保健机构为重点，县、镇（社区卫生中心）、村为支持的三级筛查网络，该模式由妇幼保健院派专业人员每月携带仪器到各卫生院针对新生儿进行听力筛查。然而，贫困地区专业人员和筛查设备缺乏，这些都会影响听力筛查工作开展质量。因此，如何在住院分娩率低的地区顺利完成新生儿听力筛查工作还需进一步探索。

2. **目标人群筛查策略**　目标人群筛查策略是指对具有听力损失高危因素的新生儿进行听力筛查。但即使在美国，用目标人群筛查策略诊断听力损害的平均年龄也为2~2.5岁，显然对听觉康复不利。为此，美国婴幼儿听力联合委员会（Joint Committee on Infant Hearing, JCIH）相继于1994年和2000年发布的《早期听力检测和干预项目原则和指导方针》报告中已不再推荐此策略，仅认为对无法开展UNHS的地区可能有用。现今高危因素主要不是用于筛查，而是作为需要进行听力学和医学监测的指标。

3. **跟踪和随访**　开展UNHS的任何听力测试都不可能百分之百地发现先天性听力障碍的新生儿。新生儿听力筛查是有针对性地发现听力损失的婴幼儿，对于平均听力损失小于30~40dB的新生儿，常规的OAE和AABR难以检出。另外，有些听觉障碍疾病（如听神经病），单用OAE是查不出来的。儿童迟发性听力障碍也难以用现有的新生儿听力筛查模式筛查出。因此，完善的跟踪和随访体系，开展针对儿童迟发性听力障碍疾病的筛查工作，是新生儿听力筛查工作能否成功的关键环节，在新生儿听力筛查工作中起着承上启下的作用。这其中涉及对已通过新生儿听力筛查但具有听力损失高危因素的婴幼儿的跟踪、随访及新生儿听力筛查未通过的婴幼儿的跟踪和随访。因此，广义地讲：所有儿童，不论其听力筛查结果如何，都应接受与其年龄相应的听觉行为和交往技能发育水平的跟踪性监测，当出现任何怀疑时，均要及时接受听力学评估。对此，探索出适合中国国情的迟发性听力筛查模式就显得尤为重要和迫切。

（三）听力-基因联合筛查

遗传因素是先天性耳聋的重要发病原因，占总病例数的三分之二以上，并与环境等因素共同影响迟发性聋和药物性聋的发生发展。通过常见耳聋基因突变筛查，我们可以帮助患儿确定病因，为临床干预和治疗提供重要的参考依据。

儿童期迟发性聋发病隐蔽，难以被现有的新

生儿听力筛查及时发现。通过常见耳聋基因的大规模人群筛查,科学工作者发现部分携带 *GJB2* 和 *SLC26A4* 等隐性耳聋基因突变的新生儿可以通过新生儿听力筛查,而在后期发生儿童迟发性聋。其中 *GJB2* 基因 p.V37I 突变在中国人群中具有非常高的等位基因频率,其纯合突变基因型占中国总人口的 3‰~4‰。通过回顾性病例对照研究,发现 *GJB2* 基因 p.V37I 纯合突变与迟发性听力障碍紧密相关,该基因型人群具有轻中度及迟发性听力障碍的遗传易感性,是中国儿童迟发性听力障碍的主要遗传易感性突变。针对该突变的新生儿基因筛查可提前发现易感儿童并做出预警,结合后期听力跟踪随访可对儿童迟发性听力障碍做出有效的早期发现和干预,避免因听力损失而导致的言语功能障碍。

针对大规模新生儿基因筛查,研究人员建立了基于高通量测序、基因芯片、导流杂交、高分辨率熔解曲线等方法在内的一系列新型耳聋基因突变检测技术,可适用于新生儿滤纸血片的低成本快速检测,极大地提高了儿童迟发性听力障碍的基因筛查效率。便携式学龄前儿童听力障碍检测技术及设备,显著提高了儿童迟发性听力障碍的听力筛查效率。耳聋基因 – 听力联合筛查模式目前已应用于全国数百万例新生儿,对突变携带儿童进行有效预警和早期发现干预,解决了迟发性听力障碍早期发现、诊断和干预康复的难题。

（四）儿童听力筛查

众所周知,儿童在其成长发育过程中的各个阶段还会发生新的听力损失,尤其是永久性听力损失,同样会导致儿童明显的言语发育迟缓,从而对后期的学习和社会交流产生不良影响,必须尽早发现。这些需要尽早发现听力损失的目标人类主要有四类（这些是 UNHS 无法发现的）：①延迟发生的听力损失：围产期时听力正常,出生前后有一些特定有害的情况对内耳造成损害,导致随着时间推移而在其后的某个时期开始出现听力下降,如宫内先天性感染、严重的窒息、持续机械通气、高胆红素血症等。②渐近性听力损失：出生时听力表现正常,出生后表现出与遗传、神经退行性疾病或其他因素相关的,不同进展速度、频率及严重程度的听力损失。③获得性听力损失：获得性因素直接或间接作用于内耳所致听力损失,如

脑膜炎、耳毒性药物和声损伤等。以上三类归为迟发性听力损失。④由于现有 UNHS 技术的局限性而被忽视的听力损失：目前采用的新生儿听力筛查设备主要用于发现对言语认知有重要意义的频率段（500~4 000Hz）,平均听阈在 30~40dB HL 或以上的感音性或传音性听力损失;因此,部分轻度听力损失（20~30 或 40dB HL）的儿童会因为通过了新生儿听力筛查而被忽视。目前观点认为,这部分轻度听力损失的儿童也会因听力问题造成生长发育的负面影响。对以上四类目标人群早期发现的最佳方法是对所有婴幼儿在其生长发育过程中进行周期性听力筛查,即儿童听力筛查,是对新生儿听力筛查的重要补充。针对以上情况,国家于 2013 年发布《儿童耳及听力保健技术规范》。

二、建立和完善新生儿和婴幼儿听力筛查体系

目前新生儿听力筛查项目普遍分为以医院为基础和以社区为基础两部分。

（一）以医院为基础的筛查

适用于住院分娩的新生儿。但仍有一定比例的新生儿因各种原因在出院前未接受听力筛查,有相当一部分初筛未通过的儿童未能进行复筛;还存在听力筛查与诊断及随后的干预服务之间脱节的问题。为完善该系统工程,一些单位提出了增进和补救措施：①声援项目（soundsupport program）：美国 Michigan 大学启动声援项目,为家长和家庭创建协调一致的教育和培训服务;②周期性听力筛查（periodic hearing screenings）：鉴于有迟发性听力障碍,有专家倡导对初级卫生保健人员和社区人员进行系统培训,为儿童提供周期性筛查;③首启动项目（head start program）：注重加强与其他卫生及教育项目的合作。形成包含早期听力检测和干预项目、由多个健康项目组成的首启动项目,以便能为更多婴幼儿提供系统的、周期性的筛查。

（二）以社区为基础的筛查

对非住院分娩的新生儿和婴幼儿,以社区为基础完成听力筛查,美国 JCIH 于 2007 年发表的早期听力检测和干预项目的原则和指南推荐院外出生的新生儿在 1 个月内接受听力筛查。我国部

分地区已组织了社区婴幼儿听力筛查,但此项目的推广实施同样受到诸多因素的影响。

新生儿听力筛查工作是一个涉及围生医学、儿科、耳鼻咽喉科、听力医学、康复医学、教育学、社会学、政府和司法等多部门、多学科的系统工程,有待改进和完善。根据我国国情,应明确耳鼻咽喉科和听力医学责无旁贷地承担着首要的技术重任。在新生儿听力筛查工作中,需预防重筛查轻干预,过重强调康复机构的工作,而轻视家庭的作用以及对家长的正确指导。此外,还应注意测试仪器的校准、正确使用和结果的正确解释。

第三节 婴幼儿早期听力诊断与干预

随着全国各地新生儿听力筛查工作的广泛开展和不断深入,2009年中华医学会耳鼻咽喉头颈外科学分会听力学组联合相关专家编写了《新生儿及婴幼儿早期听力检测及干预指南(草案)》。2018年,为了进一步规范我国婴幼儿听力损失诊断和干预工作,全面提高听障患儿康复效果,受国家卫生健康委员会委托,由吴皓教授和黄治物教授执笔,全国30余位专家共同完成了《婴幼儿听力损失诊断及干预指南》,对婴幼儿早期听力诊断与干预工作的原则、方法及相关标准等相关内容作了进一步的阐述。

一、新生儿和婴幼儿听力诊断

新生儿听力早期筛查干预项目规定听力学评价和医学评价应在生后3个月内进行,诊断为永久性听力障碍的婴幼儿,6个月内接受多学科参加的干预。新生儿听力筛查关注的目标性听力损失为所有婴幼儿先天性、双侧或单侧永久性(感音神经性、传导性和混合性)听力损失,语言频率(500Hz、1 000Hz、2 000Hz和4 000Hz)平均听力损失在30~40dB以上。

(一)诊断标准

在《婴幼儿听力损失诊断与干预指南》里推荐的"听力正常范围"标准如下:①声导抗测试(含1 000Hz探测音)鼓室图正常;②短声听性脑干反应(auditory brainstem response,ABR)测试V波反应阈≤35 dBnHL;③耳声发射(otoacoustic emissions,OAE)测试,畸变产物耳声发射(distortion product of otoacoustic emissions,DPOAE)各分析频率点幅值在正常范围内且信噪比≥6dB,瞬态诱发耳声发射(transiently evoked otoaconstic emission,TEOAE)各频率段相关系数大于50%,总相关系数大于70%;④行为测听:听阈在相应月(年)龄的正常范围内。

(二)诊断原则

1. 听力测试组合应根据婴幼儿年龄和认知发育情况,选择适合该个体的客观听力检查和主观行为测听项目进行组合测试。

2. 交叉验证任何单一测听结果必须有其他听力测试结果的支持,只有经过多项测试结果的相互验证,才能明确诊断。此外,还应结合婴幼儿日常对声音的反应情况。

3. 婴幼儿的听觉系统处在发育期,评估和诊断应有连续性,不能孤立地看待单次诊断结果。建议3岁之前每3~6个月随访1次,之后每年随访1次,直至6岁。

4. 仪器设备校准和测试环境仪器设备校准及测试环境应遵循相应国家标准(参考GB/T 16403和GB/T 16296)。

5. 多学科合作婴幼儿听力损失往往和全身状况相关,故应实行多学科合作原则,共同全面评估患儿的发育问题。

(三)诊断方法

1. 采集病史 病史采集包括母亲妊娠期有无感染及用药史、患儿出生时情况、新生儿听力筛查情况、监护人观察婴幼儿日常对声音的反应情况、言语发育(包括言语前期和言语期)、智力和肢体运动发育情况,患病及其他器官的异常和用药史。此外,还应包括家族史和其他听力损失的高危因素[参阅《新生儿疾病筛查技术规范(2010年版)》]。

2. 体格检查 体格检查包括常规体检和耳鼻咽喉专科检查。常规体检又包括一般情况、生长发育和伴随畸形,要关注皮肤、毛发、颅、面、眼、颈、心脏和肾脏等,以排除各种伴有听力损失的综合征;专科体检要注意外耳、耳道、鼓膜和软硬腭等情况。

3. 听力学测试 包括主观听力测试(行为测听)和客观听力测试(生理学测试)两大类。目前婴幼儿行为测听包括行为观察测试(behavioral observation audiometry, BOA)、视觉强化测听(visual reinforcement audiometry, VRA)、游戏测听(play audiometry, PA)、纯音听阈测试以及言语测听;生理学测试包括声导抗及声反射、诱发性耳声发射、ABR 以及听觉稳态诱发反应(auditory steady state response, ASSR)等。

用于确定婴幼儿听力损失的听力学组合测试,应包括生理学测试和行为测听(表 1-2-2),以评估每侧听觉通路的完整性,评价整个言语频率范围的听敏度,确定听力损失的类型。根据婴幼儿听觉发育不同阶段的特点,分为出生至 6 个月和 6 个月至 3 岁的两个年龄段,分别进行听力诊断评估。

表 1-2-2 婴幼儿听力组合测试项目

类别	测试项目	备注
基本测试项目	婴幼儿行为测听	小于 6 月龄用行为观察法(BOA);大于 6 月龄用视觉强化测听(VRA);2.5 岁以上用游戏测听(PA)
	声导抗	小于 7 月龄婴儿使用 1 000Hz 和 226Hz 探测音;7~12 个月龄使用 226Hz 和 / 或 1 000Hz 探测音;大于 12 个月龄使用 226Hz 探测音
	耳声发射	包括瞬态诱发耳声发射(TEOAE)和畸变产物耳声发射(DPOAE)
	短声及短纯音 ABR	短声 ABR 反应阈大于 35 dBnHL 时,需加做短纯音 ABR 测试
追加测试项目	骨导短声 ABR	当声导抗鼓室图结果异常或当短声 ABR 反应阈大于 35dBnHL 时
	听觉稳态诱发电位(ASSR)	当短声 ABR 和 / 或短纯音 ABR 引不出时
	微音器电位(CM)	采用正负(反转)极性法测试,用于鉴别诊断听神经病
	短潜伏期负反应	用于鉴别诊断大前庭水管综合征

(1)生理学听力测试

1)气导 ABR:包括短声(click)ABR 和短纯音(tone-burst)ABR。ABR 是目前最为成熟的听觉电生理测试,反映了从外耳至低级脑干听觉通路的完整功能。临床上常规采用的是短声 ABR,其 V 波反应阈在一定程度上反映了 2 000~4 000Hz 的行为听阈,一旦短声 ABR 检测结果显示存在听力损失,则需进行短纯音 ABR 测试,明确其他频段的听力损失程度,以全面了解听力图构型。

2)骨导 ABR:对判断是否为传导性听力损失以及了解先天性外中耳畸形患儿的耳蜗功能具有较高价值。

3)耳蜗微音器电位(cochlear microphonic potential, CM):记录操作简便,所需设备和记录方法都与常规短声 ABR 相同,对于 ABR 波形严重异常、未记录到 OAE,怀疑听神经病的婴幼儿,建议行 CM 检查,以避免漏诊听神经病。

4)ASSR:该测试无须受试者及检测者的主观参与,形式上较为客观。但将 ASSR 的反应阈值用于婴幼儿临床听力损失评估时,需持慎重态度,尤其当听力损失为轻度或中度时,与实际的主观听阈可能存在较大差异。故临床上不提倡单独使用 ASSR 的结果直接为婴幼儿验配助听器。

5)OAE:OAE 是客观评估耳蜗(外毛细胞)及外周听功能的一种方法,OAE 正常引出表明外周听功能在正常范围,它不依赖于听觉中枢神经系统。临床常用的有 DPOAE 和 TEOAE。环境和患者自身的噪声对 OAE 的记录有重要影响,临床测试中由于探头放置、中耳功能和患儿状态等因素可导致 OAE 无法正常引出,可能会导致听神经病的漏诊。

6)声导抗测试:声导抗测试主要用于评估中耳功能和听觉通路功能,包括鼓室图与镫骨肌声反射(226Hz 和 1 000Hz 探测音)。7 月龄以下婴儿对低频(226Hz)探测音的敏感性差,即使中耳功能异常也会呈现正常的鼓室图,故 7 月龄以下的婴儿应采用 1 000Hz 高频探测音进行测试,建议有条件者 226Hz 和 1 000Hz 探测音联合使用。

(2)行为测听:行为测听是全面反映整个听觉通路功能的重要方法,可观察婴幼儿的听力发育情况,确认行为阈值和听力图构型,在听力评估交叉验证中起主要作用。其中,(BOA)虽可观察

6月龄内婴儿对声刺激的粗略反应，但因其结果变异较大，不宜作为首选。

（3）听力组合测试

1）0~6个月龄的婴儿：该年龄段婴儿听觉行为发育程度尚低，其听力学组合测试如下：①ABR，包括短声ABR和短纯音ABR；当ABR不能引出波形时，可采用ASSR了解残余听力；②OAE测试；③1 000Hz和226Hz探测音的声导抗测试；④行为观察测试。

2）6~36个月龄的婴幼儿：①行为测听：采用视觉强化测听或游戏测听；②OAE测试：条件允许最好行DPOAE和TEOAE测试；③声导抗测试：鼓室图测试，同时进行镫骨肌声反射测试；④ABR测试：在仪器最大声输出不能引出ABR波形时，可采用ASSR测试了解残余听力。

4. 影像学检查 颞骨CT检查一般采用高分辨率薄层CT，了解有无中耳、内耳及内听道畸形，双侧听力损失患儿建议常规行此检查。为减少放射线对婴幼儿的辐射损伤，6个月龄以下常规不推荐。

MRI有助于了解内耳膜迷路、蜗神经及脑发育情况，对内耳高分辨CT无异常发现的单侧或双侧极重度聋儿，推荐行此检查，对人工耳蜗植入术前蜗神经的形态评估具有重要价值。

5. 实验室检查 检查母亲和婴幼儿的血、尿有助于发现先天性或早期的感染，如风疹病毒、巨细胞病毒、梅毒和弓形体等感染。综合征型听力损失，也需要进行相关实验室检查以帮助确诊。

6. 基因检查 由耳聋基因突变所引起的遗传性聋可占先天性聋发病原因的半数以上，并和迟发性及渐行性耳聋、药物性聋、老年性聋等后天性耳聋疾病也有着紧密的联系。自20世纪90年代以来，耳聋基因研究取得了一系列卓有成效的进展，一方面在分子层面不断推动对听觉功能途径及聋病发病机制的深入理解；另一方面使耳聋在基因水平上的诊断和预防成为可能。和听觉系统复杂而精细的结构功能相对应，耳聋具有高度的遗传异质性。目前已发现的耳聋基因数目在150种以上，为遗传性耳聋的基因诊断提供了明确的检测目标。通过针对这些耳聋基因的突变筛查和检测，多数遗传性耳聋患者或家系可发现与其对应的致聋基因及突变，进而为他们的后续干预、治疗和预防提供重要的指引或参考。

遗传性聋中隐性遗传模式占多数（约80%），是散发耳聋患者的主要遗传致病模式。GJB2和SLC26A4是最常见的两种隐性遗传性耳聋基因。此外母系遗传的线粒体MT-RNR1基因突变可导致携带者对氨基糖苷类抗生素敏感，是药物性聋的主要遗传易感性基因。GJB2、SLC26A4和MT-RNR1突变总共可导致约1/3的非综合征性聋。近年来，随着第二代测序技术的发展，基于靶向捕获和第二代测序的耳聋基因新诊断技术已被成功开发，可针对绝大多数已知耳聋基因一次性进行全序列突变检测。这种高通量测序的方法与耳聋遗传异质性强的特点相适应，可以较好地解决相对罕见的耳聋基因的分子诊断问题。

在获得明确的遗传性聋基因诊断结果的基础上，相关遗传咨询及医务人员可以根据受检者的致聋基因及突变对其后代中出现遗传性耳聋的风险进行评估，并通过婚育指导、药物使用指导或产前诊断等措施来加以规避。目前，遗传性聋一级预防主要应用在以下几个方面：

（1）聋人群体间的婚育指导：由于交流上的特殊性，聋人间相互婚配的情况比较多见。在部分聋人夫妇中可能会出现因携带同一耳聋基因隐性突变而导致后代接近100%耳聋的同证婚配情况。在聋人群体中进行婚前耳聋基因突变筛查，有助于这部分人群对自身耳聋基因突变携带情况的了解，以降低同证婚配的出现频率。

（2）聋儿父母的再生育风险评估及产前诊断：遗传性聋中以隐性遗传模式为主，很多具有正常听力的夫妇会各自携带隐性耳聋基因的杂合突变，进而生育出具有该基因纯合或复合杂合突变的聋儿。对于有再生育愿望的这部分聋儿父母，明确其已育聋儿的致聋基因及突变可帮助其分析再生育时再次出现遗传性聋的风险。如经基因诊断发现确实具有该种风险（一般情况下为25%），这些夫妇可考虑通过耳聋基因产前诊断的方法在孕早期获知胎儿的基因突变携带情况。

（3）有耳聋亲属的正常听力人群的遗传咨询与预防：就隐性遗传性聋而言，与患者有血缘关系的家属有较大概率携带杂合的隐性耳聋基因突变。这部分人群如和同一隐性耳聋基因杂合突变的携带者婚育，其后代将有25%的概率因携带双等位基因突变而导致遗传性耳聋。

（4）线粒体 *MT-RNR1* 基因突变携带者的药物性聋预防：线粒体 *MT-RNR1* 基因突变携带者对氨基糖苷类抗生素高度敏感，具有药物性耳聋的遗传易感性。该突变为母系遗传，可影响整个家族的母系成员后代。临床上往往可以通过个别先证携带者的检出而发现整个家族的氨基糖苷类药物性聋易感倾向。通过氨基糖苷类药物的规避指导，MT-RNR1 基因突变的携带者将有较大概率避免药物性聋的发生。

（5）常见耳聋基因突变在非高危人群中的普遍筛查：遗传性耳聋以隐性遗传模式为主，很多无耳聋家族史、自身听力正常的隐性耳聋基因突变携带者无法被高危筛查所检出。近年来常见耳聋基因突变位点的普遍筛查在我国部分地区已得到开展，突变位点主要集中于 *GJB2*、*SLC26A4* 和 *MT-RNR1* 基因在中国人群中的一些高发突变位点。

（四）综合评估

通过询问病史、体格检查、听力学测试以及影像学、实验室检查以及基因检测等，获取听力损失评估所需资料，在此基础上进行听力测试结果的交叉验证和医学综合评估。对于确诊为听力损失的婴幼儿，还应进行耳科和其他医学评估，以明确病因。此外，还应明确听力损失是单侧还是双侧，是永久性还是暂时性，为临床治疗和干预提供参考。

医学评估主要包括病史、儿童期发生的永久性听力损失的家族史，鉴别是否为合并早发或者迟发性永久性听力损失综合征，必要时行全身体格检查，影像学检查，以及实验室的相关检查。如合并眼疾或疑有发育迟缓，应转诊至相关科室，进行眼科、心理、智力及行为学评估和进一步诊治。

（五）听力损失的诊断

听力损失诊断包括听力损失程度、性质和病因等三部分内容。

1. 听力损失的程度 听力损失程度的判断，是选择恰当干预方案的前提。推荐用 500Hz、1 000Hz、2 000Hz 和 4 000Hz 的平均听阈来进行听力损失的分级，26~30dBHL 为轻度，31~60dBHL 为中度，61~80dBHL 为重度，80dBHL 以上为极重度听力损失。

对婴幼儿而言，最重要的是获得各言语频率的听力反应阈值和听阈。6 个月内婴儿，建议采用气导和骨导短声 ABR 以及短纯音 ABR 或者 ASSR 进行测试，以获得各个频率的反应阈值，结合行为测听结果进行综合判断。6 个月以上婴幼儿，推荐采用小儿行为测听以获得行为听阈，结合客观听力结果进行综合判断。

2. 听力损失的性质 听力损失的性质分为传导性、感音神经性和混合性听力损失。

1）传导性听力损失：鼓室图为 B 型或 C 型（1 000Hz 探测音多描述为无正峰 / 平坦型）、镫骨肌声反射引不出，短声 ABR 反应阈值 >35dBnHL，气导 ABR 的 Ⅰ、Ⅲ 和 Ⅴ 波各波潜伏期延长，且波间期在正常范围；骨导 ABR 阈值正常。TEOAE 和 / 或 DPOAE 引不出。

2）感音神经性听力损失：鼓室图为 A 型（226Hz）或正峰（1 000Hz），短声 ABR 反应阈值 >35dBnHL。TEOAE 和 / 或 DPOAE 异常。

3）混合性听力损失：同时具有传导性听力损失和感音神经性听力损失的特点。

3. 听力损失的病因诊断 对于听力损失的病因诊断，临床上有一定的难度。通过详细询问病史、家族史以及听力学和相应的辅助检查，可望对部分病因作出诊断。

（六）追踪随访

针对听力诊断异常或听力损失高危的婴幼儿，应该进行定期随访。听力诊断异常的婴幼儿，3 岁前每 3~6 个月评估并随访 1 次；通过新生儿听力筛查，但伴有听力损失高危因素的婴幼儿，3 岁内每年至少做 1 次诊断性听力学评估。

二、医学诊断

除了听力学评估，对有听力障碍的儿童还应进行医学评估。目的是确定听力障碍的病因，鉴定相关的身体状况，提供医疗建议。医学评估必须包括临床病史、家族史、体格检查以及所需的实验室和放射学检查。需要时在取得家长同意的情况下，进行基因筛查和耳聋相关综合征的鉴定。医学诊断主要由耳鼻咽喉科和儿科完成。耳鼻咽喉科的评估包括全面的临床病史、家族史、体格检查，可导致儿童期听力障碍的耳、颅、面、颈部和其他系统物理检查和实验室检查，必要时行颞骨影像学评估。如需要确定听力障碍相关综合征在身体其他系统的表现,则请相关的发育儿科学、神经科学、眼科学、心脏学和肾脏学等医师会诊。

三、婴幼儿听力早期干预

早期干预是开展新生儿听力早期筛查和诊断的目的,是指尽可能早地给永久性听力损失儿童提供个性化的干预,包括听力补偿、听觉言语康复、行为康复治疗以及教育等相关项目。对于确诊为永久性听力损失的婴儿,均应在 6 个月龄内尽快接受干预,不能错失最佳干预时机。通过早期配戴助听器或植入人工耳蜗等人工听觉干预手段,并进行听觉言语的康复训练,使听损患儿避免或最大限度地避免听障造成的危害。

(一)早期干预指导原则

早期干预建议遵循以下原则:

1. 在患儿家长知情同意的前提下给予指导,使其理解早期干预的意义。

2. 对已确诊患儿应尽早验配助听器和 / 或植入人工耳蜗。

3. 助听器使用 3~6 个月后,如果收效甚微或无效,应尽早行人工耳蜗植入。

4. 双侧干预模式优于单侧。

5. 倡导干预方案个性化。

6. 密切观察,定期追踪随访,注重干预前后的效果评估。

对于单侧听力损失婴幼儿的干预尚存在诸多争议,但已有研究表明,单侧听力损失对患儿的全面发育也是有影响的,通过验配助听器或人工耳蜗植入可能会帮助部分患儿改善交流情况。因此,建议对此类婴幼儿给予高度关注,密切随访。

(二)干预方法及手段

1. **助听器验配** 助听器验配是婴幼儿早期听力干预的重要手段,绝大多数双耳听力损失的儿童,都可以从个性化的助听器验配中获益。由于听障患儿不具备语言表达及交流能力,临床上又缺乏精确的主观评估手段,验配师很难在短时间内了解助听器的使用效果,故婴幼儿的助听器验配一直是婴幼儿听损干预领域内的难题,婴幼儿助听器验配应遵循以下原则:

(1)专业医学验配:婴幼儿助听器验配除涉及助听器和听力学专业相关知识外,还涉及听力

损失患儿的综合医学评估,①诊断明确:婴幼儿的听力学和医学诊断一定要力求准确(包括外耳、中耳、内耳和蜗神经、脑干及听觉中枢等听觉通路的完整性),还应明确鉴别听神经病、大前庭水管综合征及其他代谢和遗传性疾病。双侧听力损失者给予双侧助听器验配,一侧植入人工耳蜗的儿童,建议对侧验配助听器。②准确评估听力损失程度:应获得双耳可用于助听器验配的全频段预估听力图(至少包括 500Hz、1 000Hz、2 000Hz 和 4 000Hz 的听阈值)。在条件许可的情况下尽量选择高品质助听器,尤其是抑制反馈的性能要好。婴幼儿验配助听器时不主张启用指向性麦克风和多程序切换功能。

(2)重视助听器验配后的验证和效果评估:助听器验配后的调试、验证和效果评估是验配师和患儿家长的共同职责,要认识到助听器验配和调试是一个逐步精确和完善的过程,加强患儿家长或监护人宣教,定期随访,使其能正确使用和维护助听器。

2. **人工耳蜗植入** 2013 年,中华医学会耳鼻咽喉头颈外科学分会发布了《人工耳蜗植入工作指南(2013)》。对于重度或极重度感音神经性听力损失的婴幼儿,植入年龄一般推荐 12 个月左右。在一些特殊情况下,植入年龄可以提早或推迟。对于年龄小于 12 个月龄的婴儿通常要求有效验配助听器,观察使用助听器 3 个月以上的听觉言语康复效果。如果无效或效果不明显,则需尽快植入人工耳蜗。若术前患儿能佩戴 3~6 个月助听器并进行听力康复训练,则有助于术后言语能力的提高。

其中,双模式干预和双侧植入问题是人工耳蜗植入中值得重视的问题:

(1)双模式干预(一侧人工耳蜗植入,对侧使用助听器):人工耳蜗植入与对侧耳联合使用助听器,能更好地利用对侧耳的残余听力,避免听觉剥夺的发生,实现双耳聆听,使人工耳蜗植入术后的听觉效果更接近生理状态。强烈建议单侧人工耳蜗植入的儿童,对侧耳植入前已使用助听器者在人工耳蜗开机的同时仍应继续使用助听器,对侧耳没有使用助听器者也建议尽快验配助听器。此外,植入耳原则上建议在同等条件下选择残余听力较差耳,以便对侧耳的助听器能发挥较

好作用。

（2）双侧人工耳蜗植入：越来越多的研究表明，双侧植入能提高噪声环境下的言语识别能力，同时增强声源定位能力，与单侧植入相比能获得更好的听觉效果。

3. **骨传导助听器** 外、中耳发育畸形的婴幼儿，由于耳郭畸形、外耳道闭锁或严重狭窄，无法佩戴常规气导助听器，而这部分患儿内耳畸形较为少见，听力损失常表现为气导听力下降而骨导听力正常或接近正常，因此通过骨导助听后可以获得良好的言语感知和识别。由于婴幼儿颅骨骨质较薄，故推荐佩戴软带骨传导助听器，待到6岁以后，可考虑植入式骨传导助听器。

4. **人工听觉脑干植入** 对于各种原因引起的双侧听神经功能丧失而无法助听器和人工耳蜗干预的听障患儿，如先天性双侧耳蜗或听神经未发育的情况，可以选择人工听觉脑干植入。

人工听觉脑干植入是将听觉植入装置直接植入脑干的耳蜗核，外界声音信号绕过人的耳蜗和听神经传导，直接到达脑干耳蜗核，刺激耳蜗核不同的感受神经元产生听觉信号，并进行信号处理及编码，形成编码听觉信息的神经冲动，继续向上传递到大脑皮层的听觉中枢，产生有意义的听觉。由于手术操作的区域和电极植入的部位位于脑干，而脑干是调控呼吸和心跳等基本生命活动的中枢，因此对于手术团队要求极高，世界上仅有少数中心才能开展该项技术。2019年初，上海交通大学医学院附属第九人民医院吴皓教授团队成功实施了我国内地首例先天性听力障碍儿童的人工听觉脑干植入术。

（三）干预效果评估

听力干预的效果评估，对于临床听力师和患儿家长均具有重要意义，可了解患儿干预后在言语及语言发展、行为认知和学习等方面能力的改善程度，从而判断干预措施是否有效。主要包括以下三个方面：

1. **听觉能力评估** 包括听阈、言语识别和调查问卷三部分：

（1）听阈评估：是指在声场条件下，应用啭音或窄带噪声对听力补偿和/或重建后各频率的听阈进行测试。

（2）言语识别能力评估：包括声调识别、声母识别、韵母识别、单音节词识别、双音节词识别、短句识别及在不同信噪比条件下的言语识别等。

（3）调查问卷：能较全面反映听障儿童在日常生活中的听觉能力，常用的问卷包括有意义听觉整合量表（MAIS）、婴幼儿有意义听觉整合量表（IT-MAIS）和听觉能力分级问卷（CAP）等标准化的问卷。

2. **语言能力评估**

（1）以健听儿童在各年龄段上的语言发育指标作为参照，将语言年龄（即健听儿童的实际年龄）作为评估标准，评估其语言能力发展和其语言年龄是否平衡、是否达到预期的语言康复目标。

（2）问卷评估：包括言语可懂度分级问卷（SIR）、有意义使用言语量表（MUSS）及语言功能评估问卷等。

（3）录像评估：分析指标主要包括轮流交流、听觉注意、主动交流、视觉交流等方面，评估结果能够反映听障儿童在日常生活中的听说交往能力。

3. **学习能力评估** 可选用格雷费斯心理发育行为测查量表（或中国婴幼儿精神发育量表）。对疑有精神智力发育迟缓（格雷费斯测验精神发育商<70分）或有异常心理行为表现的患儿，建议到专业机构行进一步观察和诊断。

（四）听觉言语康复

听觉干预后必需进行科学的听觉言语康复训练，通过科学有效的听觉言语康复训练，培养建立和完善其感知性倾听、辨析性倾听、理解性倾听的能力，促进其言语理解、言语表达和语言运用能力的发展。

此外，应根据患儿年龄、认知水平及行为能力等采用不同的评估方式，并坚持长期监测。评估监测内容包括听力学、婴幼儿交往能力、神经或情感发育水平、认知发育水平以及学业发展水平的持续评价。干预效果的评估应始终贯穿在听觉言语康复的过程中。

（吴 皓）

第三章 中耳炎及中耳胆脂瘤

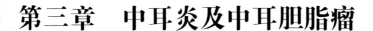

第一节 中耳炎的分类

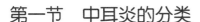

疾病分类学是在对疾病本质认识的基础上，探索它们的规律，找出各种疾病之间的相互关系，以便正确诊断，积极预防，并提高治疗效果而产生的一门学科。从疾病发展史来看，疾病分类是一个深化且不断修正的过程。随着时代的发展、科学的进步，各种疾病的分类也必需相应地进行调整和更新，从而更符合客观规律，更趋于完善。疾病分类也是涉及具体医疗过程的重要指导标准。在中耳炎的分类学中，始终都存在不同的观点及不完全相同的分类方法，这与制定者所对中耳炎的认知程度和逻辑思维方式等密切相关。例如，临床医生主要通过大量临床现象的观察，包括运用各种先进的科学技术方法，并结合病理发现来认识中耳炎疾病进程，而病理科医生主要从病理标本和动物实验的角度观察疾病的转归。因此，中耳炎的分类也经历了几个阶段。

中耳炎最早的分类始于 1849 年，Kramer 将中耳炎按鼓膜表现进行分类。1853 年 Willian 在 Aural Surgery 中将中耳炎按病理进行分类；1894 年 Politzer 按照疾病性质和病程分为化脓性中耳炎和非化脓性中耳炎两大类，再根据时间进行分类，还根据渗出物的特征将渗出性中耳炎分为浆液性或黏液性。这个分类是现代中耳炎分类的基础，一直持续到国际疾病分类的出现。

1992 年世界卫生组织（WHO）第 43 次大会制定并于 1994 年签署执行中耳炎分类标准——中耳炎 ICD-10 分类标准。ICD-10 分类标准（1992）以化脓性和非化脓性作为分类的主要依据，并按疾病持续时间的不同分为各种亚型，但是在同一分类目录下使用了急性和慢性术语；而且

出现了许多未分类的中耳炎；他们将粘连性中耳疾病与中耳炎完全分割开来，这与临床实践不符（表 1-3-1）。该分类虽然为以后的分类工作奠定了初步的基础，但这种分类法主要适用于流行病学的分类统计，在临床实践中难以推广应用。在 2018 年已发布了 ICD-11 英文预览版，我国随即于 2018 年 12 月印发了 ICD-11 中文版，目前 WHO 公布最新版本为 2019 年 4 月版 ICD-11（表 1-3-1），但 ICD-11 最终将于 2022 年 1 月 1 日正式生效。相对于 ICD-10，ICD-11 将中耳炎将是否化脓和急、慢性两个特点进行分为 4 类，而 ICD-10 中则是以是否化脓分为 2 类，增加了诊断的灵活性；二者之外还分出了特指的中耳炎、非特指的中耳炎和结核型中耳炎。ICD-11 简单明了，更适用于当前中耳炎的临床特点，更便于对中耳炎患者进行明确的诊断。

1999 年，Read 在英格兰拉夫堡（Loughborough）国立卫生服务编码和分类中心的指导下，制定了中耳炎分类的解读版本——Read version 3.1 中耳炎分类法（表 1-3-2）。该分类法（Read version 3.1）的特点首先将中耳炎分为急性中耳炎和慢性中耳炎两大类，然后将每大类又分为化脓性和非化脓性等亚型，并对各个亚型的伴随体征作了限定，且将不张性中耳炎和粘连性中耳炎两个中耳炎作为后遗症列入慢性非化脓性中耳炎范畴。这一分类认识到粘连性中耳炎，和内陷、不张性中耳炎并不独立存在，而只是慢性中耳疾病的后遗症。这一分类还将中耳炎首先分为急性和慢性，是合乎逻辑的，它反映了中耳炎从急性到慢性的自然过程，并反映了两种状态下重要预后的不同。尽管该分类法较以前已更趋于完善，较 1992 年分类法有了很大的进步，但也遗漏了一些如鼓室硬化、胆固醇肉芽肿等中耳炎后遗症。

表 1-3-1　中耳炎 ICD-11 分类（世界卫生组织，2019 年）

中耳炎分类	中耳炎亚型	分类代码
非化脓性中耳炎	急性浆液性或黏液性中耳炎	AA80
	急性非浆液性非化脓性中耳炎	AA81
	慢性浆液性或黏液性中耳炎	AA82
	非感染性中耳炎伴渗液	AA83
	非化脓性中耳炎，未特指的	AA8Z
化脓性中耳炎	急性化脓性中耳炎	AA90
	慢性化脓性中耳炎	AA91
	慢性化脓性咽鼓管鼓室炎	AA91.0
	慢性化脓性上鼓窦隐窝炎	AA91.1
	其他慢性化脓性中耳炎	AA91.2
	慢性化脓性中耳炎，未特指的	AA91.Z
	其他特指的化脓性中耳炎	AA9Y
	化脓性中耳炎，未特指的	AA9Z
急性中耳炎	急性非浆液性非化脓性中耳炎	AA81
	急性化脓性中耳炎	AA90
慢性中耳炎	慢性浆液性或黏液性中耳炎	AA82
	慢性化脓性中耳炎	AA91
其他特指的中耳炎		AB0Y
中耳炎，未特指的		AB0Z
结核性中耳炎		1B12.2Y

表 1-3-2　Read version 3.1 中耳炎分类（英格兰拉夫堡，1999 年）

大类	亚类	伴随体征		
		有无渗出	中耳病变	粘连情况
急性中耳炎	急性化脓性中耳炎		鼓膜完整	
			鼓膜穿孔	
	急性非化脓性中耳炎		黏液性	
			浆液性	
			血性	
	反复发作的急性中耳炎			
慢性中耳炎	慢性化脓性中耳炎		管鼓室型	
			上鼓室 - 鼓窦型	
	慢性非化脓性中耳炎	伴有渗出	黏液性	
			浆液性	
			血性	
			脓性	
		不伴渗出	鼓膜内陷	
			不张性中耳炎	
			粘连性中耳炎	
				鼓膜 - 砧骨粘连
				鼓膜 - 镫骨粘连
				鼓膜 - 鼓岬粘连

2002年，以 Gates 为首的一组耳科学家们在前述分类的基础上制定了一个更加详细并包括中耳炎后遗症和并发症的分类法，比较全面的代表了现代意义上的中耳炎及耳源性并发症和后遗症的分类、分期、分级标准。Gates 分类法的特点是首先分为中耳炎、咽鼓管功能不良、颞骨内并发症和后遗症和颅内并发症四大类，然后将各大类分为不同的亚型和伴随表现（表 1-3-3）。该标准

表 1-3-3　中耳炎分类（Classification of Otitis Media）（Gates，2002 年）

分类	亚型	伴随表现		
中耳炎	急性中耳炎			
	慢性中耳炎	伴渗液		
		无渗液		
		急性加重		
咽鼓管功能障碍				
颞骨内并发症及后遗症	听力损失	传导性		
		感音神经性		
	鼓膜穿孔	急性穿孔	不伴中耳炎	
			伴中耳炎	无耳漏
				有耳漏
		慢性穿孔	不伴中耳炎	
			伴中耳炎	急性中耳炎　无耳漏
				有耳漏
				慢性中耳炎　无耳漏
				有耳漏
	乳突炎	急性	伴中耳炎	
			伴骨膜炎	无鼓膜下脓肿
				伴鼓膜下脓肿
		慢性	不伴慢性中耳炎	
			伴慢性中耳炎	
	岩尖炎	急性		
		慢性		
	面瘫	急性		
		慢性		
	迷路炎	急性	浆液性	局限性
				弥漫性
			化脓性	局限性
				弥漫性
		慢性	硬化性迷路炎	
	中耳膨胀不全	局限性	未形成内陷袋	
			内陷袋形成	
		弥漫性		
	耳部后天性胆脂瘤	无感染		
		伴感染	急性	无耳漏
				有耳漏
			慢性	
				无耳漏
				有耳漏

续表

分类	亚型	伴随表现
咽鼓管功能障碍	胆固醇肉芽肿	
颞骨内并发症及后遗症	听骨链中断	
	粘连性中耳炎	
	鼓室硬化	
	听骨链固定	
	感染性湿疹样皮炎　急性	
	慢性	
颅内并发症	脑膜炎	
	硬脑膜外脓肿	
	硬脑膜下积脓	
	脑炎	
	脑脓肿	
	硬脑膜窦血栓形成	
	脑积水	

的特点是将不张性中耳炎、粘连性中耳炎、鼓室硬化、听骨链固定、胆固醇肉芽肿、听骨链中断列为中耳炎的后遗症。Bluestone 和 Gates 等在第 7 届中耳炎新进展国际座谈会上对这一分类作了说明和阐述。

由于中耳解剖间隙的复杂性和隐蔽性,中耳病变残留和复发一直是耳科医生面临的疑难问题之一。近年来,随着经外耳道内镜中耳手术作为安全微创方法的推广,在耳内镜中耳解剖的研究基础上,结合颞骨影像学,对中耳炎的分类和各型中耳炎之间的关系有了更深刻的认识。根据耳内镜的视野范围和中耳的病变范围,中耳炎手术可以分为单独耳内镜手术,以及和显微镜联合的手术。但目前基于耳内镜基础上的中耳炎分类尚无统一标准。

我国在 2004 年以前没有中耳炎的统一分类,一直沿用 20 世纪 50 年代的分类标准。在 20 世纪 80 年代以后的教材和参考书中,大多将中耳炎分为急性和慢性两大类,然后将它们分别区分为分泌性(或非化脓性)和化脓性。在慢性化脓性中耳炎中,又进一步区分为单纯型(咽鼓管鼓室型)、骨疡型(或肉芽型)及胆脂瘤型 3 大类。非化脓性中耳炎主要包括分泌性中耳炎和气压创伤性中耳炎。此外,在中耳炎后遗症中还包括粘连性中耳炎及鼓室硬化症等。虽然在胆脂瘤型中另述了病因及临床表现等,但未将慢性化脓性中耳炎

和胆脂瘤两种疾病分开,这两种疾病常合并存在。此外,又将特殊感染和创伤性中耳炎另外列出。

2004 年,由中华医学会耳鼻咽喉头颈外科学分会耳科学组暨中华耳鼻咽喉科杂志在西安主持制定了我国第一个中耳炎分类法,即"西安指南"。与过去分类不同的主要是,其中将慢性化脓性中耳炎和胆脂瘤中耳炎分别列为 2 个独立的疾病,而且慢性化脓性中耳炎也不再分类。关于急性中耳炎,我国仍将其区分为非化脓性和化脓性、坏死性,以及急性乳突炎四种。非化脓性中耳炎由于病因不同而涵盖了急性分泌性中耳炎和气压创伤性中耳炎,其中分泌性中耳炎最常见,为多发病。而目前国外的各种分类及文献中,无论中耳炎为化脓性或非化脓性大多统称为急性中耳炎。当然,儿童急性中耳炎由于:①无论是分泌性或化脓性,绝大多数(80% 以上)均与细菌的急性感染有关,而且它们的致病菌种也大多相同(除细菌外,分泌性中耳炎还可能与病毒等感染有关);②在疾病早期,两者的临床表现有某些相似之处;③由于抗生素的早期应用,少数急性化脓性中耳炎也可转化为分泌性中耳炎,所以这种分类也有其根据。但是:①就病因学而言,分泌性中耳炎除细菌感染外,还有其他多种因素;②急性化脓性中耳炎的全身症状和局部表现均较分泌性中耳炎严重;③鼓膜穿孔、流脓是急性化脓性中耳炎病情发

展的过程。在我国，目前不宜将其列入并发症的范畴。所以"西安指南"中仍有化脓性和非化脓性的区别。急性坏死性中耳炎大都发生于呼吸道急性传染病中，虽然目前较为少见，但在农村和偏远地区仍不可忽视。至于急性乳突炎，仍宜列入并发症范畴。

2011年4月由中华医学会耳鼻咽喉头颈外科学分会耳科学组暨《中华耳鼻咽喉科》杂志在昆明组织召开的会议，又对"西安指南"进行了修订，并于2012年推出了新的分类和手术分型指南。此次推出的2012版新指南将中耳炎分为分泌性中耳炎、化脓性中耳炎、中耳胆脂瘤和特殊类型中耳炎四大类型，同时列出了中耳炎的并发症和后遗疾病。与2004年相比，2012版新指南主要有如下特点：①在中耳炎分类中将分泌性中耳炎单独列出；②胆脂瘤型中耳炎改为中耳胆脂瘤以充分反映该病的临床特点与发生机制，因为胆脂瘤虽然与中耳炎密切相关，临床上常伴有化脓性中耳炎，而慢性化脓性中耳炎也不全都有胆脂瘤，因此将胆脂瘤中耳炎改为中耳胆脂瘤；③增加了特殊类型中耳炎，包括结核性中耳炎、AIDS中耳炎、梅毒性中耳炎、真菌性中耳炎、坏死性中耳炎、放射性中耳炎和气压性中耳炎7种。（表1-3-4）。

表1-3-4　中耳炎临床分类（中华医学会，2012）

中耳炎	分泌性中耳炎			
	化脓性中耳炎	急性化脓性中耳炎		
		慢性化脓性中耳炎	静止期	
			活动期	
	中耳胆脂瘤			
	特殊类型中耳炎	结核性中耳炎		
		AIDS中耳炎		
		梅毒性中耳炎		
		真菌性中耳炎		
		坏死性中耳炎		
		放射性中耳炎		
		气压性中耳炎		
中耳炎并发症	颅外并发症	颞骨外并发症	耳周骨膜下脓肿	
			Bezold脓肿	
			Mouret脓肿	
		颞骨内并发症	周围性面神经麻痹	
			迷路炎	迷路瘘管
				化脓性迷路炎
			岩尖炎	
	颅内并发症	硬脑膜外脓肿		
		硬脑膜下脓肿		
		脑膜炎		
		乙状窦血栓性静脉炎		
		脑脓肿	大脑脓肿	
		脑积水	小脑脓肿	
中耳炎后遗疾病	不张性/粘连性中耳炎			
	鼓室硬化			
	中耳胆固醇肉芽肿			
	隐匿性中耳炎			

（李华伟）

第二节 分泌性中耳炎

分泌性中耳炎（secretory otitis media, SOM）是以中耳积液（不包括血液和脑脊液）和听力下降、而鼓膜完整为主要特征的中耳非化脓性炎性疾病。本病的同义词很多，较常见的如渗出（液）性中耳炎（otitis media with effusion, OME），浆液性中耳炎（serous otitis media），黏液性中耳炎（mucoid otitis media），卡他性中耳炎（catarrhal otitis media），非化脓性中耳炎（non-suppurative otitis media）等。按我国自然科学名词审定委员会意见（1991），本病称为分泌性中耳炎。目前国内外文献中大多称之为 otitis media with effusion（OME）。分泌性中耳炎积液十分黏稠者称为胶耳（glue ear）。

本病可分为急性和慢性两种。病程在3周~3个月以内为急性，3个月以上为慢性。慢性分泌性中耳炎是由急性分泌性中耳炎未得到及时而恰当的治疗，或由急性分泌性中耳炎反复发作、迁延、转化而来的。

本病常见，小儿的发病率高，是引起小儿听力下降的常见原因之一。2004年的资料显示，美国1~5岁儿童的发病率为15%~40%，25%的学龄儿童曾在某一时间段内患过中耳炎。婴幼儿的分泌性中耳炎近年来受到儿科和耳鼻咽喉科医者的关注，国外统计约50%以上婴儿患有本病。部分文献报道我国儿童分泌性中耳炎的整体发病率为2.68%~20.78%，与国外无明显差异，但发病率及高发病年龄还缺乏大样本、有代表性、精确的统计资料。

一、病因

分泌性中耳炎的病因比较复杂，与多种因素有关。主要的病因为：

1. **咽鼓管功能障碍** 包括咽鼓管的通气引流、清洁和防御功能障碍，其中由各种原因引起的咽鼓管机械性和非机械性阻塞是重要原因之一。

2. **感染** 常见致病菌为流感嗜血杆菌，肺炎链球菌，卡他布兰汉菌，β-溶血性链球菌，表皮葡萄球菌等。有人认为，本病可能是一种轻型的或低毒性细菌感染的结果；细菌的内毒素可能具有一定的作用。常见的病毒为呼吸道合胞病毒，流感病毒和腺病毒等。近年来研究发现在绝大部分复发性急性中耳炎和慢性化脓性中耳炎患者的鼻咽部和中耳黏膜表面存在细菌生物膜。咽鼓管口细菌生物膜检出率及病原菌种类均高于鼻咽顶部。有学者认为，中耳炎迁延不愈与细菌生物膜向中耳腔周期性释放浮游菌有关。

3. **Ⅰ型和Ⅲ型变态反应** 与上述病因相关的疾病除感冒外，较常见的为腺样体肥大，腺样体炎，慢性化脓性鼻窦炎，鼻咽癌等。有人认为，变态反应性鼻炎也是分泌性中耳炎的危险因素之一。其他如巨大鼻息肉，鼻中隔偏曲，肥厚性鼻炎等等。炎症相关的细胞因子免疫调节、免疫球蛋白缺乏也参与了分泌性中耳炎的发生。

4. **其他分泌性中耳炎发生的危险因素** 腭裂患者腭帆提肌发育不良的同时腭帆张肌肌纤维发育欠佳，几乎所有的腭裂婴幼儿都可罹患分泌性中耳炎。唐氏综合征和其他颅面部畸形也是分泌性中耳炎发生的高危人群，可能与其额面部畸形和咽鼓管周肌肉发育不良导致咽鼓管功能障碍有关。有文献报道胃食管反流也是分泌性中耳炎发生的危险因素。对于儿童及婴幼儿分泌性中耳炎被动吸烟、肥胖或超重、内分泌疾病、哺乳姿势不当或过度使用安抚奶嘴是发病的危险因素。

二、症状

急性分泌性中耳炎常于"感冒"或上呼吸道感染后起病。

1. **耳痛** 急性分泌性中耳炎起病时可有耳痛，小儿的耳痛大多明显，甚至剧烈。

2. **耳内闭塞感** 成人耳痛大多不甚明显，而表现为耳内闭塞感或闷胀感，按压外耳道口时该症状可减轻。

3. **听力下降** 急性分泌性中耳炎起病时即感听力下降，个别患者主诉听力在数小时内明显下降，可误判为突聋。慢性者大多不能明确说明起病的时间。感音神经性聋患者则诉听力在原有耳聋的基础上于近期加重。小儿大多无听力下降的主诉,学龄前儿童常表现为对父母呼唤声不理睬,学龄儿童可因学习成绩下降,看电视时要求将音量调大而就诊。若小儿仅一耳患病,另一耳正常,则可长期不被察觉而于常规体检中发现。

本病的听力可有波动,如当头部前倾或偏向患侧时,因鼓室内积液离开蜗窗而症状减轻。慢性患者常诉天气晴朗时听力提高,阴天下降,该现象可能与大气压和鼓室内压力关系的改变有关。

4. **耳鸣**　耳鸣一般不重,可为“噼啪”声,“轰轰”声,个别可为高调性耳鸣。如果鼓室内液体不黏稠,成年人在头部运动、呵欠、擤鼻时耳内可出现气过水声。个别儿童也可因耳鸣而就诊。

三、检查

1. **耳镜检查**　急性期鼓膜松弛部或全鼓膜充血。鼓室积液时鼓膜失去正常的珠白色,而变为黄、红色,鼓膜内陷或外膨。鼓膜上典型的液气面或气泡影并不常见。用 Siegle 耳镜观察可见鼓膜活动度受限。美国家庭医生学会、耳鼻咽喉头颈外科学会和儿科学会分泌性中耳炎小组关于《分泌性中耳炎临床指南(2016)》(下称《指南》)中强调了用鼓气耳镜观察鼓膜运动受限的重要意义,而认为鼓膜是否充血并不重要。根据临床实践,分泌性中耳炎的急性期,鼓膜充血是重要的体征之一,这种充血是急性的,重者可为弥漫性,轻型的则表现为鼓膜松弛部及锤骨柄急性充血。虽然小儿剧烈哭闹时,或鼓膜受棉签等物刺激后也会出现充血现象,但这种充血是一过性的,可迅速消失,而急性炎性充血可持续数日。这种鼓膜充血对急性中耳炎的诊断仍具有重要的参考价值。成人分泌性中耳炎鼓膜虽可无明显充血,但多数病耳也有一些特征性的表现,例如鼓膜可出现黄色、橙黄色或玛瑙色的变化,此种色泽与鼓室内的液体及鼓膜本身的颜色并不完全一致,可能与鼓室积液和鼓室内壁黏膜、鼓膜的色泽等数种颜色混合有关。有些鼓膜由半透明而变为不透明的淡红色,由于血管扩张,在放大镜下可见鼓膜周边出现放射状扩张的血管。鼓膜的这些表现在积液排除后立即消失而变为正常。值得注意的是,这些鼓膜象只有在仔细观察后才能发现。此外,有些鼓膜可缺少任何特征性表现。诚然,在 Siegle 耳镜下观察鼓膜的活动度也是重要的。总的来说,分泌性中耳炎的鼓膜象是多种多样的,建议初学者仔细观察,综合分析。

2. **听力检测**　一般表现为轻度的传导性听力损失,重者可达 40dB 左右。因中耳传音结构及两窗导抗的改变,高频气导及骨导亦可下降,但在液体排出后即恢复正常。对于儿童分泌性中耳炎听力评估应采用声导抗测试(A 级)、纯音测听(B 级)、听性脑干诱发电位(B 级)、畸变产物耳声发射(C 级)等方法,综合分析交互验证检查结果。检查方法应根据患儿年龄选择,对 8 个月~2.5 岁的幼儿,可采用视觉强化测听进行评估;2.5~4 岁儿童可行游戏测听;年龄 ≥6 岁儿童可行纯音测听检查。ABR 表现为阈值增高,I 波潜伏期延长,骨气导 ABR 检查存在骨气导差。采用 DPOAE 进行新生儿听力筛查而未通过时,首先应排除中耳病变的存在。

3. **声导抗测试**　鼓室导抗图对本病的诊断具有重要价值。B 型鼓室导抗图是本病的典型曲线;镫骨肌反射均消失。《指南》中强调了鼓室导抗图在诊断中的意义。B 型鼓室导抗图虽然是分泌性中耳炎诊断的“金标准”,但亦应结合病史和鼓膜象综合分析判断,如粘连型中耳炎,鼓膜硬化,鼓膜穿孔等也可出现平坦型曲线。对于 C 型图应注意其峰压点的位置,如峰压点超过 −200dapa,镫骨肌反射不能引出,据过去统计,这种情况下约有 50% 的患者患耳有中耳积液。建议对这种 C 型图要结合鼓膜象综合分析,高度疑为本病时可作鼓膜穿刺或颞骨 CT 以明确诊断。如患耳由 B 型图变为 C 型图,且峰压点逐渐右移(向 0 点移位),镫骨肌反射也可引出时,说明病情正趋于好转,最后可能由 As 型而变为 A 型。单凭静态声顺值偏低(<0.3ml)的 As 型,临床上不能判断为鼓室内有积液,特别对外耳道容积及鼓膜面积较小的弱小幼儿更是如此。对于小于 6 个月的婴儿,226Hz 探测音对中耳积液常不敏感,应使用 1 000Hz 探测音。

4. 电子鼻咽镜 排除导致咽鼓管咽口阻塞的情况，特别是成人单侧分泌性中耳炎，要排除鼻咽癌的可能。咽鼓管功能障碍是分泌性中耳炎重要的发病原因，对于儿童可通过鼻咽部细口径电子鼻咽镜检查，观察鼻咽部 – 咽鼓管咽口以及腺样体情况。

5. 颞骨CT扫描 对以上常规检查不能确诊的病例，可作颞骨CT扫描，中耳有积液时，可见鼓室内有密度均匀一致的阴影，乳突部分或全部气房有液气面，CT值大多≤40Hu。不推荐作为婴幼儿中耳炎诊断的标准，该检查存在放射辐射风险，不宜在低龄儿童中常规使用。

四、预后

1. 分泌性中耳炎有较高自愈率。不少分泌性中耳炎患者，尤其小儿，在病因消除后，积液可经咽鼓管排出或吸收。

2. 婴幼儿病程长而长期未愈者，可能影响言语发育、学习及交流能力。进行言语学的干预可以改善分泌性中耳炎患儿的交流能力。《指南》（2016）指出，家庭环境比听力下降更影响言语发育，对于那些受到良好照顾的儿童言语发育并没有严重影响。长期罹患分泌性中耳炎可影响前庭系统导致患儿平衡运动能力下降（约15%），但随着中耳积液消失，平衡运动功能可迅速恢复。

3. 可能出现粘连性中耳炎，中耳胆固醇肉芽肿，中耳胆脂瘤等后遗症。

五、分泌性中耳炎治疗策略选择

分泌性中耳炎的治疗原则为控制感染，改善咽鼓管的通气引流功能，清除中耳积液等。在实施中应根据病情选择综合治疗。

1. 控制感染 致病微生物的感染是分泌性中耳炎的发病原因之一，明确有合并感染证据可使用抗生素。确定选择哪种或哪些药物控制感染是非常重要的。如果根据每一病例的细菌学检查结果选择适当的抗生素显然不现实，因为中耳内的液体样本需要在严格的无菌操作下经鼓膜穿刺等方法才可取得，这些方法很难在局麻下对发病率较高的小儿实施；再者细菌学的检验结果回报还有待时日。因此，根据参考文献中大样本的细菌学调查结果来选用抗生素是可行而合理的。对抗生素的选择应十分注意其抗菌谱或抑菌谱来考虑对上述致病菌是否有效。目前常用的药物为青霉素，头孢呋辛，红霉素，头孢克洛等。由于细菌对普通青霉素的耐药性强，选用该药时应十分留意。抗生素的使用时机应在疾病的急性期。成人一般用3~5天即可，小儿可持续1周，不超过2周。用药时间过长可出现耐药菌、真菌的二重感染及治疗效果不佳等后果。

糖皮质激素的使用应慎重，急性期可用地塞米松行3天左右的短期治疗。成年人使用该药时应注意患者有无高血压或糖尿病等，避免药物的副作用。考虑到儿童使用口服激素的副作用，更推荐鼻用激素。鼻用激素应选择10~14天的疗程，经评估后决定是否继续治疗。

2. 改善咽鼓管通气引流 咽鼓管功能不良是本病的病因之一，而在中耳积液时，由于中耳黏膜组织处于缺氧和酸中毒状态，又反过来使液体分泌增加，进一步影响咽鼓管的清除功能。因此，改善和恢复咽鼓管的功能在治疗中是非常重要的一环。药物治疗、咽鼓管吹张乃至鼓膜切开置管等治疗均有利于恢复咽鼓管功能。

（1）黏液促排剂：如桃金娘油（myrtol）可以溶解黏液，增加纤毛清除功能，有利于分泌物经咽鼓管排出。它作为辅助药物用于本病治疗是合适的。成人300mg/次，2~3次/d；4~10岁儿童120mg/次，2~4次/d，均餐前半小时口服。用药时注意胶囊不可开启或咬破。

（2）咽鼓管吹张作为一种辅助疗法，对本病颇有益处。成人用导管吹张法，同时将泼尼松龙（prednisolone）从导管注入咽鼓管口及其周围，以减轻局部水肿和渗出。本法隔日一次，一般3~6次即可。由于该方法需要医护人员有一定的操作技能，目前国内很少采用。其实，咽鼓管直接吹张法并非难事，只要熟谙其解剖位置，反复练习后定能掌握。3岁以下的儿童可用波氏球法作间接吹张，每日1次，7日为1疗程，一般2个疗程并配合其他治疗方法，亦可获得较好的疗效。自动咽鼓管吹张器压力可调，能较方便地在家庭中使用。应注意在急性上呼吸道感染和急性中耳炎时避免咽鼓管吹张。

3. 鼓膜切开置管术（tympanostomy with grommet insertion） 是在鼓膜前下作一切口并置入一通气管的手术。其目的是提高听力，缩短中耳渗液的时间，改变中耳的负压状态。手术方法不难。关键在如何掌握手术适应证。该手术的适应证为：

（1）慢性分泌性中耳炎。

（2）中耳积液黏稠，或为胶耳。

（3）置管后已取管，但又复发者。

（4）3岁以下小儿鼓膜切开置管术的适应证存在争议。如 Paraclies 等（2001）对429例3岁以下患者持续性分泌性中耳炎的小儿，分别立即行鼓膜切开置管术，或在9个月以后再行此手术，然后在患儿3岁时对他们的言语和语言能力，以及认知能力进行评估，发现两组患儿无明显区别。《指南》中建议，对听力正常、积液持续3个月者，可继续随诊观察3~6个月，直至痊愈。若双耳听力损失40dB以上，言语或语言发育已有延迟，或鼓膜结构已有异常改变，则应手术置管。Paradies 等又于2007年报告他们对前述429例中的391例患儿在9~11岁时所进行的文字能力、注意力、社交技巧和学术成绩等考核的结果，发现2组间仍无明显差异，因此建议：3岁以内的小儿，若鼓膜不存在明显的内陷袋，或无频繁反复发作的急性中耳炎、双耳患病者，至少应观察等待6个月，仅1耳患病者，则可至少延长至9个月。

通气管的留置时间不宜过短，对于成年人，且不伴有如慢性鼻窦炎等上呼吸道慢性疾病者，可以考虑半年后取管。而儿童患者，特别是合并慢性鼻窦炎、变应性鼻炎，或体质瘦弱，咽部肌肉（如腭帆紧张）薄弱者，不宜过早取管，只要通气管在位、通畅，应在此时期内抓紧治疗伴发的疾病，可在1年或个别1年后取管，以免取管后疾病随即复发，又需再次置管，对鼓膜造成更多的创伤。通气管可选择钮扣型管或T形管。建议 <6 岁的儿童选择T形管。无法按时复诊的可选择易自行脱落的钮扣型管。国内一篇回顾性研究（B级）推荐3~6岁（尤其是伴有过敏性鼻炎）的患儿初次鼓膜置管时采用T形管，6岁以后可采用

钮扣型管。很多情况下，鼓膜完全内陷，鼓室缺乏足够的空间，则需要使用T形管。将通气管放置于紧张部前方或后下方，避免置于后上方，且应避免靠近鼓环。国内一项随机对照试验（RCT）报道，通气管放置于鼓膜紧张部后下象限较前下象限对听力的改善程度更佳，且操作更方便，术后更稳固。

（5）病因治疗。国外有研究报道肺炎球菌结合疫苗的应用可降低分泌性中耳炎的发病率。

4. 对难治性分泌性中耳炎的处理策略 所谓难治性分泌性中耳炎，一般是指经治疗无效或反复发作者。遇此情况应做到以下几点：

（1）了解过去的治疗方法是否恰当、合理。如答案是否定的，则应实施正规治疗，观察效果。

（2）对成年患者尤其须注意检查鼻咽部，排除是否有漏诊的鼻咽癌。即使对初诊时已作过鼻咽部检查而未发现病变的患者也应如此。因为早期黏膜下型的癌肿，在鼻咽镜检查时可"无所发现"，即黏膜表面无新生物生长，但患侧咽隐窝变浅或鼻咽侧壁略向内侧推移，初学者不能识别而易遗漏。如高度怀疑鼻咽癌而活检阴性，则可作鼻咽部 MR 协助确诊。值得注意的是，一般情况下，鼻咽癌往往引起单侧分泌性中耳炎，但引起双侧分泌性中耳炎的亦可见；此外，患者不仅是中老年人，10多岁的青少年亦可见鼻咽癌；个别单侧耳仅有鼓室膨胀不全者（As 型）亦发现患侧有鼻咽癌，宜警惕之。

（3）儿童患者应注意排除腺样体肥大，鼻窦炎和变应性鼻炎。就腺样体肥大或腺样体炎而言，肥大者因可堵塞咽鼓管开口，而小的腺样体亦可因其作为细菌或病毒的潜藏地而导致反复发作中耳感染。对于那些已做过腺样体切除但仍有打鼾症状，且可排除鼻窦炎的患儿，建议再作纤维鼻咽镜检查，了解是否仍有残余的腺样体组织堵塞咽鼓管开口，此种情况并不罕见。无论腺样体肥大或有残体者应完全切除之，手术可在鼓膜切开置管术之前进行，然后对中耳炎进行观察，中耳炎仍未痊愈时，再作置管术。亦可两种手术同时施行。

小儿的变应性鼻炎，其症状常不典型而易漏

诊,故对有鼻塞、多涕(亦可为黏液性而非清水样分泌物),宜作变应原试验等变应性鼻炎的实验室检查,如为变应性鼻炎而开始相应的治疗后,分泌性中耳炎的临床表现也随之逐渐消失。

慢性鼻窦炎不仅影响儿童,也使成年患者的分泌性中耳炎迁延难愈,慢性鼻窦炎的诊断一旦成立,在治疗分泌性中耳炎的同时,应积极治疗鼻窦炎,特别是已作鼓膜切开置管术者,在留管期间应抓紧治疗,切勿懈怠。

(4)留意患儿每次分泌性中耳炎急性发作前,是否合并上呼吸道感染或急性扁桃体炎,如合并,则在切除扁桃体以后,分泌性中耳炎可终止发作。

(5)鼻咽癌放疗后并发的分泌性中耳炎是治疗中的一大难题。多数患者放疗后咽鼓管咽口及其周围全为瘢痕,咽鼓管已基本失去其通气引流功能,若作鼓膜切开置管术以暂时替代咽鼓管功能时,因患者免疫功能不良,常并发化脓性中耳炎,使治疗更加困难,增加患者痛苦。反复作鼓膜穿刺抽液时,因病期一般较长,患者不能接受。

5. 婴儿分泌性中耳炎诊断问题　国外文献报告,分泌性中耳炎在婴儿中的发病率很高,在1岁以内的婴儿中约有50%患该病。由于婴儿分泌性中耳炎的症状不典型,如仅表现为搔耳,易哭闹,睡眠不安,对声响的反应较差等,常被家长忽视。即使就医,也因婴儿外耳道狭小呈裂隙状,鼓膜较厚,且位置倾斜,加之婴儿不易合作等,检查时,很少见到典型的如鼓膜充血,内陷,气泡影或液平线等的分泌性中耳炎体征,有认为鼓气耳镜检查时鼓膜活动差是本病重要的体征,但各家看法并不一致。以226Hz探测音作声导抗检查的结果并无诊断价值,目前大多主张用1 000Hz探测音对7个月以内或<1岁的婴幼儿作声导抗测试,疑为分泌性中耳炎的患儿可测到B型图。颞骨薄层高分辨率CT扫描有助于确诊。但由于患儿家长对鼓膜穿刺常有很大顾虑,而且,不宜轻易对婴幼儿做颞骨CT,所以该病的确诊往往存在很大困难。大部分婴儿分泌性中耳炎可在3个月内自愈,少数可持续1年以上。

(肖红俊)

第三节　中耳胆脂瘤

胆脂瘤(cholesteatoma)是一种角化复层鳞状上皮来源的囊样病变,是以复层磷状上皮及纤维结缔组织为囊壁,囊内充满脱落上皮和角化物,亦有可能含有胆固醇的结晶,因此而称为胆脂瘤。中耳胆脂瘤因其膨胀性生长可导致周围骨质的吸收破坏,引起各种颅内外的并发症,因此在临床上受到高度的重视。

一、命名与分类

1829年法国Cruveilhier首先描述多中心的白色"tumeurspedees"(瘤株),1838年Mtiller第一个使用"cholesteatoma"(胆脂瘤)这一术语来描述颅内角化物的堆积。1922年Cushing提出先天性胆脂瘤的可能起源,1953年,House报道了经典的鼓膜完整的中耳胆脂瘤。胆脂瘤也曾经被称为"epidermosos"(表皮病)或"keratosis"(角化病)。

关于胆脂瘤和中耳炎的分类近年来有了较大变化。多年来一直将中耳胆脂瘤归属于慢性化脓性中耳炎称"胆脂瘤型中耳炎",我国于2012年中华医学会耳鼻咽喉头颈外科分会制订的"中耳炎临床分类和手术分型指南",把中耳胆脂瘤作为独立的类别从慢性化脓性中耳炎中分离出来,并正式命名为"中耳胆脂瘤"。慢性化脓性中耳炎与中耳胆脂瘤可以互为因果,可以并存。中耳胆脂瘤并不包含先天性胆脂瘤。颞骨范围内的胆脂瘤分为两大类:先天性胆脂瘤和后天性胆脂瘤。

1. 先天性胆脂瘤(congenital cholesteatoma)是由于胚胎期外胚层组织遗留于颅骨内不断生长而成,可发生于岩部、中耳、颅内。由于外胚层上皮的生长是缓慢的无菌性过程,胆脂瘤的形成比较隐匿,初期可以没有症状,只有发生内耳、中耳结构损坏时才出现症状:面瘫、听力下降、眩晕等。

2. 后天性胆脂瘤(acquired cholesteatoma)中耳胆脂瘤即为发生于中耳的后天性胆脂瘤,分为后天原发性胆脂瘤和后天继发性胆脂瘤。

（1）后天原发性胆脂瘤（primary acquired cholesteatoma）：指无化脓性中耳炎病史，起病隐匿，既往有可能有分泌性中耳炎，其发生与中耳引流通道不畅，鼓室内负压导致松弛部囊袋形成有关。

（2）后天继发性胆脂瘤（secondary acquired cholesteatoma）：继发于慢性化脓性中耳炎、鼓膜穿孔、鼓膜及中耳的手术等。

二、病因和发病机制

中耳胆脂瘤的形成目前尚无确切定论，主要有四种学说：

1. **囊袋内陷学说**　该学说基本解释了后天原发性胆脂瘤的形成机制，由于长期的咽鼓管功能不良或慢性分泌性中耳炎或炎症及手术造成的粘连导致鼓室内负压。在中、上鼓室之间由锤骨、砧骨及其周围的韧带、肌腱和黏膜皱襞形成的分隔，分隔的前后方分别有鼓前峡和鼓后峡作为上鼓室的通气引流通道，当这两个通道因黏膜肿胀、粘连不通畅，而乳突气化不良鼓室后壁气房未与乳突沟通，那么上鼓室、鼓窦、乳突与中下鼓室、咽鼓管之间没有通气引流通道，这样鼓膜松弛部由于负压原因向内凹陷形成内陷袋，内陷袋逐渐扩大，脱落上皮和角化物堆积无法排出，进一步扩大压迫周围骨质。Tos等认为单纯内陷袋不形成胆脂瘤，他提出细胞增殖学说：内陷袋后方上鼓室内炎症粘连使内陷袋加深同时内陷袋底或上皮下结缔组织炎症刺激角化上皮增生，加剧上皮屑堆积，这也是胆脂瘤形成的部分因素。Tos与Sudhoff将胆脂瘤形成分四期：①内陷袋形成；②角质上皮增生；③内陷袋膨胀；④骨质破坏。

2. **上皮移行学说**　该学说及上皮化生学说主要解释后天继发性胆脂瘤的形成机制，由于慢性化脓性中耳炎鼓膜穿孔或其他原因鼓膜穿孔，及鼓膜穿刺、切开等原因致使鼓膜外表面或外耳道表面的鳞状上皮沿鼓膜穿孔边缘或裸露的鼓环表面生长入鼓室，甚至达鼓窦，产生的脱落上皮和角化物堆积，聚集成团，形成胆脂瘤。

3. **鳞状上皮化生学说**　该学说是指中耳正常黏膜上皮被角化的磷状上皮所替代。认为炎症刺激可以导致立方上皮化生为鳞状上皮，这可以解释长期慢性中耳炎并发胆脂瘤。

4. **基底细胞增殖学说**　该学说认为：鼓膜松弛部上皮通过增殖形成上皮小柱破坏基底膜，伸入皮下组织。这被认为是胆脂瘤上皮形成的机制。

另外，胆脂瘤形成除以上学说外近年来较多的研究成果表明胆脂瘤生长过程中内容物蓄积以及周围骨质破坏有多种酶及细胞因子的参与。

三、病理

胆脂瘤的病理学特征是囊壁由复层鳞状上皮及纤维结缔组织构成，内容物包含脱落的角质物及上皮，有时可见胆固醇结晶。胆脂瘤周围骨质脱钙、破坏，破骨细胞增生活跃。

1. **胆脂瘤的生长方式**　从鼓膜松弛部内陷袋发展的胆脂瘤初起可局限于鼓膜与锤骨颈之间的浦氏间隙（Prussak space），之后经砧骨上下隐窝向前方的上鼓室前隐窝及后方的鼓窦、鼓室窦发展；从鼓膜紧张部内陷袋发展而来的胆脂瘤首先破坏砧骨长脚、镫骨板上结构，向鼓室后部发展，也可经由锤骨颈下方进入上鼓室或经砧骨体下方进入鼓窦。进入上鼓室的胆脂瘤可向前发展至咽鼓管上隐窝、膝状神经节、咽鼓管口，向后可发展至鼓窦、乳突。胆脂瘤生长过程中会造成骨质破坏，包括听骨及鼓室、鼓窦、乳突各个骨壁的破坏，甚至半规管、面神经管、耳蜗等致密骨质的破坏。

2. **参与胆脂瘤生长的细胞因子与酶**　目前认为参与胆脂瘤形成的酶和细胞因子主要包括：表皮生长因子（EGF）、肿瘤坏死因子（TNF）、白细胞介素（IL）、转化生长因子（TGF）、破骨细胞分化因子（RANKL）、蛋白酪氨酸激酶（PTKs）、基质金属蛋白酶（MMP）等。

四、临床表现

1. **症状**　胆脂瘤发病较为隐匿，早期可以没有症状，出现继发感染或造成骨破坏后才出现症状，有的甚至出现面瘫、迷路炎甚至脑膜炎脑脓肿等并发症时才被发现。

（1）耳溢液：胆脂瘤并发感染是出现耳流脓水，分泌物的量可多可少，有时伴有臭味；有肉芽形成时分泌物中可带血。

（2）听力下降：初期为传导性耳聋，程度不一，听骨链破坏后，由于胆脂瘤的桥接作用听力损失仍可不严重，手术取出胆脂瘤后听力反而下降。胆脂瘤破坏耳蜗损伤时可引起感觉神经性耳聋，甚至全聋。

2. 体征

（1）鼓膜象：松弛部穿孔或紧张部后上穿孔是原发性胆脂瘤典型的征象，检查时有时不能窥及穿孔仅于松弛部可见灰白色胆脂瘤皮或污秽的痂皮或肉芽；继发性胆脂瘤时可见鼓膜紧张部穿孔，鼓室内可见白色胆脂瘤皮及豆渣样物。耳科检查时需改变患者体位看清鼓膜各个象限直至边缘与耳道相接处，当有痂皮覆盖影响检查时要将痂皮尽量清除干净，可疑穿孔可用探针辅助，但清除痂皮或胆脂瘤时切忌盲目操作误伤鼓室内结构甚至伤及裸露的面神经。耳内镜检查使穿孔探查及鼓室内探查更加准确清晰。

（2）音叉检查：传导性耳聋或混合性耳聋的表现

五、辅助检查

1. 听力学检查早期可无听力改变或传导性耳聋，病变发展造成内耳损伤可出现混合性耳聋，甚至全聋。

2. 影像学检查

（1）CT：原发性胆脂瘤的典型表现为：上鼓室、鼓窦，直至乳突软组织团块影，向周边膨胀性生长压迫周围骨质形成明显的边缘，上鼓室盾板的骨质破坏也是中耳胆脂瘤的典型表现。

（2）MRI：T_1WI 呈高信号或中低信号，T_2WI 多呈高信号，增强后无强化，如胆脂瘤周围有炎性肉芽组织，则可见周围有强化，DWI 多呈高信号。

六、诊断

1. **诊断** 有耳流脓和/或听力下降的病史；鼓膜松弛部或紧张部边缘穿孔；CT：上鼓室、鼓窦，乳突软组织团块影，边缘较清晰。临床表现和 CT 影像均不典型的，可利用增强 CT 或 MRI 进行鉴别，仍不能确诊的，手术探查发现胆脂瘤上皮和术后病理结果是最有力的证据。

2. 鉴别诊断

（1）先天性胆脂瘤：一般无耳流脓病史，可有听力下降、耳闷耳鸣，耳部检查鼓膜完整，鼓室内胆脂瘤可透过鼓膜见鼓室内白色团块影；影像上可见胆脂瘤特征的软组织影，初期表现为听骨周边、岩部等处见孤立的团块影。

（2）慢性化脓性中耳炎：长期的反复耳流脓病史，听力下降，鼓膜紧张部穿孔，影像表现为弥漫中耳炎症或乳突硬化，无明显团块影。

（3）胆固醇肉芽肿：可无耳流脓史，只有耳闷、听力下降，鼓膜完整，呈现蓝鼓膜征；也可有耳溢，棕色胶冻样或咖啡样，偶为脓血性，有时出现松弛部小穿孔。CT 表现中耳乳突弥漫性炎症，一般无骨破坏，鼓室或鼓窦软组织影。MRI 在 T_1WI 和 T_2WI 上都呈高信号，增强后呈高信号，DWI 低信号。

（4）外耳道胆脂瘤：可右外耳道侵犯至中耳，甚至迷路、面神经等，与中耳胆脂瘤侵犯破坏耳道后壁充满整个中耳及外耳道和相似，所不同的是外耳道胆脂瘤向耳道各个壁侵犯破坏，尤其耳道前壁常被破坏，而中耳胆脂瘤由后向前首先破坏耳道后壁，前壁极少被侵犯。

（5）面神经鞘膜瘤和纤维瘤：进行性面瘫，耳聋、眩晕，肿瘤初期于鼓室内，鼓膜完整，肿瘤长大膨出造成鼓膜穿孔，影像表现以面神经骨管破坏，以面神经为中心的软组织影，无论 CT 或核磁，增强后均有强化。

（6）颈静脉球体瘤：亦称副神经节瘤，可表现搏动性耳鸣、传导性耳聋、樱桃红鼓膜征等，如肿瘤长至外耳道继发感染可出现流脓流血症状。影像学的特征与胆脂瘤明显不同乳突尖鼓室下壁方向病变明显，CT、MRI 强化显著，多数肿瘤中可见血管流空"盐和胡椒征"。

（7）中耳癌：耳痛明显，耳流脓流血水，既往常有慢性化脓性中耳炎病史，耳道或鼓室内可见肉芽样、息肉样、乳头状新生物。影像表现为浸润性生长的征象，骨质破坏呈蚕食样，增强 CT 及

MRI 均有强化。可局部取活检确诊。

七、治疗

1. 首选手术治疗　手术目的：彻底清除病灶，预防并发症，获得干耳，保存原有或重建听力。

手术方式选择：①单纯清除病灶：乳突根治术及改良乳突根治术；②清除病灶＋听力重建术：

（1）上鼓室切开术＋鼓室成形术：适用于胆脂瘤仅局限于上鼓室。

（2）完壁式乳突切开术＋鼓室成形术：适用于胆脂瘤侵犯鼓室、鼓窦、乳突，但外耳道后壁完整，乳突气化良好，该术式保留外耳道正常结构，术后恢复快，但有胆脂瘤清除不彻底的风险，因此慎重选择。

（3）开放式乳突切开术＋鼓室成形术：适用于病变范围大，耳道壁破坏或乳突气化不良。

（4）完桥式乳突切开术＋鼓室成形术。

2. 保守治疗　主要包括观察随诊和病灶清理及冲洗。适用于：全身情况不耐受手术；患者不接受手术；胆脂瘤与外耳道之间有足够引流通道。

八、发展转归与预后

1. 胆脂瘤继发感染　出现反复流脓，需在抗感染同时限期手术。

2. 出现并发症　胆脂瘤破坏相应的结构引起：迷路炎、面瘫、耳后及颈部脓肿、硬脑膜外脓肿、硬脑膜下脓肿、脑膜炎、脑脓肿、乙状窦血栓性静脉炎等。该种情况需在抗感染同时尽快手术。

3. 自然根治状态　胆脂瘤破坏耳道后壁，使鼓窦乳突与外耳道相连，同时完全上皮化，达到与乳突根治术相同的引流状态。引流状态好无感染的可保守治疗。

4. 不生长或极缓慢生长　对于全身状况良好可接受手术的患者需择期手术，对于不能手术患者，可保持终生无显著变化，只需定期复查观察，保持耳部干燥清洁预防感染。

（龚树生）

第四节　中耳炎后遗疾病

非特异性中耳炎（含化脓性和非化脓性中耳炎）若获得及时和正确治疗，是可能完全治愈、不留痕迹的，即可以不遗留任何功能和结构异常，此为对急慢性化脓性与非化脓性中耳炎诊治的最理想结局；但若遇患者体质异常，诊治时机或方法不当，即难免使病程迁延，最终导致中耳功能不全和结构破坏等不良结局，患者持续存在听力损失、耳鸣、耳闷或自听增强等不适主诉，部分患者还可能有头晕、耳痛，偶可发作溢液，这些在耳部活动性炎症静息之后依然持续存在的不适和缺陷，可统称为后遗症或后遗疾病。在本节中仅试图广开思路，概述各种表现类型、而择有代表性者做较详细讨论。

一、中耳炎后遗疾病的分类

中耳炎因病损性质、病变范围、病程长短、病情轻重及治疗方法不同，预后结局多种多样。应如何表述和归类各形式的不良结局、后遗症或后遗疾病，专家意见并不一致。

查阅我国有代表性的专科著作，于 1957 年由刘瑞华教授主编的我国第一本专著——《耳科学》中，列有"遗迹性中耳炎"一段，认为是化脓性中耳炎的后遗症，与慢性咽鼓管阻塞和慢性粘连性中耳炎并列。《实用耳鼻咽喉科学》（武汉）首先列出"中耳普通炎性疾病及其后遗疾病"一章，与《耳鼻咽喉科全书·耳科学》（上册）在"耳部非特异性炎症疾病"一章中的"中耳炎后遗症"一节，都有粘连性中耳炎和鼓室硬化两个病名。临床医学八年制教材《耳鼻咽喉头颈外科学》有"慢性中耳炎后遗疾病"一章，亦含粘连性中耳炎和鼓室硬化两病。2012 年中华医学会耳鼻咽喉头颈外科学分会与《中华耳鼻咽喉头颈外科杂志》编委会共同组织制订《中耳炎分类分型和手术分型指南》，其中中耳炎后遗症包括不张性/粘连性中耳炎、鼓室硬化、中耳胆固醇肉芽肿、隐匿性中耳炎。

Gates（2002 年）在其中耳炎分类分型中曾提出，中耳炎后遗症包括不张性中耳炎、粘连性中耳炎、鼓室硬化、听骨链固定、听骨链中断、胆固醇肉芽肿等六种病变。此种分类法,得到较广泛的认同。但若广义而言,中耳炎后遗症或后遗疾病,应该比上述要丰富得多,现按不同方式归类如下:

1. 按中耳炎诊疗转归的三种状态产生的不良结局分类

(1)中耳炎(急慢性、化脓与非化脓性中耳炎)未经治疗或未经有效治疗的自然转归,如鼓膜穿孔、鼓膜内陷、鼓室粘连、鼓岬上皮化、胆固醇肉芽肿等。

(2)中耳炎并发症的不良结局:耳后瘘管、迷路炎感音神经性聋、周围性面瘫等。

(3)中耳炎治疗(恰当的或不当的)遗留的结构与功能障碍:乳突根治术腔、传导性聋、耳道狭窄等。

2. 按中耳炎遗留损害的不同病理性质与部位划分

(1)鼓室通气不良型:主因咽鼓管通气功能障碍,鼓室前后峡闭塞致鼓膜不同区域内陷、粘连、继发积液、胆脂瘤、胆固醇肉芽肿等。

(2)纤维粘连型:鼓室黏膜损伤,纤维组织增生致鼓膜与鼓室内壁、听骨之间形成纤维粘连固定,自由振动度消失。

(3)听骨残缺型:包括炎症性听骨链中断及异常骨质增生致听骨链变形或骨性固定。

(4)鼓室硬化型:鼓室黏膜下层组织增生与玻璃样变性,形成硬化斑块,可以波及中上鼓室、听骨周围、阻碍两窗活动。

3. 并发症与治疗产生的不良结局如并发周围性面瘫或迷路炎所致的感音神经性聋,自然根治或手术后产生的腔洞和耳道狭窄、闭锁等。

中耳的气房系统,包括咽鼓管、鼓室(含中、上、下、前、后鼓室)、鼓窦及乳突气房,其发生学与组织学均与呼吸道有共同性,气道及分泌物引流通畅,气腔、气压的正常维持,是传音结构功能之所依。鼓膜与听骨链的完整及两窗正常是传音功能的基本保证,被视为中耳传音功能三个要素。通过病因和病理学研究,认识中耳炎症所致的病理组织损害及修复性反应所致的各种后果是防治

中耳炎后遗症必须掌握的。本章将选择几个有代表性的后遗疾病,分述于后。

二、鼓室膨胀不全

(一)定义

鼓室膨胀不全(tympanic atelectasis),又称中耳膨胀不全(atelectasis of middle ear)是指鼓膜离开正常位置向鼓室内侧移位的临床表现,是鼓室整体或局部长期处于负压状态所致,是中耳炎常见的后遗症之一。

(二)分类与分级

不同作者针对鼓膜发生的变化,有不同的认识。Gates(1975年)将其分为弥漫型和局限型两种类型,前者指的是整个鼓膜向鼓室内陷,重则形成全面贴附或粘连;后者指发生在鼓膜松弛部或紧张部四个区中的一个或多个部位。轻者为一般移位,重者可形成囊袋,并可继发中耳胆脂瘤(图1-3-1~图1-3-4)。

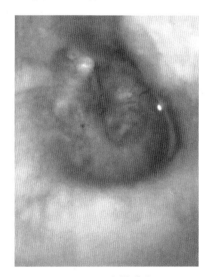

图1-3-1 全鼓膜内陷

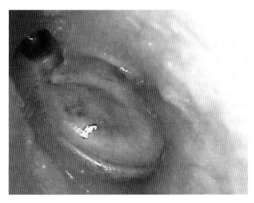

图1-3-2 松弛部内陷

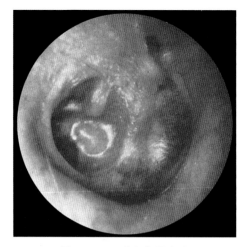

图 1-3-3 后上象限内陷

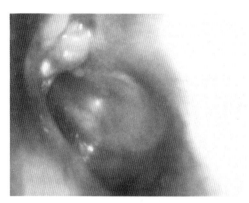

图 1-3-4 上鼓室胆脂瘤

根据鼓膜与鼓室内侧壁及听小骨之间的距离,将移位分为四个等级。①1级,鼓膜内陷型:表现为光锥缩短,锤骨柄横位,锤纹缩短,但鼓膜未与砧骨接触;②2级,严重内陷型:鼓膜后上象限与砧骨、镫骨贴附,但未与鼓岬相接;③3级,粘贴型:鼓膜与砧、镫骨和鼓岬贴附,但未粘连,行耳咽管吹张,鼓膜尚可暂时膨起;④4级,粘连型:中耳膨胀不全的状态下,鼓室黏膜表面的任何损伤(炎症、创伤),均可致局部渗出、纤维组织增生,形成不同程度的粘连病变,此为粘连性中耳炎的常见类型,将在"粘连性中耳炎"中详细论述。

(三)鼓室膨胀不全发生机制

鼓膜的正常位置及听骨链的灵活振动,有赖于中耳气压与外界气压相等,Sade 等曾指出,中耳气压功能的维持与五种因素有关:①气体经咽鼓管进出中耳;②中耳气体经黏膜向血管扩散;③中耳黏膜厚度;④鼓膜弹性;⑤乳突气化程度。实验证明,中耳黏膜厚和乳突气化不良,均可减少中耳气腔的总容积从而减弱中耳气压缓冲功能。

炎症所致耳咽管通气不良,是中耳负压形成的主要因素。气房黏膜充血、水肿及鼓膜弹性结构破坏加重了负压的形成及鼓膜向鼓室内侧移位贴附,并可促成鼓室被分割,诱发鼓室内气流不畅,气压不匀的现象。前后鼓室阻隔,鼓前峡、鼓后峡闭塞,是产生鼓膜后上象限塌陷或鼓膜松弛部内陷形成囊袋甚至继发胆脂瘤的主要成因。部分病例在咽鼓管功能恢复后可以有不同程度好转,另一部分病例病情会继续存在或加重,产生耳闷、耳鸣及不同程度的传导性听力障碍,少数病例可同时有高频骨导听力损失。

(四)鼓室膨胀不全的治疗

1. 经咽鼓管向中耳送气尽早促进咽鼓管通气功能恢复是最根本的治疗方法。首先要消除上呼吸道的炎症水肿,清除鼻腔、鼻咽部分泌物,减低咽鼓管内阻力;第二,适时行咽鼓管吹张,可用捏鼻鼓气或咽水打气法,亦可用导管吹张法;第三,局部喷或滴用血管收缩药物和服用黏膜促排剂如氨溴素、桃金娘油类制剂;第四,咽鼓管扩张术,可经咽口或鼓口插入扩张管探通或留置治疗。但此法要防止因管内黏膜破损致管腔永久闭塞或遗留咽鼓管持续开放。

2. **鼓膜造孔或置管术** 此法在鼓膜黏附之前使用较好,可以帮助中鼓室气压恢复正常,但对鼓膜弹性已消失者及鼓膜松弛部内陷病变帮助不大。

3. **手术治疗** 仅用于咽鼓管通气功能已恢复或经过手术有希望恢复及鼓膜位置严重内移并有严重不适或听力损失,要求治疗者。可行鼓室探查,分离鼓室内之粘连间隔,打通鼓室前后峡和重建有张力之人工鼓膜。

4. **戴助听器** 对咽鼓管通气失败,双耳有中度以上听力损失者可以选择。

三、粘连性中耳炎

(一)定义

炎症性中耳黏膜损伤(完整性破坏)继发纤维组织增生,在鼓膜、听骨、耳内肌、鼓室壁之间构成异常连接,影响传音结构的灵活振动及中耳气房系统通畅的病理组织学改变,称为中耳粘连性病变,谓之粘连性中耳炎(adhesive otitis media)。此前有不少称谓:纤维性中耳炎(fibrotic otitis media）、增生性中耳炎（hypertrophie otitis media）、愈合性中耳炎（healed otitis media）、萎缩性中耳炎（atrophic otitis media）等。粘连性中耳炎是一个炎症病变发展和转归的全过程的总称。上述称谓，与病变不同阶段所表现的临床病理学特点各不相同有关。由于认识不同，报道的发病率有极大差别，有 1.42%~30% 不等。

（二）中耳粘连的病因与病理特点

1. 粘连形成的基本要素

（1）各种原因所致的咽鼓管通气、引流功能下降，导致中耳膨胀不全，是中耳粘连形成的基本因素。

（2）中耳黏膜炎症性充血、水肿、渗出增加，加重了中耳气压功能障碍。

（3）黏膜表面破损，刺激纤维组织增生。

（4）浸出物机化与纤维化，构成广泛的粘连。

2. 粘连形成过程 可分为五期：

（1）鼓室膨胀不全期：各种原因所致的咽鼓管功能障碍，致鼓室负压，是粘连形成的最早阶段。

（2）渗出期：以黏膜水肿、增厚、充血及分泌增加为特征（图1-3-5）。

（3）炎性肉芽组织期：以黏膜破损处为开端，呈炎症性肉芽组织增生，内有丰富的新生血管及炎症细胞浸润（图1-3-6）。

（4）组织细胞反应期：表现为大量泡沫细胞大量增生（图1-3-7）。

（5）胶原纤维增生期：炎症性纤维组织增生，胶原组织增多，可以充塞中上鼓室及鼓窦乳突气房（图1-3-8）。

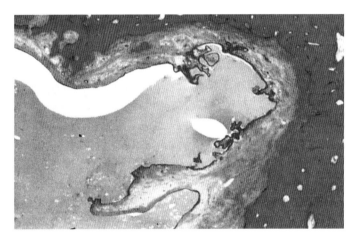

图1-3-5 渗出期（HE×99）
鼓室中渗出物聚集，黏膜上皮乳头状增生

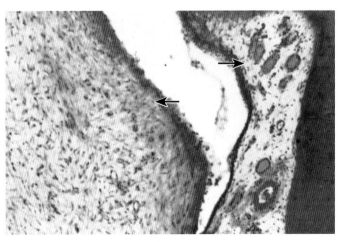

图1-3-6 炎性肉芽组织期（HE×75）
炎性肉芽（→）和纤维化病变（←）并存

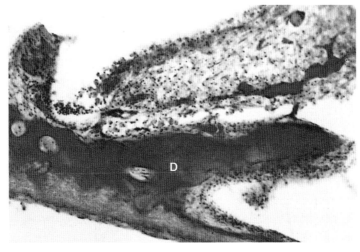

图 1-3-7　组织细胞反应期（HE×75）
鼓室黏膜（D-镫骨表面）中富含泡沫细胞

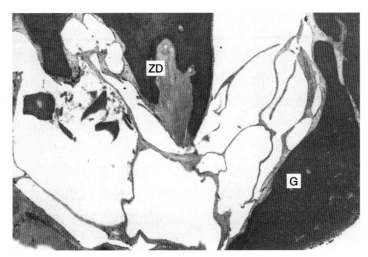

图 1-3-8　胶原纤维增生期——鼓室内网状粘连带（HE×1.5）
ZD. 锥隆起和镫骨肌；G. 鼓岬

3. 粘连性中耳炎鼓膜改变非化脓性中耳炎所致者，鼓膜多完整，呈增厚样或均匀变薄。在炎症迁延过程中，逐渐与鼓室内壁黏附形成粘连愈合。化脓性中耳炎所致者常有鼓膜穿孔修复过程，鼓膜可以菲薄或部分增厚、钙化，状如鼓室气压不良所致之鼓膜改变，但更加严重，为不可恢复的粘连性后遗症（图 1-3-9）。

4. 听力学改变

（1）纯音听力检查：表现为中度以上传导性听力障碍，部分病例为混合性听力损失（图 1-3-10，图 1-3-11）。

（2）声导抗检查：鼓室负压之 B/C 型曲线，声顺值缩小。

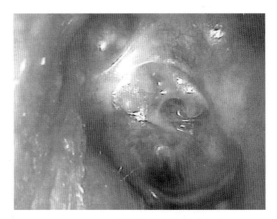

图 1-3-9　粘连性中耳炎鼓膜改变

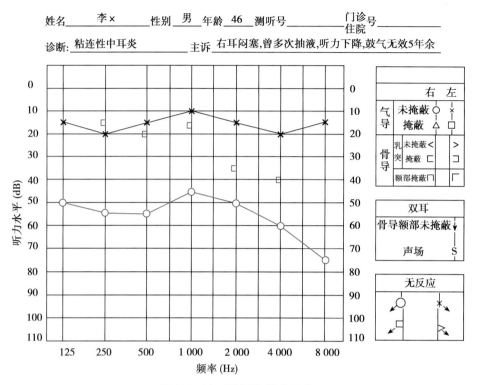

图 1-3-10 听力图,混合性聋

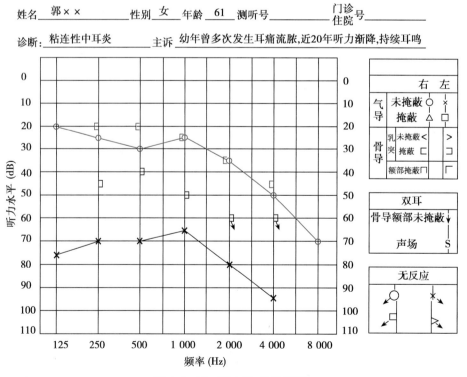

图 1-3-11 听力图,传导性聋

（三）粘连性中耳炎的治疗

1. 早期病例，可以在努力恢复中耳通气功能的同时，行鼓室内注射激素或透明质酸酶、糜蛋白酶等药物治疗。耳道加压时，若有药物经咽鼓管流至鼻咽部常可获一定疗效。

2. **鼓膜分离或鼓膜成形术**　手术可以在局麻或全麻下进行，将鼓膜从粘连的鼓室内壁及听骨上分离掀起，放入纤维组织抑制剂及隔离物，然后复位、填塞固定，术后要早期做鼓膜吹张，防止再次粘连，部分咽鼓管功能不良者，可在鼓膜上开窗或置管，以防鼓室负压致再次粘连。若鼓膜过于菲薄，失去正常张力者，可以取软骨组织和/或筋膜、骨衣、软骨衣放置其内侧共同加强。

3. **鼓室成形术与听骨链重建术**　对于咽鼓管已证实通畅或有可能再通的病例，若粘连严重，伴听骨链残缺或严重固定者，听力常呈中重度下降，可考虑同时探查上鼓室，行听骨链松解或切除，移位重建或植入人工听骨，以改善鼓室内通气功能和建立新的听力传导通路。最常用的方法为高柱状听骨或镫骨头加高法（戴帽法）。

4. **助听器治疗**　因为粘连分离后再粘连发生率甚高，远期疗效不足30%，其中，能维持在应用听力水平者为数更少，有报道称不足20%。所以，对咽鼓管功能欠佳，中耳粘连广泛的病例，不少医师常推荐患者配戴助听器。听力学补偿治疗，常可获得较好的效果。

5. **听觉植入治疗**　鼓室内广泛粘连，听力重度损失，伴有高频骨导下降者，可行振动声桥（vibrant sound-bridge，VSB）植入治疗，可补偿助听器之不足。

四、鼓室硬化

（一）定义

鼓室硬化（tympanosclerosis）是中耳黏膜长期受非特异性炎症刺激引起的一种退行性病理变化，以鼓室黏膜固有层和鼓膜纤维层水肿增厚、炎症细胞浸润、成纤维细胞增生、胶原结缔组织形成继续透明性变和钙质沉着融合成白色鳞片状的硬化斑块为特征，长期性慢性炎症及反复急性发作诱发的鼓室黏膜的特异性免疫反应（Ⅲ型变态反应），抗原－抗体复合物形成，可能是本病之

病理学基础。病变可弥散或局限分布。视其存在的位置，对中耳功能产生不同的影响，引起相关症状。

（二）临床病理特征

本病首先由 von Trötsch（1873年）描述，Zöllner（1955年）将其列为一独立疾病，并提倡手术治疗。随着显微镜在耳外科中的普遍应用，中耳手术病例中，本病的发病率明显上升。我国报道发病率为3.7%~11.7%，国外报道发病率为9%~38%。

临床表现为单纯性中耳炎，长期反复急性发作，次数渐减至长期干耳，但听力进行性下降，部分病例有严重耳鸣。局部检查可见在穿孔或已愈合的鼓膜上有大片白色硬化斑块。鼓室黏膜光滑发白，可见有白色斑块分布其中，常有耳鸣和不同程度的传导性或混合型听力损失（图1-3-12）。

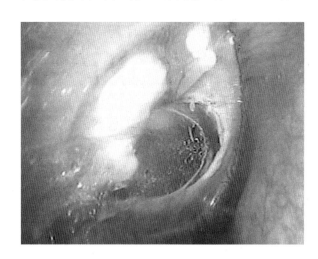

图1-3-12　鼓室硬化示鼓膜钙斑

在手术显微镜下可见，病灶位于黏膜下层，为白色致密软骨样组织，呈片、块状，可伴有钙化和骨化。其病理组织相为成片的胶原纤维组织网状结构，内有钙盐沉着或软骨样变性。多数病例不侵犯骨质，称为硬化性黏膜炎，少数病例侵犯骨质表面，不易分离，称为破骨性黏骨膜炎（图1-3-13）。此种病理组织为病变的结局，具有切除后不再生的特点。

（三）治疗

手术治疗是恢复听力的有效措施，手术可以在全麻或局麻下进行，术中可在手术显微镜下看清硬化斑的位置及其与听小骨及两窗的关系，小心剔除使听骨及两窗恢复活动。鼓膜上的硬化组

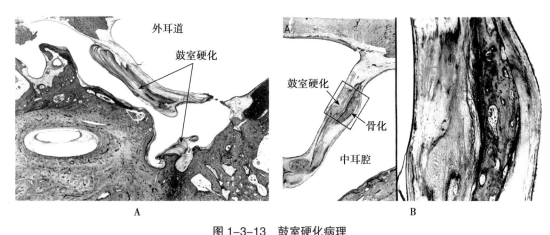

图 1-3-13 鼓室硬化病理
A. 鼓膜与鼓室内的硬化斑；B. 鼓膜硬化斑，有骨化征

织亦应剔除，若有穿孔，可用筋膜组织修补。在处理听骨及窗区病变时，要防止听骨折断或脱位，如发现听骨残缺或不能复位，应用自体骨或人工听骨行听骨链重建。若窗区病变重，分离时有发生外淋巴瘘危险时，应暂时保留，待鼓膜愈合半年后再行二次探查，届时，可以较放心处理封闭在窗龛上的病变，必要时还可行前庭窗开窗术。对前庭窗开窗困难的个别病例，曾有行水平半规管开窗治疗的报道。

已有研究及临床实践证实，硬化斑块切除不会再生成，但切除斑块时不可避免造成局部黏膜缺损，该处会有渗出，纤维组织生长，形成新的粘连，这是影响手术效果的关键因素。因此，在手术治疗中要时时注意减少创面。对病变范围广、咽鼓管功能不良或有手术禁忌者，可配助听器帮助恢复听力。

五、胆固醇肉芽肿

（一）定义

中耳胆固醇肉芽肿（cholesterol granuloma）是中耳气房系统黏膜出血、吸收机化不良所致的含胆固醇结晶和巨细胞的肉芽组织。肉芽肿可能局限在鼓室、鼓窦或乳突气房中的某一个或多个部位，其黄褐色渗出物常充满大部或全部中耳气腔。本病最早由 Rohrer（1901 年）称为"蓝鼓膜"，后来 O'Donnell 倡用"特发性血鼓室"之名。另有黑色乳突、黑色胆脂瘤等不同名称，直至 1954 年才根据其组织病理学特征统称为胆固醇肉芽肿。因其常继发于中耳感染、咽鼓管阻塞，中耳气房长期负压状态，被认为是分泌性中耳炎的一种不

良结局。本病发病率不高，多见于青年，无性别差异。

（二）病因

每个具体病例的病因可能有不同。普遍认为，本病是咽鼓管通气不良及中耳炎症致气房黏膜反复出血、吸收与机化不良所形成的。

1. 分泌性中耳炎晚期病例，咽鼓管长期阻塞，中耳负压黏膜肿胀，反复发生毛细血管破裂出血和黏膜下淤血、陈血吸收机化不良，血液中的胆固醇与含铁血黄素析出，使巨细胞聚集、淋巴细胞浸润，形成具有特殊结构的肉芽肿组织。

2. 中耳病毒感染致黏膜出血及小血肿形成，如同大疱性鼓膜炎的后遗病变。

3. **异物刺激反应** 有文献报道，将胆固醇悬液注入无感染的鼓室内，2 周后可获得实验性胆固醇肉芽肿，这种病变多发生在注射针刺入处附近或鼓岬上，有人指出，可能与黏膜创伤有关。认为分泌性中耳炎治疗中应避免因穿刺抽液或安置通气管造成鼓室黏膜损伤出血诱发本病。

（三）病理

肉芽肿呈紫红色块状，比一般炎性肉芽组织松脆，常浸泡黄褐色/暗褐色液体中，液内可看到有鳞片状闪光的胆固醇结晶。肉芽肿可发生在鼓岬、听骨周围，面神经隐窝、鼓窦及乳突气房等各个部位，以乳突内为多。肉芽组织切片可见大量胆固醇结晶形成的梭形裂隙及多核巨细胞，并有吞噬细胞和淋巴细胞浸润，还可看到含铁血黄素颗粒散布细胞间隙（图 1-3-14，图 1-3-15）。中耳黏膜呈水肿、肥厚及腺体增生表现。

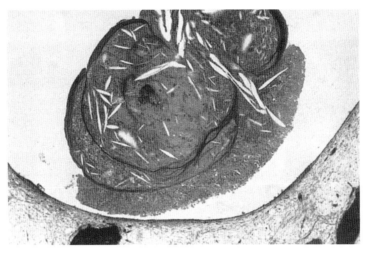

图 1-3-14 胆固醇肉芽肿中可见窄长的菱形裂隙为
胆固醇结晶（HE×75）

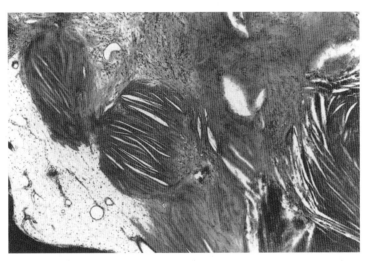

图 1-3-15 胆固醇肉芽肿周围可见多核巨细胞和
纤维组织（HE×300）

（四）症状

起病慢，多单耳发病，耳闷，传导性听力下降，偶有耳鸣，无耳痛及眩晕等症状，病程长者常反复发作耳道流出黄褐色液体，不适感可暂时减轻。检查可见鼓膜完整，色暗紫或深蓝，呈半满或轻度内陷状，活动度消失，亦不见液线（图 1-3-16）。在耳流水时来诊，可以看到鼓膜上有小穿孔，用气压耳镜可吸出黄褐色分泌物。纯音听力检查为传导性听力损失，气导听阈 40~50dB，有时伴高频骨导轻度损失。声导抗检查为负压，B、C 型曲线，乳突 X 线或 CT 检查为乳突气化不良和密度增高。气房软组织充填，气房间隔可有模糊或轻度吸收现象，但无明显骨质破坏（图 1-3-17）。气房内积液涂片及培养均无细菌发现。

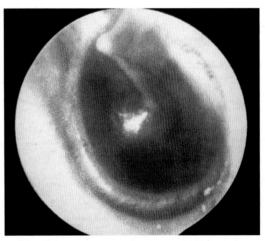

图 1-3-16 左侧乳突气化不良及
中耳积液征

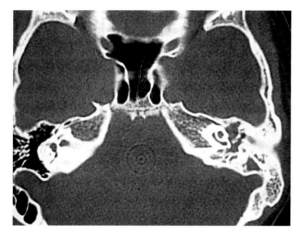

图 1-3-17 左侧乳突气化不良及
中耳积液征 CT 图

（五）诊断与鉴别

依据耳闷、反复发作流黄水，传导性听力损失及蓝色鼓膜等典型特征，即可确诊，鼓膜穿刺抽出典型渗液可供鉴别下列疾病：

1. 外伤性鼓室内积血 有外伤史及抽出液为陈血，一般无胆固醇结晶。

2. 分泌性中耳炎和渗出性中耳炎 鼓室颜色淡、呈现油染征，常可见液线抽出液为淡黄色、透明。

3. 鼓室肿瘤或血管畸形 如鼓室体瘤，面神经肿瘤或颈静脉球瘤等。

（六）治疗

以保存听力和清除病变为目标，建立中耳气室的良好通气功能是治疗成功的关键。

1. 改善中耳通气功能包括咽鼓管复通治疗和鼓膜造孔。

2. 消除鼓室内积液可用鼓膜穿刺抽液及注入 α-糜蛋白酶等溶解药物，或行鼓膜切开治疗。

3. 手术治疗

（1）单纯鼓室探查：适用于病变局限在鼓室者。

（2）上鼓室、鼓窦开放：病变波及上鼓室、鼓窦及听骨上部者，常需同时开放鼓室前后峡，确保气流通畅。

（3）乳突根治：开放式/闭合式手术，病变波及乳突气房者，需充分开放。咽鼓管功能不良的病例，还需放置鼓膜通气管，以防复发。

六、隐匿性中耳炎

（一）定义

隐匿性乳突炎（masked mastoiditis）早在1928 年就有文献报道，Paparella 在 1986 年对隐匿性中耳炎（silent or masked otitis media）进行重新定义，即隐匿性中耳炎是指无鼓膜穿孔、无耳流脓史、病变发展隐匿的中耳炎。隐匿性中耳炎又称为静息性、潜在性、隐匿性、非典型性、慢性静息性或亚临床性中耳炎，可能与急性中耳炎治疗时抗生素使用不当，症状得到控制，但病变并未彻底清除，炎症隐匿于乳突内继续缓慢进行，引起中耳炎反复发作。且由于症状隐匿，缺乏特异性体征，未给予相应治疗，导致有些患者以严重并发症，如脑膜炎或乙状窦栓塞性静脉炎等为首发症状而就诊。

（二）隐匿性中耳炎的病因与病理特点

隐匿性中耳炎的病因并不十分明确，既往大多认为由急性中耳炎演变而来，其大多有急性中耳炎病史，在治疗急性中耳炎时，由于抗生素用量不足或疗程过短，导致乳突炎性病变持续发展，而全身及局部症状却不明显。也可为顽固的慢性分泌性中耳炎发展而来。在分泌性中耳炎的病理过程中，鼓室黏膜皱襞水肿，不同程度地阻塞中、上鼓室之间的鼓前峡、鼓后峡和鼓窦入口峡，导致上鼓室和/或乳突内负压，因鼓室和乳突内的黏膜上皮无纤毛而无自洁功能，乳突内的渗出液难以引流，渗出液长期刺激导致炎性肉芽形成，阻塞于这些腔隙中并不断扩展，有些可因炎性出血形成胆固醇肉芽肿，有些因上鼓室黏膜的鳞状上皮化生、鼓膜鳞状上皮的倒生或形成内陷袋而形成胆脂瘤。

（三）隐匿性中耳炎的诊断和治疗

隐匿性中耳炎无慢性中耳炎的典型临床表现，如反复耳流脓和鼓膜穿孔等，常规病史询问和耳科查体不易发现中耳病变，从而导致漏诊。对临床上通过病史、耳镜检查、听力等各项相关检查仍不能很好解释的传导性聋、混合性聋、耳鸣、耳闷、耳痛等患者，特别是合并有鼓膜肥厚、无光泽、瘢痕、钙化斑等病变者，应进一步行颞骨 CT 检查，以排除隐匿性中耳炎存在的可能。

对于隐匿性中耳炎，一旦确诊，应尽快手术治疗，根据病情选择相应的术式。

━━━━ 结　语 ━━━━

中耳炎病情各异，后遗疾病亦多种多样，但追究其成因，均与发病期间中耳气房系统不同部位有不同程度堵塞有关，其中以咽鼓管堵塞为首，次为鼓室前后峡部，余与鼓室内的黏膜皱褶（常为听骨间或听骨与鼓室内壁间）有关。若能对中耳炎在早期进行合理治疗，多数后遗症可避免。中耳炎后遗疾病治疗的主要目的是重建听力。为重建中耳的传音与扩音功能，最关键的技术是重建鼓室气腔。为鼓膜和两窗活动提供空间，并在鼓膜与前庭窗之间建立传声连接。如何建造和维持鼓室气腔的长期稳定，如何防止术后鼓膜粘连和听骨固定，是当前尚未逾越的难关。其中，咽鼓管功能重建，是当前还没有解决的难题，有待深入系统的研究。

（殷善开）

第五节　中耳炎手术及乳突切除术

一、中耳炎手术及乳突切除术发展简史

中耳炎手术及乳突切除术发展历程可以20世纪50年代中期为界分为两个阶段，其划分是按听力保存及听力重建观念的提出和被广泛接受为界的。

（一）20世纪50年代中期前

在20世纪50年代中期以前中耳炎手术方式又可分为两个阶段：第一个阶段为18世纪后期至19世纪末。此阶段的手术方式仅为单纯乳突开放术，以达到保存患者生命的目的。第二个阶段为19世纪末至20世纪50年代中期以前，此阶段对于胆脂瘤型中耳炎及慢性中耳炎活动期的手术方式主要有两种：乳突根治术及改良乳突根治术，以达到清除病变、通过制造一个开放的术腔达到通畅引流的目的，但未考虑到听力的重建，Bondy手术即为此阶段有代表性并得到广泛应用的手术

方式。

最早记载成功的乳突切开术始于1774年，由Jean Petit施行。1776年普鲁士军医Jasser也为一名士兵施行了乳突手术。之后，由于适应证选择错误，Kolping为丹麦国王Baron Bergen施行乳突切开术后无疗效且患者术后12天死亡，此后近百年乳突切开术未得到广泛应用。1853年，William Wilde首次提出了耳后脓肿的耳后切口切开引流，但他认为此手术不到危及生命时轻易不要施行，并且他也未完成过真正意义上的乳突切开术。直到1873年，Schwartze和Eysell才在前人对颞骨解剖和颞骨病理所进行的大量研究的基础上，阐述了乳突开放手术的方法及适应证，创建了乳突开放手术。到19世纪末，单纯的乳突切开术才被广泛接受并应用。此时期的手术目的仅限于凿开乳突，清除胆脂瘤和腐骨，保存患者的生命，术后乳突术腔常常需要很长时间方能愈合。

1889年Bergmann提出了乳突根治术的概念，用于已接受了外耳道后上壁切除的患者。Zaufel（1890年）和Stacke（1891年）先后开展了乳突根治术。乳突根治术的基本原则是在彻底清除病灶的基础上，切除并削低外耳道后上壁，使乳突腔、鼓窦和中、上鼓室形成一永久向外耳道开放的大腔，以利引流，预防胆脂瘤复发。但是由于术中对包括残余鼓膜、听小骨（镫骨除外）及中耳的黏膜等鼓室传音结构均加以清除，故患耳的听力受到明显的破坏。

1899年，Krner提出在行乳突根治术时，对某些病例，为保存听力其鼓膜及听骨链可以保留。1910年Bondy报道了在鼓膜松弛部穿孔而紧张部完整时行保留残余鼓膜的改良乳突根治术，手术方法为在不破坏鼓膜紧张部、鼓室及听骨链结构的基础上，去除外耳道后上壁，去除上鼓室及鼓窦区的胆脂瘤并形成一个永久开放的改良乳突根治术腔，其能够通过向外耳道引流而保持自洁。尽管此手术的适应证得以详细的阐述，但当时并未被耳科学专家们所广泛接受。直至20世纪初期，耳科医师们仍在继续致力于预防化脓性中耳炎引起的并发症，对听功能的保存及修复工作仍未予以足够的重视。1938年，随着Lempert介绍一期开窗手术（one-stage fenestration），保存

听力的观念及 Bondy 手术才逐渐被广泛了解和应用。1949 年 Baron 指出，Bondy 手术较经典的乳突根治术更适用于胆脂瘤的治疗，而随着 Zöllner（1951 年）和 Wullstein（1952 年，1956 年）提出鼓室成形术重建听力，经典乳突根治术的适应证逐渐缩小。

（二）20 世纪 50 年代中期后

在 20 世纪 50 年代中期以后，听力保存及听力重建的观念逐步为耳外科学家接受并得以推广，中耳炎手术在清除病变的基础上重视听力保存及恢复，手术方式取得划时代进步。

第二次世界大战后，随着抗生素的广泛应用及听功能测试方法的进步，特别是 1948 年 Wullstein 和 Zöllner 将 10 倍双目放大镜应用于耳科手术 4 年后，出现了世界上第一台手术显微镜，加之由此应运而生的耳科显微手术器械，耳鼻咽喉科医师率先在耳科开展了系统的显微手术，由此奠定了显微外科的基础。基于对中耳，特别是对圆窗膜在传声中生理作用的认识，以及许多耳科医师在外半规管开窗术和听力重建术中积累的经验，1953 年 Wullstein 和 Zöllner 在荷兰阿姆斯特丹召开的第五届耳鼻咽喉科医师国际会议上报告了鼓室成形术（tympanoplasty）及其系统分类，标志了中耳炎手术治疗中划时代的进步，并推动了鼓室成形术在世界各地的广泛开展。此后，许多学者对鼓室成形术的术式作了不同的改进，出现了多种新的分类标准，其中以 Portmann 和美国眼科与耳鼻咽喉科学会（the American Academy of Ophthalmology and Otolaryngology，AAOO）的分类方法具有代表性。但直到如今仍有不少医师尚在沿用 Wullstein 鼓室成形术分类标准，或将其作为新的分类的基础。最早用来修补鼓膜的耳后或前臂皮片由于其中残留的毛囊或腺管可引起新鼓膜穿孔，或因鳞状上皮侵入鼓室而继发胆脂瘤等，现已基本被弃用。1959 年 Ortegen 首次应用了自体颞肌筋膜作为鼓膜移植材料，至今，包括颞肌筋膜在内的中胚层组织仍作为鼓膜移植物的主要材料，而耳屏软骨及骨膜由于其良好的柔韧性亦成为鼓膜移植物的良好材料。作为听骨赝复物，在经过了塑料、不锈钢、钽丝，以及多孔高分子聚乙烯材料的演变后，20 世纪 70 年代末引入了人工陶瓷作为听骨赝复物，使脱

出率有了明显降低。近年来钛合金听小骨由于质量轻、硬度高、生物相容性好等优点得到广泛应用。

1958 年 Jansen 报道了完壁式乳突切开术（intact canal tympanomastoidectomy）用以治疗中耳胆脂瘤并重建听力。从理论上，由于具备完整的外耳道及含气的鼓室 - 乳突系统，术后听力的恢复常较理想，但胆脂瘤残留和复发率较高，Pfaltz（1987 年）总结文献中胆脂瘤残留率达 30%。继之又出现了不同的改良术式，如术中先切除部分外耳道后壁，彻底清除病灶后再给予外耳道后壁重建；或不保留外耳道后壁，断"桥"或不断"桥"，通过乳突腔填塞以消灭乳突术腔，并重建中耳传音结构等。经典的闭合式经乳突腔行后鼓室切开，保留外耳道后壁，在此基础上行鼓室成形术。与闭合式术式相对应的开放术式（opened technique，canal wall down）是指以 Bondy（1910 年）手术为基础的术式，术中切除乳突全部气房，削低面神经嵴，彻底清除病灶，同时重建中耳传音结构，这种术式使术腔永远经外耳道向外开放。显然，由于开放术式术中胆脂瘤可以彻底清除，且可经常检查并清理术腔，故其是一种相对较安全的术式，唯有听力的恢复不如闭合式术式理想，且遗留的开放术腔需要定期清理。总的来说，20 世纪尤其是 20 世纪后半叶以来，中耳炎的手术方法取得了令人瞩目的重大进步。

二、乳突切开术分类与适应证

（一）中耳炎手术分类

中耳炎手术一般分为鼓室成形术及乳突切除术。2004 年 5 月西安全国中耳炎会议上，提出将中耳炎手术分成鼓室成形术、乳突病变切除、乳突病变切除加鼓室成形术三种类型。鼓室成形术是以重建中耳传音结构以提高听力的手术；而乳突病变切除术是以清除中耳、乳突病灶为目的的手术。

总体来说，依据是否保留外耳道后壁的完整性，乳突切开术可分为完壁式手术（intact canal wall 或 canal wall up）和开放式手术（canal wall down）两类。完壁式乳突切开手术指保留或重建外耳道后壁的乳突切开术加鼓室成形术；而开放式乳突切开手术指不保留外耳道后壁的手术，包

括经典的乳突根治术,改良乳突根治术伴或不伴鼓室成形术。由于慢性中耳炎及胆脂瘤有易复发的特点,长期以来,对于其术式的选择一直存在争议。

完壁式乳突切开手术指经乳突及后鼓室切开、清除中耳及乳突腔胆脂瘤等病变组织,保留外耳道的完整性,并通过同期进行听骨链重建及鼓膜成形术而关闭鼓室的手术。其优点为保留外耳道完整性,维持中耳正常的通气引流系统,不遗留开放空腔,无须定期清理痂皮。缺点是胆脂瘤易复发和胆脂瘤残留难被发现。

开放式乳突切开手术彻底清除乳突病变,开放全部乳突气房,切除外耳道后上骨壁,使鼓窦、乳突腔与鼓室外耳道成为一体。开放式乳突切开手术若同时保留了中耳残存的传声结构,可行鼓室成形术。开放式式的优点是彻底清除病灶,即使胆脂瘤复发也能早期发现。但是术后遗留一开放乳突术腔,丧失外耳道正常自净功能,需定期清理痂皮。且乳突创面肉芽增生易出血,愈合时间延长,可能再度感染流脓,同时也增加了佩戴助听器的困难。

(二)乳突切开术分类及适应证

1. 单纯乳突切开术 单纯乳突切开术(simple mastoidectomy)又称乳突皮质切除术(cortical mastoidectomy),指通过磨开鼓窦及乳突,清除鼓窦、鼓窦入口及乳突气房内的全部病变组织及气房,使中耳病变得以充分引流。由于本术式不触动鼓室及外耳道的正常解剖结构,故能保存或有望提高术耳的听力。其适应证包括:

(1)急性融合性乳突炎,乳突蓄脓,已出现颅内、外并发症或有颅内、外并发症可疑者,应急诊手术。有耳源性颅内并发症可做扩大的乳突切开术。

(2)急性化脓性中耳炎经内科治疗4~6周无明显好转者。

(3)隐性乳突炎。

(4)急性化脓性中耳炎反复发作,乳突X线示骨质破坏而未查出其他原因者,可行单纯乳突切开术探查。

(5)慢性分泌性中耳炎经鼓室置管治疗无效,颞骨CT扫描或乳突X线片示乳突气房积液者。

(6)成年人特发性血鼓室,病史较长,颞骨CT扫描示鼓室及乳突气房内有软组织影或积液者。

(7)本术式现常作为其他类型手术(如人工耳蜗植入术)的一部分。

2. 经典乳突根治术 经典乳突根治术(classical radical mastoidectomy)是一种彻底清除中耳乳突内病变组织,并通过切除外耳道后上骨壁,使鼓室、鼓窦、乳突腔和外耳道形成一永久向外开放空腔的手术。经典的乳突根治术要求搔刮并清除全部中耳传音结构,包括鼓室黏膜、残存的听骨和鼓膜,以及咽鼓管黏膜等,使术腔全部上皮化,以期获得干耳,因此,术耳的听力不仅会受到明显的损伤(纯音听力一般下降50~60dB),而且将失去传统重建听力(鼓室成形术)的机会。目前,经典的乳突根治术在临床上较少应用,除内耳功能已完全丧失者外,术中一般均将鼓室黏膜、咽鼓管、残余鼓膜及听骨予以保留。

3. 改良乳突根治术 1910年Bondy提出了改良乳突根治术的概念,即切除外耳道后壁、开放乳突、鼓窦,但鼓室及咽鼓管黏膜不予搔刮,鼓膜及听骨链不予处理(其前提是中鼓室未受病变侵犯),后来学者将该手术称为Bondy手术(图1-3-18)。由于本术式遗留一开放的术腔,亦将其归于"开放式手术"。该术式与开放式乳突根治伴鼓室成形概念及手术方法易于混淆,与开放式乳突根治伴鼓室成形相比,Bondy手术不行鼓室成形术。Bondy手术也易与上鼓室开放术式相混,其区别在于前者手术不进入中鼓室。现改

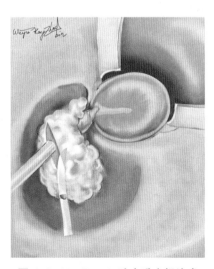

图1-3-18 Bondy改良乳突根治术

良乳突根治术一般指彻底切除乳突气房，保留中耳残存传音结构的手术。本术式适用于上鼓室胆脂瘤，特别是硬化型乳突胆脂瘤沿着听骨链的外侧向后发展，病变未侵及中鼓室，且听骨链完整患者。

4. 乳突切开伴鼓室成形术

（1）完壁式乳突切开伴鼓室成形术：经典的完壁式手术（intact canal wall）即完壁式乳突切开伴鼓室成形术（intact canal wall mastoidectomy with tympanoplasty），指清除中耳及乳突腔的胆脂瘤等病变组织，保留外耳道后、上壁的完整性，并通过同期进行听骨链重建和／或鼓膜成形术而关闭鼓室（图1-3-19）。又因本术式可经乳突和外耳道两条径路清除病灶，并行鼓室成形术，故又有联合径路鼓室成形术（combined approach tympanoplasty，CAT）之称。完壁式乳突切开术有许多改良术式，如在上鼓室侧壁开窗或切除部分外耳道后壁，原位保留大部分外耳道后壁，或外耳道后壁切除后重建等。

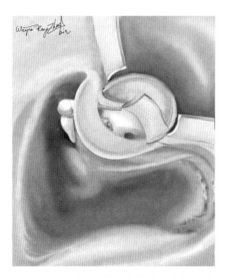

图1-3-19 外耳道壁完整式乳突切开术

此式式的优点在于它保留了鼓沟和外耳道壁的完整性，维持了中耳正常的通畅引流系统，使其在解剖结构和生理功能上更接近于一个正常的中耳，因此，患耳术后的听力通常能满足生活、工作和社会交往的需要。又由于术后患耳未遗留开放的空腔，故无须定期清理痂皮及进行其他特殊的护理。此术式的主要缺点在于：①胆脂瘤残留：胆脂瘤残留的部位多在上鼓室前部、咽鼓管上隐窝、面神经隐窝以及后鼓室等处，因为这些部位在术中通常处于术者的视线之外，其胆脂瘤包囊及鳞状上皮不易完全剥离之故。一旦胆脂瘤残存，便可在上鼓室－鼓窦－乳突腔内及新鼓膜的后方发展，并长期隐藏而不被察觉，直至出现颅内、外并发症。为避免出现这种危险，国外在术后常规对患者进行二期手术探查（second look），但目前在国内尚难以常规应用。所谓二期手术探查是指在术后6个月至2年内对术腔进行手术探查，以便发现可能残存的胆脂瘤。复查中如发现孤立的小胆脂瘤珠，可彻底清除之而仍保留关闭术腔；如术中已将残留胆脂瘤清除，但又不能确保毫无残留时，虽可闭合术腔，但须择期行再次探查；若残留的胆脂瘤为弥散性，则须行开放术腔的乳突根治术；②胆脂瘤复发：虽然本术式要求保留中耳的正常解剖结构，但是由于胆脂瘤等病变的破坏，骨部鼓沟和上鼓室外侧壁常有或多或少的缺损，由后鼓室切开所形成的窗口也邻近鼓沟，加之原有的咽鼓管功能障碍通过本手术并未能得到改善等，以致术后胆脂瘤的复发率比较高。胆脂瘤复发首先表现为鼓膜松弛部或紧张部后上方内陷袋形成。基于以上两点，对此手术的效果一般需在5年的随访以后方能作出结论；③手术操作技术比较复杂，初学者不易掌握。其手术适应证为中耳胆脂瘤、非手术治疗无效的慢性中耳炎以及胆固醇肉芽肿，符合以下条件者：

1）乳突气化良好，或乳突为板障型，而气房开放后形成一较大的空腔者。

2）具备鼓室成形术的基本条件，尤其是鼓膜松弛部穿孔，胆脂瘤局限于鼓窦入口和鼓窦者。

3）咽鼓管功能良好。

4）术中能将病灶全部清除。

5）患者有条件长期随诊复查。

而完壁式乳突切开伴鼓室成形术的手术禁忌证为：

1）严重的感音神经性聋。

2）已证实的咽鼓管完全闭锁。咽鼓管功能不良者，术后有形成内陷袋的倾向。

3）急性上呼吸道感染期，以及严重的全身性疾病。

4）颅中窝低垂，乙状窦前置、外置，采用本术式时技术难度大。

5）硬化型乳突,鼓窦甚小,无须行闭合术式。

6）对侧耳听力甚差,术耳为或几乎为唯一的功能耳,宜慎重。

7）外耳道狭窄者,不宜选择本术式。

8）合并迷路瘘管,术中未能彻底清除瘘口处胆脂瘤包囊者,选择开放术式更为安全。

9）儿童胆脂瘤多为气化型乳突,就此而论,采用本术式较适宜;但由于这种胆脂瘤侵犯的范围一般均较广泛,加之术后中耳感染机会较多,咽鼓管功能不良,故亦有不少作者主张采用开放式手术。

（2）开放式乳突切开伴鼓室成形术:开放式乳突切开伴鼓室成形术又称为改良乳突根治术伴鼓室成形术（modified radical mastoidectomy with tympanoplasty）,指在进行改良乳突根治术的基础上进行鼓室成形术,既要求彻底清除病灶,开放全部气房,切除外耳道后上骨壁,使鼓窦、乳突腔向外开放;同时又保留中耳残存的传声结构,施行鼓室成形术（图1-3-20）,其与Bondy手术有区别。由于本术式不保留外耳道后壁的完整性,故是开放式手术的一种术式。开放式乳突切开术伴鼓室成形也有一些改良术式,如Allewa等1989年在改良的乳突根治术基础上开展了保留骨桥的乳突切开伴鼓室成形术（intact bridge mastoidectomy with tympanoplasty,IBM）。保留完整骨桥的乳突切开伴鼓室成形术指切开乳突、鼓窦、上鼓室,磨低面神经嵴但保留低位骨桥,彻底清除病灶后修复鼓膜,建立中鼓室-咽鼓管通气引流系统（图1-3-21）。该手术将闭合式与开放式技术相统一,结合两者的优点,清除病灶的同时保留骨桥使中耳腔容积得以扩大,这样既提高了干耳率又最大限度地保存和提高了听力。也有报道保留部分骨桥的乳突切开术伴鼓室成形。

此术式的优点为:①可彻底清除病灶;②胆脂瘤复发易于早期发现;③通过重建听骨链和鼓膜修补术,可保存或提高听力;④与乳突根治术相比较,中耳再感染的机会减少,提高了干耳率。纵观以上各点可以看出,这种手术比闭合式手术安全,适用于侵犯范围比较广泛的胆脂瘤。本术式也有比较明显的缺点:①在闭合的鼓室内也存在胆脂瘤残留的危险,但发生率不高,而且容易早

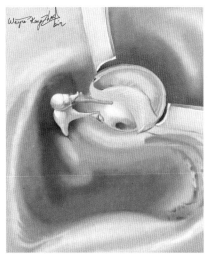

图1-3-20　去除外耳道后壁的乳突切开术

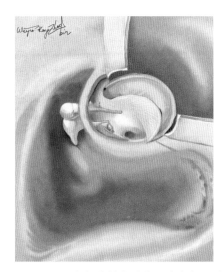

图1-3-21　留桥式鼓室乳突开放术（IBM）

期发现。②遗留一大小不等的根治术腔,腔内由皮肤所覆盖,需要定期清理腔内的痂皮,并有再度感染、流脓的可能;而且患者终身禁忌游泳、淋浴等,以免水进入根治术腔后增加感染的机会。为了克服这一缺点,一方面需要做耳甲腔成形术,以扩大术腔开口,另一方面对较大的根治术腔常采用乳突腔填塞术以缩小之。③由于外耳道上壁和后上壁骨质缺损,该处的新鼓膜仅能附着于面神经鼓室段骨管上,因而新鼓膜的有效振动面积缩小,鼓室亦较正常者浅,故其功能效果较闭合术式差。为克服该缺点,可采用将骨或软骨片填塞于上鼓室的方法,以增高新鼓膜的位置,增加鼓室的深度,提高听力。保留完整或部分骨桥的乳突切开伴鼓室成形术也为克服此缺点提供了有利的手段。

开放式乳突切开伴鼓室成形术适应证为中耳乳突胆脂瘤,胆固醇肉芽肿,并具备鼓室成形术基本条件者。

本术式禁忌证为:

1)重度感音神经性聋,无须行鼓室成形术。

2)不可逆的咽鼓管功能障碍。

3)两窗闭锁,全鼓室内壁上皮化,鼓膜无任何残边。

4)严重的糖尿病,心、肝、肾、血液等全身性疾病。而病变广泛的胆脂瘤合并高血压、心脏病者,可在疾病得到基本控制,并取得麻醉科医师的同意后,在全麻、心电监护下手术。

5)急性上呼吸道感染期。

(3)乳突切开术后外耳道重建和鼓室成形术:乳突切开术后外耳道重建和鼓室成形术(reconstruction of the external canal and tympanoplasty after mastoidectomy)是通过重建外耳道壁以消除陈旧性或同期手术形成的乳突根治术腔,并行鼓室成形术,以提高听力。此术式的手术适应证为:

1)陈旧性乳突根治术腔。

2)同期手术中形成的乳突根治术腔。

3)因胆脂瘤、骨疡型中耳炎病损形成的外耳道骨壁缺损。

4)鼓室黏膜完整。

5)咽鼓管功能正常。

此手术的手术禁忌证为:

1)严重的感音神经性聋。

2)已证实的咽鼓管完全闭锁。咽鼓管功能不良者,术后有形成内陷袋的倾向。

3)急性上呼吸道感染期,以及严重的全身性疾病。

4)硬化型乳突,鼓窦甚小,无须行闭合式术式。

附:耳道径路上鼓室切开伴外侧壁重建术耳道径路上鼓室切开伴外侧壁重建术(transmeatal atticotomy with reconstruction of lateral atticus wall)仅适用于上鼓室极小的胆脂瘤而乳突正常的病例,或鼓室硬化症、粘连性中耳炎等需行全听骨链探查的病例。此术式因不进入乳突腔而不属于乳突切开术手术类型,但在临床上不失为一种可供选择的重要手术方式,对于胆脂瘤手术方式的选

择有重要意义。耳道径路上鼓室切开伴外侧壁重建术指术中凿/磨开上鼓室外侧骨壁,必要时切开部分鼓窦外侧壁,清除病灶;重建听骨链,然后用软骨或骨重建上鼓室外侧壁,以防术后内陷袋形成。由于术中不开放乳突腔,该术式用于治疗胆脂瘤时必须慎重,如病变清除不彻底,将有胆脂瘤残留之虞。如术中发现胆脂瘤侵犯范围较广泛,宜扩大开放鼓窦及乳突腔,行开放式手术。其手术适应证为:

1)鼓膜松弛部或紧张部后上方穿孔,疑为上鼓室胆脂瘤或上鼓室炎,颞骨CT扫描示乳突正常者。或硬化型乳突者。

2)不明原因的传导性聋,CT扫描示鼓室、听小骨周围有软组织影而疑为粘连性中耳炎或鼓室硬化症者。

而此术式的手术禁忌证为:

1)胆脂瘤侵犯范围较广泛,乳突腔有可疑胆脂瘤。

2)其余同"完壁式乳突切开伴鼓室成形术"。

(三)乳突切开术后术腔处理技术

1. 开放技术与闭合技术 乳突切开术后术腔的处理方式可分为开放与闭合两种方式(图1-3-22)。

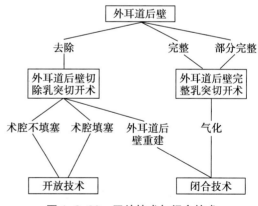

图1-3-22 开放技术与闭合技术

(1)开放技术:在开放式乳突切开术中,保留开放术腔,不重建外耳道后壁。暴露的骨壁用筋膜或皮肤(外耳道、耳后薄层皮片)覆盖或不用任何材料覆盖。适应证为病变范围小(如局限性的上鼓室胆脂瘤)、小乳突、硬化型乳突、乙状窦明显前移、难以随访的患者。

(2)闭合技术:开放式乳突切开术后外耳道

可部分或全部重建,重建方式包括软性材料重建法(如皮瓣、肌骨膜瓣及筋膜等)和硬性材料重建法(如带软骨膜的软骨、骨片、骨粉及羟基磷灰石等),乳突腔可部分或全部填塞。Tos(1995年)认为上鼓室开放,乳突腔填塞,是一种闭合技术;开放式乳突切开术后部分或全部填塞乳突术腔也是一种闭合技术。但孔维佳等(2005年)认为后者宜归于开放式技术,因为在此手术中,无论乳突术腔实施部分或全部填塞,但本质上乳突术腔向外耳道开放,两者间形成一整体。

2. 乳突腔缩窄术开放式乳突切开术后,由于留有一个较大的乳突根治术腔,不少患者虽在术后暂时获得干耳,但在数年之后,术腔内的上皮又可发生大量脱屑,产生痂皮,并进一步发生炎症而糜烂流脓,甚至继发胆脂瘤。过去认为这是由于术腔皮片血运不佳,以致所含毛囊及腺体容易发生感染之故。不同意此说者认为如系供血不足引起糜烂流脓,则应发生于早期而不应在术后数年以后,认为产生上述情况的原因主要是由于复层鳞状上皮的过度角化和外耳道形状发生改变之故。由于含有耵聍腺和皮脂腺的外耳道皮瓣翻入乳突腔后,不能通过下颌关节的运动使上皮屑排出,加速了上皮角化的倾向,角化物妨碍了腺体的排泄,成为滋生细菌的良好培养基,故易发生感染。亦有观点认为,作为生长于体表的皮肤,即使覆盖于根治术腔内,亦要求良好的通气引流,方能维持其正常的生理功能,而且术腔越大,所需的空气流通量也越大,两者呈正相关;否则将出现病理变化,如脱屑,浸渍,基底层细胞增生,甚至可能产生胆脂瘤基质等。在此基础上,术腔可产生大量痂皮,痂皮下极易继发细菌或真菌感染而再度流脓。

为克服上述缺点,对较大的乳突根治术腔除行耳甲腔成形术以扩大开口,增加通气引流外,还可于术中或术后行乳突腔填塞术,缩小或消除宽大的术腔,使外耳道接近正常大小。为解决乳突根治术腔的问题,近半个世纪以来,许多耳科学家致力于乳突术腔填塞技术及乳突术腔填塞材料的探索,已应用的乳突术腔填塞材料包括自体肌瓣、骨膜瓣、肌肉、脂肪、软骨、骨屑及生物材料等。临床研究表明,各种填塞材料都有其优点,但也存在其各自的不足。填充材料的多样性也提示了单纯

一种材料并非理想的填充方法。为了避免开放式乳突根治术术后开放的乳突术腔存在的痂皮堆积易感染、创面肉芽增生易出血、愈合时间延长、增加感染机会等问题。Kisch及Popper等应用肌肉和脂肪组织填塞乳突术腔。但是,填塞于乳突术腔的肌肉和脂肪组织会随着时间的推移,发生萎缩,从而失去原有的形状和体积,而在上皮和乳突骨质之间呈透明化改变,最终丧失支撑作用,使术腔再次扩大。且带蒂的肌瓣有可能导致出血、血肿、感染、坏死、肉芽生成和耳道狭窄。Heermann等则首次应用软骨填塞乳突术腔。但乳突皮质骨粉缺乏足够的血供,并有可能混入胆脂瘤上皮,而软骨不能促进新骨形成,且缺乏对变形的抵抗,在1年后被重新吸收或转变为纤维样组织。20世纪90年代,各种生物材料纷纷涌现,比如羟基磷酸钙、异丁酸甲酯、玻璃离聚物和黏合剂等,却也存在血供有限,其表面软组织覆盖不全,易引起炎症和感染,因抗原性引起的排斥反应而容易脱出等种种问题。孔维佳等在2007年报道了设计应用扩大耳后带蒂肌骨膜瓣 – 耳道皮瓣复合瓣,结合自体乳突皮质健康骨粉填充乳突术腔(图1-3-23)。收集术耳乳突皮质健康骨粉,填塞部分乳突术腔,再覆以带蒂的扩大耳后肌骨膜瓣 – 耳道皮瓣复合瓣,有充足的血供和足够的覆盖率,无填充物回缩、吸收及脱出等现象。术毕形成一个稍大于正常外耳道的新耳道。外耳道上皮一期生长覆盖填塞术腔创面,术腔愈合期短。术后随访≥2年,无乳突术腔回缩扩大之虑,乳突术腔干耳率几达100%。

行乳突腔填塞术的手术适应证包括:

(1)各种类型的开放式乳突手术术腔,如乳突根治术、乳突根治并鼓室成形术等。

(2)陈旧性乳突根治术腔,伴或不伴外耳道后壁重建及鼓室成形术者。

(3)乳突根治术后脑脊液漏。

而行乳突腔填塞术的手术禁忌证包括:

(1)各种耳源性颅内、外并发症,一般不宜在扩大的乳突切开术同期行术腔填塞术。

(2)中耳乳突恶性肿瘤。

(3)中耳乳突急性炎症,感染气房未能完全清除者。

(4)胆脂瘤侵犯范围广泛,未能彻底清除者。

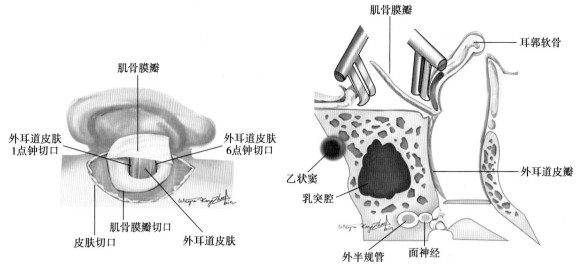

图 1-3-23　扩大耳后带蒂肌骨膜瓣 – 外耳道皮瓣复合瓣示意图

三、中耳乳突手术术式的选择

中耳乳突手术的目的主要包括彻底清除病变,通畅引流,在此基础上根据条件进行功能重建,这些目的决定了中耳乳突手术术式的选择。

不论采用何种术式,中耳乳突手术最重要的目标是彻底清除病变,减少炎症或胆脂瘤存留或复发的机会。去除外耳道后壁的乳突切开术技术易于达到此目标,手术切除外耳道后壁,清除病灶彻底,引流通畅,易于术后引流及换药观察,远期胆脂瘤复发率低。但是术后干耳相对较困难,Chang 等随访 104 例 8.5 年,不干耳率为 9.6%;Godinho 等随访 78 例 13.5 年,不干耳率达 10%。而保留外耳道后壁的乳突切开术手术远期胆脂瘤复发率较高,且手术操作技术比较复杂,初学者不易掌握。Cody 等对 171 例随访 6 年,胆脂瘤复发率为 45%;Rosenfeld 等随访患者 232 例,3 年复发率为 48%;Hirsch 等随访患者 81 例 5 年,复发率为 57%;Vartiainen 等随访 86 例 6.9 年,复发率为 9.3%;Nyrop 等随访患者 87 例 11 年,复发率高达 70%。国内孙建军等报道,随访患者 45 例 3 年,胆脂瘤复发率达 24.2%。因此,术者应根据患者病变类型和范围和个人手术技术选择合适的术式。

中耳乳突手术的另一个目的是通畅引流。中耳乳突手术中中耳通气系统的 3 个关键部位分别是:①咽鼓管:决定整个中耳、乳突腔的通气;②上鼓室前后峡部:决定上鼓室的通气;③鼓窦入口(砧骨周围):决定乳突腔的通气。此 3 个部位的病变情况决定手术的范围和术式,常需要术中根据病情选择合适的术式。咽鼓管功能往往决定鼓室成形术的成败,因此术前应重视咽鼓管功能的检查。Palva 等(1997 年)研究表明,鼓膜张肌皱襞去除可以建立除鼓峡之外另一个中鼓室与上鼓室之间的通道。建议在中耳乳突手术时去除该皱襞,以保证术后一旦由于鼓膜后移,鼓峡狭窄时保障上鼓室的通气。术中可用生理盐水冲洗中耳,乳突内没有相应的液体流出,则提示砧骨周围引流不畅,需要去除砧骨。如果鼓窦入口狭窄,又不希望去除砧骨,可以考虑打开面神经隐窝,以改善乳突的引流和通气,或者切除部分外耳道后壁,保留部分骨桥。封闭鼓窦,乳突直接引流到外耳道。

功能重建包括听力重建和外耳道后壁重建术等。听力重建的目的是保证前庭窗和圆窗的振动正常,可根据病情选择合适的手术方式。保留外耳道后壁的乳突切开术伴鼓室成形保存了听骨链有效振动赖以存在的骨性结构,术中根据鼓室黏膜情况,同期或分期行鼓室成形术(参考本章第四节)。有报道认为开放式乳突切开伴鼓室成形术后其听力较保留外耳道后壁的乳突切开伴鼓室成形术后听力无明显差别。但去除外耳道后壁的乳突切开术手术切除外耳道后壁和上鼓室外侧壁,形成一对外开放的术腔,术后不易配戴助听器,术腔失去自洁能力,且常因进水导致术腔的感染,在一定程度上影响了生活质量,因而在合适的患者可选择外耳道后壁重建。外耳道后壁是否重建取决于乳突气化情况、病变范围、乙状窦是否前移、术后是否能够保证随访复查等情况。如果有条件,则进行外耳道后壁重建,否则可行术腔缩窄术。对较大的根治术腔可行耳甲腔成形术以扩大外耳道开口,还可于术中或术后行乳突腔填塞术,缩小或消除宽大的术腔。

如何既能保存或恢复中耳正常解剖结构,同时又能彻底清除病灶,减少复发;如何有效地重建咽鼓管功能;如何更有效地治疗中耳广泛粘连,以及由严重的鼓室硬化症所引起的两窗完全闭锁;如何提高远期疗效等,都是耳外科医师需要思考和解决的问题,个体化地选择适当的手术方式对于患者听功能的康复有极其重要的意义。

(孔维佳)

第六节 鼓膜成形术

一、鼓室成形术分型

鼓室成形术(tympanoplasty)是指清除鼓室病变和重建鼓室传音结构的一类手术,包括鼓膜成形术(myringoplasty)、听骨链重建术(ossiculoplasty)和外耳道成形术(canalplasty),以及鼓室成形术的相关手术。该术式是基于20世纪40年代耳显微外科的创建及耳科医师们在听力重建术中积累经验的基础上逐渐形成的、主要用于慢性中耳炎治疗的中耳显微手术。1953年Wullstein和Zöllner在第五届耳鼻咽喉科医师国际会议上报告了鼓室成形术,同时对该手术进行了分类。在此基础上,以后又出现了不同的分类方法,其中以Portmann和美国眼科与耳鼻咽喉科学会(the American Academy of Ophthalmology and Otolaryngology,AAOO)的分类方法具有代表性:

1. Wullstein(1956年)鼓室成形术分型(图1-3-24)

Ⅰ型:鼓膜修补术,即鼓膜成形术。适用于鼓膜紧张部中央性穿孔,听骨链完整,两窗功能正常者。

Ⅱ型:适用于鼓膜紧张部穿孔,锤骨柄坏死,但两窗功能正常者。修补鼓膜时,将部分移植物贴附于活动的砧骨或锤骨头上。

Ⅲ型:鸟式听骨(columella type)。适用于锤骨、砧骨已破坏,但镫骨完整且能正常活动者,除修补鼓膜外,还将移植物贴附于镫骨头上,形成一浅鼓室。

Ⅳ型:小鼓室。当锤骨、砧骨及镫骨上结构均已破坏,而镫骨足板活动,圆窗功能正常时,将鼓膜移植物上方贴于鼓室内壁鼓岬上部,形成一包括圆窗和咽鼓管在内的小鼓室。

Ⅴ型:镫骨足板已固定,余病变同Ⅳ型。行半规管开窗术。

Wullstein鼓室成形术分型极具实用价值,其基本技术和原则至今仍得到广泛应用。但随着人工镫骨手术特别是镫骨开窗手术的发展,由于其可以取得比半规管开窗术更好的效果,传统的Ⅴ型鼓室成形术在临床上已很少应用。

2. Portmann(1963年)鼓室成形术分类与分型

(1)单纯鼓室成形术,不开放乳突:

Ⅰ型:单纯性鼓膜修补术。

Ⅱ型:镫骨正常,行鼓膜成形术并采用部分听骨链赝复物(partial ossicular replacement prosthesis,PORP)行听骨链重建。

Ⅱ$_a$型:听小骨赝复物置放于锤骨柄与镫骨头之间。

Ⅱ$_b$型:听小骨赝复物置放于鼓膜与镫骨头之间。

Ⅲ型:仅存镫骨足板,行鼓膜成形术并采用全听骨链赝复物(total ossicular replacement prosthesis,TORP)行听骨链重建。

Ⅲ$_a$型:听小骨赝复物置放于锤骨柄与镫骨足板之间。

Ⅲ$_b$型:听小骨赝复物置放于鼓膜与镫骨足板之间。

(2)混合性鼓室成形术:鼓室成形+乳突气房切除术,包括:

1)保留外耳道后壁的乳突气房切除术+鼓室成形术。

2)不保留外耳道后壁的乳突气房切除术+鼓室成形术。

3)外耳道径路上鼓室开放+鼓室成形术+上鼓室外侧壁重建。

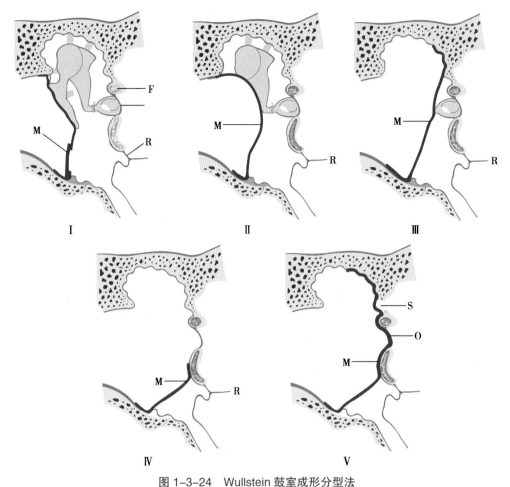

图 1-3-24 Wullstein 鼓室成形分型法
M. 残余鼓膜或鼓膜移植物;R. 圆窗;F. 面神经;O. 卵圆窗;S. 外半规管开窗

4)乳突根治术后外耳道后壁重建 + 鼓室成形术。

3. **美国 AAOO(1965 年)慢性化脓性中耳炎的手术分类及分型**

(1)鼓膜成形术(myringoplasty):相当于 Wullstein 的 I 型鼓室成形术,手术仅限于修补穿孔的鼓膜。

(2)不伴乳突切开术的鼓室成形术(tympanoplasty without mastoidectomy):手术包括清理鼓室的病灶,重建中耳传音结构,但不施行乳突切开术。

(3)伴乳突切开术的鼓室成形术(tympanoplasty with mastoidectomy):手术根除中耳和乳突的病灶,修复中耳传音结构。

4. **中华医学会耳鼻咽喉科学分会《中耳炎临床分类和手术分型指南(2012 年)》鼓室成形术分型**

(1)I 型:单纯鼓膜成形,不需要重建听

骨链。

(2)II 型:底板活动,镫骨上结构存在。

(3)III 型:底板活动,镫骨上结构缺如。

二、鼓膜成形术定义与原理

鼓膜成形术即传统的 I 型鼓室成形术,是指通过组织移植技术修复鼓膜缺损,重建鼓膜的解剖完整性,减少中耳的感染,并在一定程度上提高听觉功能的手术。鼓膜成形术常作为鼓室成形术的重要内容之一,与其他手术如听骨链成形术、镫骨足板开窗术等组合构成多种类型的单纯性鼓室成形术,又可与各式乳突切除手术构成多种类型的混合性鼓室成形术。

鼓膜穿孔大多为慢性化脓性中耳炎的一种临床表现,其他原因有急性中耳炎所遗留的穿孔,外伤、气压伤、颞骨骨折等外伤引起的鼓膜穿孔以及医源性穿孔等。鼓膜穿孔后,如果鼓膜外侧面的上皮层鳞状上皮生长较快,超过了中间纤维层纤

维组织的生长速度,而使鳞状上皮越过了穿孔边缘与内侧面黏膜层上皮相连续,致穿孔不能愈合。鼓膜成形术的原理是切除穿孔内缘的上皮环,应用适当的移植材料作为支架,帮助鼓膜自我修复,使黏膜层和上皮层各自生长相连续,恢复穿孔处鼓膜的正常组织结构,从而恢复鼓膜解剖完整性和功能作用。

三、鼓膜移植材料

早在17世纪,就有把某一种物质放在外耳道内或残余鼓膜表面,以提高听力和减少耳漏的记载。置入的物质包括印度胶、棉纤维、锡或银箔,甚至鸡蛋内膜,到19世纪这种技术曾被广泛应用,而置入的物质被称为人工鼓膜,其中最有名的是Toynbee膜(一种印度橡胶圆盘)和Yearsley棉球,但逐渐被弃用。

19世纪末至20世纪初,逐渐倾向于进行鼓膜修补,使残余鼓膜自身修复,而不是用代替物。1878年Berthold首次报道鼓膜成形术,其使用的鼓膜移植材料为一块游离的厚皮片。自此之后,学者们曾尝试应用各种材料进行鼓膜修补。由于有可能再次穿孔及继发胆脂瘤,皮片被逐渐弃用。此后曾有学者尝试同种异体移植物和异种移植物,但由于可能导致感染传染病或排斥反应等原因而逐渐很少应用。1959年Ortegen首次应用自体颞肌筋膜作为鼓膜移植材料,此后数十年,骨膜、耳软骨膜、疏松组织、脂肪以及静脉等自体组织曾被相继应用。自体材料由于易于取材且具有再生能力而成为最可行的移植材料。其中,中胚层组织具有特殊的坚固性和稳定性,抗感染力强,能抵抗大多数溶蛋白酶的分解作用,移植后鼓膜愈合率高。此外,还有能就近取材,操作简便,对供区不致造成明显的功能障碍等优点。目前临床上最常采用的鼓膜自体修补材料是:①颞肌筋膜;②耳屏软骨膜或软骨;③耳郭软骨膜或软骨。

颞肌筋膜可按移植范围的需要取材,其大小一般不受限制。颞肌筋膜质地较软,在咽鼓管功能障碍、粘连性中耳炎以及鼓膜极大穿孔等情况下,容易发生内陷或粘连。软骨膜质地偏中,遇水不易肿胀。耳屏或耳郭软骨不易回缩或塌陷,常应用岛状软骨技术、软骨片技术、软骨栅技术或马蹄型软骨技术等对软骨进行塑形,以在保持移植

材料抗变形能力的同时减轻移植物的重量。

四、鼓膜成形术

(一)麻醉

1. 全身麻醉适用于小儿及不能合作的成年患者。

2. Wullstein法神经阻滞麻醉 用1%~2%利多卡因,内加肾上腺素(浓度一般为200 000:1,不超过80 000:1),耳郭后沟中点后2~3cm进针,向下述方向乳突皮质表面及皮下浸润注射(图1-3-25):①耳轮脚前、外耳道口上方皮下注射;②外耳道的上、下壁与软骨交界处注射,深达骨膜;③外耳道口下方、耳垂前方皮下注射,但此点有致面神经受累而出现暂时性面瘫之虞。

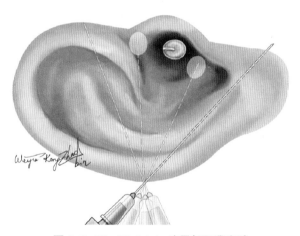

图1-3-25 Wullstein法局部阻滞麻醉

3. Plester法神经阻滞麻醉 包括以下注射部位:①耳郭后沟中点皮下局部浸润注射0.5ml(图1-3-26A);②耳郭后沟中点继续进针,达外耳道口,向上、中、下方之皮下及骨膜下做扇形注射,阻滞耳大及枕小神经(图1-3-26B);③耳道内进针,外耳道的前、后、上、下壁骨与软骨交界处骨膜下分别注射,阻滞迷走神经耳支(图1-3-26C)。

(二)手术径路的分类与选择

鼓膜成形术手术径路主要分为三类:耳道内径路(transcanal approach)、耳内径路(endaural approach)及耳后径路(retroauricular approach)(图1-3-27)。

1. 耳道内径路指不做切口,直接通过外耳道进行观察和手术。此径路适用于外耳道宽阔,可通过外耳道直接观察到鼓膜穿孔全貌者,不适用于穿孔前缘被耳道壁骨性隆起遮挡的患者。

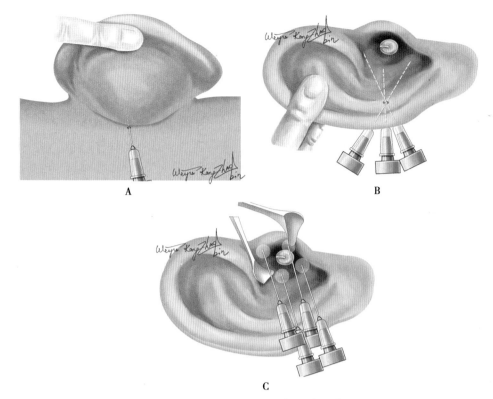

图 1-3-26　Plester 法局部阻滞麻醉
A. 耳郭后沟中点皮下局部浸润注射；B. 耳郭后沟中点进针达外耳道口，向上、中、下方的皮下及骨膜下做扇形注射；C. 耳道内进针，外耳道的前、后、上、下壁骨与软骨交界处骨膜下注射

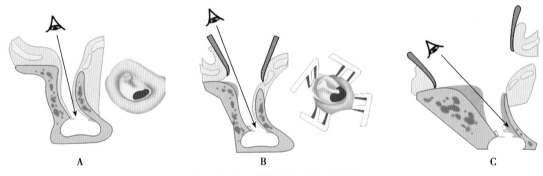

图 1-3-27　鼓膜成形术手术径路
A. 耳道内径路；B. 耳内径路；C. 耳后径路

2. 耳内径路通常在耳轮脚至耳屏间切迹做一切口，耳道的入口处通过撑开器得到扩大。可以用电钻磨去外耳道后壁的骨性隆起，获得包括对鼓膜前部的更好暴露。但是，鼓膜穿孔的最前缘可能仍会被外耳道前下方的骨性隆起所遮盖，此时常需应用耳后径路。

3. 耳后径路在耳郭后沟或其后方做一切口，可以将耳郭及其相连软组织包括外耳道前后壁皮肤向前方掀起，实施外耳道成形术磨除外耳道壁上隆起骨质，可获得对鼓膜最前缘的良好暴露。

（三）手术切口

1. **切口分类**　鼓膜成形术手术切口主要有耳内切口、耳道内切口及耳郭后切口 3 类，作切口时应避免伤及耳郭及外耳道软骨（图 1-3-28）。并应根据手术种类、病变情况及术者的经验选择手术切口。

耳内切口（endaural incision）及耳道内切口（endomeatal incision）主要包括（图 1-3-29）：①耳轮脚前垂直切口：沿耳轮脚前缘向上延长

约 2cm,切口直达颞肌筋膜,但不切开筋膜;②软骨间切口:耳轮脚、耳屏间切迹处切口;③耳道外侧环形切口;④耳道内侧环形切口;⑤耳道内侧辐射切口;⑥耳道外侧辐射切口;⑦耳甲腔辐射切口。

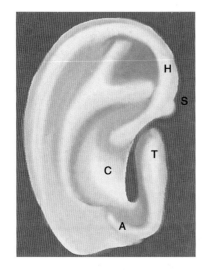

图 1-3-28　耳郭软骨模式图
A. 对耳屏;C. 耳甲腔;H. 耳轮;
S. 耳轮棘;T. 耳屏

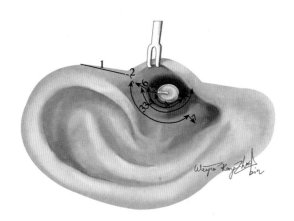

图 1-3-29　耳内切口及耳道内切口

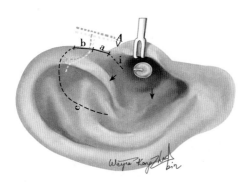

耳郭后切口(postauricular incision)根据距耳郭后沟不同距离可分为(图 1-3-30):①耳郭后沟切口,较适用于鼓室探查术及鼓室成形术等;②近耳郭后沟切口:距耳郭后沟 1~2cm,较适用于伴乳突切开的鼓室成形术、乳突气房切除术、人工耳蜗植入术及内淋巴囊手术等;③远耳郭后沟切口:距耳郭后沟 3~5cm,较适用于迷路切除术及乙状窦后径路相关手术等。各种耳郭后切口均可根据手术需要向前或向上延长。

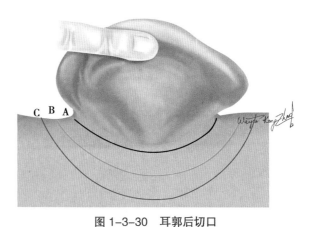

图 1-3-30　耳郭后切口
A. 耳郭后沟切口;B. 近耳郭后沟切口;C. 远耳郭后沟切口

2. 基本切口

(1) Heermann 切口(图 1-3-31):①A 型:在外耳道 12 点处行软骨间切口后,自耳轮脚前缘向上延长约 1.5cm;②B 型:行软骨间切口后,耳轮脚前缘将 Heermann A 型切口继续向上延长 1~1.5cm;③C 型:行上述 A 和 B 型切口后,切口向耳郭附着处的后上方延续。

(2) Shambaugh 切口(图 1-3-32):行耳道外侧环形切口后,再行软骨间切口及耳轮脚前垂直切口。

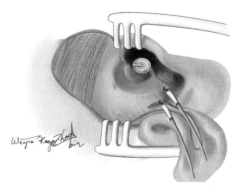

图 1-3-31　Heermann 切口
A 型切口:切口 a+i;B 型切口:切口 a+b+i;C 型切口:切口 a+b+c+i

（3）Rosen 切口（图 1-3-33）：包括两类：①行软骨间切口及耳轮脚前垂直切口，与耳道内侧环形切口不相连；②行软骨间切口及耳轮脚前垂直切口，与耳道内侧环形切口相连。

（4）Lempert 切口（图 1-3-34）：行 Shambaugh 切口后，将耳道外侧环形切口向前壁延续至约 4 点处，分别在耳道前下及后下壁处作耳道内侧辐射切口，与耳道外侧环形切口相延续。

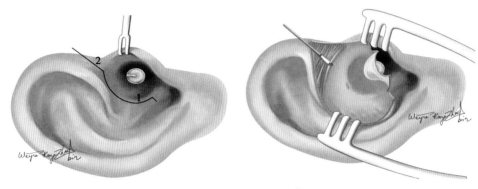

图 1-3-32 Shambaugh 切口

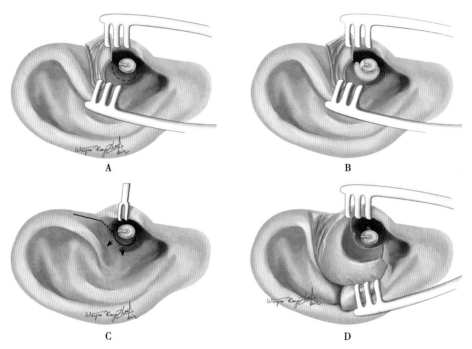

图 1-3-33 Rosen 耳道内侧环形切口

A、B. 切口不相连；C、D. 切口相连

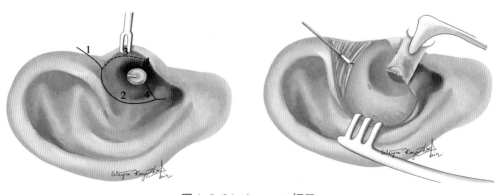

图 1-3-34 Lempert 切口

（5）Farrior 切口（图 1-3-35）：是由 Heermann 切口、Shambaugh 切口、Lempert 切口及耳甲腔皮瓣切口（conchal flap）组合而成。

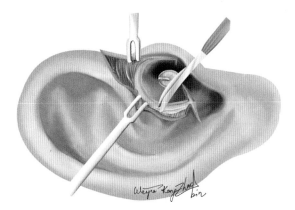

图 1-3-35　Farrior 切口

五、鼓膜成形术分类与适用范围

鼓膜组织分为三层，自外向内分别为上皮层、纤维层及黏膜层。鼓膜成形术根据移植物与鼓环及鼓膜各层的关系，分为外植法、内植法及夹层法三种基本方法（图 1-3-36）。近年亦有报道外-内植法，实际上为内植法的改良。

（一）外植法

外植法（overlay technique）指在切除穿孔内缘上皮环后，揭去残余鼓膜外面的上皮层（穿孔大时，须切除部分外耳道上皮），然后将移植物铺放于残余鼓膜纤维层外侧面及相邻的外耳道骨壁上，以修复穿孔的方法。

1. 传统外植法鼓膜成形术

（1）手术步骤：①切开鼓膜外侧的上皮层：

一种方法是沿着鼓膜穿孔的边缘切开上皮层，暴露纤维层，然后朝向穿孔的四周分离鼓膜上皮直至周边，两层之间的分开和剥离有较大困难，较少应用；另外一种方法是从近鼓环外侧的耳道皮肤切开，利用耳道皮肤与鼓膜上皮的连续性分离，在距纤维鼓环外侧约 1~2mm，平行鼓环作弧形切口，全层切开耳道皮肤（图 1-3-37）；②钝性分离耳道皮肤及鼓膜外侧的上皮层，术中准确辨认纤维鼓环，以免误入鼓室，并通过钝性分离方式将鼓膜上皮自纤维层表面分离；③鼓室内填充浸有抗生素溶液的吸收性明胶海绵块；④将移植物贴附在鼓膜的纤维层外表面，适当置放吸收性明胶海绵块，使移植物稍膨隆；⑤外耳道内以碘仿纱条或其他填塞物填塞，固定移植物。

（2）优缺点

优点：移植物的周围依托鼓环的支撑，避免了术后移植物内移或凹陷的弊端。

缺点：①可能由于残留鼓膜上皮组织，术后发生胆脂瘤；②由于移植物外侧没有鼓环的限制，术后耳道皮肤的瘢痕挛缩容易造成鼓膜与耳道的夹角变大，形成钝角或称外侧愈合。

2. James Sheehy 外植法鼓膜成形术

（1）手术步骤：①行鼓乳缝及鼓鳞缝放射状切口，切口内侧距鼓环 2mm，外侧至外耳道软骨部，然后在两个放射状切口的后上区间行距鼓环 2mm 的环形切口，将两个放射状切口在距鼓环 2mm 处相连，将皮瓣自鼓环侧向外分离，形成耳道后壁带血管蒂皮瓣（图 1-3-38）；②在耳

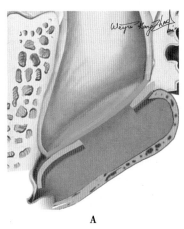
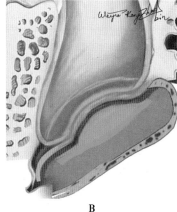
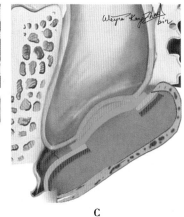

图 1-3-36　鼓膜成形术方法
A. 外植法；B. 内植法；C. 夹层法

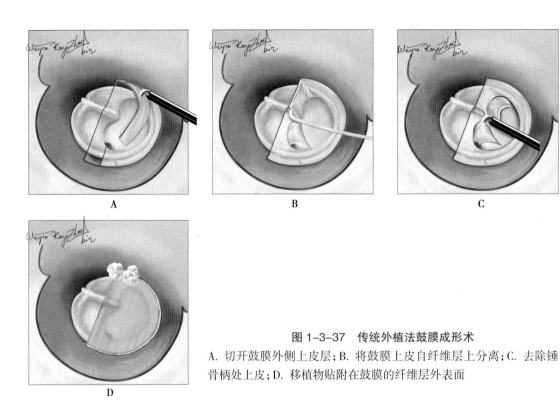

图 1-3-37 传统外植法鼓膜成形术

A. 切开鼓膜外侧上皮层；B. 将鼓膜上皮自纤维层上分离；C. 去除锤骨柄处上皮；D. 移植物贴附在鼓膜的纤维层外表面

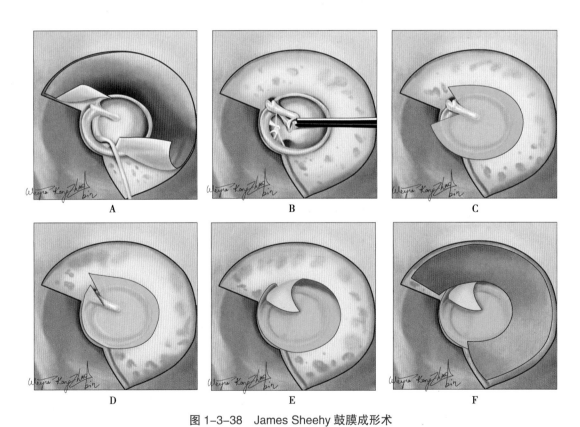

图 1-3-38 James Sheehy 鼓膜成形术

A. 鼓乳缝及鼓鳞缝放射状切口，距鼓环 2mm 环形切口，耳道前壁骨与软骨交界处下方 2mm 行环形切口；B. 分离耳道前壁皮瓣与鼓膜表面上皮层一同取出，去除锤骨柄处上皮；C~E. 移植物外植于鼓膜纤维层外侧；F. 耳道前壁游离皮肤及耳道后壁带血管蒂皮瓣复位

道前壁骨与软骨交界处下方 2mm 行环形切口，分离耳道前壁皮瓣直至与鼓环表面上皮层一同脱离后取出，置于生理盐水纱布上备用；③行耳道成形术直至显微镜视野下能够看到整个鼓环；④移植物外置于鼓膜纤维层外侧修补鼓膜，其上部置于残余锤骨柄下方，注意使颞肌筋膜与纤维鼓环紧密贴合，以保证愈合后的鼓膜形态，鼓室内吸收性明胶海绵填塞，耳道前壁游离皮肤及耳道后壁带血管蒂皮瓣复位；⑤耳道碘仿纱条或其他填塞物填塞。

（2）优缺点

优点：除上述外植法的优点外，还具有以下优点：①移植组织能够较快建立血供，愈合率高；②术中耳道前壁内没有上皮，术野较大，极大地方便了耳道成形及鼓室探查的操作；③暴露范围广，适用于鼓膜大穿孔，鼓膜残缘极少甚至无残存鼓膜或鼓环受到破坏的患者。

缺点：由于采用外植法，具有鼓膜外侧愈合及钝角愈合的风险，但较传统的手术方式此风险发生率明显降低。

（二）夹层法

夹层法（inlay technique）是在纤维层表面分离残余鼓膜的上皮层，将移植组织置于这两层之间而修复鼓膜穿孔的方法。较适用于中等大小的鼓膜穿孔。

1. 手术步骤 如图 1-3-39，①采用距离鼓环外侧 3mm 的外耳道皮肤切口，沿鼓环外侧绕对应的紧张部切开耳道皮肤；②在外侧的上皮层与纤维层两层组织之间分离，注意保证鼓膜上皮不被撕裂；③在鼓室内填充浸有抗生素溶液的吸收性明胶海绵块；④放置移植物：将修剪适宜的移植物放置在鼓膜上皮层与纤维层之间，充分铺平移植物；⑤回覆外耳道皮瓣及鼓膜上皮层；⑥外耳道内以碘仿纱条或其他填塞物填塞，固定移植物。

2. 优缺点

优点：①兼具内、外植法的优点，即外植法的充分移植床和良好血供，而且也使得移植物的固定得到保证；②没有改变耳道皮肤的分布，且移植物放置在鼓环的外侧面，移植物外侧愈合或内陷的危险性减小。

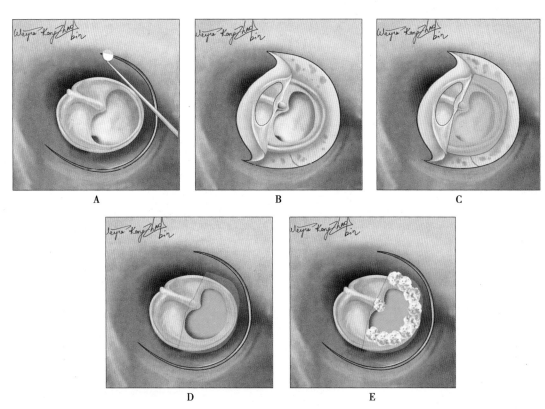

图 1-3-39 夹层法鼓膜成形术

A. 鼓环外侧耳道皮肤环形切口；B. 分离鼓膜上皮层与纤维层；C. 在上皮层与纤维层间植入筋膜；

D、E. 回覆外耳道皮瓣及鼓膜上皮层

缺点：①仅适用于鼓环存在的情况下，需要有鼓环的完整性；②鼓膜松弛部缺少纤维层，给手术分离造成难度。

（三）内植法

内植法（underlay technique）是将移植组织贴补于鼓膜内侧面（黏膜层）的移植床上作为支架，使鼓膜穿孔修复的方法。适用于鼓膜小穿孔及中等穿孔，也适用于亚全穿孔。在伴有乳突气房切除术的鼓室成形术中，亦常采用内植法修补鼓膜。

1. 耳道内径路 耳道内径路指不做切口，直接通过外耳道行鼓膜修补术。主要适合于鼓膜穿孔较小，穿孔周围留有足够残留鼓膜组织；经耳道能够窥及整个鼓膜；鼓室内没有器质性病变需要广泛清理者。

（1）手术步骤：如图 1-3-40 所示，①准备移植床：用钩针或镰状刀切除鼓膜穿孔周围的上皮硬化环，搔刮穿孔内侧面的黏膜，造成渗血的创面；②放置移植物：将修剪适宜的移植物经穿孔放在鼓膜内侧；③充分铺平移植物，在鼓室内填充浸有抗生素溶液的吸收性明胶海绵块，使移植物固定并稍膨隆；④外耳道内以碘仿纱条或其他填塞物填塞，固定移植物。

（2）优缺点

1）优点：手术不触动鼓室内结构，内耳受损的危险性小。

2）缺点：移植物的周围缺乏鼓环的支撑，由于吸收性明胶海绵块的吸收，有发生移植物移位或内陷而与鼓室内壁粘连的风险。

2. 耳内径路 耳内径路指作耳道内切口行鼓膜修补术，必要时需行耳道成形术以求完全暴露鼓膜。耳道后壁的切口较为常用，但如穿孔位于鼓膜的前方，且由于外耳道前方骨性隆起遮掩鼓膜前方，可以选择外耳道前壁切口，并可同时磨除部分前壁突出骨质以改善暴露。外耳道狭窄，鼓膜大穿孔，甚至鼓环破坏时，可采用全周的耳道内切口。

（1）手术步骤：以右耳耳道后壁切口为例，见图 1-3-41。①距鼓环约 4mm 处行耳道内皮肤环形切口，右耳道后壁切口的下界和上界分别位于 6 点 ~11 点的位置；②经过切口钝性分离皮肤及鼓环，形成外耳道皮肤 - 鼓膜瓣；③置入并铺平大小合适的移植物；④鼓室内适当充填吸收性明胶海绵块，将移植物连同耳道皮瓣恢复原位；⑤外耳道碘仿纱条或其他填塞物填塞。

（2）优缺点

1）优点：由于有耳道皮瓣及鼓环的固定，改善了移植物的血运，并减少了移植物移位及内陷的发生。

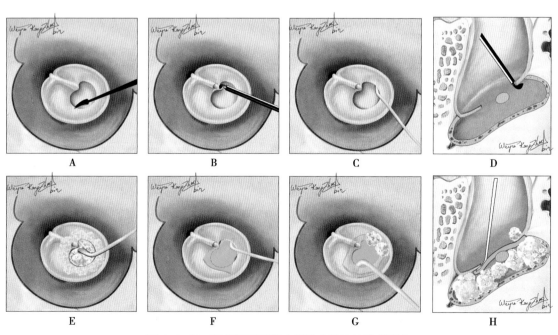

图 1-3-40 不伴切口耳道内径路内植法鼓膜成形术

A、B. 切除鼓膜穿孔周围的上皮环；C、D. 搔刮鼓膜穿孔内侧面的黏膜；E. 鼓室内填充吸收性明胶海绵块；
F~H. 鼓膜内侧铺放移植物

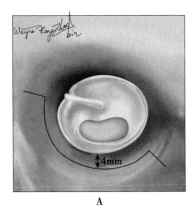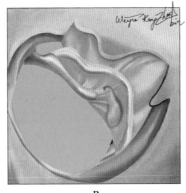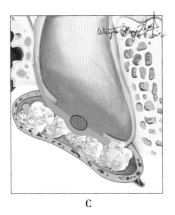

图 1-3-41 外耳道后壁切口耳道内径路内植法鼓膜成形术

A. 耳道内环形切口;B、C. 钝性分离鼓环形成外耳道皮肤－鼓膜瓣,植入移植物

2）缺点:行外耳道后壁切口手术后该部分的瘢痕收缩可能将新形成的鼓膜向外牵拉,加大鼓膜－耳道的夹角,致外侧愈合或钝角愈合。

3. 耳后径路 耳后径路指作耳郭后切口行鼓膜修补术,该径路常伴耳道内切口。较适用于位于前方中等大的穿孔;外耳道前壁骨质突出,手术显微镜下不易看清穿孔前缘者等。耳后径路伴耳道后壁切口较为常用;外耳道狭窄,鼓膜大穿孔,甚至鼓环破坏时可行耳后径路伴耳道全周切口。

（1）耳后径路伴耳道后壁切口鼓膜成形术:该术式手术步骤见图 1-3-42。①行耳郭后沟切口;②作蒂在后方的骨膜瓣后,紧贴外耳道骨壁分离外耳道后壁及下壁皮肤;③外耳道后壁耳道内皮肤切口,继续分离外耳道皮肤,直达鼓沟,将该处纤维鼓环从鼓沟中分出,连同鼓膜后部一起,形成外耳道皮肤－鼓膜瓣,并将此瓣向前方翻转,暴露鼓室;④鼓室探查;⑤移植物放置于鼓膜内侧

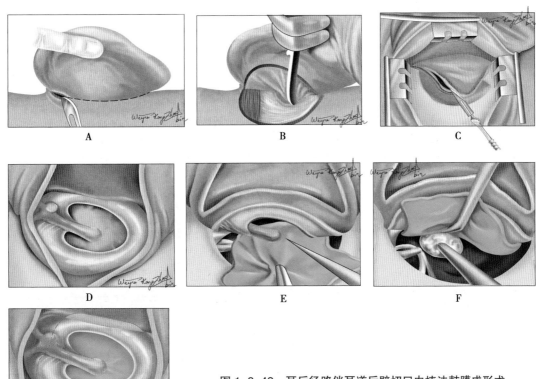

图 1-3-42 耳后径路伴耳道后壁切口内植法鼓膜成形术

A. 耳郭后沟切口;B. 分离外耳道皮肤直达鼓沟,将该处纤维鼓环从鼓沟中分出;C、D. 外耳道后壁耳道内皮肤切口;E、F. 植入筋膜,鼓室内填塞;G. 外耳道皮肤－鼓膜瓣复位

及锤骨柄内侧,鼓室内适当充填,然后将外耳道皮肤－鼓膜瓣复位;⑥用浸有抗生素溶液的吸收性明胶海绵碎块填放于残余鼓膜和移植物的外面,前下方穿孔者,须先填塞、压迫该处;⑦外耳道内以碘仿纱条或其他填塞物填塞。

(2)耳后径路伴耳道全周切口鼓膜成形术:瑞士苏黎世大学 Ugo Fisch 教授倡导的耳后径路伴耳道全周切口鼓膜成形术适用于鼓膜大穿孔患者,常同期行鼓室探查(图 1-3-43)。①耳内斜切口位于骨性外耳道下壁及前壁,撑开外耳道口,将耳道切口延长至 2 点处(右耳);②耳道内皮瓣切口,第一切口为自内向外的螺旋状切口,起于鼓环 7 点处外侧 2mm,在 2 点处与 C 点汇合;分离外耳道皮瓣后作耳道内皮瓣第二切口——内侧环形切口,起于螺旋状切口的起点处(D 点),由 D 点至 E 点在鼓环外侧 2mm 处环形切开外耳道皮肤,注意保持外侧螺旋形皮瓣的完整性;③继续剥离外耳道皮瓣,暴露全部鼓骨;④外耳道成形;⑤剥离外耳道皮肤－鼓膜瓣,将鼓环自鼓沟中分离出来,注

意保留 2 点~4 点的鼓环完整性以避免鼓膜外侧移位,显露锤骨柄、砧骨长突及镫骨,将剥起的外耳道皮肤－鼓膜瓣剪开形成门形皮瓣,检查听骨链完整性;⑥可自骨性外耳道内侧缘 4 点~6 点处磨出新的鼓沟,以固定筋膜;⑦耳后径路鼓窦切开,通过注水试验检查鼓窦入口及鼓室的引流情况;⑧植入筋膜,鼓室内吸收性明胶海绵填塞,回覆外耳道皮肤－鼓膜瓣;⑨外耳道填塞,耳后切口缝合。

附:外－内植法鼓室成形术

2002 年 Kartush 报道了一种通过抬高锤骨上方的残余鼓膜,将鼓膜移植物置于锤骨外侧的鼓室成形技术,称为外－内植法鼓室成形术(over-under tympanoplasty)(图 1-3-44)。由于移植床在鼓膜黏膜层,因此,此技术仍属于内植法技术。据报道此种方法对鼓室前部暴露良好,适用于各种大小、各个象限的鼓膜穿孔,不会形成鼓膜外侧愈合或钝角愈合,且不会减小鼓室内容积,减少了鼓膜与鼓岬粘连的发生率。在听骨链重建术中,

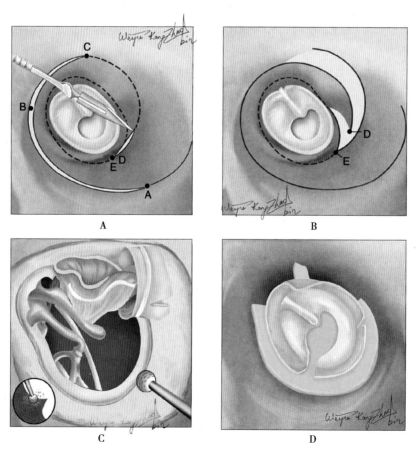

图 1-3-43 Fisch 法鼓膜成形术

A、B. 耳道内切口;C. 剥离外耳道皮肤－鼓膜瓣,骨性外耳道内侧缘磨出新的鼓沟;D. 植入筋膜,回覆外耳道皮肤－鼓膜瓣

应用外－内植法可以使人工听骨直接连接在锤骨上,防止其突出或脱位(图1-3-45)。但是应特别注意仔细地剔除锤骨柄表面的上皮残余,以避免形成胆脂瘤。术后用硅胶膜和吸收性明胶海绵填塞,避免鼓膜修补材料从锤骨柄上松脱而造成鼓膜外移。

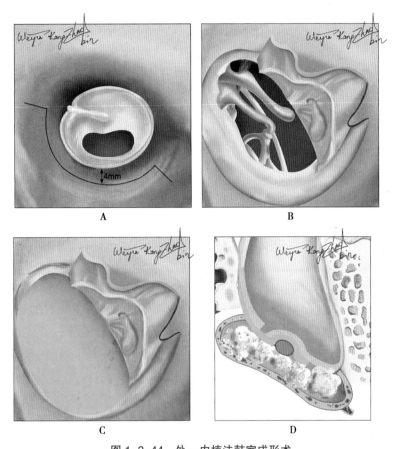

图 1-3-44　外－内植法鼓室成形术

A. 耳道内环形切口；B. 经过切口钝性分离鼓环,形成外耳道皮肤－鼓膜瓣；

C、D. 在锤骨柄上方植入并铺平鼓膜移植物

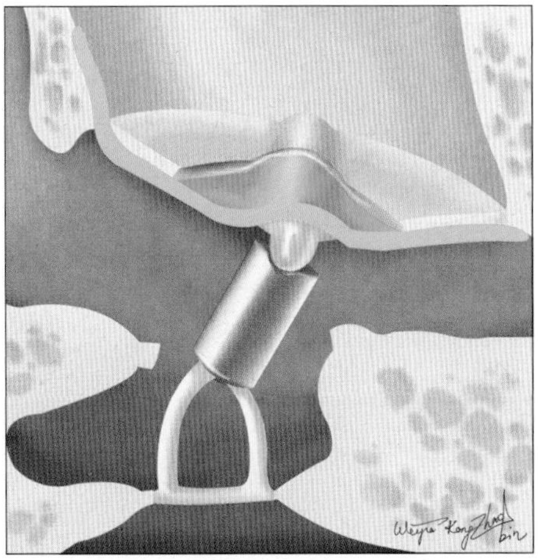

图 1-3-45　外－内植法鼓室成形术伴听骨链成形术

（孔维佳）

第七节 听骨链成形术

一、听骨链成形术概况

声音在传入内耳的过程中为了弥补振动的损失,生物体进行了完美的结构组合。听骨链是其中的重要一环,它位于中耳将鼓膜的振动放大后传入内耳(图1-3-46)。

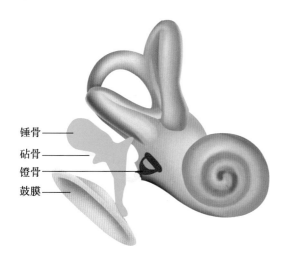

图1-3-46 听骨链组合和在传音中的位置

中耳的多种病变导致的听骨链的固定和连接中断,引起传导性听力障碍,可致高达50dB的气骨导差。重建听骨链恢复中耳传音结构的手术方法称为听骨链成形术(ossiculoplasty)。引起传导性听力损失的中耳病变包括:化脓性中耳炎伴或不伴胆脂瘤,粘连性中耳炎,鼓室不张,鼓室硬化,中耳良性肿瘤等。重建听骨链手术使用的重建材料要考虑以下因素:硬度、稳定性、生物相容性、费用、获取的难易度。许多听骨链重建材料已经商品化,但是人工材料有一定比例的排出率,完全克服术后假体排出的研究尚在进行中。如果手术所需假体的长度不大,鉴于自体重建材料生物相容性好,也有术者倾向使用自体软骨或皮质骨,但是,自体软骨和皮质骨亦有被吸收的可能。

二、中耳手术赝复物

1890年Körner提出对慢性中耳炎的患者实施根治术,术中可将鼓膜置于原位,从而保持听力。Bondy于1910年报道了改良乳突根治术,用

于治疗松弛部穿孔而紧张部完整的慢性中耳炎病例。由于手术感染控制欠佳,手术治疗传导性听力下降被耳科学界的主流所反对,以至于Balance在他的专著《颞骨手术学》(1919年)中未提及任何有关提高听力的手术,而1930年出版的Kerrison的专著《耳科疾病学》只有不到一页的篇幅讲述改善听力下降的手术方法,并得出结论"耳科学历史上提到的手术方法,今天已经完全过时了"。随着手术显微镜在耳科中的应用,一个划时代的转折点出现了。20世纪50年代,中耳传音结构外科重建的基本原则首先在德国建立。1950年Moritz在慢性中耳炎患者的手术中使用带蒂皮瓣构建一个密闭的中耳腔,提供圆窗的声音屏蔽和保护作用;Zöllner和Wullstein描述了相似的手术方法,为圆窗提供声音保护并重建前庭窗的声音-压力转换。他们将乙烯丙烯的卵圆形支柱架于运动的足板和鼓膜移植物之间作为声音转换器使用,但这种材料的生物相容性差使他们很快放弃了这种做法。

随后的数十年,许多材料包括生物材料和非生物材料,被用于听骨链重建。生物材料的种类包括同种和异种移植听骨、皮质骨、牙齿和软骨;非生物材料包括聚乙烯、聚四氟乙烯(teflon)、碳合聚四氟乙烯(proplast)和多孔聚乙烯(plastipore)。此外,还有不同类型陶瓷:生物惰性陶瓷(如氧化铝陶瓷)、生物降解陶瓷(如羟基磷酸钙陶瓷)、生物活性陶瓷(如羟基磷灰石陶瓷)以及骨水泥(bone cement)等。20世纪60年代,生物相容性固态多孔材料开始运用于听骨连重建,包括超高分子量的聚乙烯和聚四氟乙烯。Shea率先在鼓室成形术中使用一定长度的聚乙烯管来重建中耳声音传导装置,而Palva在慢性中耳炎中使用了金属移植物。但因为这些固体的塑料和金属移植物经常出现移位、被排挤、穿破镫骨底板进入内耳及明显的异物反应,以致耳科学界后来认为这些移植材料在慢性中耳炎的手术治疗中效果不佳。

碳合聚四氟乙烯被作为生物相容性材料来使用,它是一种聚四氟乙烯(teflon)块状聚合物,能被雕刻成耳科手术所需要的各种形状,但碳合聚四氟乙烯也有聚四氟乙烯的多项缺点,在中耳内产生异物反应,包括纤维化和异物巨细胞

反应。

20世纪70年代后期，研制出一种高密度聚乙烯海绵（HDPS），也称为多孔聚乙烯（plastipore），最早用于机械制造中钩状假体。1976年以来House耳科研究所一直用多孔聚乙烯赝复物重建听骨链，并常规在多孔聚乙烯和鼓膜或鼓膜移植物之间放置软骨，获得了良好的听力改善，同时赝复物排出率很低。多孔聚乙烯具有良好的生物相容性，但其最显著的缺点是可能引起感音神经性聋。后来出现一种热融合的高密度聚乙烯海绵，称为polycel。这种材料能与其他材料如金属相结合，可以设计出更多的假体形状。

自体材料也可以用作听骨链赝复物，常用的主要包括听小骨、骨皮质、软骨等。自体材料的局限性有：听小骨可有被鳞状上皮浸润的可能；重新塑形使手术时间延长；吸收和/或失去刚性（尤其是软骨）；与中耳壁粘连固定，可能发生听小骨骨炎，胆脂瘤患者残留胆脂瘤的可能性增加，故临床上较少使用自体材料。1971年Smyth报道了移植的柱状软骨被侵蚀，提示软骨在术后3年内会出现变性的可能。1985年Schuknecht和Shi报道，在中耳软骨移植物随访的研究中发现，重塑的听骨极少被腐蚀，显微镜下观察有新骨形成。软骨移植物无钙化、骨化和炎症细胞浸润的现象。但1994年Merchant和Nadol进行了相似的工作，结果却有明显不同，显微镜检查发现移植体刚性丧失，组织学检查发现胆脂瘤形成且移植体被吸收，稳定性的丧失可能是由于血管长入及软骨炎发生引起。据此认为软骨移植物不能作为理想的听骨移植体。

20世纪60年代，同种异体材料首次被利用，主要是同种异体听小骨和牙齿。但手术中运用异体牙齿制备听小骨费时、费力，不为大多数耳科医师所接受。对于同种异体材料的研究表明，中耳绝非免疫学的豁免部位，亦存在排异作用，并且由于交叉感染疾病（如获得性免疫缺陷综合征等）的可能性，目前临床上不建议使用同种异体材料。

由于自体材料的缺点和同种异体材料潜在感染的危险，目前人工材料是听骨链重建最常用的材料。人工材料可分为生物相容性材料、生物惰性材料和生物活性材料三种。重建材料具有其特殊性，一端必须与鼓膜相连接，另一端与骨或软组织相连接。理想情况下，移植材料除两端外不与其他组织接触，而且具备一定的形状、硬度和声音传导特性。影响中耳听骨链重建效果的因素除外科技术外，主要由中耳的状态决定，咽鼓管功能不良可导致移植体脱位，感染可致移植体的损坏和吸收。下面介绍最常见的人工听骨及其特点：

1. **陶瓷** 是一种特别硬的氧化铝，动物实验证明有很好的生物相容性，排斥反应只有0.3%，而且在临床工作中也得到证实。

2. **生物陶瓷** 如ceravital，是一种生物活性物质，可以刺激骨质生长。经长期观察发现，其缺点是炎性反应时有被吸收的倾向。其他的产品如Macor和Bioverit被吸收可能性小，但可以和鼓室的骨缘或者其他听小骨发生粘连。

3. **羟基磷灰石** 与骨质和牙的基本结构相似，有很好的生物相容性，美国医师很喜欢使用这种材料。中耳发炎时，有4%发生溶解。Coatantino认为这种材料没有骨生成的特征，但是有骨传导的特征，对生成的骨质起支架作用。

4. **塑料** 中耳手术中主要用的是聚乙烯。市场上的产品是plastipore和polycel。脱出率为2%~38%，比陶瓷高。最近的动物实验发现，赝复物周围有巨细胞存在，提示异物排斥反应（图1-3-47）。

5. **金属** 使用最多的金属是金、钛合金、白金。现代材料学加工技术的发展，包括激光技术的应用，能够提供纤细的、很轻的、形状能够与中耳相匹配的赝复物。白金是一种贵重金属，有很强的抗氧化、抗腐蚀作用，因此有良好的生物相容性。特别适用于镫骨手术时作为固定在砧骨长突的材料。只有0.7%的患者发生砧骨长突坏死，可能是白金环引起的异物反应、瘢痕牵拉或者血供障碍引起的。

6. **金** 首先作为人工镫骨（piston）在中耳手术中应用。它跟氧化铝陶瓷有着相似的良好的生物相容性，能够抑制细菌生长。Steinbach使用金子制成的部分听骨链赝复物（partial ossicular replacement prosthesis，PORP）和全听骨链赝复物

（total ossicular replacement prosthesis, TORP）用于听骨链重建。作为 piston 使用时，有个别病例出现骨导听力下降，Dost 推测可能是金属对开放的内耳的毒性作用。

7. 骨水泥 首先在牙科使用的骨水泥是氟硅酸钙－铝－玻璃与多烷烃酸的混合物，可以在手术中通过化学反应变成一种硬质材料。后来发现尽管骨水泥制作的听小骨不管是在声学还是机械方面都被证实是一种理想的材料，但是没有凝固的骨水泥与脑脊液接触后释放的铝可以产生致死的毒性反应，因此这种材料大部分从市场上退出了。

8. 钛合金 近年来金质的听小骨已经越来越多地被钛合金听小骨替代。钛合金比金子要轻得多（1/4），硬度高。它有一定弹性，可以钳夹。目前是生物相容性最好的材料，在中耳形成氧化层，供结缔组织附着。在动物实验中和手术后取出的人工听骨周围都没有发现骨质生长，也没有发现异物反应。目前市场上有针对不同听骨链病变的不同的类型的钛合金人工听骨可供选择，并被临床广泛应用，至今还没有发现钛合金在中耳与骨质发生融合（图 1-3-48）。

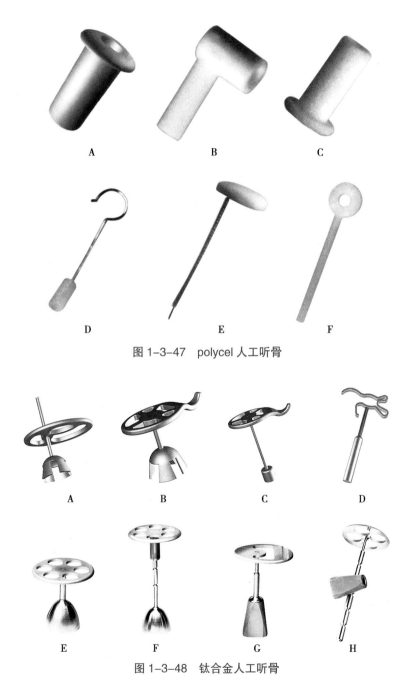

图 1-3-47 polycel 人工听骨

图 1-3-48 钛合金人工听骨

三、听骨链病变的分型

不同的中耳疾病,引起的听骨链病变不同。活动性中耳炎伴流脓的,听骨链破坏或吸收的发生率要高于静止性中耳炎或中耳炎后遗症。而且听骨链的破坏还与疾病的类型和穿孔部位有关。慢性中耳炎已干耳者、单纯鼓膜穿孔不伴胆脂瘤者,砧骨长突吸收在后方鼓膜穿孔的发生率高,而在前方鼓膜穿孔的发生率较低。鼓膜完全穿孔的患者砧骨长突吸收的发生率高,且常伴锤骨柄吸收。胆脂瘤型中耳炎中,松弛部内陷或穿孔的上鼓室胆脂瘤,常见的是砧骨体或锤骨头的破坏吸收,其次是镫骨前后弓的破坏,而不发生锤骨柄的全部吸收;鼓窦胆脂瘤,主要是紧张部后上内陷,砧骨和镫骨头及镫骨前后弓被吸收的发生率较高;累及整个紧张部的内陷袋性胆脂瘤,除较高的砧骨和镫骨头及前后弓的吸收外,常有锤骨柄的吸收。

听骨链因为疾病的不同,病变可能有不同的状态:听骨链完整,锤骨柄缺失,锤骨头缺失,锤骨全缺失,砧骨的长突缺失,砧骨体缺失,部分的镫骨弓缺失,全部的镫骨弓缺失、只剩足板,镫骨固定,只剩足板且足板固定等。

1. Austin 和 Kartush 将听骨链的状态分为以下几型　①O 型:听骨链完整,M(malleus 锤骨)+I(incus 砧骨)+S(stapes 镫骨)+;②A 型:锤骨存在,镫骨存在,M+S+;③B 型:锤骨存在,镫骨缺损,M+S-;④C 型:锤骨缺损,镫骨存在,M-S+;⑤D 型:锤骨缺损,镫骨缺损,M-S-;⑥E 型:听小骨头固定;⑦F 型:镫骨固定。

2. Fisch 根据听力重建的结果将听骨链的基本状态分为三型　①Ⅰ型:有锤骨和运动的完整镫骨,砧骨缺失,听骨链重建后气骨导差可缩小到 10dB;②Ⅱ型:有锤骨和镫骨足板,而砧骨和镫骨板上结构缺失,根据镫骨足板的类型又可分为Ⅱa 足板活动和Ⅱb 足板固定两型。听骨链重建后气骨导差可缩小到 20dB;③Ⅲ型:仅剩镫骨结构,又分为Ⅲa 运动的镫骨、Ⅲb 运动的足板和Ⅲc 镫骨固定。听骨链重建后,气、骨导差可缩小到 30dB。

3. Robert Vincent 等根据锤骨柄的情况分为两型

(1)锤骨柄存在

A:砧骨腐蚀,镫骨存在并运动;

B:镫骨上结构腐蚀,足板运动:B-1:完整砧骨;B-2:砧骨腐蚀;

C:镫骨足板固定:C-1:完整砧骨;C-2:砧骨腐蚀;

D:特殊情况:D-1:锤骨固定;D-2:前位锤骨;D-3:鼓膜外移。

(2)锤骨柄缺失

A:砧骨腐蚀,镫骨存在并运动;

B:镫骨上结构腐蚀,足板运动:B-1:完整砧骨;B-2:砧骨腐蚀;

C:镫骨足板固定。

四、听骨链成形术

(一)听骨链成形术的手术分型

听骨链成形术的手术分型参照中华耳鼻咽喉科学会 2012 年中耳炎临床分类和实施分型:Ⅰ型单纯鼓膜成形,不需要听骨链重建;Ⅱ型:底板活动,镫骨上结构存在。可采用部分听骨的方式如 PORP 或桥接的方法;Ⅲ型:底板活动,镫骨上结构缺如。可采用全听骨的方式如 TORP 的方法。

(二)手术适应证

1. 作为开放式或闭合式鼓室成形术的一部分,同时一期进行听骨链重建。

2. 开放式或闭合式鼓室成形术的二期,进行听骨链重建。

3. 伴有听骨链腐蚀的不张性中耳炎或粘连中耳炎。

4. 气骨导差超过 30dB 的耳硬化。

5. 先天性听骨链畸形。

6. 外伤所致的听骨链中断。

(三)手术禁忌证

1. 相对禁忌证　混合性耳聋,骨导比对侧差;自发性鼓膜与镫骨连接,有良好的听力;严重的中耳不张。

2. 绝对禁忌证　唯一听力耳的病变没有达到必须手术的程度。

（四）手术径路

采取何种手术径路,取决于疾病的情况和听骨链重建方式。

1. 耳道径路(transcanal approach) 在外耳道宽大、倾斜度较小的前提下,中耳无感染的听骨链畸形/脱位以及鼓膜成形同期行听骨链重建者;局限于鼓室的伴有听骨链腐蚀的不张性或粘连性中耳炎;开放式鼓室成形术二期,重建听骨链在耳镜下进行,如果一期进行了外耳道重建,视野将足够大,应注意的是切开外耳道皮肤,将外耳道皮瓣翻起应该注意面神经是否裸露,避免损伤。

2. 耳后外耳道径路(retroauricular transmeatal approach) 适应证同耳道径路,手术视野耳道径路欠佳者尤其是耳道前骨壁突出时。

3. 乳突和外耳道联合径路(transmastoid and transcanal approach) 完壁式鼓室成形术不考虑二期手术时。经后鼓室能增加视野,完全暴露镫骨,完成听骨链重建,可以直视下测试听骨链的连接状况,从而确保重建听骨链的恰当连接。

4. 乳突径路(transmastoid approach) 完壁式鼓室成形术二期,重建听骨链采取经乳突和后鼓室径路,不切开外耳道皮肤和新形成的鼓膜,从上鼓室将人工听骨置入,经上鼓室和后鼓室调整到恰当位置。如果经验不足,必须切开外耳道皮肤,将外耳道皮瓣翻起,采取联合径路。

（五）人工听骨在不同听小骨病损情况下的应用策略

1. 镫骨完整活动 此型最为常见,大多数情况下可采用 PORP。

（1）砧骨缺损:砧骨缺损情况的重建方式有两种:①砧骨搭桥,运用砧骨替代赝复物,其使用条件是镫骨头长轴和锤骨柄的夹角小于45°,尤其适合于夹角小于30°的情况。角度大于45°时,除妨碍锤骨和镫骨间的声音传递外,镫骨足板会出现摇摆运动而消耗声能的情况。如果锤骨柄与镫骨相比太靠前,有些声音将转化为无效的镫骨足板旋转运动;②运用 PORP。

砧骨搭桥是镫骨完整、活动好时听骨链重建的理想术式,在镫骨头和锤骨柄之间置一重新塑形的砧骨。在干耳且自体砧骨周围没有胆脂瘤侵犯的情况下,通常使用自体砧骨,现在使用人工材料较多。手术通常是一期进行,除非前半部鼓膜缺失,穿孔较大将使锤骨柄不稳定。保留或去除锤骨头不会影响重建后的听力效果,注意保护好鼓膜张肌腱非常重要,鼓膜张肌腱缺乏,最好分期手术。

手术要点:局麻下耳内切口,掀开外耳道鼓膜皮瓣,注意保护鼓索神经。去除耳道底部9点~12点或12点~3点骨缘,开放后鼓室。将长突缺损的砧骨旋转取出。用度量子测量镫骨头和锤骨柄之间的距离,以确定作为桥接的砧骨大小和形状。血管钳将取出的砧骨夹住,使其固定,根据测量的数值,用金刚钻将砧骨长突和砧骨体后部磨除部分,砧骨的关节面雕刻以容纳锤骨柄,在砧骨体上作一凹口以容纳镫骨头。用吸引器将塑形后的砧骨放入锤骨柄的尾部,塑形砧骨侧移旋转,置于镫骨头上,使砧骨牢牢地固定在镫骨头和锤骨柄之间（图 1-3-49 ~ 图 1-3-51）。

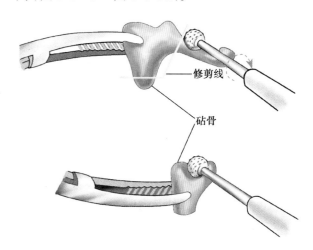

图 1-3-49 对砧骨进行重新塑形

修剪线

砧骨

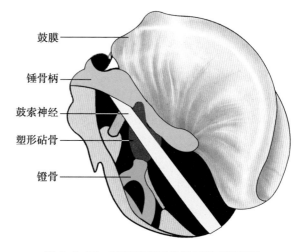

鼓膜

锤骨柄

鼓索神经

塑形砧骨

镫骨

图 1-3-50 重新塑形后的砧骨重建听骨链

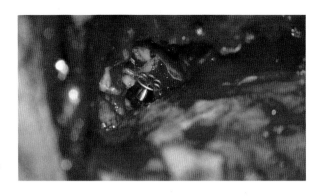

图 1-3-51 使用 PORP 重建听骨链，将 PORP
置于镫骨头与鼓索神经之间

2. 砧骨长突缺损 单纯砧骨长突缺损导致砧镫关节连结中断，在儿童和成人都是比较常见的听骨链损害。此种情况下，听骨链重建可采用重建砧镫关节本身或双关节替换装置的桥接法。对于重建砧镫关节，最常用的关节替换假体是钛合金制作的关节假体。该假体呈立方体，其中一个面有一条沟用来连接残留的砧骨长脚，相对的一面有一个孔用来容纳镫骨头。假体放置时，假体孔的中心对准镫骨头，同时将砧骨长脚放入沟中。术中可对砧骨长脚进行修剪。由于假体牢固地卡在砧骨和镫骨之间，所以无需特别的支持包裹材料。置入后可活动锤骨以检查运动通过假体传递到镫骨是否良好。该假体有不同大小的尺寸，使用方便，且排出率低。但随植入后的时间延长，砧骨长脚继续受损则假体可能滑脱。

3. 镫骨底板缺失 胆脂瘤破坏严重，导致底板骨质吸收仅存薄层软组织，此时需要在原镫骨底板位置覆盖小块筋膜组织后，使用 TOPR 进行听骨链重建。

4. 镫骨板上结构缺损、底板活动 此种情况也有两种重建方式，其一是应用砧-镫假体；其二是弃用锤骨而用 TORP。最常用的两种砧-镫假体包括 Goldenberg 和 HAPEX。在植入手术中，量出镫骨足板至锤骨中部的距离，并据此修剪 HAPEX 干的长短。将 HAPEX 干置入镫骨底板的中央，抬起锤骨柄，将假体置入锤骨柄中部的下方。与砧骨替代假体相类似，假体向锤骨柄的顶部移动时，会增加张力。所以中耳内需用吸收性明胶海绵支撑。镫骨底板表面也应避免太大的张力，否则假体可能会穿透镫骨底板进入前庭。

砧-镫假体的长度，通常为 4~6mm。TOPR

目前使用较为普遍。在声音传递过程中，底板的位置以及骨接触的稳定性也是影响因素之一。研究显示人工听骨在镫骨足板中间的部位是最为理想的。靠前会造成高频听力下降，靠后引起低频听力下降。人工听骨应尽量与底板垂直，偏移角度尽量不要超过 5°~15°（图 1-3-52）。

为了使人工听骨在光滑的底板上保持在正中的部位，可以把软骨削薄到 500μm 做成骨床，置于镫骨足板之上，而人工听骨固定在软骨床上。现在已经有加工软骨用的显微模具。有关报道显示，这种软骨床与周围发生粘连后，只造成最多 6dB 的听力下降。

5. 镫骨底板活动、TORP 不稳 这种情况不多见，仅适用于中耳无炎症，锤骨柄完好的少见情

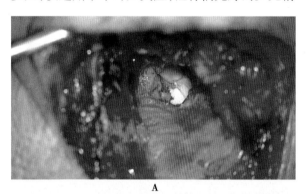

A

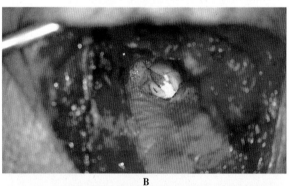

B

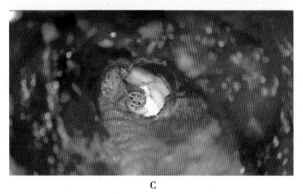

C

图 1-3-52 TORP 重建听骨链
A. 暴露镫骨底板；B. 作软骨"靴"；C. 放置全听骨假体

况,目前可以采用激光底板打孔(one shot),piston挂于锤骨柄上。

6. 镫骨固定镫骨底板固定多见于耳硬化和先天畸形,目前使用piston进行听骨链重建,将在耳硬化一节中详细介绍。

7. 镫骨底板固定,无砧骨长突piston钩挂于锤骨柄。

8. 无锤骨柄无锤骨柄的情况相对少见,出现也是伴随其他听小骨的病损,为了提高听力,增加与重建鼓膜的接触面积,目前可以使用人工锤骨柄。在鼓环外侧外耳道骨性部修整出固定人工锤骨柄的骨凹,完成操作。

(六)听骨链成形术的注意事项

1. 手术选择方面 听骨链成形术与单纯耳硬化的人工镫骨术的效果并不一致。通常,听骨链成形术后仍有一定程度的气骨导差,只有少部分患者,运用砧骨架桥于锤骨柄和镫骨头之间有非常满意的效果,气骨导差消失。听骨链重建,二期效果较好,作为二期手术的听骨链重建可采取局麻手术。在手术中,仔细辨认残余听骨链的状态,锤骨和砧骨可能固定或骨折,镫骨弓的腐蚀可能导致听骨链重建手术的失败。在完壁式鼓室成形术中,经外耳道或经乳突径路的听骨链手术,二期通常在第一次手术后10~12个月进行。在不伴胆脂瘤或胆脂瘤局限于上鼓室的病例,可采取经外耳道径路。在一期进行适当的外耳道成形术的病例,将有助于手术的进行。

2. 重建材料方面 在干耳且自体砧骨周围没有胆脂瘤侵犯的情况下,可使用自体砧骨,通常砧骨有足够的长度连接足板与重建的鼓膜。如果不能利用自体听骨,可使用生物相容性听骨(PORP或TORP)。使用生物相容性听骨,通常是在鼓膜和假体之间置一厚的软骨片,能减少术后听骨排出的风险。当有感染存在时,尽量不要使用生物相容性假体;如果鼓膜穿孔,最好分期手术。如果咽鼓管功能不良,生物相容性假体的外突更常见,植入的软骨可能在数年后吸收。

3. 手术技巧方面 尽可能使用锤骨柄对听骨假体额外的支撑作用;使用血管钳夹持砧骨进行雕刻,而不是用手;置于镫骨头与锤骨柄之间的雕刻的砧骨有助于获得非常好的效果;在砧骨中钻一较大的窝以容纳镫骨头,如果锤骨柄存在,钻一沟容纳锤骨柄;如果足板上结构缺失而前庭窗足够宽,使用一个完整的砧骨,砧骨的长度一般能匹配足板至鼓膜所需要的距离;正确的摆放小柱,避免固定,在完壁式鼓室成形术中,小柱与后面的鼓沟应保持一定的距离,在开放式鼓室成形术中,小柱与面神经管应保持一定的距离;在前方,小柱与鼓岬分开,特别是镫骨板上结构缺失;来自外侧的重建鼓膜和来自内侧镫骨足板的恰当的作用在小柱上的压力是必需的,以确保有效的声音传递,然而过度的压力作用于镫骨板上结构或足板必须避免。

(七)影响听骨链重建效果的因素

1. PORP或TORP的柄过长,导致筋膜产生过大的张力,增加人工听骨脱出的概率。

2. 移植的筋膜组织过薄,人工听骨脱出。可在人工听骨顶盘上覆盖薄层软骨或致密纤维膜用以加固。

3. PORP等植入时的角度处理不佳,人工听骨顶盘与移植筋膜接触面积小。

4. 术后由于鼻咽部炎症,鼓室负压,移植筋膜内陷,听骨突出。

5. 鼓室内本身的炎症持续存在导致筋膜生长不良穿孔。

6. 机体对移植物的排斥反应。

7. 镫骨周围发生纤维化、纤维硬化和纤维骨化,镫骨活动受限。

8. 人工听骨顶盘与鼓室壁接触影响听骨链的活动。

9. 人工听骨的角度、长度以及与镫骨连接的松紧度。

10. TORP固定不稳及移植材料质量对声音传导的影响。

11. 术中未保留鼓膜张肌腱,术后鼓膜受气压的影响向外突出,会导致人工听骨移位。

五、听骨链重建的实验研究

中耳传音机制的重建对耳科术者来说仍然是一个巨大挑战,虽然取得了较大的成就,但寻找在自然阻抗匹配系统中能提高关键听力频率的完美假体,依然是大家追求的目标。目前,有关砧骨或砧骨与镫骨板上结构替代假体的声学作用与不同假体之间的比较的信息,主要来自以下四个方面：①中耳手术假体植入后听力结果的临床报道；②动物实验，主要是猫；③电机械或类似的中耳模型；④人类颞骨实验。

（一）临床报道

比较两种或多种假体的前瞻性试验是分析结果的最佳方法，但因受很多不能控制的因素影响很难操作。听骨连重建后的效果受很多非假体的因素影响，包括术者的技能和经验、中耳的状况、乳突腔的体积、镫骨的运动情况、咽鼓管的功能、中耳黏膜的健康情况、手术的时间、手术是否分期和疾病本身等。报道结果的方法也影响了不同假体植入效果的比较。

（二）动物模型

因为解剖差异，运用于临床的假体大小不适合猫的中耳，大的灵长类动物将是较好的模型动物，但价钱昂贵，这明显限制了动物模型的研究。

（三）实物模型和虚拟模型

电机械中耳模型已经用于中耳假体的评估，但是模型中的鼓膜和耳蜗替代物不能模仿正常的解剖和生理功能，不能反映临床的真实情况。虚拟中耳将是可行的，能用于中耳假体的模型评估，现在已进行了中耳的精确元素分析，今后将会越来越准确，在未来将有助于中耳假体的评估。

（四）颞骨标本模型

目前最好的测试中耳假体的方法是新鲜的人类颞骨标本。死后1周内的保存良好的颞骨标本，与生前的声学机械特性基本相当，测量的参数是在移去砧骨前和插入假体后，在一个连续的声音压力水平作用下，镫骨位移和速度的反应。一种敏感的非接触系统，如激光多普勒振动系统，能用于镫骨的测量，它可用于测量小于 0.000 1μm 的位移。颞骨模型的缺点是在模型中其鼓膜是正常的，而在通常的临床状况并不是如此。在临床上，鼓膜通常有穿孔需要修复或曾经修复；另外非线性的鼓膜、瘢痕、鼓室硬化、潮湿、鼓膜内陷可能存在；锤骨可能部分或全部缺失，韧带的支持作用也可能变紧或变松，而修复的鼓膜的功能与正常的相比也不同。

六、听骨链成形手术的效果评价

听骨链成形手术的效果需要有一个可行的方案进行评估，这个方案要能够被广泛的采纳使用，又要简单可行，但是我国目前并没有在这方面形成共识。下面介绍美国听觉和平衡学会制定的一个指南。

美国听觉和平衡学会于 1995 年制定了一个传导性听力损失治疗效果的评估指南，分为两级水平：①一级：外科医师报告的技术结果和提供的总结性数据；②二级：描述性的原始数据。应用任意一级报告方法的研究都应当有助于判定哪一种技术方法和假体更能提高听力。在评估中应尽量多收集原始数据，以便能详细地分析研究结果并能进行回归分析。评价疗效所需的数据常包括：

1. **听觉阈值** 美国听觉和平衡学会建议使用 0.5kHz、1kHz、2kHz、3kHz 四个频率的平均阈值形成四音纯音平均值。在过去的实践中通常使用 0.5kHz、1kHz、2kHz 三个频率或 0.5kHz、1kHz、2kHz、4kHz 四个频率来计算纯音平均值。美国听觉和平衡学会认为包含 3kHz 是恰当的，因为 3kHz 能更好地反映频率在语言理解方面的重要性，而这正是听力重建的目的，这种四音纯音平均值的运用与其他学会的纲要是一致的。有证据表明使用 0.5kHz、1kHz、2kHz 和 0.5kHz、1kHz、2kHz、4kHz 的数据系列能与使用 0.5kHz、1kHz、2kHz、3kHz 数据系列直接比较，但是建立 0.5kHz、1kHz、2kHz、3kHz 四音纯音平均值应当是未来前瞻性研究的标准。听力计纯音阈值气导应当记录 0.5kHz~8kHz 和骨导 0.5kHz~4kHz，检测时需使用恰当的掩蔽。总之，学会建议在评价疗效时应使用四音纯音平均阈值和气骨导差（气导的四音纯音平均值减去骨导相同的平均值）等数据。

2. **气骨导差的变化** 美国听觉和平衡学会还建议运用气骨导差的变化来评价疗效，并比较手术后气导阈值和术前气导阈值的变化。气骨导差缩小的分贝数由术前的减去术后的气导差来确定。结果可以是阴性即治疗后差值更大，也可以是阳性即治疗后差值更小。学会还建议使用术后气、骨导差的平均值、标准误和变化范围以及变化的分贝数等参数来评价疗效。为了简便，研究者报道气骨导差可运用条形图，条形图应当按照 0~10dB，11~20dB，21~30dB 和 >30dB 的形式构建。

3. 疾病的不同 听骨链重建的结果应根据疾病的不同全面讨论,最主要的是不同病例的听骨链状况,尤其是镫骨和锤骨,如重建是从镫骨头、底板还是从前庭窗开始,锤骨柄存在还是缺失。在慢性中耳炎中,还要考虑中耳气化的程度和咽鼓管的开放程度。评价时应当指出手术是一期还是分期,是否进行修正手术,研究者还应描述他们手术治疗的原则、手术方法和并发症。

4. 结果的报道 如遵从指南一级,研究者应当报告下面每个数据的平均值、标准误和变化范围:①术后气骨导差;②气骨导差缩小的分贝数;③高频骨导听力损失分贝数的变化。1年或2年以上报告前两项,6周或以上应当加上第三项。结果会随着时间的变化而不同,1年或1年以上的结果要比短期的结果更真实和稳定。听觉和平衡学会鼓励研究学者报告术后的气导阈值,这个指南为外科医师报道中耳外科技术结果提供了简单的方式。如遵从指南二级的报告,应当报道听力损失分贝数的纯音阈值的原始数据包括手术前、后的 0.5kHz~8kHz 的气导和 0.5kHz~4kHz 的骨导。

(戴春富)

第四章 耳聋

第一节 遗传性耳聋的分子遗传学研究与临床应用

耳聋是导致人类言语交流障碍的常见致残性疾病。50%~70% 的耳聋由遗传因素所致。随着国际人类基因组计划、人类基因组单体型图计划、千人基因组计划顺利完成,以及高通量新一代测序技术(next generation sequencing,NGS)的快速发展,目前已发现 119 个与非综合征型耳聋相关以及 44 个与综合征型耳聋相关的基因(https://hereditaryhearingloss.org/),并逐渐在分子水平对耳聋病因进行诠释,不断破译耳聋的遗传密码,将耳聋的分子遗传学研究推向了高潮,指引着未来耳聋基因治疗的方向。目前临床上以耳聋分子遗传学为依托,构建了包括耳聋基因诊断与遗传咨询、产前基因筛查、新生儿听力与基因联合筛查等的耳聋三级预防体系,实现了耳聋的早发现、早诊断、早干预,在耳聋的防治方面发挥重要作用。

一、遗传性耳聋的分型分类与临床表型

遗传性耳聋(hereditary hearing loss,HHL),是指来自父母的遗传物质发生改变后传递给后代所引起的听力损失。父母一方或双方可表现为与子代表型相似的耳聋患者,也可为听力正常的耳聋致病基因携带者或是由新发突变所导致耳聋患者。遗传性耳聋属于单基因病,遗传方式遵循孟德尔遗传规律。根据是否合并其他器官或系统的病变,可将遗传性耳聋分为非综合征型(70%)和综合征型(30%)耳聋两大类。其中,非综合征型耳聋是指患者仅表现听觉系统的症状,不伴随其他器官和系统的异常(但可以有中耳及内耳的异常);综合征型耳聋是指患者不但有听觉系统的症状,同时还伴随有外耳及其他器官系统的畸形及功能异常或伴有其他器官系统的相关疾病表现。

(一)非综合征型耳聋

非综合征型耳聋(nonsyndromic hearing loss)的发病率为 1/1 000 至 1/800,遗传方式包括:常染色体显性遗传,约 22%;常染色体隐性遗传,约 77%;X- 连锁遗传,约 1%;线粒体突变母系遗传以及 Y- 连锁遗传,不足 1%。非综合征型耳聋的每一种遗传方式均有其特有的遗传学特征,临床的表型特征也各具不同。

1. **常染色体显性遗传(autosomal dominant inheritance,AD)** 是指其致病基因位于 1~22 号常染色体上,在杂合子状态时发病,即表型是显性的,典型的常染色体显性遗传病系谱图如图 1-4-1 所示。常染色体显性遗传家系特点:①家系中每一代都有患者,存在连续遗传的现象;②男女患病概率相等;③患者的双亲之一必为患者,如果双亲都无病,后代一般不会患病,除非发生新发突变(de novo mutation);④患者后代的患病率为 50%。

认识常染色体显性遗传性耳聋(autosomal dominant hereditary hearing loss,ADHHL),要了解与其相关的基因座,定位意义和致病基因。

常染色体显性遗传性聋的致病基因座,英文表述为 locus,复数为 loci:是根据人类基因组命名委员会的规则,以 DFNA 来表示常染色体显性遗传性耳聋,DFN 缩略词来自 DeaFNess(耳聋)中的三个字母,A 定义为显性遗传。第一个致病基因座表述为 DFNA1,第二个表述为 DFNA2。基因座的命名常常是由遗传连锁分析的方法而获得的,由人类基因组命名委员会(Human Genome Organization nomenclature commitee,HUGO)来认可

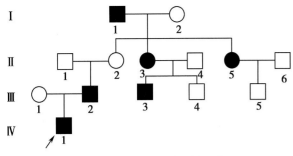

图 1-4-1 常染色体显性遗传

和发布,而基因座命名的申请是由研究者根据研究结果提交到命名委员会,要通过命名委员会的审核来确定。命名的序号是根据发现时间的顺序以及获得命名的时间依次来排序的,到目前为止常染色体显性遗传性耳聋的基因座是从 DFNA1 到 DFNA67 来排序的,如有新的发现还会依次增加序号。

常染色体显性遗传性聋的致病基因的位置,英文表述为 location:以染色体的序号,染色体的短臂(p)或长臂(q),以及定位的区段来表示。以 DFNA1 为例,1992 年,Léon 等利用限制性片段长度多态性(restriction fragment length polymorphisms,RFLP)标记方法,将一个八代相传的哥斯达黎加家系的耳聋基因定位在 5 号染色体上长臂的 3 区 1 带上,由于这是第一个发现和定位的显性遗传性耳聋基因座,因此申请命名为 DFNA1 基因座,其定位的位置表述为 5q31。在这个定位区间有约 7 厘摩(centimogan,cM)的遗传距离,DFNA1 连锁的区域有 800kb 大小,因此定位之后的致病基因发现仍然为一个巨大的挑战。

常染色体显性遗传性聋的致病基因,英文表述为 pathogenic or causative gene:在人类基因组 30 亿个碱基对中发现一个耳聋致病基因是一个大海捞针的过程。DFNA 基因发现方式常常是经过经典的连锁分析方法将致病基因定位在染色体上的一个区段,由此缩小了基因发现的范围,之后就是应用候选基因筛查发现其致病基因。如 DFNA1 型耳聋,于 1992 年定位在 5q31,直到 1997 年,Lynch 等发现其致病基因为 DIAPH1(diaphanous related formin 1),临床表型为 5~30 岁发病,听力损失为低频到全频的进展性听力下降。

临床上,由 DIAPH1 基因突变所导致的耳聋可以表述为:DFNA1 型耳聋,或者是 DIAPH1 基因突变型耳聋。

目前已知的常染色体显性遗传性耳聋的基因座命名到 DFNA67,意为有 67 个基因座,但目前发现的致病基因只有 32 个,还有一半多基因座上的基因尚未发现,处于尚待发现中和进一步确认当中。表 1-4-1 为 DFNA1~DFNA67 型基因座及致病基因与临床表型特征一览表。通过这个表格的总结可以帮助在临床上考虑为显性遗传耳聋患者的诊断和遗传咨询。在临床上,当发现一个考虑为常染色体显性遗传性耳聋的家系或患者,要考虑其为 DFNA1~DFNA67 型耳聋亚型中的一种,也可以是新的耳聋亚型,要从基因座,定位区段,致病基因,发病年龄,听力损失的类型,预后情况,病情是否进展,前庭是否受累等几个方面来诊断和咨询显性遗传性耳聋患者。

遗传性耳聋的一个显著特征就是遗传的异质性,同样的表型由不同的基因所导致,或者是同样的基因贡献于不同的耳聋表型。这种遗传的异质性在常染色体显性遗传性耳聋中,可以表现为基因座与耳聋基因的多关联性和致聋基因既表现为显性遗传又表现为隐性遗传的显隐共性特征。

一个基因座中含两个不同的致聋基因:在目前已经鉴定的 32 个 *DFNA* 耳聋基因中,相对应的基因座为 27 个。意为:并非所有的基因座都只有一个耳聋基因。从表 1-4-2 中,可以看到 DFNA2,DFNA3,DFNA4 基因座上,均有 2 个耳聋基因,因此,在遗传性耳聋官方网站上,将其分别列出小亚型,如 DFNA2 型耳聋基因座,分出了 DFNA2A 亚型和 DFNA2B 亚型,对应的致病基因分别为 *KCNQ4* 和 *GJB3*;同样 DFNA3 型耳聋,又分为 DFNA3A 亚型和 DFNA3B 亚型,对应的基因分别为 *GJB2* 和 *GJB6*;DFNA4 型耳聋基因座是 1995 年定位的一个显性遗传性耳聋基因座,2004 年发现了第一个耳聋基因为 *MYH14*,时隔七年之后的 2011 年,发现了第二个责任基因 *CEACAM16*,因此也分为 DFNA4A 亚型和 DFNA4B 亚型。

表 1-4-1　常染色体显性遗传性聋基因座、致病基因与表型特征

基因座	位置	基因	发病年龄	听力损失的频率	预后情况	病情进展与否	前庭受累程度
DFNA1	5q31	DIAPH1	5~30 岁	低频至全频	极重度	是	有一名儿童伴有单侧前庭功能障碍
DFNA2	1p34	KCNQ4	0~20 岁	高频,后来发展至全频	极重度	是	某些患者伴有非对称性反射亢进;
		GJB3	40 岁	高频,后来发展至全频	中度	是	—
DFNA3	13q12	GJB2, GJB6	非进行型为先天性;进行型在 10~20 岁	非进行型为全频;高频,后来发展至中低频	中度 – 极重度	是,某些患者	—
DFNA4	19q13.33	MYH14	10 岁前或 20 岁前	全频	极重度	是,波动性	—
	19q13.31	CEACAM16	青春期	全频	中度		
DFNA5	7p15	DFNA5	5~15 岁	高频,后来发展至全频	重度	是	没有
DFNA6/14/38	4p16.3	WFS1	先天性或幼儿早期	低频,后来发展至高频	中度 – 重度	是	非对称性反射亢进
DFNA7	1q21.23	未知	>5 岁	高频	中度	是,最初是非对称性	没有
DFNA8/12	11q22–24	TECTA	某些家系表现为语前聋;9 或 19 岁在迟发型家系	语前聋,非进行性家系中表现为中间频率;进行性家系中表现为高频至全频	语前聋,非进行性家系中表现为中度 – 重度;进行性家系中表现为轻度	是,某些患者	一些进行性家系中出现症状
DFNA9	14q12–13	COCH	20 或 36~62 岁	高频,后来发展至全频	极重度	是;某些为波动性和非对称性	是,可能伴有梅尼埃病症状
DFNA10	6q22–23	EYA4	<10~40 岁	中间频率,发展至全频	中度 – 重度	是	是,42 位患者中有 2 位
DFNA11	11q13.5	MYO7A	<10~20 岁	高频,发展至全频	中度	是	没有症状;2 位出现冷热水试验反应降低
DFNA13	6p21.3	COL11A2;未知	语前聋或 10~30 岁	中频,发展至全频	COL11A2,中度 – 重度;未知:极重度	某些患者是	是,某些患者出现无症状性发射性消失

续表

基因座	位置	基因	发病年龄	听力损失的频率	预后情况	病情进展与否	前庭受累程度
DFNA15	5q31-q33	POU4F3	20~40岁	高频或全频	重度	是	没有
DFNA16	2q23-q24.3	未知	10岁	高频	极重度	是,突然发生,频率波动	某些伴有眩晕
DFNA17	22q12.2-q13.3	MYH9	10岁	高频至全频	重度-极重度	是	没有
DFNA18	3q22	未知	<10岁	高频至全频	重度	是	没有
DFNA19	10 pericentric	未知	先天性	高频至全频	轻度-中度	不是	—
DFNA20/26	17q25	ACTG1	10~30岁	高频至全频	重度-极重度	是	没有
DFNA21	6p21.3	未知	语前聋至45岁	中频至全频	中度-重度	是	没有
DFNA22	6q13	MYO6	6~8岁	高频至全频	极重度	是	没有
DFNA23	14q21-q22	SIX1	语前聋	全频,下降曲线(混合性或感音神经性听力损失)	中度-极重度	不是	—
DFNA24	4q	未知	语前聋	全频,下降曲线	中度-极重度	不是	—
DFNA25	12q21-24	SLC17A8	20~50岁	高频	中重度-重度	是	—
DFNA27	4q12	未知	10~30岁	—	极重度	是	—
DFNA28	8q22	TFCP2L3	7岁	高频或中频	中度-重度	是	—
DFNA30	15q25-26	未知	10~40岁	高频至中频,高频	—	是	—
DFNA31	6p21.3	未知	5岁和12岁	5岁:低频;12岁:高频	轻度-重度	是	没有
DFNA32	11p15	未知	出生时或儿童早期	中频和高频	—	是	—
DFNA33	13q34-qter	未知	20~30岁	高频至全频	未知	是	没有
DFNA36	9q13-21	TMC1	5~10岁	高频至全频	极重度	是	没有
DFNA39*	4q21.3	DSPP	20~30岁	高频	中度-极重度	是	有1例见此类症状
DFNA41	12q24.33	P2RX2	12~20岁	高频至全频	重度	是	没有

续表

基因座	位置	基因	发病年龄	听力损失的频率	预后情况	病情进展与否	前庭受累程度
DFNA42	4q28	未知	语后聋,最早24岁	高频至全频	轻度发展至极重度	是	没有
DFNA43	2p12	未知	20~30岁	4 000Hz至高频至全频	轻度发展至重度	是	未知
DFNA44	3q28~q29	CCDC50	6~10岁	低频,中频至全频	中度-极重度	是	没有
DFNA47	9p21~p22	未知	20~25岁	高频至全频	中度-重度	是	没有
DFNA48	12q13~q14	MYO1A	多在10岁前,1例在40岁	全频(高频为主)	中度-重度	是	未知
DFNA49	1q21~q23	未知	<10岁	低频高频至全频	轻度发展至重度	是	没有
DFNA50	7q32.2	MIRN96	>10岁	全频	轻度-重度,极重度	是	没有
DFNA51	9q21	TJP2	40~50岁	高频至全频	轻度-重度或极重度	是	没有
DFNA52	4q28	未知	20~30岁	高频至全频	进展至极重度	是	没有
DFNA53	14q11.2~q12	未知	10~20岁	高频渐至全频	轻度-极重度	是	未知
DFNA54	5q31	未知	5~40岁	低频	轻度-中度	是	有2例见此类症状
DFNA56	9q31.3~q34.3	TNC	8~30岁	低频至全频	轻度-重度,极重度	是	没有
DFNA57	19p13.2	未知	不详	低中频	轻度-中度	—	—
DFNA58	2p12~p21	未知	18~45岁	高频至全频	轻度-极重度	是	没有
DFNA59	11p14.2~q12.3	未知	先天性	全频	重度-极重度	否	—
DFNA60	2q21.3~q24.1	未知	12~40岁	中频至全频	轻度-重度	是	没有
DFNA64	12q24.3	SMAC/DIABLO	12~30岁	全频	轻度,中度或重度	—	没有
DFNA65	16p13.3	TBC1D24	>20岁	高频至全频	轻度-重度,极重度	是,缓慢	没有
DFNA67	20q13.2~q13.33	OSBPL2	10~30岁	高频至全频	轻度-重度,极重度	是	没有

表中基因座一栏按基因是否被克隆分类排列,其中未包括目前仍保留名称但未确认定位的座位。*DFNA39不是非综合征耳聋表型,在一些家系中表现为牙本质发育不全伴有听力下降

表1-4-2　一个基因座发现两个致聋基因-亚型的定义

基因座	位置	基因
DFNA2A	1p34	KCNQ4
DFNA2B	1p35.1	GJB3
DFNA3A	13q11-q12	GJB2
DFNA3B	13q12	GJB6
DFNA4A	19q13	MYH14
DFNA4B	19q13.32	CEACAM16

表1-4-3　一个基因对应于多个基因座,显性与隐性遗传的特征共存

	基因名	负责座位数个数	基因座名称
1	GJB2	2	DFNA3, DFNB1
2	MYO6	2	DFNA22, DFNB37
3	MYO	2	DFNA11, DFNB2
4	GJB6	2	DFNB1B/DFNA3B
5	COL11A2	2	DFNA13/DFNB53
6	TBC1D24	2	DFNB86/DFNA65
7	TECTA	3	DFNA8/DFNA12, DFNB23
8	TMC1	3	DFNA36, DFNB7/DFNB11

　　一个基因对应两个或三个基因座:这些基因既可以表现为显性遗传(DFNA),也可以表现为隐性遗传(DFNB),遗传方式不同临床表型特征亦不同(表1-4-3)。如GJB2等6个基因就对应于2个基因座,而TECTA等3个基因则对应于3个基因座,而且这些基因座分别以显性和隐性不同方式遗传。以TECTA基因在DFNA8/DFNA12和DFNB21型耳聋为例:TECTA基因编码的α-tectorin蛋白,其突变引起非综合征型显性DFNA8/DFNA12型和隐性DFNB21型耳聋。DFNA8/DFNA12型听力损失的表型为:语前聋,稳定型的中频听力损失;该基因的错义突变引起α-tectorin蛋白透明带(zona pellucida)的保守氨基酸残基的替换而影响该蛋白的功能。一个DFNA12型听力损失家系表现的是学语后的,进行性的听力损失,基因突变引起α-tectorin蛋白的zonadhesion/von Wilebrand区域的一个丝氨酸代替了原有的半胱氨酸而引起耳聋。而同样由TECTA基因引起的DFNB21型耳聋表型为:语前发病,重度至极重度感音神经性耳聋,TECTA基因的一个剪切突变导致一个α-tectorin截短蛋白的出现而引起听力损失。同为TECTA基因引起表型迥异的原因,目前认为有两种可能的解释:一是同一个基因的不同突变将在不同程度上影响α-tectorin蛋白与其他分子相互作用的能力,并引起非胶原盖膜基质结构的不同程度的改变而导致听力不同程度的损失;另一种可能是由于TECTA基因的修饰基因的作用影响所致。

　　以上内容阐述了常染色体显性遗传性耳聋的遗传学特征和临床特征,体现了遗传性耳聋的复杂性和多样性,需要了解一个个基因,认识一个个表型,才能实现临床上的精准诊断和有效的遗传咨询。

　　2. 常染色体隐性遗传　常染色体隐性遗传(autosomal recessive inheritance,AR)是指致病基因位于1~22号常染色体上,其性质是隐性的,在杂合状态时不表现相应性状,只有当隐性基因纯合子时方得以表现疾病状态。非综合征型的遗传性耳聋中多数为常染色体隐性遗传,约占77%。典型的常染色体隐性遗传病系谱图如图1-4-2所示。常染色体隐性遗传家系特点:①致病基因位于常染色体,男、女性的患病机会均等;②系谱图中看不到连续遗传现象,常为散发病例,甚至只有先证者;③患者的双亲一般不患病,为表型正常人,但均为致病基因的携带者;④患者的同胞有1/4的风险患病,患者表型正常的同胞中有2/3的概率为该病的携带者;⑤患者的后代一般不发病,但一定是携带者;⑥近亲婚配时子女的发病风险显著提高。

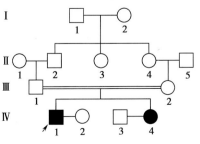

图1-4-2　常染色体隐性遗传

一般所指的常染色体隐性遗传性耳聋多指非综合征型耳聋，耳聋是其唯一临床表现、大多数患者表现为先天性耳聋，症状早发且程度较重。部分耳聋综合征型也遵循常染色体隐性遗传模式，除了耳聋表型外同时伴有其他器官系统功能异常，比如 Pendred 综合征伴有甲状腺肿，Usher 综合征伴有渐进性视网膜色素变性（多为儿童期末至青春期发病）而致的视野缩小、视力障碍等。

常染色体隐性遗传性聋，英文表述为 Autosomal Recessive Hereditary Hearing Loss，缩略词为 ARHHL。根据人类基因组命名委员会的规则，以 DFNB 来表示常染色体隐性遗传性耳聋，DFN 缩略词来自 DeaFNess（耳聋）中的三个字母，B 定义为隐性遗传。第一个致病基因座表述为 DFNB1，此后依据基因座发现及获得命名的时间顺序，依次命名为 DFNB2，DFNB3……目前，常染色体隐性遗传的基因座一共有 86 个，命名从 DFNB1 到 DFNB103（其中空缺的座位包括 DFNB34，41，43，50，52，54，56，57，58，64，69，70，75，78，87，92，100）。常染色体隐性遗传性耳聋中致病基因明确的基因座为 56 个，迄今致病基因未明的尚有 30 个。DFNB1 和 DFNB18 基因座上有两个致病基因，其他基因座分别对应一个致病基因。DFNB7 和 DFNB11，DFNB8 和 DFNB10、DFNB15 和 DFNB72 及 DFNB95、DFNB66 和 DFNB67 分别被证实具有相同的致病基因。

常染色体隐性遗传性耳聋致病基因的发现，首先要提到的是 GJB2 基因，它是目前各人种中主要的致聋因素之一。1997 年，学者们通过连锁分析候选基因筛查的方法将 DFNB1 座位的致病基因确定为编码缝隙连接蛋白（connexin26 Cx26）的 GJB2，该基因突变还能导致常染色体显性遗传性聋 DFNA3（OMIM 601544）。GJB2 基因于 1993 年被克隆，定位于染色体 13q11-12。随着研究的深入，人们发现在一些定位于 DFNB1 座位的耳聋家系中未发现 GJB2 突变，因而考虑这一区域还存在其他致聋基因，这就是位于 GJB2 端粒端上游与其相隔约 35kb 的 GJB6，位于染色体 13q12。为了将 GJB2 和 GJB6 所对应的基因座精确区分，又将 DFNB1 座位细分为 DFNB1A 和 DFNB1B。在常染色体隐性遗传性耳聋中，类似同一基因座有两个致病基因的基因座还包括 DFNB18，其致病基因包括 USH1C 和 OTOG，该两个基因分别位于染色体 11p14.3 和 11p15.1。

在常染色体隐性遗传性耳聋中，还有 SLC26A4 基因和 OTOF 基因也是非常重要和值得关注的致聋基因，它们分别引起大前庭水管综合征和遗传性听神经病/听突触病。大前庭水管综合征（large vestibular aqueduct syndrome，LVAS），DFNB4 型耳聋（OMIM：600791），临床主要表现为前庭水管扩大合并感音神经性或混合性听力障碍，并不伴有其他内耳发育异常和其他器官系统的异常。该病发病率较高，占先天性耳聋患者的 5%~10%，其听力损失可在出生后至青春期任何年龄发病，发病前常有感冒、发热、颅外伤或其他使颅内压增高等诱因，听力损失程度表现为从接近正常到极重度耳聋不等。大前庭水管综合征的致病基因为 SLC26A4，该基因定位于 7q31，包含 21 个外显子，编码的 Pendrin 蛋白有 12 个跨膜区，主要负责介导氯离子转运并维持内淋巴平衡。SLC26A4 基因突变频谱广泛、类型多样，目前已报道的突变近 200 余种，其频率在不同种族人群中亦千差万别。Miyagawa 等发现日本 82% 的患者可检测到变异，热点突变为 p.H723R；Park 等发现韩国 92.3% 的患者可检测到，热点突变为 p.H723R；赵亚丽等发现中国 LVAS 患者中，97.9% 的患者均具有该基因变异，热点突变为 IVS7-2A>G 和 p.H723R，携带率分别为 78.9% 和 18%。目前在临床上通过临床听力学综合评估，影像学检查（颞骨 CT 和内听道 MRI）联合基因学检测来综合诊断大前庭水管综合征疾病。

遗传性听神经病/听神经病谱系障碍（genetic auditory neuropathy，AN/auditory neuropathy spectrum disorder，ANSD），它是遗传性耳聋中一种重要的疾病类型，临床主要表现为患者可以听到声音却不能理解其语义，患者的听觉时域处理功能下降，言语识别率与纯音听阈不成比例的下降。已发现 17 个与之相关的基因，包括：与非综合征型听神经病相关的 OTOF、PJVK、DIAPH3 基因，与综合征型听神经病相关的 AIFM1、TIMM8A、

WFS1、*PMP22*、*MPZ*、*NF-L*、*NDRG1*、*GJB1*、*GJB3*、*OPA1*、*TMEM126A*、*FXN* 基因以及线粒体突变 *12SrRNA*（T1095C）和 *MTND4*（11778mtDNA）。遗传性听突触病是近年来逐渐明确并定义的听神经病中的一个亚型，可由 *OTOF* 基因突变致病，该基因位于人染色体 2p23.1，基因全长 101 496bp，含有 48 个外显子，编码翻译含有 1 997 个氨基酸的 otoferlin 蛋白，蛋白结构包含 6 个钙离子结合 C2 结构域，参与到内毛细胞突触囊泡膜融合释放神经递质过程中。*OTOF* 基因的遗传方式为常染色体隐性遗传，截至 2019 年 2 月 *OTOF* 基因已有 200 多个变异点被报道。不同人群中 OTOF 基因变异点也不尽相同，如中国人群中 OTOF 基因变异是导致婴幼儿听神经病的常见致病基因，婴幼儿听神经病中 OTOF 基因的发病率为 41.2%（14/34），远远高于成人听神经病中的发病率 5.5%（4/73）。*OTOF* 基因的 p.Q829X（c.2485C>T）变异在西班牙人群中较为常见，同时在法国、阿根廷、墨西哥和英国人群中也有较高的发病率。p.R1939Q（c.5816G>A）是日本人群较为常见的致病 ANSD 的变异点之一。目前在临床上从听力学、心理物理学、影像学、基因学等多个层面诊断此疾病。

常染色体隐性遗传性耳聋的临床表现多数为语前中、重度-极重度感音神经性耳聋，但少数耳聋基因如 *GJB2*、*SLC26A4*、*TECTA*、*TMPRSS3*、*MYO3A* 等可表现为语后迟发性、中度感音神经性耳聋，甚至某些频率出生时可在正常范围内。各个常染色体隐性遗传性耳聋基因对应的表型见表 1-4-4。

常染色体隐性遗传性耳聋的遗传异质性包括两种类型：等位型（allelic）与非等位型（non-allelic）。等位型的遗传异质性是指同一基因的不同突变在不同情况下产生同样的耳聋表型；非等位型的遗传异质性则是指不同基因的突变导致相同或相似的耳聋表型。在家系研究中非等位型的异质性可以通过家系的连锁分析（linkage analysis）区分开，而等位型的异质性则难以区分，不同的家系其致病突变就可能发生在不同的基因上，这种非等位型的异质性在采用连锁分析对不同的家系进行分析时就可以得到不同的连锁位点。等位型的遗传异质性通过连锁分析一般不能

区分，只有对基因进行详细的测序后才可以得出结果。在常染色体隐性遗传性耳聋的致聋基因中有一些除了与 DFNB 有关，还与 DFNA 有关，如 *GJB2*、*GJB6*、*GJB3*、*TECTA*、*MYO7A*、*MYO6*、*COL11A2*、*TMC1* 和 *TBC1D24*。此外，一些 DFNB 基因还能导致耳聋综合征，如 *GJB2*（DFNB1A）突变导致耳聋-皮肤掌跖角化综合征和角膜炎-鱼鳞病-耳聋综合征（keratitis-ichthyosis-deafness syndrome，KID），*SLC26A4*（DFNB4）突变导致 Pendred 综合征，*MYO7A*（DFNB2）能导致 Usher 1B，*CDH23*（DFNB12）能导致 Usher 1D，*PCDH15*（DFNB23）能导致 Usher 1F，*COL11A2*（DFNB53）能导致 Stickler 综合征。

常染色体隐性遗传性耳聋的婚配类型及子代发病风险的预测是临床常见的遗传咨询。对于常染色体隐性遗传性耳聋，突变基因为等位基因 a，呈隐性，只有基因型为 aa 纯合子时才表现为疾病，纯合子 AA 或杂合子 Aa 表型正常。两个致病基因分别来自患者双亲，因而患者双亲都是携带一个致病基因的杂合子 Aa；虽然表型正常，但再次生育时仍可能把致病基因传给后代。两个常染色体隐性遗传病的肯定携带者（obligate carrier）婚配后，其子女的发病风险为 1/4；若其子女表型正常，则有 2/3 的概率是携带者。

3. X-连锁遗传 X 连锁遗传（X-linked inheritance）是指致病基因位于 X 染色体，根据其遗传性质又可分为 X 连锁隐性遗传和 X 连锁显性遗传两种。X 连锁隐性遗传性耳聋（X-linked recessive inheritance）的遗传特点如图 1-4-3 所示：①男性患者远多于女性患者；②男性患者的双亲一般都不患病，其致病基因来自携带者母亲；③可见交叉遗传现象，即"父传女，母传子"的遗传现象；④由于男患者的子女都是正常的，所以代与代之间可见明显的不连续，即隔代遗传现象。X 连锁显性遗传（X-linked dominant inheritance）的遗传特点如图 1-4-4 所示：①女性患者多于男性；②患者双亲之一必定是患者，女患者都是杂合子，她们的致病基因可传递给儿子和女儿，但男性患者的致病基因只传给女儿，因此系谱中男性患者的女儿全部发病；③可看到连续两代以上都有患者。X-连锁遗传性耳聋表型多样，表现为语前或语后均可发病。

表 1-4-4　常染色体隐性遗传性耳聋的基因、定位、表达及表型特征

基因座	基因	定位	编码蛋白	蛋白表达	蛋白功能	发病年龄	临床表现
DFNB1	GJB2*#	13q12	Connexin-26	螺旋缘，螺旋韧带，血管纹，螺旋器支持细胞	缝隙连接蛋白	学语前	中度-极重度全频听力损失，部分听力进展，不伴内耳异常和前庭功能障碍
	GJB6*	13q12	Connexin-30	同 GJB2	同 GJB2		
DFNB2	MYO7A*#	11q13.5	Myosin heavy-chain-7A	内外毛细胞的表皮板和纤毛	非传统肌球蛋白	先天性~16岁	重度-极重度全频听力损失，听力进行性下降，可伴有前庭功能异常
DFNB3	MYO15	17P11.2	Myosin heavy-chain-15A	发育中耳蜗，前庭感觉上皮，内外毛细胞的表皮板和纤毛	非传统肌球蛋白	学语前	非进行性重度-极重度全频听力损失，无前庭症状，Shaker-2小鼠静纤毛变短，肌动蛋白破坏
DFNB4	SLC26A4#	7q31	Pendrin/PDS	内淋巴管和内淋巴囊，椭圆囊，球囊，耳蜗外沟	离子转运子	学语前，学语后	波动性或进行性听力高频为主的听力损失，听力损失从轻度到极重度，部分有前庭症状，内耳可见前庭水管扩大或 Mondini 畸形
DFNB6	TMIE	3q21	TMIE	耳蜗（仅用 RT-PCR 证实）	未知	学语前	非进行性重度-极重度全频听力损失，Spinner 小鼠静纤毛成熟异常
DFNB7/11	TMC1*	9q13-q21	TCEG1	耳蜗和前庭毛细胞	未知	学语前	非进行性全频极重度听力损失，小鼠模型在出生后内外毛细胞退化
DFNB8/10	TMPRSS3	21q22.3	Tansmembraneprtein	螺旋神经节，螺旋器支持细胞，血管纹	跨膜丝氨酸蛋白酶	学语前，10~20岁	重度或极重度全频听力损失，无前庭功能异常
DFNB9	OTOF	2p22-p23	Otoferlin	耳蜗内毛细胞，前庭I型细胞，发育中外毛细胞，螺旋神经节细胞	囊泡传输	学语前	非进行性重度-极重度全频听力损失
DFNB12	CDH23#	10q21-q22	Cadherin-23	内外毛细胞	细胞凝集素	学语前	听力表现多样，无前庭症状，Waltzer 小鼠静纤毛延迟成熟，破坏
DFNB15/72/95	GIPC3	19p13.3	GIPC3	内耳感觉毛细胞，螺旋神经节	离子稳态	学语前	轻度-极重度感音神经性听力损失，部分患者为混合性听力损失

续表

基因座	基因	定位	编码蛋白	蛋白表达	蛋白功能	发病年龄	临床表现
DFNB16	STRC	15q15	Stereocilin	耳蜗和前庭毛细胞的纤毛	纤毛蛋白	儿童	非进行性重度-极重度全频听力损失
DFNB18	USH1C	11p15.1	Harmonin	耳蜗和前庭的感觉上皮及毛细胞纤毛	装配蛋白	学语前	非进行性重度-极重度全频听力损失
	OTOG	11p15.1-15.2	otogelin	盖膜	组成盖膜	不确切，言语发育迟缓	中度听力损失，听力曲线从平坦型到浅U型或者轻度下降型，伴前庭功能受损
DFNB21	TECTA*	11q22-q24	Alpha-tectorin	盖膜和耳石膜	细胞外基质	学语前	非进行性重度-极重度全频听力损失
DFNB22	OTOA	16p12.2	Otoancorin	内耳感觉上皮顶面的内外基质	GPI启动蛋白	学语前	非进行性中度-极重度全频听力损失
DFNB23	PCDH15#	10q21-22	Protocadherin-15	内耳毛细胞纤毛	钙黏蛋白	学语前	极重度听力损失，伴有前庭症状
DFNB24	RDX	11q22.3	Radicin	沿前庭及内耳毛细胞的静纤毛全长表达	细胞骨架蛋白	学语前	极重度听力损失，不伴前庭功能障碍
DFNB25	GRXCR1	4p13	GRXCR1	胎儿耳蜗高表达，小鼠中grxcr1在内耳感觉上皮表达，在沿前庭及内耳毛细胞的静纤毛全长表达	未知	学语前	中度-极重度听力损失，1个家系听力损失呈进行性，部分患者伴前庭功能障碍
DFNB29	CLDN14	21q22.3	Claudin-14	螺旋器官或前庭器官的感觉上皮	紧密连接蛋白	学语前	非进行性重度-极重度全频听力损失
DFNB30	MYO3A	10p11.1	Myosin heavy-chain-3A	内、外毛细胞	非传统肌球蛋白	学语前	听力损失多样，常呈进行性下降
DFNB31	WHRN	9q32-q34	Whirlin	在鼠表达在内外毛细胞的纤毛	未知	学语前	非进行性极重度全频听力损失
DFNB35	ESRRB	14q24.3	estrogen-related receptor beta protein	出生后的耳蜗，在小鼠中Esrrb在耳蜗发育过程表达	雌激素受体	学语前	重度-极重度听力损失

续表

基因座	基因	定位	编码蛋白	蛋白表达	蛋白功能	发病年龄	临床表现
DFNB36	ESPN	1p36.31	Espin	内耳毛细胞的纤毛	钙失敏性肌动蛋白束蛋白	学语前	听力损失伴前庭功能异常
DFNB37	MYO6*	6q13	Myosin-heavy-chain-6A	耳蜗感觉毛细胞	非传统激动蛋白	学语前	重度-极重度感音神经性耳听力损失
DFNB39	HGF	7q21.11	Hypatocytegrowth factor	多种组织的信号通路	旁分泌中介	学语前	重度-极重度高频为主听力损失
DFNB42	ILDR1	3q13.33	Immunoglobulin-like domain containing receptor 1	前庭及耳蜗的毛细胞、支持细胞	跨膜受体	学语前	中度-极重度听力损失
DFNB48	CIB2	15q25.1	calcium-and integrin-binding protein	内耳毛细胞静纤毛，视网膜光感受器，色素上皮细胞	钙调蛋白	学语前	重度-极重度听力损失；Usher综合征1J
DFNB49	MARVELD2	5q13.2	MARVELD2, or tricellulin (TRIC)	耳蜗和前庭上皮的三细胞紧密连接（小鼠）	紧密连接蛋白	学语前	中度-极重度听力损失
DFNB39	HGF	7q21.11	Hypatocyte growth factor	多种组织的信号通路	旁分泌中介	学语前	重度-极重度高频为主听力损失
DFNB42	ILDR1	3q13.33	Immunoglobulin-like domain containing receptor 1	前庭及耳蜗的毛细胞、支持细胞	跨膜受体	学语前	中度-极重度听力损失
DFNB48	CIB2	15q25.1	calcium-and integrin-binding protein	内耳毛细胞静纤毛，视网膜光感受器，色素上皮细胞	钙调蛋白	学语前	重度-极重度听力损失；Usher综合征1J
DFNB49	MARVELD2	5q13.2	MARVELD2, or tricellulin (TRIC)	耳蜗和前庭上皮的三细胞紧密连接（小鼠）	紧密连接蛋白	学语前	中度-极重度听力损失
DFNB53	COL11A2*#	6p21.3	Collagen-11A2	盖膜和耳石膜	细胞外基质	学语前	极重度听力损失
DFNB59	PJVK	2q31.2	pejvakin	螺旋器、螺旋神经节细胞以及前三级听力觉传入通路的神经元细胞（小鼠）	未知	学语前	重度-极重度听力损失，部分患者听力损失呈进行性

续表

基因座	基因	定位	编码蛋白	蛋白表达	蛋白功能	发病年龄	临床表现
DFNB61	SLC26A5	7q22.1	prestin	耳蜗外毛细胞	动力蛋白	学语前 /0～35 岁	重度 - 极重度听力损失；携带者表现为轻度 - 极重度听力损失
DFNB63	LRTOMT	11q13.4	LRTOMT1 and LRTOMT2	耳蜗内外毛细胞, 前庭毛细胞及支持细胞	未知	学语前	极重度听力损失
DFNB66/67	LHFPL5	6p21.31	lgfp-like protein 5	耳蜗内外毛细胞的纤毛	未知	学语前	极重度听力损失, 无前庭功能障碍。（小鼠模型中伴前庭功能障碍）
DFNB70	PNPT1	2p16.1	Polyribonucleotide nucleotidyltransferase	线粒体膜间隙, PNPase 在小鼠耳蜗感觉毛细胞及蜗神经核神经元表达	核酸外切酶	学语前	重度听力损失
DFNB74	MSRB3	12q14.3	zinc-containing methionine sulfoxide reductase B3	线粒体及内质网, 内耳耳蜗及前庭感觉上皮	蛋氨酸硫氧化物还原酶	学语前	极重度听力损失
DFNB77	LOXHD1	18q21.1	LOXHD1	毛细胞静纤毛表面	未知	7~8 岁	低频听力损失进展至中高频轻度 - 中度或中度 - 重度听力损失
DFNB79	TPRN	9q34.3	taperin	内耳静纤毛的底部	未知	学语前	重度 - 极重度进行性听力损失
DFNB82	GPSM2	1p13.3	G protein signaling modulator	耳蜗, 椭圆囊、球囊毛细胞及支持细胞的顶部	调控 G 蛋白激活	学语前	重度 - 极重度听力损失, 部分患者表现为 Chudley-McCullough syndrome
DFNB84	PTPRQ	12q21.31	Ptprq	胎儿肾, 肺和耳蜗高表达；内耳毛细胞束（鸡）	PIPase 及 PIP2	学语前	重度 - 极重度进行性听力损失, 伴前庭功能障碍
DFNB86	TBC1D24*	16p13.3	Tre2-Bub2-Cdc16 domain-containing RAB-specific GTPase-activating proteins	螺旋神经节细胞（小鼠内耳）	GTP 酶激活蛋白	学语前	极重度听力损失

续表

基因座	基因	定位	编码蛋白	蛋白表达	蛋白功能	发病年龄	临床表现
DFNB88	ELMOD3	2p11.2	ELMO domain-containing protein	耳蜗毛细胞静纤毛（啮齿类动物）	GTP 酶激活蛋白	学语前	重度－极重度混合性听力损失
DFNB89	KARS	16q23.1	lysyl-tRNA synthetase	毛细胞,特别是螺旋韧带,沟上皮,基底膜及螺旋缘的表面（小鼠,鸡,斑马鱼）	调控转录	学语前	中度－重度全频听力损失或重度－极重度听力损失
DFNB91	GJB3*	1p34.3	Connexin-31	螺旋缘和螺旋韧带	连接蛋白	学语前 17 岁	轻,中,重度听力损失
	SERPINB6	6p25	intracellular protease inhibitor	内耳毛细胞	防止溶酶体内容物泄漏	不确切	中度－中度听力损失
DFNB93	CABP2	11q13.2	Calcium-binding protein 2	耳蜗毛细胞	钙结合蛋白	学语前	中度－重度中频为主听力损失
DFNB98	TSPEAR	21q22.3	Tspear	耳蜗感觉毛细胞,特别是内毛细胞和外毛细胞纤毛束的底部（小鼠）	分泌蛋白	学语前	极重度听力损失
DFNB101	GRXCR2	5q32	Grxcr2	内耳及前庭感觉毛细胞,延静纤毛全长（小鼠）	未知	2 岁	进行性中度－重度听力损失
DFNB102	ESP8	12p12	epidermal growth factor receptor	内外毛细胞静纤毛顶端	actin-binding protein	学语前	极重度听力损失
DFNB103	CLIC5	6p21.1-q15	chloride intracellular channel protein	内耳毛细胞束底端	连接蛋白（胞膜和胞浆）	儿童早期	渐进性轻度至重度或极重度听力损失,伴前庭功能受损,一个患者伴肾功能异常

学语前听力损失包括先天性听力损失；DFNB8 性听力损失的发病在学语后（10~12 岁），DFNB10 型听力损失发病为先天性

*标记的基因既可引起隐性遗传性听力损失也可引起显性遗传性听力损失,共 9 个

#标记的基因既可引起隐性遗传性听力损失也可引起耳聋综合征,共 6 个

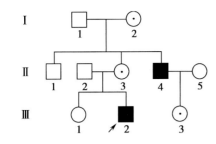

图 1-4-3　X-连锁隐性遗传

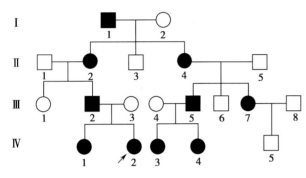

图 1-4-4　X-连锁显性遗传

对于非综合征型 X-连锁遗传性耳聋,听力损失是其唯一临床表现,根据显性及隐性遗传模式的不同,患者的发病年龄、听力损失程度等表型亦各异。综合征型 X-连锁遗传性耳聋,除了耳聋表型外同时伴有其他器官系统功能异常,比如 Alport 综合征,Norrie 综合征和伴外淋巴井喷的进行性混合性聋都是 X-连锁遗传病。X-连锁遗传性耳聋较常染色体遗传性耳聋相对罕见,在遗传性耳聋中的发病比例在 1% 左右,但在临床遗传咨询中,通过家系图谱分析,患者的表型特征,以及基因检测明确 X-连锁遗传,尤其是要明确家系中女性患者和女性携带者,这对减少家庭中后代耳聋的发生意义重大。

（1）X-连锁遗传方式的主要特征:①交叉遗传:是指男性患者的 X-连锁基因只能来源于母亲并只能传给女儿;②半合子:是指正常男性只有一条 X 染色体,相当于正常女性的一半,因此称为“半合子”,位于男性 X 染色体上的致病基因突变,无论显性隐性,均能导致疾病的发生;③女性表型差异:X-连锁遗传基因在女性中是否表达及表达程度与 X 染色体失活相关,X 染色体失活具有选择性和偏好性。

1）X-连锁隐性遗传（X-linked recessive inheritance）的特点是:①男性患者远多于女性患者;②男性患者的双亲都无病,其致病基因来自携带

者母亲;③可见交叉遗传现象,即“父传女,母传子”的遗传现象;④由于男患者的子女都是正常的,所以代与代之间可见明显的不连续现象,即隔代遗传。1995 年鉴定的第一个非综合征型耳聋基因 POU3F4 相关耳聋基因遗传方式即表现为 X-连锁隐性遗传。

2）X-连锁显性遗传（X-linked dominant inheritance）的特点是:①女性患者多于男性患者;②患者双亲之一必定是患者,女患者都是杂合子,她们的致病基因可传给儿子和女儿,但男患者的致病基因只传给女儿,因此系谱中男患者的女儿全部发病;③与常染色体显性遗传相似,家系中可看到连续两代以上都有患者。

（2）X-连锁遗传性耳聋致病基因的命名与定位:迄今为止,X-连锁遗传性耳聋中只有 6 个相关基因座被命名与定位。根据人类基因组命名委员会的规则,以 DFNX 为前缀来表示 X-连锁遗传性耳聋,DFN 缩略词来自 Deafness 中的三个字母,X 定义为 X-连锁遗传。第一个致病基因座表述为 DFNX1,此后依据基因座发现及获得命名的时间顺序,6 个 X-连锁遗传的非综合征型耳聋相关基因座依次命名为 DFNX2,DFNX3,DFNX4,DFNX5,DFNX6。

X-连锁基因座命名早期以 DFN 为前缀,分别命名为 DFN1,DFN2,DFN3,DFN4,DFN5,DFN6,DFN7,DFN8,现今的基因座命名与原始命名的关系详见表 1-4-5。除 DFN2、DFN3、DFN4、DFN6 有新的命名外,DFN1 重新定义为综合征表型,该基因座最早定位于 1960 年,Mohr 和 Mageroy 报道了一个挪威家系,表现为 X-连锁的进行性下降的感音神经性耳聋,男性患者在儿童期就表现出明显听力障碍和言语困难并逐渐加重,女性携带者则偶尔出现轻度听力障碍,通过连锁分析定位于 X 染色体,命名为 DFN1;1995 年,Tranebjaerg 对该家系表型进行追踪分析,发现该家系实际是一种隐性神经退化综合征,其表型特征为在 10 岁前以渐进下降的语后感音神经性耳聋为首发症状,随后出现肌张力障碍、痉挛状态、吞咽困难、智力迟滞、偏执症及皮层盲,该综合征的致病基因为 TMM8A（MIM300356）。因此,目前仍以新的命名方式 DFNX 确定 X 连锁遗传性耳聋的表型和致病基因。

表 1-4-5　非综合征型 X- 连锁性遗传性的相关基因、定位、表达及表型

名称	基因	座位	蛋白	表型					
				性别	发病年龄	进行性下降	受累频率	转归	前庭功能
DFNX1（DFN2）	PRPS1	Xq22.3	磷酸核糖焦磷酸合成酶1	男：	先天或语后	部分	全频,低频为主	极重度	正常
				女：	多变的	部分	高频	轻至中度	正常
DFNX2（DFN3）	POU3F4	Xq21.1	POU3F4蛋白	男：	先天	是	全频	中至极重度	功能异常
				女：	先天或语后	是	全频	轻至中度	正常
DFNX3（DFN4）	未知	Xp21.2	—	男：	先天	否	全频	极重度	检测正常
				女：	多变的	部分	高频	轻至中度	推测正常
DFNX4（DFN6）	SMPX	Xp22	小肌蛋白	男：	5~7 岁	是	高频至全频	极重度	部分功能减退
					30~40 岁	是	高频	中度	—
DFNX5（AUNX1）	AIFM1	Xq23-q27.3	凋亡诱导因子	男：	0~17 岁	是	全频	轻度至重度	正常
				女：	—	—	—	—	—
DFNX6	COL4A6	Xp22.3	胶原蛋白Ⅳ型	男：	先天	是	全频	重度	—
				女：	20~30 岁	是	中频	轻至中度	—

（3）X- 连锁相关致病基因的鉴定及其临床表型特征

1）DFNX1（DFN2）与 PRPS1 基因：DFNX1（DFN2）定位在 Xq22，表型以重度先天性感音神经性耳聋为主，致病基因为 PRPS1 基因。遗传方式为 X- 连锁显性遗传，男性患者表型较重，女性携带者部分可表现为轻度到中度听力损失。PRPS1 基因编码磷酸核糖焦磷酸合成酶，催化 5- 磷酸核糖和 ATP 的反应，生成 AMP 和 PRPP（5- 磷酸核糖 -1- 焦磷酸），对于嘌呤、嘧啶和合成吡啶核苷酸的生成和重新利用过程是必不可少的。PRPS1 基因突变会导致酶活性降低，小鼠实验中，Prps1 在小鼠耳蜗、前庭毛细胞及螺旋神经节表达，且在毛细胞中持续表达，出生后在螺旋神经节中仍有表达。除与非综合征型耳聋相关外，PRPS1 亦为综合征型耳聋 CMTX5 的致病基因，除耳聋外，伴随有视力下降和周围神经病变。

2）DFNX2（DFN3）与 POU3F4：DFNX2（DFN3）定位在 Xq13-q21，表型为感音神经性聋或混合性聋及镫骨手术时的外淋巴井喷，致病基因为 POU3F4 基因。遗传方式为 X- 连锁隐性遗传，患者以男性为主，表现为中度到极重度感音神经性或混合性听力损失、伴感音神经性成分的进行性发展，部分女性携带者中亦可见轻度的感音神经性或混合性听力损失，且可能呈进行性发展，影像学可见耳蜗基底转和内听道之间的骨壁变薄，内听道侧壁末端扩大。POU3F4 基因属于 POU 转录因子家族成员中的第三类，POU 转录因子对于器官形成、细胞分化发挥着重要作用。

3）DFNX3（DFN4）基因座：DFNX3（DFN4）定位在 Xp21.2，在此区域包括杜氏肌营养不良的座位，这个座位突变可以在男性导致先天性极重度感音神经性聋，在女性可以导致成年发病的轻度到中度的高频感音神经性聋，是已经定位的 6 个 X- 连锁基因座中唯一尚未克隆致病基因的座位。

4）DFNX4（DFN6）基因座与 SMPX 基因：DFNX4（DFN6）定位在 Xp22，表型以进行性感音神经性聋为主，致病基因为 SMPX。遗传方式为 X- 连锁显性遗传。临床表现为男性 3~7 岁发病，女性 20~30 余岁发病，由高频轻度听力损失逐渐发展为全频重度听力损失。SMPX 基因编码小肌肉蛋白（small muscular protein），在小鼠模型的研究中发现其除在心脏和骨骼肌大量表达外，在肝、睾丸、肾脏，脑等组织内也有少量分布。2010 年，Heejei Yoon 等在胚胎小鼠内耳组织发现 SMPX 基因在内耳毛细胞明确表达，并发现随发育时间的

变化表达有着显著的改变,SMPX 最先在耳蜗半规管的底转和中间转高度表达,而在中间 – 顶转表达微弱,到了生后第 5 天,SMPX 在耳蜗管各转均强烈表达。这些改变提示 SMPX 基因不仅是肌细胞运动功能的重要基因,而且提示其在毛细胞分化和功能中也起到了重要的作用。SMPX 基因编码的小肌肉蛋白可能与耳蜗中毛细胞纤毛的发育密切相关。这些微细结构会对声波产生反应,并将声音转变成电能输送到大脑的听觉中枢。

5)DFNX5(AUNX1)与 AIFM1 基因:DFNX5(AUNX1)定位在 Xq23-q27.3,患者表现为听神经病表型,听力损失以轻度至重度感音神经性耳聋为主,部分患者伴有其他周围神经病变。遗传方式为 X– 连锁隐性遗传,患者以男性为主。2003 年,王秋菊等发现一个交叉遗传男性发病的听神经病伴迟发性、周围神经病大家系,在国际上首次描述了遗传性听神经病的 X– 连锁隐性遗传方式及中国大家系的表型特征;2004 年,通过连锁分析的方法,将该家系表型定位在 X 染色体上 Xq23-q27.3 区域,将其命名为 AUNX1 基因座;2011 年,利用最新的全外显子组二代测序技术,结合基因定位信息,成功鉴定出了与家系表型共分离的致病基因(AUNX1)及其错义突变 p.R451Q。AIFM1 基因编码线粒体黄素腺嘌呤二核苷酸(flavin adenine dinucleotide,FAD)依赖性氧化还原酶,其在细胞的氧化磷酸化(OxPhos)和氧化还原

控制中起重要作用。AIFM1 突变多影响蛋白的氧化还原特性,导致线粒体呼吸链形成障碍及功能缺陷,部分影响细胞凋亡活性,使患者表现出不尽相同的症状。目前 AIFM1 基因变异导致的临床表型主要有 X– 连锁隐性遗传性听神经病、线粒体脑肌病(COXPD6)和 Cowchock 综合征等,具有高度的临床异质性。AIFM1 基因变异导致的听神经病临床表现为听力损失以轻度至重度感音神经性耳聋为主,部分患者伴有周围神经病变。

6)DFNX6 与 COL4A6 基因:DFNX6 定位在 Xq22.3,表型以重度感音神经性聋为主,致病基因为 COL4A6。遗传方式为 X– 连锁隐性遗传,患者以男性为主,女性携带者不出现听力下降或表现为轻度至中度听力下降。2014 年,Rost 等在一个匈牙利家系中鉴定了 COL4A6 为该家系的致病原因,家系成员除耳聋表型外,无血管球性肾炎、肾衰、视觉受损等其他系统受损表现。COL4A6 基因编码基膜的 IV 型胶原的 α6 链,与 COL4A5 编码的两条 α5 链形成异源三聚体。COL4A5 基因突变及 X 染色体上包含 COL4A5 及 COL4A6 基因的片段缺失与 Alport 综合征相关(表 1-4-2)。在小鼠中主要表达在螺旋韧带的血管纹处,斑马鱼胚胎中 Col4a6 在神经系统及耳部尤其是耳泡部位动态表达,维持正常耳朵的发育与功能。

(4)综合征型 X– 连锁遗传性耳聋:相关基因、定位及表达见表 1-4-6。

表 1-4-6　综合征型 X– 连锁性遗传性的相关基因、定位、表达及表型

名称	基因	基因座	蛋白	表型
Norrie 病	NDP	Xp11.4.	Norrin 蛋白	智力低下,渐进性感音神经性耳聋
DDON 综合征	TIMM8A	Xq22.1	线粒体转位酶 8A	进行性重度耳聋,肌张力障碍,视神经病变
Andeson-Fabry 病	GLA	Xq22.1	A 牛乳糖 A	进行性感音神经性耳聋或突发性耳聋,耳鸣和眩晕
CMTX1	GJB1	Xq13.1	连接蛋白 32	双侧感音神经性耳聋,脱髓鞘病变
CMTX4	未知	Xq24-q26.1	—	感觉障碍,智力低下,耳聋
CMTX5	PRPS1	Xq22-q24	磷酸核糖焦磷酸合成酶	行动不良,极重度感音神经性耳聋
Alport 综合征	COL4A5	Xq22.3	COL4A5 蛋白	血管球性肾炎,肾衰,视觉受损及进行性耳聋
视网膜色素变性	RS1	Xp22.13	Retinoschisin 蛋白	早发的中心视觉丧失,耳聋
视网膜色素变性	RPGR	Xp21.1	视网膜 GTP 酶调节因子	视觉缺陷,耳聋
视网膜色素变性	RP2	Xp11.3	RP2 蛋白	视觉缺陷,耳聋

（5）X-连锁遗传性耳聋的婚配类型及子代发病风险的预测与遗传咨询：X-连锁隐性遗传耳聋患者，如父亲正常（X^AY），母亲为携带者（X^AX^a），即能产生两种配子A和a，一种带有正常基因A，另一种带有突变基因a，后代儿子发病风险为50%（X^AY与X^aY两种可能），表型正常的女性为致病突变的携带者风险为50%（X^AX^a与X^AX^A两种可能）；如父亲患病（X^aY），母亲正常，如母亲不携带致病突变（X^AX^A），则后代儿子无患病风险，而女儿全部为携带者，如母亲携带致病突变（X^AX^a），后代儿子发病风险为50%，女儿为携带者及发病的风险分别为50%。在发现X-连锁隐性遗传耳聋家系时，明确家系中的女性是否为致病基因的携带者至关重要，可以由此判断出后代的发病情况。

X-连锁显性遗传的父母至少一方为患者，如父亲为患者（X^AY），母亲正常（X^aX^a）时，则其所有女性后代均患病，所有男性后代均正常；如母亲为患者，父亲正常时，母亲为杂合子（X^AX^a）时，其子女各有50%的患病风险，母亲为纯合子（X^AX^A）时，后代中儿女全部患病。

4. Y-连锁遗传（Y-linked inheritance）是指致病基因位于Y染色体，表现为男-男传递的现象，即家系中所有男性患者的儿子均为患者，女儿均为听力正常人。典型的Y-连锁显性遗传性耳聋的系谱图如图1-4-5所示，表现为父传子，子传孙的男性垂直传递的遗传方式。

Y连锁遗传性耳聋的基因座是DFNY1。DFNY1是第一个Y连锁遗传性耳聋基因座，也是目前唯一被证实的Y染色体连锁孟德尔遗传病，该家系所有患者均为男性，而女性后代均为听力正常人。2004年王秋菊等首次报道Y连锁遗传性耳聋疾病，其临床表现为迟发型高频听力损失，发病年龄为5~27岁，导致中度至重度听力损失，少数患者同时伴有耳鸣。2013年，进一步的研究发现该家系所有男性患者的Y染色体上都存在一个共分离的复杂重组（complex rearrangement）结构，该结构包含了Y染色体上多个不连续扩增片段以及一段来自1号染色体的160kb序列的插入，插入共包括6个基因：CASQ1、PEA15、DCAF8、PEX19、COPA、NCSTN。值得关注的是，扩增断点的序列微同源性表明，这一复杂结构来自一种基于DNA错误复制而将不同基因组片段重组的全新突变机制—复制叉停滞与模板转换（fork stalling and template switching, FoSTeS）。美国人类遗传学对此研究的评述指出：Wang等首次揭示了FoSTeS复杂重组所致基因拷贝数变化在遗传性耳聋中的作用。Nature Reviews Genetics在Research Highlights中报道："该文关于Y连锁遗传性耳聋疾病的报道是迄今为止唯一被证实的Y连锁孟德尔遗传疾病；尤其特别的是，此研究首次揭示了FoSTeS导致染色体间重组的事

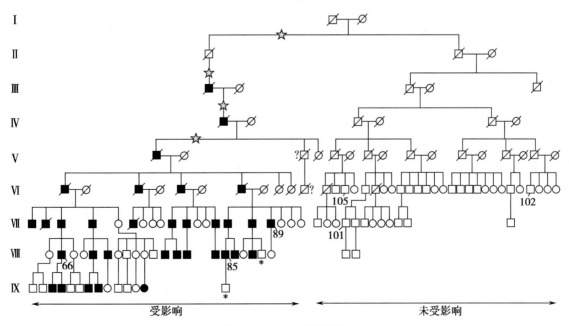

图1-4-5 Y-连锁遗传

件,这是国际上首次报道的染色体之间的 FoSTeS 机制"。

5. 线粒体遗传 线粒体遗传(mitochondrial inheritance)是指由线粒体基因控制的遗传现象,具有特殊的母系遗传规律。线粒体疾病是线粒体基因组中发生基因突变所致的一类疾病,其传递和表达完全不同于核基因突变引起的疾病,是一组独特的遗传病。线粒体 DNA(mt DNA)存在于细胞质中,独立于核染色体基因组之外,具有自我复制,转录和编码功能,但同时受到核基因调控。mt DNA 遗传特点:①母系遗传,即 mt DNA 总是由母亲传递给下一代的所有个体而不与父源的线粒体发生交换和重组。因此,线粒体相关性疾病表现为女性患者后代均有发病可能、男性患者后代表现正常的母系遗传特点。②mt DNA 的基因没有内含子,各基因之间还可有部分重叠,任何突变都会累及到基因组中一个重要的功能区域。③由于 mt DNA 暴露在高浓度氧自由基的环境下,没有组蛋白的保护且自我修复能力不足,因此突变率较核 DNA 高 10 倍左右。

由于线粒体是母系遗传,而且卵细胞线粒体的数目非常多,线粒体突变并非涉及所有的线粒体。在一个线粒体疾病家族中,由于突变型线粒体在线粒体总数中所占的比例不同,家族成员的临床表型可以从正常表型到非常严重的综合征型并存,并且患者的发病年龄也不尽相同。只有细胞中突变型线粒体达到一定比例,线粒体产生能量的能力降到一定的阈值时,细胞才会丧失其正常的功能。此外,线粒体翻译系统的解码机制也有其自身特点。典型的线粒体遗传遗传病系谱图如图 1-4-6 所示。线粒体基因突变与氨基糖苷类药物性耳聋相关,携带相应突变的个体可能出现"一针致聋"的现象。

(二)综合征型耳聋

综合征型耳聋(syndromic hearing loss)是指患者除了听力损失,还同时伴有全身其他器官系统的疾病,在遗传性耳聋中约占 30%。感音神经性听力损失(sensorineural hearing loss,SHL)具有高度的表型异质性,可表现出多种明显的或隐匿的临床特征,因此对于单个散发病例不可避免地会遇到诊断不力,难以决定这些表型符合哪一种综合征的诊断,从而造成无法进行有效的干预指导的情况,需要不断的积累和未来聋病遗传咨询人工智能的帮助。临床上常见的综合征型耳聋主要包括:Waardenburg 综合征、Usher 综合征、Alport 综合征、Pendred 综合征、Treacher Collins 综合征等 400 余种表型疾病。

1. Waardenburg 综合征 Waardenburg 综合征(WS),又称听力-色素综合征,是一种常见的综合征型遗传性耳聋,多为常染色体显性遗传(autosomal dominant,AD);极少一部分为常染色体隐性遗传(autosomal recessive,AR)。典型的临床表现为感音神经性耳聋;虹膜异色;白额发、早白发;面部改变(内眦外位等)。目前共发现 6 个基因与 WS 相关,根据表型和其他症状,WS 可分为 4 种亚型:①WS Ⅰ(OMIM:193500):语前感音神经性聋、色素异常和内眦移位,致病基因为 *PAX3*;②WS Ⅱ(OMIM:193510,608890,611584):无内眦移位,其他表型同 WS Ⅰ型,致病基因为 *MITF*、*SNAI2* 和 *SOX10*;③WS Ⅲ(OMIM:148820):在 WS Ⅰ型基础上合并上肢畸形,致病基因为 *PAX3*;

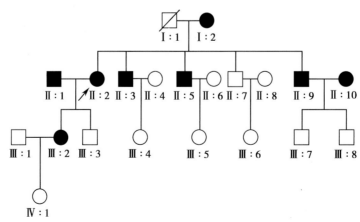

图 1-4-6 线粒体遗传

④WS Ⅳ（OMIM：277580，613265，613266）：在 WS
Ⅱ型基础上合并巨结肠症，致病基因为 EDNRB、
EDN3 和 SOX10。Waardenburg 综合征 4 种亚型基
因列表及相关信息如表 1-4-7 所示。

表 1-4-7　Waardenburg 综合征
4 种亚型基因列表

亚型	基因座	致病基因（OMIM）	基因组定位	遗传性
WS Ⅰ	WS1	PAX3	2q36.1	AD
WS Ⅱ	WS2A	MITF	3p13	AD
WS Ⅱ	WS2B	—	1p21-p13.3	AD
WS Ⅱ	WS2C	—	8p23	AD
WS Ⅱ	WS2D	SNAI2	8q11	AR
WS Ⅱ	WS2E	SOX10	22q13.1	AD
WS Ⅲ	WS3	PAX3	2q36.1	AD/AR
WS Ⅳ	WS4A	EDNRB	13q22.3	AD/AR
WS Ⅳ	WS4B	EDN3	20q13.32	AD/AR
WS Ⅳ	WS4C	SOX10	22q13.1	AD

2. Usher 综合征　Usher 综合征（Usher syndrome，
USH）又称遗传性耳聋-视网膜色素变性综合
征，是同时伴有眼部疾病和听力损失的一种常见
疾病。临床上一般根据其听力损失的程度、进展
情况以及是否合并前庭功能障碍，将 Usher 综合
征分为三种亚型，即 USH Ⅰ，USH Ⅱ及 USH Ⅲ，它
们都表现为渐进性的视网膜变性以及感音神经
性耳聋，目前已发现 11 个基因与该病有关，均为
常染色体隐性遗传。USH 各亚型特点：①USH Ⅰ
（OMIM：276900，276904，601067，602083，606943）：
先天性重度极重度听力损失，0 岁左右出现色素
性视网膜炎，无前庭反应，致病基因为 MYO7A，
USH1C、CDH23、PCDH15、USH1G 和 CIB2；②USH Ⅱ
（OMIM：276901，605472，611383）：常有稳定的先
天性听力损失，在低频表现为中度听力损失，到较
高频听力损失可达到重度或极重度，并伴有 10~25
岁前发作的色素性视网膜炎，前庭反应正常，致
病基因为 USH2A、ADGRV1 和 WHRN；③USH Ⅲ
（OMIM：276902，614504）：伴有前庭受累的进行性
听力损失和不同程度的色素性视网膜炎，致病基
因为 CLRN1 和 HARS。Usher 综合征 3 种亚型基
因列表及相关信息如表 1-4-8 所示。

表 1-4-8　Usher 综合征 3 种亚型基因列表

亚型	基因座	致病基因（OMIM）	基因组定位	遗传性
USH Ⅰ	USH1A	—	14q32	AR
USH Ⅰ	USH1B	MYO7A	11q13.5	AR
USH Ⅰ	USH1C	USH1C	11p15.1	AR
USH Ⅰ	USH1D	CDH23	10q22.1	AR
USH Ⅰ	USH1E	—	21q21	AR
USH Ⅰ	USH1F	PCDH15	10q21.1	AR
USH Ⅰ	USH1G	USH1G	17q25.1	AR
USH Ⅰ	USH1H	—	15q22-23	AR
USH Ⅰ	USH1J	CIB2	15q25.1	AR
USH Ⅰ	USH1K	—	10p11.21-q21.1	AR
USH Ⅱ	USH2A	USH2A	1q41	AR
USH Ⅱ	USH2B	—	3p23-24.2	AR
USH Ⅱ	USH2C	ADGRV1	5q14.3	AR
USH Ⅱ	USH2D	WHRN	9q32	AR
USH Ⅲ	USH3A	CLRN1	3q25.1	AR
USH Ⅲ	USH3B	HARS	5q31.3	AR

【遗传性耳聋相关术语】

系谱分析（pedigree analysis）：是指从先证者
（proband，指某个家族中第一个发现的罹患某种
遗传病的患者或具有某种性状的个体）入手，追
溯调查其家族中共有成员数目、亲属关系以及是
否罹患某种疾病及分布情况等，并按一定格式将
这些资料绘制成谱系图（图 1-4-7）。绘制完成
系谱图，可对这个家系进行总体分析，以便确定所
发现的某一特定性状或疾病在这个家族中是否是
由遗传因素引起，判断遗传方式，为进一步寻找致
病基因提供遗传学证据。

命名及缩写（nomenclature and abbreviation）：
依据人类基因组命名委员会（Human Genome
Organization nomenclature committee，HUGO）的
规则，遗传性耳聋以来自 DeaFNess（耳聋）中的
三个字母 DFN 缩略词为前缀，以 A 定义为显性
遗传，B 为隐性遗传，X 为 X-连锁遗传，Y 为 Y-
连锁遗传。已知第一个致病基因座表述为 DFN

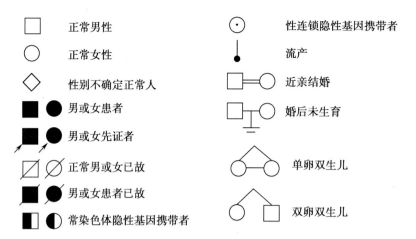

图1-4-7 常用的系谱图绘制符号

（A/B/X/Y）1，第二个表述为DFN（A/B/X/Y）2，如有新的发现则依次增加序号。其中：①DFNA- 表示常染色体显性遗传，目前已命名的基因座包含DFNA1-DFNA73；②DFNB- 表示常染色体隐性遗传，目前已命名的基因座包含DFNB1-DFNB103；③DFNX- 表示X连锁遗传，目前已命名的基因座包含DFNX1-DFNX6；④DFNY- 表示Y连锁遗传，目前已命名的基因座为DFNY1。

单基因病（single gene disorder）：又称孟德尔遗传病（Mendelian diseases），是由一对等位基因控制的疾病或病理性状，人体中只要单个基因发生突变就足以发病的一类遗传性疾病。

多基因病（polygenic disorder）：由多个基因位点共同决定的遗传病。

染色体病（chromosomal disease）：遗传物质的改变在染色体水平上可见，表现为数目或结构上的改变。

细胞质遗传病（cytoplasmic inheritance disorders）：细胞质遗传物质只存在于线粒体中，因而细胞质遗传病就是线粒体基因病。由于受精卵中的细胞质主要来源于卵细胞，因而细胞质遗传病取决于母体，表现为"母病子女全病"的特点。

染色体（chromosome）：细胞核中能够自我复制的部分，包含承载遗传信息的DNA分子。原核生物中只有一个呈环状的染色体，而真核生物中一般包含多个染色体，每条染色体都由DNA和蛋白质构成。

常染色体（autosome）：和性别决定无关的染色体。人是双倍体动物，每个体细胞中都含有46条染色体，其中22对是常染色体，一对是性染色体（XX或者XY）。

性染色体（sex chromosome）：在人类细胞中是X或Y染色体，性染色体决定了个体的性别。雌性细胞中含有两个X染色体，而雄性细胞中含有1个X染色体和1个Y染色体。

同源染色体（homologous chromosome）：一对染色体，分别来自父本和母本，染色体上有着相同的线性基因序列。

染色体组型（karyotype）：描述一个生物体内所有染色体的大小、形状和数量信息的图像。这种组型技术可用来寻找染色体畸变同特定疾病的关系，比如：染色体数目的异常增加、形状发生异常变化等。

基因（gene）：遗传的基本结构和功能单位。基因是特定染色体上特定位置的一段核苷酸片段，能够编码特定功能的蛋白质。

显性基因（dominant gene）：是指等位基因（一对同源染色体相同位置上控制相对性状的基因）中只要其中之一发生了突变即可导致疾病的基因。

隐性基因（recessive gene）：是指只有当一对等位基因同时发生了突变才能致病的基因。

基因座（gene locus）：每个基因在染色体上特定的位置。

等位基因（alleles）：在同源染色体上占据相同座位、控制着相对性状（包括生物的形态、结构、生理特征）的一对基因。等位基因具有显性和隐性之分，显性性状由显性基因（A）控制，隐性性状由隐性基因（a）控制。

纯合子（homozygote，AA或aa）：若成对的等位基因中两个成员完全相同,则该个体对此性状来说为纯合子。

杂合子(heterozygote, Aa):若两个等位基因各不相同,则该个体对该性状来说是杂合子。

野生型基因(wild-type gene):在自然群体中占多数的等位基因,野生型等位基因产生有功能的蛋白质。

突变型基因(mutant-type gene):同一座位上的其他等位基因一般都直接或间接地由野生型基因通过突变产生,相对于野生型基因。突变型等位基因最常见的是丧失功能,绝大多数产生改变了的蛋白质,极少数根本不产生蛋白质。

系谱分析(pedigree analysis):将调查某个患者家族成员所得到的该病或性状发生情况的资料,按一定格式绘制成图解系谱。对某病或性状遗传方式的判断是基于多个系谱综合分析后得出的准确结论。

二、遗传性耳聋的研究方法

遗传性耳聋具有高度的遗传异质性,遗传学家们估计约有 600 个基因与遗传性耳聋相关。目前针对不同类型的耳聋患者可以通过不同的基因检测策略和检测方法,包括:单核苷酸多态性微阵列分析(single-nucleotide polymorphism microarray analysis)、目标区域捕获测序(targeted sequencing of genes)、全外显子测序(whole exome sequencing, WES)或全基因组测序(whole genome sequencing, WGS)等以期帮助不同类型耳聋患者寻找到真正的耳聋致病基因。

(一)单核苷酸多肽微阵列分析

针对于新生儿、聋哑学校及极重度耳聋患者,首先会采用单核苷酸多态性微阵列分析(single-nucleotide polymorphism microarray analysis)的方法,对常见耳聋基因的高发病率突变位点进行筛查。目前我国进行的常见耳聋基因筛查研究的候选基因一般包含 GJB2、GJB3、SLC26A4 和 MT_RNR1 基因等。GJB2 基因(NM_004004;OMIM:121011)编码 connexin26(Cx26)蛋白,定位于 13q11-q12 染色体区域,共包含 2 个外显子,编码 226 个氨基酸,是最早认识的与先天性重度耳聋相关的基因,可引起常染色体显性或隐性遗传性非综合征型耳聋。该基因突变导致的听力损失在各个不同种族人群的极重度非综合征型听力损失患者中所占比例高达 30%~50%。SLC26A4 基因(NM_000441;OMIM:605646)编码 Pendrin 蛋白,定位于 7q22.3 染色体上,共包含 21 个外显子,编码 780 个氨基酸。该基因是临床上最常见的大前庭水管综合征的致病基因,该基因突变也可以导致相对较常见的 Pendred 综合征,该综合征的遗传方式为常染色体隐性遗传。MT_RNR1 基因为线粒体基因,编码 12SrRNA,其中 1555A>G 与 1494C>T 两个突变位点是氨基糖苷类药物的耳聋性敏感致病位点。除此之外,GJB3 基因作为中国人群中首次克隆并鉴定的耳聋基因,也被列入常规的基因筛查检测,该基因是被发现的第一个与高频听力下降相关的基因。目前 GJB2、SLC26A4、GJB3 和 MT_RNR1 基因常见突变位点的检测已广泛应用于新生儿听力与基因联合筛查。

(二)目标区域捕获测序技术

对于常见耳聋基因检测未检测到致病基因的个体,一般采取目标区域捕获测序技术(targeted sequencing of genes)进一步帮助患者明确病因。该方法是对选定的目标基因组区域 DNA 富集后进行高通量测序的技术手段。2010 年至今已有多篇基于不同种族耳聋群体利用覆盖不同耳聋基因数量的基因 Panel 进行耳聋遗传诊断的报道,延展了对耳聋致病基因突变谱的重新认识,提高了对稀有变异的检测发现,帮助了更多病因不明的耳聋患者找寻到真正的致病原因。基因 Panel 的设计针对特定的临床表型(疑似某一特定疾病或一组疾病),对选定的基因通过新一代测序方法进行测序。常见的耳聋基因 Panel 主要包括综合征型耳聋基因 Panel、非综合征型耳聋基因 Panel 或包含目前报道的多数已知耳聋基因(超过 100 个耳聋基因)的已知耳聋基因 Panel。通常基因 Panel 的诊断率高于全外显子或全基因组,但近期有文献报道,和基因 Panel 相比全外显子测序具有更高的诊断率。

(三)全外显子或全基因组测序技术

全外显子测序(WES)或全基因组测序(WGS)通常被用来检测早期基因 Panel 检测为阴性或表型复杂的患者,用来评估所有已知疾病的基因和新基因的发现。针对于疑似某种遗传病但临床尚未明确诊断的患者,WES 或 WGS 的检出率明显高于其他临床诊断工具。因此对于常见耳聋基因筛查及已知耳聋相关基因检测均未发现可疑的致病变异个体,需再次结合患者的病史进行分析,明确遗传因素致病的权重,再进一步针对可能存在的新致病基因进行挖掘。WES 涵盖了大多数已知基因,包括已知致病基因和尚未与人类疾病相关的基因,约 22 000 个蛋白编码基因,大约占全基因组的 2%。绝大多数已知的与疾病相关的基因变异都发生在外显子或其调控区域。2009 年 *Nature* 杂志发表了国际上首次利用全外显子组测序技术发现弗里曼谢尔登综合征致病基因的文章,此后该技术开始广泛应用于检测包括耳聋在内的遗传性疾病基因突变。WES 技术是一种新型的基因组分析方法,可一次性对人类基因组中全部外显子组区进行检测,从而找到致病突变或与疾病相关的新基因。与传统测序相比,WES 在迅速获得所有外显子区域的遗传信息的同时,显著降低了成本;而与 WGS 相比,它能够在缩短周期、减少数据分析量及实验投入的基础上有针对性的获得大部分通过全基因组测序所获得的信息,性价比高,是当今揭示遗传性疾病致病原因最常用的方法。

WGS 检测没有目标区域和指定基因,检测区域不仅包括外显子区域,还包括调控区、内含子区和基因间区,测序数据量是全外显子测序生成数据量的 50~100 倍。和 WES 相比,WGS 在某些区域测序效果优于 WES,WGS 可用来检测基因组结构变异和短核苷酸重复。目前 WGS 测序成本仍高于 WES,主要是数据量大,且用于基因组测序的生物信息学工具总体上比用于 WES 的工具要落后,基于以上原因目前临床上 WGS 还尚未普及。

目前针对全外显子或全基因组未能找到致病原因的患者,原因可能是一种新的遗传疾病,或其他潜在的原因,主要包括孟德尔疾病、基因相互作用、遗传隐匿(epistasis)、表观遗传机制、未捕获的遗传变异(如拷贝数变异)和环境因素等。因此针对于阴性结果的患者还需要进一步的分析,不能排除由其他原因导致耳聋的可能。

遗传性耳聋的致病基因分析常常需要用到专业工具与网络平台。ClinVar 网站可用于查询与参考人类变异与表型的关系;OMIM 网站是人类基因和遗传表型的全面、权威的简编;遗传性耳聋主页(http://hereditaryhearingloss.org/)提供遗传性耳聋遗传学的最新概述,并列出了所有已知基因位点的数据和链接;判断基因变异的良性或致病性可根据 ACMG 提出的《遗传变异分类标准与指南》进行临床分析和解读。另外,许多国家及地区有遗传性耳聋的相关网站或数据库,兼具科研检索、科普等功能(表 1-4-9)。

表 1-4-9　遗传性耳聋相关网站及数据库

网站或数据库	网址	功能
Deafness Variation Database(DVD)耳聋变异数据库	http://deafnessvariationdatabase.org/	包含 152 个耳聋相关基因的变异;提供与耳聋相关的基因遗传变异的综合指南
Harvard Medical School Center for Hereditary 哈佛医学院遗传性耳聋中心	http://hearing.harvard.edu/db/genelist.html	了解、诊断和治疗人类遗传性听力损失
Hereditary Hearing loss Homepage 遗传性耳聋主页	http://hereditaryhearingloss.org/	提供遗传性耳聋遗传学的最新概述;列出了所有已知基因位点的数据和链接,鉴别单基因遗传性非综合征型耳聋
Shared Harvard Inner-ear Laboratory Database 哈佛医学院内耳基因表达数据库	https://shield.hms.harvard.edu/	内耳基因表达数据资源的共享
wInterVar	http://wintervar.wglab.org/	可根据 2015 年 ACMG/AMP 指南对变异进行致病性分析
DECIPHR	https://decipher.sanger.ac.uk/	一种交互式基于 Web 的数据库,可从多种生物信息学资源中检索变异相关信息

网站或数据库	网址	功能
Sequence Variant Nomenclature 变异术语描述	http://varnomen.hgvs.org/	提供符合 HGVS 命名法的序列变异的描述术语（HGVS: Human Genome Variation Society, 人类基因组变异学会）
Exome Aggregation Consortium 外显子组汇聚联盟	http://exac.broadinstitute.org/	61 486 个独立个体外显子组测序发现的变异数据库，作为多种疾病特异性和人群基因组研究的一部分
ClinVar	https://www.ncbi.nlm.nih.gov/clinvar/	可用于查询与参考人类变异与表型的关系
OMIM 人类孟德尔遗传	https://www.ncbi.nlm.nih.gov/omim/	是人类基因和遗传表型的全面、权威的简编
Human Gene Mutation Database 人类基因突变数据库	http://www.hgmd.cf.ac.uk/ac/index.php	全面收集引起人类遗传疾病或与人类遗传疾病相关的核基因突变信息；查询与人类遗传疾病相关基因综合性突变信息
NCBI Genome	https://www.ncbi.nlm.nih.gov/genome	提供全人类基因组参考序列的查询
UCSC 基因组浏览器	http://genome.ucsc.edu/	大型基因组图谱浏览平台，大规模收录了基因组参考序列和草图

三、分子遗传学在耳聋诊治中的临床应用

随着分子遗传学技术和基因组解析技术的进步，基因检测在遗传性耳聋的临床应用进入一个高速发展新阶段，对于遗传性耳聋的认识也发生了革命性的变化和思考，越来越多的人也将借助基因检测技术获得疾病的早期筛查和诊断。由此，我们正走进一个能够应用基因组检测进行临床实践的新医学时代，同时聋病遗传咨询以及三级预防应运而生并形成规模和模式。

（一）耳聋的一级预防

对携带者夫妇、聋哑夫妇等耳聋高危人群在怀孕前进行生育指导（孕前诊断），实现耳聋出生缺陷的一级预防。孕前诊断是指在怀孕之前应用各种检测手段，对夫妇双方进行诊断，判断其有无遗传病，如单基因遗传病、多基因遗传病和染色体病。对高危家庭夫妇双方进行孕前诊断，能够明确遗传方式，确定后代的再发风险，从而采取必要的防范措施，包括不宜生育、产前诊断、胚胎植入前产前诊断或产前诊断，可有效降低出生缺陷的发生率，避免严重出生缺陷儿的出生。胚胎植入前产前诊断（preimplantation genetic diagnosis, PGD）是指通过体外生殖技术在体外进行胚胎培养，对卵裂球或囊胚进行活检和遗传分析，明确胚胎的基因突变携带情况，从中挑选遗传学正常的胚胎植入体内，从而获得健康的下一代的过程。2015 年，王秋菊，陈子江等对已生育 1 名聋儿的听力正常夫妇通过新一代测序技术进行基因检测，结果显示先证者父亲为 *GJB2* 基因 c.299-300delAT 杂合突变，母亲为 *GJB2* 基因 c.235delC 杂合突变，先证者为 *GJB2* 基因 c.299-300delAT/c.235delC 复合杂合突变导致的听力损失。通过胚胎植入前产前诊断技术（PGD）对获得的 8 枚胚胎进行基因检测，结果显示其中 3 枚胚胎为 *GJB2* 基因 c.299-300delAT/c.235delC 复合杂合突变，5 枚胚胎携带 *GJB2* 基因 c.299-300delAT 或 c.235delC 突变，最后挑选了一枚携带 *GJB2* c.235delC 杂合变异的健康胚胎植入子宫内，并通过有创和无创的方法进行产前诊断确定胎儿的基因型，首次实现了我国遗传性耳聋 PGD 的一级预防，诞生了我国首例预防 *GJB2* 基因突变致重度遗传性耳聋的第三代试管婴儿。

（二）耳聋的二级预防

对怀孕的已明确有聋病致病基因的患者或携带者夫妇,在分娩前通过孕早期普遍性筛查、产前诊断实现耳聋出生缺陷的二级预防。产前筛查是指通过经济、简便和创伤小的检测方法,从孕妇群体中发现疑似有某些先天缺陷胎儿的高危孕妇,以便进一步明确诊断,最大限度地降低异常胎儿的出生率。产前诊断又称宫内诊断或出生前诊断,是指直接或间接地对孕期胎儿情况进行检测,继而采取一些必要的措施防止严重遗传病、先天性畸形和智力障碍儿的出生,提高人口素质。传统的产前诊断方法包括绒毛膜取样、羊膜腔穿刺和脐带血穿刺。近年来,随着医学分子生物学和细胞生物学的发展,产前诊断借助于一些分子生物学技术已使非侵入性产前诊断成为可能。

（三）耳聋的三级预防

对于新生儿一般通过新生儿听力与基因联合筛查进行早期诊断,通过佩戴助听器或人工耳蜗植入进行早期治疗耳聋,避免发生因聋致哑,从而实现耳聋出生缺陷的三级预防。新生儿听力及基因联合筛查是指在广泛开展的新生儿听力筛查的基础上融入聋病易感基因分子水平筛查的理念,即除了实施常规的新生儿听力筛查,在新生儿出生时或出生后3天内进行新生儿脐带血或足跟血的采集来筛查聋病易感基因,策略上亦包括普遍人群筛查和目标人群筛查。这一联合筛查的模式是由王秋菊在2007年首先提出和倡导的一种具有我国特色的联合筛查模式,目标是早期筛选出先天性或新生儿期存在听力异常的患儿,早期发现迟发型听力损失高危儿,同时早期明确患儿病因,尤其是遗传学病因;以便早期对患儿进行听力学、遗传学和医学评价和诊断,从而进行早期干预以预防言语障碍。目前,新生儿听力与基因的联合筛查可以将耳聋的确诊时间提早到出生后7~14天之内,并且避免了不确定因素的干扰,提高诊断效率;可以解决当前新生儿听力筛查无法检出的药物性耳聋和迟发型耳聋相关问题,使新生儿听力缺陷高危因素的发现比例可提高20~50倍以上。同时,联合筛查还可发现大量的耳聋易感基因携带者,由此发现超出常规筛查模式的耳聋高危人群,具体流程如图1-4-8所示。我国是首先普遍实施新生儿听力及基因筛查联合的国家,也可以认为是临床开展联合筛查最广泛的国家,由此形成了具有中国特色的联合筛查新型聋病预警模式。

新生儿听力筛查结果和基因筛查结果联合分析,既保留了传统听力筛查检出耳聋患儿的优势,也增加了重要的遗传信息,如:对于携带药物性聋易感基因的患儿,可以指导避免氨基糖苷类抗生素的应用,以避免"一针致聋"的发生;对于部分耳聋患者如 SLC26A4 基因突变导致大前庭水管综合征患儿,指导其注意避免磕碰、减少举重等引起内耳压力变化的运动、增强体质预防感冒,以及注意低盐饮食结构等,减缓耳聋的发展;可预测人工耳蜗植入的疗效,并为耳聋患者及家庭进行遗传咨询,评价再次生育子女出现耳聋的概率;指导耳聋产前基因诊断,尽早采取有效措施避免聋儿出生。耳聋基因筛查的应用作为一种公共健康保障措施,不仅能够早期发现先天性耳聋患者,

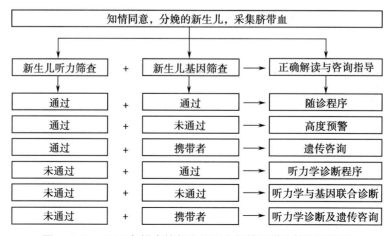

图 1-4-8　2007 年提出的新生儿听力与基因联合筛查流程图

还能发现迟发性耳聋患者和药物敏感性耳聋基因携带者，并通过遗传咨询建议和后期有效的干预，避免因聋致哑悲剧的发生。

（王秋菊）

第二节　感音神经性聋的生物学治疗

根据 WHO 2019 年对耳聋发病人群的统计显示，全球约有 4.6 亿人存在听力障碍，预计 2050 年听力障碍人数将达约 9 亿，在中国听力残疾是仅次于肢体残疾的第二大致残疾病。根据发病年龄不同，听力障碍会影响语言、认知和心理的发育和发展。随着世界人口逐渐增加，老龄化日益严重，噪声污染加重，后天性听力障碍的患病率仍在持续上升。听觉障碍可以导致人际沟通能力下降，导致严重的社会问题和经济问题。

感音神经性聋在已经报道的聋病中占较大的比例，感音神经性聋是指病变位于耳蜗的毛细胞或螺旋神经节神经元及各级听中枢对声音的感受与神经冲动的传导发生障碍所引起的听力下降，甚至听力丧失的一种病症。

毛细胞是内耳中将声音的机械能转化为电冲动传递到听神经的重要感受器细胞，同时内耳也是参与平衡功能的感受器官。人类出生时每个耳朵有 30 000 个耳蜗和前庭毛细胞（相比而言，视网膜有 1.2 亿个光感受器）。感音神经性聋 80% 以上是因耳蜗毛细胞或螺旋神经节神经元的损伤或丢失引起。与其他物种不同，鱼和鸟类等低级脊椎动物的毛细胞受损伤后有再生能力，人类和其他哺乳动物内耳毛细胞损伤后缺少再生能力，故感音神经性耳聋的药物治疗效果极其有限。

目前针对感音神经性耳聋的治疗依赖于能够放大外界声源的助听器设备和植入电极直接刺激听觉神经的人工耳蜗设备，而人工耳蜗的临床效果依赖耳蜗残存毛细胞及螺旋神经节神经元的数量和质量。虽然这些治疗措施能够帮助患者实现部分听觉功能的恢复，但是远未达到重建自然听力的效果。寻找新的治疗方法显得极其迫切。本节我们将重点探讨感音神经性耳聋的生物学治疗，其包括以纠正基因异常导致感音神经性耳聋的基因治疗、激活毛细胞再生的再生医学、干细胞移植的细胞替代治疗三种方法。

一、感音神经性聋的基因治疗

先天基因缺陷是导致感音神经性聋的重要因素，统计表明，2/3 的语前聋由遗传因素引起，其中 95% 以上的遗传性耳聋是受一对等位基因控制的单基因遗传病，因此遗传性耳聋一直是遗传学研究和基因治疗的重点领域。得益于遗传学研究技术的发展和各国遗传学家的努力，目前超过 100 个引起耳聋的单基因已被发现（Hereditary Hearing Loss website, http://hereditaryhearingloss.org）。这些突变引起综合征性耳聋和非综合征性耳聋（如 Usher syndrome, Pendred syndrome）。相对于其他器官而言，耳蜗感觉上皮位于坚固的内耳骨性结构中，膜性组织内充满了液体，存在天然的血-迷路屏障，能最大限度减少基因治疗载体向周围组织扩散，降低对周围组织和全身其他系统的影响，提高了感音神经性聋基因治疗的安全性并能极大程度的减少治疗所需剂量（研究成本低）。但是另一方面，耳蜗膜迷路中内淋巴为高钾低钠的溶液，其离子浓度与细胞内液相似，而外淋巴则为低钾高钠的溶液。内、外淋巴的液体成分保持动态平衡，对于维持内耳的正常功能具有重要的意义，因此在注射外源基因进入内耳的同时不破坏内耳环境的稳态是个较大的挑战，也是重点要考虑的因素。

（一）感音神经性聋的基因治疗策略和主要研究进展

感音神经性聋基因治疗策略的制定依赖于对突变基因致病机制以及受影响的细胞类型等的了解和掌握。因此充分研究耳蜗感觉上皮中各个细胞类型的生物学特点，清楚目标基因在耳蜗中表达的时空顺序是确定基因治疗时间窗的重要因素。

据报道，3/4 的遗传性耳聋是由于隐性基因导致的纯合子突变引起，这意味着利用常用的三种内耳注射路径（圆窗、中阶、后半规管）外源过表达相应的野生型基因将能修复或者提高大部分的听力损失。此外，针对在胚胎早期即发挥重要作用的缺陷基因，早在 2006 年和 2009 年已有文献报道可对尚在子宫内的小鼠螺旋器进行成功干预。鉴于人类对听觉刺激在胚胎发育早期已经出现的事实,研究在胚胎发育早期进行干预注射的路径对未来在人体应用具有重要的意义。

利用该种过表达野生型相应基因的治疗策略已经得到了广泛的应用,科学家使用AAV9,Anc80L65,AAV8,AAV1,DualAAV2,DualAAV6,AAV5,Exo-AAV1,AAV9-PHP.B,AAV8等基因载体携带Tmc1,Ushlg,Vglut3,Otof,Gjb2,Kcnq1,Msrb3,Lhfp15,Clrn1,Whrn等主要表达于毛细胞、支持细胞或者血管纹的正常基因对突变小鼠模型进行干预,研究表明其对细胞形态和听力都有不同程度的恢复和提高。

对于显性致病基因,其中一半以上是由于突变等位基因表达产物的显性负效应,因此,通过减少突变等位基因表达量的基因治疗策略,可帮助减少异常表达产物的累积,从而改善和促进听觉功能的恢复。科学家采用小干扰RNA(siRNA)和短发夹型核糖核酸(shRNA)来调节基因的表达,但由于较低的调节效率,且需要重复注射,因此用于体内研究的案例并不多。但不可否认,假设出现临床不良反应,可以及时停止注射是该方法的一大优势。基于CRISPR/Cas9(clustered regularly interspaced short palindromic repeats/CRISPR associated 9),TALEN(transcription activator-like effector nuclease)和ZFNs(zinc-finger nucleases)的基因组编辑技术,为基因治疗过程中特定基因组序列的敲除提供了长效的工具,相对于siRNA工具,它可以永久的消除致病基因,是相对理想的治疗策略。近年来,基因组编辑技术尤其是CRISPR/Cas9介导的基因组编辑系统成为实现该目标的最有效工具。

CRISPR/Cas9系统是在小向导RNA(sgRNA)引导下,与Cas9蛋白形成复合物,精准靶向紧邻前间区序列邻近基序(protospacer adjacent motif,PAM)的特异DNA位点,从而在靶点处产生DNA双链断裂(double strand break,DSB),诱发细胞内非同源末端连接(non-homologous end joining,NHEJ)和同源重组(homologous recombination,HR)修复途径,进而实现对基因组DNA的定点敲除、替换、插入等修饰。CRISPR/Cas9技术在内耳基因治疗领域已经得到了应用,(Gao X,2017 & B. György,2019)分别采用Lipo2000-RNP(Cas9-guide RNA ribonucleotide-protein complexes)和

Anc80L65-SaCas9-KKH在TMC1基因上进行基因敲除研究工作,小鼠的听力都得到了不同程度的恢复和提高。

理论上讲,通过HR途径可实现任意碱基之间的精确修复,但该途径受细胞类型及细胞周期的限制,NHEJ途径会与HR途径竞争发生,因此往往会出现较高频率的非预期的碱基改变,也有可能产生脱靶切割。另外,如何将供体DNA高效递送到细胞中也是一大难题。因此,能够安全有效地改变突变基因的方法将成为更加理想的基因治疗工具。

美国哈佛大学David Liu实验室于2016年4月首次报道了基于胞嘧啶脱氨酶与CRISPR/Cas9融合形成的单碱基编辑技术(base editor,BE)。单碱基编辑工具是新一代高效基因编辑工具,可将一个目标碱基对在不需要DSB的情况下转变为不同的碱基对,降低非特异性突变的产生。

单碱基编辑系统依据融合的碱基修饰酶不同可分为胞嘧啶碱基编辑器(cytosine base editor,CBE)和腺嘌呤碱基编辑器(adenine base editors,ABE)。这两种碱基编辑器能在不产生DSB的情况下,分别利用胞嘧啶脱氨酶或经过改造的腺嘌呤脱氨酶对靶位点上的胞嘧啶(C)或腺嘌呤(A)进行脱氨基反应,实现精准的C-T或A-G的替换。2018年,David Liu实验室利用单碱基编辑系统在β-catenin基因上引入S33F突变,达到抑制β-catenin磷酸化的作用,降低β-catenin的降解速度,从而提高Wnt信号通路。该信号通路活性的提高证实,其可以分别在体外和小鼠体内提高有丝分裂后内耳支持细胞的分裂和细胞的转分化。

单碱基编辑技术为定向修正碱基突变和定制化实现基因组中的关键核苷酸变异提供了可能,但是,单碱基编辑系统受编辑活性窗口及PAM的限制,尚不能对所有的靶点实现有效编辑。正当人们对目前存在的单碱基编辑系统(CBE及ABE)仅能编辑C-T,T-C,A-G,G-A,不能做C-A,C-G,G-C,G-T,A-C,A-T,T-A和T-G,也不能做插入替换等编辑问题感到困扰时。2019年10月21日,David Liu实验室在Nature杂志上发表了新的研究成果,其在CRISPR-Cas9系统基础上开发出了全新的基因编辑工具PE(Prime Editors),该系统主要包括由nCas9(H840A)与

M-MLV逆转录酶形成的融合蛋白以及pegRNA（pegRNA的3'端含有逆转录的模板，其上携带有目标点突变或插入缺失突变）共同组建。在不发生DNA双链断裂，不需要DNA模板的情况下，可以在酵母和哺乳动物细胞靶位点高效产生DNA插入、删除和任意单碱基的替换。相信在不久的将来，随着单碱基编辑系统安全性问题的进一步阐明，编辑效率进一步提高，其势必成为是感音神经性聋基因治疗的重要工具。目前，针对感音神经性聋的基因治疗药物研发正在世界各地如火如荼的开展，但截至目前尚未有药物上市，其研究主要集中在临床前阶段。

（二）感音神经性聋的基因治疗常用载体和研究进展

常用于内耳的基因治疗载体包括病毒载体和非病毒载体，非病毒载体的研究集中在两个方向，有机材料基因递送体系和无机材料基因递送体系。在有机材料研究领域中，脂质体、聚乙烯亚胺及其衍生物、阳离子多肽、壳聚糖及其衍生物、环糊精及其衍生物等为科学家研究的主要方向。早在2011年就有研究人员利用脂质体2000作为基因运载工具运载Math1基因在耳蜗的表达，然而同病毒载体相比其转染效率只有约3%。2015年，研究者利用聚乙烯亚胺-聚乙二醇（PEI-PEG）载体携带X-连锁凋亡抑制剂基因通过鼓阶转染大鼠耳蜗，发现XIAP蛋白在螺旋神经节、螺旋器、血管纹中都有表达并且可以抑制顺铂（CDDP）导致的耳蜗螺旋神经节损失并提高了听力。相比于有机材料，无机材料则更容易人为控制，金纳米粒、碳纳米管、石墨烯等材料均有广泛研究，通过将负电基因与正电无机纳米粒形成复合物实现基因的递送。目前，无机纳米粒子含有人体非必需的元素，其研究还停留在实验室阶段，关于它对机体的安全性影响还需要进一步研究。

病毒载体是目前最流行的递送方式，截至2018年6月，临床试验中超过70%的基因药物载体为病毒。目前内耳研究中常用的病毒载体为腺病毒和腺相关病毒，其他的逆转录病毒、慢病毒等也有研究，但是据报道其存在效率低和不安全的特点。腺病毒具有包装容量大的优点，它有50多种血清型，其中大多数的研究集中在5型腺病毒，该病毒在耳蜗中可以广泛的感染血管纹、螺旋韧带、毛细胞、支持细胞、螺旋神经节等部位和细胞类型。人类已经发现至少有12种腺相关病毒血清型（AAV1、AAV2、AAV5、AAV6、AAV6.2、AAV7、AAV8、AAV9、rh.8、rh.10、rh.39、rh.43）。不同的病毒载体转染的细胞类型、效率以及表达的时间窗有很大的差别，因此病毒载体的选择对于治疗效果有很大的影响。为了提高AAV病毒的效率和特异性，科学家利用病毒载体的定向改造技术，在2017年，Vandenberghe LH等人成功构建了Anc80L65病毒载体，该病毒载体通过后半规管或圆窗注射后可以实现极高效率内外毛细胞感染效率，同时注射不会损伤毛细胞的结构和功能，为以毛细胞修复为目的的基因治疗提供了良好的载体。紧随其后，2019年Wade W. Chien等人构建的AAV2.7m8病毒载体对内外毛细胞都有极高的转染效率，在这该研究中AAV2.7m8对内毛细胞感染率为84%，外毛细胞为83%。同样实验条件下Anc80L65的感染效率为内毛细胞94%，外毛细胞67%。不同于其他AAV病毒，AAV2.7m8对支持细胞中的内柱和内指细胞也有很高的感染效率。2019年钟桂生及合作课题组在AAV-DJ血清型病毒的基础上通过改造VP1衣壳蛋白获得了对多种支持细胞具有高感染效率的AAV-ie病毒，这为以支持细胞为治疗靶标的耳聋疾病模型提供了良好的治疗载体。除了致力于提高病毒本身的转染效率，2017年亦有研究证实外泌体可协助蛋白、核酸进入细胞，偶联外泌体的AAV1与单纯的AAV1相比，对毛细胞的感染效率提高了将近两倍。

（三）感音神经性聋的基因治疗靶细胞类型

目前以纠正基因异常导致感音神经性耳聋的基因治疗的靶细胞除了毛细胞，还包括支持细胞和血管纹细胞等会对毛细胞的生存和功能有重要影响的靶细胞（其中包括基因过表达、基于CRISPR的基因敲除和单碱基编辑等）相应的具体进展如下：

1. 修复毛细胞功能相关缺陷基因 目前的研究表明一半的遗传感音神经性聋是由于毛细胞表达基因突变导致的。在毛细胞顶端的纤毛结构中存在机械传导通道，该通道能够将机械运动转化为电化学活动，当编码机械传导通道的结构蛋白TMC（TMC1和TMC2）发生突变时，将干扰机械信号向电信号的传导过程,导致感音神经性聋。完全缺失 TMC1 基因或者 TMC1 点突变导致显性遗传的小鼠模型可以很好的模拟人类的常染色体隐性 DFN7/11 或常染色体显性非综合征型 DFNA36 耳聋疾病表型。前者表现为先天性或语前的重度、极重度耳聋,后者表现为语后的、渐进的感音神经性性。利用相关的小鼠模型,科学家研究表明在完全缺失 TMC 的小鼠模型中利用腺病毒或者腺相关病毒过表达 TMC 都可以实现机械传导功能的回复和听力重建。如分别采用不同的运载工具在 TMC1 点突变小鼠模型中成功敲除了突变的等位基因,与对照耳相比实现了小鼠听力的恢复。

Ush1c 基因的突变会导致一种叫做协调蛋白(Harmonin)的蛋白质失去功能,进而使得本该接收声音并且将声信号传递给大脑的耳毛细胞受损,从而导致了严重的听力损伤。该种基因的突变在遗传因素导致的耳聋中占到 50% 的比例。2017 年,研究人员使用人工构建的 Anc80L65 的腺相关病毒载体感染新生小鼠,其对内毛细胞的转导效率达到 100%,外毛细胞达到约为 90%。经过治疗,研究人员发现小鼠的协调蛋白恢复正常功能,耳毛细胞也正常生长,形成了和正常小鼠一样的纤毛束,听力和眩晕等症状都得到了恢复。

其他与毛细胞结构和功能相关的基因,如 *MyosinVI*(MYO6)、*Myosin VIIA*(MYO7A)、*Myosin XVA*(MYO15A)、*Cadherin 23*(CDH23)、*Protocadherin-15*(PCDH15)以及在毛细胞底部与神经传递相关的 *Otoferlin*(OTOF)、*Pejvakin*(PJVK)等基因都在积极的研究中。

2. 修复支持细胞相关基因缺陷 支持细胞是感觉上皮细胞中另外一个重要的组成部分,为毛细胞提供机械支撑,同时发挥稳定内耳微环境的重要作用,毛细胞感音功能调节以及突触发生发育,毛细胞损伤修复等多种功能。同时支持细胞和支持细胞之间形成缝隙连接,缝隙连接蛋白主要由 *GJB2* 基因编码的 Connexin26 和 *GJB6* 基因编码的 Connexin 30 组成,它们的突变是导致人类感音神经性聋最常见的遗传突变。以往针对 *GJB2* 在 P0-P1 或者 P42 的基因治疗尚无听力恢复。

研究表明 GJB 同源基因同 *SLC26A4* 基因一样在耳蜗的发育有重要的功能,并且表达的时间窗都很窄,因此针对此 *GJB2*、*GJB6*、*SLC26A4* 可

能需要尽早干预,比如在胚胎期即干预可能可以有较好的功能恢复。

3. 修复血管纹相关缺陷基因 血管纹上起前庭膜嵴,下到基底膜的基底嵴,血管纹是位于耳蜗中阶外侧的结构成分,由边缘细胞(marginal cell)、中间细胞(intermediate cell)、基底细胞(basal cell)和微血管组成。血管纹主要具有分泌 K^+ 和产生内淋巴正电位的功能。内淋巴中高浓度的 K^+ 聚积及内、外淋巴液中 K^+ 循环是维持耳蜗功能和内环境稳定的基础。血管纹 K^+ 分泌功能障碍可影响正常的听功能。

边缘细胞顶膜上含 KCNQ1/KCNE1 通道,也称 IsK 通道,是边缘细胞的特异性标志物。中间细胞膜表面存在 Kir4.1(KCNJ10)钾通道,为 K^+ 高度选择性通道,在 K^+ 循环中起着关键性作用。Chang 等报道了第一例基于 AAV1 表达 KCNQ1,于 P0-P2 注射入内淋巴液中,实现 70% 的边缘细胞表达 KCNQ1 蛋白。耳蜗形态学研究结果表明 KCNQ1 的过表达拯救了盖膜的崩塌,阻止了毛细胞和螺旋神经节的退化。功能试验表明内淋巴电位和听力恢复到正常,听力的提高维持了至少 6 月。该种治疗措施可以用于其他主要定位于血管纹的基因突变,比如 KCNE1、CCDC50、GRHL2、TMPRSS3 等。

4. 修复神经递质释放相关基因 内毛细胞突触对含有谷氨酸的囊泡的摄取由 VGluT3 介导,Omar Akil 等对缺少囊泡谷氨酸转运蛋白 -3(VGLUT3),内毛细胞传入突触的谷氨酸释放能力丧失而出现耳聋的小鼠,使用 1 型腺相关病毒(AAV1)将 VGLUT3 传递入耳蜗,其仅在内毛细胞中进行基因表达,在 AAV1-VGLUT3 递送的 2 周内,部分惊跳反射恢复,该小鼠内毛细胞带状突触中观察到的形态学变化的部分逆转,从而通过基因治疗使小鼠成功恢复听觉。

另一个重要的突触前分子结构是由耳聋基因编码的多 C_2 结构域的 Otoferlin 蛋白,其在囊泡通过胞吐作用排出细胞的过程中发挥多方面的作用,Otoferlin 缺失在人类引起 DFNB9 型听力损失,占遗传性耳聋的 2%~8%。2019 年,相继有两个独立的实验室对 Otoferlin 缺失型小鼠进行了基因治疗。他们都采用双 AAV 策略,即通过两种不同的重组 AAV 载体,一种携带 Otoferlin cDNA

的 5' 端，另一种携带 3' 端片段来解决 Otoferlin 的 cDNA 约 6kb 超过 AAV 4.7kb 的限制因素。参考内毛细胞带状突触和耳蜗的成熟时间，Lustig LR 选择在 P10、P17 和 P30 单侧注射重组载体。ABR 结果表明小鼠的听力阈值得到了实质性的恢复，并且可以持续数月。该研究中的基因治疗不仅成功防止新生 Otoferlin 基因纯合缺失鼠的听力损失，而且证明在耳蜗完全发育后给药，仍然可以以持续的方式逆转耳聋的表型。

总之，考虑到造成耳蜗损失的因素和耳蜗细胞退化的复杂机制，为了实现听力功能的恢复，未来的基因治疗除了修复缺陷基因，还需要同时关注该缺陷基因相关的上下游信号通路，从全局的角度统筹制定治疗策略。

二、激活毛细胞再生的再生医学

哺乳动物和人类耳蜗毛细胞不具有自发再生的能力，耳蜗毛细胞损伤缺失将造成永久性听觉障碍。促进毛细胞再生，重建耳蜗感觉上皮结构和功能的完整性，被认为是听觉功能恢复的理想途径。

毛细胞再生的方式目前的研究主要集中在以下两种：一种是受损细胞周围的支持细胞向毛细胞的直接转分化，但这种再生方式必然伴随着支持细胞数目的减少和耳蜗螺旋器结构的改变；另一种是支持细胞重新进入细胞周期，增殖后部分转分化为毛细胞，在再生毛细胞的同时能够维持支持细胞数目的稳定，对于听觉功能的恢复具有重要的意义。

大量的研究表明，内耳发育由多条信号通路和转录因子参与调节，如 Wnt/β-catenin 信号通路、Notch 信号通路、Shh 信号通路等和重要的转录因子，如 Atoh1 等的调控。要实现再生就离不开对这些发育信号通路的了解和掌握，近些年在促进毛细胞再生信号通路和转录因子发现方面都有了较大的进展。

（一）调节多个转录和蛋白因子诱导毛细胞再生

Atoh1 基因也称为 Math1 基因，等价于果蝇的 Atonal 基因，编码一个 bHLH 结构的转录因子。Atoh1 基因是调控毛细胞分化的关键转录因子，缺乏 Atoh1 基因的小鼠耳蜗感觉上皮仅分化出支持细胞，而不能形成毛细胞，所以，认为 Atoh1 基因是毛细胞生成的必要转录因子。

应用体外培养技术将 Atoh1 基因转染到新生大鼠耳蜗，6 天后观察到大上皮嵴（greater epithelial ridge，GER）区出现了大量的新生毛细胞，并发现毛细胞来源于 GER 区域内分化内沟细胞的柱状上皮细胞。电子显微镜下观察到，这些新生毛细胞具备正常毛细胞精细结构如纤毛束和表皮板。同时发现 Atoh1 基因转染可以促使前庭感觉上皮（椭圆囊）的支持细胞转分化为毛细胞。

在成年豚鼠螺旋器的内淋巴液中注入用腺病毒作为载体的 Atoh1 基因，4 天后发现在螺旋器的支持细胞及周围非感觉上皮细胞中大量表达了 Atoh1 蛋白。60 天后，在螺旋器发现幼稚毛细胞，以及螺旋器周围齿间细胞（interdental cell）、内螺旋沟（inner sulcus）、Hensen 细胞区都出现了新生毛细胞，且听神经的轴突开始向这些新的毛细胞生长。研究结果表明，成年哺乳动物的螺旋器，过量表达 Atoh1 基因，仍然具有再生毛细胞的能力。以新生的沙鼠体外培养的耳蜗为研究模型，发现大部分毛细胞顶部的纤毛在损伤后培养 2 周左右可以得到修复，从而提出听觉损伤具有病理四段论的特点，并提出了转基因治疗的最佳时间窗，这对研究毛细胞正常的功能状态具有非常重要的意义。他们在随后的工作中发现将带有 EGFP-Math1 基因的病毒转入因噪声受损的内耳，则可诱导受损毛细胞纤毛再生并且听力明显改善，该研究进一步明确了 Math1 基因在维持毛细胞正常功能中的重要作用。Atoh1 基因在受损耳蜗里过量表达的研究结果是令人振奋的，受损伤的耳蜗在正确的位置有了形态正常的新生毛细胞，重要的是转染 Atoh1 基因的成年豚鼠听觉功能得到了部分改善。

2019 年，科研人员合作研发出的 AAV 新变体 -AAV ie 能够高效率感染 Sox2 阳性的支持细胞。用 AAV-ie 对患者的椭圆囊组织进行感染，结果显示其对于人的内耳组织也具有高度的选择性。在新生小鼠 P0 通过 AAV-ie 进行 Atoh1 基因转染，结果显示在 P14 的小鼠基底膜 GER 区出现了大量的新生的毛细胞，提示了 AAV-ie 以及 Atoh1 基因在再生应用中的广泛前景。

目前认为 Atoh1 基因促成支持细胞向毛细胞转分化需要至少 3 周的时间，听力的恢复一般发生在转染后的 1~2 个月，所以针对功能修复在学者之间不能重复的现象可能和观察与修复的时间差有关系。

基于 Atoh1 的临床前研究仍然受到科研人员的密切关注,其临床试验目前仍在进行中。学者们对 Atoh1 基因转染所致的耳蜗螺旋器完全修复及其修复机制尚存在疑问,需要进一步深入研究。

支持细胞转分化为毛细胞的调节方式必然伴随着支持细胞数量的减少和耳蜗结构的改变,对功能产生不可控的影响。因此,通过失活细胞周期抑制因子如 p27Kip1 和 Rb 基因来促使支持细胞重新进入分裂状态,增殖后部分转分化为毛细胞,在再生毛细胞的同时维持支持细胞数目的稳定。相关的研究都为毛细胞的再生提供了有利的支持。

p27Kip1 基因是近年来发现的一种内耳静息调节基因,其编码的 p27Kip1 蛋白是细胞周期素(cyclin)依赖性蛋白激酶抑制因子(cyclin dependent kinase inhibitor, CDKI)。在新生小鼠耳蜗毛细胞中特异性敲除 p27Kip1,毛细胞可以迅速增殖再生,新生毛细胞表达特征性带状突触和纤毛标记并可存活至成年。最新研究发现,在成年小鼠耳蜗中,联合调控 Atoh1 和 p27Kip1 可使支持细胞向毛细胞转化。p27Kip1 的缺失,可上调 GATA3——一种 Atoh1 的协同调节因子。这揭示了一种听觉毛细胞再生的调控途径,p27Kip1、GATA3 和 POU4F3 可作为 Atoh1 介导的毛细胞再生的联合调控靶点。

FOX 基因家族是一类转录因子蛋白家族,FoxG1 蛋白编码基因位于人染色体 14q12,是 Fox 转录因子家族的一种转录抑制因子。其可以与多种信号通路发生协调调控作用,这些信号通路包括 IGF-1/Akt、TGF-β/Smad、BMP、Wnt/β-catenin 信号通路,研究表明 FoxG1 缺失后多个信号通路出现异常,毛细胞的凋亡敏感性增加。

(二)调节多个信号通路促进毛细胞再生

在内耳发育早期,Notch 信号的持续激活促进前感觉上皮的发育,当毛细胞分化产生后,其活化将抑制其周围的细胞分化为毛细胞。Atoh1 基因可能通过抑制 Notch 信号通路下游的负调节基因,上调毛细胞的分化。

2003 年,首次报道了成年鼠内耳感觉上皮中存在干细胞,在体外培养的过程中能够增殖,并定向诱导为内耳的功能细胞。2012 年,美国两个独立的实验室也分别证明具有 Wnt 活性的 Lgr5+ 支持细胞具有强的增殖和分化潜能。激活 Wnt 信号通路可以明显地增加 Lgr5+ 支持细胞的增殖,而同时激活 Wnt 信号通路并抑制 Notch 信号通路可以显著地促进毛细胞的再生。研究表明信号通路的联合调控促进了更多的支持细胞增殖和毛细胞再生,增殖再生的范围实现了从顶圈向底圈的扩展。

Sonic hedgehog(Shh)是 Hedgehog 家族成员之一,编码一种高度保守的分泌型糖蛋白,在内耳发育阶段发挥至关重要的作用,包括祖细胞增殖和细胞分化的调控。而 Wnt 与 Shh 信号通路作用之间的平衡是决定感觉前体细胞分化为前庭或听觉细胞的关键。研究表明,重组 Shh 蛋白促进新生小鼠耳蜗中分离的 Lgr5+ 祖细胞的成球、增殖和分化能力,并且在新霉素损伤的耳蜗体外培养中发现 Hedgehog 信号通路的激活可以促进支持细胞增殖和毛细胞再生。

信号传导蛋白和转录激活物(signal transducer and activator of transcription 3, Stat3)在细胞增殖、细胞迁移和免疫反应等过程中发挥重要的功能。研究证实 Stat3 信号可调节斑马鱼的毛细胞分化和再生。在哺乳动物中,敲除 Stat3 导致毛细胞发育缺陷,而 Stat3 信号通路的失活可以通过改变细胞分裂方式抑制毛细胞分化,并且可能位于 Notch 信号通路下游协同调控毛细胞的产生和分化。

综合目前的研究,发现无论是上调 Wnt 信号通路还是抑制 Notch 信号通路,所产生的毛细胞增殖再生的区域主要位于耳蜗的顶圈,而对应高频感音区域是最容易受到各种因素损伤的耳蜗底圈部位毛细胞增殖再生的效率依然较低,同时上述调控措施均不能促进成年鼠耳蜗毛细胞的增殖再生,而促进成年细胞的再生才是感音神经性耳聋治疗的核心。

因此,研究促进耳蜗中底圈毛细胞增殖再生和促进成年哺乳动物毛细胞增殖再生的生物学策略,探索成年毛细胞再生的调控措施,研发相应的治疗措施,是未来毛细胞再生的研究热点和难点。

此外,合适的小鼠模型对我们研究再生具有重要的意义,2012 年至今,研究毛细胞再生的小鼠模型获得了较大的发展。通常情况下,在成熟的哺乳动物耳蜗中,药物和噪声等因素都会导致毛细胞损伤,并且毛细胞一旦丢失后无法自发再生。因此,氨基糖苷类药物虽然被广泛应用在体外损伤毛细胞,但在毛细胞再生中的研究作用有限。随着转基因小鼠的技术发展,近年来有研究人员开发了 Pou4f3-DTR 和 Prestin-DTR 等不同的毛细胞自杀模型小鼠。Pou4f3$^{+/DTR}$ 小鼠是将人类白喉毒素受体(DTR)基因插入毛细胞特异性转录因子 Pou4f3 中,注射白喉毒素(DT)能够选择性敲除毛细胞,并且随着时间变化能观察到由支持细胞转分化而来的再生毛细胞。目前 DT 敲除的小鼠已应用于再生研究中,在未来这些小鼠模型将有助于我们更好地理解毛细胞再生的机制。除了上文提到的热点因子和信号通路,随着再生研究的快速发展,越来越多的再生相关基因和信号通路会被阐释并应用到实践中去。

三、感音神经性聋的干细胞移植治疗

细胞移植替代损伤缺失的耳蜗毛细胞是治疗感音神经性聋的另外一个有前景的应用方向。近期研究发现胚胎干细胞、成年内耳干细胞以及神经干细胞等均可分化为毛细胞。干细胞分化是多向性的,理论上说,这些细胞可以分化出内耳中所有类型的细胞。因此,以干细胞为基础的治疗方法可能作为未来听觉障碍临床治疗的一部分。

目前,三个主要来源的干细胞被应用于特定器官的细胞再生:胚胎干细胞、诱导多能干细胞、成体干细胞。干细胞疗法首先应用于治疗退行性疾病,如心脏病、糖尿病、帕金森病及其他神经退行性疾病。使用干细胞分化为特定目的细胞治疗这些疾病的初步研究结果表明,干细胞可培养出高度分化的特殊细胞类型,这些细胞可以在动物模型中表现出功能,甚至能提高相应器官的功能表现。虽然诱导干细胞分化成毛细胞的调控机制尚不完全清楚,内耳复杂的发育调控和发育中多种细胞间的相互作用正逐渐被阐明,发育中的听泡及其周围细胞特定细胞亚群的标志物已被识别出来。通过对特定的细胞亚群加标记,可以对干细胞来源的内耳前体细胞增殖、分化转归及凋亡进行研究。

(一)胚胎干细胞来源的毛细胞

胚胎干细胞是所有其他胚胎细胞的前体,它分化为多种细胞类型的潜能最大,这种能力称为多向分化性。同时,胚胎干细胞有自我更新的能力,所以能自身复制出大量细胞。理论上讲,控制胚胎干细胞定向分化得到特定类型的细胞可为临床替代病变细胞或受损细胞提供广泛的资源。

目前已经有很多实验室成功地在体外把胚胎干细胞分化成毛细胞,然而该种来源的细胞如果移植到体内,有可能具有致瘤性和免疫原性。2003 年,研究人员已经成功实现诱导哺乳动物胚胎干细胞分化为内耳前体细胞。胚胎干细胞来源的内耳前体细胞表达内耳发育过程中的一系列标志基因,这些标志基因只能在内耳的发育过程中以特定的组合表达。经体外分化后,胚胎干细胞来源的内耳前体细胞分化为具有毛细胞表型的细胞,它们表达毛细胞分化特征性标志基因如转录因子 Math1 及对毛细胞的增殖和维持成熟很重要的基因 Brn3.1,表达这些关键转录调节因子的同时毛细胞结构蛋白表达上调,包括非常规的肌球蛋白Ⅶ A、微清蛋白 3 和 Espin。

Karl 等人 2013 年刊登在 *Nature* 上的研究成功地将小鼠的胚胎干细胞转化成为内耳的关键结构,这项研究发现或为感觉器官的发育过程以及实验室疾病模型的研究、药物开发以及潜在听力缺失等疾病提供研究思路和希望。他们使用一种特殊三维(3D)的细胞培养方法,将干细胞诱导发育成为包含毛细胞的内耳感觉上皮细胞,这种 3D 的培养基可以使得干细胞在胚胎发育期间进行自我组织形成负载的组织结构。

将胚胎干细胞来源的内耳前体细胞标记后植入鸡胚内耳,发现移植到耳胚中的胚胎干细胞来源的标记细胞能表达毛细胞标记物。推测小鼠胚胎干细胞来源的内耳前体细胞植入发育中的鸡内耳后,受到周围微环境中调控因子的影响分化为毛细胞。虽然发育中的禽类内耳感觉上皮与损伤或病变的哺乳动物螺旋器或前庭感觉上皮有区别,但这些结果是第一次成功地在体内将胚胎干细胞分化为毛细胞。

(二)诱导多能干细胞来源的毛细胞

诱导多能干细胞(iPSC)是一类性状与胚胎干细胞(ESC)的多能干细胞非常类似的细

胞类型。应用 iPSC 技术将成纤维细胞诱导成干细胞并再进一步得到内耳细胞将是一种理想的毛细胞再生途径。iPSC 的应用使得免疫排斥反应有了较好的解决方案。一方面,它能够避免破坏人类胚胎,从而避免 hESC 研究与应用的伦理道德上的争议;另一方面,由自体来源多能干细胞分化来的细胞应与自身的遗传背景(包括移植排斥最重要的 MHC 分子)一致,可以避免移植排斥的发生。因此,将 iPSC 诱导转分化为内耳毛细胞对内耳毛细胞再生技术具有革命性的意义。

研究者通过使用小鼠胚胎干细胞及小鼠成纤维细胞再编程后得到的 iPSC,开发出一种程序化式的诱导分化模式,将这些细胞诱导为内耳毛细胞。2013 年,Oshima 等首次将胚胎干细胞和 iPSC 诱导成一种可形成胚胎外胚层的细胞类型,然后应用生长因子将它们转化成"耳祖细胞",进一步更换培养液后,该祖细胞就能以类似内耳毛细胞的方式聚集成群,进而发育成具有毛细胞特征的静纤毛簇。进一步研究显示当这些类毛细胞受到力学刺激后它们也能像未成熟毛细胞那样发出电流信号,这就说明这些诱导产生的毛细胞类似细胞已经具有一定的毛细胞功能,该技术开辟了内耳毛细胞再生的新前景。运用该技术再生的细胞具有和内耳毛细胞类似的结构,并可建立稳定的突触联系,是毛细胞再生的理想方法。2019 年,法国的科学家 Zine A 利用 iPSC 来源的人"耳祖细胞"移植到成年的豚鼠耳蜗,实验结果显示这些细胞可以在移植后成活 4 周以上,表现为毛细胞的分化特征,这是首次成功的报导"耳祖细胞"在成年鼠耳蜗中的成活和分化。

基因编辑技术的出现,尤其是 CRISPR/Cas9 技术的快速发展,使人类能够更加方便、特异地修正突变基因。2016 年,研究者利用耳聋患者的细胞构建携带患者 MYO15A 和 MYO7A 突变的 iPSC 细胞系。通过 CRISPR/Cas9 技术,将突变 iPSC 细胞系中的基因进行了修正,通过将 iPSC 体外诱导分化为毛细胞,证明了 iPSC 细胞系的基因校正逆转了由于相应突变导致的毛细胞样细胞的形态和功能缺陷。这些研究为未来利用患者自身来源的 iPSC 分化来的毛细胞进行细胞移植治疗奠定了基础。

(三)成体干细胞来源的毛细胞和神经细胞

成体干细胞来源的毛细胞包括需再生器官来源的成体干细胞及其他器官来源的成体干细胞。成体干细胞已经从很多除耳以外的其他器官中分离并培养出来,包括大脑、骨髓、肌肉、心脏、皮肤、眼等。常用于内耳干细胞移植治疗研究的非内耳干细胞包括神经干细胞和间充质干细胞,前期的研究表明,神经干细胞移植到体内 3~4 周后可以分化为毛细胞、神经元和胶质细胞。骨髓间充质干细胞应用于内耳细胞治疗研究取得了许多进展,骨髓干细胞可分化出神经元。将骨髓基质细胞移植到灰鼠内耳,可以观察到神经元和胶质细胞标志基因的上调。此外,骨髓干细胞具有高增殖活性,通过体外培养可以获得足够数量的移植细胞。但是同样存在不少技术问题需要解决,比如提高细胞移植后的存活比例和分化为毛细胞的比例等。

成年小鼠椭圆囊的感觉上皮中存在内耳多能干细胞,内耳干细胞在体外有高增殖活性,经过体外诱导可以分化为具有毛细胞表型的毛细胞样细胞,这些细胞表达 Math1、Brn3.1 等毛细胞分化所需的关键转录调节因子,同时表达毛细胞结构蛋白——非常规的肌球蛋白ⅦA、微清蛋白 3 和 Espin,并且生长出纤毛束等毛细胞特征结构。

内耳干细胞在分化为内耳细胞亚型方面与神经干细胞有明显差异。以往的研究应用多潜能神经干细胞植入药物损伤的小鼠内耳,发现移植细胞可以成活数周,并表达包括神经胶质细胞、神经元和毛细胞等细胞类型的标志基因。成体神经干细胞和成年小鼠内耳干细胞的体外培养发现,这两种细胞分化出毛细胞的能力有明显差别。首先,内耳干细胞体外分化出的所有细胞中,毛细胞标记物阳性者超过 10%;但分离自前脑的成体神经干细胞培养出的细胞中极少为毛细胞标记物阳性($<0.1\%$)。其次,内耳干细胞比神经干细胞能更完全的分化出成熟毛细胞,内耳干细胞来源的毛细胞具有特征性纤毛束样结构。体外培养的内耳干细胞来源的前体细胞植入发育中的鸡内耳后,移植细胞表达毛细胞标志基因及毛细胞特征性结构蛋白。

研究发现,内耳成体干细胞不仅存在于椭圆

囊的感觉上皮中,在耳蜗及螺旋神经节处也存在干细胞。内耳干细胞是多向性的,因为它们除分化为内耳细胞类型外,还可分化出来源于外胚层、中胚层、内胚层的多种细胞类型。内耳干细胞的干细胞定义性特征是它们的高度增殖能力,这种增殖能力使得内耳干细胞能通过细胞漂浮集落或"细胞球"的方法被分离出来。增殖能力在研究听力损伤的治疗中很关键,因为这些细胞的培养分化是人类内耳细胞替代疗法的基础。在体外细胞培养和动物活体实验中证明了 Lgr5⁺ 细胞和 Axin2⁺ 细胞具有内耳干细胞的特性且能被 Wnt 和 Bmi1 信号调控;并且在活体小鼠耳蜗中发现内耳干细胞再生毛细胞,并且系统地研究了 Wnt 和 Notch 信号对于内耳干细胞再生毛细胞的协同调控机制。但是,通过内耳干细胞再生毛细胞治疗听力损失,存在新生毛细胞数量不足、新生毛细胞不成熟不具有成熟毛细胞的功能、新生毛细胞难以长期存活等关键和难点问题,这预示着调控单一的信号通路再生有功能的毛细胞是比较困难的,未来可能需要通过多基因的协同调控促进毛细胞再生和功能成熟,进而促进新生毛细胞的存活。

除上述来源外,内耳再生的细胞来源还包括器官捐赠者和动物组织。器官捐赠者已经被用作细胞移植疗法治疗糖尿病的胰岛细胞来源,与免疫排斥抑制药联合应用,这种移植细胞的长期有功能存活已经成为现实。来源于动物捐赠者的细胞更易获得,动物细胞已被应用于其他实验性治疗中,如猪多巴胺能神经元用于帕金森病、猪胰岛细胞应用于糖尿病。动物细胞移植可以成为细胞移植法的一种途径,但免疫排斥将识别并杀死移植的异种细胞,因此,采用动物细胞移植法必须克服免疫排斥作用。另外,应用动物干细胞治疗人类疾病也是医学伦理学争论的热点。因此如能获得人类干细胞,将会克服不同种类间的排斥问题。

研究人类内源性内耳干细胞的应用潜能首先要证实耳蜗中成体干细胞的存在,从新生大鼠耳蜗中分离出了具有毛细胞分化潜能的成体干细胞,人耳蜗是否存在干细胞尚需要进一步研究。如果人耳蜗存在干细胞,用于治疗内耳疾病尚需解决下列问题:①哪些基因控制干细胞的自我更新与多向分化性;②什么因素使内耳干细胞处于静止状态;③怎样才能激活并调控干细胞向需要的细胞类型增殖分化。

干细胞移植治疗感音神经性聋目前还不确定为了恢复损伤耳蜗的功能是否需要精确复制出毛细胞的各种亚型,如果用移植细胞重建内耳结构,前体细胞是否必须选择性地移植到基底膜的空白处,或选择性替代受损耳蜗的感觉上皮细胞。这些处于非正常位置的新生毛细胞是否能够改善听力这都需要进一步的研究来解答。

我们推测听觉功能的恢复可以不依赖于耳蜗结构的完全重建。因此,可有效传递机械刺激并将刺激信息传递给螺旋神经节神经元的细胞都可以对受损耳蜗起到修复作用。毛细胞功能部分替代可能起到的治疗作用目前还无法评估出来。但是,电子耳蜗植入的成功是一个鼓舞人心的成就,提示了任何反映机械刺激的电信号的产生都可能重建部分听觉。20世纪70年代末、80年代初使用的第一代人工耳蜗使用单一频道电极为听神经提供电刺激。目前的装置在不同部位输入不同频率的电刺激,以模仿声音沿着耳蜗长轴的音定位结构。由于重建螺旋器精细复杂结构的可能性很小,推测沿着耳蜗不同频率区域用干细胞来源的毛细胞替代丢失的毛细胞可能足够恢复耳蜗的基本功能,甚至不需要毛细胞表型(内、外毛细胞)与其位置完全匹配。一个可能的解决办法是用连续的"普通"毛细胞毯替代丢失的螺旋器,这种毛细胞毯结构与禽类的听觉器官相似(图1-4-9)。这种毛细胞与支持细胞构成的上皮组织可能与非哺乳类脊椎动物内耳感觉上皮更类似。这种毛细胞毯的另外一个重要作用是这些细胞可以给听觉神经元提供营养支持,比如,分泌神经营养因子、听觉神经元的存活和功能维持可以提高电子耳蜗的功效。

移植细胞分化为毛细胞及其与螺旋神经节神经元的再连接是影响听觉功能恢复的另一个主要问题。这些移植细胞需要形成感觉上皮,并吸引螺旋神经节神经元传入神经纤维,与这些纤维形成有功能的突触联系。转基因技术将 Atoh1 基因转入内耳后可产生与神经纤维有联系的新生毛细胞,推测移植的干细胞形成的新生毛细胞得到神经再支配是可能的。

未来的治疗可能是基因治疗、激活毛细胞再

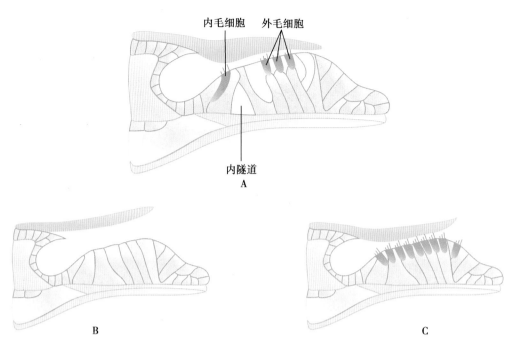

内毛细胞　外毛细胞

内隧道

A

B

C

图 1-4-9　细胞移植后新生毛细胞重建螺旋器示意图（所有毛细胞用绿色表示）

A. 正常螺旋器的横断面通常有一个内毛细胞和三个外毛细胞；B. 毛细胞丢失后，Corti 演变为单层细胞；C. 移植细胞替代退化螺旋器的再生感觉上皮的示意图。新生毛细胞可以来源于植入的前体细胞或通过适当的刺激，由残存细胞直接分化而来

生、干细胞移植替代、药物治疗与电子耳蜗植入的联合疗法，个性化的联合疗法为不同类型的感音神经性聋的听觉恢复提供了广阔的前景。

（李华伟）

第三节　药物中毒性聋

一、对药物中毒性聋发病机制的认识与局限

某些药物或化学物质对听觉感受器或听觉神经通路有毒性作用，长期接触这些药物或化学物质所致的听力损伤称为耳毒性聋（ototoxic deafness）。其中，由药物引起的感音神经性听力损伤为药物中毒性聋。已知耳毒性药物有近百种：氨基糖苷类抗生素；水杨酸类止痛药；奎宁等抗疟药；长春新碱、顺铂等抗肿瘤药；呋塞米、利尿剂等袢利尿药；抗肝素化制剂保兰勃林和铊化物制剂沙利度胺（反应停）等。这些药物引起耳聋的方式有两种：一种是长期大剂量用药导致耳聋，即药物累积超过中毒剂量引起耳聋；另一种指短期小剂量用药引起的听力损失，与患者对药物耳毒性易感有关。

（一）药物中毒性聋病理改变

引起耳毒性的药物多种多样，其发病机制也不尽相同，故病理改变也复杂多变，其中以氨基糖苷类抗生素（aminoglycoside antibiotics, AmAn）导致耳聋的病理改变最具代表性。

AmAn 是一类化学结构上具有氨基糖分子与非糖的苷元结构的苷类抗生素，多用于治疗严重革兰氏阴性菌的感染。未被机体代谢的 AmAn 可聚集于肾小管细胞和内耳的内外淋巴液中，主要毒性作用包括肾毒性和耳毒性，其肾毒性一般可以恢复，而耳毒性包括前庭毒性和耳蜗毒性，一般为不可逆损伤。AmAn 耳毒性与药物本身的特性、用药剂量、给药途径和患者个体因素如年龄、个体特异性等密切相关。临床上常用的 AmAn 有庆大霉素、链霉素、妥布霉素、新霉素和卡那霉素等。虽然所有的 AmAn 都会影响到耳蜗和前庭的功能，但硫酸链霉素和庆大霉素主要损害前庭，而双氢链霉素、新霉素和卡那霉素等对耳蜗有较强的亲和力，以耳蜗损害为主，妥布霉素对前庭和耳蜗的损害程度大致相同。药物的毒性作用一般与剂量和疗程成正比，但部分特殊遗传背景的人群对 AmAn 耳毒性具有极高的敏感性。

AmAn 对内耳的损伤按发生的时间早晚分为

急性和慢性,两者在形态学改变上存在差异。急性耳中毒内耳形态学改变并不明显,主要是螺旋器离子通道改变导致耳蜗机械运动和听觉转导功能改变。AmAn 对内耳的慢性损伤在光学显微镜下表现为毛细胞纤毛倒伏、融合、缺失,细胞膜肿胀,表皮板软化、变形、塌陷、断裂,胞质水肿,核固缩、肿胀,细胞膜破裂,胞质外溢,严重的其至毛细胞缺失。但部分毛细胞形态可完整,仅细胞膜出现皱缩、染色质凝聚、边移。其超微结构改变可有核上区线粒体肿胀、空泡变性,粗面内质网扩张、囊性变,次级溶酶体增加。损伤从耳蜗底周开始,进行性向顶周发展。内耳细胞对 AmAn 耳毒性敏感程度为外毛细胞>内毛细胞,在三排外毛细胞中,损伤具有梯度性特点,即第 1 排毛细胞最先受损,损伤程度也最重,第 2、3 排依次减轻,随着内耳毒性损害加重,病变可进一步累及内毛细胞、支持细胞、耳蜗血管纹甚至螺旋神经节细胞(图 1-4-10)。

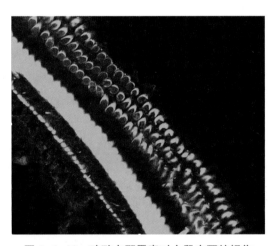

图 1-4-10 硫酸卡那霉素对大鼠内耳的损伤
可见外毛细胞纤毛结构散乱、倒伏、融合(异硫氰酸荧光素标记的鬼笔环肽染色)

AmAn 导致的听觉中枢神经元退变具有时序性。对硫酸卡那霉素慢性致聋大鼠的听觉中枢研究中,发现硫酸卡那霉素可引起 DCN 梭形细胞可逆性损伤,且自噬参与卡那霉素对 DCN 神经元的神经毒性过程。

利尿剂造成的内耳病理改变以血管纹水肿为主,呋塞米和依他尼酸为较强的袢利尿剂,通过抑制 Henle 小管近段的钠水回吸收而发生利尿作用,在内耳则抑制血管纹中钾-钠-ATP 酶的活性,使细胞内钠潴留,发生特殊的水肿间隙,可致内耳细胞萎缩变性。注射该药数分钟后,血管纹便可出现广泛水肿。毛细胞消失发生较晚,其发生率约为 0.7%。病变早期是可逆的,停药后可部分恢复正常,如肾功能不良又合并使用氨基苷类抗生素,可造成永久性耳聋,故此两药禁联合应用。

奎宁和氯喹为有效治疟疾药,用后常发生耳鸣,大剂量应用可致永久性耳聋。妊娠期服用可造成胎儿先天性耳聋,其致聋机制可能是使内耳小血管痉挛,损伤血管纹代谢,使外毛细胞退变,继而内毛细胞变性,并全部坏死。

抗肿瘤药物顺铂、长春新碱等,多引起高频听力损失,其耳毒性与剂量有关,大剂量及反复用药时明显损伤耳螺旋器的毛细胞。顺铂对耳蜗的损伤表现为:螺旋神经节、耳蜗神经和耳蜗底周的外毛细胞变性,但前庭神经节细胞和前庭神经无明显异常;也可表现为内外毛细胞减少和血管纹萎缩。扫描电镜示外毛细胞纤毛融合和表皮板损伤。动物实验结果表明顺铂对耳蜗的损伤与 AmAn 导致的耳蜗病理改变基本一致。

(二)药物中毒性聋发病机制

目前已知的耳毒性药物有近百种,其药代动力学各异。如氨基糖苷类抗生素、抗肿瘤药和利尿剂等药物可通过全身用药、体腔体表局部经体循环进入内耳引起损伤,或使听觉通路损伤。耳毒性药物也可通过椎管用药经脑脊液或鼓室用药经圆窗膜途径进入内耳。孕妇用药还可经胎盘途径损害胎儿听觉系统。AmAn 由于其特殊的药代动力学特性,常在体循环内药物已经排完,而内耳仍有很高的蓄积浓度,可致停药后一段时间听觉毛细胞一直处于受损状态,听力一直处于下降趋势,这一特点须引起重视。

不同药物进入内耳后损伤的部位不同,导致耳聋的发病机制多样,主要有以下几种学说:

1. **铁离子螯合物学说** Shacht 等(1995 年)提出在 AmAn 上可能存在结合铁离子的位点,AmAn-铁离子螯合物形成过程中消耗一个供电子体,活化分子氧,形成超氧化物自由基。自由基的增多导致生物膜脂质过氧化,引起毛细胞代谢和功能紊乱,可导致毛细胞坏死或凋亡。铁离子螯合剂对应用顺铂后的耳蜗毛细胞有部分保护作用,提示顺铂的耳毒性可能通过铁离子依赖途径。

2. **线粒体 DNA 突变学说** 线粒体 DNA 是

独立于细胞核的遗传物质,由于其处在高浓度氧自由基的环境中,缺乏组蛋白保护和自我修复机制,故其突变率高于核 DNA。

与药物耳毒性易感密切相关的 mtDNA 突变多位于 12S rRNA,提示此基因含有药物性聋易感基因的突变热点。其中最常见的为 A1555G、ΔT961Cn 以及 C1494T 三种突变。近期有研究表明,mtDNA4977 大片段缺失突变可增加机体对耳毒性药物的易感性。

（1）A1555G 突变:Prezant 等（1993 年）报道了一个患有母系遗传的非综合征型耳聋的阿拉伯 – 以色列家系,发现该家系对氨基糖苷类耳毒性异常敏感,位于 12S rRNA 的基因存在 A1555G 突变,该位点突变可导致机体对耳毒性高度敏感,这是对氨基糖苷类药物诱导的耳毒性的首次分子基因研究。由于 A1555G 突变为同质性突变,故其导致的氨基糖苷类抗生素耳毒性易感表现为母系遗传。其导致氨基糖苷类抗生素耳毒性易感的机制可能为核糖体 12S rRNA 为三叶草样结构,A1555G 突变通过增加通向核糖体的裂隙,即 A1555G 突变使得保守 A 位点的碱基变成了 G,突变的 G 和 1494 位点的 C 形成了碱基环,增加了与氨基糖苷类药物的结合空间。认为线粒体 DNA 12S rRNA 基因的 A 位点是氨基糖苷类抗生素性耳聋的基本靶点。

（2）C1494T:同 A1555G 类似,C1494T 也是存在于 12S rRNA 上的同质突变,形成一个 C1494-1555G 碱基对,增加与氨基糖苷类抗生素的结合。同样,C1494T 突变也可导致非综合征型耳聋,有此突变的家系在氨基糖苷类抗生素暴露以前,一些母系成员即可表现为迟发的进展性的耳聋,耳聋程度和发病年龄范围广泛。明显的是,发病的平均年龄从二代的 55 岁进展至四代的 10 岁。临床资料显示接受氨基糖苷类抗生素能诱发或加重母系成员的耳聋。接受药物的年龄与受害者个体耳聋的程度存在相关性。对该家系的线粒体 DNA 序列进行分析,当暴露于高浓度的巴龙霉素或新霉素中,和 4 个对照细胞系相比,来自该家系的伴有 C1494T 突变的 4 个显症成员和 2 个无症状成员的淋巴干细胞系的倍增时间显著延长,进一步还观察到突变细胞系氧消耗率显著降低。

（3）ΔT961Cn:是 mtDNA 12S rRNA 基因区域 961 附近局限的异质性突变,在该位点缺失一个 T,且不同数量的线粒体 DNA 存在不同数量的 C 的插入。曹新等（2004 年）对一个六代 507 人（其中 137 人耳聋）的大家系耳聋致病基因研究中,发现线粒体 961C 和 A1555G 突变双重均质性点突变共存于所有母系成员中,提示氨基糖苷类药物中毒性聋可能是线粒体 961C 和 A1555G 双重突变所致。但 Bardien 等（2009 年）对南非黑人的研究提出该 T961C 突变可能只是一个正常的非病原性多态突变。

（4）MtDNA 4977 缺失突变:人线粒体 DNA 4977bp 缺失突变（大鼠为 4834bp 缺失）是一种常见缺失突变（common deletion, CD）,广泛存在于老年化过程中及各种神经肌肉退化性疾病中,其发生机制尚未彻底阐明。孔维佳等（2006 年）利用 D- 半乳糖建立内耳携带 mtDNA 4834bp 缺失突变的大鼠模型,研究此实验动物模型发现,CD 并不直接导致听力下降,但可显著增加机体对氨基糖苷类抗生素耳毒易感性。

3. **细胞凋亡**　有研究者认为,药物性聋被认为是毛细胞接触耳毒性药物后,细胞凋亡级联反应的结果。JNK（c-jun 氨基末端激酶）是丝裂原活化蛋白激酶家族的重要成员之一,与细胞凋亡的发生密切相关。故 JNK 通路的活化在药物性聋的发生过程中可能起关键作用。通过氨基糖苷类抗生素应用的同时给予 JNK 活化剂、抑制剂,研究 JNK 信号转导通路在药物性聋中的变化。发现使用氨基糖苷类抗生素后,个体氧自由基（oxygen-derived free radicals, ROS）产生增多致 JNK 通路活化,引起毛细胞凋亡级联反应,而导致听力下降。而顺铂和新霉素引起细胞凋亡蛋白酶 Caspase 的级联活化和细胞色素 C 的重分布,致毛细胞凋亡。但其耳毒性的机制尚需进一步证实。

4. **ROS 学说**　ROS 是分子氧的代谢产物,也称活性氧,常见的 ROS 包括超氧阴离子（O_2^-）、过氧化氢（H_2O_2）、羟自由基（·OH）等。ROS 可以直接损伤生物大分子的生物膜,使胞膜磷脂结构内多不饱和脂肪酸发生脂质过氧化,破坏 DNA 及蛋白质等结构,导致细胞功能紊乱。AmAn- 铁离子螯合物学说、线粒体 DNA 突变学说和 JNK 信号转导通路学说都可归因于 ROS 学说。AmAn-铁离子螯合物形成过程中消耗一个供电子体，活化分子氧，形成超氧化物自由基线粒体是氧化磷酸化的场所，其突变导致氧化磷酸化功能紊乱，ROS 产生增加。而 JNK 通路活化和 Caspase 的级联活化也是 ROS 产生增多引起，故 ROS 在药物性聋的发病过程中占有极其重要的地位。孔维佳等（2006 年）建立的大鼠 mtDNA 4834 缺失突变的动物模型，实验表明突变个体过氧化物歧化酶、谷胱甘肽过氧化酶等活性下降，脂质过氧化物丙二醛水平上升，抗氧化剂可以拮抗这一系列生化改变，并可以减轻突变个体暴露于氨基糖苷类抗生素后的听力损失，证实 CD 导致药物耳毒性易感与自由基产生有关。

5. 免疫反应　过去认为机体某些特定部位，包括内耳，在解剖上与免疫细胞隔绝或在局部微环境中存在抑制免疫应答的机制，从而一般不对外来抗原（包括移植物抗原）产生，被认为是"免疫豁免器官"。但现有研究表明免疫反应可以作用于机体的任何组织，而所谓的免疫豁免器官也有自己特异性常驻免疫细胞，在内耳螺旋器和螺旋神经节已发现 CX3CR1 阳性的巨噬细胞。有研究认为应用耳毒性药物后，细胞损伤，激活受体（pattern recognition receptors，PRRs），从而激活常驻巨噬细胞，释放促炎因子和 ROS，引起细胞凋亡和免疫细胞浸润。Toll-like receptor 4（TLR4）和 NF-κB 激活在氨基糖苷类抗生素和顺铂所导致的耳聋过程中起一定作用。

6. 其他发病机制　有研究报道缺乏 Na-2Cl-K 转运体（编码基因为 SLC12A2）的小鼠有耳聋表型，而此转运体可被髓袢利尿剂呋塞米抑制，推测此基因突变可能与呋塞米导致的耳毒性有关，但 SLC12A2 基因突变与人类使用呋塞米后的耳毒性关系不明确。依他尼酸可能通过损害耳蜗外侧壁的血流后，耳蜗的缺血再灌注损伤产生大量的 ROS 而导致血管纹和螺旋器损伤。

（三）发病机制认识的局限性

目前关于药物中毒性聋研究很多，但具体发病机制仍无定论。上述几种学说虽然各有侧重，却立足于一个共同的理论基础，即 ROS 的产生，线粒体功能的改变及毛细胞凋亡。但是这一系列病理生理产生的机制尚未彻底阐明。由于线粒体 DNA 半自主复制的特性，有学者提出核基因在线粒体 DNA 突变导致的氨基糖苷类抗生素耳毒性易感中起调控作用，D8S227 和 MTFb 核基因为可能的候选基因位点。但是核基因对线粒体基因调控的效应、具体途径和机制现在尚不清楚。至于 ROS 的产生、线粒体 DNA 突变和细胞凋亡在药物中毒性聋的发生过程中孰因孰果，孰为主导，皆有待于进一步的研究。

二、耳毒性药物易感性基因的诊断及其在耳聋防治中的意义

氨基糖苷类抗生素主要用于治疗革兰氏阴性杆菌感染，尤其是慢性感染如囊性纤维化或结核。在美国，每年大约有 400 万人应用氨基糖苷类抗生素，其中 25% 人群临床出现听力下降。在发展中国家，这一形势更加严峻。仅在中国上海，22% 的耳聋患者为药物引起，其中氨基糖苷类抗生素导致的耳聋又占整个药物性聋的 28%。药物性聋的发病率高居不下，如何防治药物性聋是当今迫切需要解决的问题之一。

随着分子生物学的发展，越来越多的耳毒性药物易感基因被发现，基因诊断技术也被应用于临床诊断。

（一）耳毒性药物易感性基因的诊断

基因芯片（gene chip）又称为 DNA 微阵列（DNA microarray），其原理是杂交测序方法，即通过与一组已知序列的核酸探针杂交进行核酸序列测定的方法。随着基因芯片的商品化，其检测成本逐渐降低，已广泛应用于耳毒性药物易感性基因的检测。线粒体 12S rRNA 的两个突变位点 A1555G 和 C1494T 是氨基糖苷类抗生素耳毒易感的主要突变热点，原来依靠酶切法检测，现在利用基因芯片可以很方便地检测这两个突变位点。基因芯片高通量检测，高精确性的特点大大提高了检测效率，可以用于大规模、多位点基因的筛查。

线粒体 DNA 4977bp 大片段缺失被认为与老年性聋密切相关，原有临床检测一般作为老年性聋指标。孔维佳等（2005 年）发现 mtDNA 4977bp 缺失突变可增加机体对氨基糖苷类抗生素耳毒易感性，并在临床开展了 mtDNA 4977bp 缺失的药物易感基因检测（2002 年）。常规方法是从外周血标本提取总 DNA，利用巢式 PCR 的方法扩增产物片段。在其扩增条件下，正常的

mtDNA 无片段扩出,而 mtDNA 4977bp 缺失的 DNA 可以扩增出条带。巢式 PCR 还提高了检测的特异性。实时定量 PCR 技术还可以定量检测其缺失率。

线粒体 ΔT961Cn 突变由于其可能具有种族性,在亚洲人群中发生率较高,故在国内开展其临床检测十分必要。

(二)耳毒性药物易感性基因的诊断在耳聋防治中的意义

由于耳毒性易感基因为 mtDNA,故其遗传方式为母系遗传,通过基因诊断的方法,提前预知患者用药后导致耳毒性聋的危险性,指导药物的选择和应用。耳毒性易感基因携带者禁用耳毒性药物。对于减少药物中毒性聋的发病率有极其重要的临床意义和价值。

(三)耳毒性药物易感性基因的诊断在耳聋防治中的展望

耳毒性药物易感性基因诊断在临床的开展还属于起步阶段,从诊断方法规范化、操作可行性、诊断准确性以及在防治中的应用等方面有大量工作尚待开展。

由于线粒体 DNA 突变具有组织特异性,故血标本并不能准确反映内耳组织线粒体 DNA 突变情况。新的检验标本的选择是研究的内容之一。孔维佳等研究表明 mtDNA 4834bp 缺失模型大鼠的各组织器官的突变率不同,血液检出率较低,为35.71%,与内耳检出率差异有显著统计学意义;而毛发检出率为 71.43%,与内耳检出率差异无统计学意义。提示用头发作为标本可以提高检出率。同时,毛发具有取材简单、无创、运输和保存方便等优点,特别适合大规模基因筛查。故可考虑代替传统血标本作为今后临床耳毒性药物易感性基因诊断的材料。

基因诊断有着广阔的临床应用前景,将会为药物中毒性聋的防治带来革命性的进展。

(孔维佳)

第四节 老年性聋

老年性聋(presbycusis)是随年龄增长,听觉器官和系统衰老和退变导致的感音神经性聋,临床多表现为呈渐进性双侧对称的听力下降,同时伴有言语识别能力下降。听力曲线多呈以高频下降为主的斜坡形,有时呈平坦型。第二次全国残疾人抽样调查(2006 年)结果显示,我国听力言语残疾总计为 2 780 万人,占我国各类残疾人总数的 34%。其中 60 岁以上人群中,听力残疾者有 2 045.41 万。老年性聋患者 949 万,占听力残疾总人数的 34.1%。

一、老年性聋的认识历程

老年性聋的发病机制到现在还不清楚,对老年性聋的研究经历了从单纯的病理生理研究到基因研究的过程。

(一)病理

1. 病理分型 1964 年,美国著名内耳病理学家 Schuknecht 根据内耳病理改变的差异提出将老年性聋分为四型:感音性老年性聋、神经性老年性聋、血管纹性老年性聋和耳蜗传导性老年性聋。1993 年,Schuknecht 和 Gacek 增加了混合型老年性聋和未定型老年性聋,将老年性聋分为六型。1985 年 Welsh 等提出中枢型老年性聋(central presbycusis)的概念,他认为听觉各级中枢特别是大脑皮质听区神经元呈现退行性变是导致老年人言语交往障碍的主要原因。Ohlemiller 和 Gagnon(2004 年)认为 Schuknecht 于 1964 年对老年性聋的四型病理分类,对这一领域的工作有指导意义。

(1)Schuknecht 分型

1)感音性老年性聋(sensory presbycusis):进展缓慢,萎缩多局限于螺旋器,随着病情进展,支持细胞和毛细胞消失,仅残留基底膜,临床表现为高频听力突然下降,呈下降型曲线,语言识别率尚好。

2)神经性老年性聋(neural presbycusis):螺旋神经节神经纤维随着年龄增长而逐渐减少,耳蜗底周明显,主要表现为语言识别率损害严重而纯音听觉功能相对较好,两者不成比例。Otte 等(1978 年)研究人耳螺旋神经节发现,1~10 岁时神经元细胞平均为 37 000,80 岁后减少到 20 000,老年性聋者可减少到 13 000,这种现象可称为老年性语言退化。

3)血管纹性老年性聋(strial presbycusis):又称代谢性老年性聋,其主要病理特征为耳蜗血管纹的进行性退变萎缩,蜗尖囊性变,听力曲线低平,早期言语识别力尚好,后期下降。

4)耳蜗传导性老年性聋(cochlear conductive presbycusis):又称机械性老年性聋。主要表现为耳蜗基底膜纤维化,柔韧性变差,以高频听力下降的缓降型听力图为主。

5)混合性老年性聋(mixed presbycusis):表现为混合性听力损失,病理基础包括毛细胞、螺旋神经节细胞减少及血管纹萎缩等。

6)未定性老年性聋(indeterminate presbycusis):听力图可表现为平坦型或陡降型高频听力损失,组织病理学方面尚无客观依据,其存在与否受到争议。

(2)Welsh提出的中枢型老年性聋:包括大脑皮质听觉中枢各核团神经细胞的退行性变。临床主要表现为高频听力的损失和言语识别能力的下降。

2.病理改变　由于老年性聋是老年退行性疾病,故其病理改变除内耳特征性病理变化外,在蜗神经及其中枢传导径路和皮层的整个听觉系统中都可有相应的退行性病变。其范围广泛,变化复杂多样。

(1)内耳退变:基底膜可出现增厚、钙化、透明变性、螺旋韧带萎缩;内、外毛细胞萎缩,伴支持细胞减少;血管纹萎缩;螺旋神经节细胞退变,耳蜗神经纤维变性、数量减少。内耳血管亦随年龄的逐渐增高而出现退化、萎缩,如耳蜗内的放射状细动脉、毛细血管等。

(2)中枢退变:Kirikae等(1964年)研究发现老年性聋患者的耳蜗核、上橄榄核、下丘及内膝状体神经节细胞都发生萎缩,残余细胞色素沉着。蜗神经核细胞数甚至可减半。孔维佳等(2010年,2015年)利用D-半乳糖诱导中枢及内耳拟衰老大鼠模型,发现其听皮层神经元细胞核不规则,线粒体肿胀,嵴减少甚至出现空泡状变化,神经髓鞘变性明显,呈发丝样缠绕。

附:外耳、中耳退变

老年性聋主要指因听觉器官和系统衰老和退变导致的感音神经性聋。而外耳和中耳可有相应老年退行性病理改变。

外耳退变:耳郭和外耳道皮肤、软骨等均可出现老年性改变,如皮肤粗糙、松弛和软骨弹性降低等,但外耳退变对听力并无明显影响。

中耳退变:主要表现为鼓膜肥厚,弹性下降,听骨关节韧带松弛或钙化,可造成传导性听力障碍。老人中耳退变在4kHz处听力仅丧失12dB,故影响不大。中耳退行性变还可导致肌肉萎缩,韧带弹性减退,影响听骨链的活动和对声音的传递。

(二)病因

从影响发病的因素来看,老年性聋可由不同原因引起:

1.长期外部环境噪声和耳毒因子的损伤　人体在生命过程中不断接触包括噪声在内的耳毒因子,其积累效应导致听觉系统受损而引起听力下降。

2.内耳血管病变及血液流变学变化　研究表明,老年性聋患者中70%患有动脉粥样硬化,耳聋轻重与动脉硬化程度呈正相关。提示患者听觉系统血管可能存在病变,导致血管渗透性增加,影响细胞离子运输和营养代谢。另外,由于红细胞的速率减小而使血氧及营养供应不足,代谢物清除减慢,均可能导致老年性聋的形成。高脂血症也被认为与老年性聋发病有关。

3.神经递质和神经活性物质的改变　谷氨酸是中枢神经系统兴奋性突触递质,其兴奋毒性可用于解释老化过程中的低氧和局部缺血有关的脑损伤。谷氨酸也是耳蜗内毛细胞和听神经树突间的神经递质,在耳蜗螺旋器的急性损伤中,引起放射状传入神经纤维水肿和Ⅰ型神经元缺失。

γ-氨基丁酸(γ aminobutyric acid,GABA)在老年性聋动物模型中表现为基础水平降低,合成和释放减少,GABA结合的受体减少,受体结合力降低。

4.Na-K-ATP酶活性改变导致耳蜗内电位下降。

5.内源性噪声的影响　老年鼠听觉中枢神经系统神经元自发活动增加,导致神经噪声增加,生理性信噪比下降。

6.机械性原因　听骨链变性,基底膜僵硬,螺旋孔骨质肥大,耳蜗导水管阻塞。

7.高脂饮食可能增加动脉粥样硬化的风险,

导致内耳血供减少,增加内耳对耳毒性损伤物质的敏感性,导致听力损害。Gopinath 通过 145 项半定量食物频率量表对 2 956 名 50 岁以上的人进行了膳食营养与 ARHL 的前瞻性研究。对膳食脂肪摄入研究中发现,高胆固醇饮食者相比低胆固醇饮食者患 ARHL 的风险增加了 1.33 倍,但与食物脂肪摄入总量无关。在动物模型研究中,孔维佳等(2012 年)发现长期应用高脂饮食可增加内耳线粒体缺失突变率,加速年龄相关性听力损失。可能机制为增加内耳 NADPH 氧化酶相关的活性氧的生成,从而导致线粒体的氧化性损伤和 caspase-3 介导的细胞凋亡发生的增加。

8. **听觉系统的变性改变** 观察老年性痴呆病患者的听觉系统退变过程,发现老年斑和神经原纤维残迹分布于整个内侧膝状体、下丘中央核、原始皮层和联合皮层,这些病变可引起全频听力损失。

9. **与老年性聋相关的线粒体基因突变** 人类 mtDNA 4977bp 缺失突变发生于两个 13bp 的直接重复序列之间,从 nt8483-13459,可见于散发线粒体病和正常人体衰老组织。Seidman 等(1997年)对人颞骨标本初步的研究表明在 3 个老年性聋患者中,2 个存在 4977bp 缺失突变。提出老年性聋和线粒体基因突变有关。4977bp 缺失突变存在于多种衰老组织中,大量研究表明,线粒体 DNA 复制错误导致大片段缺失突变,随着年龄增长不断累积,尤其是有丝分裂后的组织。缺失片段编码包括 ATPase8、ATPase6、CO Ⅲ、ND3、ND4 和 ND5 等在内的基因缺失的发生,使线粒体氧化磷酸化复合物 I 的第 5 亚单位基因与复合物 V(ATPase)的第 8 亚单位基因融合,会影响线粒体的氧化磷酸化,最终产生线粒体功能缺陷的细胞。而耳蜗组织线粒体含量丰富,对线粒体的缺陷特别敏感,部分老年性聋可能源于获得性的 mtDNA 缺失突变和这些突变在内耳组织的累积。在老龄动物中,也发现相似的线粒体大片段缺失与听力下降有密切关系。报道小鼠耳蜗 mtDNA 3867bp 缺失突变可能和小鼠老年性聋有关,缺失突变发生于 nt9103-12970,两侧是 15bp 的直接重复序列。在大鼠耳蜗,则存在 mtDNA 4834bp 缺失突变,突变位点在 nt8103-12952,两侧是 16bp 的直接重复序列。

孔维佳等(2006 年)通过应用 D- 半乳糖诱导建立大鼠内耳 mtDNA 4834bp 缺失突变的动物模型,提出 mtDNA 常见缺失突变可增加机体对各种损伤因素的易感性的学说,并发现 CD 的累积与线粒体损伤修复功能下降有关。在拟衰老模型大鼠的听觉中枢,细胞色素氧化酶 CcO 的表达和活性降低伴随 CD 的突变率明显增加,而其中 CcO 亚基Ⅲ(CD 区域编码)表达降低最为显著,推测加速累积 CD 通过降低 CcO 的活性导致内耳功能的损伤。孔维佳研究团队同时建立了携带 mtDNA 4834bp 缺失突变的拟老化边缘细胞系,体外研究发现,过表达 PGC-1α 可以减少模型细胞系的 CD 缺失率,通过核 - 线粒体相互调节和抑制凋亡途径来延缓边缘细胞的老化过程。

器官衰老是老年性聋的发病基础。衰老的学说中最具代表性的为端粒末端转移酶假说、分化紊乱假说和膜假说。膜假说(membrane hypothesis of aging)被认为与老年性聋发病密切相关。膜假说认为老年化与细胞保护机制有效性的下降及引发有氧基团损害后修复机制的失调有关,这种生化和代谢的紊乱进展性积累,造成细胞老化直至死亡。ROS 可导致脂质过氧化反应、多糖分解、核酸分解以及导致酶失活的巯基氧化,也就是说 ROS 介导的细胞膜结构的损伤是此理论的关键。而线粒体的功能受损会导致 ROS 增多,从另一方面提示线粒体基因突变可能与老年性聋的发病有关。

10. **线粒体单体型(haplotype)** "单体型"是一组密切联系的等位基因,是位于一条染色体或一条 DNA 分子上的所有基因及其变异。在澳大利亚人群中,线粒体单体型 K、U 可能增加老年性聋的发病风险。其中单体型 U 者患中度至重度老年性聋易感性增加,而 50~59 岁单体型 K 者易患重度老年性聋。

11. **与老年性聋有关的常染色体基因** 近年来,在纯种小鼠的大量研究中发现了许多与老年性聋(age-related hearing loss, AHL)相关的常染色体基因。现已在此类模型中发现 Ahl1~Ahl3 基因与随年龄增长导致的相关听力丧失密切相关。在 B6 鼠的 10 号染色体 D10mit4 和 D10mit5 之间定位一个与 AHL 有关的基因座,命名为 Ahl1。AHL 纯系鼠 5 号染色体 D5Mit309 处定位了第 2

个 AHL 基因座——Ahl2。Ahl2 可能是造成 NOD/LtJ 和 C57BL/6J 鼠出现早发性听力损失的主要原因。一种具有 B6 鼠的遗传背景和携带有源于 MSM 部分染色体单个或双个拷贝的嵌合体小鼠（consomic mice）的 17 号染色体一个与 AHL 有关的新基因座，定位在 D17Mit119 附近，命名为 Ahl3 基因。研究认为 Ahl3 基因可抑制 MSM 鼠发生 AHL。携带 Ahl 基因的小鼠可同时有 mdfw（modifier of deaf waddler）基因位点。mdfw 是 waddler 耳聋（deaf waddler, dfw）修饰基因，其处于显性状态能够起到保护作用防止 dfw。Mpv17 基因突变造成 CFW/BALB/C 鼠耳蜗外毛细胞严重退行性改变，表现为毛细胞静纤毛束倒塌。由于人和鼠的听觉系统相似，这一系列与老年性聋有关的常染色体基因在小鼠中的发现，提示人类也可能存在相似的 AHL 基因。

二、老年性聋诊断中的困惑与展望

（一）临床表现

1. 听力下降 听力下降起病隐袭，表现为随年龄增加，进行性缓慢的双侧听力下降，多以高频为主，伴言语识别能力的明显降低。亦可两耳先后起病，或一侧较重。在部分患者，言语识别率可较纯音听阈下降更为严重，往往是引起患者或家属注意的首个症状。男性在 1 000Hz 以上的中高频听力敏感度受损比女性严重，而女性在 1 000Hz 以下的低频受损超过男性。这种性别在不同频率的听力损失特点称为性别倒置（gender reversal）。

2. 耳鸣 多数患者伴有耳鸣，开始为间歇性，可逐渐发展为持续性。大部分患者为高调耳鸣，仅有部分患者表现为搏动性耳鸣，可能与合并高血压或动脉硬化有关。

（二）检查

1. 耳镜检查 鼓膜无特征性改变，可有内陷、萎缩、钙化斑。

2. 纯音测听为感音神经性听力损失，部分患者由于鼓膜、听骨链随年龄老化而发生僵硬，故亦可合并传导性听力下降而呈现混合性聋，但仍以感音神经性聋为主。多先有高频听力下降。纯音听力图常表现为高频缓降型、高频陡降型或平坦型，偶有盆型、马鞍型及轻度上升型。

3. 阈上功能测试 双耳交替响度平衡试验和短增量敏感试验判断有无重振现象。耳蜗性听力损失者试验结果阳性。

4. 耳声发射 早期发现老年化过程中耳蜗的损害，也有助于鉴别耳蜗性和蜗后性老年性聋。

5. 言语测听 老年性聋多伴言语识别率低，与听力下降程度常不一致。有些患者的纯音听力图仅示轻 - 中度损害，而其言语识别率却明显下降；相反，有些言语识别率轻度降低，纯音听力却明显下降。

60 岁以上的老年人双耳渐进性听力损失，在排除了噪声性、药物中毒性、梅尼埃病、耳蜗性硬化、听神经瘤和自身免疫性内耳病等耳聋后，应考虑为老年性聋。老年性聋发病年龄并不固定。有 70 岁以上的老年人，其两耳听力仍相当敏锐；亦有少数人，年仅 40 余岁，即出现听力系统老化现象。诊断中可结合全身其他器官衰老情况综合分析。由于老年性聋病因不明，且病理变化复杂导致临床听力下降形式多样，如感觉神经性耳聋表现为高频听力下降，血管纹性聋表现为全部频率听力下降等。导致在实际临床诊断中缺乏客观定性指标，故在诊断上存在一定困难。而老年性聋相关基因，包括线粒体基因和常染色体基因的研究，为我们提供了一个新的诊断思路。MtDNA 4977bp 缺失突变的检测在临床诊断中具有可行性，也是实验中用于检测衰老的指标之一。

随着社会逐步老年化甚至超老年化，老年性聋发病率越来越高。其发病机制的研究对于老年性聋的诊治和预防均有重大的意义。分子生物学实验技术的飞速进展给我们提供了全面了解和揭示老年性聋的新的契机。在不久的将来，早期诊断老年性聋基因并及早预防或延缓老年性聋的发生和发展将成为现实。

（孔维佳）

第五节 耳 硬 化

一、耳硬化概况

耳硬化（otosclerosis）是骨迷路致密板层骨因局灶性吸收并被富含血管和细胞的海绵状新骨所替代，继而血管减少、骨质沉着，形成骨质硬化病灶而产生的疾病。耳硬化是原发性骨迷路的病变,多发生在前庭窗前部。病变累及环韧带与镫骨时,可导致镫骨固定,听力下降,尤以语频区听力为甚。如病灶仅局限于骨迷路的骨壁内而未侵及传导和感音结构,可无任何症状,只是在尸检作颞骨组织切片时才可以被发现,这种不引起临床症状的骨迷路组织学病变,称为"组织学耳硬化"(histological otosclerosis);若病变向骨壁范围之外扩展,侵及环韧带,使镫骨活动受限或固定,出现进行性传导性听力下降者,称为"临床耳硬化"(clinical otosclerosis),也称"镫骨性耳硬化"(stapedial otosclerosis);若病变发生在耳蜗区或甚至累及内耳道,引起耳蜗损害或听神经变性,临床表现为感音神经性聋,称"耳蜗性耳硬化"(cochlear otosclerosis)。

组织学耳硬化在白种人的发病率高达8%~10%。临床耳硬化的发病率随不同种族和地区而不同,据欧美文献报道,白种人发病率最高,为0.3%~0.5%,黄种人和黑种人发病率则很低。

国外资料显示,男女发病率比例为1:2,女性发病率高。我国资料不但与国外统计结果有明显差距,而且国内几家报道也不甚相似,有资料报道男女比例为2:1,也有资料报道为1:1。这些差异除了表明性别分布可能与种族有关外,国内医院间的差异尚可能有患者来源地区经济状况和社会因素等造成男女就医机会的差别,1:1的比率似比较接近实际,也与Goto和Omori报道的日本人发病率无明显性别差异相吻合。

国外资料显示,20~40岁为耳硬化发病率最高的年龄,与我国资料基本一致。据姜泗长(1959年)等报道400例手术患者的发病年龄,最小者3岁,最大者49岁,11~40岁占94%;曹钰霖(1966年)报道就诊年龄在21~40岁占71%。

二、耳硬化病因学研究

耳硬化的发病机制有多种假说,如内分泌代谢障碍、遗传学说、骨迷路成骨不全症、病毒感染、胶原性疾病及酶学说等。其中主要且较为可信的有遗传因素、免疫因素和病毒感染。

1. 遗传因素　早在1861年,Toynbee即指出导致耳聋的镫骨固定有遗传性趋势,其后许多学者的统计资料均支持此学说。认为此病有遗传倾向,Körner(1905年)报道了该病的家系调查。Albrecht最早认识到耳硬化是一种常染色体显性遗传疾病;Larsson提出可有不完全的显性和隐性遗传;Hernandez-orozco根据对70个先证者的调查,提出由显性X连锁与常染色体隐性遗传的两种基因互相作用决定其外显率。Morrison调查了150例患者后计算得出其遗传外显率约为40%;Van Den Bogaert等认为耳硬化是一种遗传异质性疾病(genetically heterogeneous disease),至少有三种不同的基因与此病有关。Ben Arab等曾调查65个耳硬化家系中的193个核心家庭,他们认为此病的发生与否,并不是单纯取决于显性遗传或低表达的基因,而是由一个少见的显性主效基因所致的多基因性疾病,基因的表达因年龄、性别、激素等因素而异。James和Mendlowitz等人认为耳硬化是多因素和/或多基因遗传性疾病。自1998年以来,国外文献陆续报道了5个耳硬化遗传基因位点(OTSC1~OTSC5),定位于不同的常染色体上,分别是15q25-q26、7q34-q36、6p21.3-p22.3、16q21-q23.2和3q22-q24。此外,已观察到胶原基因COLIAI突变导致I型胶原合成减少与耳硬化的发生有一定的关系。有文献报道组织相容性位点抗原(histocompatibility antigen,HLA)基因也与耳硬化遗传有关。

2. 免疫因素　关于免疫学的病因病理学机制方面,近年来相关的研究逐渐增多,研究的结果显示耳硬化患者存在某些免疫调控参数的改变,病因和发病机制可能是免疫反应。耳硬化病灶的组织学和免疫组化学研究显示耳囊(otic capsule)的慢性炎症反应,现已证实耳硬化是炎症性组织反应性疾病,伴有巨噬细胞、T和B淋巴细胞、HLA-DR阳性细胞、浆细胞浸润,并伴有因炎症细胞侵及血管分布而导致的骨吸收。也有报道耳硬化病灶中存在胶原(特别是I、II、III、VI、IX和XI型)自身抗体和软骨细胞特异性抗原,并考虑软骨特异性自身免疫病可能与本病的病因有关,进一步证实了耳硬化胶原自身免疫性发病机制的假设。

3. 病毒感染　电子显微镜观察发现耳硬化组织中有类似成骨细胞副黏液病毒(流感病毒、副流感病毒和腮腺炎病毒的通称)核壳的结构。Niedermeyer等在活动性耳硬化患者骨组织中观察到麻疹病毒抗原表达；检测14个耳硬化患者手术切除镫骨骨屑中麻疹病毒 RNA 序列，13个呈阳性反应，患者的其他组织和非耳硬化对照组均未查出此序列。Arnold 等在19例耳硬化患者的外淋巴样本中均查到了麻疹病毒特异性抗体，且升高的特异性抗麻疹 IgG 抗体水平明显高于同一患者血清样本和非耳硬化对照组外淋巴样本，而外淋巴中抗单纯疱疹病毒抗体和抗巨细胞病毒抗体滴度与同一患者血清中者并无差异。一系列形态学和生物化学研究表明这种疾病可能与麻疹病毒感染有关，流行病学资料也支持麻疹病毒可能参与了耳硬化的发生。上述研究虽是较初步的，但已显示出麻疹病毒在耳硬化发病中的重要性，可以初步认为耳硬化是颞骨麻疹病毒相关性炎症性骨溶解病变。哈佛大学医学院的 Mokenna 等证实，在活动性耳硬化患者中还存在风疹病毒。这些也许解释了为什么随着风疹疫苗的大范围应用，在过去的20年中镫骨手术显著减少。

此外，妊娠时的雌激素水平也与耳硬化的发病有关。由于女性严重麻疹病毒感染率常高于男性，因此，女性对麻疹病毒感染耳蜗-前庭具有易感性；此外，雌激素可激活骨溶解过程，并在海绵化骨病变的过程中起作用，似乎可以此解释耳硬化导致听力减退常开始于妊娠期或在妊娠期加重。

关于这些假说目前尚存在争议。但可以肯定，多种发病因素参与了耳硬化的发生。

三、耳硬化临床表现及相关检查

（一）症状

临床上主要表现为慢性进行性双耳听力下降，可伴耳鸣及眩晕。

1. 听力下降 缓慢进行性传导性或混合性耳聋。耳硬化的听力减退，起病缓慢，呈隐袭型。患者早期多不自知，因而常不能说清确切的起病时间。本病多为双侧性，两耳可同时起病，并且两侧耳聋程度相似。亦可两耳先后发病，出现两侧不等的听力减退。真正的单侧耳硬化较少见，仅有10%~15%。听力减退的发展过程也很缓慢，从感觉听力稍有下降到较严重地影响生活和工作，往往历经数年乃至十余年。

耳硬化导致听力下降主要是传入声音的强度降低，语言识别能力则不受影响。患者在闹声环境中听人说话，因其言语识别力正常而自觉听得更清晰，这种现象称为威利斯误听（Willis'paracusis），是由于过大的环境噪声掩盖说话者对自己发音的监控作用，说话者会自动提高嗓音以求克服，而患者因为听力减退，噪声对其听觉的掩蔽作用并不明显，在所听到的语音远高于安静环境的语音时，遂有听力提高的感觉。韦氏错听在耳硬化的出现率各种报道甚为悬殊，少者20%，多者高达80%，其原因可能有两方面，一是患者在生活中未注意到这种现象，就不会体验到它的存在；二是与询问病史的方式有关，如简单地询问"在闹声环境中是否感觉听力变好？"患者并不理解为"听别人说话是否比安静环境中清楚？"而误以为是对周围一切声音的感受。

2. 耳鸣 为耳硬化的常见症状，发生率甚高。国外文献报道为25%~80%，姜泗长等报道为97%，也有作者统计为92%。耳鸣与听力减退同时出现者占多数，姜泗长等报道听力下降和耳鸣同时出现占总数的2/3，耳鸣出现于耳聋之前或之后的各占总数的1/6。耳鸣多为持续性，亦有间歇性。音调一般较低，常主诉为"哗哗"的水流声、"轰轰"的火焰气流声或搏动性"呼呼"声等，如"蝉鸣"的高音调者较少。高音调耳鸣常为耳蜗受侵的表现。低音调耳鸣尤其是呈搏动性者，则被认为是病灶内血管增生的结果。

3. 眩晕 耳硬化的眩晕多为真性良性阵发性位置性眩晕，症状一般轻微短暂，发生于头位转动中突然停止时。偶有眩晕持续数小时以上者，有报道认为可能是耳硬化伴有膜迷路积水使内耳压力增高所致。

（二）局部检查

耳硬化患者的外耳道和鼓膜一般呈正常表现，部分患者外耳道和鼓膜菲薄，也有学者认为耳硬化患者外耳道和鼓膜菲薄的出现率和正常人群无异。少数耳硬化患者鼓膜呈现淡红色，这是鼓岬黏膜血管扩张透过鼓膜映现出来的，称为 Schwartze 征，多见于年轻患者及伴有蜗神经病变所致听力迅速下降的所谓"恶性耳硬化"患者。如患者曾有或现有中耳疾病，则可存在与耳硬化不相关的鼓膜表现，例如钙化斑、内陷、粘连、穿孔等。因往往伴有不同程度的听力下降，且多属传音性，以至于并存的耳硬化被忽略，应予以重视。

（三）听力学检查

1. 音叉检查 Rinne 试验阴性，但病变早期听力损失轻微时，Rinne 试验可为阳性，因此，不能因 Rinne 试验阳性就轻率排除传音性聋，一定要注意 Rinne 阳性的时程是否较正常缩短。病变为单侧性或双侧一侧重一侧轻者，Weber 试验偏向患侧或听力较差一侧。Schwabach 试验缩短见于感音神经性聋或混合性聋。Gelle 试验常被用来检测镫骨是否固定。镫骨固定时，骨导音叉声强就不随外耳道内气压增减而变化，为 Gelle 试验阴性。事实上，鼓膜活动不良（钙化、增厚、粘连），或砧骨、镫骨固定，或听骨链中断，均可使外耳道内压力不能传至活动的镫骨而出现假阴性。故这一检查并非鉴别镫骨固定的可靠方法。

2. 纯音听力计检查 听力曲线可因病变部位和程度的不同而表现不一。病变初期，镫骨前庭关节劲度增加，低频气导听力下降；随后，足板固定范围不断扩大，高频气导听阈逐渐上升，气导曲线由上升逐渐趋向平坦，各频率听阈均可提高 40~50dB，甚至可达 60dB，如耳蜗未受累，骨导仍可保持正常，约有半数可出现 Carhart 切迹，即骨导 2kHz 出现明显的听力下降（图 1-4-11）。这并不是耳蜗受损的表现，因为手术后切迹常能消失。病变累及耳蜗时，可出现混合性聋。

3. 声导抗检查 鼓室导抗图早期为 A 型，随着镫骨固定程度的加重，鼓膜活动受到一定的限制，可出现低峰曲线（As 型），镫骨肌声反射阈早期升高，后即消失。

（四）影像学检查

镫骨型耳硬化 CT 表现为前庭窗和／或蜗窗周围密度异常，典型者在窗前裂可见低密度骨质影同时伴有镫骨足板增厚。耳蜗型耳硬化 CT 表现为耳蜗周围环状密度减低影，典型者表现为"双环征"。病变通常分为活动期和成熟期。活动期病灶 CT 表现为密度减低影，呈斑点状或弧线样。可见于颞骨耳囊的任何部位，前庭窗前方近鼓岬部好发，表现为前庭窗前缘裂隙样和／或杵状密度减低影，前庭窗状似扩大。发生于耳蜗周围者亦表现为斑点状或弧线样，耳蜗基底转周围好发，范围较大时病灶环绕整个耳蜗，呈典型"双环征"（图 1-4-12）。成熟期也称为硬化期，病变病灶密度增高，与周围正常骨质不易区分，CT 可表现为前庭窗变窄甚至被钙化灶封闭，位于耳囊内的病灶可表现为正常。当海绵化和硬化同时发生时，呈马赛克样，是一个密度减低区与密度增高区相间存在形成的混合区域。

MRI 在耳硬化研究方面应用越来越多，对耳蜗型耳硬化，尤其对活动期病变具有不可忽视的作用。T_1WI 表现为耳蜗周围和迷路周围环状等信号影，注射 Gadolinium 后轻至中等强化。T_2WI 可以显示信号增高。

四、耳硬化的治疗

耳硬化以手术治疗为主，大多数患者可应用人工镫骨手术；如患者有手术禁忌证或惧怕手术可建议佩戴助听器；少数耳硬化患者为极重度听力下降可考虑人工耳蜗植入。1893 年，现代耳科学之父 Politzer 最早提出耳硬化的命名。1923 年，Holmgren 最早施行耳硬化水平半规管开窗术。1930 年，Holmgren 的学生 Sourdille 对手术方法进行改良，介绍了镫骨的三期手术方法，并将这种手术命名为"鼓室迷路开放术"。1938 年，Lempert 在《美国医学会文献》上介绍了他进行耳硬化一期开窗的手术方法。这篇文章震惊了整个世界，从此 Lempert 的名声大噪。Lempert 对耳硬化手术的贡献在于：①把耳内径路应用到 Sourdille 的手术操作；②应用牙科电钻代替槌头和凿子开放乳突，以便于暴露水平半规管；③改

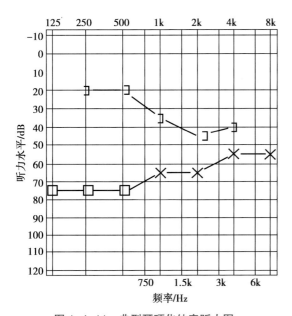

图 1-4-11 典型耳硬化纯音听力图：
2kHz 处出现 Carhart 切迹

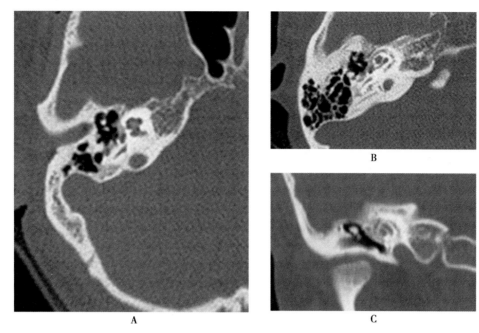

图 1-4-12　耳硬化 CT 表现

A. 水平位 CT 示窗前裂可见低密度骨质影；B. 水平位 CT 示耳蜗骨质稀疏及耳蜗"双环征"；
C. 冠状位 CT 示耳蜗骨质稀疏及耳蜗"双环征"

良了 Sourdille 的手术方法，命名为内耳开窗术；④向许多年轻医师传授了这项技术。

随后有不少学者尝试鼓岬开窗、半规管开窗等类似的方法，这些方法虽然使耳硬化患者的听力得到暂时的提高，但有术后发生化脓性迷路炎、脑膜炎等严重并发症的可能。到 20 世纪 50 年代，由于耳显微手术技术的不断提高和手术器械的改进以及抗生素的问世，耳硬化手术才得以广泛开展，手术方法也有了不断改进。1953 年，Rosen 曾设想掀起外耳道皮瓣来开放鼓室，在局麻下，触动镫骨以证明镫骨确实是固定的，作为内耳开窗术的准备，却意外地发现触动镫骨后，患者可以获得内耳开窗术不可能达到的良好听力。因此，他为许多耳硬化患者做了这样的手术，收到了良好的手术效果，并命名这种手术为 Rosen 镫骨撼动术。Rosen 的镫骨撼动术受到了美国耳鼻咽喉科医师的热情支持，他们把撼动手术作为开窗术的前期准备，以恢复患者的听力。

可是镫骨撼动术术后镫骨可能再次固定且有些镫骨难以撼动，仅 1/3 病例疗效持久稳定。20 世纪 50 年代后，耳鼻咽喉科界的医师们开始注重通过镫骨本身的手术，恢复镫骨的活动。Fowler 等开展了镫骨部分切除术和镫骨足板切除术。1956 年，Shea 设想切除镫骨后用组织移植物覆盖

前庭窗，然后用一个假体将砧骨长突的震动传至前庭窗，并在三学科学会会议（Triological Society Meeting）上介绍了这一观点，因手术开放了前庭，有造成脑膜炎的危险而遭到了粗暴的批评。但是不久，Shea 的镫骨切除术就被越来越多的耳鼻咽喉科医师采用，而且成功率很高。Shea 从此被尊称为"现代镫骨手术之父"。1962 年 Shea 又首次报道应用 teflon 活塞，配合小孔开窗技术治疗耳硬化，取得了良好的疗效。

我国早在 20 世纪 50 年代就开展了镫骨手术。姜泗长在 1950 年首先开展了内耳开窗术，以后又相继报道了镫骨撼动术（1956 年），以及不同类型的镫骨切除术（1962 年），有效率达 95%。魏能润（1958 年）对外半规管开窗术加以改良，完成了"二层楼式"外半规管开窗术，可使新窗与蜗窗之间的声波压力差增大，在术后听力已提高的基础上可望再提高 5~10dB。曹钰霖（1966 年，1978 年）自行设计了镫骨提高术和钢丝纽结式人工镫骨制作法，积累了大量的手术经验。这些工作都推动了镫骨手术的发展。

1978 年 Fisch 对 Shea 的小窗技术进行了改良，使镫骨手术又有了一个新的提高。与传统的方法相比，Fisch 小窗技术有其独到之处。首先，Fisch 采用屏间切迹切口、自动撑开器暴露耳道，

这种方式可提供最佳的暴露范围,也便于掌握;其次,Fisch改变了人工镫骨手术的手术程序,绝大多数耳外科学者,均在处理好镫骨上结构以及镫骨肌腱后,行镫骨足板开窗或镫骨足板部分或全部切除,然后安装人工镫骨,而Fisch则在镫骨板上结构和镫骨肌腱保持原位的情况下,先行镫骨足板开窗、安装人工镫骨,然后再处理镫骨板上结构和镫骨肌腱。为了能在面神经水平段与镫骨上结构之间的空隙内安装人工镫骨,Fisch采用了0.4mm直径的人工镫骨,这样的操作获得了人工镫骨手术的最大安全性,因为在镫骨上结构、镫骨肌腱完整的情况下,在镫骨足板上开小窗并放置人工镫骨,可有效降低对前庭区的扰动和刺激,对内耳的手术创伤可降低到最小的程度,底板开窗及安放人工镫骨的难度也大为降低。与传统的镫骨足板切除和大窗技术相比,Fisch小窗技术由于具有前庭池的暴露范围减少、环韧带不受干扰、椭圆囊损伤概率降低、术后人工镫骨移位及外侧移位的可能性较小等优点,使得患者术中眩晕反应轻微,甚至无眩晕,也无需卧床休息以防止人工镫骨移位,术中术后发生感音神经性聋的可能性降低到最小。也正是由于小窗技术人工镫骨移位的低发生率保证了该技术远期疗效的稳定性。

Hodgson和Bartels等在传统的镫骨部分或完全切除术的基础上应用激光辅助人工镫骨技术,亦取得了良好的疗效。人工镫骨手术中应用激光技术,可行镫骨足板开窗、处理镫骨肌腱与镫骨板上结构。1980年Perkins最早应用该项技术;1995年Schonfeld应用CO_2激光进行镫骨手术并找出了该手术所需的关键参量,手术成功率及手术安全性得到了极大的提高。国内王正敏教授最早开展该项技术,他发现CO_2激光断离后足弓十分方便,开通厚底板或移去窗龛硬化灶省时省力,而且处理镫骨动脉十分方便。对面神经低垂、镫骨足板增厚或底板浮动的病例,用传统的方法会不可避免地带来一定的风险,而使用CO_2激光可精确定位,减少对内耳的扰动。CO_2激光用于镫骨手术具有创伤小、精确度高、并发症少等优点,手术的安全性大大提高。由于激光法开窗不直接接触镫骨足板,属高度精确的显微外科技术,故术中要求术者必须掌握应用CO_2激光的关键参数(功率、脉冲)以及更熟练的镫骨足板切除术的手

术技巧,而且手术时间会比传统打孔时间长,故目前大多数医师仍然采用手感好、易控制的三棱针底板开窗技术。康梦奎等以不同输出功率的CO_2激光对豚鼠底板造孔,发现2W输出功率对外毛细胞无损伤,4~6W可造成毛细胞变性,重者可出现壶腹嵴毛细胞坏死,为安全手术提供了依据。

随后,Fisch又提出了新的观点,他发现有30%左右的耳硬化患者存在锤骨前韧带的固定,从而影响了锤砧关节的活动,导致部分患者术后听力提高的效果不十分令人满意。因此,他认为术中一定要检查锤骨前韧带的活动情况,如果存在固定,那么应该行锤骨镫骨手术,同时切断锤骨前韧带。

五、人工镫骨手术

目前常用的耳硬化手术方法有:镫骨提高或撼动术、镫骨全切除术、镫骨部分切除术及足板钻孔活塞手术。它们在治疗耳硬化方面均有较好的疗效,可明显改善术后听力,其中足板钻孔活塞手术在改善听力及减少术后高频听力损失和眩晕等方面具有明显优势,是治疗耳硬化较理想的术式。

(一)手术方法

1. 镫骨撼动或提高术 镫骨撼动术适用于病程早期,病灶局限于足板前缘。行耳道内或耳内切口,暴露镫骨全貌。切断镫骨肌腱,分离砧镫关节,用器械在镫骨颈部断续上下加压,直到足弓向上可以触及面神经管,向下可以触及鼓岬后,再大幅度推动镫骨上下摆动,直至平滑无阻力感,再将镫骨立直,用小钩于颈部向前方拨动,使其能前后倾斜(图1-4-13)。镫骨提高术是我

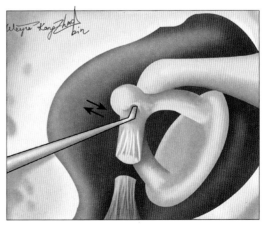

图1-4-13 镫骨撼动术:在镫骨颈部断续
上下加压以使镫骨足板活动

国的曹钰霖教授所设计,先在砧骨长突内面做成创面,镫骨撼动理想后,用小钩钩于足弓裆内,避开豆状突,轻轻将镫骨上提,使头部与砧骨外侧面相平,切忌失控摘出镫骨。再用细针或钩将镫骨头推入砧骨长突下方创面处,稍钩起镫骨使砧骨长突上抬约1mm,退出钩针,两骨即可紧密接合(图1-4-14)。此类手术既不做足板开窗,也不用移植物,是一种理想的生理性镫骨手术。但此类手术多在术后3个月足板重新固定,故远期疗效差,现已很少采用。

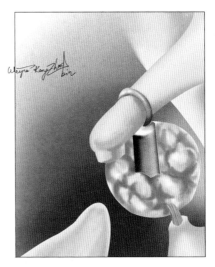

图1-4-15 镫骨全切除术
镫骨全切后,前庭窗上覆盖筋膜,将人工镫骨连于砧骨和前庭窗之间

3. 镫骨部分切除术 包括足板完全切除术、足板前部和前弓切除术。足板完全切除术除不分离砧镫关节外,余同镫骨全切除术,使前后弓和覆盖筋膜的前庭窗相连(图1-4-16)。

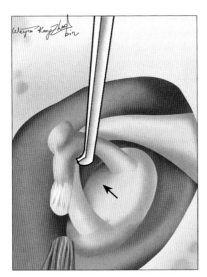

图1-4-14 镫骨提高术:用钩针钩于足弓裆内,将镫骨轻轻上提

2. 镫骨全切除术 耳内切口,暴露镫骨。探查镫骨是否固定及固定程度,并在足板上钻孔。钻孔时用细直针在足板最薄处将其裂开或钻一细小的安全孔,如前庭窗较窄,不易钻孔,可免除此步。切断镫骨肌腱,分离砧镫关节,切除镫骨前后弓。测量砧骨与足板间的距离。用足板钩插入钻孔,上下两次挑开足板使呈横行裂断,用板钩将足板分前后两块分别取出。若足板较厚,不易挑成横行断裂,可用刮匙或电钻磨薄后再钻孔,并取出足板。可用软骨膜、脂肪或静脉片覆盖前庭窗,并使覆盖物与窗缘密切接合,否则可致外淋巴瘘。然后选择不同的人工镫骨赝复物(如自体镫骨脚、骨柱、同种异体听骨或钢丝脂肪栓、teflon钢丝钩等),并将其安装在砧骨与前庭窗之间(图1-4-15)。检查、矫正人工镫骨赝复物的位置,皮瓣复位,用吸收性明胶海绵和抗生素纱条填塞外耳道,缝合切口。

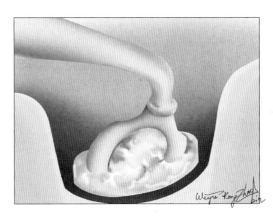

图1-4-16 镫骨部分切除术
镫骨足板完全切除后,前后弓和覆盖筋膜的前庭窗相连

足板前半切除术适用于硬化灶局限于足板前缘者,术时用直针在足板中央钻数个小孔,使足板横裂成前后两半,再用脚切开锯从前上向后下锯断前脚,避免从下向上锯,以免损伤面神经,再用尖针分离足板前缘硬化灶,使足板游离,以板钩从足板中央横裂处深入前庭窗,将足板前部连同部分前弓一并取出,用后弓衔接于前庭窗覆盖物与砧骨之间。

4. 足板钻孔活塞手术 也称小窗技术人工镫骨植入术,是目前最常用的手术方法(图1-4-17)。

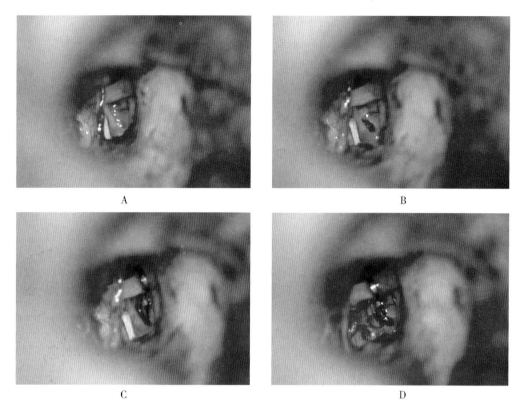

图 1-4-17 小窗技术人工镫骨植入术

A. 磨除部分上鼓室外侧壁骨质,充分暴露后鼓室至面神经水平段,锥隆起,镫骨板上结构等结构清楚暴露;B. 充分暴露镫骨底板,镫骨底板开窗;C. 根据砧骨长突和镫骨底板间的距离修剪人工镫骨并将人工镫骨植入前庭,用专用器械将钢丝钩夹紧于砧骨长突;D. 断离镫骨肌腱、切除前后弓、取出镫骨上结构后人工镫骨位置

局麻后沿耳屏间切迹做皮肤切口,分离扩大外耳道,两把自动撑开器相互垂直撑开以获得所需的暴露范围;耳道皮肤切口,分离耳道皮肤鼓膜瓣,磨除部分上鼓室外侧壁骨质,暴露后鼓室,显露砧骨长突及鼓索神经,暴露镫骨至面神经水平段、镫骨足板及镫骨上结构、锥隆起清晰可见,保留鼓索神经。精确测量所需人工镫骨的长度,分离砧镫关节,用手捻三棱针在镫骨足板开窗,也可以用 CO_2 激光或铒 -YG 激光以及微型钻头做底板开窗,开窗位置紧贴于后弓,开窗直径约 0.6~0.8mm。人工镫骨(直径 0.4~0.6mm)植入前庭 0.5~1mm。人工镫骨(piston)的钢丝钩挂在砧骨长突上,用专用器械将钢丝夹紧于砧骨长突。检查确认人工镫骨位置正确、整个听骨链活动良好后,断离镫骨肌腱。由于前弓被砧骨遮住,术中不易暴露,在激光或剪断后弓后,折断前弓即可。以钩针取出镫骨上结构,再次确认听骨链活动良好,人工镫

骨位置固定(图 1-4-18)。耳道鼓膜皮瓣复位,耳道内填塞,缝合耳屏间切迹皮肤切口,耳周加压包扎。术后应用抗生素预防感染,耳周加压包扎 24h 后拆除,7 天后拆线,10 天后取出耳道内填塞物。

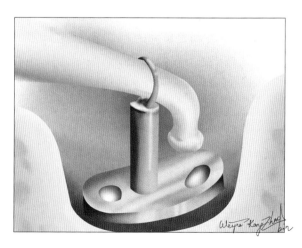

图 1-4-18 断离镫骨肌腱、切除前后弓、取出镫骨上结构后人工镫骨位置示意图

（二）术中注意事项

镫骨手术最常见、最严重的并发症为感音神经性聋，又以高频损害为重，另有砧骨松动、眩晕等。为避免感音神经性耳聋，手术操作自然要万分小心；因此，手术医师除了具备娴熟的中耳显微手术技能，术中尽可能减少挠动和/或刺激前庭区是预防并发症的关键。临床上发现，足板切除越大，术后声音传导效果越好，但是因为前庭暴露面积加大，也增加了感染的可能性，所以在保证基本声音传导的基础上，尽量减小造孔的面积。研究发现，直径0.4~0.6mm的造孔，既可以获得较好的听力，又提高了手术的安全性。造孔时尽量选择在靠近后弓的足板后方，因为这个部位离球囊和椭圆囊最远，可以尽量避免伤及内耳（图1-4-19）。通过先安装人工镫骨、镫骨足板小窗技术及激光钻孔三项技术的改进，虽然在听力的增进方面无明显变化，但在术后眩晕、耳鸣等方面则有较大的改善。

六、晚期耳硬化的诊断和治疗

相对于早期和中期的耳硬化，晚期耳硬化的诊断和治疗具有极大的挑战性。晚期耳硬化的诊断需要综合患者病史并结合听力评估和影像学检查。治疗的困境在干预方式的选择，关于人工镫骨术联合助听器与人工耳蜗植入的优劣目前仍有较大争议。此外，晚期耳硬化患者行人工耳蜗植入手术难度较大，有时甚至需要磨开骨岬以识别底圈的腔隙，同时电极的插入也可能遇到一些阻力。此外，在人工耳蜗植入手术后可以观察到面神经受刺激的现象，此时需要关闭对应电极以避免面神经被刺激。

（一）晚期耳硬化的诊断

1. **定义** 到目前为止，并没有统一的关于晚期耳硬化的定义。近年来，晚期耳硬化这一术语常常用于描述那些患有言语识别严重下降时的耳硬化患者。Calmels等通过其听力学和放射学标准描述了晚期耳硬化。诊断的听力学标准是配备合适的助听器后言语识别率仍低于30%。

2. **影像学检查** 颞骨CT和/或MRI可以帮助检测晚期耳硬化。Rotteveel及其同事描述了一种基于CT评估耳囊受累的晚期耳硬化分类系统：1型，单纯累及前庭窗（加厚的足板和/或缩小或扩大的前庭窗）；2型，伴或不伴前庭窗受累的窗后病损（2a，双环征；2b，耳蜗底圈缩窄；2c，双环征和底圈缩窄）；3型，严重的窗后病变（不可识别的耳囊），伴或不伴前庭窗受累。

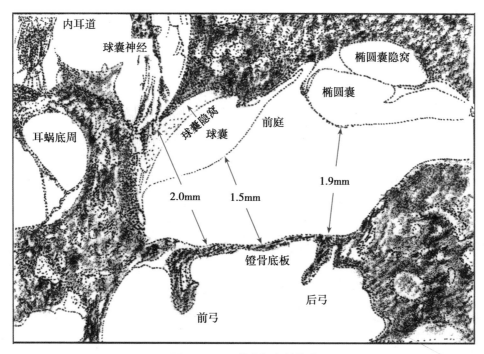

图 1-4-19 前庭解剖结构图
前弓深面为球囊，间距小；后弓深面为椭圆囊，间距较大

（二）晚期耳硬化外科干预

尽管近年来已经使用各种方法治疗晚期耳硬化，但尚未建立标准的治疗指南。主要的治疗选择包括：①镫骨手术联合助听器；②人工耳蜗植入。然而关于如何选择术式仍存在较大争议。

1. 镫骨手术联合助听器 对于晚期耳硬化导致的重度听力损失，人工镫骨联合助听器可以获得满意的疗效。人工镫骨植入术的优点包括降低成本，更好的自然声音和微创手术方法。然而，人工镫骨植入术不能治疗感音神经性聋，而通过术后辅助使用助听器，可以获得满意的疗效。也正基于此，有学者认为，在对晚期耳硬化患者植入人工耳蜗之前，应先进行人工镫骨术。此外目前的听力学和术前影像学检测对于预测镫骨植入后的疗效并不足够敏感和特异。比如术前的CT揭示60%患者并没有表现出和耳硬化灶一致的结果。

2. 人工耳蜗植入 人工耳蜗开展初期，考虑到耳硬化的组织学特点及刺激神经不足的理由，人工耳蜗植入曾一度被认为不适用于耳硬化。然而，随着越来越多的临床研究显示，人工耳蜗植入治疗晚期耳硬化可以获得满意的结果。相较于镫骨手术联合助听器，人工耳蜗植入可获得更好的言语分辨率。尽管如此，人工耳蜗植入仍有不可避免的缺点，包括费用高昂，需要有经验的植入术者，术中可能会遇到硬化灶、海绵样变导致的电极插入困难。随着耳硬化病程进展，需要对CI进行再编程，比如给予更高的刺激来获得听觉反应，而更高的刺激意味着面神经受刺激的风险增大。

手术技巧方面，常规的CI植入术的手术标志比如骨岬和圆窗龛，因为耳硬化骨的重塑，导致对鼓阶识别困难。同时，在这些病例中，底圈阻塞也经常存在，需要在骨岬打孔寻找底圈的管腔。此外，也有学者提出内镜辅助下的CI，通过fustis识别圆窗（fustis是指有特定走向的骨性标志，如手指一般，从后到前、从下到上指向圆窗膜的位置）。2%~25%的晚期耳硬化患者可能会出现鼓阶的闭塞，可能需要通过前庭阶插入电极。此外，人工耳蜗植入术的可能并发症包括部分植入、植入失败、电极移位，眩晕，CI使用期间的面神经异常刺激（FNS）等。以及随着耳硬化的进展，脱矿可导致耳蜗周围形成空洞，在耳蜗造口期间产生外淋巴喷射。

总之，CI相较于人工镫骨手术可以获得更好和更持久的言语识别率得分。人工镫骨手术术并非普遍有效，但是至少有一半的患者可以获得与CI近似的听力改善效果。对于那些接受了人工镫骨术没有获得满意效果的病患，仍然可以进行CI手术，而且听力改善结果和初始即选择CI的患者类似。

七、问题与展望

1935年，Louis Guffenheim在《耳硬化》中做了如下总结："根据Shambaugh的报道，45%的成年聋人患有耳硬化。这个问题是很严峻的，我们必须迎接这一挑战。"虽然早在20世纪50年代我们就征服了耳硬化，但是对耳硬化的病因仍然不是很明确。

耳硬化遗传学的研究已取得了一定的成绩，目前已定位了相关基因座OTSC1~OTSC5，发现HLA、COL1A1、COL1A2、GJB2（缝隙连接蛋白，gap junction protein, beta2）、NOG（编码noggin蛋白）、PTHR1（甲状旁腺激素受体，parathyroid hormone receptor 1）和SLC26A2（溶质转运蛋白家族，solute carrier family 26, member 2）等与耳硬化相关。遗传学说认为耳硬化是一种外显不全的常染色体显性遗传性疾病，目前对于影响其外显率方面的研究较少，影响基因表达的因素也不确定。Larsson提出耳硬化可有不完全的显性和隐性遗传，但是至今未发现其隐性遗传方面的研究报道。由于黄种人发病率很低，国内在耳硬化遗传学方面的研究困难较大。是否能够进一步研究发现更多的常染色体显性遗传基因及基因片段的具体定位，深入研究影响外显率表达的因素以及开展隐性遗传方面的研究，以及如何根据病因进行基因方面的治疗等可能是今后的研究方向。

有学者认为服用硫酸软骨素有肯定的防治作用，适时施行手术具有防止听力恶化和治疗耳聋双重作用。临床应用硫酸软骨素对软骨细胞琥珀酸脱氢酶（SOH）活性进行观察，发现该药有望用于耳硬化的辅助治疗。

晚期耳硬化诊断和治疗方式的选择仍在探索中，耳科医生和患者有必要认识到目前诊治存在的局限性，制定最合适的治疗策略。

21世纪由于治疗模式将更简单、更安全、更有效，可能在未来我们不再单纯强调对病变的手术切除，耳外科会逐渐通过更加简单、安全、有效的方法来增强患者的听功能。

（戴春富）

第六节　自身免疫性内耳病

自身免疫性内耳病被认为是耳蜗和第Ⅷ对脑神经发生自身免疫性损害并引起感音神经性聋的疾病。其临床特点是快速进行性（数周至数月甚至数年）或波动性的单侧或双侧感音神经性听力下降，常伴有眩晕、耳鸣及耳胀满感，对糖皮质激素等免疫抑制药治疗敏感。由于缺乏高敏感性和特异性的实验室检查，致使该病的确诊存在困难。

一、历史与现状

1958年Lehnhardt首先对双耳特发性突聋的病因提出了免疫反应的假说。继而，Mc Cabe于1979年基于对18例进行性感音神经性聋的临床观察和某些实验室检查结果，首先提出了自身免疫性感音神经性听力损失（autoimmune sensorineural hearing loss，ASNHL）的新概念，认为它是一个临床疾病实体。以后考虑到这种病损不仅限于耳蜗和听神经，而且波及前庭，故又将其改称为自身免疫性内耳病（autoimmune inner ear disease，AIED）。近年来，还有不少将梅尼埃病、特发性突聋的病因与自身免疫性损害联系的报道。但是，这一概念并未得到耳科学家们的公认。Veldmann（1999年）等将其称为免疫介导的感音神经性听力损失（immune-mediated sensorineural hearing loss）。近数十年来，为了验证本病作为一个独立的疾病实体，国内外学者进行了一系列基础和临床研究，主要内容为：

1. 内耳的免疫功能　由于血-迷路屏障（blood-labyrinth barrier）的存在，过去曾一度认为，内耳是一个与全身免疫系统无任何关联的部位。随着内耳免疫学的深入研究，目前已证实：①内耳并非免疫豁免器官（immunoprivileged organ）；②内淋巴囊（endolymphatic sac，ES）的组织结构功能类似黏膜相关淋巴系统（mucosa-associated lymphatic system）的效应部位。因为ES的毛细血管为有窗型毛细血管，ES内有与脑脊液水平不同的SIgA、IgG、IgA、IgM，上皮内、上皮下和囊腔内有多种免疫淋巴细胞。当内耳受到抗原刺激时，外周的淋巴细胞可以通过"归巢"机制，经蜗轴螺旋静脉（spiral modiolus vein，SMV）中上皮的激活而进入内耳。这些进入内耳的淋巴细胞和ES内及其周围的淋巴细胞被激活后，与抗原结合，从而特异性介导了内耳的免疫反应。实验性阻塞内淋巴导管、切除内淋巴囊也被证实可显著降低免疫反应。此外，2015年Moller等通过基因芯片及免疫组化检测，首次直接在人类内淋巴囊证实了内耳的免疫功能。所以，内耳是一个能产生局部免疫反应的部位，而且它受到外周免疫系统监视和调控。

2. 内耳特异抗原的纯化和自身免疫性内耳病动物模型的建立　内耳特异性抗原的纯化对AIED的确诊至关重要。早期曾有Ⅱ型胶原为其特异性抗原之说，国内外学者以后又用同种或异种动物的膜迷路提出液作为粗制抗原来免疫动物，以建立AIED的动物模型，但由于内耳的蛋白成分极为复杂，结果仅在部分动物建立了近似本病的动物模型，虽然有约30%动物的ABR反应阈出现提高，但其阈移远不如临床所见患者听力损失的严重程度，这些动物模型的免疫性炎性反应的病理表现为：不同程度的膜迷路积水、蜗轴血管炎、血管周围有淋巴细胞和浆细胞浸润、耳蜗螺旋神经节细胞空泡样变性等。以后又对P0髓鞘蛋白、β-肌动蛋白、COCH5B2蛋白等进行过研究。1990年Harri等用牛膜迷路粗制抗原免疫豚鼠后，在豚鼠血清中检测到68ku蛋白的抗体，并用Western blot技术检测不明原因感音神经性听力损失患者的血清，发现35%的样本出现68ku蛋白的抗体，认为该蛋白可能是内耳的特异性抗原。Billings（1995年）发现，用离子交换和三磷酸腺苷纯化的68ku蛋白可以和抗热休克蛋白-70（heat shock protein-70，SHP-70）单抗结合，而且凝胶电泳分析发现，两者的迁移率和等电点相似，认为SHP-70就是68ku蛋白。

AIED 患者血清中可检测到多种抗内耳组织抗体,但这些内耳特异抗原在 AIED 中的作用尚乏定论。

二、临床表现

1. 症状

(1)中、青年女性多见。

(2)单侧或双侧快速进行性、波动性感音神经性听力损失(sensorineural hearing loss, SNHL),病程为数周、数月或数年。

(3)可伴有耳鸣、眩晕和耳内压迫感。

(4)可排除药物中毒性、噪声性、外伤性、遗传性、老年性(早老)听力损失,以及桥小脑角病变、多发性硬化等。

(5)可伴有全身其他自身免疫性疾病,如结节性多动脉炎、Cogan 综合征、系统性红斑狼疮、类风湿关节炎和复发性多软骨炎等。

(6)听力学检查示感音性、神经性或感音神经性听力损失,听力损失可从轻度到重度甚至极重度。

2. 实验室检查

(1)一般项目:血沉、免疫球蛋白、补体、C-反应蛋白、循环免疫复合物(CIC)、类风湿因子等。对诊断有参考价值。

(2)组织非特异性抗体:如抗核抗体(ANA)、抗线粒体抗体、抗内质网抗体、抗血管内皮抗体、抗平滑肌抗体等。对诊断有一定的参考价值。

(3)抗内耳组织特异性抗体:如 HSP70、Cochlin、Beta-tectorin 等。HSP70 抗体被认为是预测自身免疫性内耳病对类固醇激素反应性的重要影响因素。

三、自身免疫性内耳病的诊断及诊断困惑

AIED 尚无明确的诊断标准和诊断试验。1994 年全国自身免疫性内耳病研讨会上,中华耳鼻咽喉科杂志编辑委员会提出的 AIED 诊断标准为:

1. 快速进行性、波动性、双侧或单侧的感音神经性聋,可伴有眩晕、耳鸣。

2. 病程数周、数月、甚至数年,但不包括突发性聋。

3. 血清免疫学检查有改变,或伴有其他免疫疾病如关节炎、肾小球肾炎、桥本甲状腺炎、血管炎等。

4. 除外噪声性聋、突发性聋、药物性聋、外伤性聋、遗传性聋、老年性聋等。

5. 激素实验性治疗有效。

AIED 的诊断由于以下原因,目前还缺乏敏感的、有特异性的、可靠的确诊方法,因为:①至今所有的疾病诊断方法和技术,均不能满足在细胞水平上诊断内耳疾病的要求。例如影像学方法,包括颞骨薄层 CT 扫描、膜迷路 MR 三维重建及内耳水成像技术、内耳微内镜技术等。②内耳不能采取活组织做病理检查,不能提供 AIED 病理变化的确切证据。③AIED 的听力学表现除快速进行性、波动性感音神经性听力损失外,缺少像听神经病那样的特征性。④内耳特异性抗原尚存在争议。因此,目前采用可疑患者周围血所做的各种抗体的测定,都不能作为临床确诊的依据。AIED 的临床诊断只能依靠治疗试验来完成,可是免疫抑制剂的规范治疗方案常不能为患者所接受,至今国内外文献中也缺少大批量的临床病例报道。

四、治疗

1. **药物治疗**　免疫抑制剂是本病的基本治疗药物,包括糖皮质激素和细胞毒性药。

首选泼尼松(prednisone),开始口服 60mg/d(儿童 1mg/d)×4 周。若听力提高,可在 1 个月后逐渐减量,直至维持量(约 10mg/d)。如在减量过程中病情出现反复,可重复大剂量治疗。病情多次反复时,可联合用氨甲蝶呤(methotrexate, MTX)7.5~20ng/ 周加叶酸口服,或联合环磷酰胺 1~2mg/(kg·d)。长期用药时,应密切观察药物可能出现的副作用,如血尿常规、肝肾功能等,以确保用药安全。

由于免疫抑制剂经口服应用时有明显的全身毒副作用,因此,可考虑通过鼓室经圆窗向内耳局部投药,以减少其全身副作用。目前该方法尚有待临床治疗效果的观察。

2. **血浆置换疗法**。

3. 极重度耳聋者可考虑人工耳蜗植入术。

(龚树生)

第七节 听 神 经 病

一、听神经病的概念和命名

听神经病（auditory neuropathy，AN），是一种特殊的听觉功能障碍性疾病，它描述了一种内毛细胞、带状突触、螺旋神经节神经元和/或听神经本身功能不良所致的听觉信息处理障碍。

临床主要表现为患者可以听到声音却不能理解其语义，患者的听觉时域处理功能下降，言语识别率与纯音听阈不成比例的下降；外毛细胞的功能正常——耳声发射（otoacoustic emissions，OAE）和/或耳蜗微音器电位（cochlear microphonic，CM）可引出，而听神经功能异常——听性脑干反应（auditory brainstem response，ABR）异常或全部消失，同时多可伴有中枢或周围神经病变。

听神经病是20世纪90年代以来逐渐被发现和命名的一种临床疾病，其命名经历了几个不同的认识阶段：

1992年，我国学者顾瑞将其称之为：中枢性低频感音神经性听力减退（central low frequency hearing loss）。

1993年，Berlin等提出了I型传入神经元病（typeI afferent neuron dysfunction）的概念。

1996年，Starr首次将其命名为听神经病（auditory neuropathy，AN），随后围绕听神经病的听力学诊断和机制研究以及命名也逐渐丰富起来。

1998年，Berlin提出，为了能较好地理解听神经病本身的病理机制，可能还是应命名或称其为听同步不良（auditory dys-synchrony）。

1999年，Hood指出，听神经病有多种病因，准确地说是听神经病症候群（auditory neuropathies）。

2003年，Berlin指出，用听神经同步不良（auditory neuropathy dys-synchrony）更为合适。

2004年，英国听神经病指南采用了术语听神经病/听神经同步不良（auditory neuropathy/auditory dys-synchrony，AN/AD）。

2007年，中华医学会耳鼻咽喉头颈外科分会在广州的专家共识论坛上，仍然建议应用"听神经病"命名，便于临床诊断和患者的理解。

2008年，在意大利的科莫会议上将这类疾病统称为听神经病谱系障碍（auditory neuropathy spectrum disorder，ANSD）。

2013年，英国的指南沿用2008年听神经病指南中的（ANSD）定义，主要制定了针对婴幼儿的听神经病诊断与干预指南。

2015年，Rance和Starr发表文章认为，谱系障碍常被用于描述一些病因不明，缺乏客观评价的疾病，如自闭症等，但听神经病的病因已逐渐清晰和明确，不适宜用"谱系障碍"诊断该病，建议仍延用"听神经病"的临床诊断。

2016年在北京、2017年在瑞典和2018年在深圳先后召开了第一、第二和第三届国际听神经病进展与指南论坛，与会专家均认为临床上应用"听神经病"这一诊断名词，有助于对患者疾病诊断的一致性，适用于围绕该病开展致病机制研究和临床分型诊断，便于推动临床指南的修订与实施。

在听神经病的认识和发展中，根据不同的临床症状亦延伸出"婴幼儿听神经病""温度敏感听神经病""获得性听神经病""听突触病""迟发型听神经病"以及"遗传性听神经病""遗传性听突触病""综合征型听神经病""非综合征型隐性遗传性听神经病""非综合征型显性遗传性听神经病""非综合征型X-连锁遗传性听神经病"等不同的诊断名词。

二、听神经病诊断与鉴别诊断

（一）临床表现

听神经病是导致婴幼儿及青少年听力言语交流障碍的常见疾病之一，约1/7 000的新生儿存在听神经功能异常，占儿童永久性听力损失的10%。

婴幼儿听神经病临床表现：患儿（<3岁）常常通过了常规的新生儿OAE听力筛查，复筛和诊断型OAE亦正常，同时检测CM亦可正常引出，但ABR常常表现为无明显分化的波形或严重异常。影像学检查结果显示无蜗后病变和听神经发育异常。

青少年和/或成人听神经病（亦称迟发型听神经病）临床表现：患者能够听到声音但不能理解其义，尤其在噪声环境中，言语辨识力明显下降。临床检查发现 ABR 未引出或波形分化差，OAE 多表现为正常或轻度改变，纯音测听为轻度、中度到重度听力损失，言语识别率与纯音听阈不成比例地下降，声导抗为 A 型鼓室图，声镫骨肌反射消失或阈值升高，影像学检查显示无蜗后占位病变。

（二）诊断标准

1. 听神经病听力学诊断标准

（1）ABR：均引不出或波形严重异常。判别标准是：

1）"平坦" ABR，无波形分化；

2）Ⅲ波以前波形存在，随后波形消失；

3）同步性差，只在刺激声强度提高后，才出现潜伏期延长的 V 波。

（2）OAE 或 CM：可引出。即使 OAE 消失，CM 仍然可引出。OAE 对侧抑制异常。

（3）声导抗：鼓室图正常，镫骨肌反射消失或阈值升高。

（4）纯音测听（pure tone audiometry，PTA）或行为测听（behavioral audiometry，BA）：可表现为轻度至重度听力损失程度。

（5）言语识别率（speech discrimination score，SDS）：言语识别率与纯音听力不成比例地下降。听力正常人的言语识别率得分随言语强度（即听到说话声音的大小，取决于纯音听阈）的增大而成比例升高，而听神经病患者的言语识别率不成比例的低于纯音听阈。临床上常通过患者最大言语识别率（PB_{max}）得分低于其言语识别率下限（言语识别率下限 $=100-10*PTA/11$，PTA 为 0.5、1、2、4kHz 的纯音气导平均听阈），来认定其言语识别率与纯音听力不成比例地下降。

（6）耳蜗电图测试（electrocochleography，ECochG）：异常。主要包括：

1）总和电位（summating potential，SP）可正常、可减小，也可出现优势 –SP；

2）复合动作电位（compound action potential，AP）幅度减低或消失；

3）–SP/AP 比值 >0.4，大多 >1；

4）–SP 呈多峰型，SP-AP 复合波波形增宽等。

（7）间隔觉察测试（gap detection test）：可根据时域和频域分别对患者的识别能力进行评估，表现为时阈间隔觉察阈值延长。

（8）多频稳态反应：反应阈值与纯音听力不成比例。婴幼儿患者虽然 ABR 引不出反应，但仍可引出 ASSR 反应，与同样 ABR 引不出反应的极重度感音神经性聋患儿相比，其 ASSR 反应阈明显低于（实际听力好于）极重度感音神经性聋患儿。青少年或成人患者 ASSR 阈值同纯音听阈之间存在明显的不一致性，显著差于纯音听阈，平均高 44dB 以上。

（9）前庭功能：可见部分异常。眼震电图（electronystagmography，ENG）可显示单侧或双侧半规管麻痹或功能降低，前庭诱发肌源性电位（vestibular evoked myogenic potential，VEMP）多无法引出或潜伏期延长、阈值升高。

（10）失匹配负反应（mismatch negativity，MMN）：患者与正常人相比 MMN 潜伏期显著延长，而 MMN 潜伏期与言语识别能力呈部分负相关。

2. 听神经病影像学诊断　磁共振成像（magnetic resonance imaging，MRI）：常规 1.5T 或 3.0T 磁共振斜矢状位（即听神经横断位）扫描，在不同层面上观察听神经、前庭神经及面神经走行完整性，排除占位病变。听神经发育不全患者，在 MRI 斜矢状位 T_2 图像中，可以观察到听神经比面神经纤细或缺如。Levi 等建议，在 MRI 的斜矢状位 T_2 图像的截面上观测，当耳蜗神经的面积小于毗邻面神经面积的 50% 时，则可诊断为耳蜗神经发育不全。

3. 听神经病遗传学诊断标准　对听神经病的基因学研究为发现不同表现类型的听神经病及明确其病因做出了重要贡献，目前共发现 17 个与听神经病相关的基因，包括：与非综合征型听神经病相关的 *OTOF*、*PJVK*、*DIAPH3*，与综合征型听神经病相关的 *AIFM1*、*TIMM8A*、*WFS1*、*PMP22*、*MPZ*、*NF-L*、*NDRG1*、*GJB1*、*GJB3*、*OPA1*、*TMEM126A*、*FXN*、基因以及线粒体突变 *12SrRNA*（*T1095C*）和 *MTND4*（*11778mtDNA*）。临床上建议应用二代测序技术检测听神经病患者的致病基因，而致病基因的解读与临床意义的阐释也是目前面临的主要挑战，要结合美国医学遗传学与基因组学学会（the American College of Medical Genetics and Genomics，ACMG）指南、人类表型标准术语（Human Phenotype Ontology，HPO）和在线孟德尔遗传（Online Mendelian Inheritance in Man，OMIM）术语以及常用的基因变异解读数据库（包括人群数据库、疾病数据库、其他特殊数据库、序列数据库）筛选合适的候选致病基因（表 1-4-10）。

表 1-4-10　听神经病临床诊断的项目组合

婴幼儿（<3 岁）	儿童、青少年和 / 或成人
必要诊断	
听性脑干反应（ABR）	听性脑干反应（ABR）
耳蜗微音电位（CM）	耳蜗微音电位（CM）
耳声发射（DPOAE/TEOAE）	耳声发射（DPOAE/TEOAE）
鼓室图测试：<6 个月，1 000Hz；否则 226Hz	鼓室图测试：226Hz
声反射	声反射
行为测听：6 个月左右，行为观察测听（BOA）；5~24 个月，视觉强化测听（VRA）；2~3 岁，游戏测听（CPA）	行为测听：3~5 岁，游戏测听（CPA）纯音测听：>5 岁
言语识别率（SDS）：≥6 个月	言语识别率（SDS）
多频稳态反应（ASSR）	耳蜗电图（EcochG）
CT 和 / 或 MRI	CT 和 / 或 MRI
基因测序	基因测序
辅助诊断	
耳蜗电图（EcochG）	多频稳态反应（ASSR）
OAE 对侧抑制	OAE 对侧抑制
前庭功能	前庭功能
失匹配负反应（MMN）	失匹配负反应（MMN）
时阈间隔觉察阈	时阈间隔觉察阈
神经病学评估	神经病学评估
眼科评估	眼科评估

（三）鉴别诊断

1. 与感音神经性聋的鉴别　感音神经性聋是指由于内耳毛细胞、血管纹、听神经或听觉传导径路受损，声音的感受与神经冲动传递障碍导致的听力减退或听力丧失。在婴幼儿中，当 ABR 波形异常，不能引出时，不能简单地诊断为重度感音神经性聋，一定要对患儿进行耳声发射、声导抗镫骨肌反射以及 CM 和 ASSR 等检查来综合判断，明确外毛细胞功能是正常还是异常，在确定外毛细胞功能异常情况下，方可诊断为感音神经性聋。

2. 与有类似听力学特征的中枢性聋的鉴别　听神经瘤、多发性硬化等在病变未侵及耳蜗时可表现类似听神经病的听力学特征。但听神经瘤的听力多为单侧性高频下降，MRI 或 CT 可显示内听道或桥小脑角占位性病变，多发性硬化显示桥脑多发性硬化灶。

三、听神经病的主要病因、发病部位及临床分型

（一）主要病因

1. 遗传性因素　包括常染色体隐性遗传、常染色体显性遗传、X- 连锁隐性遗传以及线粒体突变母系遗传方式等不同的遗传方式致病。

2. 环境因素　在新生儿期以高胆红素血症、低出生体重、早产、缺氧、感染等为主；在学龄期儿童多以免疫、感染、肿瘤和代谢性因素等为主。

（二）发病部位

随着对听神经病的听觉生理与遗传学病因的研究进展，可将听神经病分为如下五种类型。①内毛细胞型：累及内毛细胞本身的突触前病变；②突触型：累及内毛细胞带状突触的突触前病变；③树突型：累及无髓鞘听神经树突的突触后病变；④节细胞型：累及螺旋神经节细胞的突触后病变；⑤轴突型：累及有髓鞘神经轴突的突触后病变。

（三）临床分型

临床上，听神经病表现多样化，根据不同的限定条件延伸出不同的临床分型。

1. 根据发病部位分型

（1）听突触病（曾经称为Ⅱ型听神经病）：为突触及突触前型病变，累及耳蜗内毛细胞和 / 或内毛细胞带状突触，而听神经纤维正常。

（2）听神经病（曾经称为Ⅰ型听神经病）：为突触后型的听神经病变。累及无髓鞘听神经树突、螺旋神经节细胞、有髓鞘神经轴突、髓鞘等听神经纤维，而内毛细胞及其突触正常。

（3）非特异性听神经病：突触前后均受累的病变称为非特异性听神经病。

2. 根据有无伴随症状分型

（1）综合征型听神经病（syndromic auditory neuropathy）：有伴随症状,伴有其他颅神经和周围神经系统病变的听神经病,称为综合征型听神经病。

（2）非综合征型听神经病（nonsyndromic auditory neuropathy）：无伴随症状,单独发生的听神经病,称为非综合征型听神经病。

3. 根据发病年龄分型

（1）婴幼儿听神经病（infants auditory neu-ropathy）：是指在婴幼儿期（3岁以内）被确诊的听神经病。

（2）青少年和/或成人听神经病（adults audi-tory neuropathy）,亦或迟发型听神经病（delayed auditory neuropathy）：是指在青少年期或成人阶段逐渐出现听神经病相关临床表现的听力言语交流障碍。

4. 根据发病侧别分型

（1）双侧听神经病（bilateral auditory neuropathy）：是指主要表现为双侧对称性、渐进性听力减退的听神经病。

（2）单侧听神经病（unilateral auditory neuropathy）：是指主要表现为不明原因的单侧听力减退,可呈突发性、急进性或渐进性的听神经病。

5. 特殊类型听神经病

（1）短暂型听神经病（transient auditory neuropathy）：是指某些初诊为AN的患儿,听功能自行改善,甚至ABR结果"恢复"正常。

（2）温度敏感听神经病（temperaturesensitive auditory neuropathy, TSAN）：是一种罕见的特殊类型的听神经病,患者不仅有听神经病的异常听功能特征,同时表现出患者的言语的识别、辨别和听力阈值的变化随着体温的变动而出现相应的波动。

四、听神经病的干预

（一）临床干预

1. 改善信噪比 理论上,任何能够提高信噪比的方法都可以提高听神经病患儿的言语识别和语言学习能力,所以在结构性或自然语言学习过程中,可以通过减少环境噪声、利用扩音器增加说话者音量、使用FM系统等方法实现信噪比的优化,帮助婴幼儿听神经病患者改善交流能力,但实际效果较为有限。

2. 验配助听器 临床上听神经病患者的干预手段主要以助听器和人工耳蜗植入为主。但助听器对听神经病患者的康复效果存在个体差异,是否能使患者最终受益尚有争论。尽管有个别报道认为儿童听神经病患者配戴助听器的受益与耳蜗植入后平均受益水平相当,但目前仍然缺乏更有力的证据。

3. 人工耳蜗植入 人工耳蜗植入治疗听神经病已有较长时间,听神经病患者的耳蜗植入效果具有多样性。有些学者认为耳蜗植入可使大部分语前聋的听神经病患儿言语识别能力有显著提高,但也有一些学者指出部分（约25%）听神经病患者耳蜗植入术后效果不佳,未获得有效的听力改善。耳蜗植入的效果与病变部位密切相关。根据现有研究,突触前听神经病患者显示出和普通感音神经性聋相似的术后获益。突触后病变的患者手术效果各异,但平均差于突触前患者的术后效果。Starr和Rance对不同病因的人工耳蜗植入效果进行了分析比较,详见表1-4-3。另外,听神经病患者耳蜗植入前详细的MRI和CT检查非常必要,以确定患儿是否存在听神经发育不良和耳蜗神经缺如的情况,从而判之术后的效果,研究表明仅有不到10%的蜗神经缺如病例可通过人工耳蜗植入获得言语感知能力改善。

（1）突触前听神经病的人工耳蜗植入：突触前听神经病患者表现出较好的术后效果,说明人工耳蜗是直接电刺激至螺旋神经节水平而绕过周围感觉系统。电诱发听性反应（ECAP/EABR）的引出,说明被激活的神经纤维数目增多,放电同步化被加强。内毛细胞缺失或功能异常以及内毛细胞带状突触异常的患者均显示出植入后语言感知和交流能力的改善。

（2）突触后听神经病的人工耳蜗植入：突触后患者的耳蜗植入效果各异,体现了病变部位不同、致病机制不同,神经损伤程度多样的特点。最佳效果者的言语识别能力等同于感音神经性聋同等条件的患者,而最差的效果是对电刺激无反应,或能听到声音但无实用听觉能力（表1-4-11）。轴突病变、听神经/脑干病变、核黄疸患者的效果通常不佳。

4. 药物治疗 除了助听器和人工耳蜗植入,目前关于药物治疗听神经病仍处于摸索阶段,效

表 1-4-11 听神经病患者人工耳蜗植入效果比较

病变部位		病因	样本量	电刺激诱发皮层电位		植入效果	开放式言语识别率 /%	参考文献
				ECAP	EABR			
突触前	内毛细胞	缺氧	13	正常	正常	正常	46~100	Rance and Barker, 2009 Breneman et al, 2012
	带状突触	DIAPH3 基因突变	2	—	正常	—	58~65	Starr et al, 2004
		OTOF 基因突变	10	正常	正常	—	50~100	Santarelli et al, 2011 Breneman et al, 2012
突触后	树突	OPA1 基因突变	10	异常	正常	—	50~90	Huang et al, 2009 Santarelli et al, 2015
	树突和轴突	FRDA	1	—	—	—	20	Miyamoto et al, 1999
		DDON	1	—	—	提高	0	Brookes et al, 2008
		CMT1	1	—	—	—	54	Goswamy et al, 2012
	神经节细胞	核黄疸	21	正常	多变	正常或提高	0~100	Rance and Barker, 2009 Breneman et al, 2012
	听神经	先天发育不全	32	未引出	未引出	超过 90% 的患者无反应	0(超过 90% 的患者)	Buchman et al, 2006 Young et al, 2012
	脑干	听神经瘤	10	—	异常	—	0~99	Helbig et al, 2009 Mukherjee et al, 2013

ECAP:电诱发复合动作电位;EABR:电刺激听觉脑干诱发电位;遗传性周围神经病变;FRDA:遗传性共济失调;DDON:X- 连锁隐性遗传性耳聋肌张力障碍 CMT1:腓骨肌萎缩症 1 型

果尚无确切报道。有研究表明,听神经病可能和神经脱髓鞘存在密切的联系。因此,选择和验证抗脱髓鞘的治疗药物也成为了一种可能的解决方案。

(二)治疗康复原则

1. 婴幼儿听神经病的治疗康复原则 婴幼儿听神经病的动态听阈评估得出的结果和结论是决定治疗康复方案的基础。患有听神经病的孩子有发生交流困难和言语障碍的高风险,因此需要建立一个持续的听力监测和发展交流能力的评估康复计划。

(1)在诊断过程中帮助患儿家长:为了确诊听神经病,需要进行一整套特殊的听力学检测。这可能要比诊断感音神经性聋或传导性聋花费更多的时间。应告知家长诊断过程需要花费的时间以及所作一系列检查的目的和原因。

(2)帮助患儿家长选择治疗方案:康复治疗对所有的听障儿童都是可行的。对患有听神经病的孩子的治疗方法需要一个多学科的医疗小组,这种治疗途径可以包括听力学、听力康复的药物、儿科和儿科神经学、言语治疗、早期教育支持、耳鼻咽喉科学、遗传学、新生儿科学途径以及家庭教育专家。

(3)制订个性化的治疗方案:听神经病患儿受益于个性化的治疗康复。对于婴幼儿助听器及人工耳蜗植入术治疗均有成功的案例。有证据表明,相当多数量的听神经病患儿如果同时伴有严重的听力损失,佩戴助听器对他们有很大帮助。人工耳蜗植入术在治疗一些听神经病患儿上取得了显著的成效,而对另外一些患儿却没有取得显著疗效。

(4)选择一个视觉信息交流的方法:建议尽早进行通过视觉帮助唇读(CS)并提供其他视觉信号帮助患儿理解言语。在家庭生活中使用 CS 方法将有助于患儿即时学习言语并提供家庭交流的最好机会。由于一些患者可以在安静环境中理解一部分言语而在噪声环境中则变困难,因此提高信噪比将对他们有帮助。除了对促进听觉和言语语言的考虑,患者还应该通过神经专科医生或小儿神经专科医生的评估来发现和治疗听神经病患儿的其他神经功能异常。

(5)预后评估:听神经病患儿的预后分为四类:第一类为患者病情好转,在1~2年后开始有听说能力,表现为暂时性听神经病;第二类为患者病情恶化,OAE、耳蜗微音电位消失,言语发育障碍;第三类为患者病情稳定,未进一步进展;第四类患者出现其他外周神经病变,多见于成人听神经病,或者是迟发型听神经病,多与遗传因素相关。

2. **青少年及成人听神经病的治疗原则**　由于青少年及成人的言语发育已经完成,治疗上主要在动态的听力评估基础上,根据听力状况和言语辨别能力进行内科药物治疗、选择性助听器验配和人工耳蜗手术治疗。听神经病的预防仍然以早期发现为主,在新生儿筛查中,尤其是高危新生儿,联合应用 OAE、ABR 对早期发现婴幼儿听神经病起着重要的指导意义;其次,开展基因筛查,明确病因和病理机制,进行产前指导对阻断疾病的传递具有重要意义。未来的基因治疗有望对听神经病的治疗产生重要意义。

(王秋菊)

第五章　人工听觉

第一节　助听器

助听器作为一种将声音信号放大后帮助听力下降者克服听觉障碍进而改善语言交流能力的听力辅助装置,现已广泛应用于临床。随着对听觉障碍认识的不断深入,助听器在不断完善和发展。目前的助听器经历了漫长的由简到繁的发展历程,已经成为听力障碍人群的康复和治疗的必要手段之一。

一、助听器的历史

助听器发展到今天大约经历了早期集声器、炭精助听器、电子管助听器、半导体助听器、数字编程助听器、全数字技术助听器以及植入式助听装置这样几个历史阶段。

1. 最早的助听设备　最早的助听设备集声管在电学助听器出现以前是利用集声原理来改善听力的。人们发现许多哺乳动物的外耳较长并有相对大的朝向转动范围,人类就有了把手弯曲地置于耳后声音就会变大的生活经历,这些可以说是最初意义上的助听形式。

最早的助听设备出现于17世纪,1650年前后集声管样的助听装置已有多种问世,当时被称为dometrumpet, hearing tube(speaking tube)等。总体来说,这些集声器具的一端有一个大的喇叭状开口,另一端则为一个小的开口,小的开口尺寸适合人外耳道的大小,使用时喇叭口端接近说话者口旁,另一端放在使用者的外耳道可以听到较小的声音。从声学物理学原理来看,任何一个中空的管子都可以看作是一个共振腔,在共振频率处声能得到放大,而在非共振频率处的能量则不会增加,因此声能放大的作用有限。更主要的原理是将声音集中减少失散,类似对方在耳边说话的效果,因此称

为集声管。所用的形式多种多样(图1-5-1),并且考虑外形上的隐蔽问题,逐渐出现了壶状、烟斗状、管状、钟状,还有挂在帽边的耳喇叭形状等。

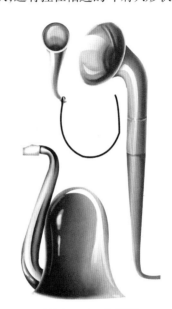

图 1-5-1　集声管

2. 炭精助听器　运用电学原理进行声音放大的助听器出现于1892年。它是一种电话形式的电子助听器,并在1903年开始生产。有人认为Alexander Graham Bell最初本意是要制造电助听器,但最终却发明了电话。和早期的电话一样,也采用炭精麦克风、电池和磁性耳机组成,频率范围为1 000~1 800Hz,增益为10~15dB。声波的作用压迫炭精电阻器的膜片,可以使炭精的电阻发生变化,使流过炭精的电流发生变化,运用电磁学原理放大作用使磁性耳机中的膜片发生振动,声能增加而产生声音放大。采用炭精传声器的助听器增益较小,当时不得不依靠增加传声器的个数来增加音量,噪声较大,失真较多,且炭精易受湿度影响。

3. 电子管助听器　电子管于1906年问世。20世纪20年代,出现了真空电子管的大型助听器,与炭精助听器相比提高了助听器的增益和清

晰度。早期电子管助听器的传声器采用压电晶体制成,这些晶体易碎,同时不能耐受高温高湿度的环境。最初的电子管助听器体积很大,电池和机体为分体式。随着电子管技术的进步和放大器的不断完善,助听器的体积越来越小,但仍未能达到放入口袋中的体积。第一台可随身配戴的电子管助听器于 20 世纪 30 年代后期在英国制成,以后开始出现助听器的批量生产。

4. 半导体助听器 1948 年美国研制出晶体管。1952 年开始将半导体技术应用于助听器,晶体管比电子管体积小得多,且不需加热灯丝,所需的电压降低,因此电池随之小型化。但当时还是仅仅在电子管电路中加入少量半导体元件的混用机型。1953 年全半导体助听器问世。半导体与电子管相比有着全新的工作原理,变电子管的电压放大为电流放大,所需电量也小了许多,因此大大减小了助听器的体积和重量,并已与现在用的盒式助听器的外形相近。1955 年,研发了整个机身都在单个镜腿上的眼镜式助听器,使两耳同时配戴助听器成为可能。同年耳背式(behind the ear,BTE)助听器也开始面世,体积进一步减小(图 1-5-2),很快超过眼镜式和盒式助听器成为主流产品。

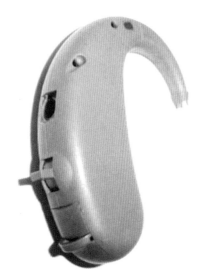

图 1-5-2 耳背式助听器

1964 年耳内式助听器(in the ear,ITE)出现。新的陶瓷传声器仍采用压电效压原理,其频率响应平坦,克服了原来压电晶体的不足。驻极体传声器与陶瓷传声器性能相当,但因对抗强声冲击的能力较强,而被许多助听器所采用。电容的出现使助听器体积进一步减小,晶体管电路开始向

集成电路这一小型化方向发展。

1964 年集成线路(integrated circuit,IC)技术问世,它是由众多的晶体管、电阻组成,并集成在微小的硅晶片上。超小型化、低电流、高稳定性等特点给助听器的发展提供了广阔的空间。随着大规模集成电路的出现,助听器的体积进一步减小,在耳内式助听器出现后不久,半耳甲腔(half shell)式、耳道式(in the canal,ITC)、完全耳道式(completely in the canal,CIC)助听器相继出现,很大程度上满足了患者心理和美观上的需要(图 1-5-3)。助听器发展到完全耳道式,可以说其体积的减小已经接近极限。随着晶体管尺寸的不断缩小,其他元器件如电池、音量控制、麦克风和喇叭也在不断缩小,也带了助听器革命性的变化。不仅摒弃了老式助听器的外导线或外导声管,最大限度地控制失真,而且充分发挥患者自身耳轮的功用,做到更美观、更隐蔽。

5. 数字助听器 1982 年数字技术的应用,使助听器的性能大幅提升。可编程式助听器采用数模混合型电路,电路的核心是一个数字化的芯片。如果以助听器采用的数字电子技术来进行分类,那么在集成电路助听器之前的助听器,都采用模拟电子元件,称为模拟助听器,信号放大方式为线性增益。从编程式助听器开始,数字电子芯片进入助听器,控制其他模拟元器件的工作,但信号处理仍然是模拟方式,因此还并非真正意义上的数字助听器。但这种数字电子芯片极大地增加了对声音信号处理的能力,可把语频范围分成若干个频带处理,信号放大方式也实现了非线性增益,使选配更为灵活。数字助听器是指将模拟声信号在回路内转换成数字信号并加以整合处理,然后再转回模拟信号输出(图 1-5-4)。由于声信号本身的数字化,使得声音处理能力较数码编程助听器更为强大。如声频分带更细、更好地去除环境噪声、频率压缩功能等。我们有理由相信针对复杂的听觉障碍性疾病和高质量生活品质下患者日益不断的临床需求,数字技术在助听设备方面的应用,将会有无限的发展潜能和空间。

二、助听器的基本结构和特性

助听器主要由麦克风、放大器、受话器、电池、各种音量音调控制旋钮、耳模的耦合系统等元件

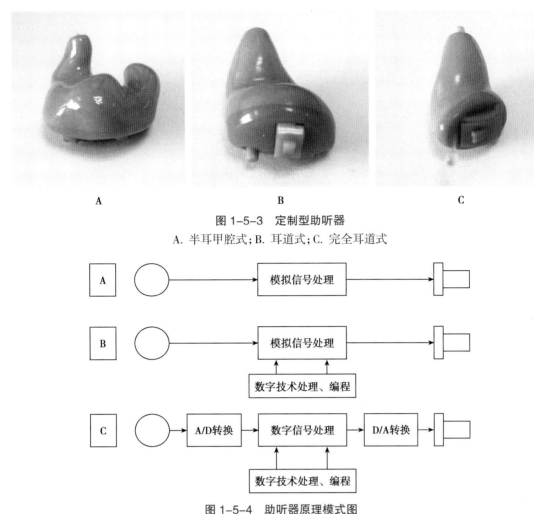

图 1-5-3　定制型助听器
A. 半耳甲腔式；B. 耳道式；C. 完全耳道式

图 1-5-4　助听器原理模式图
A. 模拟助听器；B. 数字编程助听器；C. 全数字助听器

组成。首先由麦克风将声信号变为电信号，放大器将音量增强，受话器再将放大的电信号还原为声波（图 1-5-4）。为了使受话器输出的声音能够更好的适合每个配戴者的不同要求，有必要对增幅的形式加以调节。主要的调节装置有增益调节器、音质调节器和输出限制装置。

1. **增益调节器**　类似普通音响设备的音量调节。

2. **音质调节器**　听力障碍并非所有频率的听力损失均相等，所以临床上常见不同类型如高频下降型和低频下降型等听力曲线。如助听器不能在各频率区作相应特性反应，则不能获得良好的助听效果。

3. **输出限制装置**　中度以内的感音性听力障碍虽然声音小了听不到，但对大的声音则常常可以感受到同正常人一样的响度，即重振现象。因此，有必要为助听器设定一种声强输出限制回路，它的好处是既可以减少配戴者在声音强度发生变化时感觉到的不适，也有利于保护患者不遭遇到更多的意外强声刺激带来的内耳损伤机会。

输出限制装置一般分为两种：

（1）最大输出限制（maximum power output，MPO），将大于舒适阈的波峰去除，有以下两种方式：

1）削峰（peak clipping，PC）：使助听器的最大输出音强不超出患者的最大舒适阈。将超出设定范围的波峰去除，在减少听觉不舒适感觉的同时会出现不可避免的声音失真现象（图 1-5-5A）。

2）电路自动增益控制（automatic gain control，AGC）：这是一种比较先进的限幅压缩控制电路，是把大于舒适阈的输出声压缩以后再输出，由于波形完整与削峰相比无出现输出失真之虞，但压缩需要时间响应，较强信号频繁出现时可能会有声音中断现象产生（图 1-5-5B）。

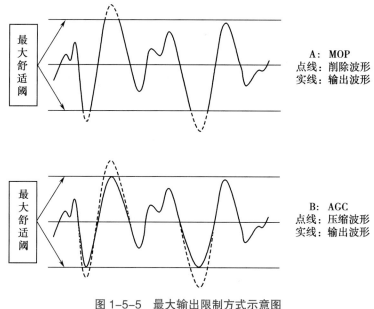

图 1-5-5 最大输出限制方式示意图
A. 削峰；B. 自动增益控制（AGC），也称限幅压缩

（2）宽动态范围压缩增益（wide dynamic range compression，WDRC）：感觉神经性耳聋的患者如果不适阈较低，舒适阈就会变窄，这样的患者如果单纯以加大音量来达到良好的听觉效果会产生比噪声更大的不舒服感觉。这时如果仅用最大输出限制将会产生较明显的失真。输出声强压缩功能会使这一问题得到较好的解决。输出响度压缩装置是指输入声强达到一定值时，输入声强和输出增益呈非线性增加，也称非线性增益。与输入信号水平相比，从 1：1（线性增益）到 4：1（非线性增益）范围内可以设定调整（图 1-5-6）。

听觉响度各频率之间不同，因此压缩增益也需分别调整使之对应。数字技术的应用还可以实现将频率分成 2~3 个区段，分不同声道实现压缩

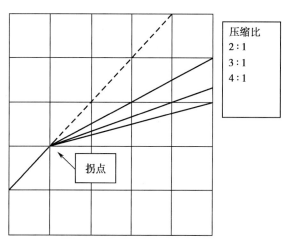

图 1-5-6 宽动态范围压缩增益（非线性增益）

比的变化调整。压缩增益可发生在输入端（input compression）或输出端（output compression）。在输入或输出声强水平达到某一值时压缩调节始动。压缩开始的声强水平为拐点（knee point）。在输入端设想将拐点设置为该耳的言语接受阈，最大输出如果等于最大舒适阈的话，则所有的输入信息都将包含在有效听力范围（dynamic range，DR）之内。但事实上响度变化反应如前所述并非直线，各频率均完全对应的完美压缩增益实际上难度很大。尽管数码调频技术给助听器性能提高带来了飞速进展和无限的可能，但相对于听觉障碍的病理生理，患者心理因素以及响度感觉等诸方面的复杂性，助听器作为听力障碍人士听觉康复的辅助装置，欲让所有人都达到尽善尽美的程度值得探索的道路还很长。

三、目前常用的助听器种类

1. 模拟助听器 根据患者听力资料选出某种助听器的基本型号，对增益、频响和最大输出等参数调整助听器上相应旋钮。该类助听器采用的是前述的削峰和电路自动增益控制原理来限制最大输出，使频响保持在最大输出限制之内，减少失真。助听器音量患者可以自行调节。

2. 可编程助听器 与传统模拟助听器一样，听力师可通过电脑对频响形状、输出限制、压缩特性和放大特点等进行编程和记忆。患者在不同聆

听环境,如安静或嘈杂条件下都能得到较好的助听效果。程序选择可通过旋钮或遥控器切换。

3. 数字助听器 是目前市场上的主流产品。其信号的处理与模拟助听器不同,声信号转换为数字或两进位码,使信号畸变最小化。优点是频响可变性大,反馈抑制功能强,音质好,省电及内部噪声小。

与可编程助听器一样,数字助听器可以有多种程序记忆功能,但不需患者自行调整,可随环境改变自动切换。此类助听器还可有一些特殊降噪功能,如降低不必要的被放大的风声等。还能从环境噪声中提炼出言语信号并放大,增强了信噪比,并且实现了智能化。具有指向性传声器功能的助听器可以更好地听取来自患者前方(通常是想听的声源)的声音,而少受来自后方(通常是不想听的噪声)的干扰。该技术据称可以提高助听效果和改善言语识别率。各类型助听器均可采用此类技术,但在数字助听器上效果体现最好。

4. 骨导助听器 骨导助听器是一个运用头骨传递声音原理来补偿听力的装置,通过黏附、软带或手术植入几种方式可以满足适用人群的需要。其声信号输出方式不同于气导助听器,它的输出端不是耳机而是一个振动器,与耳后乳突相接触,将助听器接受和处理过的声音通过振动传至内耳。骨导助听器的优势是:不受外耳、中耳听力障碍的影响,直接作用于内耳,传递并适度放大声音。适用于先天外耳发育不全(外耳道闭锁、耳郭畸形等)、中耳炎后遗症、耳硬化症、外伤引起的外耳道狭窄及其他不适合使用气导助听器的患者,或作为手术前后补偿听力之用。目前临床常用的 BAHA 和骨桥均属于此类助听器,将在"植入式助听装置"中详细论述。

四、助听器的选配

通过声音放大,患者与他人沟通能力有明显改善,这就是应用助听器的指征。使用助听器无严格的年龄限制,语频平均听力损失 35~80dB 者均可使用,听力损失 60dB 左右效果更佳。助听器对改善感觉神经性耳聋和传导性聋患者的沟通能力均有效,也可作为鼓室成形术等其他外科治疗后的听力改善补充手段。对有重振或言语识别率低的耳聋患者,应选配具有自动增益控制、大输出限制或全动态压缩的助听器,以提高患者的环境适应能力和言语听力,并保护患者的现有听力。

总之,无论是传导性还是感觉神经性耳聋,只要听力损失足以影响日常交谈,而且不能经内科或手术方法加以矫正时,都是选配助听器的适应证。专业人员需了解助听器种类、原理和性能特点,还要考虑患者的要求,如对助听器的外形、隐蔽性、使用的方便性及费用等,最后对准备使用的助听器加以调试,以期达到个体化最佳效果。刚配戴助听器可能不习惯,需要 1~2 个月的适应过程,专业人员应正确指导。

1. 调试方法 大致分为比较选择法和处方法两大类。

(1)比较选择法:也称直接法,按照听力损失的频率特性分别比较各种机器,看哪一种用起来患者感觉更舒适,是一种按患者本人感觉选择的方法。该方法相对比较原始,一般已不被单独使用。

(2)处方法:也称间接法,按照患者的听力损失程度和频率特性首先选择与之适应的助听器并对其加以调试。通常采用纯音测听得到的气骨导阈值决定各频率的耳道内增益。可有 1/2 增益法、1/3 增益法、2/3 增益法、Lybarger 法、Libby 法、Pogo 法、Berger 法、NAL-R 法、Tonison 法、3MD 法等各种方法。

表 1-5-1 是助听器调试的基本程序。首先保证能够听到一般会话声音强度的足够增益水平;其次是设定最大输出以防止超过不舒适阈的声音输出。最后确定配戴助听器状态下实际会话时的效果,尽量提高信噪比。以上所说的是验配过程中简单的调试程序,实际上有时调试助听器达到非常合适的状态并不容易。调试环境下达到的效果在复杂多变的实际生活环境中可能还会出现种种不适;随着时间的推移可能又会出现诸多新的不满意的地方,这些情况均需反复不断调整。另外需要和患者说明的是助听器对于听力下降的患者来说,其作用只是改善他们语言交流的能力而非听力真正恢复正常。患者配戴助听器的最后效果受诸多因素的影响,如不同的听力损失类型和听力水平,是否有重振,言语识别率如何等。人类语言交流的基础不仅要"听得到",还要"听得清、听得懂",后者说的就是言语识别率的问题,是一种较复杂的中枢参与的听觉行为。不言而喻识别率越高助听效果也就越好,一般认为言语识别率在 70% 以上可以期待获得良好的助听效果。

表 1-5-1　助听器调试的基本程序

调试项目	目的	实际效果
增益调整（音量等）	根据听力水平调整舒适阈值	普通说话的声音听起来是否舒适？
最大输出调整（AGC、PC、ALC、压缩等）	不超过不舒适阈值	大的声音听起来是否觉得刺耳或不舒服？
音质调整	突出语言频率	会话感觉如何？
其他功能	提高信噪比	噪声环境下交流如何？
	增强反馈监控	噪声是否太大？

2. 双侧听力下降时应该配戴哪一侧及双耳配戴问题　双侧听力下降时单耳配戴可能会出现阴影效应和听力剥夺效应。阴影效应指的是因颅骨的阻隔使未戴助听器侧传来的声音出现高频衰减，导致双耳的信噪比相差可达 13dB。听力剥夺效应指的是长期单耳配戴可能造成未戴助听器耳的言语识别率下降。如果是双耳听力下降，应当考虑双耳助听。双耳助听的好处包括：①声音的方向感得到改善；②扩大有效听力范围，提高噪声环境下的语言清晰度；③改善言语识别率，尤其是在嘈杂环境下；④可以充分利用自然听觉声的双耳响度总和效应，音质更自然更柔和；⑤减少单个助听器的声强；⑥消除阴影效应，减少听力剥夺；⑦抑制耳鸣；⑧增强接受高频（辅音）的能力。但双耳配戴并非适合所有情况，如下列情况：①退化效应，双耳言语识别率反而比单侧好耳差，原因可能是听力较差耳传来的信号干扰了听力较好耳侧的传入信号在听觉通路的正常传输，造成了言语识别率反而下降；②双耳融合不良，双耳听阈常年处于差别较大状态；③单耳有重振现象，接受同一音频刺激时双耳的强度感受不同，觉得更不舒服；④不舒适阈（uncomfortable loudness level, UCL），非常低时有效听力范围往往较窄，这时应该选择有效听力范围较宽侧耳配戴效果会更好；⑤主观上耳堵的感觉非常明显者。

作为针对患者的一种康复治疗手段，有下列情况之一者不推荐使用助听器：①现有医学手段可以有效治疗的听力损失；②重度感觉神经性耳聋，即使调至最大增益仍不能达到患者的可听阈值，这种程度的耳聋助听器不会达到听到和听懂语言的目的。如果是双侧则应是人工耳蜗植入的适应证；③有效听力范围异常狭窄者；④不舒适阈特别低者；⑤使用助听器会加重病情或干扰治疗者，如言语识别率非常差，以致影响到对侧耳的听力；⑥使用助听器对改善患者沟通能力无效者。

助听器对蜗后聋几乎没有帮助，调频系统（frequency modulation, FM）可以在环境噪声中明显增强言语信号，从而改善这类患者的言语理解。助听器今后还会在软件和硬件方面进一步发展，同时人工耳蜗技术随着应用的普及，两者在适应证的选择，尤其是在重度听力障碍的选择上会有一定的重叠区域，需要耳科医师和使用者合理选择。

数字化技术和电子工业技术的不断进步为未来高性能助听器的出现带来了无限的可能性，但前提是必须基于对听觉生理和听觉障碍病理机制认识的不断深入。在不断细化引起听力下降的不利因素的同时，寻求更精准的检测和评估手段。我们相信人们理想化的助听器会离我们的生活越来越近。事实上开放耳验配技术、双耳无线助听系统及可充电式助听器等已经走入了人们的生活。将来完全不用耳塞，一次性即可简单完成调试以后患者只需调节音量大小即可，不用电的助听器等应该不完全是人们的梦想。

五、问题与展望

助听装置的发展历史虽然很久，但得益于电子工业和数字技术的不断进步，目前的发展真正到了日新月异的程度。毋庸置疑，今后的发展趋势仍然是会源源不断地提供出更新、更高性能的产品。相比之下人们对于听觉障碍和助听器的认识还存在着一定的误区，相对于戴眼镜可以矫正视力而言，听觉障碍患者轻松接受助听器治疗的勇气还有待于更进一步提高。另外不同于老花镜，如前所述助听器的正确、合理使用，也对医疗和专业技术人员的专业技术水平提出了更高的技术要求。性能日趋完善的助听器、植入式助听装置、人工耳蜗植入、脑干植入等这些新的装置和技术,加之外耳道重建术、鼓室成形术、镫骨手术,这些方法已经很现实地覆盖了所有不同性质和程度的听觉障碍的治疗。各种方法的优劣和取舍,应该基于对各种方法和疾病的认知程度以及科学态度。如何准确掌握各自的适应证并将各种方法和方式的效果发挥到极致,每位耳科医师以及听力学、言语康复人士责无旁贷且任重而道远。

（姜学钧）

第二节 植入式助听装置

一、人工中耳

随着电子技术的进步,助听器也日趋向小型化、数字化及多功能化。但经外耳道增益并经耳机从外耳道输出的基本结构及原理始终未变。难免存在着音质不自然、使用时耳道异物感、耳道皮肤易受配戴影响发炎以及耳塞与耳道封闭不严而产生声反馈（啸鸣）等问题,一直很难从根本上克服。为了解决上述问题开发了植入式助听装置（implantable hearing aid, IHA）,也称人工中耳（middle ear implant, MEI）。日本于20世纪80年代首先开发研制了人工中耳并应用于临床。以后欧美各国也相继开发了多种产品（表1-5-2）。其中最重要的是使听小骨发生振动的传感器部分,从原理可分为压电元件（piezoelectric element）和电磁石（electromagnet）两大类。从植入方式分为部分植入式（semi-implantable hearing aid）和全植入式（totally implantable hearing aid）两大类。部分植入式包括体外部分（麦克风、放大器、音质调节器、线圈和电池等）和体内部分（感应线圈和振动传感器）。上述所有部分均植入体内的为全植入式。仅就目前已经较普遍地应用于临床的代表性的振动声桥作一介绍。

表1-5-2 各类人工中耳一览表

名称	植入形式	动作原理	听骨驱动装置
Partially implantable hearing aid（PIHA）,日本	部分植入式	压电元件	压电元件
Vibrant sound bridge（VSB）,奥地利	部分植入式	电磁石	floating mass transducer
Total implantable cochlear amplifier（TICA）,德国	全植入式	压电元件	压电元件
Envoy,美国	全植入式	压电元件	压电元件
Directive drive hearing system（DDHS）,美国	部分植入式	电磁石	电磁石
Middle ear transducer（MET）,美国	部分植入式	电磁石	电磁马达

1. 振动声桥（vibrant sound bridge, VSB） 包括内部的漂浮传感器（floating mass transducer, FMT）和外部的声音处理器（audio processor, AP）两部分。AP采集环境中的声音信号传递给内部植入的接收器。接收器转化声音信号并传递给FMT,后者通过模仿听骨链的自然运动,将增强后的信号传入耳蜗。通过漂浮传感器,输出信号并不经外耳道→鼓膜→听小骨→外淋巴途径,而直接振动听小骨完成声音的传递（图1-5-7）。显然该装置替代了耳郭、外耳道、鼓膜和听小骨的功能。

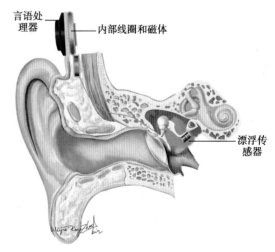

图1-5-7 振动声桥

2. **手术方法**　与人工耳蜗植入术相似，一般经乳突－后鼓室径路完成，亦有人尝试经耳道径路。如听骨链完整且活动正常则漂浮传感器固定于砧骨长脚；听骨链不完整时可在完成部分听骨链重建（PORP）或完全听骨链重建（TORP）后将漂浮传感器固定于 PORP 或 TORP 上。也可以将漂浮传感器放入磨开的圆窗龛处，使传感器长轴垂直接触圆窗膜后用筋膜固定（圆窗膜植入）。

3. **优缺点**　振动声桥属于部分植入式，体外部分和体内部分隔头皮实现磁性无线连接，不用时可以摘掉体外部分（如游泳、洗澡、睡眠时等）。具有核心技术的部分是体积很小的连接于砧骨的磁性振子漂浮传感器，鼓室内输出的不是声音而是直接产生振动，这是与助听器的根本差别所在。由此产生的能量更集中，信号转导效率更高，音色也更真实。与助听器相比，声桥具有如下优点：①音质更自然；②输出波形失真较少；③不存在啸鸣现象；④一般不引起内耳功能损伤；⑤无外耳道异常感觉以及容易发炎等情况发生。体外信号处理系统和电池等可以升级换代，保证满足工业技术不断发展的要求。随着技术的不断进步，体外机部分的体积会越来越小。如果达到全植入的话，则从外观上更令人接受，日常生活可以不受任何影响。

缺点：①需接受手术植入治疗。同其他中耳手术一样，术后可能出现感染、眩晕、排斥反应、面神经麻痹、移植部位疼痛、鼓索神经损伤，还可能出现持续性耳鸣等；②机器寿命和故障等原因可能需再次被取出；③目前价格较贵等。

4. **适应证**　听力损伤最常见的原因是内耳功能障碍。VSB 就是为了处理这种类型的感音神经性聋而设计。然而，VSB 并非对所有感音神经性聋的患者都适用，如果患者对现在配戴的数字助听器感到舒适并且助听效果满意，则不需要使用 VSB。

VSB 适用范围：18 岁以上成年人，患轻度至重度感音神经性聋和混合性聋，无法配戴助听器（慢性外耳道炎、外耳畸形、外耳皮肤刺激、乳突根治术后等情况下，无法使用传统外置式助听器）或对助听器效果不满意；在开放环境中言语分辨率低于 50%；听觉中枢正常，听力损失稳定，有正确的手术期待和手术动机的患者。如果至少出现下列情况之一时，可考虑 VSB 植入：耳内令人困扰的堵塞感；偶尔出现啸鸣音；耳内或耳周过敏

反应及刺痛；声音质量不自然；在环境噪声存在的情况下听力和语言理解困难；对传统助听器的外观感到不满意；听高频声音如鸟叫、铃声时出现困难。

也有研究表明，无论是患者的主观感觉还是客观的听力测评，振动声桥都不优于传统助听器，还应考虑到振动声桥需手术植入及其可能对残存听力的不良影响等因素，作为听力障碍的康复治疗手段，以及临床听觉障碍的诊治手段之一，使用振动声桥时应在与患者充分沟通和说明的基础上慎重选择。相信随着植入式助听装置的不断完善以及临床研究的继续深入，会展示出越来越好的应用前景。

二、骨锚式助听器

传统的骨导助听器是由接触乳突的收音装置将助听器的输出信号通过骨传导途径传入内耳。一般用于先天性外耳道闭锁等不能使用普通的气导助听器者及传导性聋和部分轻度感觉神经性耳聋。收音装置一般要用带子或眼镜的镜腿固定于乳突部。骨锚式助听器（bone anchored hearing aids，BAHA）是通过相对简单微创的手术固定于患侧乳突后方的骨导助听器。

1. **BAHA 的基本结构**　由钛种植体、经皮连接桥、声音处理器三部分组成。钛种植体通过手术植入患侧耳后，并与颅骨整合。经皮连接桥附着于钛种植体上，当钛种植体与颅骨整合后，再将声音处理器吸附在经皮连接桥的另一端（图 1-5-8）。与传统骨导助听器相比，BAHA 直接振动颅骨，不需要压迫皮肤与颅骨耦合，声音振

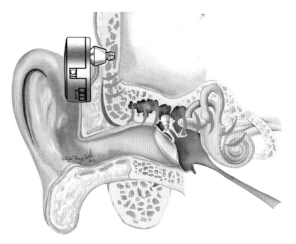

图 1-5-8　骨锚式骨导助听器示意图

动不会由于经过皮肤和软组织而衰减,这种传导效率更高且功效增强,对语言的理解得到明显改善,效果好于配戴传统骨导式助听器。而且不配戴在外耳道,克服了传统助听器的缺点,如慢性耳漏、耵聍栓塞等。

2. **手术方法** BAHA 的植入可以经一次手术或分二阶段手术完成。阶段手术方法适用于18 岁以下儿童,以及颞骨经过放射线照射的患者。无论是一次性还是阶段性手术,都应在植入钛种植体最少 3 个月后再安装声音处理器。这个时间段钛种植体需要与颅骨进行充分整合。热创伤可导致局部纤维化,影响骨整合,使植入失败。因此,术中应将热创伤和机械创伤降到最低,也应避免在乳突气房上进行植入。种植体最小固定深度为 3mm,如深度小于 3mm,易造成植入失败。清除周围的皮下组织也是 BAHA 植入手术成功的关键。清除种植体周围软组织的半径约为1.25cm,在经皮连接桥周围形成一个很薄的无发皮区,以防止术后软组织脱垂入经皮连接桥。

3. **适应证** 美国 FDA 界定的 BAHA 适应证是:可用于成人及儿童(5 岁及 5 岁以上)单侧或双侧传导性聋及混合性聋,单侧的极重度感音神经性聋。

植入 BAHA 的临床指征:传导性聋或混合性聋伴有:①慢性外耳道炎和慢性中耳炎;②先天性耳道闭锁(小耳症);③唯一有听力的一侧耳患听骨链离断或听骨链固定。使用气导或传统骨导助听器的患者希望使用 BAHA 并觉得更为舒适。单侧重度感音神经性耳聋。

植入 BAHA 的听力标准:传导性聋或混合性聋平均骨导小于 45dB(0.5kHz、1kHz、2kHz、4kHz);患侧耳为极重度感音神经性聋(平均听力大于 90dB,言语识别率小于 20%),而对侧耳听力正常(平均听力小于 20dB,言语识别率大于 80%)。

一般认为骨气导差大于 30dB 的患者,骨锚式助听器的效果优于气导式助听器,另外骨锚式助听器的使用有利于罹患慢性中耳炎或外耳道炎症的患者更好地控制感染。BAHA 的应用明显提高了患者的生活质量,同时对耳鸣还可以起到改善作用。

曾经用过气导助听器的患者选择安置骨锚式助听器前,应告知其优缺点和术后可能预期的听力效果。另外毕竟是一种有创治疗,钛种植体与皮肤相接触处要求日常悉心维护和打理,为了保证助听器的正常使用,局部清洁保持的要求比一般助听器更高。

三、骨桥

经皮技术已在人工耳蜗和人工中耳植入中得到广泛验证,现亦可应用于骨导刺激。骨桥(bone bridge, BB)是全世界第一个骨导植入体,与其他听觉植入设备一样,骨桥也需要通过手术将植入体埋植在患者颅骨上。作为植入式骨导助听器,骨桥利用经皮肤无线连接技术克服了 BAHA 有皮肤创口的缺点,可以看作声桥和BAHA 的互补方式。

1. **骨桥的基本结构** 包括植入体和听觉处理器两部分(图 1-5-9)。其中植入体由传感器、弹性桥接、调制解调器和线圈磁铁组成(图 1-5-10)。听觉处理器通过磁体之间的引力固定于植入体上方的头皮上,由麦克风收集声音,声音被听觉处理器转换为电信号,并透过皮肤传递到植入体。植入体将电信号转换为机械振动,颅骨也随之振动,最后机械振动传导至内耳并被大脑感知为声音。

2. **手术方法** 选取耳后小切口,根据 CT 乳突发育状况确认传感器(BC-FMT)以及外部线圈的位置(图 1-5-11)。在乳突磨制传感器凹槽(图 1-5-12),植入深度一般为 15.8mm。为桥接部和调制解调器磨制骨床,固定其他部分植入体。

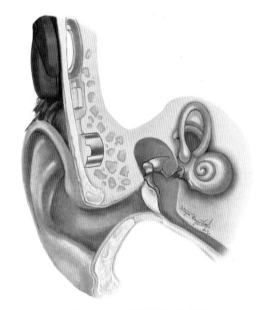

图 1-5-9 骨桥的基本结构

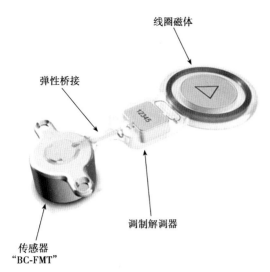

图 1-5-10 植入体的基本结构

（标注：线圈磁体、弹性桥接、调制解调器、传感器"BC-FMT"）

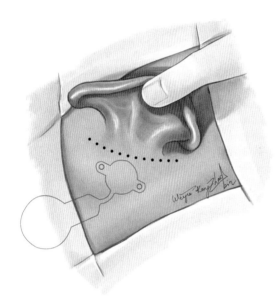

图 1-5-11 传感器及外部线圈的位置

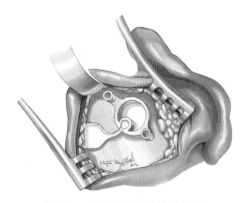

图 1-5-12 传感器凹槽的位置

为确定螺钉的位置，要考虑颅骨的平坦度和具有坚硬皮质骨的位置，并注意躲避重要的解剖结构。使用带制动器的钻头（3.9mm）打固定孔，然后固定螺钉（图 1-5-13），关闭术腔。

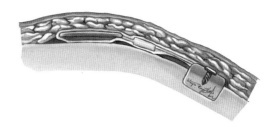

图 1-5-13 植入体及螺钉的位置

3. 适应证 适用于 18 岁以上外耳道闭锁或中耳炎导致的传导性耳聋或混合性耳聋，以及单侧重度感音神经性耳聋的患者。植入听力学标准：传导性聋或混合性聋平均骨导小于 45dB（0.5kHz、1kHz、2kHz、4kHz）；患侧耳为重度感音神经性聋（平均听力大于 90dB），而对侧耳听力正常（平均听力小于 20dB）。

其优势在于：

（1）对于外耳道闭锁的患者，骨桥植入不需要重建外耳道，听力改善长期稳定。

（2）对于中耳炎患者，可避免因咽鼓管功能障碍、中耳气压不稳定所导致的手术后听力改善不理想，利用患者的骨导重建听力，听力改善长期稳定。

（3）单侧重度以上感音神经性耳聋患者，在听取患侧的声音、噪声下的言语识别以及声源定位方面存在很大困难。植入骨桥可以对患侧的声音信号进行收集和处理，通过颅骨传导至对侧耳，让患者重新听取来自患侧的声音，实现双侧聆听。

（4）植入体和传感器埋植在完好的皮肤下方，可直接驱动骨导，使用安全可靠，甚至在一定条件下可行 1.5T 的核磁检查。操作简单，除体外处理器部分更换电池外无需其他护理。

（姜学钧）

第三节 人工耳蜗植入

一、人工耳蜗植入发展历程

（一）人工耳蜗植入发展简史

20 世纪 50 年代末至 60 年代初以来，国际上开始在临床上探索应用电刺激听神经或耳蜗的方法，来帮助重度和极重度耳聋患者恢复听觉。至今，人工耳蜗植入（cochlear implantation）已成为帮助重度和极重度耳聋患者恢复听觉的一个有价值的方法，且国际上已将人工耳蜗作为重度和极重度耳聋的常规治疗方法。据统计,至今全球已有超过60万名人工耳蜗使用者。我国自1995年引进国外多通道人工耳蜗以来,已经约有80 000多名聋哑儿童和语后聋成人安装了人工耳蜗。

早在1790年,Volt用两根金属小棒插入自己双侧外耳道,在两根金属棒间接通约50V电压的电流。当接通电流的一瞬间有头部受打击感,随之听到一种类似沸煮的声音。1957年Djourno和Eyries首次报道了第1例用电刺激听神经治疗全聋患者。可帮助患者增加对语言节律的识别而有助于唇读,经训练后还可听懂一些词汇。

20世纪60年代初,House为一语后聋的患者做了耳蜗电极植入术。以频率为100Hz的方波电刺激,波幅经声波的模拟电信号调制,该患者可感受到声音而无不适感。House于1969年与工程师Urban一起组织了一个人工耳蜗研究小组。并于1973年在美国耳科学会议上报道了3例接受耳蜗电极置入的病例。同期,一些学者从临床及动物实验方面观察了耳蜗电极植入的物理学特性、心理声学特性及安全性。

1984年11月26日,美国食品与药品管理局正式认可House耳研所设计的3M/House感应式单导人工耳蜗为安全有效的医用产品,并批准生产用于临床成人语后聋患者。随后,在1985年10月美国食品与药物管理局批准澳大利亚墨尔本大学Clark教授领导研制的、由Nucleus/Cochlear公司生产的Nucleus22感应式人工耳蜗在美国应用于成人语后聋患者。1990年6月27日,美国食品与药物管理局又批准Nucleus/Cochlear公司生产的微型22导人工耳蜗(nucleus mini system 22 cochlear implant)应用于儿童。随后奥地利Medical Electronics公司的MED-EL系列产品等也被批准用于临床,使人工耳蜗植入工作得以广泛开展。与此同时,尤其在20世纪80年代以来,世界各地包括中国等诸多人工耳蜗研究小组研制的人工耳蜗也在一定范围内应用于临床。目前在临床广泛运用的人工耳蜗产品有澳大利亚Cochlear公司Nucleus系列产品、奥地利Medical Electronics(MED-EL)公司的MED-EL系列产品和美国Advanced Bionics公司的Clarion系列产品。

我国人工耳蜗的研究工作始于20世纪70年代后期,由邹路得等首先研制了插座式单道人工耳蜗,随后高荫藻、陈成伟、王正敏等教授先后开发出单道及三道感应式人工耳蜗植入装置。20世纪70年代末,北京协和医院在国内率先开展单道人工耳蜗植入术,至80年代初期,国内共完成了约300余例植入手术。但是由于电子技术、材料与工艺等领域的滞后,20世纪80年代中期至90年代初期我国的人工耳蜗植入研究除上海、北京部分单位仍在开展,余基本陷于停顿状态,开展的人工耳蜗植入手术数量亦非常有限。20世纪90年代中期引进了国外的多导人工耳蜗,使国内人工耳蜗的临床工作进入新的发展阶段。1995年6月,北京协和医院开展了国内第1例成人多导人工耳蜗植入手术;1997年3月,首都医科大学附属北京同仁医院开展了国内第1例儿童多道人工耳蜗植入手术。近几年来,人工耳蜗植入者的人数增长很快,每年新增手术约3 000例以上。开展人工耳蜗植入手术的医院也由最初的几家,发展到百余家。但国外人工耳蜗价格昂贵,且基于西班牙语发声特点的言语处理器在汉语人群的适用性尚有待改进,亟须研制质优价廉的国产多通道人工耳蜗植入产品。2008年上海王正敏教授领衔研发出了拥有完全自主知识产权的"国产多道程控人工耳蜗"。目前国内也有其他人工耳蜗产品,获得国家食品药品监督管理总局批准应用于临床。

(二)人工耳蜗植入装置

人工耳蜗(cochlear implant)实质上是一种特殊的声-电转换电子装置,其工作原理是在体外将声信号转换为电信号,并将该电信号传入植于人体的人工耳蜗体内装置,通过电极刺激患耳残存的听神经而使患者产生某种程度的听觉。目前世界上有数种人工耳蜗产品,其基本组成部分相同,由拾音器(microphone)、言语信号处理器(speech processor)、传送-接收/刺激器(transmitter receiver/stimulator)和电极(electrodes)四部分组成(图1-5-14)。拾音器感受环境声波,并将声波转换为数字信号后输送给言语处理器。言语处理器将经拾音器送来的信号进行处理,转换为不同模式的数字信号经体外传送器经颞部头皮传输至植入体内的接收/刺激器,后者经植入耳蜗内的电极传导电信号刺激耳蜗残存听神经。

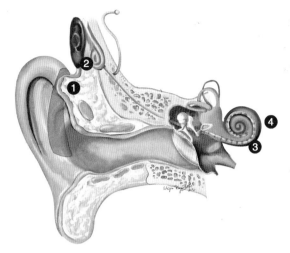

图1-5-14 人工耳蜗植入装置及其原理

1. 拾音器,言语处理器将外界声信号转换为数字信号;
2. 传送－接收／刺激器将数字信号传至耳蜗内电极;
3. 耳蜗内电极将数字信号转换为电信号;4. 电信号刺激耳蜗螺旋神经元和残存的听神经纤维

人工耳蜗应能将携带有大量信息的声信号准确地转为电刺激信号,并具有快速的分析以及刺激技术。进行人工耳蜗植入手术原则上尽量利用耳蜗的全长,以期对听神经纤维产生不同的刺激。近年来,新一代人工耳蜗可通过声－电复合刺激模式,通过电刺激耳蜗近蜗底部偏高频区段的听神经纤维,而声刺激耳蜗近蜗顶部偏低频区段的毛细胞。

(三)人工耳蜗的进展

1. 双侧植入 研究提示双侧人工耳蜗植入较单侧植入具有更好的声源定位能力,在安静和复杂环境下言语识别率明显提高,并且可以避免植入对对侧耳的声觉剥夺现象。目前全世界接受双侧人工耳蜗植入的患者数目明显增多。

2. 声电联合刺激 声电联合刺激模式对噪声环境下的语音识别性能有很大提高。声电联合刺激可以通过在一侧耳使用普通人工耳蜗,对侧耳使用助听器来实现。另一种实现方法是,在同一侧耳同时使用听觉放大(助听器)和人工耳蜗技术。目前MED-EL公司的EAS产品,Cochlear公司的hybrid产品均属于声电联合刺激(electric acoustic combined stimulation,EAS)的范畴。EAS系统的听觉单元可数字化放大低频声音,而人工耳蜗组件则对高频声音产生电刺激,是有低频残余听力并伴有高频耳聋的患者理想的治疗方式。

3. 编码策略 言语处理器对听觉信号进行处理的方法称言语编码策略。编码和处理的核心就是要提取声学信号中的时域包络信息、频域信息和空域信息。目前各耳蜗公司普遍采用连续间隔采样策略(continuous interleaved sampler,CIS),声信号经过一组带通滤波器过滤后,被提取包络,各频道的包络被用于调制电脉冲序列的幅度。除CIS以外,Cochlear公司产品还采用了谱峰信号处理策略(spectral-peak speech coding strategy,SPEAK),高级混合编码策略(advanced combination encoder,ACE),Advanced Bionics公司还采用了HiRes策略(HiResolution strategy)。近年,各耳蜗公司推出了最新的言语编码策略,如MED-EL公司推出精细结构处理策略(fine structure processing,FSP),增加了传递给用户的时域精细结构信息。Advanced Bionics公司推出HiRes高分辨率120通道策略(HiRes fidelity TM 120 strategy,HiRes F120),通过对子频带的Hilbert变换获得精细时间信息。Cochlear公司推出了PACE策略(the psychoacoustic advanced combination encoder strategy,PACE),又称为MP3000,将耳聋患者的听觉系统受损程度考虑在内,分析得出的精细信息,使用更高脉冲刺激率来传递给听神经。

4. 核磁共兼容 人工耳蜗植入术后必须行MRI扫描时,CI体内部分的金属和磁铁与MR的磁场相互作用,可能对患者和装置会产生影响。目前对于术后需行MRI扫描的患者通常要在保证图像质量的情况下选择较低的磁场强度扫描,取出磁铁预防去磁化,加压包扎防止植入体移位等,但如何解决人工耳蜗术后MRI扫描与人工耳蜗的兼容性问题仍受到关注。最近有公司开发出核磁兼容人工耳蜗植入体,通过加固磁体封装以避免磁体移位风险,并且磁体采用可旋转自适应调节技术以避免消磁风险,但具体效果尚需临床观察。

5. 全植入式人工耳蜗 全植入式人工耳蜗(totally implantable cochlear implant,TIKI)没有外置设备,不影响美观,在淋浴、游泳、体育活动时均可使用,改善了患者生活。国外已有多家科研机构进行了此方面研究工作,其中需要解决的3个主要问题是植入式可充电电池、植入式言语处理器及植入式传感器。Cochlear公司已发出TIKI系统锥形,澳大利亚墨尔本大学耳鼻咽喉科 Briggs RJ 等报道,2005—2006 年 3 例语后聋成人患者接受 TIKI 系统的植入,患者听力均有一定受益,但较普通 CI 产品效果稍差。TICI 目前正在发展阶段,可能会在不久的将来正式应用于临床。

6. 细胞治疗和基因治疗 有研究表明,人工耳蜗电极的植入可能带来耳蜗内残余毛细胞及神经元细胞的变性和消亡。有研究拟通过揭示此变性和消亡的可能细胞学及分子机制,并终止这个过程。另一些研究者通过一些动物研究,希望通过在耳蜗内注入神经干细胞并引导其转化为毛细胞或者神经元细胞。也有研究通过内耳基因治疗(如 *Atoh 1* 基因)引导未受损伤的内源性细胞(endogenous cell)分化为具有毛细胞功能的类似细胞。然而这些研究仍然仅限于动物研究,其真正用于临床仍有待时日。

二、人工耳蜗植入手术径路

(一)人工耳蜗植入术应用解剖

目前经面隐窝径路行人工耳蜗植入术是临床应用最广的人工耳蜗植入手术径路,下文以面隐窝径路为例介绍人工耳蜗植入手术的相关解剖(图 1-5-15)。

1. 面神经隐窝区 面神经隐窝外界为深部外耳道后壁与鼓索神经,内侧为面神经垂直段,其顶为砧骨窝。经面神经隐窝可以直接看清圆窗龛及其前方的鼓岬。在该区域可准确地在耳蜗底周的鼓阶区钻孔,直视下植入电极。人工耳蜗植入手术时用电钻磨除乳突表面的骨皮质,磨薄外耳道后壁并保留外耳道骨壁的完整。在充分冲洗和吸引下,以与面神经走向平行的方向磨出面神经垂直段的轮廓。以砧骨短突为标志,确定面神经隐窝的位置,在面神经垂直段起始部外侧、砧骨窝下方、鼓索神经内侧磨除骨壁,经面神经隐窝进入后鼓室。

2. 圆窗区 圆窗面积约 2mm^2,在鼓岬后下方的小凹内,此窗为圆窗膜所封闭。向内通耳蜗鼓阶的起始部。圆窗膜往往为圆窗龛所遮蔽,不易看到。目前多在圆窗前方磨开鼓岬,开放耳蜗底周,将电极植入到鼓阶。亦有经圆窗径路人工

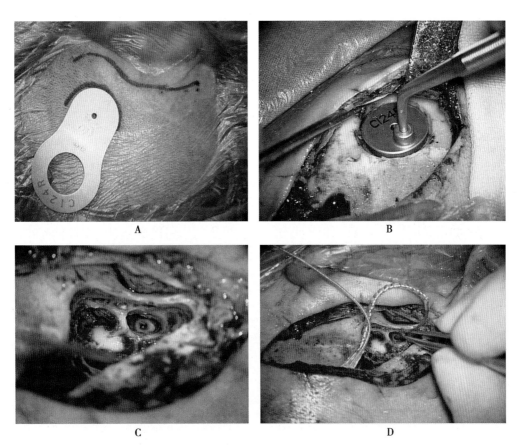

图 1-5-15 经乳突面隐窝径路人工耳蜗植入耳蜗底转的鼓阶钻孔
A. 切口;B. 乳突皮质切口,磨移植床;C. 耳蜗底周开口;D. 放植入体并植入电极

耳蜗植入,方法为钻磨圆窗龛,暴露圆窗膜,经圆窗将电极插入至鼓阶。近年来,有研究认为经圆窗径路可提高残余听力保存率。

3. 面神经　面神经垂直段位于鼓室后壁,圆窗龛的后外方,由外上向内下行走。面神经垂直段解剖变异有两种:①位置的变化,如前置、外置和后置;②面神经干分支,神经可分成两支或三支。面神经外置虽不影响圆窗龛暴露,但面神经至圆窗龛距离变深,导致后鼓室在术野中呈深井状,耳蜗开窗后电极进入的方向与耳蜗外侧壁形成一角度,对电极插入鼓阶的操作有一定的影响。另外,面神经外置时使面神经垂直段至乳突皮质距离变短,在开放后鼓室时易损伤面神经。面神经垂直段前置将影响圆窗龛的暴露。

面神经垂直段解剖异常时的处理:面神经与鼓索神经近分支处之间的距离在1mm左右的狭窄情况常见,术中可采用悬浮鼓索神经后将之推向外耳道壁方向的方法解决。面神经走行异常表现为面神经垂直段过于前置或外置,如采用面神经隐窝径路,可用以下方法解决:①外耳道壁的处理足够低、足够薄;②将面隐窝的前缘处理到鼓索神经边缘;③面神经垂直段表面骨质足够薄。术中使用面神经监护仪分辨是软组织还是面神经。1999年Ito等报道1例4岁聋儿,双侧内耳均为单腔,伴有内听道狭窄和面神经位置异常,不能经面神经隐窝径路植入电极,先行去除外耳道后壁的乳突切开术,再小心磨除半规管区的骨壁,经半规管区插入电极,可作为面神经走行异常时的选择之一。

4. 耳蜗　耳蜗由中央的蜗轴和周围的骨蜗管组成。一般在圆窗龛前作耳蜗开窗,植入电极至鼓阶内,如鼓阶完全封闭电极亦可植入至前庭阶内。

(二)人工耳蜗植入手术径路的选择与争议

人工耳蜗植入手术按手术径路可分为经乳突－面神经隐窝径路、外耳道后壁径路、耳道上径路及颅中窝径路等术式。目前多数人工耳蜗植入手术都应用面神经隐窝径路达圆窗区。

1. 经乳突－面神经隐窝径路　传统的人工耳蜗植入手术径路为经乳突切开面神经隐窝径路。此径路最早由Jansen于1957年报道,最初是作为到达中耳腔的一种手术径路。1961年House将其应用于人工耳蜗植入手术,尔后逐步成为人工耳蜗植入手术的常规径路。1979年Clark等描述了经典的人工耳蜗植入术径路,此径路主要步骤包括耳后弧形或直的皮肤切口,乳突皮质切除术,后鼓室(面隐窝)开放术及耳蜗底周开放术或圆窗开放。经圆窗植入不用在耳蜗上开窗,无需钻磨耳蜗;并可使用软电极结合“柔”技术植入,利于保留残余听力和保护耳蜗精细结构,实现微创电极植入。

经乳突切开面神经隐窝径路有以下优点:①乳突腔内可安放过长的电极导线,保证术后无电极张力增大;②后鼓室径路可充分显露耳蜗开窗部位,方向与鼓阶走行接近,有利于电极顺利插入;③鼓膜和外耳道无手术操作,保持生理状态。然而,面神经隐窝处操作空间较窄,面神经隐窝后界为面神经的乳突段,前方为鼓索神经,平均宽度约为2.6~4.1mm。经面神经隐窝行后鼓室开放有损伤面神经及鼓索神经的风险。对局部解剖的充分理解和准确的手术操作技巧完全可以避免损伤的发生。电钻引起面神经管温度升高可导致面神经损伤,术中及时清水冲洗钻头切割面可以避免。

2. 外耳道后壁径路　外耳道后壁径路为Schindler(1985年)所倡用。此径路用于埋植美国加利福尼亚大学研制的8导人工耳蜗电极。外耳道后壁径路基本步骤包括:①耳后切口,外耳道后壁皮肤及鼓膜亦一同掀起。②在外耳道后壁自圆窗区向外达乳突皮质外缘,磨出一条与外耳道平行的骨沟。该骨沟可以为圆窗区手术提供更大的手术视野并容纳电极导线。面神经垂直段位于骨沟内侧端、鼓环内侧2mm处,该处面神经鞘膜常被暴露,应注意切勿热灼或撕裂面神经鞘膜。③开放鼓阶。④修整乳突皮质骨片嵌入骨沟内覆盖骨沟,颞肌筋膜覆盖骨沟及骨片。行外耳道后壁径路可能出现感染及电极外露的风险,并且可能出现面神经的损伤,此径路目前较少采用。

3. 耳道上径路　2000年,Kiratzidis描述了一种在乳突区钻磨隧道而不行乳突切除到达中耳腔的径路,但此径路由于在乳突部位钻孔,有损伤高位乙状窦的风险,之后对此径路进行了改进以用于耳蜗植入。耳道上径路是一新的耳蜗植入手

术径路,由 Kronenberg 等 2001 年首次报道。耳道上径路主要步骤包括:

①患儿取仰卧侧头位,术耳向上,耳后大 S 形切口(图 1-5-16A),暴露颞枕部,在颞枕部磨出植入床(图 1-5-16B、C);②在外耳道后壁距鼓沟约 5~7mm 处 5~10 点(左耳)作平行鼓沟的弧形切口(图 1-5-16D),分离耳道皮肤至鼓环处,将鼓环一并分离后连同鼓膜一起推向前方,暴露中耳腔及鼓索神经;③电钻磨除鼓索神经后上方、砧骨体外侧的部分上鼓室外侧壁骨质,显露部分砧骨体。在耳道口后上 1 点的位置,距耳道口 2mm 处打隧道,与上鼓室相通。打隧道时要防止损伤颅中窝硬脑膜。隧道从后上至前下,止于砧骨体的外侧,在耳道内看到钻头时停止钻磨;④在圆窗龛前下方的鼓岬上开窗进入鼓阶;⑤植入体置入植入床,钛网钛钉固定;⑥电极经外耳道上方的隧道,于鼓索神经与砧骨体之间,经鼓岬开口进入鼓阶。小片颞肌筋膜封闭鼓岬开窗处;⑦鼓膜耳道皮片复位,耳道内依次填入凡士林纱布片、金霉素眼膏长纱条,肌骨膜瓣覆盖植入体。由于面神经距鼓沟及耳道上隧道较远且有砧骨体保护,不易发生面神经损伤。鼓索神经可充分暴露而避免其损伤。该手术方法避免了乳突切除及后鼓室探查,缩短了手术时间。此外,此术式可以较好地暴露骨岬,因此也适合于耳蜗骨化患者,但这些患者通常需要磨除骨化的耳蜗骨质以到达鼓阶。耳道上径路与以往的外耳道后壁径路有所不同,耳道上径路中电极得到骨性耳道上隧道很好的保护,不会与鼓膜及外耳道皮肤接触。据 Kronenberg 等 2004 年报道应用耳道上径路行近 200 例人工耳蜗植入术,无面瘫、组织瓣坏死、乳突炎等并发症发生。但此径路的远期疗效尚有待观察,如可能存在外耳道内电极暴露问题等。此外,此技术非耳外科医师常用技术,行外耳道上径路手术需要磨出外耳道上隧道、外耳道后壁骨沟,需要专门的训练以避免并发症的发生;此手术径路没有明显的解剖标志,电极通过隧道植入鼓阶是在没有直接看清鼓阶走行的情况下进行的。Kronenberg 等(2001 年)认为脑膜低位是耳道上径路的手术禁忌证,而我国殷善开(2007 年)报道采用耳道

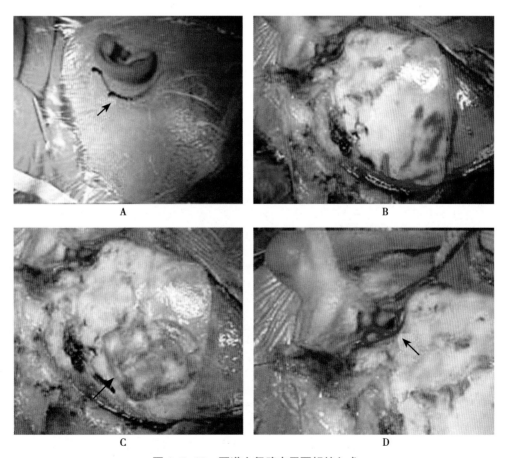

A

B

C

D

图 1-5-16 耳道上径路电子耳蜗植入术

后上壁外侧磨骨槽,内侧进入上鼓室隧道以及耳道上壁与硬脑膜之间打隧道的方法使3例硬脑膜低位的患者成功地接受了耳道上径路人工耳蜗植入术(图1-5-17)。目前耳道上径路尚不作为常规的人工耳蜗植入径路,可用于特殊病例可供选择的径路之一。

4. 颅中窝径路 奥地利MED-DL人工耳蜗标准电极长度为31cm,电极全植入时可达蜗顶区域。但有学者提出面神经隐窝径路植入的电极一般位于耳蜗的基底回和中回的一部分,因为耳蜗长度一般为36mm;Neucleus等人工耳蜗电极的长度一般为25~27mm,有效长度为17mm,即使电极最大插入,也只能刺激耳蜗的1/3~1/2。这样植入的电极出现两种不利情况,一是电极刺激的部位存活的螺旋神经节数目比较少,二是输入信号与输出信号之间频率的不匹配。研究表明螺旋神经节的退化在底回较顶回严重,并且电极刺激部位以高频区为主,输入与输出信号之间频率的不匹配将影响对声音的整体整合。1998年Colletti等首次报道通过颅中窝径路耳蜗植入。其手术步骤包括开放颅中窝,显露并开放岩浅大神经与面神经在前庭部分的投影间的三角区,在最接近表面的耳蜗底回开放耳蜗并植入电极(图1-5-18)。之后的随访表明接受经颅中窝径路人工耳蜗植入术的患者取得了较传统经乳突面隐窝径路人工耳蜗植入患者更好的言语康复效果。通过颅中窝直接在底回钻孔,可以较容易地使电极到达顶回。该手术的优点在于:①增加了可刺激神经节的数目;②刺激中回和顶回神经节可以更好地提高言

语分辨率;③避免来源于中耳的感染而引起术后脑膜炎的危险;④避免了脑脊液耳漏的可能。因此,径路完全不经中耳及乳突,可以避开来自中耳腔或乳突等的感染可能,具有中耳疾患或乳突根治术后患者是本式式的主要适应证。此外,还适用于由于耳硬化、迷路炎或脑膜炎而导致耳蜗底回部分甚至完全骨化的患者及伴内耳畸形的患者。但此技术对于耳外科医师,需要经过专门的训练,以避免并发症的发生;此术式也有引起面神经损伤的危险;此外,电极要经过设计以便能尽量植入到耳蜗顶回,电极设计及相关植入装置尚不完善。尚需进行研究以比较经颅中窝径路与传统的经乳突面神经隐窝径路人工耳蜗植入术的预后效果。

（三）结构异常耳的人工耳蜗植入手术径路

某些内耳结构异常的病例并非人工耳蜗植入手术的绝对禁忌证,对这类耳结构异常的患者,人工耳蜗仍可使其受益,但常须应用非常规的人工耳蜗植入手术径路以保证植入效果。

1. 耳蜗骨化患者手术径路选择

（1）Gantz嵌入法:耳蜗部分骨化者可以从鼓阶中清除新生的骨化灶后插入部分或全部电极。而对于耳蜗完全骨化者,1988年Gantz等首次提出磨开耳蜗底回甚至中回的部分骨管,去除骨化灶后在骨槽内嵌入电极,现常被称为Gantz嵌入法。Balkany等1998年具体描述了此方法,其具体步骤包括:行根治性乳突切除并去除外耳道后壁,切除鼓膜、锤骨和砧骨,封闭外耳道,去除中鼓室黏膜,封闭咽鼓管口,切除圆窗龛,显露圆

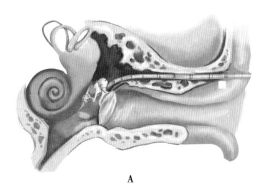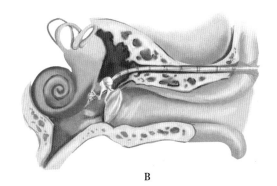

图1-5-17 耳道上径路电极插入示意图

A. 沿外耳道后上壁磨一骨槽,越过低位硬脑膜后进入上鼓室,继而磨出上鼓室隧道,直至砧骨体外侧,部分电极位于外耳道后上壁皮下;B. 沿外耳道上壁与硬脑膜之间打隧道,进入上鼓室,部分电极位于硬脑膜与外耳道上壁骨质之间,与硬脑膜接触

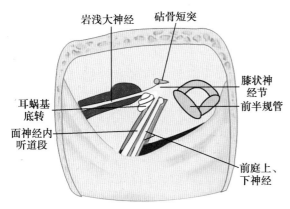

岩浅大神经　　　砧骨短突

膝状神经节

前半规管

耳蜗基底转

面神经内听道段

前庭上、下神经

图1-5-18　右耳手术位,耳蜗各转及耳蜗基底转表浅部

窗;钻开鼓阶,在耳蜗底回磨除骨化灶并作成骨槽,注意保留蜗轴处残留的蜗神经纤维;视需要决定是否切除耳蜗第二回侧壁。做好22~24mm的骨槽后,将多导电极列置于呈螺旋状环绕蜗轴的骨槽内,再用大块颞肌筋膜覆盖固定。Gantz嵌入法电极固定不确实,电极对可能从其所在沟槽的侧方脱出,因此目前此方法较少应用,一般应用于耳蜗底回骨化极严重者。

(2)短电极或部分电极植入:对于耳蜗完全骨化患者,Kemink等(1992年)及Cohen和Waltzman(1993年)提出短电极植入技术。其主要方法为:经面神经隐窝径路,在圆窗龛略前上方钻孔,以1mm金刚钻头自钻孔处大致沿外耳道后壁的方向向前方钻一条不超过10mm长的隧道或直至见到颈内动脉壁。经此隧道植入短电极,同样长度的短电极较普通电极含有更多的电极对。行短电极或部分电极插入,可以减少鼓阶的暴露和降低内耳损伤。Kemink等报道耳蜗完全骨化的患者行底回部分电极插入较完全切开耳蜗埋植电极的手术容易,术后埋植8~10个电极足以发挥人工耳蜗的作用。目前虽然有前庭阶电极植入技术及双电极植入技术,短电极或部分电极植入技术仍可作为耳蜗严重骨化患者人工耳蜗植入手术的选择之一。

(3)双电极植入:1997年Lenarz等报道双电极植入应用于耳蜗骨化患者。其主要方法为:钻开耳蜗底回,去除新生骨质后插入一个电极;再钻开耳蜗第二回后插入第二个电极,多数患者第二回无堵塞可将电极对完全植入。Bredberg等(1997年)报道在耳蜗骨化患者蜗轴两侧钻两个

平行隧道,插入双电极,术后获得满意效果。研究表明这种双电极植入耳蜗的不同部位,使作用电极数量显著增加,为骨化耳蜗人工耳蜗植入提供了重要选择。

(4)前庭阶植入径路:1990年Steenerson RL等首次报道了经前庭阶植入径路,之后又有多例经此径路行人工耳蜗植入术报道。手术方法采用常规经乳突面隐窝径路,去除镫骨足板上结构,保留镫骨足板完整,在前庭窗前窗龛处行耳蜗开窗,暴露前庭阶,插入电极。电极插入的深度平均为22.17mm,最大深度为30mm。该方法适用于罹患脑膜炎后鼓阶纤维化或骨化导致的鼓阶闭塞、颞骨骨折、内耳畸形或耳硬化等疾病的患者。2000年Kiefer等对200例人工耳蜗术术中4例因鼓阶封闭而行前庭阶植入的患者进行了评估。术后开机除1例耳蜗骨化患者出现面神经刺激症状外,余未发现明显的与插入部位相关的副作用如眩晕等。术后言语评估结果显示,前庭阶植入的效果与鼓阶植入的效果相似。前庭阶植入可以作为鼓阶闭塞患者的一种有价值的替代方法。

2. 内耳畸形患者手术策略

(1)Mondini内耳畸形:是先天性内耳畸形中最常见的一种,有残余听力者可以进行人工耳蜗植入,已有多位作者报道Mondini内耳畸形成功行耳蜗植入。Munro等成功地为5例先天性Mondini内耳发育异常的患者进行了多通道人工耳蜗植入,术后声场测试听阈降低至30~40dBSPL。Mondini畸形耳蜗发育长度减少,不适宜MED-EL标准电极和Bionics 90k人工耳蜗植入,术后可能发生脑脊液耳鼻漏,术中应用筋膜或肌肉封闭耳蜗切开处。

(2)共同腔畸形:有残余听力者可以接受人工耳蜗手术,无残余听力一般不适宜人工耳蜗植入。由于耳蜗结构出现明显的异常,许多共同腔内充填了软组织,术前必须进行高分辨率CT和MRI评估。可按常规部位开孔入耳蜗,在植入电极前应先使用软丝探查和引导后再植入电极。也可从半规管侧植入,前提是耳蜗下结构消失或共同腔的前下上移达前庭窗以上水平,植入位置选择距耳蜗侧较近的部位。术后开机不宜过早,应在1个月以后。

(3)大前庭水管综合征(large vestibular aqueduct ayndrome，LVAS）：LVAS 不是人工耳蜗植入的禁忌证，1999 年 Bent 等采用常规乳突切开面神经隐窝径路在对 10 例 LVAS 聋儿行人工耳蜗植入术中，除了切开耳蜗时有可控制的波动性淋巴液流出外，手术并无特殊困难。如有轻度的脑脊液漏，可用肌肉填塞控制。

（4）内耳道畸形：术前行听神经 – 听觉通路完整性评估，对于听觉通路完整的患者可行植入手术。手术径路没有特殊要求，但要对手术中可能出现的井喷现象术前应做好准备，设计好电极植入的深度和方向。

三、人工耳蜗植入体与电极的术后检查与评估

人工耳蜗电极植入状态术后评估旨在确定人工耳蜗植入电极在耳蜗内的部位与深度，对人工耳蜗开机与调机具有重要的意义。术后 X 线摄片方法目前仍是人工耳蜗电极植入状态术后早期评估的最主要方法，常用投照位置有眼眶前后位、侧位、侧斜位（不同角度）和耳蜗位等。但 X 线摄片如仅仅采取某一种固定头位时，对某些个体则不能很好显示电极的位置；并且在应用 X 线平片观察植入电极深度时，依靠的是平面影像间接分析法，对部分病例难以准确判断电极实际植入部位及其深度。随着影像学技术的发展，孔维佳等应用 CT 三维重建技术可清楚显示植入电极的位置及耳蜗内深度，对于这类病例有较好的应用价值。

四、《人工耳蜗植入工作指南》解读与思考

中华医学会耳鼻咽喉 – 头颈外科学分会分会 2003 年在长沙制订的《人工耳蜗植入工作指南》，在适应证的选择、手术前后的评估、手术、术后调机以及听觉言语康复等方面提供了一份可供参考的标准，为我国人工耳蜗植入工作的开展提出了指导意见。随着人工耳蜗植入技术的发展，对于人工耳蜗植入手术各个方面的认识亦在不断发展。《中华耳鼻咽喉头颈外科杂志》编辑委员会和中华医学会耳鼻咽喉 – 头颈外科学分会于 2013 年分别在海南三亚和甘肃兰州讨论对 2003 年《人工耳蜗植入工作指南》作出修订。本文对

《人工耳蜗植入工作指南（2013 年）》的内容进行解读，主要包含以下几个关键问题：

（一）适应证的选择

1. **听力学标准** 《人工耳蜗植入工作指南（2013 年）》提出人工耳蜗植入主要用于治疗双耳重度或极重度感音神经性聋。语前聋患者要进行主观和客观综合听力学评估，客观听力学评估包括：ABR 反应阈值 >90dBnHL，40Hz 听觉事件相关电位反应阈值 >100dBnHL（2003 年标准为 2kHz 以上频率最大声输出时无反应，1kHz 以下频率 >100dB），听性稳态反应 2kHz 及以上频率阈值 >90dBnHL（2003 年标准为 2kHz 以上频率105dBHL 无反应）；耳声发射双耳均未通过。主观听力测试：行为测听裸耳平均阈值 >80dBHL；助听听阈 2kHz 以上频率 >50dBHL；助听后言语识别率（闭合式双音节词）得分≤70%，确认患儿不能从助听器中获益。语后聋患者双耳纯音气导听阈 >80dBHL 的极重度听力损失；助听后听力较佳耳的开放短句识别率 <70% 的重度听力损失。语后聋患者双耳纯音气导听阈 >80dBHL 的极重度听力损失（与 2003 年标准相同）；助听后听力较佳耳的开放短句识别率 <70% 的重度听力损失。

2. **年龄** 1984 年美国 FDA 首次批准在人体进行人工耳蜗植入手术，但使用范围被限定在助听器无效或完全没有残余听力的成人语后聋患者。自 1989 年开始第 1 例儿童人工耳蜗植入，1990 年美国 FDA 制定标准允许 2 岁以上儿童进行植入手术，随着技术的发展，年龄的限制又有所放宽。2000 年，美国将人工耳蜗植入的适合年龄降至 12 个月（NIH Publication No.00–4798）。我国 2003 年的指南认为人工耳蜗植入最佳年龄为 12 个月 ~5 岁。而《人工耳蜗植入工作指南（2013 年）》提出植入年龄通常为 12 个月 ~6 岁。语前聋患者植入年龄越小效果越佳，但要特别预防麻醉意外、失血过多、颞骨内外面神经损伤等并发症。目前不建议为小于 6 个月的患儿植入人工耳蜗。脑膜炎导致的耳聋因面临耳蜗骨化风险，建议在手术条件完备的情况下尽早手术。

3. **术前配戴助听器** 目前美国标准提出成人候选者应配戴合适的助听器最少 1~3 月，儿童配戴助听器 3~6 个月。我国 2003 年版《人工耳

蜗植入工作指南》提出语前聋患儿配戴合适的助听器，经过听力康复训练3~6个月。而《人工耳蜗植入工作指南（2013年）》提出语前聋患者经综合听力学评估，重度聋患儿配戴助听器3~6个月无效或者效果不理想，应行人工耳蜗植入；极重度聋可直接考虑人工耳蜗植入。而对成人语后聋助听器无效或效果很差，未提出配戴时间要求。

4. 手术禁忌证　我国2013年指南指出人工耳蜗植入手术禁忌证较2003年标准无明显的改动。绝对禁忌证包括内耳严重畸形，例如Michel畸形；听神经缺如或中断；中耳乳突急性化脓性炎症。而相对禁忌证包括癫痫频繁发作不能控制；严重精神、智力、行为、心理障碍，无法配合听觉言语训练者。在2013年标准中特别列出了特殊情况人工耳蜗植入临床实践的指导性建议，为这些特殊情况下的临床决策提供了很好的参考。具体为：①脑白质病变：又称脑白质营养不良，是一组主要累及中枢神经系统白质的病变，其特点为中枢白质的髓鞘发育异常或弥漫性损害。如果MRI发现有脑白质病变，需进行智力、神经系统体征及MRI复查。如果智力、运动发育无倒退，除听力、言语外其他系统功能基本正常，神经系统检查无阳性锥体束征或者无变化，MRI脑白质病变区无高信号（DWI像）；动态观察（间隔大于6个月）病变无扩大，可考虑人工耳蜗植入。②听神经病（听神经病谱系障碍）：是一种特殊的神经性耳聋，为内毛细胞、听神经突触和／或听神经本身功能不良所导致的听力障碍。听力学检测有其典型特征，表现为耳声发射和／或耳蜗微音器电位正常而听性脑干反应缺失或严重异常。目前，人工耳蜗植入对多数听神经病患者改善听觉有效，但部分患者可能无效或者效果较差，因此，术前必须告知患者和／或监护人。③双侧人工耳蜗植入：双侧植入可以改善声音的定位功能、安静和背景噪声下的言语理解能力，改善听觉言语发育和音乐欣赏能力以及获得更自然的声音感受。双侧人工耳蜗植入可以选择双侧同时植入或顺序植入，顺序植入两次手术间隔越短，越有利于术后言语康复。④具有实用残余听力的人工耳蜗植入：高频陡降型听力损失的人工耳蜗植入适合采取保留残余听力的电极植入方式，术后可以选择声

电联合刺激方式，但术前须告知患者和／或监护人残余听力有下降或者丧失的风险。⑤内耳结构异常者人工耳蜗植入：与人工耳蜗植入相关的内耳结构异常包括共同腔畸形、耳蜗发育不良、耳蜗骨化、内听道狭窄等，多数可施行人工耳蜗植入手术，但术中应谨慎处理。术后效果个体差异较大。对于特殊病例，术前应组织病例讨论，术中推荐使用面神经监测。⑥慢性中耳炎伴有鼓膜穿孔者人工耳蜗植入：慢性中耳炎伴有鼓膜穿孔者如果炎性反应得到控制，可选择一期或分期手术。一期手术是指根治中耳乳突病灶，鼓膜修补（或乳突腔自体组织填塞和外耳道封闭）的同时行人工耳蜗植入术；分期手术指先行病灶清除、修复鼓膜穿孔或封闭外耳道，3~6个月后再行人工耳蜗植入。

（二）术前评估

我国2003年及2013年《人工耳蜗植入工作指南》均提出人工耳蜗植入手术术前评估包括：病史采集、耳科学检查、听力学检查、影像学评估、语言能力评估、心理、智力及学习能力评估、儿科学或内科学评估及家庭条件和康复条件评估。

1. ABR、畸变产物耳声发射（distortion product oto-acoustic emission，DPOAE）、40Hz相关电位（或ASSR）及行为测听检测的必要性　指南认为听力学检查包括主观听阈测定、声导抗测定、听性脑干反应、40Hz相关电位（或多频稳态诱发电位）、耳声发射（瞬态诱发性耳声发射或畸变产物耳声发射）；言语测听、助听器选配、前庭功能检查（有眩晕病史者）及鼓岬电刺激试验（必要时）。

2. 影像学评估　2013年指南提出应常规做颞骨薄层CT扫描，内耳及颅脑磁共振，必要时做耳蜗三维重建。明确了人工耳蜗植入候选者均应行术前MRI检查。其意义在于：①可以通过MRI内耳水成像技术判断膜迷路纤维化程度；②应用MRI可以帮助了解脑部病变情况（如脑白质病变）；③MRI可以用于判断蜗神经发育情况；④保留MRI影像学资料有利于作为对照，帮助了解其他患者病变情况。对于MRI提示听神经可能缺损的患儿，孔维佳等（2003年）提出的听神经-听觉通路完整性综合评估方法，对于听神经-听觉通路完整的患者仍可选择行人工耳蜗植入术。而对于听神经缺如的患儿可考虑行听性脑

干植入。

（三）人工耳蜗植入手术

我国 2013 年指南提出人工耳蜗植入手术对手术医师及手术室和基本设备的要求，并对术前准备、手术操作和办法、术中监测、手术后处理、手术并发症、开机和调试及手术后的效果评估等各方面提出了参考意见。

（四）植入后听觉语言康复

2013 年《人工耳蜗植入工作指南》特别强调了术后康复的重要性，明确提出了人工耳蜗植入后听觉语言康复的目标、模式、原则以及康复评估办法。

（五）2013 年人工耳蜗指南的修订探讨

2013 年指南在临床应用多年后，有专家认为应在原有的人工耳蜗工作指南的基础上进行补充和修订，并作了相关探讨。主要体现在以下几个方向：

1. 关于人工耳蜗植入年龄下限（12 个月）的重新界定，增加新的评估标准（体重、头围等），真正实现早干预。

2. 关于人工耳蜗植入听力损失程度为 80dB 以上的重新界定。

3. 关于大龄语前聋，在掌握患者病情和期望值基础上考虑进行人工耳蜗植入的临床指导。

4. 关于双耳聆听，特别是双侧人工耳蜗植入临床指导。

5. 关于人工耳蜗和助听器的适应证选择的客观听力学评估和标准。

6. 关于严重耳蜗畸形的禁忌证，界定畸形类型，明确人工耳蜗植入的畸形类型。

7. 关于单侧聋、耳鸣、眩晕干预策略、其他（如听神经瘤术后、鼻咽癌化疗后）听力重建必要性和技术指导。

8. 关于人工耳蜗再次植入的问题。

（孔维佳）

第四节　听性脑干植入术

一、听性脑干植入发展历程

耳蜗性重度聋或全聋的患者可通过人工耳蜗植入及术后听觉言语康复训练的方法来治疗。然而，临床上还有一类患者，他们出现双侧耳全聋的病理机制是在耳蜗螺旋神经节与脑干蜗神经核之间的神经通路完全中断或缺如。这类双耳全聋患者完全不能感知外界声刺激，只能依靠振动触听器（vibrotactile aid）、唇读（lip reading），以及手语（sign language）来与外界进行交流。由于无残存听神经，故人工耳蜗不能帮助这类全聋患者恢复听觉。值得庆幸的是，随着科学技术的进步以及神经耳科学的发展，一种新的神经赝复物——电子听性脑干，或称听性脑干植入装置（auditory brainstem implant，ABI）为这类神经性全聋患者的听觉康复治疗带来了曙光。

1979 年 W. House 和 W. Hitselberger 在给一位患双侧听神经鞘膜瘤的 2 型神经纤维瘤患者做第二侧的听神经鞘膜瘤肿瘤切除时，同期在该患者脑干表面植入单通道球形电极。术后测试结果证实，电刺激蜗神经核区可产生听觉。1994 年美国 FDA 批准 ABI 临床试验。2000 年，美国 FDA 正式批准 8 个电极多导听觉脑干植入物在 2 型神经纤维瘤病的青少年和成人中应用。目前多导 ABI 产品逐步在全世界各地应用，临床上应用的多导 ABI 产品主要为澳大利亚 Cochlear 公司的 Nucleus24 装置和 Med-El 公司 ABI 产品。至今，已有近千例患者接受了听性脑干植入手术。2004 年 1 月 16 日在美国洛杉矶 House 耳研所，两位患者成功地接受了穿透式听觉脑干植入（penetrating electrode auditory brainstem implant，PABI）手术。PABI 是传统 ABI 装置的改进产品，设计呈针状微电极阵，能直接刺入脑干听觉区域（耳蜗核），并将声信号传至大脑听觉中枢，但已有研究表明其较传统表面式 ABI 产品在言语识别率的提高方面并没有明显优势。

二、听性脑干植入在耳聋治疗中的应用

（一）听性脑干植入患者选择

ABI 适用于由于肿瘤、外伤或手术导致的双侧听神经损伤患者，对于这些患者使用助听器及人工耳蜗植入无效。一般来说，ABI 主要适用对象为双侧听神经瘤手术患者（图 1-5-19），但对接受过 γ 刀治疗的患者应慎重考虑其成为适用对象，因为他们的耳蜗核可能已经受损。关于 ABI 入选目前尚无统一标准。1998 年 Otto 等提

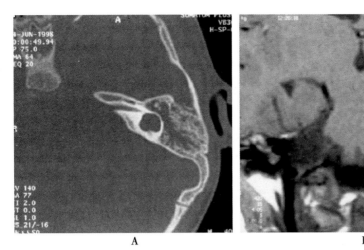

图 1-5-19 CT 及 MRI 示双侧听神经瘤

出 ABI 遴选标准为：①确诊为神经纤维瘤病 2 型（NF2）；②需立即切除一侧听神经瘤；③患者年龄 15 岁或以上；④具有语言潜能；⑤对手术效果有较实际的期望值；⑥能配合随访。关于手术年龄，Otto 等（2001 年）及 Kanowitz 等（2004 年）提出把手术年龄放宽到 12 岁，Colletti 等（2005 年）还报道有 9 位儿童（最小 14 个月）接受 ABI 后取得较好疗效，因此，接受 ABI 的年龄限制可以适当放宽。目前美国 FDA 推荐的 ABI 植入标准为年龄大于 12 岁需要手术治疗的双侧听神经瘤患者。Colletti 等（2004 年）提出 ABI 的适应证除双侧听神经瘤患者外，还应包括因听神经萎缩、听神经变性等听神经疾病以及共同腔畸形、严重耳蜗骨化、耳蜗缺失等严重耳蜗畸形而不适宜行人工耳蜗植入手术的患者。2019 年吴皓教授开展了中国首例 ABI 植入并取得了成功，患者为先天性听力障碍伴内耳畸形的 2 岁患儿。

（二）ABI 手术解剖学

ABI 植入装置的刺激目标是蜗神经核，因此其电极应贴近蜗神经核表面或插入到蜗神经核深面。目前常用的 ABI 植入电极一般置于蜗神经核表面，通常选择第四脑室（fourth ventricle）外侧隐窝处，只要位置正确就能引起听觉刺激且不良反应相对最少。除此之外，外侧隐窝处的有限空间也有利于电极载体的固定。蜗神经核由蜗背侧核和蜗腹侧核组成，分别位于小脑下脚的背外侧和腹外侧，蜗神经核为小脑脚所遮盖而深埋于表面标志下，在术中不可见。ABI 手术的最主要标志是第四脑室外侧隐窝的开口处（Luschka

孔）。然而，脑干耳蜗核的术中定位远比人工耳蜗植入术复杂，受多种因素影响，如肿瘤引起的脑干变形、既往手术或放射治疗所致的瘢痕粘连、术者的经验等。由于肿瘤压迫及肿瘤切除常使得解剖标志不清楚。在此情况下，可借助听神经瘤切除术后所遗留的听神经残根则作为解剖标志追寻到 Luschka 孔，此外，舌咽神经也可作为解剖标志。

（三）听性脑干植入手术径路的选择

目前一般多在听神经瘤切除后行 ABI 手术，肿瘤切除之后，在颅骨外侧磨出一骨床及一骨沟以分别容纳接收器和电极导线。将电极置入第四脑室外侧隐窝内，直接刺激脑干耳蜗复合体中的听觉神经元，手术的关键是找到第四脑室外侧隐窝的开口处（Luschka 孔）（图 1-5-20）。为便于电极插入，需分开外侧隐窝处脉络丛的带状结构，此时可见脑脊液从 Luschka 孔流出。术中行面神经和舌咽神经监测，如引起非听觉反应，应调整电极的位置。电极置入完成后，可当即启动极阵中部分电极作为刺激源，记录是否有电诱发听觉脑干反应（EABR），是否有其他脑神经如面神经和舌咽神经的刺激反应，根据记录到的波形调整电极的位置，使记录到的 EABR 最大化，而其他刺激反应最小。将电极完全置于外侧隐窝内有助于电极的稳定，电极插入后用一小块脂肪组织或一小片硅胶固定电极，以防止术后置入电极发生移位。将接地电极插入颞肌之下，电极导线置于乳突腔内，乳突缺损可由脂肪组织填充，最后分层缝合伤口（图 1-5-21）。

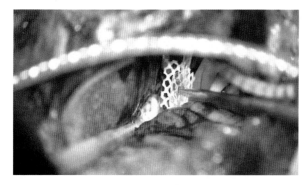

图 1-5-20　ABI 电极植入第四脑室外侧隐窝内

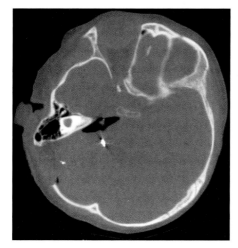

图 1-5-21　ABI 植入术后 CT 扫描确认电极位置

听神经瘤切除手术径路主要有经迷路径路（translabyrinthine approach，TL）、颅中窝径路（middle cranial fossa approach，MCF）及乙状窦后径路（retrosigmoid approach，RS）三种方式。TL径路由于完全破坏迷路，因此患者术后无残存听力；MCF 及 RS 径路对患者残存听力有一定保存作用。Brackmann 等提倡对于较小的听神经瘤宜采用能保存残余听力的术式，据其 2001 年报道采用颅中窝径路行 40 例听神经瘤切除术，70% 的患者有残存听力，46% 的患者术后较术前听力损失在 15dB 以内。而目前 ABI 手术报道较多的为TL 及 RS 径路，两种手术径路各有优缺点，目前尚无明确的证据表明何种手术方式优势更明显，在ABI 手术中具体选择哪一种主要取决于手术医师的经验、肿瘤的大小、听力水平及是否能充分显露Luschka 孔等因素。

（四）手术并发症及其处理

1. **神经损伤**　术中操作不仔细可能会导致脑神经的损伤。提高手术技术、明确解剖结构和术中仔细操作可以避免。

2. **脑脊液漏**　ABI 植入早期最严重的并发症为脑脊液漏。为预防脑脊液漏需要术中仔细地缝合硬脑膜，并将咽鼓管和乳突腔妥善封闭。术后较轻微的脑脊液漏多可通过卧床休息和乳突敷料包扎得以控制。对于非手术治疗无效的患者，应行手术探查和脑脊液漏修补手术。

3. **脑膜炎**　可以是术后发生，也可能与术后脑脊液漏并发。一经确认，应立即抗生素治疗，如有脑脊液漏应早期封闭漏口。

4. **电极移位**　ABI 植入后，可因电极位置不稳定或肿瘤切除后脑干的位置、形态变化而发生电极移位。高分辨率 CT 扫描则有助于确定其电极是否存在有移位。

5. **无听觉反应和 / 或非听觉性感觉反应**　植入术后无听觉反应多由于电极植入的位置不正确或术后电极移位。Otto 等 2001 年报道约有 7% 的患者在开机后未接收到任何听性感觉，而仅有非听觉性感觉反应（non-acoustic sensory responses，NASR）。我国，吴皓等 2000 年报道在 7例 ABI 植入患者中有 1 例既往有多次手术史，术中 Luschka 孔处局部解剖关系不清，植入术后此例患者未能产生有意义的听觉。NASR 是 ABI 的常见并发症，Otto 等 1998 年报道 NASR 的发生率为 42%，其可能与电极位置有关。2005 年 Colletti等报道在存在的 NASR 中，主诉眩晕感最常见，占 62.5%；而主诉腿、手臂和咽喉麻木感分别占25%、16.6% 和 8.3%。NASR 一般可通过变换参考电极、调整（通常是增加）脉冲刺激的持续时间或关闭相关电极来消除或减少 NASR，有时也可将先前已关闭的电极再次启动。此外，NASR 的程度可随时间的推移而自行消退或减弱。NASR程度多较轻，经治疗后多可恢复。

英国国家临床质量管理研究所（National Institute for Clinical Excellence，NICE）2005 年发布总结报道在 61 例 ABI 植入患者中有 2 例出现脑脊液漏，1 例出现脑膜炎，另在 54 例 ABI 植入患者中有 1 例出现肺部血栓，还有多例有术后身体麻木感。但只要术中仔细操作，术后护理及治疗得当，ABI 并发症多可预防或治愈。

三、听性脑干植入的应用前景

ABI 主要有助于增加患者对环境声的感知和

言语的理解及提高患者唇读的能力。Ebinger 等于 2000 年报道 1994—2000 年共 92 例双侧听神经瘤患者接受 ABI 植入，其中 88 例随访 3~6 个月，75 例有听觉反应，83% 的患者言语的理解能力增强。Otto 等于 2001 年报道了 1992—2000 年 71 例双侧听神经瘤患者接受 8 个电极多导 ABI 植入，在唇读基础上语句识别能力较单纯使用唇读平均增加 39%，且许多患者对环境声的感知和言语的理解能力明显增强。Sollmann 等于 2000 年报道 1992—2000 年 58 例接受 Nucleus22 ABI 装置植入者，术后随访达 7 年，89% 的患者每天使用，听力有提高者达 94%，其中有 3 例能够使用电话交流。2003 年 Schwartz 等报道了 86 例双侧听神经瘤患者接受 ABI 植入，其中 60 例取得良好的效果，听力测试较术前有较大的提高，并能有效地增强患者的唇读能力。

接受 ABI 的患者的听觉改善过程较应用人工耳蜗植入的患者相对缓慢，改善幅度亦较接受人工耳蜗植入者小。而且，ABI 对于不同的患者效果不同。患者的视力会影响 ABI 的效果，且 ABI 与唇读结合能使患者更好地理解言语含义。此外，患者的身心健康状况、药物的使用、年龄及社会交流机会等均会影响 ABI 的效果。总体而言，多数患者术后能够获得有意义的听觉，从而改善生活质量，增强唇读能力。少数患者能达到开放语句识别，能进行不同程度的电话会话。但目前的 ABI 装置所能提供的听觉信息尚不能与多道人工耳蜗相比，术后言语识别程度的差异也更大，这首先与脑干耳蜗核内神经元排列的不规则性密切相关，ABI 设计的改进有赖于对脑干耳蜗核解剖及生理的进一步研究；而手术中将电极植入于准确位置为关键因素。

有研究认为部分 NF2 患者肿瘤本身或手术造成耳蜗核的破坏，导致 ABI 植入后效果较差，因此，设想在听觉通路中耳蜗核的更高位核团植入电极以引起听觉反应。人工中脑植入（auditory midbrain implant，AMI）是新近研发的刺激下丘脑的人工听觉装置，其把下丘的中央核作为潜在的刺激点。新加坡学者 Lim 等在 2009 年报道了 5 例患者安置 AMI，每位患者术后的言语理解能力得到明显提高，但都还需要唇读的帮助。目前 AMI 在国外正处于临床试验期，仍需进行动物电生理研究及安全性研究，并开发新一代产品满足患者对听力提高的需求。

（孔维佳）

第六章 面神经疾病

第一节 面神经功能临床评价

一、面神经局部定位检查

面神经支配泪腺、镫骨肌、味觉和下颌下腺的分支在面神经主干的不同节段发出，根据这一特点可为临床提供明确面神经损伤部位的参考依据。然而定位诊断检查的结果各家报道差别很大。其原因一方面是由于主观因素的存在，另一方面与神经的不同部位存在不同程度的混合病变有关。因此，这些检查对于真正的局部病变（如外伤）虽然可靠，但对贝尔面瘫等疾病就可能不适用，在临床应用中仅可作为参考。面神经纤维最易受到阻滞的部位位于迷路段，此处是面神经管最狭窄的部位，但此时局部定位检查可出现矛盾现象，即流泪试验正常，而镫骨肌反射异常，把损伤部位定在膝状神经节以下的部位。出现这种假象的原因是面神经较粗的有髓神经纤维（躯体运动神经）易选择性的受到压迫，导致传导阻滞，这样靠近内听道的病变阻滞了面神经躯体运动神经的传导，但可保存副交感神经的传导。因此镫骨肌反射和随意运动功能异常，而流泪试验可正常。

1. 流泪试验（Schirmer 法） 患者坐在检查椅上，将滤纸剪成 0.5cm×5.0cm 的长条形，其一端剪成钝圆，折弯（0.5cm）放在下睑中部或靠内侧。操作时不要碰触角膜以免引起反射性流泪而影响试验的准确性。患者可以正常眨眼、闭眼，但不能挤眼睑。5min 后取下滤纸，测量潮湿区长度，双侧相差 50% 为阳性。

改良的 Schirmer 法：因上述 Schirmer 法结果变异大，所需时间长，改良法则能缩短检查时间。检查时让患者吸入氨气，1min 后取下滤纸分别测量两侧潮湿区长度进行比较，两侧相差 50% 为阳性。

2. 声反射测定 将声探头放入密闭的患侧外耳道，将气压调至最大声顺点，对侧耳给以 85dB HL 的纯音刺激，如果出现镫骨肌反射性收缩，中耳的声顺变化将由声顺的指针摆动显示出来。如果面神经病变位于镫骨肌分支以下，则将出现声反射。镫骨肌反射具有客观性和重复性。

3. 味觉试验

（1）定性法：用甜、酸、苦、咸四种物质涂于患者舌上检查味觉减失情况。

（2）半定量法：用不同浓度有味液体涂于舌上，观察患者反应。

以上两种方法都是用棉棒蘸测试液，由舌尖向后 1~1.5cm 处涂在舌外侧，两次检查间隔要漱口。

（3）电味觉试验：给舌前 2/3 阳极电流刺激产生一种金属苦味感觉，阴极放在患者手中。先测健侧，增加电流直至患者感到金属味再测患侧，正常在 30μA 时出现反应，比较两侧阈值。

4. 下颌下腺分泌试验 检查前用 6% 枸橼酸或醋酸刺激唾液腺分泌。双侧下颌下腺导管插管，并接到容器中，测量唾液腺流量，并进行两侧比较。

二、面神经临床电生理检查

近年来，随着科学技术的发展，肌电图、神经电图的检查方法也得到很大提高，成为临床有效的检查手段，对于判断面神经损伤的范围和程度

以及指导治疗和判断预后很有帮助。主要的临床电生理检查方法如下:

1. **神经兴奋性试验**(nerve excitability test, NET) 刺激电极放在茎乳孔处或面神经一个分支表面的皮肤上,回流电极固定在前臂。先测健侧,逐渐增加刺激电流直至能够看到最轻微的面肌收缩,此时的电流即面神经兴奋阈。然后再测患侧兴奋阈,观察两侧的差值。

2. **最大刺激试验**(maximum stimulation test, MST) MST类似于NET,包含对电刺激引出的面肌运动的视觉(即主观)评价,但其使用的是最大刺激电流(引出最大面肌运动幅度的电流)或超大电流,比较两侧的最大刺激电流。其理论基础是通过刺激所有未损伤的轴索,估算已经变性的神经纤维的比例,从而提示预后。对于贝尔面瘫,当MST正常时,88%的患者可完全恢复。如果运动程度减弱提示仅有27%的患者能完全恢复。如果电刺激完全未引出面肌运动,结局大多是面神经功能不完全恢复。

3. **神经电图**(electroneurography, ENoG) ENoG使用双刺激电极,在茎乳孔处经皮肤刺激面神经,比较两侧面部对最大电刺激的反应,其记录的反应实际是来自面部肌肉组织的复合动作电位,也有学者认为应称为诱发肌电图。此方法的优点是能够客观记录电诱发反应。患侧的反应幅度用健侧的百分比表示。但应当注意,即使电极放置位置标准,此方法重复检查的差异仍可达20%。

4. **瞬目反射**(blink reflex) 电刺激或机械刺激三叉神经的眶上分支能够引出眼轮匝肌的收缩反射(瞬目)。眼轮匝肌由面神经支配。有研究发现听神经瘤患者瞬目反射异常率高于ENoG。此现象提示面神经的亚临床受累较临床上发现的更常见。但是目前尚没有证据表明瞬目反射与肿瘤大小间的关系。

5. **肌电图**(electromyography, EMG) 通过插入肌肉中的针电极记录自主和非自主肌肉动作电位。因为不能定量评估变性的神经纤维数目,其在贝尔面瘫早期的评价作用有限。但EMG联合NET及ENoG可以帮助选择面神经麻痹手术适应证。如果EMG显示出自主运动单位电位,即使神经兴奋性缺失,面神经麻痹也可有较好的预后。

神经兴奋性缺失后,不能采用NET和ENoG检查,而EMG却有提示预后的作用。面神经麻痹发病10~14天时出现运动单位变性的纤颤电位,提示约80%的病例可有不完全恢复。发病4~6周如果出现多相运动单位电位,提示预后较好。如果术后15~18个月,临床观察神经功能没有改善且EMG没有多相再生电位,说明神经修复手术无效,可考虑再行其他手术。

6. **逆行电位**(antidromic potentials) 如果在运动神经的神经元胞体和其在肌纤维上的突触之间给予电或机械刺激,产生的动作电位将向两个方向扩散。顺行向前的冲动将向远端肌肉传播,逆行后退的冲动将向神经元胞体传播。顺行冲动将跨越神经肌肉接头引起可见的肌肉收缩和可记录到的复合肌肉动作电位。逆行冲动不会跨越突触,但其能被神经近中段的电极记录到。有实验表明当在茎乳孔处刺激豚鼠面神经时,在膝状神经节可以记录到电反应。

7. **磁刺激**(magnetic stimulation) 由置于皮肤上的线圈电流产生快速变化的磁场,诱导在其深面的组织产生电流并刺激神经。此方法较传统的电刺激方法有两个潜在的优势:①可以最大程度地刺激神经而不引起疼痛或不适;②如果将线圈放于颞顶区(经颅刺激),刺激的是膝状神经节或内听道段,可用于面神经损伤定位。

三、面神经影像学检查

面神经的影像检查技术:面神经的影像学检查包括计算机断层(computed tomography, CT)和磁共振成像(magnetic resonance imaging, MRI)。这两种影像学方法的联合使用有助于显示面神经的各解剖段及其病变。

1. **高分辨CT检查技术** CT具有较高的密度分辨率。高分辨CT(high resolution CT, HRCT)具有更薄的层厚,可以更好地显示颞骨中的细微结构。随着多层螺旋CT技术的发展,颞骨的HRCT的图像质量也得到进一步的提高。多层螺旋CT的突出优点是快速容积扫描,在x、y

及z轴均具有亚毫米的空间分辨率,能得到更为精细的解剖结构,还可以进行多角度重建。面神经的HRCT一般为包括岩骨的大约3cm厚的容积块的扫描范围,管电压120~140kV,管电流180~220mAs,层厚为0.4~0.7mm,矩阵512×512,每侧岩骨的视野为20cm左右。检查结束后在后处理工作站采用多平面重建(multiplanar reformation,MPR)技术显示面神经的各解剖段。

面神经分为脑桥段、脑池段、内耳道段、迷路段和膝状神经节、鼓室段和后膝、乳突段和腮腺段。在CT图像上,面神经的脑桥段、脑池段、内耳道段和腮腺段均不能被显示,而迷路段和膝状神经节、鼓室段和后膝以及乳突段因为有高密度的骨壁包绕而显示出面神经骨管。从内耳道基底至膝状神经节的面神经管为迷路段,为最短的一段,仅3~4mm。面神经从膝状神经节后转约90°微向下,至锥隆起水平为鼓室段(水平段)。锥隆起以下为乳突段(垂直段)。膝状神经节处为第一弯曲,鼓室段与乳突段交界处为第二弯曲(后膝,亦称锥曲段)。

面神经占位病变可表现为相应骨管的扩大、有或没有骨质侵蚀,而颞骨其他病变累及面神经管可表现为面神经骨管的骨壁破坏,面神经炎症因为骨管无明显扩大而不能被显示。

2. MRI检查技术 MRI检查技术具有较高的软组织分辨率。3~4mm层厚的平扫T_1加权、T_2加权像及增强的T_1加权像可用于显示较大的面神经各段病变,面神经鞘瘤可有明显均匀强化,如果内部有囊变则不强化。薄层水成像序列(层厚≤1mm)可用于显示面神经的脑池段和内耳道段病变,薄层增强三维扫描T_1加权像(层厚≤1mm)可用于显示面神经各段的细微病变,包括小的肿瘤和面神经炎症,也可显示颞骨病变与面神经的关系。患者仰卧位,采用头线圈。为了达到较好的信噪比,需使用1~1.5T以上的高场MRI系统(图1-6-1~图1-6-4)。

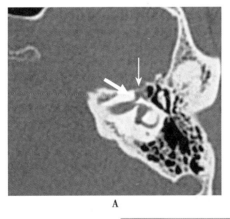
A

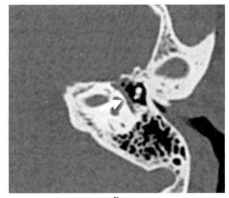
B

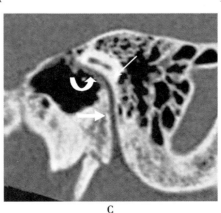
C

图1-6-1 MRI面神经显像

A. HRCT轴位MPR图像,显示面神经迷路段(粗箭头),第一弯曲(细箭头);B. HRCT多向MPR图像,显示面神经水平段(箭头);C. HRCT多向MPR图像,显示面神经水平段(弯箭头),面神经垂直段(粗直箭头),面神经第二弯曲(细箭头)

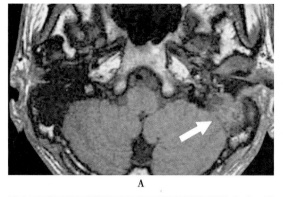

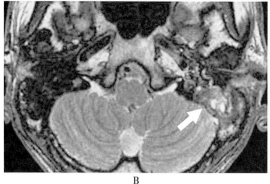

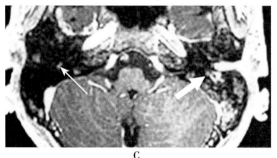

图 1-6-2 男,25岁,左乳突区炎性病变

A. MR 轴位 T_1 加权图像:左侧乳突区大片等 T_1 信号(箭头);B. MR 轴位 T_2 加权图像:左侧乳突区大片等 T_2 信号(箭头);C. MR 薄层增强三维扫描 T_1 加权图像:左侧面神经垂体段(粗箭头)与左侧乳突区病变关系密切;右侧面神经垂直段(细箭头)可见显示

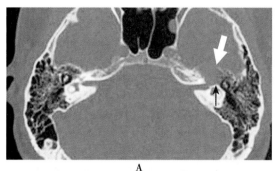

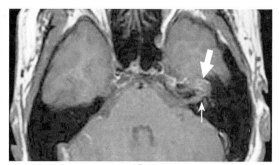

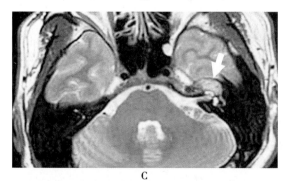

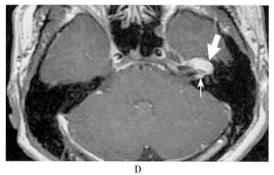

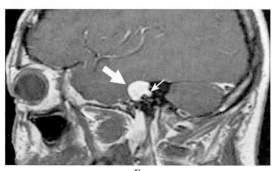

图 1-6-3 男,34岁,听力下降,头晕半年,
病理为膝状神经节及迷路段的面神经鞘瘤

A. 轴位 HRCT:相当于左侧面神经膝状神经节处软组织密度占位病变(粗箭头),周围骨质缺损。面神经管迷路段略扩大(细箭头),与其相连续;B. MR 轴位 T_1 加权像;C. MR 轴位 T_2 加权像:对应于图 A 软组织密度占位病变,可见病变为等 T_2 信号(粗箭头);D. MR 增强轴位 T_1WI;E. MR 增强冠状位 T_1WI:左侧面神经迷路段明显强化(细箭头),其前方类圆形软组织影明显强化(粗箭头)

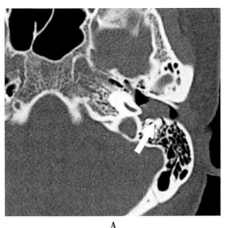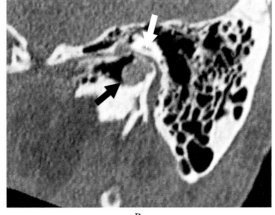

A   B

图 1-6-4 女,46 岁,左侧面神经麻痹 12 年,左耳耳鸣、有胀满感、听力下降 4 个月

耳镜检查示淡红色光滑新生物自鼓室及外耳道深方膨出,病理为鼓索神经鞘瘤。A. 轴位 HRCT:左侧中耳鼓室软组织影(箭头),凸向外耳道;B. HRCT 多向 MPR 图像:左侧鼓室软组织影(黑色箭头),与面神经水平段关系密切(白色箭头)

四、术中面神经监测

面神经保护是耳显微外科和耳神经外科手术中的核心问题之一。术中面神经监测可以帮助术者辨识面神经,可以常规应用于每一例耳科手术患者,如慢性中耳炎手术、前庭神经切断术、微血管减压术、人工耳蜗植入术、颅底手术、先天性耳道闭锁修复、镫骨切除术等。也可以选择性的应用于有难度的手术,如先天性中耳畸形伴面神经畸形、巨大听神经瘤等,因为此类患者无法单纯依靠解剖标志来准确定位面神经。已有证据表明在听神经瘤及桥小脑角肿瘤手术中,术中面神经监测可以改善面神经预后,特别是当肿瘤较大时尤其有用。此外,结合面神经术中监测的参数,还可以预判术后面神经功能情况。

目前已有数种面神经监测系统,最常用的是肌电图(electromyography,EMG)系统。EMG术中面神经监测系统通过监测刺激面神经后的面肌肌电反应来反映面神经的功能和完整性。EMG 显示四种主要波形:随意肌肉动作电位、与电刺激叠合的脉冲反应、重复性动作电位及非重复性动作电位。非重复性动作电位紧随于机械或电刺激之后,用于反映面肌支配神经的功能。面神经刺激电极有单电极和双电极之分,单电极使用更简单更广泛,能够敏感地定位面神经,但是用单电极刺激邻近神经(前庭神经和听神

经)或面神经邻近部位时,常也能诱发面神经活动产生假阳性。双电极的电流局限于两个电极之间的组织,刺激非常准确,但术中常因为术野太小而限制了双电极的使用。记录电极放置于术侧口轮匝肌和眼轮匝肌等,还可有地极和刺激电极的回路负极(图 1-6-5)。记录电极为双针式,每一对记录电极对之间的电位差放大后显示于示波器上,双相波形显示肌电活动。面神经监测使术者可以选择更直接的锐性分离方法从而提高手术效果。但由于假阳性和假阴性的存在,面神经监测的使用有一定的局限性,合理的设置刺激电流的强度和检测阈值,结合术中解剖标志的定位,可以更有效地确定面神经的走行并予以保护。

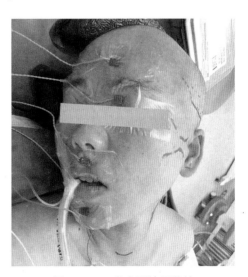

图 1-6-5 术中面神经监护

五、面神经功能评价系统

面神经功能评价是指通过对面容和面肌运动状态进行观测，根据面神经麻痹程度，将面神经功能区分为不同的等级或评分，从而准确地评估面神经损伤程度或功能状态。依据是否依赖观察者判断结果，可分为主观和客观评价方法，主观评价方法包括 House–Brackmann 分级法、Burres–Fisch System、Nottingham System、Toronto Facial Grading System、Sydney grading System、Yanagihara Scale 和根据形态学标准制定的 Stennert 神经损伤分度（Stennert，1975 年）等。这些评价方法在全面性、易行性、精确性、可靠性等方面存在着不同程度的不足，其中影响较大的包括 House–Brackmann 分级法和 Toronto 分级法，较早报道的有 Stennert 神经损伤分度，均为主观评价方法。近年来北京协和医院高志强教授带领团队开发了面神经功能动态客观评价体系，已在临床上开展了应用，取得了较好的效果。

1. Stennert 神经损伤分度　Stennert 神经损伤分度（1975 年）面神经麻痹程度临床观察表：由 10 个判断标准组成，只需要简单地回答是或者否，答案否数目的总和即为麻痹指数。10 个判断标准分别为：①静息张力；②睑裂差；③睑外翻；④鼻唇沟消失；⑤口角下降情况（大于或小于 3mm）；⑥运动度；⑦额皱纹（皱纹形成以及眉上举）（>50%）；⑧残余睑裂；⑨露齿；⑩噘嘴时口角与口尖之间距离缩短（与健侧相比）。但 JW House（1983 年）比较不同评分标准后报道认为 Stennert 和 Yanagihara 评分标准不够有效和准确。

2. House–Brackmann 分级法　1983 年 JW House 最早提出面神经功能 5 级分法，经过修改和补充，被美国耳鼻咽喉头颈外科学会面神经疾病委员会采纳为分级标准，成为目前国际上采用最多的 House–Brackmann 分级法（表 1–6–1）。该分级法分为Ⅰ~Ⅵ 6 个级别，各级别有详细的描述，包括对动态、静态功能及继发损害的全面评估，并且设定了相应的量化标准，目的是对患者进行综合分级，而并非表达面部功能的特殊细节差异。

3. House–Brackmann 分级法的改进和补充　House–Brackmann 分级法评价内容较全面、操作简单并得到了国际上多数人的认同，但同时也饱受争议，很多学者对其进行补充和改进。Richenmann J 等发现使用面部对称性细节评价系统（detailed evaluation of facial symmetry，DEFS）能更精细的反映面部的变化，可以作为 House–Brackmann 分级法的子分级对其进行补充。Yen 等提出了一种包括额头（F）、眼（E）、鼻（N）、口（M）四个区域的评价面神经功能的方法，可以提

表 1–6–1　House–Brackmann 分级系统

		大体	静止	运动
Ⅰ级	正常	各区面肌运动正常		
Ⅱ级	轻度功能异常	仔细检查时有轻度的面肌无力，可有非常轻的联带运动	面部对称，肌张力正常	额部正常 稍用力闭眼完全 口角轻度不对称
Ⅲ级	中度功能异常	明显的面肌无力，但无面部变形，联带运动明显或半面痉挛	面部对称，肌张力正常	额部减弱 用力后闭眼完全 口角最大力轻度不对称
Ⅳ级	中重度功能异常	明显的面肌无力和 / 或面部变形	面部对称，肌张力正常	额部无 闭眼不完全 口角用最大力后不对称
Ⅴ级	重度功能异常	仅有几乎不能察觉的面部运动	面部不对称	额部无 闭眼不完全 口角轻微运动
Ⅵ级	完全麻痹	无运动		

供比总体分级更详细的面部区域信息,更加方便临床使用。Lazarini P 设计了面神经麻痹患者的 HB 分级表情图表,将静态、轻微及最大用力时面神经麻痹表情描绘出来,同 HB 分级法比较,一致性和复测信度高,而且评价快速、容易记忆,使用图表语言避免了因翻译造成的理解误差,使 HB 分级的使用更加简单、容易。2009 年美国耳鼻咽喉头颈外科学会面神经疾病委员会对 House–Brackmann 分级法进行改进,提出 FNGS 2.0。增加了区域评分内容,将并发症从运动评价体系中独立出来并限定为 0~3 分,检查者评价差异超过 1 级的比例明显降低,在评价Ⅲ~Ⅳ级时一致性也明显提高。

4. Toronto 分级法(又称 Sunnybrook 分级法) 由三个部分组成:静态对称性、自主运动对称性和联带运动,每一部分都有各自的观测项目和评分标准。以最终得分 =5 个标准动作的评分(1~5 分)×4– 静态眼、颊、口的对称性评分(0~2 分)×5– 联带运动评分来评价面神经功能。这种综合性的评分考虑到了面部功能的几乎所有主要方面及其在评分中的作用,与 House–Brackmann 分级法相比,能区分面神经麻痹治疗前后细微的面神经功能变化,并将联带运动量化并整合入总分。Neely 对 Toronto 分级法进行多中心研究并将其进一步标准化,制定了详细的评分选择标准,明显提高了观察者间的一致性。

主观的评价方法操作简单,便于临床推广、应用,缺点是精确性差。虽然 House–Brackmann 分级法、Toronto 分级法都进行了改进,敏感性和准确性得到了提高,但无法消除观察者的错误和偏倚,而且因为缺乏大规模的临床研究和比较,并未得到普遍认可。而客观的评价方法包括线性测量方法、数字减影图像分析技术、面部运动录像分析法等,虽然精确度高,但操作复杂,均受到复杂设备和特殊软件的限制,不利于临床应用。

为了克服和弥补面神经主观评价方法的缺点和不足,北京协和医院高志强教授带领团队开发了面神经功能动态客观评价体系。系统原理为采用工业测量领域已成熟的多目立体测量技术,既能保证足够的稳定性,又具有较高的精确性(图 1-6-6)。基于对视觉运动捕捉面部表情动作

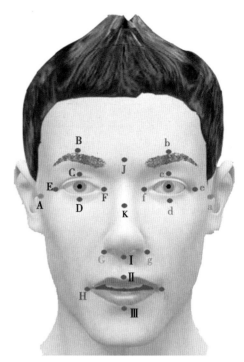

图 1-6-6 多目立体成像面部识别点

测量的原理和实现方法的研究,以头部枕颞部两侧及枕部固定参照点,建立参照坐标系,较以往的研究方法相比,获得最为准确的面部表情运动参数。目前利用该系统已发现:面部存在不对称性,且与左右利手无关;健康人进行眼部主动运动时,会引起面部其他标记点发生运动;已完成 50 例面神经麻痹患者测量,提示本系统所评估的面神经麻痹结果与目前的"金标准"相关性强,但较后者更加准确,且可以提供更为细致的量化指标。下一步研究方向是如何实现无标记点的稳定评价系统。与主观评价体系相比,这个动态评价系统可以更加客观地反映和评估面神经的功能,能够区分比较精细的面部特征变化,对于面神经功能准确评估可以发挥重要的作用。

另外,患者对面神经麻痹的自我认识和评价以及面神经麻痹对生活质量的影响越来越受到重视。FaCE 量表(facial clinimetric evaluation scale)是患者自我评价面神经麻痹的程度和对生活质量影响的专有量表,高志强课题组首次将其引进、汉化,形成汉化版的 FaCE 量表,对中国面神经麻痹患者的生活质量进行评价,同时对 HB 分级进行补充。但目前如何"简单、经济、客观、准确"的评价面神经功能,还有待进一步研究。

(高志强)

第二节 面神经麻痹

面神经麻痹分为中枢性和周围性,中枢性面神经麻痹是指病损位于面神经核以上至大脑皮层中枢之间,中枢性面神经麻痹时表现为对侧睑裂以下的面部表情肌瘫痪,常伴有与面神经麻痹同侧的肢体瘫痪;面神经麻痹在临床中习惯称为面瘫。周围性面瘫的病损位于面神经核或面神经核以下的部位,表现为患侧全部表情肌瘫痪。本章描述周围性面神经麻痹的治疗。周围性面神经麻痹是由于各种原因导致的面神经损伤,面肌运动障碍为其主要特征,多为单侧性,双侧同时发病的极少,表现为患侧额纹消失、抬眉不能、闭眼障碍、鼻唇沟变浅、口角歪斜、鼓腮漏气等。面神经的运动神经纤维经颞骨出茎乳孔后支配面部表情肌,是人体中穿越骨管最长的脑神经,当外伤、感染及其他有害因素引起面神经肿胀时,由于面神经骨管不具有伸缩性,神经肿胀可导致远端神经缺血、变性,进一步加重神经损伤,严重者导致远端神经坏死及纤维化。

一、面神经外科治疗

周围性面瘫的外科治疗包括面神经减压术和面神经修复手术。May 等将面神经外科历史分为五个阶段:1829 年 Charles Bell 最早报道了 3 例面神经外伤导致的面肌瘫痪,发现面神经支配面部表情肌,此为面神经外科的初期阶段(第一阶段);面神经外科第二阶段(1873—1960 年)的特点是面神经的修复手术,包括面神经移植和面神经改道端－端吻合术;第三阶段(1908—1969 年)的主要贡献是面神经减压手术,面神经减压术是该阶段面神经外科争论的焦点;第四阶段(1970—2000 年)的代表是 Fisch 提出"meatal foramen"是面神经的最狭窄部,面神经减压部位是面神经内听道和迷路段的交界处;第五阶段为至今内镜技术及机器人辅助技术阶段。

(一)面神经麻痹外科手术类型

治疗周围性面瘫的常用外科手术包括面神经减压术、面神经修复手术及面瘫后期的矫治手术。面神经瘤及侧颅底肿瘤侵犯面神经的外科手术及面神经修复手术参见相关章节。

1. **面神经减压术** 其前提条件是面神经延续性保持完整,神经断伤小于面神经主干的 1/3。减压术的目的是开放面神经骨管,切开面神经鞘膜,减轻面神经水肿对神经纤维压迫造成的直接损伤,同时减压手术后面神经局部因压力降低而血液循环得到改善,避免因面神经局部水肿对远端神经纤维的损伤。临床上根据病变位置选择不同的手术路径实施减压术。

2. **面神经修复手术** 包括面神经端－端吻合术和神经移植术,用于面神经断离伤,当损伤后面神经干缺损较短时实施端－端吻合术,不能直接实施端－端吻合术时可以实施面神经改道端－端吻合术;神经干缺损较长时实施神经移植术,常用的移植神经为耳大神经或腓肠神经。

3. **面瘫矫治手术** 这是一类面瘫晚期矫治手术,包括动力性和非动力性矫治手术。动力性矫治手术包括:神经转接术(面神经－舌下神经吻合术及面神经－副神经吻合术)、跨面神经移植术、带蒂肌瓣及带血管神经肌肉(股薄肌等)移植术;非动力性矫治手术包括皮肤悬吊和筋膜悬吊等美容手术。

(二)面神经外科手术径路及方法

1. **乳突径路(transmastoid approach)** 该径路适用于面神经乳突段及鼓室段病变未累及膝状神经节并且听力正常患者。如果鼓室段面神经病变累及膝状神经节而听力正常则采用乳突－颅中窝联合径路。

行完壁式(canal wall-up)乳突轮廓化,手术方法同乳突关闭鼓室成形术(closed tympanoplasty)的手术步骤。要求轮廓乙状窦、颅中窝脑板、二腹肌嵴、外侧半规管及后半规管,以外侧半规管与二腹肌嵴之间的连线轮廓面神经。然后经后鼓室径路(posterior tympanotomy)开放后鼓室。砧骨短突、外侧半规管、后半规管及二腹肌嵴是定位面神经鼓室段的标志。该径路可以暴露面神经乳突段及鼓室段病变(图 1-6-7)。

分离砧镫关节后取出砧骨,剪断锤骨头,可将手术范围延伸至膝状神经节(图 1-6-8)。面神经手术后用自体砧骨做 PORP 行镫骨与锤骨柄搭桥重建听骨链。

2. **颅中窝径路(middle cranial fossa approach, MCF)** 该径路适用于贝尔面瘫面神经减压术及面神经膝状神经节或迷路段病变而听力正常的患者。当面神经膝状神经节病变累及面神经鼓室段时,患者听力保存较好,则采用乳突 – 颅中窝联合径路。

采用倒问号手术切口,切口起自耳屏前方,垂直向上至耳轮水平时向后上弯曲,然后向前上弯曲形成倒问号切口。在颞肌表面分离皮瓣,然后 C 形切开颞肌,颞肌瓣蒂留在前下方,暴露颞骨及颞线。在颞线上方行颞骨开窗术,骨窗大小为前后径 × 上下径约 4cm×5cm。安置颅中窝牵开器(self-retaining retractor),置牵开器前用尖刀点状切开硬脑膜使脑脊液溢出,降低颅内压便于暴露颅中窝解剖结构,手术应当充分显露面神经迷路段、膝状神经节和面神经鼓室段的一部分(图 1-6-9)。

颅中窝径路由于手术视野相对小,手术中迷路段面神经及内听道定位非常重要。面神经迷路段约 4mm 长,与面神经内听道呈 120° 钝角,沿耳

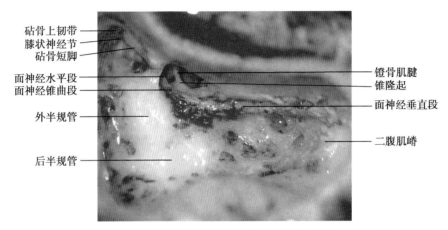

图 1-6-7　乳突径路显示面神经鼓室段、垂直段、膝状神经节和部分迷路段(右耳),保留听骨链,面神经减压

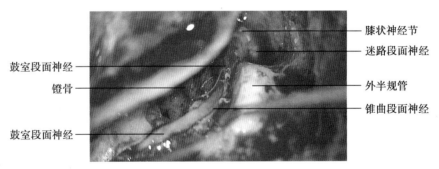

图 1-6-8　乳突径路显示面神经鼓室段、垂直段、膝状神经节和部分迷路段(左耳),去除砧骨后面神经减压

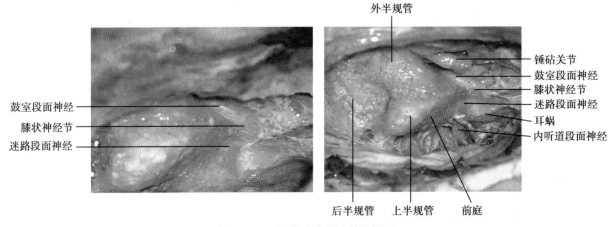

图 1-6-9　经颅中窝径路简要视图

蜗底圈至膝状神经节,在膝状神经节处呈 75° 向后转为面神经鼓室段。

3. 迷路径路 (translabyrinthine approach) 适应证为迷路段、内听道段或桥小脑角 (cerebellopontine angle, CPA) 面神经病变并且患者听力损失较重者。如果患侧耳是唯一有听力耳,不能采用此径路。

采用耳后切口,行完壁式乳突轮廓化,轮廓面神经骨管后切除外侧半规管、后半规管、上半规管及前庭腔外侧骨壁,保留部分上半规管腹壶嵴内侧骨壁作为上前庭神经起始的标志,该径路可以充分显露鼓室段、迷路段及内听道段面神经,轮廓内听道,磨除内听道周围 2/3 以上骨质,充分暴露内听道后切开脑膜,暴露内听道及桥小脑角处面神经 (图 1-6-10)。处理面神经病变后硬脑膜缺损用大块的颞肌筋膜修补,并封闭鼓窦入口,腹壁脂肪及颞肌瓣填塞乳突腔。

完壁式乳突切除后,切除迷路及前庭,显示面神经鼓室段和迷路段。垂直嵴是识别面神经和上前庭神经的重要标志。

当病损涉及耳蜗、前庭、半规管等,且没有听力的患者,需要切除耳蜗及前庭、半规管等迷路后方可充分的暴露面神经各段 (图 1-6-11),并彻底切除病损。

4. 乳突 – 颅中窝联合径路 (combined transmastoid–MCF approach) 适应证为膝状神经节病变累及鼓室段面神经或鼓室段面神经病变及膝状神经节而听力正常的患者。

采用 S 形切口,同乳突径路方法暴露面神经鼓室段及乳突段;以颅中窝径路方法显露膝状神经节、迷路段及部分鼓室段面神经 (图 1-6-12)。面神经病变处理后用颅骨开窗骨片重建鼓室天盖。

（三）面神经外科手术的应用

我们在外伤性面瘫、医源性面瘫和各疾病中分别讨论面神经外科手术的应用,贝尔面瘫、亨特综合征、中耳炎所致面瘫及面瘫晚期矫治手术参见相关章节。

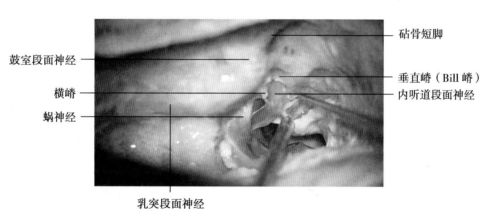

图 1-6-10　迷路径路面神经暴露情况 (左耳)

鼓室段面神经　横嵴　蜗神经　砧骨短脚　垂直嵴（Bill 嵴）　内听道段面神经　乳突段面神经

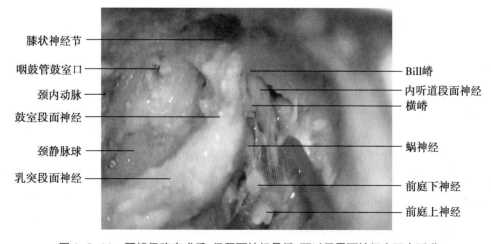

图 1-6-11　耳蜗径路完成后,保留面神经骨桥,可以显露面神经直至内听道

膝状神经节　咽鼓管鼓室口　颈内动脉　鼓室段面神经　颈静脉球　乳突段面神经　Bill 嵴　内听道段面神经　横嵴　蜗神经　前庭下神经　前庭上神经

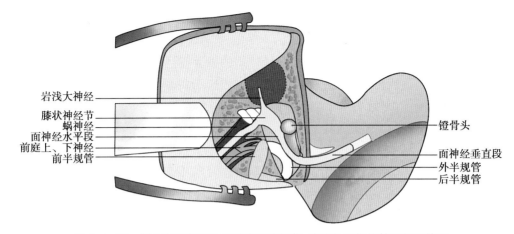

图 1-6-12 颅中窝径路方法显露膝状神经节、迷路段及部分鼓室段面神经

1. 外伤性面瘫

（1）颞骨骨折及面神经损伤评估：颞骨骨折分为纵行骨折（longitudinal fracture）（图 1-6-13）、横行骨折（transverse fracture）（图 1-6-14）和混合性骨折（mixed fracture）（图 1-6-15）。

纵行骨折的骨折线与颞骨岩部长轴方向平行，横行骨折的骨折线与颞骨岩部长轴垂直。约 10%~20% 颞骨纵行骨折的患者发生面神经瘫痪。面神经损伤部位多为面神经迷路段，Fisch 报道，颞骨纵行骨折发生面瘫患者中，64% 的患者损伤部位是面神经迷路段，颞骨纵行骨折导致的面瘫多数为迟发性面瘫（delaycd paralysis），这类患者不需要外科干预即可获得较好的面神经功能恢复。

颞骨横行骨折的骨折线与颞骨长轴垂直，约 50% 的患者发生面瘫，多数为急性、完全性面瘫，面神经损伤部位以面神经迷路段和内听道段常见，迷路段面神经损伤约占 90%，内听道段面神经损伤占 10%。

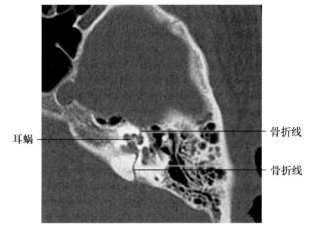

图 1-6-14 颞骨横行骨折

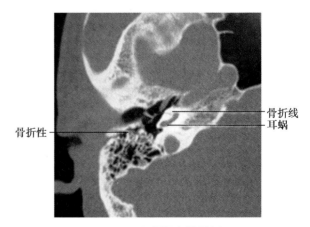

图 1-6-15 颞骨混合性骨折 CT

CT 影像可以帮助了解颞骨骨折的类型、听骨链及骨迷路损伤情况，同时可以提供颅脑损伤及颞下颌关节损伤情况。

Sunderland 根据面神经损伤病理改变将损伤程度分为 5 个等级，即神经失用、轴突中断、神经内膜中断、神经束膜中断及神经完全中断。House-Brackmann 在 Sunderland 病理分级的基础

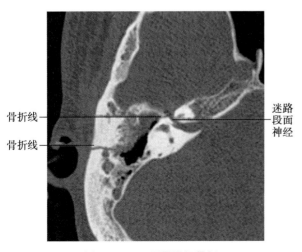

图 1-6-13 颞骨纵行骨折

上,结合面神经损伤的临床表现及预后将面神经功能分为6级。颞骨骨折导致的面瘫分为急性面瘫(immediate paralysis)和迟发性面瘫(delayed paralysis)。一般情况下,迟发性面瘫较急性面瘫的预后好。Sanna提出颞骨骨折导致的面瘫程度分三级:①一级:外伤导致面神经水肿、面神经骨管周围血肿压迫面神经或面神经滋养血管破裂出血压迫面神经,使面神经传导阻滞,这些患者表现为迟发性面瘫,大多数患者经过内科治疗面神经功能可以恢复到正常或接近正常(House-Brackmann分级Ⅰ或Ⅱ级);②二级:面神经骨管骨折,骨折片压迫或刺入面神经,使神经传导阻断,神经轴浆运转中断,导致远端面神经水肿,这类患者多表现为急性面瘫;③三级:颞骨骨折导致面神经断裂,表现为急性完全性面瘫。Fisch主张颞骨骨折面瘫后及时进行面神经功能检查,如果损伤后第6天面神经电图显示90%及以上面神经变性或2周时神经变性超过95%,提示预后较差,需要实施面神经探查术。

(2)治疗原则和手术径路选择:治疗方法的选择根据颞骨骨折情况及其导致的面瘫程度决定。如果颞骨骨折患者出现面瘫,颞骨CT显示骨折线横跨面神经骨管或有明显的骨折片压迫面神经,则立即行面神经探查,实施面神经减压术或面神经移植术;如果骨折线与面神经骨管平行,没有与面神经骨管连接,则进行面神经电图检查。如果面神经变性>90%,实施手术探查;面神经变性<90%,内科治疗并观察,如果6个月后面神经功能没有恢复,则实施手术探查。

手术时间的选择:对有手术适应证的颞骨骨折导致面瘫的患者,在全身状况允许的情况下尽快实施手术,清除骨折碎片并清理血肿,切开面神经鞘膜进行减压,早期手术的目的是尽快对损伤的面神经实施减压,避免水肿或血肿压迫引起继发面神经损伤。另外,面神经再生的基础研究结果显示,面神经损伤后21天内是面神经修复和再生的关键时期,超过3周实施手术对神经再生和修复不利。

手术径路的选择:取决于骨折的部位和患者听力损伤程度。多数颞骨骨折面神经损伤部位是迷路段及内听道段。如果患者伴有严重的感音神经性耳聋,则选用耳蜗径路或迷路径路,以上两种

手术径路可以充分暴露颞骨骨折部位,迷路径路手术创伤较小,手术中仔细清除骨折碎片,如果需要实施面神经移植,这两种径路具有足够的空间实施神经移植;如果患者听力无严重损伤,选用颅中窝或颅中窝 - 乳突联合径路;骨折线位于面神经鼓室段或乳突段则选用乳突径路。如果患者存在传导性聋,实施面神经减压术或移植术后可以一期实施听骨链重建手术。

(3)手术注意事项:

1)如果患者听力无明显损失,手术中尽量保留听骨链完整,避免电钻接触听骨链导致传导性或感音神经性聋。

2)如果骨折片刺入面神经,手术中取出骨片后应检查面神经的延续性,如果面神经断裂,实施神经改道端 - 端吻合或神经移植手术;如果面神经延续性完好,常规切开神经鞘膜进行减压。

3)如果面神经断离,条件允许时尽量实施面神经改道并进行端 - 端神经吻合,注意吻合时神经不能有张力,反之则实施面神经移植手术。

4)实施面神经移植时,移植神经长度应比断离的神经长,避免移植神经回缩影响手术效果。

5)手术中发现脑脊液漏应及时修补,如果术后发生脑脊液漏再次手术时可能影响移植神经的再生修复。

2. 医源性面瘫　医源性面瘫(Iatrogenic facial nerve paralysis):桥小脑角区及侧颅底手术发生医源性面瘫的概率相对较高;中耳乳突手术较低,常规中耳手术一旦发生医源性面瘫属于严重并发症。

(1)医源性面瘫常见部位:医源性面瘫的发生率根据不同的手术类型差异非常大,桥小脑角区手术发生率最高;侧颅底手术次之;中耳乳突手术最低。

(2)处理原则和注意事项:

1)颞骨内面神经损伤处理:如果手术中发现明显的面神经局部损伤,手术中轮廓面神经损伤部位两端的面神经骨管,暴露未受损伤的正常面神经,沿正常的面神经鞘膜探查面神经的损伤情况,如果发现面神经受到损伤,应及时切开面神经鞘膜,检查神经纤维的损伤情况,根据面神经损伤程度实施面神经减压术、面神经改道端 - 端吻合术(图1-6-16)或面神经移植术,取耳大神经

或腓长神经移植修复桥接舌下神经主干 – 面神经断端（图 1-6-17）或舌下神经干部分神经束 – 面神经断端桥接术，面神经 – 舌下神经干直接吻合术（图 1-6-18）或面神经 – 舌下神经主干部分吻合术，或舌下神经分支 – 面神经分支吻合术。对

于电钻擦伤、牵拉伤及挫伤等引起的面神经水肿实施面神经鞘膜切开，进行面神经减压，预防术后面神经水肿导致的迟发性面瘫；如果发现面神经断伤超过神经主干的 1/3 则剪断损伤的面神经，根据具体情况实施面神经改道端 – 端吻合术或面

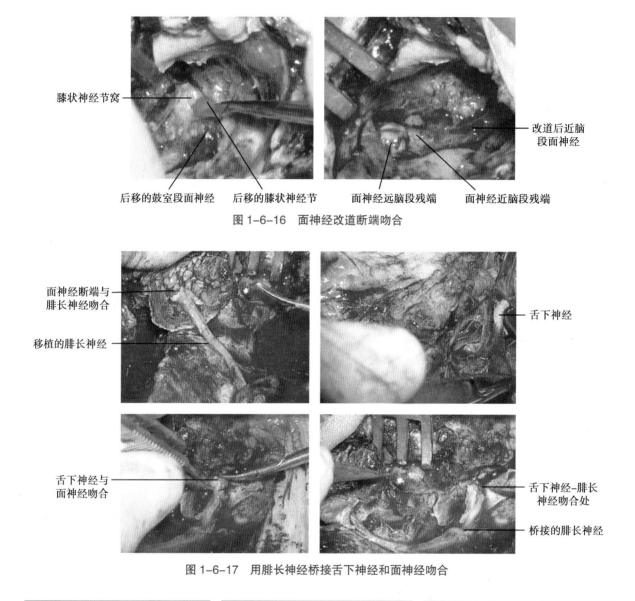

膝状神经节窝

改道后近脑段面神经

后移的鼓室段面神经　　后移的膝状神经节　　面神经远脑段残端　　面神经近脑段残端

图 1-6-16　面神经改道断端吻合

面神经断端与腓长神经吻合

移植的腓长神经

舌下神经

舌下神经与面神经吻合

舌下神经-腓长神经吻合处

桥接的腓长神经

图 1-6-17　用腓长神经桥接舌下神经和面神经吻合

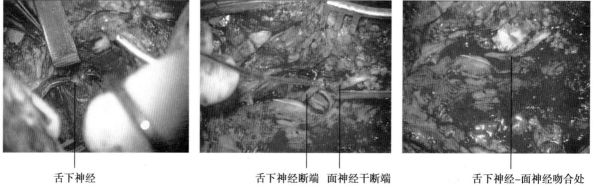

舌下神经

舌下神经断端　面神经干断端

舌下神经-面神经吻合处

图 1-6-18　舌下神经主干与面神经吻合

神经移植术。

2）颞骨外面神经损伤的处理：面神经主干或重要分支受到损伤时，必须实施面神经修复手术。面神经牵拉伤手术后可以自行恢复，手术中不需要特殊处理；面神经断伤需要手术中立即处理，腮腺手术中发现面神经严重损伤时应立即实施面神经端–端吻合术或移植术。

对于手术后发现面神经损伤的处理应依据面神经损伤的程度而定。术后面神经不完全损伤多是由于手术中牵拉面神经所致，多数患者术后可以自行恢复；术后发现面神经完全损伤，处理方法依据手术医师对术中面神经损伤程度的判断而定，如果手术医师怀疑面神经断伤的可能性比较大时，应及时实施面神经探查，发现面神经断伤后即刻进行面神经修复手术；如果手术医师确认手术中保持了面神经的完整性，予以观察，手术后6个月面神经功能不恢复或恢复差者（House-Brackmann 分级 V 级或 VI 级）实施面神经探查，依据损伤程度实施面神经端–端吻合或面神经移植术。值得提出的是面神经总干断离伤实施端–端吻合术或移植手术后，面神经功能最佳恢复程度为 House-Brackmann 分级 III 级，一般仅对术后6个月面神经功能没有恢复者（House-Brackmann 分级 V 级或 VI 级）实施面神经修复手术。

3）面瘫矫治手术：主要针对面瘫晚期而进行的手术，包括动力性和非动力性矫治手术。动力性矫治手术包括神经转接术、跨面神经移植手术、带蒂肌瓣及带血管神经肌肉的移植手术；非动力性矫治手术主要有皮肤悬吊和筋膜悬吊等美容手术。

二、贝尔面瘫治疗的争议

1. **贝尔面瘫概论** 贝尔面瘫（Bell's palsy），亦称为贝尔麻痹、特发性面神经麻痹（idiopathic facial palsy），系指以面部表情肌群的运动功能障碍为主要特征的一种常见病，表现为不伴有其他症状或体征的单纯性周围面神经麻痹。

贝尔氏面瘫确切病因不明确，可能与病毒感染、炎性反应等有关，也有学者认为与自身免疫反应有关。多数学者认为贝尔氏面瘫的发生与单纯疱疹病毒（herpes simplex virus）感染有关。1972年 McCormic 首次提出单纯疱疹病毒可能是贝尔面瘫的致病原因，近年来的研究揭示了单纯疱疹病毒感染与贝尔面瘫发生的关系。贝尔氏面瘫发病风险因素包括：怀孕、严重先兆子痫、糖尿病、上呼吸道感染、高血压以及肥胖。

贝尔面瘫每年发病率为 11.5/10 万 ~53.3/10 万。大多数贝尔面瘫患者在发病后 2~3 周内有不同程度的恢复，并在 3~4 个月内完全康复。但是，在未经治疗的情况下仍有多达 30% 的患者不能完全康复。

贝尔面瘫主张综合性治疗，包括抗病毒药物、类固醇皮质激素应用及外科手术治疗。本章详细介绍贝尔面瘫治疗争议，尤其是外科治疗原则及争议。

2. **贝尔面瘫外科治疗** 1932 年 Ballance 等首次报道了面神经减压手术治疗贝尔面瘫的临床疗效，但贝尔面瘫外科干预的手术适应证、手术时机的选择及手术疗效自其诞生起一直存在争议。

自 20 世纪 30 年代始，面神经减压术手术时机在发病后逐渐缩短，面神经减压手术的部位也由乳突段逐渐发展为面神经全程减压。

Fisch 认为内听道底面神经迷路段入口处是面神经管最狭窄部，并将此解剖部位命名为"meatal foramen"，认为这个部位面神经水肿是导致面瘫的主要原因。Fisch 认为经颞骨迷路上径路（颅中窝径路类似）面神经减压是治疗贝尔面瘫的有效方法。面瘫发病 2~3 周内，将神经电图检查显示 90% 以上神经变性作为面神经减压的指征，如变性已超过 95%，内科治疗面神经功能恢复非常差。强调面神经电图作为面神经减压术手术时机和适应证选择的主要依据。尽管理想的手术时机为变性范围在 90%~95% 之间，但在面神经麻痹发生 3 周之内即使变性超过 95%，进行手术也有明显的疗效；如果面神经变性 100% 且已经超过 3 周，面神经减压手术已不大可能给患者带来益处。部分或完全面瘫的患者，如果肌电图（EMG）检查存在自发运动单位，则预后较好，不需要外科治疗。

Gantz 等报道的多中心、前瞻性研究结果进一步证实了 Fisch 的观点，研究结果显示面瘫发病 2 周内有手术适应证的患者实施面神经"meatal foramen"部位减压手术，患者术后面神经功能恢复和改善明显提高，手术中用面神经电图监测各部位面神经功能,也证实了"meatal foramen"部位狭窄压迫肿胀的面神经是导致贝尔面瘫的原因。

王正敏等认为神经电图(electroneurography,ENoG)对贝尔面瘫患者预后判断及手术时机选择有重要价值,认为发病3周内面神经变性达90%~94%者应急诊手术,及时实施面神经减压,以90%~94%为手术指征可以减少面瘫恢复不良等后遗症;如患者就诊时面神经麻痹已超过3周,ENoG变性数达100%(或>95%),面神经减压术仍多可部分改善面神经功能。

3. 贝尔面瘫外科治疗中的争议

(1)贝尔面瘫治疗的反对意见:也有学者不赞成手术治疗贝尔面瘫,Adour在"Decompression for Bell palsy:why I don't do it"一文中指出所有面神经减压术是建立在不理解贝尔面瘫是病毒性脱髓鞘病变的基础上,认为贝尔面瘫病毒感染是纵贯面神经而不是横断于面神经管的病理改变,手术对病毒性感染疾病没有任何帮助。

另外部分学者研究认为与内科治疗相比,面神经减压对面神经功能恢复并无益处。

(2)美国神经病学会(American Academy of Neurology,AAN)质管标准委员会的治疗建议:2001年,美国神经学会的质管标准委员会指出贝尔面瘫早期口服类固醇皮质激素对改善面神经功能可能有效,即应用泼尼松加用阿昔洛韦可能有效,尚没有足够的证据可以推荐面神经减压术治疗贝尔面瘫。

美国耳鼻咽喉头颈外科学会(AAO-HNS,American Academy of Otolaryngology-Head and Neck Surgery)2013年关于贝尔面瘫临床实践指南的观点:由于缺乏大样本随机双盲对照临床研究资料,关于外科手术行面神经减压的效果尚有争议,美国耳鼻咽喉科学院临床实践指导委员会对于面神经减压贝尔氏面瘫的治疗既没有推荐也没有反对。并且指出:尽管缺乏高质量对比试验支持儿童贝尔面瘫使用类固醇治疗,但是考虑成人和儿童贝尔面瘫有着类似的疾病过程,以及总体较好的类固醇皮质激素治疗的受益率,可考虑在儿童患者使用皮质类固醇。

(3)中华医学会神经病学分会、中华医学会神经病学分会神经肌肉病学组以及中华医学会神经病学分会肌电图与临床神经电生理学组制定的中国特发性面神经麻痹诊治指南的观点:关于外科手术行面神经减压的效果,目前研究尚无充分的证据支持其有效,并且手术减压有引起严重并发症的风险,手术减压的时机、适应证、风险和获益也仍不明确。

4. 神经康复治疗 对于急性期面瘫,国外文献不主张早期康复治疗;对于面瘫持续存在,治疗效果欠佳的患者,可以开展面部肌肉康复治疗,但不赞成电刺激神经治疗。

中华医学会神经病学分会、中华医学会神经病学分会神经肌肉病学组以及中华医学会神经病学分会肌电图与临床神经电生理学组制定的中国特发性面神经麻痹诊治指南中关于针灸和理疗的观点为:尽管在国内临床上经常采用针灸和理疗等方法来治疗特发性面神经麻痹,但是不同的专家对针灸和理疗的疗效和时机尚持不同意见,还需要设计更加严格的大样本临床试验进行证实。

5. 贝尔面瘫综合性治疗 贝尔面瘫确诊后立即应用抗病毒药物及类固醇皮质激素治疗,对于治疗1周面瘫无改善或发展为全瘫者应进行面神经电图检查,发病后2周面神经变性超过90%或3周时面神经变性超过95%,建议实施面神经减压手术。手术前应进行CT检查以排除面神经及内听道肿瘤引起的周围性面瘫,MRI检查有助于发现早期面神经瘤或听神经瘤。

由于颅中窝径路可能潜在的严重风险,而且缺乏大样本、多中心、随机对照研究及双盲结果评估的支持,因此,无论在美国还是英国都没有推荐面神经减压手术作为贝尔面瘫常规治疗方法。

面神经减压手术时机的选择至关重要,一些学者认为贝尔面瘫的最终治疗效果取决于发病后2~3周,超过3周面神经水肿已经消失或功能损伤是不可逆转的,所以对于面瘫超过3周的患者,不建议实施面神经减压术。实际上,若患者来就诊时面瘫发病已经超过3周,即使在3周内检查面神经电图发现神经变性超过95%或达到100%,实施减压手术依然可以不同程度的改善面神经功能。

三、亨特综合征治疗的争议

1. 亨特综合征概论 1907年,Ramsay Hunt首先描述了此病,故名为亨特综合征(Hunt syndrome)。

该病由带状疱疹病毒感染所致,感染发生在膝状神经节,可引起耳痛、耳疱疹、周围性面瘫。亨特综合征的发病率为 5/100 000,在非创伤性面神经麻痹中占第二位。主要发病年龄在 20~30 岁,没有性别差异。亨特综合征引起的面神经麻痹自发缓解仅在少数,如果没有适当的治疗,只有 20% 可完全康复。

2. 亨特综合征临床表现及诊断 亨特综合征的典型临床表现为周围性面瘫伴耳部疱疹。发病初期有剧烈耳痛,随后耳甲腔、外耳道、耳周甚至面部出现水痘带状疱疹,有时可波及鼓膜。面瘫初期常为非完全性面神经麻痹,此后逐渐加重而成完全性面瘫。但也有患者在早期时即为完全性面瘫。部分患者可能出现恶心、呕吐、耳聋、眩晕及眼球震颤等第Ⅷ对脑神经受累症状;极少数患者还有第Ⅵ、Ⅸ、Ⅺ和Ⅻ对脑神经瘫痪的症状和体征。

亨特综合征的诊断主要基于病史和体格检查,值得提出的是此病早期容易误诊,特别是不伴有皮肤损害的患者,10% 左右周围性面神经面瘫的病例,虽然不出现水痘带状疱疹,但是患者水痘带状疱疹病毒抗体可增高至 4 倍,或者在皮肤、血单核细胞、中耳液体中可以检测出水痘带状疱疹病毒 DNA。

3. 亨特综合征的治疗 带状疱疹引起的面瘫程度严重,多为不可逆面瘫。与贝尔面瘫相比,亨特综合征很少完全自愈。

（1）药物治疗:大量回顾性研究显示在发病 3 天内使用抗病毒药物（阿昔洛韦）同时加用泼尼松可以显著提高疗效。3 天之内及时获得治疗的患者有 75% 可以完全恢复,但是 7 天之后接受治疗的患者仅有 30% 可以完全恢复。大量前瞻性研究表明使用阿昔洛韦及同时使用甾类激素组较单独使用甾类激素组面神经功能恢复更好。

经典药物使用方法为阿昔洛韦 800mg 口服,5 次/d,使用 7~10 天。口服波尼松（1mg/kg 体重,1 次/d）连续 5 天,然后剂量递减直至停药。也有文献报道使用泛昔洛韦 500mg 口服,3 次/d。耳部疱疹处可以外用阿昔洛韦软膏或更昔洛韦软膏。临床中,也有学者主张同时使用干扰素。

亨特综合征完全性面瘫时,注意进行眼科检查评估面神经麻痹后可能出现眼部并发症,白天使用人工泪液,晚上使用眼膏保护角膜,避免暴露性角膜溃疡的形成。

（2）面神经减压术:与贝尔面瘫相比,亨特综合征面神经麻痹程度更重,恢复更慢。亨特综合征实施面神经减压术争议较大,多数学者认为面神经减压术临床效果不明显。研究显示,实施面神经减压术后,面神经功能恢复的程度亦明显低于贝尔面瘫患者,术后恢复期面肌联动的发生率高。手术时机的选择也存在争议,可以参照贝尔面瘫章节;临床中超过 6 个月以上的面瘫,术后很少有疗效。

（李华伟）

第三节 半面痉挛

一、半面痉挛病因学研究与临床循证

半面痉挛（hemifacial spasm,HFS）是面部肌肉肌运动障碍疾病中一类以单侧面部肌肉阵发性不随意运动为表现的疾病。Schultze 于 1875 年最先对此病进行了描述。该病好发于中老年人,青年及儿童亦可发病。总体来说,女性较男性略多,男女比大约为 2:3。Auger 和 Whisnant 对 1960—1984 年当地发病患者进行统计,男性 7.4/10 万,女性 14.5/10 万,在 40~79 岁年龄段发病率最高,几乎均为散发发病。Miwa 和 Mizuno 报道并回顾总结了家族性发病。

此类疾病绝大多数为单侧发病,故常称为半面痉挛,但也有报道双侧发病的。半面痉挛初始起病常累及面部上方的眼轮匝肌,表现为不自主的眨眼,随着时间的推移,逐渐向面部下方甚至颈部发展,累及口轮匝肌及其他面肌,并进展为一侧面部肌肉的阵发性不规律抽动,且患者不能自主控制,同时患者可有同侧听觉过敏及与面肌抽搐一致的耳鸣。一般没有面部疼痛,少数患者诉轻微疼痛不适。精神紧张、情绪变化、劳累等因素可诱发并加重症状,放松及镇静对缓解症状有帮助。夜间睡眠时仍可发作。面肌痉挛可与三叉神经痛并发,称为 Tic Convulsive,由 Cushing 于 1920 年首先描述。

根据典型的临床表现,基本能明确诊断该病,但需与其他面肌运动障碍、肌张力障碍疾病等鉴别,如眼睑痉挛、梅格斯综合征、面肌抽搐、痉挛性斜颈等。

半面痉挛临床表现较典型,辅助检查可以进一步帮助确诊。异常肌反应(abnormal muscle response, AMR)又称"旁扩展效应"(lateral spread response)是半面痉挛较特异的表现,即刺激面神经其中一个分支后,另一分支所支配肌肉可检测到肌电活动。瞬目反射中联带反应(synkinetic responses, SR)是指瞬目反射过程中眼轮匝肌以外的其他肌肉的同步运动。与 AMR 一样,半面痉挛的患者也能检测出 SR 来。

过去对半面痉挛的病因认识不清,原因不明的占多数,称为原发性或特发性半面痉挛,而目前较为认可的病因主要为面神经出脑干神经根区(roots exit zone, REZ)神经受血管直接或间接压迫。REZ 又称 Obersteiner-Redlich 区,神经轴突包绕由中枢胶质细胞向外周施万细胞形成的髓鞘移行,此处的绝缘保护更脆弱,故更易受累。除 REZ 区血管压迫外,小脑脑桥角区(cerebellopontine angle)的各种肿瘤如表皮样囊肿、脑膜瘤、脂肪瘤等,血管畸形如血管瘤、动静脉瘘,脑膜炎致蛛网膜粘连,颞骨内的胆脂瘤、听神经瘤等病变均可能引起半面痉挛。神经系统疾病如癫痫、多发性硬化等,甚至精神性疾病也可以引起面肌痉挛。还有一部分半面痉挛继发于面神经麻痹。

(一)历史回顾

在 20 世纪以前,半面痉挛的致病原因一直是一个谜,直到 20 世纪以后随着外科技术的不断进步、各位医学先驱的不断探索,这个谜底才逐渐解开。但直至今日,该病的发病机制仍不完全明朗。

1875 年 Schultze 在半面痉挛的死者尸检中发现椎动脉血管瘤压迫面神经。

1911 年 Cushing 首先提出血管压迫可以导致神经麻痹。

1934 年 Dandy 发现三叉神经痛的患者其三叉神经入脑桥的神经根被小脑上动脉压迫并扭曲,提出血管压迫是三叉神经痛的病因假说。

1945 年 Dandy 报道 160 例小脑脑桥肿瘤的患者有 6 例有半面痉挛。

1947 年 Campbell 与 Keedy 报道了 2 例椎动脉血管瘤引起半面痉挛,提供了血管压迫面神经

可能是其病因的证据。

1948 年 Laine 与 Nyrac 也有与 Campbell 相同的报道。

1960 年 Gardner 完成 1 例血管减压治疗半面痉挛,5 年随访疗效满意。

1962 年 Gardner 与 Sava 报道 19 例半面痉挛中 18 例在小脑脑桥区有血管压迫,经减压后 12 例术后立即缓解,5 例延迟缓解,提出了血管减压可以治疗半面痉挛,血管压迫可能是半面痉挛的病因。

1976 年 Jannetta 完善并进一步发展了血管压迫理论及血管减压手术技术,提出微血管减压术(MVD)为治疗半面痉挛的有效方法。Jannetta 为 47 名患者在面神经根出脑干区 REZ 行血管减压取得了较好效果,提出半面痉挛的主要病因是 REZ 区受到长期压迫。

虽然 MVD 是 NVC 理论的有利证据,但关于压迫后的病理机制仍有较多争议。

(二)实验研究及临床循证

Gardner 提出了神经根受血管压迫后,神经脱髓鞘,裸露的神经根之间形成了假突触传递/跨突触传递(ephaptic transmission, cross talk),从而产生了异位兴奋(ectopic excitation)。神经受压后脱髓鞘及神经变性也在尸检中得到了证实。Møller 和 Jannetta 行 MVD 手术时发现,吸入麻醉时正常侧的瞬目反射消失,而患侧的 R1 尚能引出,但血管压迫解除后,瞬目反射及 AMR 均消失(刺激面神经颞支,在颏肌记录)。Nielsen 和 Møller 等关于 AMR 的研究支持 Gardner 关于跨突触传递这一观点,认为逆向传入的神经冲动经神经脱髓鞘处,跨突出传递后逆向传出,产生一个异常肌肉反应。

Møller 等术中测量了神经压迫处刺激外周面神经的诱发电位潜伏期,以及刺激血管压迫处面神经远端诱发肌肉兴奋的潜伏期,发现 AMR 的潜伏期(约 10ms)大于上述时间之和,认为潜伏期较长是由于神经脱髓鞘后传递速度降低,但同时提出了 AMR 可起源于面神经核。

在术中使用了 AMR 监测,在移开压迫血管后,AMR 消失,重新放回血管后,AMR 复现。其中部分患者,甚至在释放脑脊液的过程中,AMR 就消失了,但部分患者术中 AMR 并不消失,术后也能逐渐获得缓解。可能是因为压迫解除了,但

神经根髓鞘修复需要一定的时间。而支持核团学说的人则认为，高兴奋性的神经核团需要一定时间恢复，但术后面肌痉挛立即缓解则不好解释。

Møller 和 Jannetta 于 1985 年提出面神经核团高兴奋性学说，认为血管压迫神经后，长时间的逆行刺激，导致面神经核团兴奋性增高，局部癫痫样放电引起了面肌痉挛，类似点燃现象（kindling phenomenon），即局部给予初始亚抽搐电刺激最终导致强烈的部分或全身抽搐惊厥。在 MVD 术中反复行给予面神经刺激，观察到 F 波及 LSR 均可以得到增强，与此相符。

多个研究发现在小鼠上用不同方法产生了与 AMR 非常相似的异常肌电图反应，给出了几种不同的可能发病机制。Sen 和 Møller 通过对 REZ 行慢性电刺激（chronic electronical stimulation, CES）诱发了 AMR，推断 AMR 是 CES 造成 REZ 神经纤维之间交叉传导（cross transmission）形成。Saito 和 Møller 每天在小鼠面神经近端给 2~10min 的电刺激，4~8 周后部分小鼠引出了 AMR 和瞬目反射的联带反应，提出 CES 对近段面神经慢性刺激可以引起 AMR。Kuroki 和 Møller 通过使用在面神经表面放置铬肠线引起脱髓鞘并模拟血管压迫创立神经血管压迫模型后提出面神经血管压迫及脱髓鞘是 AMR 产生的两个必备条件。Yamakami 通过给予面神经核 CES 使面神经点燃样兴奋性增高，产生 AMR，猜想核团兴奋性增加可能是半面痉挛的病因。

Møller 在小鼠 AMR 模型上进行了进一步相关试验，刺激外周面神经时在面神经核记录到一个 1.5~2.5ms 的快诱发电位，以及一个 5ms 的慢诱发电位，而 AMR 的潜伏期为 7ms，这个值与慢诱发电位及面神经核至运动肌潜伏期（约 2ms）之和是一致的。也有学者认为 AMR 的血管压迫造成轴突脱髓鞘后，神经元变性，神经元间形成新的突触，经过神经元逆向传入后，经跨突触传递，再逆向传出。

Ishikawa 比较 AMR 与 F 波发现，AMR 在 10ms 的固定反应之后有一个可变的自激的后放电，其时程与 F 波时程相同，提示 AMR 后放电反应与 F 波同源，AMR 为放大的 F 波。F 波最早由 Magadery 和 McDougal 于 1950 年发现，是周围神经接受超强刺激后逆行（antidromically）冲动刺激运动神经，逆向传播到下级运动神经核，再沿同一神经轴突顺向（orthodromically）传出的神经冲动，广泛传递至其支配肌肉所形成的后发电位。F 波可用于评价面神经运动核的兴奋性。在完全相同的刺激和记录条件下，连续记录的 F 波其潜伏期及形态学特点可发生变化，最短和最长潜伏期相差几毫秒。当给予较大的刺激后，AMR 后放电反应与 F 波较为相近。提示半面痉挛的病因可能是面神经核受逆向异常刺激后兴奋性增高后的自发放电。

Yamashita 的三叉神经面神经反射双刺激试验结果不支持 AMR 来源于神经核这一观点。通过连续给予眶上神经时间间隔为 0.5~7.0ms 的成组双刺激，R1 固定，除了在 R1 后一个不应期内没有引出 R2 外，其他时间间隔都引出了相同潜伏期和波幅的 R2，没有增强或抑制，不符合神经元去极化后复极化演变过程，提示 AMR 是由于血管压迫部位的跨神经传递，而不是经神经元突触传递。但此论点成立的前提是神经元间只有一级突触，若有 2 级或多级突触，其观察到的现象是可以解释的。

迟发反应波 - 轴索反射（axon reflex, AR）是轴索再生分支的间接反应，通常发生在复合肌肉动作电位和 F 波之间，与 F 波不同，AR 有恒定的潜伏期和波形，一般在次强刺激下出现，这种冲动逆行传导，到达再生纤维分叉点，通过另一分支传向支配肌肉，引起肌纤维兴奋。如用超强刺激，可使再生两分支纤维同时兴奋，两个逆行冲动在分叉处相碰抵消，AR 波幅降低。如再生的轴索分支是无髓鞘的，AR 可发生在 F 波之后。这种轴索的再生多发生在受损部位的远端。AR 的出现常提示慢性神经源性损害。与 F 波相比，更符合 AMR 的特点，即较为恒定的潜伏期。

Misawa 观察到 AMR 有两个成分，与瞬目反射 R1 类似的 AMR1 和与 R2 类似的 AMR2，认为 AMR 可能是三叉神经反射联带运动。Misawa 利用运动神经与感觉神经阈值的不同，在外周给予面神经阈下刺激也能引出 AMR，提出在阈下刺激时，不足以形成面神经的逆向传入，但能引出 AMR，也只能用 AMR 传入冲动是经过三叉神经来解释。Ogawara 试图通过在眼轮匝肌注射 BTX，在口轮匝肌记录 AMR 以及瞬目反射的 SR

均较注射前减弱,说明 AMR 的传入与三叉神经有关。

(三)机制探讨

不管是神经根学说还是核团学说,都有支持和不支持的证据,不能完全解释所有的现象。面肌痉挛的病因是相当多元化的,各种学说未必对立,甚至可以说是互补的。无论是中枢病变,还是外周神经根病变(不仅限于 REZ 或 CPA 区),都可以引起面神经异常放电。各部位的占位压迫均可引起面肌痉挛,但多数的症状及发病特点如典型的半面痉挛是颅内迂曲扩张的血管压迫面神经所致。

血管长期压迫影响:局部机械作用可以导致局部的神经脱髓鞘,轴突变性,中枢核团受损。轴突脱髓鞘后神经兴奋传导通路的变化,跨神经传递,一是可以引起集群放电,二是可以有逆向传递,再次刺激面神经核,类似"房颤机制"循环放电,导致神经核兴奋性增高,同时引起肌肉痉挛。

血管搏动的影响:长期的血管搏动,逆向慢性刺激面神经核,使面神经核处于高兴奋状态,当各种因素引起调控网状系统变化时,使面神经核自发放电频率增加。

除上述的机制外,三叉神经反射传入信号对增加面神经元细胞兴奋性可能也有一定的作用。

二、半面痉挛治疗方法

疾病的治疗从治疗的着眼点分为病因治疗和对症治疗。目前世界上治疗半面痉挛的主流方法是 A 型肉毒毒素神经化学切除和面神经微血管减压术。除此之外还有很多其他治疗方法或术式,但因复发率高等缺点目前较少应用。其他的方法在此一并简单回顾,不做详述。

(一)药物治疗

抗惊厥药、抗癫痫药、肌肉松弛药等如卡马西平、苯妥英钠、氯硝西泮、加巴喷丁、巴氯芬、左乙拉西坦对于半面痉挛可能有效,但因其有效性差,副作用大,症状轻微的患者可以尝试,而至耳鼻喉科或者神经外科就诊的绝大多数是症状较重或药物治疗无效的患者。

(二)神经化学切除,神经阻滞

1. A 型肉毒毒素　肌内注射肉毒毒素(botulinum toxin, BTX)是由肉毒杆菌产生的一种高分子蛋白神经毒素,有 8 种血清型,包括 A,B,C1,C2,D,E,F,G。临床中常用的为 A 型肉毒毒素(BTX-A),近年来对 B 型肉毒毒素研究也较多,局部注射后通过直接作用于神经肌肉接头处,可阻滞乙酰胆碱的释放,并导致部分 I、II 型梭外肌纤维失神经支配,以及梭内肌纤维的肌梭运动纤维失神经支配,还可引起局部终板的永久性改变,从而阻断神经冲动传递,产生肌肉麻痹作用。对局部痉挛的肌肉行多点微量注射,使该区域肌肉活动减退并尽量不产生过多副作用,从而达到治疗目的。

1897 年 van Ermengem 在一次中毒事件中发现了肉毒杆菌(clostridium botulinum)及其外毒素,第二次世界大战期间科学家已经能提纯该毒素,1977 年肉毒毒素开始以治疗为目的用于临床试验,1979 年 Alan Scott 首先报道临床使用肉毒毒素治疗斜视。随后 BTX 便用于治疗眼睑痉挛和半面痉挛,1989 年美国 FDA 正式批准 BTX-A 用于临床治疗斜视、眼睑痉挛及面神经疾病。肉毒毒素的致死剂量是 40U/kg,而临床工作中使用的剂量远低于此,大量的临床报道证实 A 型肉毒毒素的使用是安全有效的。

Park 回顾了多家报道统计表明 A 型肉毒毒素治疗半面痉挛的有效率为 86%~100%,有效作用时间为 12~20 周,一般为 4 个月左右。这些研究中 Hsiung 和 Defezio 的研究长达 10 年以上,后者为多中心研究。Hsiung 的统计报道:5 年有效率为 88%,10 年有效率仍保持在 75.8%。仅 1.3% 的患者因为不能忍受的副作用而放弃治疗。虽然这些研究多数是开放性研究而不是双盲对照实验,但 Jost 和 Kohl 的循证医学研究补充了这一证据。

Hsiung 观察到半面痉挛的患者在使用 A 型肉毒毒素注射 2 年后,仍然有 96%(67/70)的患者使用 A 型肉毒毒素有效。初始治疗即无效,对肉毒毒素抵抗的占 2.9%,有 7%(5/70)治疗一段时间后对 A 型肉毒毒素产生抵抗,其他的报道与此相近。抵抗的原因有报道为抗体形成,但也有人称在产生抵抗的患者血清中检测不到抗体,可能因为此现象为多因素影响,或者血清中抗体浓度太低而无法检测。抗体产生及耐药形成在使用过大剂量肉毒毒素治疗以及注射间隔期短的患者中更易出现，因此，治疗方案应从低剂量起始，并持续选用最低有效剂量，最大的间隔治疗时间。不能为了追求患者"近期满意度"，如起效时间、缓解率、治疗间隔时间而加大用量。Defazio 的多中心研究中给患者使用 70U/年的初始剂量，分 3~4 次注射，相当于平均单次注射 17.5U（7.5~45.0U），10 年后患者需要的有效剂量与初始相比没有明显增加。Wang 对 158 名患者 15 年后的随访中，也没有发现药物抵抗。当然，有可能治疗失效的患者已经失访了。

使用肉毒毒素常见的并发症主要为一过性眼睑下垂和过度的面肌肌力减弱，各占 20% 左右，其他还包括复视、干眼症、眼睑水肿、流泪、暴露性角膜炎、眼睛聚焦困难等。这些问题在数周内一般都可以自行缓解。但部分患者出现了面神经麻痹及联带运动，可能与 HFS 伴面神经麻痹或者注射方案及部位不当有关。

除了 Botox® 外，其他使用较多的肉毒毒素包括英国的 Dysport® 和德国的 Xeomin®，在国内兰州生物制品研究所生产的 A 型肉毒毒素 Prosigne® 使用广泛，临床效果及副作用与前三者相近。

国内使用 A 型肉毒毒素治疗半面痉挛起步于 1993 年，并在神经内科门诊广泛开展。肉毒毒素需冷冻保存，现配现用，使用时，将肉毒毒素干粉配制成溶液并稀释至 25U/ml，根据肌肉大小、数量分点注射，应尽量避免引起功能障碍，尤其应避免眼睑下垂及眼睑外翻，每点注射 0.05~1ml 即 1.25~2.5U，起始剂量一般为 7~15U。患者多自注射后 2~7 天见效，症状逐步改善，约 2 周左右达疗效平台期，持续 4 个月左右。

2. 其他 B 型肉毒毒素（BTX-B） 经近年的研究证实也是有效安全的，和 A 型肉毒毒素的有效性尚存争议，主要集中在其与 A 型肉毒毒素交叉抗原导致抵抗，以及其在无抗体患者中有效性低两方面。B 型肉毒毒素副作用与 A 型肉毒毒素相似，对 A 型肉毒毒素抵抗无效的患者可以选择 B 型肉毒毒素作为替代治疗。

与肉毒毒素作用于神经肌肉接头处相比，还有一些注射药物破坏阻滞外周面神经的方法如乙醇注射、甘油注射等，部位多选择于较易定位的茎乳孔处。此外，也有使用阿霉素即多柔比星

（doxorubicin）局部注射永久破坏肌肉组织从而治疗半面痉挛、眼睑痉挛的报道。但这些治疗方法可控性、可靠性、可重复操作性都不如 A 型肉毒毒素令人满意。

（三）外科治疗

1. 神经血管减压术 1962 年 Gardner 与 Sava 经过多年的临床实践，提出了血管减压可以治疗三叉神经痛及半面痉挛。1969 年 Jannetta 开始行血管减压手术治疗半面痉挛，经不断完善并进一步发展血管压迫理论及血管减压手术技术，并于 1977 年提出微血管减压术（microvascular decompression, MVD），即神经血管减压术为治疗半面痉挛的有效方法。神经血管压迫（neurovascular conflict, NVC）及 MVD 理论逐渐为大家所接受，MVD 较高的治愈率及有效率也进一步证实了该病因学说。但此手术并发症以及部分患者手术无效、术后复发的问题一直困扰着外科医师。在初期由于材料、手术经验技巧以及随访时间的不同，各位学者报道的治愈率、有效率和复发率差异较大，治愈率仅在 50%~88%。随着手术经验的丰富、技巧的提高，有效率甚至治愈率、缓解率分别逐步提高达到 80%、90%，而复发率及并发症出现率逐步降低。Jannetta 和 Fukushima 各自所在的中心行 MVD 手术经验较丰富，均达到了 5 000 例（含三叉神经痛、半面痉挛、舌咽神经痛）以上。1999 年 Jannetta 比较了自己 1990 年前的 2 420 例及 1990—1999 年的 1 995 例 MVD 手术，小脑损伤、听力下降、脑脊液漏的发生率分别由 0.87%、1.98%、2.44% 下降至 0.45%、0.8%、1.85%。

国内樊忠、左焕琮等在 MVD 方面起步较早，积累经验较多。樊忠、王海波除单纯 MVD 外，还行联合面神经梳理术，以解决面神经无血管压迫和 MVD 复发的问题。在左焕琮等 4 260 例半面痉挛行 MVD 的报道中，术中发现动脉压迫率 94.78%~97.98%，肿瘤压迫 0.88%，未发现压迫 0.77%，治愈率 80.41%~90.21%。

压迫面神经导致半面痉挛的血管称为责任血管（offending vessels），以动脉多见，最常见的责任血管为小脑前下动脉（AICA）和小脑后下动脉（PICA），其次是基底动脉和椎动脉，以及静脉，有时为两根或多根动脉压迫。极少情况下，弓下动

脉、反穿动脉、内听动脉也可作为责任血管。

半面痉挛(HFS)由肿瘤压迫引起的仅占全部的0.3%~2.5%,可以发生在面神经任意部位,多见于小脑脑桥角(血管畸形、表皮样囊肿),内听道(听神经瘤、先天性胆脂瘤),迷路段及鼓室段(中耳炎、血管瘤等)。

手术方式:Jannetta采用枕下径路行MVD,现多用经Bermond改良的经乙状窦后径路。患者取患侧向上侧卧位,头部下垂15°并向健侧旋转10°,颈部稍前屈,使患侧乳突处于头部最高位置。发际皮肤内横切口或竖切口,于乙状窦后方,横窦下方根据术者习惯开大小合适的骨窗。切开硬脑膜,缓慢放出脑脊液。绒球下径路,脑压板逐步显露舌咽、迷走神经根,尽量分离根部的蛛网膜,较完整地暴露面神经根部,着重检查REZ区,尤其是前下方的NVC,责任血管多成袢状于面神经REZ经过,NVC部位也可能位于脑干处,即压迫面神经根颅内段。除了REZ,还应避免遗漏非REZ段。由于责任血管成袢,NVC可以为同一血管多处压迫,也可以为多根血管同时压迫,但不应将与神经平行走行,或仅有接触的血管误认为责任血管。必要时应使用内镜辅助,补充显微镜视角及照明之不足。但使用内镜时应注意内镜温度,以及内镜伸入后的盲区效应。1999年Olympus公司研发了将显微镜视野与内镜视野融合(image fusion)的画中画技术(picture in picture),可以让术者不离开显微镜目镜同时观看内镜所显示的图像。

血管减压的办法主要有三种,对常见的AICA和PICA,可置入Teflon或者Ivalon做好的减压垫。Jannetta认为应放置在脑干与动脉之间,其他的学者在神经血管之间置入也能取得较好的效果。为了方便固定,可以根据需要做成特定的形状,如哑铃状,棉垫的厚度应做到减压充分但不引起新的压迫为宜。对较大的主干,单纯隔离有困难,或隔离后有传导压迫及搏动的可能,可以将其分离后向前牵拉胶水粘贴于前外方硬膜。对产生压迫作用的静脉可电凝切断(图1-6-19)。

并发症:常见的并发症为神经性听力下降甚至全聋、面神经麻痹、小脑损伤、脑脊液漏等。

牵拉小脑应与听神经长轴方向垂直是一个基本原则,减少牵拉时间,注意间隔,以及脑干听觉诱发电位(brainstem auditory evoked potential,BAEP)(又叫听性脑干反应)术中监测的应用,可以减少听神经的损伤。一般认为I波振幅减低提示内听动脉或上级动脉(常为AICA)痉挛引起耳蜗缺血反应;I波振幅增大可能是前庭反射抑制减弱,提示前庭神经损伤;V波潜伏期增大,提示听神经受牵拉。Sindou总结分析了多位学者的研究结果提出,V波潜伏期小于0.4ms是较安全的,术后一般不会有听力下降,大于0.6ms有听力损失的危险,应该引起注意,大于1ms应立即停止操作,否则术后出现听力损失的可能性非常大。

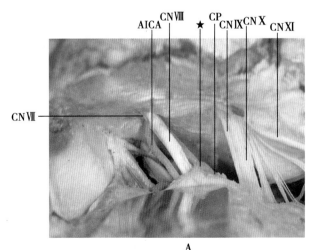
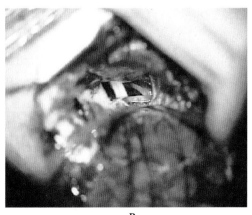

图1-6-19 微血管减压术

A. 示CN Ⅶ位于CN Ⅷ前方,AICA成袢样走行于两者之间;B. 为术中所见

★ 神经根附近为血管压迫的好发部位;CP脉络丛;CN脑神经

术后面神经麻痹也是常见的并发症之一，有的甚至为延迟性面神经麻痹，多发生于术后 10 天左右，可能与手术刺激，神经肿胀后内耳门口挤压有关，一般可以自行恢复。脑脊液漏则与是否紧密缝合硬脑膜、封闭开放的乳突气房有关。修复硬脑膜可使用 Water-Tight 缝合方法或辅以人工补片。

袁越等总结了手术失败或者复发的常见原因：①REZ 暴露不充分，术中应该分离舌咽神经周围的蛛网膜，充分暴露 REZ；②未找到或遗漏多发责任血管；③多根血管存在时，仅将表面的血管减压，而位于深部的血管被遗漏；④减压材料的选择，放置不当造成吸收、脱落、移位、传递压迫，造成新的压迫或粘连等。这些原因与国外文献报道基本一致。

并非所有的患者术后都立刻治愈，有的在术后几周到几个月的时间内逐渐缓解，称为延迟治愈。虽然许多学者术中行异常肌反应（abnormal muscle response，AMR）检测，但研究结果表明，术中 AMR 立即消失的，多数术后治愈或有效，而术中 AMR 仍存在的，也有较多的一部分术后治愈或有效。这可能与手术中减压了神经，但面神经脱髓鞘或者面神经核兴奋性较高的状态仍未改变，需要一定时间恢复正常有关。

延迟治愈多发生在 6 个月以内，6 个月 ~1 年之间也有报道，一般术后 1 年症状未缓解或再度加重，认为未愈。1 年后症状再度加重认为是复发，且主要集中在术后 2 年内。术后未缓解的患者，除非是术后毫无改善，影像学明确提示减压失败或者遗漏，否则再次手术不应太急迫，一是因为有延迟治愈，二是再次手术并发症的风险显著增加，尤其是听力损失和面神经麻痹。当然，再次手术获得治愈的案例并非少数。

血管压迫并非半面痉挛的唯一病因，术中发现没有血管压迫的病例也不在少数。MRI 技术的改进对发现 NVC 的敏感性及特异性都逐渐提高，达到 80% 以上，但术前未发现压迫血管并非手术禁忌。

MVD 治疗半面痉挛有较高的治愈率及缓解率，近年发展较快，尤其是在神经外科广泛开展，但 NVC 并不是半面痉挛的唯一原因，同时 MVD 也有一定数量的复发及失败，加之可能并发听力下降等危险，所以不能所有的患者一味盲目地追求 MVD。

2. 面神经梳理术　1957 年 Lewis 提出将面神经沿长轴成束梳理治疗半面痉挛，也就是常说的面神经梳理术（nerve trunk splitting）。可以经外耳道上鼓室行水平段梳理、经乳突垂直段梳理、经乙状窦后神经根段梳理。

与其他直接离断破坏面神经功能的术式不同，由于是沿长轴梳理，面神经梳理可将神经束之间的交通支破坏，同时手术对神经有一定的损伤作用，可以显著降低神经复合动作电位，而不影响绝大多数神经束的功能，虽然术后可能因手术操作会有面神经麻痹，但一般都能自行恢复。

（1）水平段面神经梳理术梳理长度有限，复发率相对较高，并可能影响听力。

（2）垂直段面神经梳理需行乳突单纯凿开，二腹肌嵴至面神经锥曲段之间磨开一段面神经骨管的 1/2~1/3 管壁，用神经刀沿长轴贯穿梳理成 4~10 束，梳理长度为 1.5~2.5cm，并覆盖可吸收材料。此术式近期效果满意，3 年以后远期效果欠佳。

（3）1991 年樊忠提出了颅内面神经梳理术。与 MVD 手术方式相近，良好暴露第Ⅶ、Ⅷ、Ⅸ、Ⅹ对脑神经根后，纵行梳理面神经干 20 个层面以上，使神经反应刺激阈值达到 10mA。此术式与垂直段梳理的效果差异，尤其是复发率差异目前尚无研究报道。若开颅单纯行此术式，风险收益比面神经垂直段梳理术相对大。

在探查未发现明显神经血管压迫或者血管减压有困难，如血管穿行于 CN Ⅶ 与 CN Ⅷ 之间等情况，颅内段神经梳理作为 MVD 的替代术式可以避免无功而返。

王海波主张同时行面神经梳理与血管减压，手术有效率可以达 95% 以上。但因面神经梳理术近期效果较好，容易掩盖 MVD 不足或失败的情况，同时，面神经麻痹以及神经干与蛛网膜粘连的风险增加，为患者复发或手术失败后再次手术造成了困难。对有明确血管神经压迫且血管减压操作无困难，减压后血管神经张力不大的病例，目前多数学者认为还是应选择单纯行 MVD。对肉毒毒素治疗失败而对开颅有顾虑和面神经麻痹后继发半面痉挛患者，在排除了肿瘤等占位性病变后可以选择行颞骨内面神经梳理。

3. 其他手术方式

（1）面神经分支选择性切断术。

（2）面神经绞扎术。

（3）面神经主干部分切断术。

（4）面神经减压术。

（5）面神经吻合术。

（6）面神经悬吊术。

（7）面神经针刺术。

以上这些手术都是破坏面神经周围端主干或分支功能的方法，以求阻断异常兴奋传递到面肌，消除痉挛。虽然相对于MVD来讲，风险可能更小，但各种办法都有共同的问题：①破坏性手术，有引起面神经麻痹之虞甚至必然导致面神经麻痹；②无法消除根本病因，手术造成部分面神经麻痹只能换来暂时安宁；③破坏性手术后再行手术的难度增加，成功率降低，甚至没有再次手术机会，除非选择消除病因的手术；④颅外手术后瘢痕粘连对面神经的影响较难估计。

三、半面痉挛治疗方法的选择

（一）诊断及治疗策略

1. 诊断 详细的病史、完整的神经系统查体是必要的。肌电图中见到的特征性的AMR可以辅助诊断。

2. 鉴别诊断 首先半面痉挛应与其他的面部肌张力障碍疾病相鉴别，如眼睑痉挛、梅格斯综合征等。双侧面肌痉挛表现为非同步闭眼、眼角抽动，入睡后仍可存在，眼睑痉挛可为单侧或双侧发病，特点为眨眼或斜视后用力闭眼，睁眼困难，入睡后停止发作。其次应与继发于面神经麻痹的半面痉挛相区分。对于年龄、发病特点不典型的患者，应除外多发性硬化等神经系统疾病以及肿瘤。另外还需要排除内听道及小脑脑桥角区占位。

3. 影像学 CT对颞骨内面神经显示清楚，但后颅窝分辨率较差，血管造影能显示血管瘤及血管袢，普通的MRI能较好显示CPA肿瘤，但它们对显示该区域神经血管压迫的情况无能为力，后者是因为分辨率太低。采用3D-TOF-SPGR（time of flight-spoiled gradient recalled echo）序列、3D-FISP

（fast in flow with steady state precession）序列的磁共振血管造影（magnetic resonance angiography，MRA）及磁共振断层造影（magnetic resonance tomographic angiography，MRTA），动脉显示为长信号（白血黑水），神经及脑组织显示为略短信号，脑脊液为短信号。此法显示动脉非常清楚，直径1mm的动脉也可清楚显像，但显示神经受压，判断NVC欠准确，神经与神经之间亦不能较好辨别。且平扫只能显示动脉，若欲显示静脉，需注射显影剂。近年来重水序列（白水黑血）如西门子公司的3D-CISS序列、通用公司的FIESTA-C序列，因其优秀的空间分辨能力，血管神经良好的区分度，近年来在耳蜗、内听道、小脑脑桥角的显像中较受欢迎。由于此信号序列显示脑脊液为长信号，神经为短信号，血管为流空像，能清楚的显示NVC以及神经受压变形程度，神经与神经之间的可分辨度也较高。图1-6-20为同一患者的两个序列比较，A为MRA，B为CISS，可以看出CISS在神经血管对比度上有更好的表现，能较准确地判断出神经受压情况。基于多平面重建（multiplaner reconstruction，MPR）技术的斜矢状位图像，显示相当于神经根横断面图像，能将NVC及神经扭曲显示得更清楚，应作为常规重建平面（图1-6-20）。

4. 治疗方法的选择 ①应选用自己最熟悉的治疗方法，这是最安全的；②排除了肿瘤等其他致病因素后，对于特发性半面痉挛，无论接诊的是神经内科医师还是外科医师，都应充分告知目前主流的治疗方法的优缺点，让患者充分了解后再做出选择；③BTX-A目前作为一线治疗办法，安全可靠，但终究是对症治疗，且需反复注射，也有一些轻微并发症。长时间注射后可能出现效果减退或无效，此时应建议手术治疗；④MVD手术对于术前明确有血管压迫的患者是个值得考虑的选择。尽管手术风险较大，术后也有可能复发，但取得一次性根治的成功率较高；⑤对MRI未见明显NVC的患者，亦可开颅探查，毕竟MRI显示NVC及蛛网膜粘连等信息不是100%准确；⑥术中即使未发现有NVC，亦可行神经梳理术作为补充；⑦对肉毒毒素治疗失败而对开颅有顾虑和面神经麻痹后继发半面痉挛患者，在排除了肿瘤等占位性病变后可以选择行颞骨内面神经梳理术。

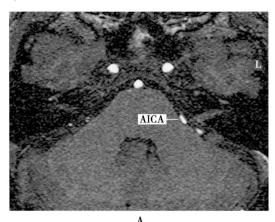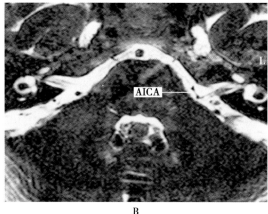

图 1-6-20　半面痉挛 MRI

A. MRA，血管对比度较高，但神经分辨率欠佳；B. CISS，血管与神经、神经与神经之间关系显示清楚，标注所示血管与神经紧密接触

（二）术后复发的处理

各种术式术后复发的患者再次手术都应当谨慎。所有并发症的风险都相应增加，如 MVD 再次致手术听力损失、面神经麻痹的发生率明显大于初次手术。若患者愿意接受再次手术，应在做好监测的情况下，由经验丰富的医师手术。若患者拒绝手术，可辅以 A 型肉毒毒素治疗。肉毒毒素治疗无效的术后复发患者，可行选择性面神经切断或神经吻合等术式。

四、问题与展望

血管压迫作为半面痉挛的主要病因目前广为接受，不单是半面痉挛，有学者提出了"血管压迫综合征"，可表现为三叉神经痛、舌咽神经痛、副神经痛、顽固性耳鸣眩晕、高血压等。

关于病因机制的研究仍不断进行着，并建立了各种动物模型。但真正有说服力、考虑周全的试验，设计起来仍然较困难，需要更多不断的努力。

随着 MVD 手术越来越多将三叉神经痛、半面痉挛、舌咽神经痛患者治愈。外科医师对此手术经验的积累将越来越丰富，对其发病机制的探索也在不断进行着，颅内血管压迫综合征的诊断、治疗必将不断完善。

（高志强）

第七章 眩晕

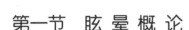

第一节 眩晕概论

人体的平衡是由前庭系统、本体感觉系统（包括皮肤浅感受器和颈、躯体的深部感受器）和视觉系统这三个系统互相作用,和周围与中枢神经系统之间的复杂联系与整合而维持的。前庭系统在维持机体平衡中起主导作用。在静止状态下,两侧前庭感受器不断地向同侧的前庭神经核对称地发送等值的神经冲动,通过一连串复杂的姿势反射,维持人体的平衡。前庭系统及其与中枢联系过程中的任何部位受生理性刺激或病理性因素的影响,都可能使这种信息发送的两侧对称性或均衡性遭到破坏,其结果在客观上将表现为平衡障碍,主观感觉则为眩晕。此外,平衡相关系统（包括本体感觉系统和视觉系统）在其与中枢联系通路中的任何部位受到生理性刺激或病理性因素的影响,也可引起平衡障碍及眩晕。因此,除耳鼻咽喉科疾病可致眩晕外,其与内科、神经外科、骨科、眼科、妇产科及精神科的关系都极为密切。故眩晕是临床常见的症状,据文献报道70岁以上的男性及女性老人眩晕的发病率分别达47%和61%。

半个多世纪以来,前庭系统检查及疾病研究取得了较大的进展,早期由于前庭症状描述不规范,缺乏明确和统一的诊断标准和疾病定义,疾病间的界定混淆不清,而前庭疾病的诊断高度依赖症状学,因此,世界卫生组织（WHO）决定在修订国际疾病分类第11版（国际疾病分类 International Classification of Diseases,ICD-11）中加入前庭疾病国际分类（International Classification Of Vestibular Disorders,ICVD-1）,并委托国际跨学科前庭专业学术组织 Barany 协会负责制定 ICVD-1。Barany 协会前庭疾病分类委

员会于2009年发布了前庭疾病症状分类。在与世界各相关专业学会成员广泛讨论的基础上,经过多年努力,ICVD 的框架结构及部分定义和标准陆续出台。这一分类的最终版本在2015年正式发表。ICVD 作为 ICD 的一个部分纳入 ICD 第11版,于2018年发布,将于2022年1月1日正式生效。ICVD 的宗旨:①建立明确的前庭症状、体征、综合征和疾病的定义;②建立前庭疾病的诊断,病因,功能的报告标准;③提倡国际术语标准。ICVD 是由相互关联的4个层面构成的体系,从临床症状、综合征、具体前庭疾病到发病机制。ICVD 的颁布对前庭疾病诊断标准的制定;相关的流行病学、发病机制及诊断治疗的研究起到了巨大的推动作用。

一、前庭疾病国际分类（ICVD,2015）

（一）ICVD 的框架结构

对前庭疾病的界定主要在两方面:①累及前庭迷路的内耳疾病;②由迷路至脑的传导通路包括脑干、小脑、相关皮层下结构和前庭皮层的病变。

ICVD 是由相互关联的4个层面构成的体系,每个层面在这个相互作用的有机整体内发挥作用（表1-7-1）。诊断一种前庭疾病需要在4个层面上进行界定（具有哪些症状体征,属于哪一类发作形式,符合哪一个疾病的诊断标准,发病的机制可能是什么）,从而深化前庭疾病诊断,推动流行病学和发病机制等相关研究,提高临床从症状体征到诊断的水平。

（二）ICVD 的临床应用

ICVD 第1层中的症状分类和定义首先完成并于2009年正式发表。ICVD 将前庭症状分为4大类。前庭症状分类和定义将有助于提高病史采集质量,有助于临床资料的分类和分析。

表 1-7-1 ICVD 的框架结构

症状和体征	眩晕 眼球震颤	头晕 眼倾斜反应	振动幻视 VOR 受损	不稳 跌倒
综合征	发作性前庭 综合征	急性前庭 综合征	慢性前庭 综合征	
功能障碍和疾病	梅尼埃病 BPPV 前庭性偏头痛	多发性硬化 前庭神经炎 卒中		震荡后 综合征 TIA
机制	遗传	外伤	炎症	血管

1. 眩晕（vertigo） 运动错觉。这种运动错觉有两层含义：①没有自身运动时产生自身运动感觉；②正常头动时产生与这种运动不同的变形扭曲的自身运动感觉。运动错觉可以是旋转性运动错觉、线性运动错觉以及相对于重力的静止性倾斜错觉。

2. 头晕（dizziness）（非眩晕性） 头晕，指空间定向能力受损或障碍的感觉，无运动的虚假或扭曲的感觉，即无或非旋转性的感觉。但此定义不用于涉及意识状态和认知状态的界定。

3. 前庭－视觉症状（vestibulo-visual） 前庭病变或视觉－前庭相互作用产生的视觉症状。

4. 姿势症状（postural） 发生在直立体位，与维持姿势稳定相关的平衡症状。姿势症状发生在直立体位（坐、站、行），但不包括身体相对于重力的改变。

ICVD 在第 2 个层面对常见的前庭综合征进行定义。包括 3 种前庭综合征，分别为发作性、急性、慢性前庭综合征。

ICVD 在第 3 个层面对前庭疾病进行界定，一些疾病的诊断标准已发表，包括前庭性偏头痛、梅尼埃病、良性阵发性位置性眩晕（BPPV）和持续性姿势、知觉性头晕（PPPD）以及其他行为性前庭疾病的名称分类。

二、眩晕的分类

眩晕的分类至今尚不统一。传统的分类包括耳源性与非耳源性眩晕；真性（旋转性）与假性（非旋转性）眩晕；外周性眩晕与中枢性眩晕等。下面介绍按病变部位及发病原因的眩晕分类法。此种分类法，既有病变解剖部位，又有病因疾病性质分类，有实际应用价值（表 1-7-2）。

三、病史的采集与分析

（一）病史采集

眩晕的诊断通常基于病史，病史也是眩晕诊断的最重要的依据。可采用眩晕病史调查表，让患者有时间考虑自己的症状，准确地表达其不适，

表 1-7-2 眩晕分类

前庭性眩晕		非前庭性眩晕
前庭周围性眩晕	前庭中枢性眩晕	
（1）耳蜗前庭疾患，同时存在前庭及耳蜗症状： A. 迷路内：梅尼埃病、迟发性膜迷路积水、迷路炎、特发性突聋、耳硬化症、外伤性眩晕、药物中毒、自身免疫性内耳病及内耳供应不足 B. 迷路外：外耳道耵聍栓塞、外耳道异物、中耳负压、亨特综合征、桥小脑角肿瘤及颞骨骨折 （2）前庭疾患 A. 迷路内：良性阵发性位置性眩晕、运动病 B. 迷路外：前庭神经炎	（1）血管性：锁骨下动脉盗血综合征、椎基底动脉短暂缺血性眩晕、瓦伦贝格综合征、基底偏头痛、过度换气综合征 （2）肿瘤、外伤、变性疾患：桥小脑角处肿瘤、小脑损害（变性或肿瘤）、颞叶肿瘤、颅后窝肿瘤、感染、前庭性癫痫、脑外伤、多发性硬化、遗传性共济失调、颅底凹入症、中枢性位置性眩晕	（1）眼性 （2）颈性 （3）全身疾病，心脑血管疾病 （4）血液病，内分泌及代谢性疾病，精神性眩晕

以便能得到详细而准确的病史。

眩晕病史由四部分组成：①时间；②诱发因素；③伴随症状；④用药史及既往史。常用的眩晕患者七问：

1. **性质**　眩晕？头晕？不平衡？

2. **发作次数及病程**　首次发作？反复发作？持续存在？

3. **持续时间及发作频率**　秒？分钟？小时？天？多久发作1次？

4. **诱发因素及相关因素**　体位改变？压力变化？饮食？月经期？

5. **伴随症状**　意识障碍？耳鸣、耳聋？共济失调、肌力变化？

6. **既往史**　神经系统疾病、耳部疾病、高血压、糖尿病。

7. 偏头痛史、感染史、服药史等。

8. **家族史**　直系亲属相关疾病史。

（二）病史采集注意事项

1. 眩晕的特性－发作的形式

（1）运动错觉性眩晕（vertigo）

1）旋转性眩晕（rotatory vertigorotatory vertigo）：为常见的一种眩晕形式，可分为自动感旋转性眩晕及他动感旋转性眩晕。前者为患者感到自身在旋转；后者为患者感到客观物体围绕自己身体在旋转。旋转感可出现于水平或垂直平面，朝一定的方向进行，也可同时存在自身及客观物体旋转，为前庭末梢急性疾患所致，且多为半规管疾患。

2）直线性眩晕或称移位性眩晕（translational vertigo）：感到自身或客观物体线性移动、在不同平面上摇摆、晃动、升降、侧推及飘浮，以及行走于塑料橡皮上之感觉。多为耳石器疾患所致，也可因前庭一侧亚急性损害或双侧损害所致。

（2）平衡失调或平衡障碍：表现为姿势及步态平衡障碍、患者站立或行走时向一侧倾斜或偏倒感，不稳感，行走时蹒跚或酩酊感。多由于急性单侧性前庭周围性疾病所致，也可因平衡维持器官病变所致。如疾病为缓慢进行性，则较少出现平衡障碍。双侧性前庭周围性疾患，为长时间的失平衡感，但应排除桥小脑占位性病变所致。如伴有神经系症状，则多为前庭中枢性疾病。小脑疾患之失平衡感，并不因遮眼或于黑暗中行走而加剧，此为与前庭周围性疾患之重要区别。此外，

应注意由于周围神经及脊髓疾患致本体感觉传入障碍所致之失平衡，此类患者无眩晕症状，而有其他周围神经及脊髓疾患症状。

（3）头晕、头昏：多为中枢性前庭疾患如脑血管缺血性脑病所致，或为过度换气综合征，全身性疾患累及前庭系等所致。但也不能排除前庭系病变，有可能为前庭病变处于前庭代偿阶段的表现。患者的不适感有头昏、头重脚轻、头内麻木感、空虚感、头紧箍感或沉重感等。

2. 眩晕发作的时间过程　应了解起病的速度、持续时间。如突然发病，多为周围性前庭系疾患，逐渐加重则多为中枢性眩晕。间歇性多为周围性疾病，持续性则为中枢性疾病。

（1）旋转性眩晕

1）发作性：①发作持续时间仅为数秒钟，可为一侧迷路或其中枢联系受到短暂的刺激或功能下降所致，如良性阵发性位置性眩晕、迷路瘘管、温度效应、压力变化性眩晕、脑震荡后综合征及过度换气综合征，持续时间为数分钟则可为椎基底动脉功能障碍及颈性眩晕等，可一天数次反复发作；②发作持续时间为数分钟至24h之内，可因迷路病变所致，如梅尼埃病，迟发性膜迷路积水，梅毒性迷路炎早期、前庭性癫痫等。

2）迁延性：发作时间持续24h以上，但通常少于3~4周，为迷路或前庭径路的破坏性病变。呈现强烈的旋转性眩晕，伴恶心、呕吐。此类疾患可有前庭神经炎、细菌性及病毒性迷路炎、内听动脉综合征、头部外伤、迷路震荡、窗膜破裂、颅底骨折及多发性硬化。桥小脑角的转移性肿瘤很少见。通常，此种破坏性损害如为非完全性，也可反复发作。

（2）平衡失调

1）发作性：

①持续数秒钟者可因前庭或中枢信息处理系统生理性超载所致。可发生于3种情况：A. 正常人快速运动时，过量的信息传入；B. 视觉器官异常的信息传入，如登高性眩晕或视动性眩晕；C. 平衡三系的轻微功能障碍，使中枢信息处理不能与传入的信号同步。年轻患者中，可见于脑震荡恢复期及良性阵发性位置性眩晕，也可见于老年人从蹲位迅速站起或快速转身时。②不稳感持续数小时至数天者，可能因前庭的中枢联系功能

暂时性障碍，或前庭系的代偿失调所致。如药物服用过量及饮酒，常规治疗剂量的安定药或抗惊厥药。外淋巴瘘在急性发作之后，可有数周至数月的不稳感。正常人在过度紧张之后，过度换气综合征也包括在本类之内。

2）迁延性：发作时间持续数周至数月，常因前庭功能不全所致，最常见于老年人，也见于长期使用抗惊厥药或前庭毒性药，许多中枢神经系统损害产生慢性前庭功能障碍也可出现不稳感，但常伴有定位体征。精神性眩晕可为长时间不稳感，多为女性，男性也可发生。

3. 发作的次数 如为单次发作，可见于病毒性迷路炎、前庭神经炎、突聋、耳外伤、窗膜破裂等。如为反复发作，则多见于梅尼埃病、良性阵发性位置性眩晕，血管性眩晕等。

4. 眩晕发作时情况 在何种情况下或体位下发病极为重要，如为坐起或躺卧过程中，仰头位时发病，多为椎基底动脉短暂缺血性眩晕及颈性眩晕，于某种头位或体位时发病则应考虑为良性阵发性位置性眩晕。站立时发病可能为直立位低血压。

5. 眩晕的伴发症状 在眩晕发作前、后或同时出现耳蜗症状（听力损失，耳鸣及耳闭塞感）大多为前庭周围性疾患，如伴发有神经系统的症状，则应考虑为中枢性神经系疾病。自主神经症状的出现，如恶心、呕吐、出汗及面色苍白、心动过速等，多为前庭系疾患的一种表现，且明显见于前庭周围性疾患。颈项疼痛，肩痛，上下肢麻木、无力，应考虑为颈性眩晕或椎基底动脉短暂缺血性眩晕。

6. 发病前的诱因 应了解眩晕发作前一天或数天内有无上感史，情绪激动史及重体力活动史。

7. 既往史 着重了解：①耳流脓史及外伤、手术史；②眼病史；③传染病史；④心血管及脑血管病史；⑤消化系病史；⑥药物史；⑦头颈部外伤史；⑧头痛、月经史及与眩晕发作之关系；⑨变态反应病史，以及与眩晕发作之关系；⑩焦虑病史及精神类型，性格类型；烟酒习惯及摄入量；家族眩晕史。

（三）病史分析

根据眩晕的表现形式，单次发作还是多次发作，是否伴发耳蜗症状及神经系症状等，即可初步

判断眩晕是前庭性还是非前庭性；是前庭中枢性还是前庭周围性，但不能过分主观。因为：①同一发病原因的疾病，由于病变程度不等，发生于前庭系部位不同、而出现不同方式、不同发作次数和不同发作形式的眩晕。如椎基底动脉系缺血性眩晕，既可为头晕，也可为旋转性眩晕，既可数天一次，也可一天数次，既可表现为内听动脉综合征，也可出现脑干病变的征象；②同一部位的病变可由不同病因所致，如前庭迷路的眩晕，可因血管性病变、病毒或细菌感染、膜迷路积水而出现不同形式、不同频次之眩晕；③同一疾病，不同的发展阶段，可出现不同形式的眩晕，如听神经瘤早期因压迫前庭神经而出现非典型的眩晕，晚期压迫迷路动脉致内耳血流障碍，可出现旋转性眩晕；④同一患者可同时存在数种病因导致眩晕发作，如高血压、高血脂、糖尿病，也可能为器质性疾患同时并有心理学因素而致发病。故应严密、仔细分析才能做出正确的判断。总之，病史分析要弄清以下问题：①是前庭疾患，还是全身性疾病；②是前庭周围性疾患，还是中枢性疾患；③是半规管疾患还是耳石器疾患；④是否合并有心理学因素；⑤睡是否合并眠障碍；⑥是否为一元论；⑦不同时期，不同表型，动态修正诊断。

四、检查

病史采集与分析之后，根据需要进行有关检查，以便明确病因及部位。

1. 全身检查 按体格检查常规进行，检查双侧血压，直立位和卧位时脉搏和血压的变化（体位改变后即时测试或 3min 后测试）。

2. 耳鼻咽喉科检查 应注意耳、鼻窦及鼻咽部有无病变。检查外耳道及鼓膜时应注意外耳道有无感觉减退，做瘘管试验。了解有无咽反射消失、软腭运动异常、声带麻痹、伸舌偏斜等异常征象。

3. 精神及神经系检查 应包括：

（1）精神状态及心理应激状态的评估：如易兴奋、易疲劳的脑功能失调，焦虑，情绪易激动，抑郁等现象的观察。

（2）过度换气试验：被检者坐于椅上，全身放松，张口用力快速深呼吸 1.0~1.5min，了解是否出现眩晕及类似发病时的症状。

（3）第Ⅻ对脑神经及感觉、运动系检查等。

4. 听力学检查 协助对眩晕进行定位诊断（详见本篇第四章）。

5. 前庭功能检查 包括平衡功能检查、眼球震颤、ENG 检查等。

6. 眼科检查 有助于判断是否为眼性眩晕。

7. 颈部检查 对疑为颈性眩晕者，应进行颈部检查，颈动脉窦刺激试验及扭颈试验，同时做颈椎 X 线检查。颈部多普勒检查了解颈血管血流情况。

8. 影像学检查 可视具体情况做颞骨 X 线检查、CT 或 MRI 检查，了解中耳、内耳道及颅内情况，必要时做鼻窦 X 线拍片。对疑为缺血性脑病所致眩晕者应做经颅多普勒（transcranial doppler, TCD）及单光子发射计算机断层显像（single photon emission computed tomography, SPCET）检查，对脑血流疾患的诊断有很大帮助。

（1）TCD 检查：可了解颅内血管有无痉挛、狭窄或阻塞。当血管痉挛时，血管口径减小，远处小动脉扩张，侧支循环的扩张可致血流速度增加，而在吸入 CO_2 或过度换气致血中 CO_2 升高之后，应用 TCD 测试脑血管反应，可作为评定脑血流动力学的手段之一。值得重视的是：TCD 检查有时不能发现脑血流的异常变化，但有时正常的脑血流速度可伴有异常的 TCD 血管反应，故 TCD 血管反应测试更有临床价值。TCD 的测试应该包括三项内容：①基本状态测试（TCD-B）了解脑血管收缩及舒张期的血流速度；②血管反应试验（TCD-R），通过减少肺换气量（闭气不呼吸 1min）或吸入 CO_2 后，测试脑血管血流流速，作为评价血流动力学的指标，如血流速度不增加或双侧不对称≥20% 为阳性；③过度换气试验（TCD-HV）

要求患者快而深的呼吸 1min（每分钟呼吸次数不能少于 30 次），过度换气可使脑血管收缩，血量减少而致发生眩晕，故可以 TCD 测试来检出，如果脑血流速度减少 50%，则为阳性。此外，应进行颈部的颈总动脉及颈内动脉的多普勒检查，以排除颅外血管病变。

测试结果分析，①偏头痛代替征：TCD-B 阳性，TCD-R 正常或异常；②自动调节障碍：TCD-B 阴性，TCD-R 阳性；③过度换气综合征：TCD-B 及 TCD-R 正常；④脑血管疾病 TCD-B 及 TCD-R 阳性。

（2）SPECT 检查：为直接诊断脑血管血流灌注缺陷的方法。应用放射性核素做示踪检查，根据示踪物的吸收情况，显示不同的颜色，从而了解病变区血流动力学的变化。每种颜色的级数为 10% 的血流差异，>20% 之变化视为异常。在识别伴有眩晕的脑血流疾患时，三种 TCD 检查中一项阳性者为 72%；结合 SPECT 的发现，阳性率可达 88%。

（3）脑电图检查：必要时进行，以排除前庭性癫痫。

9. 实验室检查 但应做到有的放矢，按病情需要而行。

10. 眩晕激发试验 本组试验是眩晕诊断中的重要部分，通过 ·些手法激发患者眩晕发作而使医师对患者的眩晕有更多感性认识：①颈动脉窦刺激 10s；②直立及坐位时转头，睁眼及闭眼；③行走时突然转身或转头；④过度换气试验；⑤头位性眼震检查；⑥摇头试验；⑦站立位时，旋转 5 次。

【附：眩晕的鉴别诊断】

1. 周围性眩晕与中枢性眩晕的一般特征鉴别（表 1-7-3）

表 1-7-3 周围性眩晕与中枢性眩晕的一般特征

鉴别点	周围性眩晕	中枢性眩晕
眩晕类型	突发性旋转性	旋转或非旋转性
眩晕程度	较剧烈	程度不定
伴发耳部症状	伴耳胀满感、耳鸣、耳聋	多无耳部症状
伴发前庭神经症状	常前庭反应协调	常前庭反应分离
体位及头位影响	头位或体位变动时眩晕加重	常与变动体位或头位无关
发作持续时间	持续数小时到数天，可自然缓解或恢复	持续时间长，数天到数月

续表

鉴别点	周围性眩晕	中枢性眩晕
意识状态	无意识障碍	可有意识丧失
中枢神经系统症状	无	常有
自发性眼震	水平旋转或旋转性与眩晕方向一致	粗大,垂直或斜行,方向多变
冷热试验	可出现前庭重振现象	可出现前庭减振或反应分离
头脉冲试验	可有纠正性扫视	常无
头脉冲抑制试验	纠正性扫视减弱/消失	可无异常
前庭自旋转试验	水平增益减低	水平增益升高

2. 根据眩晕发作特征与病程鉴别(表1-7-4)

表1-7-4 眩晕疾病发作特征与病程鉴别诊断

眩晕发作	前庭外周疾病	中枢疾病	非前庭疾病
单次发作	迷路炎	多发性硬化	
持续存在	前庭功能丧失	神经系统疾病	精神性疾病 功能性疾病
多次发作			
数秒钟	良性阵发性 位置性眩晕	椎基底动脉功能不全 癫痫	心律失常
数小时	梅尼埃病	前庭性偏头痛	
数天	失代偿迷路炎 前庭神经炎	前庭性偏头痛	

3. 根据伴发症状鉴别(表1-7-5)

表1-7-5 眩晕发作伴发症状鉴别诊断

伴发症状	眩晕疾病
耳聋和/或耳鸣	耳蜗和/或第八脑神经疾病
脑干、小脑、基底神经节症状	中枢神经系统疾病
焦虑、胃肠症状、心悸、呼吸急促、心绞痛	贫血、心血管疾病、甲状腺疾病、糖尿病

【治疗原则】

(一)急性期处理

1. 卧床休息,避免声、光刺激,预防跌倒意外发生。

2. 药物治疗:急性期出现剧烈呕吐等自主神经反应可应用前庭抑制剂。因前庭抑制剂可延缓中枢代偿机制的建立,故应用时间不宜过长,急性期症状控制后应停用。

3. 避免诱发因素。

(二)病因治疗

1. 尽快明确病因诊断,及时给予针对性的治疗措施。如耳石症患者可行手法复位治疗;梅尼埃病按个体化阶梯治疗;前庭性偏头痛需改变生活方式,并采用预防性用药方案。

2. **手术治疗** 对于药物难以控制的持续性耳源性眩晕患者,可酌情考虑手术。

(三)康复治疗

1. **心理康复治疗** 焦虑、抑郁症状的患者需要心理治疗,可进行认知行为治疗及生物反馈治疗,必要时应使用抗抑郁、抗焦虑药物。

2. 前庭康复治疗　针对因前庭功能低下或前庭功能丧失/前庭功能亢进等,而出现平衡障碍的患者,训练包括适应、替代、习惯服用、Cawthome-Cooksey训练等,主要基于前庭眼反射和前庭脊髓反射的康复,重塑视觉、本体觉和前庭的三大传入信息的整合功能,增强中枢前庭代偿机制,最终改善患者平衡功能。

(孔维佳)

第二节　梅尼埃病

眩晕(vertigo)作为一种常见临床症状,是耳鼻咽喉科、神经内科等临床科室患者常见的主诉之一。基于人群的多个问卷调查表明,眩晕在成年人中报道高达20%~30%。眩晕疾病的疾病谱涵盖多个学科,涉及疾病多达百余种之多,其中,耳源性眩晕疾病在眩晕疾病中占有较高比例。有研究表明,神经科与耳科联合门诊的812例患者的病因分析,发现前庭周围性占64.7%。其中良性阵发性位置性眩晕、梅尼埃病等是常见的耳源性眩晕疾病。近年来,对耳源性眩晕的研究和临床诊疗工作进展迅速,得以正确诊疗的患者逐渐增多。

梅尼埃病(Ménières's disease)是一种特发性膜迷路积水的内耳病,临床表现为反复发作的旋转性眩晕,波动性感音神经性听力下降,伴有耳鸣、耳闷胀感,发作间期无眩晕。国内曾将其译为"美尼尔病"。1989年"国家自然科学名词审定委员会"根据法语音译为"梅尼埃病"。

1861年,法国医师Prosper Ménière报道了一名病例,其临床表现为发作性眩晕、耳聋、耳鸣,死后的颞骨病理切片为膜迷路内有血性渗出物,而脑脊液无改变。他首次提出内耳疾病可能导致眩晕、耳鸣、耳聋等症状。鉴于其突出贡献,后来以其名字命名此疾病。1938年,英国学者Hallpike和Cairns以及日本学者Yamakawa分别独立研究报道,梅尼埃病患者死后颞骨病理改变为膜迷路积水。

梅尼埃病的病因和发病机制至今尚未阐明,根据其病理改变,可能与多因素导致的内淋巴产生和吸收失衡等因素有关。主要的病因学说包括:内淋巴管机械阻塞与内淋巴吸收障碍学说、免疫反应学说、内耳缺血学说等。新近报道内淋巴管闭塞术治疗梅尼埃病有显著的疗效,提示内淋巴囊的分泌功能异常可能在梅尼埃病的发病中有重要作用。梅尼埃病的典型临床表现包括:①发作性眩晕;②波动性渐进性耳聋;③耳鸣;④耳胀满感。此外,临床上还可见梅尼埃病的特殊形式,如Tumarkin耳石危象、Lermoyez发作等。梅尼埃病的诊断需要依赖翔实的病史、全面仔细的检查(听-平衡功能评级、影像学等)和鉴别诊断,在排除了其他可引起眩晕的疾病后,才能做出正确的临床诊断。

由于梅尼埃病的病因和发病机制尚未阐明,正确治疗必须要以正确的诊断为基础,因此,制定一个公认的诊断标准非常重要。20世纪70年代以来,国内外学者在梅尼埃病诊断和疗效评定标准的制定方面做了大量的工作。了解这一工作的历史演变有助于对梅尼埃病的认识。

一、诊断和疗效评定标准

1972年、1985年以及1995年,美国耳鼻咽喉科学会(American Academy of Otolaryngology, AAO)的听力和平衡委员会(Committee on Hearing and Equilibrium, CHE)分别制定及修订了"梅尼埃病诊断标准"。其中,1995年再次修订了梅尼埃病诊断标准,其主要内容见表1-7-6。

AAO-CHE于1995年修订的梅尼埃病标准,首次将梅尼埃病按诊断依据认可程度分为4类:①确诊梅尼埃病;②临床诊断梅尼埃病;③可能梅尼埃病;④疑似梅尼埃病。只有对具有典型临床表现患者的内耳进行病理学检查证实是膜迷路积水,才能确诊为梅尼埃病。根据该标准,绝大多数患者因在生前都不可能获取内耳组织做病理检查而无法确诊梅尼埃病。而根据多次眩晕发作合并听力减退、耳鸣、耳胀满感可诊断为"临床诊断梅尼埃病";如果仅有一次明确的眩晕发作,同时有耳鸣及听力减退,可视为可能梅尼埃病;如有明确的眩晕发作,但听力不减退,或有听力减退但无明确的平衡障碍,则诊断为疑似梅尼埃病。

表 1-7-6　美国耳鼻咽喉学会（2015）制订的梅尼埃病诊断标准

临床表现

1. 反复自发性眩晕发作

   明确的眩晕发作——自发性旋转性眩晕。持续时间大于 20min（通常为数小时），常很剧烈，伴有平衡功能障碍，持续数天；常伴有恶心、呕吐；意识清楚。常有水平性或水平旋转性眼震

2. 感音神经性听力损失（听力不一定波动）

3. 耳胀满感或耳鸣

诊断分级

1. 确诊梅尼埃病（certain Ménière's disease）：组织病理学证实

2. 临床诊断梅尼埃病（definitive Ménière's disease）：有两次以上明确的眩晕发作，伴有听力减退和耳鸣和 / 或耳胀满感

3. 可能梅尼埃病（probable Ménière's disease）：仅有 1 次明确的眩晕发作，有其他症状和体征

4. 疑似梅尼埃病（possible Ménière's disease）：有明确的眩晕发作，无听力减退；或有听力减退，无明确的平衡障碍

临床分期

1. 一期：平均听阈 ≤25dB

2. 二期：平均听阈为 26~40dB

3. 三期：平均听阈为 41~70dB

4. 四期：平均听阈 >70dB

   只适用于确诊和临床诊断梅尼埃病患者，听阈为治疗前 6 个月内听力最差时 0.5kHz、1.0kHz、2.0kHz 和 3.0kHz 的平均听阈

功能分级

1. 眩晕对日常活动无任何影响

2. 眩晕发作时，必须停止活动片刻，但眩晕症状很快消失，可恢复活动，继续工作、驾驶和无限制的从事活动。无须因眩晕而改变任何计划或活动

3. 眩晕发作时，必须停止活动片刻，但眩晕会消失，可恢复活动，继续工作、驾驶和无限制地从事绝大部分活动。不得不改变某些计划

4. 能工作、驾驶、旅行、照顾家庭或从事绝大部分必要的活动，按须付出巨大努力。必须不断调整工作和计划

5. 不能工作、驾驶或照顾家庭。不能完成绝大多数平时常做的活动，甚至一些必要的活动也受限，基本残疾

6. 丧失劳动能力 1 年以上和 / 或因眩晕、平衡功能障碍而接受补偿

梅尼埃病必须有明确的眩晕发作史，该标准强调"旋转性眩晕"至少持续 20min 以上，因膜迷路积水有一个高峰过程，在一定程度上就有别于其他疾病导致的短暂性或一过性眩晕。患者在眩晕发作时常出现前庭性眼震，即水平性或水平旋转性眼震，这有别于其他非前庭疾病引起的眼震。由于膜迷路积水，神经感受器受到刺激及膜迷路压力增加，耳胀满感是常有的伴随症状。患者的主诉为耳闭、耳闷、耳内难受等。在分析眩晕时，耳胀症状也提示眩晕发作与内耳疾病相关。

美国 AAO-CHE 于 1995 年制订的梅尼埃病诊断标准按照听力水平对疾病进行分期，定义为：根据患者最近 6 个月间歇期听力最差时 0.5kHz、1.0kHz、2.0kHz 及 3.0kHz 纯音的平均听阈进行分期。该诊断标准作为国际通用的诊断标准应用多年。

2015 年，Barany 学会等专业前庭医学学术组织共同制订了《梅尼埃病诊断标准》见表 1-7-7。

表 1-7-7　Barany 学会等学术组织共同制订的
《梅尼埃病诊断标准》（2015）

梅尼埃病诊断标准（2015 年）
临床诊断（definite Ménière's disease）标准为： （1）2 次或 2 次以上眩晕发作，每次持续 20min 至 12h； （2）病程中至少有一次听力学检查证实患耳有低到中频的感音神经性听力下降； （3）患耳有波动性听力下降、耳鸣和 / 或耳闷胀感； （4）排除其他前庭疾病诊断。
疑似诊断（probable Ménière's disease）标准为： （1）2 次或 2 次以上眩晕发作，每次持续 20min 至 24h； （2）患耳有波动性听力下降、耳鸣和 / 或耳闷胀感； （3）排除其他前庭疾病诊断。

中华医学会耳鼻咽喉头颈外科分会也于 1996 年、2006 年分别组织国内耳鼻咽喉科学专家,制订及修订发表了我国的《梅尼埃病诊断依据和疗效评估》,其对我国耳源性眩晕的临床工作有极大的推进作用。此后,我国耳鼻咽喉科学专家在中华医学会耳鼻咽喉头颈外科学分会和《中华耳鼻咽喉头颈外科杂志》编委会的领导下,历经 5 年的努力,制订了我国新的《梅尼埃病诊断与治疗指南(2017)》,并在 2017 年 3 月发表。该指南中的诊断标准采用了 Barany 学会指南(2015)指南的标准,而在治疗方面,该指南的制订是基于循证医学证据,在对梅尼埃病临床治疗研究结果进行谨慎、认真的分析与评估后,所制订的梅尼埃病首个治疗指南。

该《指南》分为前言、临床定义、流行病学、病因、发病机制及诱因、临床表现、诊断、检查、治疗、疗效评定等部分。见表 1-7-8:

表 1-7-8 《梅尼埃病诊断与治疗指南(2017)》

1. 临床定义

梅尼埃病是一种原因不明的、以膜迷路积水为主要病理特征的内耳病,临床表现为发作性眩晕、波动性听力下降、耳鸣和 / 或耳闷胀感

2. 诊断

临床诊断标准为:

(1)2 次或 2 次以上眩晕发作,每次持续 20min 至 12h

(2)病程中至少有一次听力学检查证实患耳有低到中频的感音神经性听力下降

(3)患耳有波动性听力下降、耳鸣和 / 或耳闷胀感

(4)排除其他疾病引起的眩晕,如前庭性偏头痛、突发性聋、良性阵发性位置性眩晕、迷路炎、前庭神经炎、前庭阵发症、药物中毒性眩晕、后循环缺血、颅内占位性病变等;此外,还需要排除继发性膜迷路积水

疑似诊断标准为:

(1)2 次或 2 次以上眩晕发作,每次持续 20min 至 24h

(2)患耳有波动性听力下降、耳鸣和 / 或耳闷胀感

(3)排除其他疾病引起的眩晕,如前庭性偏头痛、突发性聋、良性阵发性位置性眩晕、迷路炎、前庭神经炎、前庭阵发症、药物中毒性眩晕、后循环缺血、颅内占位性病变等;此外,还需要排除继发性膜迷路积水

3. 临床分期

该指南对梅尼埃病的临床分期在美国 1995 年的诊断标准上进行了修订,定义为:根据患者最近 6 个月内间歇期听力最差时 0.5kHz、1.0kHz 及 2.0kHz 纯音的平均听阈进行分期。梅尼埃病的临床分期与治疗方法的选择及预后判断有关。双侧梅尼埃病,需分别确定两侧的临床分期

一期:平均听阈≤25dBHL

二期:平均听阈为 26~40dBHL

三期:平均听阈为 41~70dBHL

四期:平均听阈 >70dBHL

4. 眩晕疗效评价

(1)梅尼埃病眩晕发作次数(需排除非梅尼埃病眩晕发作):采用治疗后 18~24 个月间眩晕发作次数与治疗之前 6 个月眩晕发作次数进行比较,按分值计。得分 =(结束治疗后 18~24 个月间发作次数 / 开始治疗前 6 个月发作次数)×100。根据得分值将眩晕控制程度分为 5 级:A 级,0 分(完全控制);B 级,1~40 分(基本控制);C 级,41~80 分(部分控制);D 级,81~120 分(未控制);E 级,>120 分(加重)

(2)眩晕发作的严重程度及对生活质量的影响:从轻到重,划分为 5 级:0 分,活动不受眩晕影响;1 分,轻度受影响,可进行大部分活动;2 分,中度受影响,活动需付出巨大努力;3 分,日常活动受限,无法工作,必须在家中休息;4 分,活动严重受限,整日卧床或无法进行绝大多数活动

(3)生活质量评价:可以应用头晕残障问卷(dizziness handicap inventory,DHI)等量表进行评价

续表

5. 听力疗效评定

以治疗前 6 个月最差一次纯音测听 0.5kHz、1.0kHz、2.0kHz 的平均听阈减去治疗后 18~24 个月期间最差一次的相应频率平均听阈进行评定。A 级：改善 >30dB，或各频率听阈 <20dBHL；B 级：改善 15~30dB；C 级：改善 0~14dB；D 级：改善 <0dB

双侧梅尼埃病，应分别进行听力评定

6. 耳鸣疗效评定

耳鸣是梅尼埃病的伴随症状，部分患者的耳鸣可影响其生活质量。通过耳鸣匹配或掩蔽试验可以了解耳鸣声的特征。改良的患者"耳鸣痛苦程度"分级如下：0 级，没有耳鸣；1 级，偶有（间歇性）耳鸣，但不影响睡眠及工作；2 级，安静时持续耳鸣，但不影响睡眠；3 级，持续耳鸣，影响睡眠；4 级，持续耳鸣，影响睡眠及工作；5 级，持续严重耳鸣，不能耐受

目前，对梅尼埃病诊断和疗效评定标准的建立与争议主要集中在以下几点：

1. 迄今为止，梅尼埃病的诊断仍依赖病史和听力学检查。但梅尼埃病对内耳的损伤包括耳蜗和前庭两部分。目前仍无公认的梅尼埃病前庭功能评价及分级。近年来，随着前庭功能检查技术的进步，是否会应用前庭功能评价进行梅尼埃病的临床分级评价，尚需要进一步研究；

2. 是否存在"客观的"梅尼埃病诊断方法？梅尼埃病诊疗方法近年来新进展之一是应用造影剂钆进行内耳成像 MRI 检查，通过迷路成像进行膜迷路积水的定量测量，该技术为梅尼埃病的客观诊断依据提供了一种可能的选择。但目前在诸多相关技术上仍在探讨，如给药技术（包括鼓室注射、经咽鼓管给药等）；给予造影剂后的最佳检测时间；内淋巴 MRI 显影后的图像分析技术上等均无统一标准。目前，有学者认为，基于内耳钆造影的 MRI 检查，提出了耳蜗型梅尼埃病和前庭型梅尼埃病的亚型的影像学依据。而耳蜗型梅尼埃病和前庭型梅尼埃病的亚型诊断是 AAO-CHE 早年间提出、后又剔除的分型诊断。那么，是否存在两种亚型的分型诊断？尚需在大量的基础和临床研究基础上，对该技术在梅尼埃病诊断中的意义进行深入研究，得出科学结论。另一方面，膜迷路积水并非梅尼埃病独有的病理表现。如突发性聋疾病也有部分病例存在膜迷路积水的现象。因此，梅尼埃病的病因与病理生理机制尚待进一步阐明，以利于指导诊断标准的制订。

二、治疗

梅尼埃病病因不明，病理机制复杂。目前临床上用以治疗梅尼埃病的方法较多，但常以经验性为主，其治疗目的在于：减少或控制眩晕发作，保存听力，减轻耳鸣及耳闷胀感。由于本病的特征是发作性眩晕，患者的症状分为急性期和间歇期，故治疗策略上分为急性期治疗和间歇期治疗。中华医学会耳鼻咽喉头颈外科分会和《中华耳鼻咽喉头颈外科杂志》编辑部于 2017 年发表的《梅尼埃病诊断与治疗指南（2017）》是国内外第一个基于循证医学证据、包含疾病治疗的梅尼埃病临床治疗指南。该指南提出了基于目前临床研究证据对梅尼埃病的治疗推荐。

（一）急性发作期治疗

治疗原则：控制眩晕、对症治疗。一般治疗：患者在此期要卧床休息，避免刺激。由于患者对眩晕症状存在恐惧心理，因此需要向患者解释病情，说明本病为内耳疾病，并无生命危险。膳食方面，控制水分及盐的摄入，水分控制在 1 000~1 500ml/d 以下，食盐的摄入量低于 1.5g/d。选用高蛋白、高维生素、低脂肪饮食。

药物治疗治疗梅尼埃病的药物种类较多，但迄今为止没有一个被广泛接受的药物治疗方案或标准。

1. **前庭抑制剂** 包括抗组胺类、苯二氮䓬类、抗胆碱能类以及抗多巴胺类药物，可有效控制眩晕急性发作，原则上使用不超过 72h。临床常用药物包括异丙嗪、苯海拉明、地西泮、美克洛

嗪、普鲁氯嗪、氟哌利多等。一些常用药物的用法如下：

（1）地西泮（安定）：可抑制前庭神经核的活性，有抗焦虑及松弛肌肉作用，5~10mg 口服，1~2 次 /d。呕吐严重可 10mg 肌注或静滴。

（2）盐酸地芬尼多（diphenidol）：商品名为眩晕停，对前庭系统有调节作用，对中枢、外周以及颈性眩晕都有良好的治疗效果。副作用为口干。青光眼、心动过速者慎用，肾衰竭患者禁用。

（3）利多卡因：作用于脑干及前庭终器，能阻滞神经冲动。可按 1~2mg/kg 加入 5% 葡萄糖 100~200ml 静脉滴注，可减轻眩晕及耳鸣。

（4）苯海拉明（theohydramine）：有镇静、防晕作用，副作用有嗜睡和皮疹。

（5）胆碱能受体阻滞剂：使乙酰胆碱不能与受体结合，能缓解平滑肌痉挛，扩张血管，改善内耳微循环，抑制腺体分泌，适用于自主神经反应严重，胃肠症状较重的患者。应该注意的是因为其有扩大瞳孔，升高血压的作用，青光眼患者忌用抗胆碱能药物。

1）氢溴东莨菪碱：0.3~0.5mg 口服，或稀释于 5% 葡萄糖溶液 10ml 静脉滴注。

2）山莨菪碱（654-2）氢溴酸注射液：10mg 肌注或静滴。

3）硫酸阿托品：0.5mg 皮下注射或稀释后静滴。

2. 糖皮质激素　如果急性期眩晕症状严重或听力下降明显，可酌情口服或静脉给予糖皮质激素。目前认为，自身免疫或变态反应因素可能与梅尼埃病的发病机制有关，因此，近年来糖皮质激素被较为广泛地应用于梅尼埃病治疗。糖皮质激素的给药方法有全身应用和局部应用。

由于全身应用类固醇激素的诸多不良反应，目前仅在梅尼埃病的急性期，可有选择的全身应用。在应用中应逐渐减量，并严格注意全身用药的禁忌证和不良反应，如感染、糖尿病、骨质疏松、溃疡病、高血压、精神改变以及伤口延期愈合等。Hamann 和 Arnold 列出了其常用的梅尼埃病药物经验治疗方案（见表 1-7-9）。糖皮质激素的局部应用主要应用于缓解期治疗。

3. 如恶心、呕吐症状严重，可加用补液支持治疗。

表 1-7-9　梅尼埃病的 Hamann 和 Arnold 糖皮质激素治疗方案

第 1 天，1 000mg 泼尼松龙，静滴，+2×150mg 雷尼替丁

第 2 天，1 000mg 泼尼松龙，静滴，+2×150mg 雷尼替丁

第 3 天，1 000mg 泼尼松龙，静滴，+2×150mg 雷尼替丁

或者

100mg 泼尼松龙，口服 +150mg 雷尼替丁，2 天
80mg 泼尼松龙，口服 +150mg 雷尼替丁，2 天
60mg 泼尼松龙，口服 +150mg 雷尼替丁，2 天
40mg 泼尼松龙，口服 +150mg 雷尼替丁，2 天
20mg 泼尼松龙，口服 +150mg 雷尼替丁，2 天
10mg 泼尼松龙，口服 +150mg 雷尼替丁，2 天
5mg 泼尼松龙，口服 +150mg 雷尼替丁，2 天
2.5mg 泼尼松龙，口服 +150mg 雷尼替丁，2 天

4. 对诊断明确的患者，按上述方案治疗的同时可加用甘露醇、碳酸氢钠等脱水剂。

（二）间歇期治疗

治疗原则：减少、控制或预防眩晕发作，同时最大限度地保护患者现存的内耳功能。

1. 预防急性发作

（1）患者教育：向患者解释梅尼埃病相关知识，使其了解疾病的自然病程规律、可能的诱发因素、治疗方法及预后。做好心理咨询和辅导工作，消除患者恐惧心理。

（2）调整生活方式：规律作息，避免不良情绪、压力等诱发因素。建议患者减少盐分摄入，每日的最大摄入量为 2 克，如能耐受则为每日 1.5 克。避免咖啡因制品、烟草和酒精类制品的摄入。有学者建议避免 "CATS（咖啡、酒、烟、紧张）"，可预防眩晕发作。

一些患者可能对某些物质过敏，故需要了解梅尼埃病患者的食物变应原，并进行治疗或尽可能避免。部分患者存在季节性变态反应，应避免或减少与变应原接触。部分针对梅尼埃病患者的免疫治疗可减少眩晕频率和严重程度。

2. 药物治疗

（1）倍他司汀：可以改善内耳血供、平衡双侧前庭神经核放电率以及通过与中枢组胺受体的结合，达到控制眩晕发作的目的。

已有较多研究表明倍他司汀控制梅尼埃病

患者眩晕症状的有效性。James 等（2001 年）和 Nauta（2013 年）分别进行了倍他司汀治疗梅尼埃病的系统评价和 meta 分析，结果支持倍他司汀可减轻梅尼埃病的眩晕症状。新近一项长期、多中心、双盲、随机、安慰剂对照研究（2016）表明，倍他司汀与安慰剂相比，并不能减少梅尼埃病的眩晕；新近系统评价认为，低质量的证据表明：在减少眩晕方面，倍他司汀对不同原因导致的眩晕疾病有正面作用。因此，尽管有系统分析认为该文献不符合高质量研究方法，但大部分研究支持倍他司汀可减轻梅尼埃病的眩晕症状。

（2）利尿剂：有减轻内淋巴积水的作用，可以控制眩晕的发作。临床常用药物包括氢氯噻嗪、氨苯蝶啶等，用药期间需定期监测血钾浓度。

利尿剂应用于梅尼埃病已经多年。循证医学（Cochrane 系统评价）研究认为：没有足够的证据表明利尿剂可以有效治疗梅尼埃病患者的眩晕、听力下降、耳鸣和耳胀满感。但新近系统综述表明，多个低证据级别的研究报道，口服利尿剂在梅尼埃病的药物治疗中可能是有益的，可以改善眩晕发作的频率，但缺乏改善听力的可信证据。目前认为，利尿剂是所有梅尼埃病患者相对安全的治疗选择之一。

3. 鼓室注射糖皮质激素　一些研究证实了梅尼埃病的免疫学异常。Brookes 等研究显示，54% 的梅尼埃病患者存在循环免疫复合物。一些研究者认为免疫介导的反应可能触发了梅尼埃病。由于这些进展，发挥糖皮质激素的抗炎和免疫抑制作用，以减少免疫反应，可改善梅尼埃病的症状。无论是口服还是静脉注射，糖皮质激素的副作用是众所周知的。为了减少全身性糖皮质激素应用的副作用，可采用局部治疗方法。其中，鼓室注射糖皮质激素是局部治疗的方法之一。

（1）治疗机制：鼓室注射糖皮质激素控制梅尼埃病患者眩晕发作，治疗机制可能与其改善内淋巴积水状态、调节免疫功能等有关。

（2）治疗方法：目前常用的鼓室注射糖皮质激素是地塞米松、或甲强龙。并无统一的注射频率，文献报道不一，有每日注射、数天注射等。

（3）治疗效果：有前瞻性安慰剂对照随机双盲研究表明，鼓室注射地塞米松后眩晕的完全控制率为 82%，主观耳鸣的改善为 48%，听力提高为 35%，耳胀满感改善为 48%，而对照组的有效比例均很低。循证医学证据（Cochrane 系统评价）结果表明，鼓室注射地塞米松可有效治疗梅尼埃病，在给药后的 24 个月后，眩晕发作的频率和程度可显著改善。

近来，孔维佳等研究发现鼓室注射地塞米松重复疗程，可以提高梅尼埃病眩晕控制率，且听力无损伤。此外还有研究发现，鼓室注射地塞米松可有效控制迟发性膜迷路积水的眩晕发作，且对继发于梅尼埃病的跌倒发作治疗有效；Patel 等的随机双盲对照研究报道了鼓室注射糖皮质激素可以获得与注射庆大霉素相似的眩晕控制率。有研究发现，对于药物保守治疗无效的梅尼埃病患者，鼓室注射糖皮质激素或重复注射可以达到较好的眩晕控制率。该治疗既可以保存耳蜗功能，更能保存前庭功能。

4. 鼓室低压脉冲治疗　经外耳道给脉冲式正压治疗方法是一种较新的梅尼埃病治疗方法。可减少眩晕发作频率，对听力无明显影响。其治疗机制不清，可能与压力促进内淋巴吸收有关。通常先行鼓膜置通气管，治疗次数根据症状的发作频率和严重程度而定。该治疗方法的主要设备为 Meniett 仪器。

有多项研究表明，应用鼓室低压脉冲治疗可有效控制梅尼埃病患者的眩晕发作，部分研究表明可降低耳鸣和耳闷胀感程度。但另有研究表明鼓室低压脉冲治疗长期疗效差。有随机安慰剂对照双盲临床研究表明，鼓室低压脉冲治疗可改善患者眩晕，但对听力和前庭功能改善不显著，并推荐该技术作为单侧梅尼埃病的二线治疗方法。目前，有系统评价研究表明：鼓室低压脉冲治疗可显著降低梅尼埃病患者眩晕发作频率，减轻功能缺陷，其对听力的作用不确定。最佳疗效可能维持 18 个月。因此，尽管鼓室低压脉冲治疗的治疗机制不明，RCT 研究和新近 meta 分析表明，鼓室低压脉冲治疗可改善梅尼埃病患者的眩晕症状。

5. 鼓室注射庆大霉素　可有效控制大部分患者的眩晕症状，注射耳有听力损失的发生，其机制与单侧化学迷路切除有关。内耳局部给药与全身给药相比,具有诸多无可比拟的优点。它的理论基础基于药物能经过圆窗膜渗透,在内外淋巴液中达到比全身给药时的脑脊液或血液中高得多的浓度。

早在1948年Fowler利用氨基糖苷类抗生素的耳毒性,通过链霉素全身给药治疗眩晕。Schuknecht于1956年首次报道了中耳灌注链霉素治疗单侧梅尼埃病,患者的眩晕症状得以控制。以后的研究及应用改为为庆大霉素,后者的前庭毒性更为显著。Beck(1978年)改用庆大霉素鼓室内注射治疗取得良好效果。目前,局部应用氨基糖苷类抗生素治疗梅尼埃病已经成为治疗单侧梅尼埃病的一种相对安全和有效的方法。适用于难治性梅尼埃病,且无应用听力或重度耳聋的患者,可应用氨基糖苷类抗生素的局部治疗。该方法又称化学性迷路切除。

(1)治疗机制:梅尼埃病的发病机制最经典的学说是内淋巴液生成/吸收障碍。前庭暗细胞是内淋巴液生成部位之一,其正常功能是调节内淋巴液各种离子的浓度平衡。暗细胞比毛细胞对庆大霉素的毒性更敏感,庆大霉素可通过对暗细胞的毒性作用,破坏其分泌功能,改变上皮细胞对淋巴液的吸收机制。该治疗方法旨在影响内淋巴的生化环境,达到缓解膜迷路积水的目的。另外一个可能的机制是庆大霉素可破坏前庭毛细胞。因此,庆大霉素鼓室内给药治疗梅尼埃病的可能药理作用机制是:①破坏毛细胞,减少前庭病理性兴奋向中枢的传递;②破坏暗细胞,减少内淋巴液生成,减轻膜迷路积水。

(2)治疗方法:在氨基糖苷类抗生素中,庆大霉素耳毒性低于链霉素,较链霉素的安全系数高;治疗量与中毒量差距较大,有较大的治疗窗。

由于内耳结构解剖部位隐匿,组织结构复杂,内耳局部给药必须经由中耳鼓室。目前有鼓室内直接注射药物、药物注射至蜗窗龛处的预置材料、半植入式微导管持续给药,以及微虹吸管给药装置等四种给药途径。目前国内外鼓室注射庆大霉素的方法包括:固定法、滴定法、改良滴定法、单次注射法等,尚无统一方法。孔维佳等探索改良滴定法,使用低浓度庆大霉素(20mg/ml),进行两次鼓室注射(间隔一周),之后观察是否出现效果,即单侧前庭功能减退症。若梅尼埃病复发,则进行第三次注射,注射次数最多为四次。临床研究显示,该方法治疗顽固性单侧梅尼埃病,眩晕控制率达90%,听力下降20%。

早期研究推荐庆大霉素注射达到前庭功能的完全破坏,以控制眩晕;但现在研究推荐可进行前庭功能部分破坏,既可有效控制眩晕,又减少感音神经听力损失风险。研究表明,前庭功能的完全破坏对于眩晕控制不是必要的,部分破坏可降低听力损失的风险达20%左右。

需要注意的事项:①某些基因突变患者对氨基糖苷类药物敏感性增加,注射庆大霉素有致聋风险,注射前应告知风险,并进行相关遗传学检查;②鼓室注射庆大霉素期间,应监测听力变化;③双侧梅尼埃病患者,或年龄大于65岁的老年梅尼埃病患者均是鼓室注射庆大霉素的相对禁忌。

6. **手术治疗** 凡是眩晕发作频繁、剧烈,长期非手术治疗无效,耳鸣及耳聋严重者可以考虑进行手术治疗;手术方式较多。手术类型分为保守性(听觉功能保存性)手术和破坏性(听觉功能破坏性)手术两大类。听觉功能保存性手术可按前庭功能保存与否,进一步分为前庭功能保存性手术和前庭功能破坏性手术两亚类。前庭功能保存性手术包括:内淋巴囊减压术、内淋巴囊蛛网膜下腔分流术、内淋巴囊乳突腔分流术等。听功能保存前庭功能破坏性手术包括:颅中窝径路前庭神经切断术、迷路后-乙状窦后径路前庭神经切断术等。听功能和前庭功能破坏性手术是破坏外周前庭系统的感觉细胞和/或神经结构的各种术式,包括:化学性迷路切除、第Ⅷ对脑神经切断术、迷路毁损术。

(1)内淋巴囊传统手术(endolymphatic sac surgery):内淋巴囊外科治疗是保守性手术的代表性手术。它的理论基础是基于内淋巴囊含有膜迷路之吸收上皮的主要结构,而内淋巴囊减压或引流可为内淋巴提供较好的引流。理论上而言,内淋巴囊手术的基本类型有两种:①内淋巴囊减压术:这要靠切除乳突部的颅后窝骨板来实现;②内淋巴囊引流术:使内淋巴囊腔与乳突气房或与颅后窝脑脊液系统相通。内淋巴系统的减压和引流将可减少内淋巴的增量。

内淋巴囊手术的优点是：①手术操作较容易；②可在局麻或短效全麻下进行手术；③对听觉功能无影响。但是，内淋巴囊手术亦有下列缺点：①内淋巴囊囊腔的判断有时比较困难；②内淋巴系统受阻的部位常不同。可在接近内淋巴囊的内淋巴管腔阻塞，亦可由扩张的膜结构阻塞内淋巴管腔；③用于内淋巴囊与乳突腔或内淋巴囊与蛛网膜下腔分流而置入的引流管，可被纤维组织所包，阻碍手术形成的引流系统作用；④由阻塞内淋巴管引起的膜迷路积水的实验动物并不产生前庭症状，这使人怀疑膜迷路积水是否总是能引起眩晕。

内淋巴囊传统手术的适应证：三期及以上梅尼埃病患者；对于部分二期、有强烈手术意愿的患者也可以考虑行内淋巴囊手术。

目前只有一项有 30 患者的双盲安慰剂对照的 RCT 研究表明内淋巴囊引流术与乳突切除术有同等疗效，该研究目前仍有争议。有系统研究和 meta 分析认为：内淋巴囊手术（包括减压和乳突引流术）对 75% 的药物治疗无效梅尼埃患者有短期（大于 1 年）及长期（大于 2 年）疗效。内淋巴减压术和乳突腔引流术有相似的眩晕控制率。尽管如此，由于该手术的并发症发生率低，目前仍被视为药物或保守治疗无效患者采用的第一线手术方式。

（2）半规管阻塞术（triple semicircular canal plugging）：机制尚未明确，部分患者的听力及前庭功能可能会受到损伤。适应证：原则上适用于四期梅尼埃病患者；对于部分三期患者、内淋巴囊手术无效、言语识别率小于 50% 及强烈要求手术者也可以行该手术治疗。

殷善开等首次报道了三个半规管阻塞术治疗梅尼埃病，短期评价示 2 例完全控制、1 例显著控制；樊兆民等对三个半规管阻塞术治疗梅尼埃病进行了大宗病例研究。新近 Zhang 等（2019年）报道了三个半规管阻塞术治疗 361 例梅尼埃病的大宗病例报道，2 年随访该手术组眩晕总控制率为 97.8%（353/361），完全控制率为 80.3%（290/361），实质控制率为 17.5%（63/361），听力下降率为 26.3%（95/361）。该研究发现半规管阻

塞术治疗梅尼埃病的眩晕控制率高于作为对照的庆大霉素鼓室注射组，而听力下降发生率与对照组相当。结果表明，对于顽固性梅尼埃病，尤其是无实用听力的患者，该手术是一种有效的治疗方法。

（3）内淋巴管闭塞术（endolymphatic duct blockage）：该术式最早由 Saliba 等（2015）报道，该手术的机制尚不明确。既往有研究发现内淋巴囊中也有暗细胞存在且具备分泌功能。在病理状态下，内淋巴囊分泌功能异常可以直接导致内淋巴液生成过多，并通过内淋巴管造成膜迷路积水，影响迷路功能。因此，该手术可能与改变内淋巴液的循环有关。

Saliba 等首次报道时，比较了该手术与内淋巴囊减压术治疗梅尼埃病的差异，研究发现前者的眩晕控制率（96.5%）显著高于后者（37.5%），且两种手术患者的术后听力无显著下降。在 2016 年的一项后续研究中，一组更多的患者行该手术治疗，研究报道该手术的梅尼埃病眩晕控制率达 89.9%。

（4）前庭神经切断术（vestibular nerve transection）：前庭神经切断术的理论基础是：病变的前庭外周感觉器官或病变的前庭神经节所产生的异常信号经前庭神经传入前庭中枢。切断前庭神经可中断或消除异常动作电位向前庭中枢的传递，而切除前庭神经节则可防止神经再生。因此，前庭神经切断术属于对症性治疗的手术。在理论上，前庭神经切断术的优点是既可消除眩晕症状，又可在很大程度上保存听力（仅经迷路径路前庭神经切除术除外）。适应证：前期治疗（包括非手术及手术）无效的四期梅尼埃病患者。

前庭神经切断术按切除的神经分为包括前庭神经节的前庭神经切断术和不包括前庭神经节的前庭神经切断术两种；术式按手术径路可分为：颅中窝径路前庭神经切断术、经乳突及迷路径路前庭神经切断、经耳蜗径路前庭神经切断、迷路后径路前庭神经切断术、乙状窦后径路前庭神经切断术等。该手术对梅尼埃病的眩晕控制率达 90%~95%。

（5）迷路切除术（labyrinthectomy）：迷路切除术是破坏性手术的代表性手术。其手术原则是

完全清除病变侧所有五个前庭外周感觉器官的感觉上皮,以及支配这5个前庭外周感觉器官的外周神经纤维,从而消除从病变侧的前庭外周向脑干传入的神经冲动信号;再通过中枢的代偿作用而获最大程度的定位,达到消除眩晕症状的目的。目前普遍采用的迷路切除术式有经鼓室和经乳突两种径路。

手术疗效:迷路切除术治疗难治性眩晕的眩晕缓解率达到98%。一般患者在术后2~6天可获不同程度的前庭代偿,其前庭代偿出现的时间和程度取决于:患者术前前庭功能、患者的年龄,以及患者其他平衡感觉传入系统再定位的能力。伴有其他平衡感觉传入系统障碍的患者,可有前庭代偿不全的症状,表现为术后平衡障碍。

适应证:无实用听力、多种治疗方法(包括非手术及手术)无效的四期梅尼埃病患者。该手术是所有梅尼埃病的治疗方法中对听觉和前庭外周彻底破坏的方法,目前已较少应用。

(三)前庭和听力康复治疗

治疗梅尼埃病,在控制眩晕的基础上,应尽可能地保留耳蜗及前庭功能,提高患者生活质量。

1. **前庭康复训练** 由于梅尼埃病的病理特征是发作性眩晕,属非稳定的前庭病理改变。经典的前庭康复治疗(vestibular rehabilitation therapy)方法并未将梅尼埃病纳入其适应证。近年来,随着对梅尼埃病研究和治疗方法的深入,以及前庭康复治疗概念的深化,目前认为,梅尼埃病也可进行前庭康复治疗。主要表现在以下两个方面:①对于间歇期的梅尼埃病患者,前庭康复治疗可使患者的姿势稳定性提高,提高其生活质量;②对于已经进行了外科手术治疗或化学性迷路切除(如梅尼埃病的中耳给药治疗)治疗的梅尼埃病患者,尤其是前庭功能破坏性手术的患者适合进行前庭康复治疗。手术破坏单侧迷路导致一侧的前庭功能低下,使得来自双侧前庭终器的感觉信息不对称,通过前庭康复治疗可促进中枢代偿的建立,消除由于不对称前庭外周信息输入而产生的不平衡感。前庭康复治疗的具体方法较多,有一般性前庭康复、个体化前庭康复等。

2. **听力康复** 对于病情稳定的三期及四期梅尼埃病患者,可根据听力损失情况酌情考虑验

配助听器或植入人工耳蜗。

(四)梅尼埃病个体化综合治疗方案

目前,梅尼埃病的治疗方法较多,医师在制订治疗方案时,也必须思考怎样的治疗方案才是最佳选择(图1-7-1)。

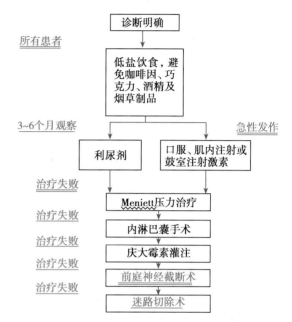

图 1-7-1 Sajjadi 和 Paparella 提出的
梅尼埃病的阶梯治疗方案

在梅尼埃病的治疗中,应根据疾病的不同时期进行治疗方案的优化。由于梅尼埃病是渐进型疾病,随着病程的发展,眩晕发作次数逐渐增加,病变程度逐渐加剧,眩晕发作也随之频繁,患者的听力下降及耳鸣症状也在逐渐加重。因此,在疾病的不同阶段,治疗策略并不相同。梅尼埃病早期的治疗主要是控制眩晕,并尽可能地选择保存听力的治疗方法;如果疾病发展到一定阶段,患者的听力有较重的损伤,则可以选择其他治疗,如氨基糖苷类抗生素的中耳给药治疗,以及保存听力的手术治疗等;对于听力已经有严重损伤的难治性眩晕患者,可选择不保存听力的手术治疗。2008年,孔维佳等提出了耳源性眩晕疾病个体化分阶段综合治疗模式;同年,Sajjadi 和 Paparella 提出了梅尼埃病的阶梯治疗方案。

2017年中华医学会耳鼻咽喉头颈外科分会与《中华耳鼻咽喉头颈外科杂志》共同制订的《梅尼埃病诊断与治疗指南(2017)》中,提出的梅尼埃病治疗方案见表1-7-10。

表 1-7-10　梅尼埃病治疗方案的选择

临床分期	治疗方案
一期	患者教育、改善生活方式、倍他司汀、利尿剂、鼓室注射糖皮质激素、前庭康复训练
二期	患者教育、改善生活方式、倍他司汀、利尿剂、鼓室注射糖皮质激素、低压脉冲治疗、前庭康复训练
三期	患者教育、改善生活方式、倍他司汀、利尿剂、鼓室注射糖皮质激素、低压脉冲治疗、内淋巴囊手术、鼓室注射庆大霉素、前庭康复训练
四期	患者教育、改善生活方式、倍他司汀、利尿剂、鼓室注射糖皮质激素、低压脉冲治疗、内淋巴囊手术、鼓室注射庆大霉素、三个半规管阻塞术、前庭神经切断术、迷路切除术、前庭康复训练

对于部分眩晕发作频繁、剧烈,有强烈手术意愿的二期患者也可考虑行内淋巴囊手术;对于部分眩晕发作频繁、剧烈,内淋巴囊手术无效、言语识别率小于50%,强烈要求手术的三期患者也可考虑行三个半规管阻塞术

三、梅尼埃病治疗方法与遴选方案的思考

既往的传统梅尼埃病治疗方法遴选中,多以是否保护听力作为治疗方法选择的出发点。临床上一旦某种对听觉系统无创或微创的治疗方法失败,则升级为对听觉系统有创或破坏性治疗方法。2017 年发表的法国梅尼埃病诊断与治疗指南,以及 2018 年发表的梅尼埃病诊断治疗国际共识相继提出按照患者的听力损失程度选择治疗方法,以梅尼埃病患者残存听力功能分级作为治疗方法选择的基础,仍忽略了对前庭功能的保护。然而,随着社会老龄化的快速进展,平衡功能在老年人日常生活中的作用日趋突出。因此,增加对前庭功能及平衡功能保护的治疗理念应列为梅尼埃病治疗的重要原则内容。故在梅尼埃病治疗方法选择时,平衡功能的保护应引起临床医师高度重视。

（孔维佳）

第三节　良性阵发性位置性眩晕

一、良性阵发性位置性眩晕诊断标准的建立

良性阵发性位置性眩晕(benign positional paroxysmal vertigo, BPPV)是一种相对于重力方向的头位变化所诱发的、以反复发作的短暂性眩晕和特征性眼球震颤为表现的外周性前庭疾病,常具有自限性、易复发。BPPV 是引起眩晕的最常见的内耳疾病,Von Brevern 等报道,BPPV 占前庭性眩晕患者的 20%~30%。由于 BPPV 可以自发缓解,所以此病的发病率可能被低估。通常 40 岁以后高发,而且年龄越大发病风险越高。大多数 BPPV 影响一个半规管,通常是后半规管。但有时也会影响单侧或双侧多个半规管。

（一）发病机制

1962 年 Schuknecht 对 3 例临床确诊的 BPPV 患者进行颞骨病理学检查,发现椭圆囊、球囊和壶腹嵴感觉上皮正常,而在后半规管壶腹嵴发现嗜碱性颗粒沉着,并认为这可能是产生重力刺激敏感的眩晕与眼震的原因。目前公认的两种学说是:

1. 嵴帽结石症(cupulolithiasis)学说　认为耳石粘贴在半规管的壶腹嵴帽上,头位变化时,耳石可以直接引起壶腹嵴偏移而导致眩晕的发生。

2. 管结石症(canalithiasis)学说　认为耳石漂浮在半规管里,头位变动时,耳石因重力作用直接或间接引起壶腹嵴帽偏移而出现症状。后来该理论被 Parnes 等在外科手术中证实。

（二）诊断标准

2017 年,中华耳鼻咽喉头颈外科杂志编辑委员会和中华医学会耳鼻咽喉头颈外科组织国内专家多次研讨,制定出台了《良性阵发性位置性眩晕的诊断和治疗指南(2017)》。BPPV 的诊断标准为:

1. 相对于重力方向改变头位后出现反复发作的、短暂的眩晕或头晕(通常持续不超过 1min)。

2. 位置试验中出现眩晕及特征性位置性眼震。

3. 排除其他疾病,如前庭性偏头痛、前庭阵发症、中枢性位置性眩晕、梅尼埃病、前庭神经炎、

迷路炎、上半规管裂综合征、后循环缺血、直立性低血压、心理精神源性眩晕等。

各类 BPPV 位置试验的眼震特点如下：

1. 后半规管 BPPV　在 Dix-Hallpike 试验或侧卧试验（side-lying test）中患耳向地时出现带扭转成分的垂直上跳性眼震（垂直成分向上，扭转成分向下位耳），由激发头位回复至坐位时眼震方向逆转。

2. 外半规管 BPPV

（1）眼震分型：①水平向地性：若双侧滚转试验均可诱发水平向地性眼震（可略带扭转成分），持续时间 <1min，则可判定为漂浮于外半规管后臂内的管石症；②水平离地性：双侧滚转试验均可诱发水平离地性眼震（可略带扭转成分），若经转换手法或能自发转变为水平向地性眼震，持续时间 <1min，则可判定为漂浮于外半规管前臂内的管石症；若诱发的水平离地性眼震不可转换，持续时间 ≥1min，且与体位维持时间一致，则可判定为外半规管嵴帽结石症。

（2）患侧判定：滚转试验中水平向地性眼震诱发眼震强度大、持续时间长的一侧为患侧；水平离地性眼震中诱发眼震强度小、持续时间短的一侧为患侧。当判断患侧困难时，可选择假性自发性眼震、眼震消失平面、低头 – 仰头试验、坐位 – 仰卧位试验等加以辅助判断。

3. 前半规管 BPPV　在 Dix-Hallpike 试验或正中深悬头位试验中出现带扭转成分的垂直下跳性眼震（垂直成分向下，扭转成分向患耳），若扭转成分较弱，可仅表现为垂直下跳性眼震。

4. 多半规管 BPPV　多种位置试验可诱发相对应半规管的特征性眼震。

（三）BPPV 的诊断分级

1. 确定诊断相对于重力方向改变头位后出现反复发作的、短暂的眩晕或头晕。位置试验可诱发眩晕及眼震，眼震特点符合相应半规管兴奋或抑制的表现。①后半规管 BPPV：患耳向地时出现带扭转成分的垂直上跳性眼震（垂直成分向上，扭转成分向下位耳），回到坐位时眼震方向逆转，眩晕及眼震持续时间通常不超过 1min；②外半规管 BPPV：双侧位置试验均可诱发水平向地性或水平离地性眼震。排除其他疾病。

2. 可能诊断相对于重力方向改变头位后出现反复发作的、短暂的眩晕或头晕，持续时间通常不超过 1min。位置试验未诱发出眩晕及眼震。排除其他疾病。

3. 存在争议的综合征相对于重力方向改变头位后出现反复发作的、短暂的眩晕或头晕。位置试验诱发出的眼震不符合相应半规管兴奋或抑制的表现、难以和中枢性位置性眼震相鉴别，或多个位置试验中出现位置性眼震、但无法确定责任半规管，或同时出现外周和中枢性位置性眼震，或位置试验中出现眩晕、但未观察到眼震。

二、BPPV 的治疗

手法复位治疗是 BPPV 治疗的主要手段。尽管存在着方法各异的耳石复位法，但其技术原理均是根据 BPPV 的两个发病机制而设计，通过沿特定空间平面的头位转动，使病变的半规管处于垂直位置，管内漂浮的耳石受到重力的作用沿管壁下沉，最终经半规管开口回到椭圆囊。

（一）手法复位

1. 后半规管 BPPV　建议首选 Epley 法，其他还可选用改良的 Epley 法或 Semont 法等，必要时几种方法可重复或交替使用。

2. 外半规管 BPPV

（1）水平向地性眼震（包括可转换为向地性的水平离地性眼震）：可采用 Lempert 或 Barbecue 法以及 Gufoni 法（向健侧），上述方法可单独或联合使用。

（2）不可转换的水平离地性眼震：可采用 Gufoni 法（向患侧）或改良的 Semont 法。

3. 前半规管 BPPV　可采用 Yacovino 法，尤其适用于患侧判断困难的患者。

4. 多半规管 BPPV　采用相应的复位手法依次治疗各半规管 BPPV，优先处理诱发眩晕和眼震更强烈的责任半规管，一个半规管复位成功后，其余受累半规管的复位治疗可间隔 1~7d 进行。

（二）常用手法复位方法

1. Semont 法　1988 年，Semont 根据嵴石症的理论提出了耳石解脱法（liberatory maneuver），因此，此手法特别适用于嵴石症的患者。Semont 管石解脱法通过头位变动，将患者以坐位为中心，相当于快速旋转180°,产生一个加速度,达到以下目的:①驱使内淋巴运动,使可能沉积于壶腹嵴上的耳石受到冲击、牵引而分离脱落,重新进入前庭;②在重力作用下,先使可能悬浮的管石移位于半规管最低位;成功地旋转后,使管石进入总脚;然后回复至椭圆囊。主要操作步骤为:①患者于床沿直坐,治疗者手扶患者头部向健侧旋转45°,然后快速向患侧卧下,保持5min;②快速移动身体经坐位至对侧卧位,保持5min;③患者慢慢坐起,取头直位(图1-7-2)。完成上述3个步骤为1个治疗循环。上述过程反复进行,直到任一位置均无眩晕和眼震出现为止。此手法的有效率据报道在52%~90%,复发率可以高达29%。与传统的耳石复位法相比,无明显差别。就诊过迟(从出现症状到就诊超过6个月)或继发于头外伤的BPPV患者治愈率低。

2. Epley 法 1992年Epley首次报道了耳石复位法(canalith repositioning procedure, CRP)技术治疗BPPV,该技术又称为"Epley手法"。在1992年首次报道之前,该技术已经应用了很多年,目前仍被广泛的应用。此手法的主要操作步骤是:患者处于坐位,头向患耳转45°,患耳乳突部固定振动器。①扶患者的头部迅速使其躺下,并且使头部置于治疗床外低于水平面20°,观察眼震,并保持30s;②然后将患者的头部向健侧转动45°,并且保持30s;③将患者的头部向健侧转动90°,并且患者的身体也随之向健侧转动90°,保持40s;④扶患者坐起,此时头部应偏向健侧90°~135°;⑤头部转回到中线位置,并将振动器摘下(图1-7-3)。在早期运用该技术治疗BPPV时,作者强调乳突振动器的应用。因为作者认为振动可以使黏附在管壁上的耳石松动,这样可以使耳石更容易在重力的作用下运动。后来发现乳突振动并未增加此手法的治愈率。尽管如此,还是有些作者强调乳突振动的必要性。另外,使用该手法治疗时,往往需要给患者使用镇定剂,以期减轻治疗过程中患者的痛苦。另外,该手法不适合老年患者及颈椎病患者,操作过程

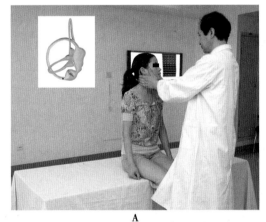
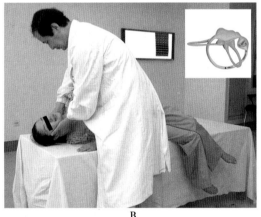

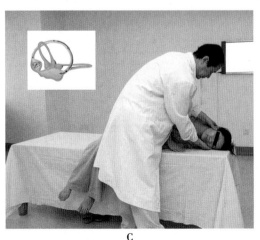

图 1-7-2 Semont 复位法

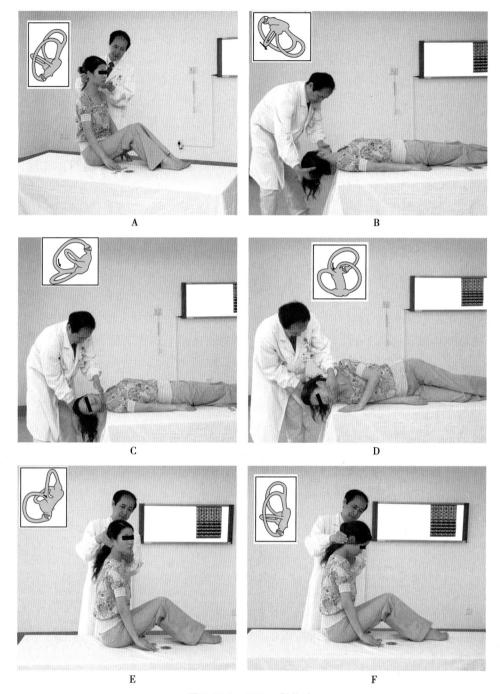

图 1-7-3　Epley 复位法

中一定要注意牢牢地托住患者的头部,以免损伤颈部。

3. **改良 Epley 法**　随后的时间里,一些作者对 Epley 手法进行了改进。1993 年,Parnes 等在传统的耳石复位法的基础上提出了一种改良的方法——颗粒复位法(particle repositioning manoeuvre, PRM)。与传统的耳石复位法相比,最大的区别是治疗过程中的头位由 5 个变成 4 个:第 4 个头位和第 5 个头位融合成一个。此手法无需镇定剂也

无需乳突震动,且要求动作迅速,整个过程最好不要超过 5min。治疗结束后,患者需保持垂直坐位 24~48h 以防止复发。与传统的 Epley 手法相比,此手法更加简单,且患者容易接受。具体操作步骤如下:①患者坐于检查桌上,面向前;②患者的头部向患侧转动 45°,然后使其迅速躺下,并且使头部位于治疗床外,低于水平面 30°;③患者的头部向健侧转动 90°,并且保持 30s;④患者的头部继续向健侧转动 90°,并且身体也随之向健侧转动

90°，保持30s；⑤最后患者坐起。其他改进如：各个头位之间缓慢而连续地转动；每转动15°~20°就停顿10~20s等。这些改进并没有明显提高治愈率，但是可以减轻患者的痛苦以及使操作相对简单。

4. 强迫侧卧体位法 对于外半规管BPPV的认识相对较晚，直到1985年，才由Cipparrone和McClure首次报道。由于对后半规管BPPV的较深认识，使得对外半规管BPPV的诊断和治疗发展很快。同样，对于治疗外半规管BPPV也存在许多不同的耳石复位手法。最简单的一种手法是：强迫侧卧体位法（forced prolonged position

maneuver）。此方法由Vanucchi于1997年首先报道，该技术操作简单，只是要求患者卧床12h并且保持患耳在上。作者报道此法的有效率可以达到90%以上。

5. Lempert法或Barbecue法 1996年，Lempert介绍了一种治疗外半规管BPPV的方法，称Lempert法。因为治疗的过程像烧烤时翻滚食物，因此又被称为Barbecue法。其主要操作步骤为：①患者坐于治疗台上，在治疗者帮助下迅速平卧；②头向健侧扭转90°；③身体向健侧翻转180°，头转90°，鼻尖朝下；④继续向健侧方向翻转，使侧卧于患侧；⑤坐起（图1-7-4）。上述4个步骤完成

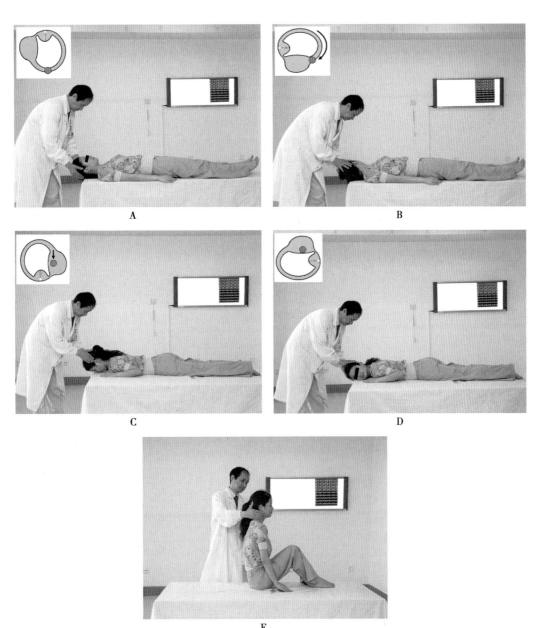

图1-7-4 Barbecue复位法

头部 3 个 90° 翻滚为一个治疗循环,每一体位待眼震消失后再保持 1min。此手法比较简单,患者易接受,因此被大量的患者及医师作为首选。治疗过程中最重要的一步是从 180° 翻转到 270°,因此,治疗过程中仅仅翻转 180° 绝对不够。

尽管对于各种手法复位疗效的文献报道较多,但缺乏前瞻、双盲的临床研究。另外,存在多种因素,如患者的年龄、严重程度及伴发疾病等多种因素影响 BPPV 的疗效,因此,尚不能确定哪种手法复位的疗效更好。目前,大多数学者认为各种手法的总体效果相差不多。因此,治疗过程中,根据患者的情况以及医师的偏好选取合适的手法可以达到很好的治疗效果。如果一种手法复位失败,可以选择另外的手法或者联合使用两种手法。

(三)耳石复位仪辅助复位

尽管手法复位经济、简单,易于推广应用,但是其亦有明显的缺点:①手法复位可能加重患者颈椎损伤,因此,颈椎、腰椎疾病患者及过度肥胖者不适合采用手法复位;②单个复位手法相对简单,易于掌握,但是临床应用时,往往需要医师掌握多种复位手法,导致正确熟练的应用相对困难。为了克服以上问题,三维耳石复位仪应运而生。三维轴向耳石复位仪主要包括三个轴向旋转运动的滚轮系统,可进行立体空间三个轴向的运转。患者配戴无线视频眼震仪,眼震信息被采集,传送至显示器,医师通过显示器观察患者在检查及治疗过程中的眼震情况。该仪器既可进行 BPPV 的诱发试验又可进行复位治疗。在检查和治疗过程中,患者坐在治疗椅上,通过束缚带固定。患者的头位不需改变,通过转椅的 360° 旋转,改变患者整个身体的位置以达到特定的体位,诱发检查及治疗。三维耳石复位系统弥补了手法复位中需要患者颈部转动的缺陷,治疗过程更加简单、直观,适用于颈部及躯干疾病等头部转动不灵活的患者,以及手法复位治疗无效的患者。近年来,主观性 BPPV 越来越受到临床医师的重视。该类患者特征为仅在特定体位有眩晕或头晕症状而不伴发眼震的发生。最近的研究发现,以上手法复位同样适合于治疗主观性 BPPV,而且其疗效与典型的 BPPV 相当。

(四)药物治疗

原则上药物并不能使耳石复位,但鉴于BPPV 可能和内耳退行性病变有关或合并其他眩晕疾病,下列情况可以考虑药物辅助治疗:①当合并其他疾病时,应同时治疗该类疾病;②复位后有头晕、平衡障碍等症状时,可给予改善内耳微循环的药物,如倍他司汀、银杏叶提取物等。因前庭抑制剂可抑制或减缓前庭代偿,故不推荐常规使用。

(五)手术治疗

临床上 BPPV 一般呈良性经过,经过一段时间的非手术治疗,大多数患者能够痊愈,只有少数患者需要手术治疗。以往人们采用后壶腹神经切断、前庭神经切断等技术解决这一类位置性眩晕患者的痛苦。前庭神经切断手术创伤大,并发症多,术后恢复时间长。后壶腹神经切断手术技巧要求高,且有较高的感音神经性聋发生率。对于诊断清楚、责任半规管明确,经过 1 年以上规范的耳石复位等综合治疗仍然无效且活动严重受限的难治性患者,可考虑行半规管阻塞等手术治疗。近年来国内外耳科学者将目光投射至半规管阻塞手术,动物试验及临床观察显示单个半规管阻塞不影响受试动物及位置性眩晕患者耳蜗及所阻塞半规管以外的其他前庭末梢器官的功能,后半规管阻塞治疗难治性位置性眩晕取得了良好的疗效。

1. 半规管阻塞术的历史　后半规管阻塞治疗后半规管 BPPV 旨在克服单孔神经切断术的缺点。Money 和 Scott 首先在前庭生理实验中应用这一技术,阻塞单个半规管以消除该半规管对角加速度的反应,而不影响其他前庭感受器及耳蜗功能(图 1-7-5~ 图 1-7-7),是一种微创、安全、有效的治疗眩晕的技术。

2. 半规管阻塞术在良性阵发性位置性眩晕治疗中的应用现状　内科治疗无效的 BPPV患者,可考虑手术治疗,手术分为两大类:①消除病理信号的传入,包括后壶腹神经切除术、下前庭神经切断术;②阻断刺激,主要是阻断内淋巴流,消除壶腹嵴偏位移动,即半规管阻塞术。

半规管阻塞术的手术方法:全麻下行常规乳突切开术,显露水平和后半规管,在相应半规管远离壶腹端的骨壁上开 1mm 大小骨窗,显露膜性半规管。然后选用骨粉块、骨蜡、颞筋膜、生物胶等

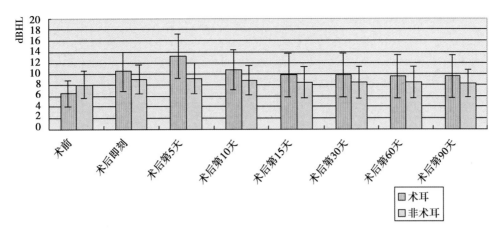

图 1-7-5　三半规管阻塞前后豚鼠 ABR 反应阈值变化

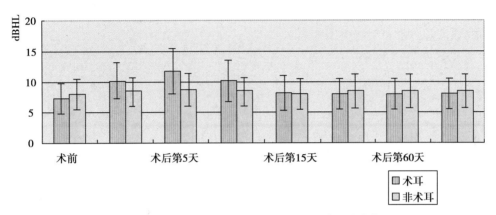

图 1-7-6　后半规管阻塞后豚鼠 ABR 反应阈值变化

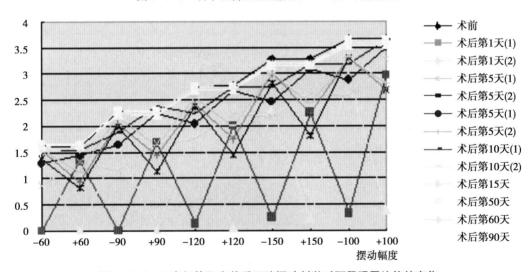

图 1-7-7　三半规管阻塞前后正弦摆动刺激时豚鼠眼震均值的变化

阻塞材料从骨窗塞进半规管,完全阻塞半规管腔,压迫内淋巴管,阻塞内淋巴流动。阻塞材料压入骨窗内以完全阻塞半规管腔为度,阻塞物过多会涌入壶腹和前庭,可能影响听力,过少不能完全阻断内淋巴流。阻塞完成后,用筋膜封闭骨窗,吸收性明胶海绵压迫(图 1-7-8~ 图 1-7-10)。

临床应用:Parnes 等(1991 年)报道了 8 例

BPPV 患者,用骨粉块和纤维生物胶阻塞后半规管。8 例均消除了位置性眩晕症状,3 例出现了暂时性混合性聋,6 周后恢复。随后其他人尝试用激光照射使半规管膜迷路收缩、塌陷而阻断内淋巴流动,从而达到半规管阻塞的目的,并取得了很好的疗效。上海交通大学附属第六人民医院先后为 4 名 BPPV 患者施行单个半规管阻塞手术,

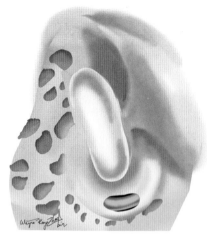

图 1-7-8 乳突轮廓化及后半规管开窗示意图

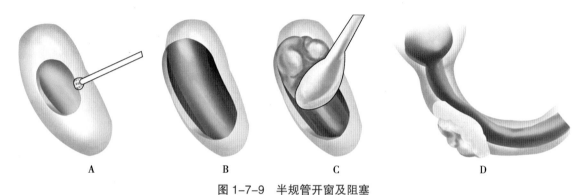

图 1-7-9 半规管开窗及阻塞
A. 半规管开窗；B. 暴露膜半规管；C. 填塞吸收性明胶海绵；D. 填塞后示内淋巴液流动受阻

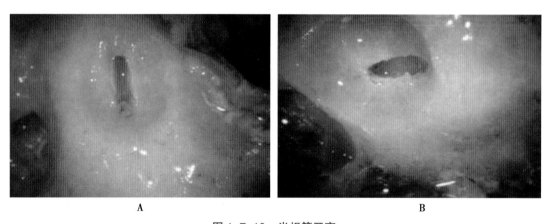

图 1-7-10 半规管开窗
A. 水平半规管开窗；B. 后半规管开窗

其中临床确诊后半规管 BPPV 者 3 例，外半规管 BPPV 者 1 例，分别施行后半规管阻塞与外半规管阻塞。术后随访 1~7 年，全部消除了难治性位置性眩晕的症状，术后随访结果表明单个半规管阻塞可以有效地消除相应半规管的功能，解除位置性眩晕的症状，而对患者耳蜗功能及其他前庭末梢器官的功能没有影响。

3. 半规管阻塞术的思考 从理论上讲，半规管阻塞术是将膜迷路压迫于半规管的内壁上，在阻塞物和壶腹之间形成一个封闭的、充满内淋巴液的间隙，因此，内淋巴不能流动。如果没有温度的变化，液体是不能压缩和膨胀的，因此，这一作用有效地消除了半规管内所有的内淋巴流动，从而有效地控制眩晕发作（图 1-7-11）。

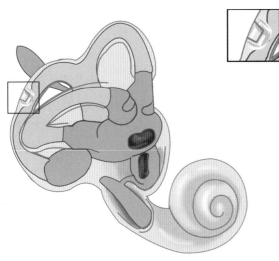

图 1-7-11 半规管阻塞术治疗 BPPV 原理图

尽管半规管阻塞术对难治性 BPPV 的疗效肯定,手术的风险很小,但是这个手术似乎并没有得到耳科医师的一致认可。从 1990 年到目前为止共有 11 篇文献报道了 97 例患者接受此手术,而且大部分是在加拿大——此手术倡导者的所在地实施的。其原因可能与手术操作仍有一定的复杂性以及该手术需要特殊的训练有关。不管怎样,半规管阻塞术作为一种治疗 BPPV 的手术方法,对那些诊断明确,眩晕反复发作的患者不失为一种很好的选择。

半规管阻塞技术作为一种简单、有效及安全的眩晕治疗方法,是否可以将其应用于其他耳源性眩晕的治疗备受关注。目前,已有研究表明,半规管阻塞术可以显著控制梅尼埃病及迷路瘘管等疾病导致的眩晕发作,并能有效保护患者的听力。这些研究才刚刚起步,有待于进一步探索。

（六）前庭康复训练

前庭康复训练是一种物理训练方法,通过中枢适应和代偿机制提高患者前庭功能,减轻前庭损伤导致的后遗症。前庭康复训练可作为 BPPV 患者耳石复位的辅助治疗,用于复位无效以及复位后仍有头晕或平衡障碍的病例,或在复位治疗前使用以增加患者对复位的耐受性。如果患者拒绝或不耐受复位治疗,那么前庭康复训练可以作为替代治疗。

三、BPPV 的疗效评估

（一）评估指标

1. 主要评估指标位置性眩晕（主观评估）。

2. 次要评估指标位置性眼震（客观评估）。

3. 辅助评估指标生活质量,最常用评估工具是头晕残障问卷（DHI）。

（二）评估时机

可根据不同临床需求选择相应的时间点进行疗效评估。

1. 即时评估初始治疗完成后 1 天。

2. 短期评估初始治疗完成后 1 周。

3. 长期评估初始治疗完成后 1 个月。

（三）疗效分级

1. 治愈位置性眩晕消失。

2. 改善位置性眩晕和 / 或位置性眼震减轻,但未消失。

3. 无效位置性眩晕和 / 或位置性眼震未减轻,甚至加剧。

四、值得思考的问题

目前,我们对 BPPV 的发病机制尚未完全了解,仍然有许多问题不能得到很好地解释。研究发现,迷路手术时 90% 的耳有耳石浮动在半规管内,然而仅 1 例有 BPPV 症状;对 522 例颞骨的组织病理学研究发现,114 例（22%）颞骨中三个半规管壶腹皆可见沉积物,但无 BPPV 病史。提示耳石的存在是一种比较普遍的现象,而 BPPV 只是发生在很少的个体中。因此,不能简单地认为半规管耳石症属于病理性,很有可能存在另外的致病机制;另外,解剖学研究发现上半规管及外半规管更接近于椭圆囊斑,当仰卧并作头部转动时,脱落的耳石更易进入外半规管,因此理论上说 BPPV 应该好发于外半规管,然而临床上后半规管 BPPV 最常见。

Dix-Hallpike 试验中出现的眩晕以及眼震是因为头位移动的过程中耳石因重力作用而产生位移,从而导致壶腹嵴帽发生偏曲而产生症状。然而,将颅骨作冠状面、矢状面、水平面切片,在半规管内放入与耳石大小、重量相似的微粒,并模拟手法复位时的头位转动,同时连续摄片。结果发现,头位变化并不能使耳石移动。此实验结果与 BPPV 发病机制明显不符。

另外,部分后半规管 BPPV 患者 Dix-Hallpike 试验阴性,即患者自觉眩晕,但是没有眼震出现。Dix-Hallpike 试验似乎不适合此类患者的诊断,然而最近的文献报道表明这类患者同样适合采用 Dix-Hallpike 试验诊断。

Dix-Hallpike 试验中眼震的潜伏期和疲劳性具有多变性。在后半规管 BPPV 患者中,眼震的潜伏期多数情况为 2~15s;而在一些外半规管 BPPV(嵴帽结石症)患者中,眼震没有潜伏期,而且几乎没有疲劳性,这一点与中枢性位置性眩晕患者的眼震情况相似。

（殷善开）

第四节　前庭性偏头痛

前庭偏头痛(vestibular migraine, VM)是临床常见的具有遗传倾向的以反复发作头晕或眩晕、可伴恶心、呕吐和 / 或头痛为症候的一种中枢性疾病。据统计,人群中 VM 整体患病率高达 1%,是导致头晕 / 眩晕的常见疾病之一,误诊率最高可达 80%。

一、流行病学

（一）VM 概念的演变

公元前 131 年,Aretaeus 第一次将偏头痛及眩晕联系起来;1873 年 Liveing 关注了头痛与头晕的关联性;1917 年,Boenheim 首次提出 "vestibular migraine",即 VM 概念;1984 年 Kayan 和 Hoodt 对偏头痛和眩晕的联系做了系统描述;对偏头痛引起的眩晕展开了系统研究。既往 VM 被称为偏头痛相关性眩晕 / 头晕(migraine—associated vertigo or dizziness)、偏头痛相关性前庭病(migraine.related vestibulopathy)、偏头痛性眩晕(migrainous vertigo)、良性复发性眩晕(benign recurrentvertigo)等,导致概念混乱,给临床诊疗带来困惑。VM 是由偏头痛机制引发的前庭症状,由于以眩晕为主要症状而非先兆的偏头痛的患者很少能归入国际头痛学会(International Headache Society,IHS)定义的偏头痛类型,使得此类疾病无法以一个独立疾病实体来定义。前庭性眩晕的发病率为 7%,偏头痛的发病率为 14%,人群中两者的机会共病率应为 1%;而大样本人群的研究发现两者的共病率为 3.2%。偏头痛患者合并发生眩晕的机会是无头痛和紧张性头痛患者的 2~3 倍,而特发性眩晕患者偏头痛的发病率也明显增高。1999

年,Dieterich 和 Brandt 再次提出 "前庭性偏头痛(vestibular migraine, VM)" 这一概念,仍未被广泛认可。直到 2001 年,Neuhauser 等使用了比第 2 版国际头痛疾病分类(ICHD.2)更宽松的诊断标准,并首次将其作为一个独立疾病体定义,跟踪患者长达 5~11 年后,确认其诊断标准阳性预测值达 85%,至此,VM 才得到广泛接受。2012 年国际头痛学会和国际眩晕学会共同制定了前庭性偏头痛的诊断标准,并于 2013 年出版在第三版国际头痛疾病分类测试版(ICHD-Ⅲ beta)的附录中。

（二）VM 的流行病学

VM 是反复发作性眩晕的常见疾病之一,在眩晕相关疾病中居第 3 位。VM 可发生于任何年龄,其男女比例为 1 : 1.5~1 : 5,女性更多见。有研究显示,社区内 40~54 岁女性 VM 的患病率达 5%。Eggers 等研究表明,以偏头痛为首发症状的 VM 患者平均年龄为 28 岁,而以眩晕为首发症状的平均年龄为 49 岁。Neuhauser 等研究表明,VM 的年患病率是 5%,年发病率是 1.4%,且其患病率随年龄逐年升高,女性的发病率比男性高 2~3 倍。总人口中约有 1% 的人患有前庭性偏头痛,使其成为最常见的中枢发作性眩晕,约占眩晕专科门诊人数的 7%。

在 ICHD-Ⅲ beta 的诊断标准出版之前,VM 占耳鼻喉科门诊疾病的 4.2%~29.3%,占眩晕门诊疾病的 6%~25.1%,占头痛门诊疾病的 9%~11.9%。在此之后,2016 年一项以神经科门诊首诊患者为对象的前瞻性多中心研究显示,VM 占偏头痛病例的 10.3%,可能的 VM 占 2.5%。VM 的年发病率约为 0.89%,人群总体患病率约为 1%,是梅尼埃病的 5~10 倍。

二、病因及发病机制

目前 VM 的病因及发病机制尚不明确,大多数的假设是基于对偏头痛的认知,脑干前庭神经核与调节三叉神经疼痛输入的结构之间的相互连接可能是 VM 的病理生理学的基础,发作期和发作间期的临床表现提示了前庭系统与偏头痛各级机制之间有着相互的作用。多数学者认为外周和中枢共同参与了 VM 的发病过程。

实际上,没有一个学说能够完美解释前庭性偏头痛的所有症状,VM 的发病可能是多种机制共同参与的结果。在某些刺激的作用下,三叉神经血管通路被激活,刺激传入前庭神经和脑干,神经递质、皮质扩散抑制,以及中枢信号整合的共同作用后产生后续的前庭症状。

目前有以下几种主要假说:皮质扩散抑制、神经递质异常、三叉神经、血管功能异常、离子通道缺陷、中枢信号整合异常及遗传基因异常等。有些假说可部分解释 VM 发作时神经功能缺损表现。尚无任何一种假说可完全解释 VM 的临床症候。临床发现 VM 具有家族聚集倾向,女性发病率显著高于男性,且性激素可能影响偏头痛及眩晕的发作频率。VM 患者多有家族及遗传史。

(一)皮质扩散抑制

该学说可以很好地解释偏头痛先兆的发生。各种因素刺激大脑皮质后会出现从刺激部位向周围扩散的抑制性皮质电活动,受累的局部会出现相应的神经症状和体征。当抑制性皮质电活动扩散至前庭皮质时则会使其受到抑制,导致对脑干前庭神经核抑制的作用减弱,从而影响前庭信号的加工处理而出现前庭症状。

(二)神经递质异常

一些参与偏头痛发病机制的神经递质(如降钙素基因相关肽,5- 羟色胺,去甲肾上腺素和多巴胺)控制中枢和外周前庭神经的活动。有研究显示,不仅在硬膜内区域且在内耳区域都观察到 5- 羟色胺诱导的血浆外渗,这可能是 VM 发病的潜在外周机制。

(三)三叉神经血管

三叉神经系统和前庭神经系统之间存在着相互联系。前庭核可能会影响与偏头痛发作相关的去甲肾上腺素能和 5- 羟色胺能途径,并参与疼痛途径的调节、三叉神经脊束尾核中的信息处理和丘脑皮层调节机制。从初级前庭耳蜗感觉终末端向内耳淋巴液中释放的肽类物质也可能在 VM 的发生中起作用。据报道,刺激偏头痛患者三叉神经可以触发自发性眼震,这也提示三叉神经系统与前庭的联系。

(四)遗传异常

VM 与偏头痛相似,呈现家族性趋势。家族性偏瘫型偏头痛和Ⅱ型发作性共济失调患者的电压门控钙离子通道有遗传性缺陷。

(五)中枢信号整合异常

最近的功能神经影像学研究发现,多感觉整合障碍、前庭和伤害性信息的处理可能是与 VM 有关的因素。

三、辅助检查

(一)纯音测听

偏头痛可能导致内耳血管痉挛或炎症,引起内耳供血障碍或者内耳炎症,导致听力下降。可以表现为突聋,或反复听力下降或耳鸣。

(二)前庭功能检查

大多数 VM 患者的前庭功能检查结果在正常范围之内,也有研究发现异常表现。VM 发作间期和发作期可有中枢性、外周性或混合性前庭功能障碍。可出现短暂性平衡障碍、各种类型的眼球震颤、一过性视野缺损等体征,此种眼震与前庭外周性异常、前庭中枢性异常或混合性异常眼震无显著区别;发作间期也可见前庭功能障碍,凝视诱发性眼震、中枢性位置性眼震、自发性眼震、单侧前庭功能减退及前庭眼反射抑制失败等。异常的神经 - 耳科体征并非一成不变,多次随访能够显著提高发现异常眼动的概率。

1. **自发性眼震**　对于急性外周性眩晕的患者,自发性眼震常提示静态代偿未建立;当静态代偿完成后,自发性眼震即消失。

2. **视眼动通路**　包括扫视、视追踪、凝视试验。如出现结果异常,常提示中枢功能障碍。

3. **耳石眼动通路**　耳石眼动通路在维持双眼垂直一致性上起了重要的作用,因此可以通过检查双眼垂直线是否一致来评估这条通路的功能状况。常用的检查方法为交替遮盖试验。客观检查包括主观垂直视觉(SVV)、主观水平视觉(SVH)及前庭肌源性诱发电位(cVEMP、oVEMP)等。SVV 主要评价椭圆囊通路,在无视觉参照环境下,对重力垂直线的判断知觉。正常人群对其判断非常精准。前庭性偏头痛患者的 SVV 偏斜程度远大于正常人群。SVV 并不限于评价耳石器,还包括视觉输入和本体觉输入,可帮助评估病变状态。

4. **前庭眼动通路**　摇头试验、甩头试验及前庭自旋转试验。甩头试验,可分别评估左右六个半规管的功能,帮助判断病变的侧别和部位。VM

患者 VAT 的水平和 / 或垂直增益增高,提示前庭中枢损害时对 VOR 初级反射通路的抑制减低,导致头动时 VOR 过度补偿,有助于鉴别诊断。

5. 前庭脊髓通路　包括感觉相互作用和平衡临床测试(clinical test of sensory interaction and balance, CTSIB)、单腿站立试验、Romberg 站立试验、Fukuda 原地踏步试验、Tandem 行走试验、行走转头试验等;客观检查有动静态平衡台试验等。可评价眩晕及平衡障碍患者的功能状态,有助于制订前庭康复策略。

6. 位置性检查　位置性检查是通过头位或体位改变的 Dix-Hallpike test 和 Roll test 等试验,观察有无特征性眼震及位置性眩晕的出现。可用于与 BPPV 鉴别,并可甄别出共病状态。

(三)神经影像学检查

VM 患者的头颅 CT/MRI 检查常无阳性发现,头颅 CT/MRI 检查有助于鉴别其他的中枢前庭疾病。

(四)睡眠状态评估及情绪状态评估

包括多导睡眠仪 PSG、HADS、SCL-90、GAD7、PHQ9 等量表,因 VM 反复发作易伴发睡眠障碍、焦虑抑郁等症状;部分 VM 与功能性头晕共病。利于甄别 VM 诱发因素及疾病管理。

四、诊断依据及鉴别诊断

(一)临床表现

VM 的临床表现多样,除了偏头痛症状外,还有自发性眩晕、位置性眩晕、视觉诱发眩晕、头部运动诱发眩晕和平衡障碍等前庭症状。VM 发作时前庭症状的持续时间波动很大,可持续数秒至数天。偏头痛可发生在眩晕发作前、发作过程中或发作后,也可以无头痛发作。伴随症状有恶心、呕吐、乏力、畏光、畏声、幻视、耳鸣、耳闷、听力减退等。

劳累、紧张、情绪改变、睡眠不足、天气或温度变化、视觉刺激、某些食物或气味、嘈杂环境和月经期等可诱发 VM。前庭症状与偏头痛的关系个体间差异较大,也可随年龄而不同。如儿童良性阵发性眩晕可能随年龄增大而出现偏头痛或 VM。一部分女性 VM 患者更年期后偏头痛症候不明显或消失,而以眩晕频繁发作为表现。应注意不同的 VM 患者其临床表现会有差异,同一患者在不同的年龄或不同的发作期表现也会不同。

(二)诊断标准

前庭性偏头痛诊断标准(Barany,2012 年):①至少 5 次中、重度的前庭症状发作,持续 5min~72h。前庭症状包括:自发性眩晕(内在性眩晕与外在性眩晕)、位置性眩晕、视觉诱发的眩晕、头部运动引起的眩晕、头部运动引起的头晕伴恶心。②既往或目前存在符合 ICHD 诊断标准的伴或不伴先兆的偏头痛。③50% 的前庭发作时伴有至少一项偏头痛性症状:A. 头痛,至少有下列两项特点——单侧、搏动性、中重度疼痛,日常体力活动加重;B. 畏光及畏声;C. 视觉先兆。④不符合其他前庭疾病或 ICHD 的诊断标准。

可能前庭性偏头痛诊断标准:①至少 5 次中、重度的前庭症状发作,持续 5min~72h。②符合前庭性偏头痛诊断标准中的②或③。③不符合其他前庭疾病或 ICHD 的诊断标准。

(三)鉴别诊断

可以引起发作性眩晕的疾病都需要与 VM 进行鉴别诊断,同时也要警惕共病的可能。

1. 梅尼埃病(Ménières's disease, MD)　VM 和 MD 的诊断都基于患者的临床症状,没有特异性检查且两者的症状和体征有重叠,常使诊断难以确定。不同点:MD 较 VM 发病年龄晚,伴有听力下降、耳鸣、耳胀满感以及异常的眼震、温度试验和前庭肌源性诱发电位测试结果,常伴内淋巴积水;VM 则更多伴有偏头痛(畏光畏声、视觉先兆)等表现。纯音测听和动态随访是鉴别它们的有效方式,MD 为渐进性听力下降,反复发病会出现永久的感音神经性听力损失,以内耳损伤为主;VM 主要为多感觉过度敏感。

2. 良性阵发性位置性眩晕(BPPV)　以单纯眩晕发作为主要症状,特别是表现为位置性眩晕的 VM 患者需要和 BPPV 鉴别。BPPV 眩晕有固定的诱发头位,发作时间短暂,数秒或数十秒,很少超过 1min,症状持续数周或数月;多为单半规管发作,诱发眼震的特点和受累的半规管相关,并具有时间短、有潜伏期、有疲劳性等特点,手法复位疗效好。VM 位置性眩晕持续数小时到数天,每月或每年会发作数次;位置诱发出的眼震为持续性,有时和眩晕程度不成比例;眼震虽然会随着患者的位置不同有变化,但不能用半规管机制解释,发作更频繁。位置试验有助于两者的鉴别。

3. **前庭阵发症** 表现为发作性眩晕,持续时间 1min 到数分钟,可每天多次,发作频繁和卡马西平治疗有效为鉴别要点。

4. **后循环缺血** 包括后循环的脑梗死、短暂性脑缺血发作(TIA)及易被忽视的引起 TIA 的动脉夹层。此种类型的眩晕可危及生命或严重致残。有些患者早期症状不典型且病情变化迅速,进行颅脑血管评估,如颅脑磁共振血管成像(MRA)或数字减影血管造影和 MRI 脑血流灌注分析,对于评价是否存在供血不足十分必要。典型后循环缺血发作的特点是发作或持续性头晕、平衡障碍,多数持续数分钟至半小时,甚至为持续性眩晕,随病情进展导致 6 个 D 为特点的临床表现:头晕(dizziness)、复视(diplopia)、构音障碍(dysarthria)、吞咽困难(dysphagia)、共济失调(dystaxia)和跌倒发作(drop attack)等神经系统功能缺损表现,可为临床诊断提供帮助。

5. **颅脑肿瘤** 可出现头晕或眩晕并伴有头痛的症状,MRI 检查有助于鉴别。

6. **非结构性眩晕疾病** 包括功能性头晕和精神性头晕。焦虑和抑郁可致头晕,使前庭疾病复杂化,但其症状多为持续性。超过 50% 的前庭性偏头痛患者合并情绪或精神障碍。病程≥3 个月为鉴别要点。

五、治疗

(一)生活方式调整

目前 VM 治疗及管理主要参照偏头痛治疗指南,将 VM 的治疗分为发作期治疗和发作间期治疗。注重对 VM 患者日常生活方式的综合管理,预防 VM 发作首要避免各种诱因,进行健康教育,提倡规律生活,控制情绪,适当锻炼,避免各种诱发因素,包括睡眠影响、体位改变、情绪变化、酒精摄入、激素水平变化、压力变化、天气变化、劳累、特定食物(如发酵奶酪、红酒、含谷氨酸的物质)、感觉刺激(如亮光、闪光、强烈气味或噪声)等。

(二)发作期治疗

发作期的治疗原则是针对眩晕、呕吐等前庭症状进行对症治疗,包括选用曲坦类药物(如舒马普坦)麦角类(如麦角胺)、非甾体抗炎药(如芬必得)、前庭抑制剂(如异丙嗪、苯海拉明和美克洛嗪),可酌情给予镇静剂(如苯二氮䓬类)。

(三)发作间期预防性治疗

预防性药物是 VM 治疗的关键,发作间期用药可参照偏头痛治疗原则。可供选择的药物包括 β 肾上腺素受体拮抗药(普萘洛尔、美托洛尔)、钙离子拮抗剂(氟桂利嗪)、抗癫痫药(丙戊酸、托吡酯)等。应关注共病状态。VM 和焦虑、抑郁的共病率达到 50%~60%,必要时进行焦虑抑郁量表评估,可酌情考虑使用改善情感障碍药物。

氟桂利嗪长期使用需警惕抑郁和锥体外系的合并症;如患者合并睡眠障碍、抑郁和焦虑状态时,可使用苯二氮䓬类药,如地西泮三环类抗焦虑、抑郁药,二环类非典型抗抑郁药文拉法辛等;如合并高血压,可选用如普萘洛尔、美托洛尔等;但伴哮喘、心动过缓者禁用;合并癫痫,可选用吡酯、拉莫三嗪等。

(四)前庭康复

通过前庭康复训练,可以明显地减轻 VM 患者的眩晕程度,控制发作频率,并改善合并焦虑抑郁患者的自我感知能力和客观平衡功能。

六、问题与展望

VM 临床表现多变,几乎可以模拟所有头晕疾病,不同的 VM 患者其临床表现常有差异,而同一患者在不同的年龄或不同的发作期表现也可不同,且数次发作的临床症候也可不完全一致。临床上可有如下特点:①前庭症状多变:有自发性眩晕、位置性眩晕、视觉诱发性眩晕、运动敏感及持续平衡不稳感等;②持续时间多变:数分钟、数小时及数天;③发作形式多变:单次发作可出现一种症状,不同发作期可有不同症状,伴随症状可出现在前庭症状的前中及后。

此外,眩晕等前庭症状作为 VM 的主要症状,与头痛常关联出现,但也因人而异,甚至在同一个患者身上表现也不同,眩晕可能发生在头痛之前,也可以发生在头痛时或头痛后。

由于 VM 临床表现呈多样性、病理生理复杂,缺乏特异性体征和诊断指标,易与反复发作性头晕疾病相混淆,故其诊断具有挑战性。同时慢性 VM 作为一种临床亚型,日益受到关注,然而,此型疾病与精神性头晕的鉴别及两者共病状态的甄别存在难度。应在临床和基础方面开展深入研究,尤其是病理生理机制方面亟待加强。在前庭觉、痛觉及认知三条通路的相互作用及相关神经递质的调控的研究，遗传易感性的研究及药物的多中心随机双盲对照试验等研究，将有助于揭示 VM 的临床规律、内在机制和疾病本质，制定出更科学和精准的诊断标准和治疗指南。

（孔维佳）

第五节　内耳疾病的局部给药治疗

内耳疾病是特指发生于迷路范围内的听觉和平衡器官病变，它涉及耳蜗与前庭两大系统。内耳疾病是耳鼻咽喉头颈外科医学领域的一大类疾病，可严重影响人类听觉与平衡功能。由于内耳解剖与组织结构的特殊性和精密性，内耳疾病病理与症状较为复杂，其治疗方法较多，包括药物治疗、手术治疗和康复治疗等。其中，药物治疗在内耳疾病治疗中占有重要地位。

内耳给药（inner ear drug delivery）技术早在 1956 年就被 Schuknecht 应用于梅尼埃病的治疗，自 20 世纪 90 年代以来，该技术迅速发展，并广泛应用内耳病临床诊疗和基础研究。其方法包括鼓室内给药与耳蜗内给药。内耳局部给药与全身给药相比，具有诸多无可比拟的优点。它是基于药物能经过圆窗膜渗透，在内外淋巴液中达到较全身给药后脑脊液或血液中高得多的浓度的理论基础。目前，内耳局部给药已用于临床多种内耳疾病的诊断与治疗，这种给药方式的发展及应用前景值得我们回顾与思考。

一、内耳相关解剖学基础

内耳局部给药所牵涉的重要解剖学结构为圆窗膜（round window membrane）。哺乳动物的内耳结构是一个相对独立的解剖系统，骨迷路借助前庭窗和圆窗与中耳相联系。由于前庭窗被镫骨足板和环韧带所封闭，故圆窗成为中耳和内耳间唯一膜性分隔的潜在通道。圆窗膜位于中耳内侧壁，人类圆窗膜的面积为 2.0~2.2mm²。圆窗膜是介于中耳和内耳间的膜性屏障，包括三层结构，内外层分别与内耳和中耳的黏膜相延续，中间层为

结缔组织。外层上皮细胞内含有丰富的线粒体、粗面内质网、高尔基复合体，上皮表面有微绒毛。而内层上皮细胞连接较为松散，基底膜不延续，可允许跨膜物质转运。

圆窗膜具有半透膜的特性，提示其具有分泌和吸收功能。能够通透多种物质，如白蛋白、毒素、局部麻醉剂、花生四烯酸代谢物等。包括水、离子、大分子和抗生素等物质可以跨过圆窗膜。圆窗膜对物质的渗透具有选择性，影响渗透的因素包括渗透物质的分子量大小、浓度、电荷、圆窗膜的厚度以及易化剂等。除了圆窗膜，近年来一些研究均证实镫骨环韧带也是药物由中耳腔渗透到内耳的途径之一，甚至有些学者认为这一途径比圆窗膜更有利于某些药物分子通过。总言而知，中耳与内耳之间存在可靠的通道，使鼓室灌注内耳给药成为可能。

研究证实，在内外淋巴之间存在相互沟通的通道，包括轴向（鼓阶-蜗孔-前庭阶）与纵向（鼓阶-中阶-前庭阶）的联系。这些通道为"经鼓室-内耳给药模式"的可行性以及药物在内耳分布、代谢的研究提供了解剖学和生理学依据。

二、内耳局部给药的背景

在内耳疾病的药物治疗途径方面，长期以来一直沿用全身给药为主的单一模式。但是由于血-迷路屏障（其解剖上和功能上与血-脑屏障类似）的存在，全身用药时的许多药物吸收与分布受到极大的限制，且内耳靶器官的药物浓度常不理想。这些药物对许多内耳疾病的治疗效果并不确定，也不理想。另一方面，为了达到内耳组织的较高有效药物浓度，临床上常加大全身用药的药物剂量，而这可引发药物的全身不良反应。此外，全身给药模式下内耳组织中药物代谢动力学，如吸收、分布、半衰期等的特点和药理作用也未完全阐明。因而寻求安全、高效和无创（或微创）治疗性给药的全新模式是耳科学研究的目标之一。

内耳疾病的药物治疗是一个进展缓慢且相对滞后的领域，至今还有许多尚待解决的难点。近年来，随着材料科学、药物剂型以及给药方式等研究的不断深入，内耳给药的治疗方面取得了一些

新的进展。安全、高效、无创（或微创）的给药模式是内耳疾病研究领域追求的目标。随着医用材料科学和生物工程技术的发展，以及制药技术的进步，使得新型载体材料、新型药物剂型、新型给药方式不断出现。近年来，尤其是控释技术和靶向给药技术在该领域的应用，使得在较长时间内维持内耳局部药物有效治疗浓度成为可能。靶向给药技术及与生理节律同步的脉冲式释药技术的成功，可实现药物的定向和定量释放。以上新技术的出现使得内耳疾病的治疗模式发生转变，使内耳疾病局部治疗成为可能，也可提高内耳疾病疗效。

三、内耳给药治疗的方法与外科技术

根据药物进入的部位，内耳给药技术分为两大类：一为经鼓室内给药，药物进入中耳，主要通过圆窗膜渗入进鼓阶；二为耳蜗内给药，通过耳蜗造口术（cochleostomy）药物直接进入内耳，而避开中耳。

（一）鼓室内给药

鼓室内给药目前有四种主要给药方式：①鼓室内直接注射药物；②药物注射至蜗窗龛处的预置材料；③半植入式微导管持续给药；④微虹吸管给药装置。

1. 鼓室内直接注射药物 该方法简便易行。治疗时患者仰卧，头偏向健侧，患耳朝上。经鼓膜后下象限将约 0.3~0.5ml 药物注射至中耳腔圆窗龛区域。为避免反复穿刺，有学者建议对患耳植入中耳通气管，保留鼓室给药的通道，待治疗结束后取出。患者保持术耳朝上的姿势约 15~45min，以延长药物与圆窗膜的接触时间。治疗过程中需监测前庭功能和听功能（图 1-7-12）。

方法评价：鼓室内直接注射药物的剂量有较大的不准确性。原因是药物注射到鼓室后，可经由咽鼓管或鼓膜穿孔溢出，或积存在距离圆窗膜较远的中耳腔某处，导致圆窗膜与药物的接触时间和剂量浓度无法确定，从而使得药物难以被有效吸收。此外，由于患者个体差异性，药物与圆窗膜的接触时间无法控制。尽管该方法存在诸多不确定性，但由于方法简单，因此目前仍被较多临床医生采用。

近年来随着药剂学缓释制剂的发展，可注射内耳缓释制剂也受到耳科学者的关注。通过鼓室注射缓释制剂可延长药物在中耳腔的存留时间，从而使药物缓慢或持续进入内耳，减少鼓膜穿刺的次数，提高药物在内耳的作用效率。这类研究中的缓释制剂有水凝胶、纳米粒、微米粒等，接近临床应用的药物有可注射艾氯胺酮缓释凝胶（AM-101）用于治疗耳鸣，已于美国进入Ⅲ期临床试验。此外还有其他处于临床试验阶段的内耳可注射缓释制剂，用于治疗常见的内耳疾病如梅尼埃病、耳聋等。

2. 药物注射至圆窗龛处的预置材料 这种治疗方法的原理是将药物浸入预置材料中，并经其孔隙缓慢释放至圆窗膜而进入内耳。该方法既避免药物经咽鼓管很快流失，保持较高的治疗浓度，也可在材料降解或排空之前维持一定的药物-窗膜接触时间。这种治疗方法为药物的释放提供了一个被动的缓释载体，为内耳定量给药及缓慢持续释放提供了可能。

具体治疗方法：局部麻醉成功后，激光鼓膜造孔或鼓膜切开。将干的吸收性明胶海绵置于圆窗膜处，然后将药物注入吸收性明胶海绵表面和中耳腔内（孔维佳，2005）。另外，也可应用其他

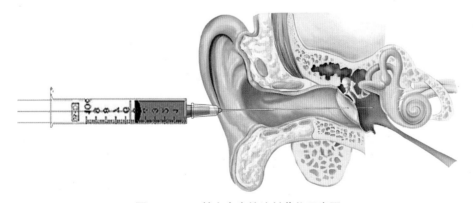

图 1-7-12 鼓室内直接注射药物示意图

材料,如纤维蛋白胶等。为评价不同材料转运庆大霉素的能力,及其对耳蜗和前庭的毒性作用,Sheppard 等比较了吸收性明胶海绵、透明质酸及纤维蛋白胶在圆窗膜处注入庆大霉素后内耳的损伤结果。三种材料和庆大霉素混合后,吸收性明胶海绵 + 药物产生了显著的耳蜗毒性和不同程度的前庭毒性作用,透明质酸 + 药物对耳蜗和前庭无明显的损伤作用,纤维蛋白胶 + 药物对耳蜗和前庭的毒性作用结果相似,吸收性明胶海绵和纤维蛋白胶 + 药物共同作用后耳蜗和前庭感觉上皮细胞几乎完全损伤,但各组的支持细胞未受到明显破坏。

方法评价:虽然预置材料可以为治疗提供与圆窗膜接触的较高药物浓度和持续时间,但在临床应用中存在不足之处。如纤维蛋白胶由两种成分混合形成,当形成凝胶块并置于圆窗龛后,如果需要加入更多的药物和取出药物则比较困难,胶块中存在的药物大部分已经转运至内耳。因此,需要放置新的预置材料或取出材料终止治疗。

3. 植入式微导管持续给药 Hoffer 等于1997 年首次提出植入式圆窗微导管(round window microcatheter)方法,并应用于梅尼埃病的治疗。植入式圆窗微导管是一个双腔微导管,经鼓环下方植入鼓室,到达圆窗龛。远端留在外耳道外侧,可连接注射器或特制的微量控释泵,后者可将药物恒速释放使其经圆窗膜进入内耳,便于控制给药的剂量和速度。某些微导管系统还可以通过近场电极实时记录耳蜗电位变化,进行给药过程的动态监测。微导管能以每小时微升级的流速释放药物并在体内留置数周之久(图 1-7-13)。

治疗方法:手术揭起鼓膜外耳道皮瓣暴露圆窗龛,如果圆窗龛周围有膜性阻塞(假性圆窗龛膜)可予以清除,然后选择适当直径的导管植入圆窗龛。操作时注意不要插入过深,以免损伤圆窗膜,导管可先充盈药物。然后回覆外耳道皮瓣,导管位于皮瓣深面,外耳道内置入膨胀海绵以固定导管。导管末端与微泵相连,可按照预设的速度和剂量给药。治疗结束后取出微导管,切口可自行愈合。

方法评价:该方法的优点在于此装置可以精确、持续性地进行内耳药物灌注,使内耳中的药物浓度相对稳定,避免了药物浓度随着消耗而出现周期性变化。同时,该方法还可避免单次给药后,内耳出现较高的药物峰值,规避了药物的不良反应。

4. 微虹吸管给药装置 1999 年,美国著名耳科学者 Silverstein 报道经由微虹吸管(microwick,又称 Silverstein 微型虹吸管)的内耳局部给药装置。实现了直接、精确的圆窗膜给药。该技术易于操作,微型虹吸管由聚乙烯材料制成,体积较小,直径 1mm,长 9mm,足以通过中耳通气管(图 1-7-14)。

治疗方法:经外耳道鼓膜切开或激光鼓膜造孔后,于鼓膜切口处置入微型虹吸管。通过该管滴入药物直至饱和,利用虹吸原理将液体药物送至圆窗,经由渗透和扩散作用进入内耳。治疗结束后的鼓膜造孔常在 1~2 周内愈合。

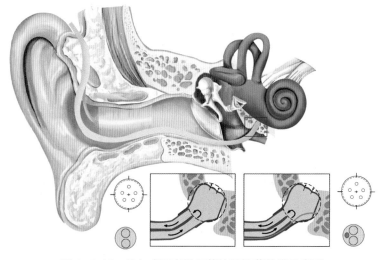

图 1-7-13 植入式圆窗微导管持续给药装置示意图

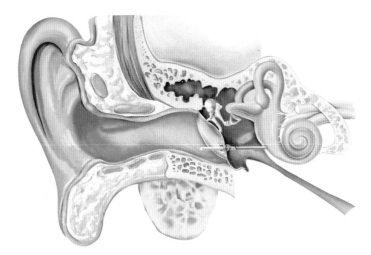

图 1-7-14　Silverstein 微型虹吸管示意图

方法评价：植入式微导管和微虹吸给药装置均可持续、恒量的将药物转运至圆窗膜，产生较高浓度的内耳药物浓度，避免了由于某些药物，如氨基糖苷类抗生素含量突然增加而出现的内耳毒性作用。但这两种方法均需要手术植入，治疗结束后需要手术取出，存在一定的创伤性。

（二）耳蜗内给药

耳蜗内给药的工具较多，包括注射器、渗透泵，以及其他新型设备。其途径为通过圆窗膜或直接通过耳囊进行耳蜗造口术而给药。应用于基础研究的方法包括注射器直接给药注射、注射泵给药、渗透泵给药以及基于人工耳蜗植入体的给药等。而仅可用于临床的方法则为基于人工耳蜗植入体的给药。

人工耳蜗用于提高重度或极重度感音神经性耳聋患者听力，耳蜗植入通过电极插入鼓阶刺激听觉神经元，神经元的持续退化可导致电极的效力降低。而研究表明，药物和电极的同时应用可导致较好的结果。将给药平台和电极联合应用，药物（如神经营养因子）可阻止听觉系统的退化，并可维持一定存活神经纤维数目。此外，激素等药物应用可阻止电极处的组织生长，以保持阻抗、降低电源需求。目前该技术还处于发展之中，人工耳蜗生产商亦在研制和完善包括液体通道的电极技术，将给药系统与耳蜗植入体结合起来。

方法评价：耳蜗内给药较鼓室内给药更为直接、不需要药物通过圆窗膜渗透，且给予的药物分子或颗粒类型不受圆窗膜的限制。耳蜗内的液体流动使药物更易达到耳蜗顶端，且药物剂量更易控制。其弊端为手术创伤的可能性增加，此外，因为存在植入体，由组织生长和鼓阶蛋白生长可导致的生物淤积风险增加。

四、内耳给药治疗的研究和临床应用

1956年美国著名的耳科学家 Schuknecht 首次介绍了经鼓室注射链霉素治疗梅尼埃病的方案，开创了内耳给药治疗内耳疾病的先河。此后的学者经过数十年的基础实验和临床研究实践，已经取得了肯定的治疗效果，在多种内耳疾病，如梅尼埃病、突发性耳聋、自身免疫性内耳病、耳鸣等的治疗方面已经有临床应用。

（一）应用于临床的内耳局部给药种类

目前，已经应用于临床的主要是氨基糖苷类抗生素和糖皮质激素。

1. 氨基糖苷类抗生素 对前庭和耳蜗的亲和力不同，如阿米卡星、卡拉霉素、新霉素以耳蜗毒性为主。对前庭毒性从小到大依次为：链霉素、庆大霉素、阿米卡星、奈替米星。这种选择性药理作用对于内耳疾病的治疗具有重要的意义。除对毛细胞的直接毒性作用外，低剂量还能破坏暗细胞，从而抑制内淋巴的形成，这可能是缓解迷路积水的机制之一。对梅尼埃病的眩晕控制率约为90%，听力保存率不一，约70%。目前还无终止治疗的定量指标，在出现耳毒性反应时立即停药，但停药后可仍有听力损失发生。

2. 糖皮质激素 糖皮质激素能与细胞内受体结合，抑制一氧化氮合成酶和细胞因子、黏附分

子、血小板因子的转录,从而抑制炎症过程。啮齿类动物和人类内耳螺旋韧带、血管纹和螺旋器都含有糖皮质激素受体。目前,糖皮质激素已被广泛应用于治疗多种内耳疾病,如自身免疫性内耳病、突发性聋、噪声性聋、梅尼埃病等。局部治疗是较为安全的选择,避免了药物的大剂量全身应用存在的诸多不良反应,尤其适合于合并有溃疡病、糖尿病、高血压患者。

(二)内耳局部给药治疗常见内耳疾病的疗效

内耳局部给药治疗的疗效较好,严重并发症较少。有学者对1978—2002年Medline上"鼓室内""庆大霉素""治疗""梅尼埃病"文献进行meta分析,发现庆大霉素鼓室内滴定和其他治疗方法相比能更好地控制眩晕,完全控制率占81.7%,明显有效为96.3%。内耳庆大霉素灌注治疗最常见的不良反应是听力损失,如纯音听阈和言语识别率变化。近年来,有学者建议在治疗过程中如出现明显的听力下降,治疗方案中可加入糖皮质激素以保护听力,同时根据听力损伤的严重程度决定是否继续应用庆大霉素。资料显示加入糖皮质激素后听力可出现明显恢复,而应用糖皮质激素不会对内耳灌注庆大霉素的前庭反应下降效果产生不良反应。此外,在内耳灌注庆大霉素治疗梅尼埃病的同时,口服糖皮质激素对预防听力损害有临床意义。

一过性的平衡失调是比较常见的不良反应。但长期的、严重的不稳感较少出现,而且此问题可以通过实施前庭康复治疗得以改善和消除。如果治疗前存在平衡失调,则治疗后症状加重的可能性较大,虽然如此,结合前庭康复治疗能有效改善此不良反应。

此外,有些患者在治疗后遗留鼓膜穿孔,这在地塞米松灌注的患者中出现比例更高。为解决这一问题,有学者建议降低地塞米松药物浓度,并在灌注同时滴入抗生素滴耳剂预防感染降低发生率。另外,一部分接受植入式微导管和微虹吸管持续给药的患者可出现切口和中耳腔感染,因此必须进行严格无菌操作,并加强术后护理和治疗,降低感染发生。

五、内耳局部给药治疗的问题和前景

目前,内耳局部给药方法已在国内外广泛应用于临床内耳疾病的治疗,并初步取得了良好效果。内耳局部给药治疗较全身用药的优点在于:直接治疗患耳,能使其内耳达到有效的药物浓度,避免了全身大剂量使用某些药物的诸多不良反应。而且该方法微创、有效,易于被患者接受,与传统的内科治疗或手术治疗相比,其内耳疾病的治愈率和控制率较高。

(一)目前存在的问题

由于各单位实验条件的差异和方法技术的不同,实验结果间还存在差异。在临床应用方面,许多方法还在临床应用和探讨之中,目前尚无法就最佳的内耳局部给药方法达成一致观点,还有许多新方法不断涌现,有待临床验证。但内耳局部给药治疗的总体趋势是向内耳靶向、缓释、控释给药方向发展。在内耳控释给药方法,药物扩散、吸收和清除的规律,新型载体材料的筛选等方面还有许多问题尚待解决;新型应用药物在内耳病治疗领域的应用还有待临床验证,这些药物局部应用的药物代谢、药物毒性等安全性还有待进一步研究;新型应用材料不断涌现,目前关于内耳局部给药治疗的最适宜生物材料还在不断探讨之中。因此,在这一领域还有大量的基础和临床研究有待开展。

(二)内耳局部给药治疗的应用前景

随着新型药物剂型和给药方式的不断出现,许多新开展的内耳局部给药基础实验和临床技术被用于临床。目前,所应用的治疗药物也不仅局限于氨基糖苷类抗生素和糖皮质激素,而扩展到基因片段、神经营养物质、小分子扩血管药物等。目前,已经有学者报道了转化因子-α(TGF-α)、神经营养因子基因片段在内耳局部给药基础研究的报道。随着该领域研究的不断深入,相信不断有新型治疗药物出现,将在内耳疾病的干预和治疗方面展示其优势和特点。

临床研究结果业已表明,微泵控释庆大霉素治疗梅尼埃病的发作性眩晕,糖皮质激素治疗突发性聋等方面均取得了一定疗效。这些结果为将来其他内耳疾病的治疗带来了希望。目前,内耳给药技术的适应证不断扩展,在眩晕疾病治疗方面,已经从传统的梅尼埃病向其他的外周性眩晕疾病扩展;在耳聋方面,已经从突发性聋向其他的感音神经性耳聋治疗方面发展,如噪声性听力

下降、氨基糖苷类及顺铂耳毒性导致的听力下降、自身免疫性听力下降。此外,已有学者探索内耳给药技术治疗耳鸣,以及可能的神经营养治疗、基因治疗、RNA 干扰、基于细胞(cell-based)的治疗。因此,进一步的研究在探讨新型给药方法、新型药物种类、新型应用材料的同时,扩展目前内耳局部给药治疗的适应证,将这种治疗方法应用到其他听力和平衡障碍疾病之中,将造福更多的内耳疾病患者。

（孔维佳）

第八章 耳鸣

一、耳鸣的概念、分类及流行病学

耳鸣是耳科常见症状,从是否具有客观声源的角度,耳鸣分为客观性耳鸣和主观性耳鸣。客观性耳鸣(objective tinnitus)是指有真正的物理性声波振动存在,可被他人觉察或用仪器记录的耳鸣,包括与心跳同步的静脉源性或动脉源性搏动性耳鸣;腭肌、鼓膜张肌、镫骨肌肌阵挛所致的肌源性耳鸣;及常见于咽鼓管异常开放症与呼吸同步的耳鸣。主观性耳鸣(subjective tinnitus)则是指没有外界声源时出现的无意义的声音感受,没有真正的物理性声波振动存在,无法被外人觉察或用仪器记录的耳鸣。随着科学技术的进步和发展,很多内耳和听觉皮层的病变可以用耳声发射、听性脑干诱发电位、正电子发射计算机断层显像、功能性核磁等诸多方法记录,将来这种分类方法应该进行重新命名。如无特指,本章节描述的均为主观性耳鸣。

很多人都曾感受过短暂的"耳内噪声",指伴有暂时的听力下降的突发耳内噪声,常单侧随机出现,无预兆,发作时可伴耳闷感,多持续 1min 左右消失,这种一过性耳内噪声也称为短暂的自发性耳鸣,2014 年美国耳鸣指南中将其列为正常生理现象。而病理性耳鸣的定义一直未统一,一般认为持续 5min 以上,且一周内反复出现的耳鸣才属病理性。

有关耳鸣的流行病学曾有一些研究。但耳鸣是种主观症状,流行病学调查中最重要的问题就是对耳鸣问题的设计和调查方式:英国通过邮寄调查表的方式对 17~80 岁人群进行调查,调查表耳鸣的定义为"持续超过 5min 的耳鸣";瑞典的研究也是邮寄调查表,将耳鸣定义为"常常或一直发生的耳内噪声";美国则采用家庭调查,且将耳鸣定义为"过去 12 个月内耳内或脑内出现

奇怪声";挪威的研究则采用患者自填调查表的方式;因此不同的研究数据较分散,耳鸣的患病率在 7.6%~20.1% 之间。美国耳鸣的终生发病率为 25.3%,至少一天一次的或经常出现耳鸣的发病率是 7.9%,且这个数字可能过于保守,因只有 10%~15% 的耳鸣患者寻求医疗帮助。尽管不同的横断面研究获得的耳鸣发病率有一定差别,但一致认为,随年龄增加,耳鸣的发病率增加,文献中老年人的耳鸣发生率为 20%~31.4% 之间,值得注意的是,不同研究都显示耳鸣在一定年龄达到高峰,其后发病率降低。Sindhusake D 认为,65 岁前耳鸣发生率随年龄增加而增加,65 岁后有下降趋势。也有研究认为 60~79 岁耳鸣发病率达高峰,其后下降。原因一是耳鸣和心血管疾病病因相似,具有相同危险因素的耳鸣患者可能寿命较短。二是随年龄增加,身体状况下降,耳鸣已不是老人最严重的负担。三是噪声在耳鸣的发病中很重要,随年龄增加,退休时间延长,职业噪声的影响消失,故耳鸣的发病率有所降低。中国尚无全国范围的有关耳鸣的流行病学研究,小范围的研究显示中国人耳鸣的发生率为 10%~15%,同样随年龄增加而增多。欧洲国家,日本,及亚非中等收入与低收入国家发病率相似。

性别对耳鸣的影响一直有争议,挪威一项大型调查显示,男性 21.3%,女性则只有 16.2% 主诉耳鸣,其中 9.6% 的男性和 9.3% 的女性为低强度耳鸣,7.3% 的男性和 4.8% 的女性为中等强度耳鸣,4.4% 男性和 2.1% 女性主诉耳鸣严重,男性在耳鸣发生中的优势,尤其在 75 岁以前的耳鸣患者较明显,75 岁以上的耳鸣患者中,男女患病率相似,这点和心血管疾病的患病率发生规律类似,提示耳鸣可能和心血管拥有共同的发病因素。虽大部分流行病学数据显示确有男性优势,但都是单因素分析,考虑其他因素后,则发现男女发病无明

显差别,甚至有时男性发病偏低。男女分别拥有不同的耳鸣高危因素,雌激素水平可对女性很多方面产生影响,对听觉系统有一定保护作用;男性耳部感染也和耳鸣发生相关,性别和耳部感染明显相关,而中耳炎可能因病史长,可影响内耳,从而出现耳鸣;非西班牙籍白人男性,体重指数(BMI)of≥30kg/m²,伴有高血压、糖尿病、血脂异常或焦虑的患者发病率明显增高,因此男性和耳鸣的可能相关性,不是因为性别,而因为噪声,感染,外伤这些危险因素可能在男性较多有关。还有一些危险因素也有性别差别,如女性饮酒和耳鸣发生之间存在负相关,而男性则不明显。

声音在人类的生存中很重要,一方面对语言的发育和交流起重要作用,另一方面还起重要的警示作用,经验会赋予声音不同的含义,因此不同声音会引起不同的情绪反应。耳鸣虽为无意义的声音,但同样会引起各种不同体验,包括各种情绪反应、压力、睡眠障碍、注意力不集中等,因此部分耳鸣可严重影响患者生活质量。耳鸣是一种常见症状,也是医学难题之一,病因众多,机制复杂,没有满意的动物模型,缺乏客观诊断方法,但对耳鸣的探索一直继续,随着医学研究的不断进展,对耳鸣的认识越来越深入,本篇将目前对耳鸣的认识进行介绍。

二、耳鸣的动物模型研究

常用的耳鸣动物模型有以下几种:①将试验动物暴露在噪声环境中一段时间,推测动物出现了耳鸣;②通过在下丘脑监测单神经纤维的放电情况推测耳鸣的情况;③用2-脱氧葡萄糖(2-Deoxyglucose,2-DG)标示或追踪(MAP)单侧耳蜗破坏后听觉通路的代谢情况研究耳鸣的病理生理机制;④用水杨酸法建立动物耳鸣的行为学模型。现在较为公认的耳鸣动物模型是水杨酸模型,由Jastreboff于1988年提出,即给大鼠服用水杨酸后通过建立条件反射制作耳鸣的动物模型,属于急性耳鸣模型。他用动物饮水抑制法,使大鼠处于缺水状态,让大鼠在持续中等强度的噪声中保持高频率的吸水动作。当背景噪声停止后给予电击,动物因恐惧减少吸水动作。从而建立"背景噪声停止-动物吸水率下降"的条件反射。此后陆续有慢性应用水杨酸、奎宁等药物制

作的耳鸣动物模型。王洪田和李明分别采用饮水抑制法和饮食抑制法对这种动物模型进行了改进。2003年Guitton等人对这种模型进行了新的改进,建立了跳台行为反射法。从这些模型的相关研究中得到一些启示:①耳鸣患者的听中枢都有或多或少的信号改变;②听觉过敏与耳鸣有一定关系;③既往使用的纯音掩蔽治疗意义不大,习服治疗有助于听觉中枢的适应。

水杨酸造模的优点是可重复性强,耳鸣造模的成功率高,操作简单,全身副作用小等。但是这种动物模型也有一些缺点:①水杨酸造模制作的耳鸣是可逆的,停药后耳鸣消失。而临床上常见的耳鸣则是不可逆的;②水杨酸可影响耳蜗毛细胞、听神经及听觉中枢核团等多个部位,耳鸣的发生部位难以确定;③不能确定耳鸣的侧别。因此,从水杨酸造模得出的结论有一定局限性。探讨新的耳鸣动物模型,特别是单侧耳鸣动物模型的建立将会很有意义,因如果无法区分是哪一侧的耳鸣,就没有正常对照,很难说明耳鸣特殊的电生理及其他改变。现在有学者主张采用噪声刺激引起的耳鸣模型,其优点之一就是有可能制作出单侧耳鸣模型。2001年Bauer等成功地制作了高强度噪声暴露环境下单侧耳鸣动物模型,但这种模型尚有待于进一步完善。

三、耳鸣发病机制的认识

有关耳鸣最早的文字记载见于3600多年前古埃及,公元前4~5世纪,古希腊希波克拉底(Hippocrates)描述了耳鸣,认为耳鸣的原因主要是静脉搏动引起的。我国经典医著《黄帝内经》的《灵枢·口问篇》中记载:"人之耳中鸣者,何气使然? 岐伯曰:耳者宗脉之所聚也,故胃中空则宗脉虚,虚则下溜,脉有所竭者,故耳鸣"。耳鸣的历史虽很久远,但长时间内对耳鸣的认识都处于混沌状态,近代医学对于耳鸣的认识,分为几个阶段:

(一)耳鸣来源于耳

70%~90%的耳鸣患者伴可检测到的听力下降,44%伴听觉过敏,耳鸣多为高频,多同时存在高频听力下降,且患者多无主观感觉听力下降,特别是逐渐发生的听力下降。研究还发现,耳鸣频率多与听力曲线中听力损失最大的部位吻合,

多为纯音调耳鸣。突然的听力下降如突聋或噪声性聋，耳鸣也是常见的伴随症状，因此很长时间认为耳鸣的病因是耳部病变，且研究也显示耳鸣患者大多内耳外毛细胞功能有一定异常。观察到生活中声音有互相掩蔽的效果，因此很早掩蔽就用于治疗耳鸣，也曾尝试耳部手术治疗，但414例听神经瘤患者切断听神经后，仅40%耳鸣改善，和安慰剂效果相似；且临床中很多听力下降的患者并无耳鸣，而听力正常者在绝对安静环境下也会出现耳鸣；同时，耳鸣响度、耳鸣患者的体验与疗效没有关系；这些提示耳部病变不是耳鸣的全部原因。

（二）耳鸣是外周和中枢神经系统共同参与的结果

对耳鸣最具革命性的进步是认识到耳鸣的出现，须有中枢神经系统参与，Jurgen Tonndorf是最早的研究者之一，他提出耳鸣的产生与中枢神经系统相关的模型。Jastreboff首次提出耳鸣的神经生理学模型，认为外周听力损失只是耳鸣的启动因素，继发的中枢听觉皮层通路重组，才是耳鸣产生的原因，认为耳鸣是"中枢重塑性疾病"，而重组过程中激活的边缘系统引起对耳鸣的负面情绪，是耳鸣慢性化的原因。耳鸣的这个神经生理模型及由此引申出的各种治疗，一直占有重要地位。

已证实成熟的听觉系统仍有重塑能力，调整自身适应听觉环境的任何变化，许多因素可激活听觉神经系统重塑，听觉剥夺是最重要的启动因素，包括耳或神经病变，或缺乏环境声音都可产生听觉剥夺，过度刺激也可激活神经重塑引起耳鸣。一些内源性因素，如炎症等也可能涉及开启神经重塑。外周听力损伤后在听觉系统内、外都会产生以补偿听力损失为目的的神经重塑，在这个重塑的过程中引起耳鸣。

1. 听觉系统内对听力损失产生的神经重塑　听觉系统内的神经重塑通过几个机制实现，包括神经的兴奋抑制失调，侧方抑制，神经同步化及听觉系统下行抑制系统功能降低。

（1）兴奋抑制失调：单一听神经纤维有兴奋和抑制两种反应，声音同时激活神经纤维的抑制和兴奋反应，听力下降后神经纤维的兴奋和抑制反应失调，神经元抑制降低比兴奋降低更大，从而引起听神经过度兴奋，抑制和兴奋之间的相互作用出现在整个听觉上行通路包括大脑皮层。

（2）侧方抑制：指相邻近的神经元之间能彼此抑制的现象，即当刺激某一个神经元使其兴奋，再刺激他周围邻近的另一神经元时，后者对前者的反应有抑制作用。从外周神经系统到神经中枢的信息处理中，侧方抑制都起重要作用。侧方抑制在下丘脑特别常见，听力下降后，可记录到下丘脑一些神经元放电率增加，提示听力剥夺降低了上行听觉通路中三级神经元的抑制，三级神经元都可产生过度兴奋反应，这些电信号被感知，可能就是耳鸣的原因之一。

（3）神经同步化：正常听力的动物中，神经元细胞有频率特异性，听觉皮层也呈频率特异性空间排列，听力损失导致初级听皮层这种空间排列紊乱，受损区域的听觉皮层细胞开始调整自己的频率向周围频率改变。受损频率周围频率神经元电活动的增强可能是耳鸣产生的基础，然而，一个重要的心理声学现象是，匹配后的耳鸣频率多与和受损频率匹配，而非受损频率周围频率，耳鸣匹配和听力损失频率吻合，提示损伤频率神经同步化可能是耳鸣产生的原因之一。

（4）听觉下行系统功能降低：对侧耳受到声刺激后，经内侧橄榄耳蜗束交叉至对侧外毛细胞，释放神经递质乙酰胆碱作用于外毛细胞，使膜电位超极化，抑制外毛细胞主动运动。听力损伤发生后，内侧橄榄耳蜗束传出神经功能降低，提高外毛细胞功能，提高听觉系统传入效率。研究显示90%的耳鸣患者其耳鸣内耳功能尤其是外毛细胞功能缺陷，约50%的耳鸣与听觉过敏患者中外毛细胞功能亢进，可能均与内侧橄榄耳蜗束传出神经功能降低有关。

2. 听觉系统外对听力损失进行代偿产生的神经重塑　听力剥夺发生后的即时重塑过程，主要是突触效率的变化，还体现在可激活打开正常情况下因无效突触封闭的通路。对耳鸣来说这种特性很重要，有迹象表明在某些耳鸣患者中非经典通路以此方式活化。上行听觉中枢包括经典通路及非经典通路。经典通路中，丘脑核中的细胞投射到初级和次级听觉皮质，非经典通路则越过初级皮质，直接投射到次级听觉皮层，非经典通路可接收其他系统输入信息的刺激，如躯体和视觉系统的输入。已证实，三叉神经核和耳蜗背侧核之间及脊髓上部和耳蜗背侧核之间存在确切联系，不同系统的输入信息在耳蜗背侧核整合，但只有儿童和耳鸣患者此通路才是激活状态，神经重塑打开正常情况下无效突触而封闭的通路，这也是对听觉输入的减少进行补偿。非经典通路的活化，可解释临床上常可看到的躯体对耳鸣的调节现象，除了对已有耳鸣的调节作用，颞下颌关节，咀嚼肌疾病，颅颌疾病伴耳鸣并不少见，这些疾病统称颞颌疾病（TMD），临床中发现治疗 TMD 疾病可减轻耳鸣，也验证了两者间的关系。

3. 情绪系统在听力损失和耳鸣发生中的作用 听觉刺激出现约 17~30ms 后会激活初级听觉皮质，而初级听觉皮质维持激活直到 300ms，提示可能存在平行的通路将信号传递到岛叶等部位，同时对刺激的感觉和情感成分进行处理。在听觉代偿过程中，涉及的经典通路和非经典通路都可分别与杏仁核的外侧核发生重要联系，经典通路和情绪系统的联系为高通路，非经典系统和情绪系统的联系为低通路，高通路的活跃可能和声音的重要特性有关，声音在生存中非常重要，起重要的警示作用，听觉系统一直在搜索周围环境中有意义的声音及可能有危险的声音，无意义，或被认为无危险的声音，很快就适应了。正常人中低通路不活动，仅在儿童和耳鸣患者中才发现低通路的活动。有研究显示低通路中和情绪系统的联系和高通路中可能不同，一旦低通路启动，更易引起情绪系统过度反应，引起注意。Jastreboff 认为耳鸣出现后负面情绪系统的启动是耳鸣慢性化的重要原因，如患者持续关注耳鸣，且赋予负面意义（如：耳鸣可能会越来越差，耳鸣会导致耳聋，耳鸣预示着某些严重疾病），就会进一步产生焦虑、紧张、恐惧、抑郁、绝望，放大对耳鸣的感受，控制这些负面的，不正确的心理反应在耳鸣的治疗中至关重要。

综上所述，耳鸣是由听力损失启动，各级听觉中枢及听觉系统外发生一系列重塑过程，从而在中枢内产生过度的电信号，这些电信号被感知为耳鸣，但这与临床观察存在一定不符，听力损失和耳鸣之间的关系绝非简单直接，相同听力损失的患者，耳鸣情况不同，相同耳鸣程度的患者，听力

情况各异。其次，动物试验证实，噪声暴露后暂时性阈移的动物，即使听力完全恢复后，听神经会出现进展性的损伤，和相同年龄无噪声暴露者相比，螺旋神经节细胞在一年后仍有退化，那么中枢重塑的过程会一直存在，但临床中噪声暴露后出现暂时性阈移的患者，脱离噪声后听力恢复，耳鸣也会逐渐消失。也就是说，中枢神经系统重塑过程中虽然都会产生过度电信号，但不是所有电信号都被感知为耳鸣。重塑过程产生的耳鸣信号是否被感知为耳鸣，还有另外系统的参与，我们将其称之为耳鸣中枢代偿（清除）系统。

（三）耳鸣中枢代偿（清除）系统

1. 耳鸣中枢代偿（清除）系统 Hallam 等人 1984 年提出耳鸣的习服理论（habituation theory），即为了有效运作，大脑会选择关注哪些刺激，忽略哪些刺激；对大多数人来说耳鸣属中性刺激，反复感知的耳鸣声音会让其觉得耳鸣不值得注意，是低信息价值的，因此无需大脑反应，从而感知不到耳鸣存在，这也是耳鸣自愈的机制之一，但该理论在很大程度上一直停留在理论层面。近年则有新的研究结果，听力下降后，通过听觉系统各级中枢抑制功能下降，和中枢重塑积极对听力损失进行代偿，研究证实最活跃的听觉代偿发生在丘脑水平，初级听觉皮层产生的电信号只有和更广泛的听觉皮层网络结构，包括额叶，顶叶及网状结构发生关系，传递到高级听觉皮层中枢，才会感知耳鸣。这些广泛的网络结构对上传的信息进行评价，起门控（gatekeeper）功能，决定这些信号是否上传，达到管控（耳鸣或疼痛）的效果，这个复杂的中枢网络结构可能就是耳鸣中枢清除机制发生的部位。不同听力损失程度、速度，对中枢耳鸣清除系统能力要求不同，造成了耳鸣和听力下降之间错综复杂的关系，听力下降速度增快及程度增加，对耳鸣清除系统功能要求逐渐增加，耳鸣的发生率逐渐增加，急性听力损失，耳鸣发生率很高，90% 的突聋患者伴不同程度的耳鸣；但稳定听力损失中耳鸣的发生则完全不同，研究显示 150 例 60 岁以上老年人听力情况及耳鸣的发生率，其中 78% 的志愿者伴有听力下降，调查时有耳鸣的为 77 例（51.3%），现有持续耳鸣者 35 例（23.3%），其中大于 3 个月的仅为 31 例（20.7%）。

2. 可能影响耳鸣中枢代偿（清除）系统的因素

（1）年龄：尽管不同研究显示耳鸣发病率有一定差别，但公认随年龄增加，耳鸣的发病率增加。文献中老年人耳鸣发生率在20%~31.4%之间，正常听觉中枢对听觉输入信息存在兴奋和抑制两种反应，随年龄增长，抑制功能下调，同时，随年龄增长，中枢神经系统功能下降，对耳鸣的滤过功能也有所下降。

（2）对耳鸣负面的情绪反应：听力下降之初引起的情绪反应是对异常声音的自然警觉反应，应激状态也可通过交感神经兴奋增加毛细胞及各级听觉中枢的敏感性来提高代偿效率。但对耳鸣持续的错误认知、反感态度对它赋予负面的意义（如：耳鸣可能会越来越差，耳鸣会导致耳聋，耳鸣预示着某些严重疾病等），产生焦虑、紧张、恐惧、抑郁、睡眠障碍，这些都可能过度激活大脑情绪系统，发展为痛苦性耳鸣。控制这些负面的、不正确的心理反应在耳鸣的治疗中至关重要。耳鸣的神经生理学模型及大量文献已证实，情绪系统和耳鸣间关系密切，尤与慢性耳鸣更相关。

（3）精神疾病，尤其焦虑抑郁：此类疾病和症状在耳鸣患者中发病率很高，大多数耳鸣患者受情绪障碍影响，尤其是抑郁和焦虑障碍，患者同时可能存在许多其他精神病学精神障碍和症状，这些症状可能严重影响耳鸣的严重程度。不同研究因研究方法不同，耳鸣患者伴抑郁症（9.8%~90%）和焦虑症（10.2%~95%）的发生率有较大差异。大多研究表明，50%~90%的患者患有焦虑症或抑郁症，性别、年龄和种族似乎并不是造成这种差异的主要原因。很多研究显示，焦虑抑郁情绪及一定的人格特质和耳鸣的严重程度明显相关，而听力损失的程度似乎与耳鸣的严重程度无关。尽管耳鸣与精神疾病（尤其是抑郁和焦虑）同时发生率很高，但其原因及因果尚不能直接确定。严重的耳鸣可引起心理不适，另外，抑郁和焦虑的存在又会降低对耳鸣的耐受力，从而夸大症状，耳鸣患者通常形成一个恶性循环：耳鸣引起并加剧压力，压力引起并加重耳鸣，耳鸣可能并不总是这个周期的起点，许多耳鸣患者在症状出现之前都经历过一定程度的焦虑和抑郁，然而，耳鸣会加重现有心理障碍或倾向的严重性。因此，耳鸣可能引起精神疾病，也可能是由精神疾病引起的，两者之间的关系错综复杂，双向互相影响。大量研究致力于探索焦虑和抑郁和耳鸣的分子层面联系，提出两者有重叠的神经生物学基础，认为负责包括情绪和行为功能的边缘系统可能是两者共同的发病基础。证据显示，耳鸣和焦虑患者的边缘系统被广泛激活，与听觉系统建立了潜在的联系是慢性严重耳鸣的主要原因。安慰剂似乎对耳鸣有很强的效果，接受安慰剂治疗的耳鸣患者中，近40%的人在与耳鸣相关的生活质量方面有所改善，这支持了心理因素在形成耳鸣症状和增加相关痛苦方面的重要调节作用。当耳鸣和精神疾病并存时，应同时治疗这两种疾病，使患者达到最佳的生活质量。

（4）失眠：已有大量文献研究证实耳鸣，尤其是慢性耳鸣和失眠之间关系密切，部分耳鸣患者出现的失眠可能是情绪系统病变的部分表现。部分单纯失眠和耳鸣的关系则可能和中枢神经系统代谢有关。中枢神经系统是机体代谢最活跃的器官，神经元和神经胶质细胞对细胞外环境变化极敏感，无淋巴循环的支持，中枢神经系统难以维持正常生理功能。近年大量研究已证实，脑内确实存在这样一个类似的系统，位于大脑血管周围的空隙——血管周围间隙（perivascular space）。血管周围间隙的内壁由血管细胞（大部分是内皮细胞和光滑的肌肉细胞）的表面组成，外壁则是由大脑和脊髓所特有的星形胶质细胞延展出的分支形成，这些星形胶质细胞的足突中充满了水通道蛋白，促成脑脊液在大脑中的流动，因其主要由胶质细胞组成，故称为胶质淋巴系统（glymphatic system）。研究显示，脑脊液从围绕动脉的管道泵入大脑，对大脑进行全面清洗，随后从围绕静脉的管道排出，而睡眠在维持体内代谢稳态方面有极重要作用，睡眠或麻醉状态下脑组织间隙的体积是清醒状态的1.6倍，极大地增加了胶质淋巴系统的功能，失眠患者则会损害大脑的功能。

（5）偏头痛：研究显示，27%的耳鸣患者主诉头痛症状，且头痛侧别和耳鸣侧别明显相关，54.9%的患者头痛发生在耳鸣前，34.7%主诉耳鸣发生在头痛前，10.4%主诉两者同时发生。耳鸣和头痛都是常见症状,两者是偶然伴发,还是具有共同的病理生理基础? 流行病学显示偏头痛是耳鸣的高危因素,中国台湾一项大数据显示有偏头痛病史的患者,发生慢性耳鸣及突聋的比例大增,最新的大数据研究显示,偏头痛组和非偏头痛组耳蜗障碍的危险率为2.81,矫正后为2.71,偏头痛组和非偏头痛组耳蜗障碍的发生率分别为81.4%和29.4%。有学者提出耳蜗型偏头痛的概念,为慢性耳鸣及反复发作的突聋提出一个值得研究的发病机制。偏头痛可能主要从以下几个机制影响耳鸣的发生:①三叉神经系统的活性增加,通过交叉模式,提高耳蜗背核自发放电率;②三叉神经透过其眼支,支配内耳迷路动脉,异常活化的三叉神经轴突会释放出神经递质降钙素基因相关肽(calcitonin gene related peptides)与P物质导致内耳血管扩张,引发血浆蛋白溢出(plasma protein extravasation)、组织水肿等无菌性炎症,影响耳蜗微环境,引起或加重耳鸣;③以中枢皮层过度敏感为表现的偏头痛,严重影响中枢对耳鸣的代偿能力;④很多偏头痛患者伴某些影响耳鸣发生的共患疾病,如焦虑抑郁、激素水平下降、慢性睡眠疾病等,偏头痛患者中发生焦虑抑郁的比例是正常人群的2~10倍,且心理共病是偏头痛慢性化的重要影响因素。研究显示,伴抑郁的偏头痛患者较单纯抑郁、单纯偏头痛或正常人相比,全脑的灰质和白质体积均有减少,抑郁和偏头痛产生了双向相互影响,两者在控制血清素和其他中枢递质层面有共同的病理生理基础,伴头痛的耳鸣患者,耳鸣残障量表得分更高,生活质量更低,伴发听觉过敏、眩晕、颈部疼痛、颞颌关节紊乱综合征、一般性疼痛及抑郁症状的比例更高。

另外,偏头痛作为一种原发性脑病,可出现头痛外的其他不符合IHS诊断标准的症状,如视动敏感、光声敏感、气味敏感、偏头痛或梅尼埃病或晕动病家族史、痛觉敏感、反复听力下降、肠易激惹及过敏性鼻炎等,这些症状目前还未被重视,非目前标准诊断的偏头痛是对偏头痛诊断的一个有价值的补充,充分正确认识这些症状的意义,可使部分患者得到医生积极的正面解释和适当的药物治疗。

(6)更年期女性雌激素水平波动:医学和科技的进步及生活质量改善,人类寿命明显延长,

我国妇女平均寿命已达75.9岁,妇女在绝经后的时间占生命的三分之一。妇女绝经后,卵巢功能衰退,机体随着雌激素水平的降低而出现各种退行性病理改变,严重影响生活质量。大量研究表明雌激素的作用远远超出生殖功能的范畴,通过影响神经元的生长发育和突触的可塑性,影响神经递质如5-羟色胺的合成和再摄取及神经元兴奋性等参与神经系统的调节,雌激素水平的变化可改变5-羟色胺类神经元及脑内受体对5-羟色胺的敏感性,以干扰交感神经的方式影响靶器官功能。更年期雌激素水平下降通过影响内耳雌激素受体及中枢5-羟色胺及交感神经功能,从而影响内耳及耳鸣中枢代偿(清除)系统的功能,使原本被管控的较弱的耳鸣信号再次出现。国内民众对绝经的重视程度较低,知晓度较差,且潮热发生率在中国妇女中相对较低,受文化背景影响,国内很多更年期女性更容易关注耳鸣和咽炎这些常见症状就诊于耳鼻咽喉科。作为耳科医生,面对这些患者要有很好的整体医学观念,仔细排除其他可能和耳鸣相关的因素,选择更年期因素占主要权重的耳鸣患者,尝试使用以更年期治疗为主的综合治疗,会取得很好的效果。

(7)睡眠呼吸暂停低通气综合征(obstructive sleep apnea-hypopnea syndrome, OSAHS): OSAHS可能从四方面影响耳鸣的发生。①有研究提出,OSAHS诱导的低氧血症可能对听觉功能产生负面影响;②与OSAHS相关的交感神经活动及炎症反应增加可能在耳鸣的发病中发挥一定的作用;③OSAHS可能加重焦虑抑郁从而进一步加重耳鸣;④OSAHS的患者因为胸腔负压的原因,极易发生反流,从而影响咽鼓管及中耳功能。虽OSAHS确实增加耳鸣的风险,但研究发现,仅有10%~20%的OSAHS患者出现耳鸣,且和呼吸暂停的程度无关,提示OSAHS只是增加耳鸣发生的风险因素之一,非直接的因果关系。

(8)其他全身因素,如甲状腺素水平,慢性炎症,慢性免疫疾病都在耳鸣的发生中起一定的作用,值得未来进一步探索研究。

(四)咽鼓管及周围系统

生理状态下,人体的呼吸、血流、关节活动等声音都通过一定的机制减噪,使其不被听觉中枢

察觉。动物实验显示，凹耳蛙咽鼓管的主动关闭对低频听阈（3kHz~10kHz）产生近26dB的衰减，而对高频声音（10kHz~32kHz）可产生20dB的增益，从而突出超高频声音进行种族内交流。人类和凹耳蛙咽鼓管功能有所不同，咽鼓管呈由外向内变窄的漏斗形，表面存在黏膜皱襞，这些结构类似于消声器，有利于吸收和缓冲声波或噪声，部分耳鸣信号可通过咽鼓管系统泄压释放。当咽鼓管系统功能异常，耳鸣信号及脑内正常的一些电信号不能正常释放，被放大后，可能更易被感知，出现耳鸣。常见的可能影响咽鼓管系统的生理因素包括：鼻腔鼻窦系统病变、喉咽反流及阻塞性睡眠呼吸暂停综合征（OSAS）等，我们着重介绍咽喉反流对咽鼓管及耳鸣的影响。

咽喉反流对严重者可出现分泌性中耳炎，这里不探讨分泌性中耳炎伴发的耳鸣，这时的耳鸣只是分泌性中耳炎症状之一，非单独疾病。临床中，很多患者虽然存在咽鼓管功能障碍，但并未出现分泌性中耳炎，甚至声导抗检查也正常，这时耳鸣、耳闷、耳胀可能是最主要的表现，这部分耳鸣既往被称为"特发性耳鸣"。

目前认为反流可能通过影响咽鼓管表面活性物质从而影响咽鼓管功能。咽鼓管表面活性物质可帮助维持咽鼓管的通气和清除功能。光镜下，顶部皱襞以缺乏纤毛的无纤毛细胞为主，可分泌表面活性物质，主要由磷脂、多糖和蛋白质组成，成分和肺泡表面活性物质类似。喷射到鼻咽部的酸性液体，咽鼓管口通过虹吸等作用将反流的液体吸入咽鼓管，有可能损伤鼻咽部及咽鼓管的活性物质，极大影响咽鼓管的开放功能。成人和儿童咽鼓管解剖上的差异，导致成人反流液进入咽鼓管及中耳有更大的难度，故引起分泌性中耳炎的比例降低，甚至部分患者声导抗检查都正常，但表面活性物质的减少，会影响咽鼓管开闭的频率和效能，患者多出现耳闷，或原本的耳鸣信号放大。

咽喉反流和耳鸣的关系，除了影响咽鼓管功能，还和双向复杂的脑肠轴有关。近年来，通过对内脏的刺激，采用大脑诱发电位、PET-CT、脑磁波描记术、功能性MRI等手段，记录大脑的反应，研究显示，在肠易激综合征患者的中枢神经系统存在夸大的异常的内脏感知，通过PET对内脏疼痛

的研究发现，对感觉起主要作用的中枢核团有扣带前回皮质、前额叶皮质、岛叶皮质。反流只是症状，具体发病机制目前不明，食道括约肌的松弛确实是反流的直接原因，但肌肉运动也受神经内分泌系统调节，受大脑支配，脑肠之间复杂的双向联系，很难区分究竟是大脑功能影响肠道功能引起反流，还是紊乱的肠道功能影响大脑功能，抑或它们之间互相影响，形成恶性循环。

耳鸣清除系统是以腹内侧前额叶以及伏隔核为主，包含杏仁核等边缘系统在内的网络系统，目前研究已证实肠道微生物和边缘系统间关系密切，因此中枢耳鸣清除功能，会深受肠道微生物功能的影响。耳鸣治疗中，不管是稳定大脑或胃肠道的任何一个部位的功能，对耳鸣的改善都不无裨益。这也为我们治疗耳鸣或反流都提供了一个新思路，人体是个复杂精妙的整体，头痛医头、脚痛医脚的方式绝对是错误的，整体医学观必是医学发展的终极之路。

耳鸣中枢代偿（清除）系统及外周咽鼓管系统统称为"耳鸣管控系统"。听力损失是耳鸣的启动因素，耳鸣的出现、自愈、慢性化都是耳鸣启动因素和耳鸣管控系统之间的"博弈"，由此引发听力损失和耳鸣的复杂关联。通过对中枢耳鸣代偿（清除）系统的认识，我们看待耳鸣的视角从听觉系统扩展到全身，对我们寻找耳鸣的病因及治疗提供了更加广阔的思路，这也是近年对耳鸣认识最大的变化。值得注意的是，以上所有的可能和耳鸣相关的因素，和耳鸣之间都不是直接的因果关系，耳鸣是类似慢性疼痛的中枢感觉，就像疼痛的刺激达到一定阈值才会出现疼痛，耳鸣也是多种因素共同作用达到耳鸣发生的阈值才会出现，不同的因素在不同的耳鸣患者中所占的权重不同，总结不同危险因素为主的患者特点，将来可建立针对病因的耳鸣分类和治疗。

（五）听力正常的耳鸣－隐性听力损失

文献中听力正常的耳鸣患者占所有耳鸣患者的7.4%~20%，不同听力标准，比例有很大变化，如普通测听以（到8kHz）≤20dB HL作为正常值，8%的耳鸣患者听力正常，如以≤25dB HL为标准，约30%的耳鸣患者听力正常。但常规听力测试只是250Hz~8kHz听力，而人耳的感受频率为20Hz~20kHz，显然这个常规测试的范围不能涵

盖人耳能感知到的全部频率范围,因此扩展高频测试及精细检查成为耳鸣研究者关注的重点。不同研究表明,常规测听正常的患者,DP及扩展高频可能异常,提示存在一定的耳蜗损伤,ABR显示Ⅰ波波幅下降,Ⅴ波正常,提示这些患者可能存在隐性听力损失,可解释为听力图不能反应某些类型和程度的听觉系统损伤。和正常对照组相比,听力正常的耳鸣患者,很可能存在耳蜗死区或外毛细胞损伤,因此,有理论认为听力正常的耳鸣患者伴有"隐性听力损失"。动物实验中,OHC损伤达到20%时,动物行为阈值仍无异常,噪声暴露后的听力正常模型也显示有亚临床听力下降,这些亚临床的或隐性听力损失同样可能会启动以上各级水平和层面的听力代偿,从而在中枢产生一定的上传后感知为耳鸣的电信号,但这些电信号相对轻微,多可被耳鸣管控系统清除,从而感知不到耳鸣,故这些隐性听力损失并非耳鸣出现的直接原因,耳鸣管控系统出现的异常多是这类耳鸣患者的直接原因。

四、耳鸣的治疗

(一)耳鸣治疗观念经历了几个不同的阶段

1. 奇葩的治疗历史 所有的疾病治疗都是源于对于疾病机制的认识,在最初对于耳鸣认识混沌的时代,各种奇葩的治疗方法可谓五花八门,使用过的方法甚至包括鸦片、大麻、颠茄、泻药、各种草药、放血疗法等。

2. 针对耳部的治疗 随后很长时间一直认为耳鸣来源于耳部疾病,1924年提出耳鸣掩蔽治疗,掩蔽治疗使用的声音性质经过很多变化,至今临床仍有应用。但声音的掩蔽现象是源于耳蜗基底膜两个行波发生相互作用,而耳鸣不完全是源于耳蜗基底膜的振动,故掩蔽治疗在不同的耳鸣患者疗效难以预测。听神经切断也曾一度用于耳鸣患者,但只有40%的有效率,和安慰剂效果类似,手术逐渐被放弃。

3. 同时针对耳部及中枢神经系统的治疗 对耳鸣认识最具革命性的进步是20世纪90年代认识到中枢神经系统在耳鸣中的作用,认识到耳蜗病变只是耳鸣的启动因素,中枢神经系统针对耳蜗病变引起的重塑性反应,是耳鸣产生的原因,情绪系统的参与,是耳鸣慢性化的原因,由此

引申出很多针对慢性耳鸣的治疗,也是目前国际上治疗耳鸣的主流,主要从四个方面综合治疗耳鸣:

(1)针对感觉输入的变化:主要指矫正或补偿听力下降或治疗性听觉刺激,包括听觉训练,声刺激和助听器,音乐治疗,中耳植入设备,耳蜗植入,针对耳部的治疗和手术,改善内耳功能的药物和治疗。

(2)调节躯体感觉输入治疗耳鸣:比如扳机点疗法和针灸,耳周皮肤电刺激。

(3)针对耳鸣产生的不良心理反应:让人烦恼的不是事物本身,而是对待事物的态度和应对行为。针对耳鸣不良反应的心理治疗主要包括解释和咨询,通过知情、建议或支持使患者自己获得信心,从而使耳鸣患者心理改变的过程。包括放松、正念、催眠,目前得到公认的是行为认知疗法(CBT)。

(4)中枢神经调制治疗:针对外周听觉损伤后中枢神经系统产生的过度的电信号和皮层听觉皮层频率重组等相关耳鸣发病机制,包括经颅磁刺激(rTMS)和电刺激及迷走神经刺激。

4. 耳鸣的病因治疗 所有耳鸣都有原因。既往寻找耳鸣的病因,多集中在听觉系统,造成临床上大量病因不明的特发性耳鸣患者。在前面的耳鸣发病机制分析中,已介绍耳鸣管控系统及其相关影响因素,因此,寻找耳鸣的病因时,不仅包括听觉系统病变,还包括可能影响耳鸣管控系统的各因素,如更年期症候群、OSAS、镇静剂上瘾、药物滥用、焦虑抑郁失眠、咽鼓管功能异常、慢性鼻窦炎、胃食管反流等,都造成耳鸣管控失调,持续的刺激是耳鸣持续存在的原因。因此新的耳鸣治疗思想中,除了好的解释之外,重点在寻找病因,改变可改变的因素,及容许刚刚好的耳鸣存在。

(二)耳鸣治疗流程推荐

1. 病史问询 包括耳鸣的诱因(听力下降,情绪,睡眠,外伤等),耳鸣的性质(音调,频率,持续/间断),发病时间(目前以6个月作为急慢性的分界点,但有争议,在慢性耳鸣的治疗中,详细阐述),起病模式(突然起病/逐渐起病),耳鸣变化的规律(躯体颞颌关节,噪声或安静环境下耳鸣的变化,和情绪睡眠头痛的相关性等),伴随症

状（耳聋，头晕，头痛，耳闷，由此引发的情绪及睡眠状况等），既往史（耳聋，头痛，头晕，睡眠，精神疾病，更年期，OSAS，甲状腺功能，鼻炎及鼻窦疾病，胃部及反流性疾病，及既往耳鸣治疗史等）。国际上有大量有关耳鸣的调查问卷，最常用的是耳鸣障碍问卷（THI），耳鸣障碍调查问卷（THQ），VAS 量表等其中耳鸣调查问卷（TQ）和耳鸣障碍问卷（THI）有经过中文校验的版本。

2. 临床耳科学评价　进行仔细的耳鼻喉查体，包括耳镜、鼻内镜检查、咽鼓管及鼻咽部检查，血管搏动性客观性耳鸣还要对上颈部和耳后区进行听诊。

3. 辅助检查及临床应用现状

（1）听力学检查：除了常规的纯音测听、声导抗、耳声发射、听性脑干诱发电位等检查外，耳鸣的特殊检查还有：耳鸣的音调及频率匹配检查；耳鸣响度测试、耳鸣掩蔽特性检查；残余抑制检查；不适阈检查等。耳声发射除能检查外毛细胞功能外，还可通过对侧交叉抑制试验了解外侧橄榄核上行抑制系统功能。耳声发射比纯音听阈检查能更早地发现内耳毛细胞的损伤。如常规纯音听力检查正常，可行耳声发射，扩展高频听力检查。

（2）影像学检查：根据病情包括头颅，内听道，鼻窦，耳部的影像学检查。尤其患者出现不对称听力下降时，建议进行内听道核磁检查。当出现伴有头痛，头面部麻木等异常感觉的急性耳鸣患者，建议尽快进行头颅影像学检查。

（3）耳鸣相关因素检查：根据病情包括各项血液检查，呼吸睡眠监测，激素水平检查，精神类疾病及睡眠问卷调查。

（4）脑功能成像：研究证明，耳鸣患者颞叶听皮层存在高代谢活动或局部脑血流增加，提示大脑皮层可能有异常改变。脑功能成像方法主要有：功能性核磁共振；正电子发射断层成像（PET）；单光子发射计算机体层显像（single photon emission computed tomography，SPECT）；脑磁图等。目前常用的方法是 PET 和功能性 MRI。功能性 MRI 本身噪声大，1.5TeslaMRI 设备产生的稳态噪声 >75dBSPL，最大的脉冲噪声可达 120dBSPL 以上，对听力、耳鸣的检查有较大影响。但间隔一定时间（30s）检查，可了解相应的听觉皮层脑供血的情况，来推论其功能。功能性 MRI 的另一个缺点是费时，每次检查至少需 40min 以上。

（5）正电子发射计算机断层显像：结果显示，耳鸣患者的听觉相关的脑活动区域比正常人更广泛。耳鸣患者的听觉皮层与负责情感和记忆的海马回存在异常联系，这也许能够解释耳鸣患者常伴有的心理症状和耳鸣的中枢记忆现象。王洪田等人研究发现，重度耳聋可导致皮层葡萄糖代谢活动明显降低，耳鸣可导致皮层代谢活动明显增高。PET 为诊断主观性耳鸣提供了客观证据。但 PET 造价和检查费用昂贵，很难在临床大规模应用。脑磁图描记仪（magnetoencephalography）记录神经活动引起小的磁场变化，有很好的时空分辨率。Muhlnickel 对正常人和耳鸣患者给予不同频率的刺激声描记磁场变化，发现患者组出现和耳鸣匹配的的移位区域，移位区域的大小和耳鸣响度明显相关。

尽管现在耳鸣的客观诊断已有明显进步，但还没找到一种简单、经济、有效的客观检查方法。

4. 急性耳鸣的治疗　目前耳鸣的各种治疗多针对慢性耳鸣，而所有的慢性耳鸣都从急性耳鸣而来，美国耳鸣指南提出，因急性耳鸣有自愈倾向，可观察，但只有积极正确地处理急性耳鸣，才是阻止耳鸣慢性化的关键。

面对急性耳鸣的患者，应积极寻找耳鸣病因。既往寻找耳鸣病因，多集中在听觉系统，造成大量病因不明的特发性耳鸣患者，前面已介绍了耳鸣管控系统及其相关影响因素，因此，寻找耳鸣的病因时，不仅包括听觉系统急性病变，还包括可能影响耳鸣管控系统的各因素。

（1）急性听力损失与耳鸣直接相关，治疗的重点在于积极挽救听力，去除耳鸣的启动因素。全国突发性聋多中心研究显示，随访 1 个月时，听力改善率接近 80%，耳鸣改善率约 85%，结果提示耳鸣短期的改善率与听力恢复有明显相关性，听力恢复越好，耳鸣的启动因素改善越好，耳鸣的改善率越高。

（2）临床中常可看到大量轻度稳定听力损失的急性耳鸣患者，听力损失多发生在高频，但仅有少部分患者出现与听力损失病程不符的耳鸣，提示耳鸣和稳定的轻度听力损失之间无直接关系。

高频轻度对称听力损伤多和老年性聋及慢性噪声损伤有关，多为不可逆损伤，此时治疗轻度的耳部不可逆病变意义不大，应积极寻找可能影响耳鸣中枢代偿（清除）系统及咽鼓管释放系统的因素，包括可能影响睡眠系统和情绪系统的更年期雌激素水平的波动，焦虑抑郁等情绪障碍，可能影响咽鼓管系统的中耳及鼻窦病变、胃食管反流等疾病，积极治疗上述可以改变的因素，有望将原本可代偿的耳鸣再次清除。

（3）关注情绪系统在听力损失和耳鸣发生中的作用：声音在生存中起很重要的警示作用，听觉系统一直在搜索周围环境中有意义的声音及可能有危险的声音，无意义的，或认为无危险的声音，很快就适应了，一旦耳鸣出现，会引起情绪系统过度的反应。如患者持续关注耳鸣，且赋予负面意义（如：耳鸣可能会越来越差，耳鸣会导致耳聋，耳鸣预示着某些严重疾病），会产生焦虑，紧张，恐惧，抑郁，绝望，放大对于耳鸣的感受，控制这些负面的、不正确的心理反应在耳鸣的治疗中至关重要。

（4）安慰剂治疗：耳鸣治疗方法层出不穷，所有方法对耳鸣似都有一定效果，有效率接近，其中，安慰剂效应起很大作用。从心理学的观点来看，大量机制有助于安慰剂效应，包括期望、条件、学习、记忆、动机、躯体专注、奖励、焦虑减少，两种主要机制得到了很好的支持，受试者期望效应（subject-expectancy effect）及条件反射，但安慰剂效应绝不仅是心理层面的反应，而是牵涉到脑内递质的改变。有关疼痛的安慰剂效应通常被认为是脑中释放了更多天然镇痛剂 - 内啡肽。大量证据表明，不同疾病症状，安慰剂效应可由很多机制介导，可释放不同的神经递质和神经调节因子。如，对帕金森患者的安慰剂治疗，在纹状体中可诱导多巴胺释放，基底神经节和丘脑神经元放电的变化。伏隔核区域影响感受愉悦和奖赏的能力。Asya Rolls 认为伏隔核很可能是安慰剂效应的来源，他认为：积极期望引起的部分大脑区域活跃程度增强，是身体对疾病的应对方式，当正向期望引起奖赏系统被激活时，免疫力也增强了，这也是人类一项进化优势。以伏隔核为主的耳鸣中枢代偿（清除）系统是药物成瘾及安慰剂效应发挥作用的部位，根据患者的特点和文化背景，给予患者

合理安慰剂治疗也不失为对急性耳鸣的一项治疗方法。

5. 慢性耳鸣的治疗 前面介绍了听力损失是耳鸣的启动因素，既然大部分耳鸣信号可被耳鸣管控系统清除，为什么临床中还有大量的慢性耳鸣患者？

首先，部分急性耳鸣患者，难以短时间或永久恢复，如恢复不佳的突发性耳聋，更年期女性雌激素水平缺乏引起的耳鸣，这些患者耳鸣刺激因素可能长期存在。我们曾观察听力恢复欠佳的伴有耳鸣的突聋患者，随时间延长，大部分患者耳鸣逐渐好转，但需要的时间远超半年，故以6个月（美国慢性耳鸣指南）和1年（德国耳鸣指南）为分界确实值得推敲，并非所有耳鸣患者超过6个月不恢复，就属于难治性，随着起始病因的逐渐好转，耳鸣也会逐渐好转。但如病因持续存在4年以上，中枢的可塑性改变可能会从突触改变逐渐变为形态改变，这时即使启动病因消除，中枢的形态改变难以逆转，确实相对较难。其次，部分急性耳鸣患者，对耳鸣有灾难性的想法和认知，从而过度激活情绪系统，引起过度的焦虑。对耳鸣过度关注，造成耳鸣不断被放大，中枢耳鸣清除系统难以发挥作用，耳鸣逐渐慢性化，这就是耳鸣的认知模型，也是耳鸣行为认知疗法的理论基础。慢性耳鸣分为耳鸣人群和耳鸣患者两部分，未引起负面情绪的耳鸣人群，寻找引起耳鸣出现的生理因素很重要；在负面情绪比较严重，反复就医的耳鸣患者中，随着病情的迁延，心理因素所占权重逐渐增加，除寻找生理因素，积极进行心理疏导和治疗更重要。慢性耳鸣的治疗主要包括以下几方面。

（1）首先要积极寻找影响耳鸣产生的生理因素，对不稳定的听力变化，如梅尼埃病、伴有听力波动和睡眠障碍的偏头痛、胃食管反流导致的咽鼓管功能障碍等，耳鸣的启动因素始终存在，因此耳鸣持续存在。此时稳定外周病变非常重要。四期梅尼埃病患者，病情稳定后，给予一定的助听治疗，耳鸣可大大缓解，而在早期病变不稳定时期，耳鸣很难完全消除。除听觉系统病变，还应积极寻找可能影响耳鸣的全身因素，如生活不规律、女性更年期内分泌紊乱、OSAHS、抑郁症，焦虑症等精神疾病、偏头痛、慢性疼痛等。一旦找到全身系统引起耳鸣的病因，并有针对性的治疗，多能取得

很好疗效。如甲状腺功能低下引起的耳鸣,给予甲状腺片治疗,耳鸣常可消失。女性更年期内分泌紊乱引起的耳鸣,给予相应雌激素治疗后,耳鸣也可明显改善甚至消失。

（2）因耳鸣主诉影响睡眠和情绪的慢性耳鸣患者,积极进行相应的心理治疗很有意义。迄今,行为认知疗法（cognitive-behavioral Therapy,CBT）得到了很好的评价。CBT 一词起源于心理治疗领域,旨在识别不良适应认知（认知）,并通过一些有效的行为（行为）来修正消极思想。CBT 方法包括多种元素,如心理教育、咨询、放松训练、行为再激活和正念练习。广泛应用于改善焦虑症、抑郁症、失眠,甚至用于处理糖尿病、肥胖、酒精依赖等不健康生活方式相关疾病,CBT 治疗在一定程度上被认为是目前心理治疗的"金标准"。

CBT 自 20 世纪 80 年代以来一直用于治疗耳鸣,美国耳鸣临床指导方针声明,临床医师应向持续性、烦人的耳鸣患者推荐 CBT。用 CBT 治疗耳鸣包括听觉过敏之所以有效,主要依据是慢性耳鸣患者对耳鸣的错误认知引起对耳鸣信号的超敏感。耳鸣响度通常只比听阈高 5~10dB,但主观感觉却很响,主观感觉与客观检查结果分离,说明耳鸣属于心理声学范畴。目前观点认为 CBT 优于药物治疗和耳鸣声治疗。传统的耳鸣习服治疗以耳鸣声治疗为主,医生的解释建议及心理治疗为辅。CBT 的目的是通过特殊学习过程降低耳鸣的敏感程度,可能需要借助于一些有规律的外界刺激（如耳鸣声治疗）。CBT 治疗慢性和失代偿性耳鸣有效性已有足够证据支持,两项高质量前瞻性对照研究（按照牛津分级为循证 IIb 级）结果显示,有组织的 CBT 与对照（单纯使用耳鸣声治疗）相比疗效有显著性差异,德语建议联合使用医疗 - 心理治疗,更强调行为认知的作用。CBT 也可通过网络远程进行,使其更容易被接受和实施,并与面对面的 CBT 具有同等的整体效果。

但是有关 CBT 疗法的研究中,这类治疗主题包括心理教育、对功能失调性信念的认知重建、暴露技巧、以正念为基础的练习、减压和通过运动疗法引导注意力的技巧,以及应用放松法,因此也是多模式的,没有真正的对照组,也没有可比较的"安慰剂治疗"。CBT 治疗包含弛缓放松疗法,当

然对以耳鸣为症状的听觉感受障碍有显著影响,此因素既不能掌控,也无法在疗效分析时行单因素分析,且研究结果多显示 CBT 联合其他治疗的综合治疗效果最佳。虽有证据支持 CBT 可改善生活质量,但无法改变耳鸣响度或伴随的抑郁,还必须治疗常同时伴有的恐惧、抑郁和睡眠障碍及寻找影响耳鸣响度的生理因素。由于慢性失代偿性耳鸣是一种综合病变,需经过精神心理专业培训的耳科医生或心理医生,甚至需要一个医疗小组,包括助听器验配师和理疗师一起进行全面治疗。治疗方案要建立在循证医学基础上（即不能根据治疗者本人的喜好来选择治疗方案）,由经过特殊培训的治疗组采用标准的治疗方案,并对治疗结果采用标准的方法进行评价。

（3）助听器治疗:不同的指南都推荐,伴有听力下降的耳鸣患者可通过佩戴助听器进行治疗。放大背景声,在听力改善同时,环境噪声也相应增加,耳鸣与环境噪声间的信号强度差缩小,降低耳鸣的响度,起到治疗耳鸣的作用。其次,还可减轻倾听的困难,改善沟通,由此可减少压力和焦虑。一些学者假设,通过重新校准中枢增益,助听器可能对耳鸣相关的大脑活动产生生理影响或防止听觉外周损伤引发的有害的神经可塑性,诱导听觉系统的"二次"重塑。由于缺乏高水平的证据,伴耳鸣的很多轻度听力下降的患者是否应使用助听器尚无统一标准。

（4）确实找不到病因的特发性耳鸣患者,虽各项指南中推荐级别不高,但可尝试进行声治疗及中枢神经调制治疗。

1）掩蔽治疗:掩蔽试验:如 1 000Hz 处的听阈为 0dB,给予 50dB 的白噪声后,听阈则变成 50dB 或 52dB,在噪声作用下的听力类似于蜗性聋,这也是 Langenbeck 听力检查的机制。这个现象叫掩蔽。耳鸣能被声刺激所掩蔽,是耳鸣很重要的一种病理生理现象,它同时也是一种治疗方法,且有利于耳鸣的分类。掩蔽最好采用纯音或窄带噪声,根据耳鸣频率匹配检查结果采用相应频率,使用强度不断提高的纯音（或窄带噪声）,确定刚好使耳鸣消失的最小强度,即最小掩蔽级（minimum masking level, MML）,按照听力图形式记录的 MML 的连线称为耳鸣掩蔽听力图,Feldman 将其分为汇聚型、分离型、重叠型、抗拒

型、分散型、弥散型等。外周性耳鸣的掩蔽治疗效果好。但神经性耳鸣要想进行掩蔽治疗须使用与耳鸣同频的纯音，音量还必须超过耳鸣20dB，患者很难耐受。过高的响度还有可能造成噪声性损伤，因此现在多使用宽带噪声治疗，原理见习服治疗。

2）习服治疗（tinnitus retraining therapy，TRT）：是Jastreboff和Hazell（1993）提出的，习服治疗的原理是部分耳鸣的原发部位在听觉中枢，且慢性耳鸣有中枢化的趋势。因此治疗方法就是让中枢系统对耳鸣的敏感度下降乃至消失，即努力重建听觉系统的过滤功能，中止对耳鸣的听觉感受。习服治疗包括耳鸣不全掩蔽、松弛疗法、转移注意力及医生（心理）咨询。国外采用类似于耳背式助听器的一种噪声仪发送各种频率的声音，也可采用特制的光盘、收音机、磁带等进行训练以达到对耳鸣的适应习惯。习服治疗需一定的强度和足够长的治疗时间。每天要保证4~6h治疗，持续1~2年。同时注意音量不要太大，刚好达到听阈即可。Jastreboff没有把心理咨询作为耳鸣习服治疗重点，最新的证据显示耳鸣习服治疗的核心部分——噪声发射仪或耳鸣声治疗（包括助听器＋耳鸣声治疗）对治疗结果没有影响，TRT最重要的组成部分应是医生的咨询建议。因此在慢性耳鸣治疗中，主动的认知治疗优于被动的耳鸣掩蔽器治疗。

3）磁刺激疗法：反复经颅磁场刺激（repetitive transcranial magnet stimulation，rTMS）是一种皮层中枢神经系统病变的检查方法，也可用于治疗，rTMS可无创性检查并调制皮层局部的兴奋性（概述见Hallett，2000）。通过一个放在头颅表面的线圈，制作一个短暂的（100~300ms）的电磁场（强度为1.5~2T），激活皮层神经元。可用高刺激频率（>10Hz）引起皮层一过性功能障碍，借此检查皮层功能，另外还可用低刺激频率（<1Hz）降低刺激区域皮层功能，使用时间不超过30min，这是rTMS治疗慢性主观性耳鸣的理论基础。这种方法的可行性、可靠性和效果尚缺乏充分的临床研究证据。

4）电刺激疗法：早在200多年前就有人尝试用外周电刺激方法治疗耳鸣。有经皮肤、乳突、鼓室、鼓岬及耳蜗内的不同方法，疗效报告也不相同，但无前瞻性、对照研究。现在神经外科考虑电刺激皮层区域来治疗耳鸣，其理论基础是植入皮层刺激电极后能有效地治疗幻痛。已发现经颅磁场刺激能够一过性地影响皮层兴奋性，由此考虑用准确定位，长时间作用的电刺激方法也许能起到持续治疗耳鸣作用。经颅磁场刺激被认为是一种非侵袭性的方法，是进行电刺激植入术前的筛选检查。这种耳鸣治疗方法的目的性、可靠性、有效性及可行性仍有争论，应特别注意皮层电刺激对皮层过度兴奋及可塑性的影响。对于听力基本丧失，已进行了人工耳蜗植入的患者耳鸣，可用电刺激进行有效的治疗，但它至今未成为一种常规的治疗方法。其适应证范围较窄，只适用于重度以上耳聋患者。

6. **手术治疗** 针对部分客观性耳鸣，尤其是源于中耳乳突的静脉源性血管搏动性耳鸣可以选择手术治疗。对主观性耳鸣而言，手术不是首选的治疗方法。过去对严重耳鸣采用的破坏性手术（破坏内耳，切除听神经）现已逐渐放弃。因为这些手术的短期疗效较好，但复发率高。国外现在主要是针对血管袢压迫听神经引起的耳鸣采用手术治疗。方法是进行血管袢的减压，它是半面痉挛及三叉神经痛的治疗方法。通过第Ⅷ颅神经的减压手术来治疗耳鸣远期疗效欠佳，现在不能作常规使用。慢性化脓性中耳炎伴有耳鸣的患者手术治疗后约1/3的患者耳鸣减轻，1/3耳鸣不变，另1/3耳鸣加重。因此中耳手术不能明显地解决耳鸣的问题。梅尼埃病行内淋巴囊减压后，约有半数患者耳鸣减轻。

7. **耳鸣治疗存在很多困难**

（1）治疗，特别是药物治疗常根据传统和经验，缺乏足够的研究数据。由于这些治疗通常是在全科门诊或专科医生门诊处理，很少在专门的中心进行，因此很难有大宗病例，也很难系统规范。

（2）因为患者常常有很多主观痛苦感受，很难进行随机，特别是心理疗法或者甚至是住院治疗。

（3）同样由于存在很多主观痛苦，患者一般不接受安慰剂治疗。

（4）治疗中设立安慰剂对照，通过谈话、个人经验或者具体的训练来进行实际上是不可能的，也很难通过伦理。

（5）从严格意义上来讲，meta分析为治疗体系的建立提供证据的前提是每个治疗方法相互之间是有可比性的。对病因不明，且病因也无法治疗的慢性耳鸣进行非因果关联的治疗，还常是综合治疗（心理治疗，声治疗，还有放松弛缓疗法等），因此疗效常不佳，且很难对每种疗法单独进行分析。

（6）最后，耳鸣治疗随机对照研究典型的监测工具，即某种意义上的"代理标记"是特定的问题表。由于耳鸣的响度和频率多不变且很少与主观痛苦症状有关联，故填写这种主观问询表格，可掌握其感受。这种问询表格包含主观真实感受和相应的自主判定问题，尽管是合法的，但是由患者完全自主评估。临床上还没有由医生或理疗师进行的评估和问询表。因此用这种手段来评定研究结果有局限性，即使是现在国际文献中将用这种方法评定疗效视为"金标准"。特别是英文文献常用可视性评分，这会更主观和可以诱供。

现在，循证医学的基础相当程度上依靠所谓的meta分析，综述归纳单个原始研究，进行质量和统计评估。原始研究要尽量均质化，以便于采集可靠数据并进行统计分析。

（余力生）

第九章　先天性耳畸形

第一节　先天性耳畸形的分类

先天性耳畸形,是头面部最主要的出生缺陷之一,根据其畸形发生部位,可分为先天性耳郭畸形、先天性外耳道畸形、先天性中耳畸形和先天性内耳畸形。其临床表现多样:既可单独发生;亦可联合发生,如耳郭和外耳道及中耳的畸形常同时存在;亦可作为某种综合征的耳部表现发生,如 Treacher-Collins 综合征(颌面骨发育不全及耳聋综合征)、Goldenhar 综合征(眼耳椎骨发育异常)、Pendred 综合征(先天性甲状腺肿耳聋综合征)、Nager 综合征(肢端、面骨发育异常)、Waardenburg 综合征(先天性耳聋眼病白额发综合征)、Usher 综合征(聋哑、网膜色素变性综合征)、Hürler 综合征(怪面形耳聋综合征、糖胺聚糖沉积病 IH 型)等。

据统计,先天性耳畸形全球发病率约为 2.06/ 万(0.83~17.4/ 万),我国发病率为 1.4/ 万,存在地区差异、城乡差异、海拔差异、种族差异。致病机制不详,主要归结于环境因素、基因遗传、基因突变的作用和影响:

环境因素包括:妊娠早期上呼吸道感染及免疫性疾病(荨麻疹、接触性皮炎、变应性鼻炎、甲状腺功能亢进)、宫内感染(流感、水痘、风疹、腮腺炎病毒)、用药(沙利度胺、激素、磺胺、抗病毒药物、庆大霉素、链霉素、四环素、吉他霉素、异维 A 酸、中草药)、胚胎在宫内受到挤压、放射性损伤、产次(初次妊娠,或产次≥4 次且妊娠年龄≥35 岁者)、先兆流产(子宫壁绒膜下血肿)、多胎妊娠等,以及父母吸烟、酗酒等。

遗传因素方面:已经发现,TCOF1 基因、HFM 基因、AFD 基因分别为 Treacher Collins 综合征、Goldenhar 综合征、Nager 综合征的致病基因。HOXA2 基因突变与不累及耳屏的先天性小耳畸形相关,PACT 基因在外耳、中耳畸形中起作用。

一、先天性耳郭畸形

耳郭的发育起始于胚胎期的第 3~6 周,由内胚第一咽囊、外胚第一鳃弓(下颌弓)和第二鳃弓(舌骨弓)及其所包含的第一鳃沟以及其间的中胚间质组织衍化而来。第一咽囊发育形成咽鼓管和中耳,第一鳃沟形成外耳道。第一鳃沟周围间充质增生,围绕两个鳃弓表面形成 6 个小丘,与耳郭各部分结构的形成有一定联系。经典的外耳发育模式(His 小丘模式)发现,来自第一鳃弓的 3 个小丘形成耳轮前缘小部分、耳轮脚和耳屏,来自第二鳃弓的 3 个小丘形成耳轮后缘大部分、对耳轮及耳垂。但其外形可以有很大的变异。

先天性耳郭畸形(congenital malformation of auricle)又称耳郭发育不全(dysplasia of auricle),可表现在耳郭的大小、位置、方向及自然状态的异常,可伴发耳前皮赘、瘘管等。单侧畸形较多见,为双侧的 3~6 倍,男性比女性多发(表 1-9-1)。

先天性耳郭畸形的临床表现:

1. **小耳(microtia)**　目前临床上最常用的为 Marx 分型法、Nagata 分型法和 Weerda 分型法(表 1-9-2)。

2. **隐耳(masked ear)**　又称埋没耳或袋耳畸形,亚洲人发病率较高,约 0.25%,由耳郭上肌、耳郭斜肌、耳郭横肌等多块肌肉发育异常引起,临床表现为耳郭上半部分或全部隐藏于颞侧皮下,局部耳后沟消失,触诊时可能触及局部皮下隐藏的耳郭软骨支架,向外牵拉耳郭上部可显露耳郭全貌,但松开后又恢复原状。

表 1-9-1　先天性耳郭畸形常见分类

Tanzer 分类	我国
无耳畸形	全耳郭畸形,以整个耳郭的畸形或缺如为特征,如先天性小耳畸形,需采用全耳再造
耳郭大部分发育不全,即先天性小耳畸形,包括:①伴外耳道闭锁;②不伴外耳道闭锁	上耳郭畸形,以上半耳郭畸形为主,如招风耳畸形、收缩耳畸形、隐耳畸形、Stahl's 耳畸形,需局部耳软骨重塑
耳郭中 1/3 发育不良	下耳郭畸形,以下半耳郭畸形为主,但也可同时伴有上半耳郭畸形,如耳垂裂等
耳郭上 1/3 发育不良,包括:①收缩耳畸形（又称杯状耳或垂耳）;②隐耳畸形;③Stahl's 耳畸形	其他畸形,包括附耳、耳前瘘管
招风耳畸形	—

表 1-9-2　先天性小耳畸形常见分类

分型	Marx 分型	Nagata 分型	Weerda 分型
Ⅰ型	轻度畸形,耳郭轻度残缺,比正常耳郭略小,各部分结构清晰可辨	耳甲腔型,耳郭部分尚可辨认,耳甲腔小,外耳道闭锁,有耳屏,一般少伴有面神经异常和半面短小。可分为大耳甲腔型和小耳甲腔型	轻度畸形,大多数正常结构清晰可辨,耳郭整形基本不需要额外的皮肤和软骨
Ⅱ型	中度畸形,耳郭大小相当于正常耳郭的 1/2 到 2/3,耳郭的结构部分保留	耳垂型,耳郭大部分结构无法辨认,只有一个明显的耳垂,残耳不规则,呈菜花状、舟状或腊肠状等,外耳道闭锁,无耳屏,一般少伴有面神经异常或半面短小	中度畸形,部分正常结构清晰可辨,耳郭整形需要少量额外的皮肤和软骨
Ⅲ型	重度畸形,耳郭常呈现花生米样结构,仅存部分耳郭软骨和耳垂软骨	无耳型,耳郭结构无法辨认,耳垂异位甚至没有耳垂,外耳道闭锁,无耳屏,一般常伴有面神经异常或半面短小	重度畸形,正常结构完全消失,需要大量的软骨和额外的皮肤对耳郭进行完全的重建
Ⅳ型	无耳畸形	—	—

3. **招风耳（protruding ear）** 最常见,白种人发病率高达 5%,为常染色体显性遗传疾病,多为双侧,由耳郭后肌的延长或止点异常引起。临床表现为对耳轮外形平坦或消失,耳甲与耳舟间角度 >150° 或完全消失,颅耳角呈 90°,耳轮缘到乳突区距离 >20cm;耳甲软骨发育过度,使耳甲壁宽度增加,耳垂发育过度或前倾。

4. **环缩耳（constricted ear）** 又称杯状耳（cup ear）或垂耳,杯状耳指耳郭异常前倾,垂耳指的是耳郭上部下垂遮盖。环缩耳临床表现为耳郭上 1/3 部分软骨发育不良,耳郭上部软骨卷曲,耳郭位置异常,多为耳郭前倾且位置偏低,耳郭长度明显较小,但宽度正常。杯状耳指的是耳郭异常前倾的状态,垂耳指耳郭上部下垂遮盖。其分型一般采用 Tanzer 分型或 Daniali 分型法（表 1-9-3）。

表 1-9-3　环缩耳分型

分型	Tanzer 分型	Daniali 分型
Ⅰ型	畸形仅限于耳轮	耳郭长轴缩短,对耳轮上脚扁平,轻度耳轮卷曲,耳舟存在,轻度招风耳
Ⅱ型	畸形累及耳轮和耳舟	耳郭长轴缩短,对耳轮上脚消失,中度耳轮卷曲,耳舟缩短,中度招风耳
Ⅲ型	极其严重,卷曲成管状	重度耳郭长轴缩短,对耳轮上脚消失,重度耳轮卷曲,耳舟消失,重度招风耳

5. **猿耳（macacus ear）**　又称为 Stahl's 耳畸形，耳郭上缘与后缘交界处出现一向后的三角形突起，如猿耳的耳尖，故得此名。可能由于耳郭横肌发育不全所致。

6. **副耳（accessory auricle）**　耳屏前方或颊部或颈部有皮肤色泽正常之皮赘突起，有一个或数个大小不一、形态各异的皮赘样突起，突起内可能有软骨。

7. **移位耳（displaced ear）**　耳郭向下或向前等各个方向移位，形态基本正常或有轻微畸形。

8. **大耳（macrotia）**　耳郭的某一部分过度发育，全耳郭肥大少见。

二、先天性外耳道狭窄与闭锁

外耳道的先天畸形（congenital malformation of external acoustic meatus）又称外耳道发育不全（dysplasia of external auditory canal），以单侧较多见。系因胚胎期第一鳃弓和第二鳃弓之间的第一鳃沟发育障碍所致，从妊娠 4~5 周开始上皮细胞积聚至妊娠 21 周形成外耳道，其发育过程较为复杂，若发育失败，可造成外耳道先天畸形：①外耳道狭窄；②外耳道闭锁。前者为原始耳道成管化失败，常合并小耳畸形，仅在少数情况下，耳郭发育正常，而小耳畸形不合并外耳道闭锁者，却很罕见。后者为成管化不完全，为外耳道软骨段狭窄及小鼓膜，易伴发外耳道胆脂瘤形成，还常合并中耳畸形。因此，先天性外耳道畸形分型常须考虑中耳发育情况。

先天性外耳道畸形可分为轻度狭窄、高度狭窄和闭锁三型：

1. **轻度狭窄**　可为整个外耳道全部狭窄，或软骨段和/或峡部狭窄，而骨性外耳道正常。本型较常见。

2. **高度狭窄软**　骨段仅为一瘘管；鼓骨发育不良，以致骨段外耳道仅由一裂隙状管道所代替。鼓室外侧壁由骨质形成完全性或不完全性闭锁板。

3. **外耳道闭锁**　先天性外耳道闭锁由于胚胎时期颞骨鼓部发育受阻，未能形成正常骨性外耳道，外耳道软骨段由软组织填充，骨性外耳道由致密骨或松质骨或充满气房的气化骨代替，闭锁外耳道的骨质来源于不同的邻近部位：多数为颞骨鳞部的尾侧突起，或由乳突向前伸展达颞下颌关节，少数由增生畸形的鼓骨形成闭锁的外耳道。在乳突前伸的病例，几乎大都合并鼓骨缺失，乳突前壁和畸形的下颌骨髁突形成不典型的颞下颌关节，此时由于髁突向鼓室内突出，以致鼓室狭窄，此为鼓室狭小的原因之一。外耳道闭锁常并发中颅窝低位、颞颌窝后位及面神经走行异常。

三、先天性中耳畸形

鼓室和咽鼓管由第一咽囊发育而来，鼓膜起源于第一鳃弓与第一咽囊之间的鳃板。目前认为锤骨柄和砧骨长脚来自第一鳃弓的间质和第一、二鳃弓之间的桥接组织；锤骨头和砧骨体起源于第一鳃弓；镫骨来自第二鳃弓，迷路软骨也参与了镫骨底板的形成。

先天性中耳畸形（congenital malformation of middle ear）常合并外耳的畸形，但是也可单独存在，即单纯中耳畸形，也可合并内耳畸形。先天性中耳畸形中，鼓室、听小骨、咽鼓管、两窗、面神经和耳内肌等可数处或分别出现畸形，即这些畸形可以单独发生，也可能有某些畸形同时出现；其中以鼓室、听骨链畸形和在颞骨行程中的面神经畸形较为多见。

由于外耳道发育不全常合并中耳畸形，而且两者的畸形程度有一定的相关性，故目前有数种关于外中耳畸形的分型法，如 Altmann 分型法、DeLaCruz 分型法、Schuknech 分型法、Teuniss 分型法（表 1-9-4）。

中耳畸形评分系统对于听力重建具有指导意义，目前常用的有 Jahrsdoerfer10 分法评分体系和 Siegert-Weerda 的 28 分评分体系。

Jahrsdoerfer 根据高分辨率颞骨 CT 扫描结果，结合耳科检查提出 10 分法分级，是先天性外耳道闭锁手术适应证选择的评分标准（图 1-9-1），其中镫骨形态和功能 2 分，外耳道、前庭窗、鼓室、面神经、锤砧复合体、砧镫骨连接、乳突气房、蜗窗的发育情况各 1 分。若术前评分≥7 分，其术后听力提高效果要明显高于 6 分以下的患者。

表 1-9-4　先天性中耳畸形分型

分型	Altmann 分型	DeLaCruz 分型	Schuknech 分型	Teuniss 分型
I 型	轻型,外耳道狭窄,鼓骨发育不全,小鼓膜,鼓室正常或发育不良	轻型,乳突气化正常,前庭窗正常,前庭窗与面神经的位置关系正常,内耳正常	A 型,纤维软骨性外耳道狭窄,伴中度传导性聋	先天性镫骨固定
II 型	中型,外耳道闭锁,鼓室狭小,有闭锁骨板,听骨链畸形	重型,乳突气化不良,前庭窗畸形或缺如,面神经行程异常,内耳畸形	B 型,骨性和纤维软骨性外耳道狭窄,伴中到重度聋	先天性镫骨固定伴听骨链畸形:IIa 伴听骨链中断;IIb 伴有听骨链固定;IIc 伴有面神经走行异常
III 型	重型,外耳道闭锁,鼓室狭小或严重发育不全,听骨缺如或严重畸形	—	C 型,完全骨性闭锁,有中耳腔,乳突含气,无鼓膜,以闭锁板替代	听骨链畸形,但镫骨足板可活动:IIIa 伴听骨链中断;IIIb 伴听骨链固定
IV 度	—	—	D 型,完全骨性闭锁,中耳腔发育不全,乳突不含气,听骨链和面神经严重畸形	先天性蜗窗或前庭窗发育不全或重度发育异常:IVa 伴砧骨发育异常;IVb 伴锤骨发育异常;IVc 伴镫骨发育异常;IVd 伴面神经走行异常

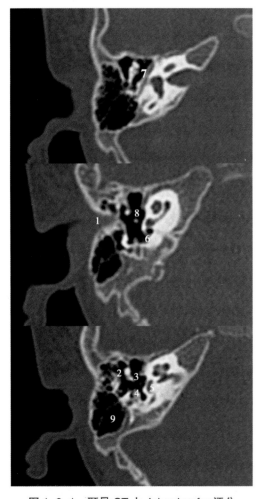

图 1-9-1　颞骨 CT 上 Jahrsdoerfer 评分
1. 外耳道;2. 锤砧复合体;3. 砧镫骨连接;4. 镫骨;5. 前庭窗;6. 蜗窗;7. 面神经;8. 鼓室;9. 乳突气房

Siegert-Weerda 提出了 28 分的评估系统,其中外耳道、乳突气化程度、鼓室大小、鼓室气化程度、动静脉走行、锤砧复合体各占 2 分,面神经发育、镫骨发育、前庭窗、蜗窗发育各占 4 分;在双侧畸形的情况下,如果评分≥15 分,重建听力更好的一侧;在单侧中耳畸形的病例,如果评分≥20,在和患者及家属充分沟通后也可行听力重建;得分低于上述两条的病例,建议考虑助听设备。

四、先天性内耳畸形

先天性内耳畸形分为骨迷路畸形和膜迷路畸形前者仅占内耳畸形的 20%,可通过颞骨高分辨率 CT（HRCT）和 MRI 等影像学方法发现,而后者占内耳畸形的 80%,为毛细胞水平先天性畸形,现有影像学方法无法清楚显示。

内耳起源于原始外胚层,是耳部发育最早的部分,于胚胎中期发育至成人水平,由于遗传、妊娠前 8 周致畸剂暴露史、病毒感染等致病因素的存在,内耳胚胎的正常发育受阻,发生内耳畸形,临床上出现先天性感音神经性聋。先天性内耳畸形可仅累及一侧,也可双耳受累,且以双侧畸形较多,约占 65%。

（一）分类

内耳畸形的影像学分类是耳聋表型分类方

式的一种。目前对内耳先天畸形的认识主要是从放射学检查和少量颞骨尸检报告中获得的,虽然通过高分辨率 CT 扫描和内耳膜迷路 MR 水成像及听神经三维成像等技术,可以观察到内耳骨迷路或膜迷路轮廓、听神经等的变异,但是对其细胞水平、分子水平的异常,目前还知之甚微。临床上目前尚无统一的内耳畸形分类标准,常用的标准包括传统分类法、Jackler 分类标准(1987 年)、Casselman 分类标准(2001 年)、Sennaroglu 分类标准(2002 年、2013 年、2017 年)、Kim 分类标准(2015 年)、Olgun 内耳畸形评级系(2016 年)。其中,Sennaroglu 内耳畸形分类是目前临床上最常用的标准。

Sennaroglu 分类标准从 2002 年第一次被提出,经过不断修改和更新,目前最新版于 2017 年发布。该标准基于颞骨薄层 CT 影像特点,对耳蜗、前庭、半规管、内听道、前庭水管和耳蜗导水管的畸形作系统性分类,是目前临床上最常用的标准,具体如下:

1. 耳蜗畸形

(1)Michel 畸形(Michel deformity):耳蜗和前庭结构缺如。

(2)初级听泡(rudimentary otocyst):听囊不完全发育,仅数毫米大小,与内听道不通。

(3)耳蜗未发育(cochlear aplasia):耳蜗缺如,前庭结构可见。

(4)共同腔畸形(common cavity):耳蜗与前庭融合呈一囊腔,内听道开放至共同腔中央。

(5)耳蜗发育不全(cochlear hypoplasia,CH):耳蜗比正常小,根据蜗管内间隔和耳蜗蜗轴发育程度,分为 4 型:CH-Ⅰ型:耳蜗呈泡状与内听道相通,蜗轴与蜗管内间隔无法分辨;CH-Ⅱ型:耳蜗呈囊性发育不全,底圈见蜗轴,蜗轴上 1/2 段缺陷,蜗管内间隔部分缺如;CH-Ⅲ型:耳蜗呈一圈半,均存在较短的蜗轴和蜗管内间隔;CH-Ⅳ型:耳蜗底圈与正常耳蜗底圈大小相似,存在蜗轴及蜗管内间隔,耳蜗顶圈呈小囊状,蜗轴发育不全。

(6)耳蜗不完全分隔(incomplete partition,IP):耳蜗大小与正常耳蜗相似,根据蜗管内间隔和耳蜗蜗轴发育程度,分为 3 型:IP-Ⅰ型:耳蜗呈囊状,蜗管内间隔及蜗轴缺如,伴有大的囊状前庭;IP-Ⅱ型:即 Mondini 畸形,耳蜗底圈正常,中圈与顶圈融合呈一囊状顶,伴有前庭导水管扩大;IP-Ⅲ型:X- 连锁耳聋,耳蜗内无蜗轴,内听道底膨大与耳蜗底圈相通形成内听道耳蜗漏。

2. 前庭畸形

(1)Michel 畸形。

(2)共同腔畸形。

(3)前庭缺失。

(4)前庭发育不全。

(5)前庭扩大:前庭宽度 >3.2mm。

3. 半规管畸形

(1)半规管缺如:上半规管、外半规管、后半规管中的一个或多个结构缺失。

(2)半规管发育不全:外半规管:中央骨岛宽度 <3.6mm;上半规管:管腔宽度 <1.2mm;后半规管:管腔宽度 <1.2mm。

(3)半规管扩大。

4. 内听道畸形

(1)内听道缺如。

(2)内听道狭窄:内听道宽度 <4mm。

(3)内听道扩大:内听道宽度 >6mm。

5. 前庭导水管、耳蜗导水管畸形前庭/耳蜗导水管扩大:总脚与外口之间中点处宽度 >1.5mm 或外口宽度 >20mm,即前庭导水管扩大。

(二)临床表现

1. **听力障碍**　先天性内耳畸形大都患有较严重的耳聋,多数于出生时即为重度或极重度聋。内耳或耳蜗未发育的 Michel 畸形,出生后听不到任何声响。共同腔和耳蜗发育不全者多为极重度聋。Mondini 畸形因耳蜗底周已发育,可能保留部分高频听力。单纯型前庭水管扩大者出生时听力即差,亦可正常,正常者至幼年或青年时期可出现突聋或波动性耳聋。

2. **耳鸣**少见。

3. **眩晕**　前庭器畸形时,可有眩晕和/或平衡失调,但不多见。大前庭水管综合征患者受到强声刺激时,可出现眩晕和眼震(Tullio 现象)。

4. **脑脊液耳漏或脑脊液耳鼻漏**　某些内耳先天畸形如耳蜗不完全分隔(IP-Ⅰ、IP-Ⅱ、IP-Ⅲ)、共同腔、前庭导水管扩大等,在内耳和蛛网膜下腔之间、内耳和中耳之间有先天性瘘管存在,可发生脑脊液耳漏或脑脊液耳鼻漏,在人工耳蜗植入术中可出现井喷。

（三）检查

1. 听力检测。

2. **颞骨高分辨率CT**　颞骨薄层CT扫描及三维重建可显示内耳骨迷路的多种畸形。耳蜗或包括耳蜗和前庭终器在内的整个内耳甚至岩骨均未发育者很少见。若耳蜗和前庭缺如,在该处出现一椭圆形空腔时,即为共同腔,共同腔内可能存在少量感觉上皮。IP-Ⅱ畸形在CT扫描中的特点是耳蜗较小,呈扁平状,仅可见及底周或一周半。耳蜗畸形严重者耳蜗仅如一单曲小管或小囊。CT扫描中还可观察前庭水管是否扩大。

3. **膜迷路三维重建及水成像**可显示内耳膜迷路的全貌及其立体形态,鼓阶与前庭阶、中阶影像是否均匀、完整,以及蜗轴的发育、耳蜗内的液体体积,纤维化及骨化等。

4. **家系调查**　家系调查应做到全面、真实并应对存活者进行必要而尽可能详细的检查,特别是听力学检查。调查后画出家系图。并尽可能作致聋基因的筛查。

（四）治疗

根据患者的听力水平,CT和/或MRI所见,选配助听器、人工耳蜗植入术或听觉脑干植入。

第二节　先天性耳畸形的手术治疗

一、先天性耳畸形手术发展历程

最早关于耳郭再造术报道可追溯到大约在公元前600年,古印度阿育吠陀（Ayurveda,又称生命吠陀）医学中的昙梵陀利（Dhanvantari,即外科学派）编写了阿育吠陀医学的主要著作之一《妙闻集》（SusrutaSamhita）,第一次记录采用颊部皮瓣修复耳垂缺损。1597年,意大利外科医师Tagliacozzi应用前臂带蒂皮瓣技术修复耳郭上部和下部缺损,同期,Cortesi认为,修复耳郭上部有变皱弯曲的风险,修复耳郭下部效果较持久。

1845年,德国的Dieffenbach应用推进皮瓣修复耳郭中部缺损的方法,直到现在有时还会用到。早期外耳修复与再造技术不够精细,均以修复创伤后部分耳缺损为主,缺乏基本的组织移植和皮瓣生理知识,亦无麻醉技术,术后并发症多、术后效果差。

20世纪初,医学界认识到小耳畸形和外耳缺损的全耳再造必须用材料作为耳再造支架。1920年,Gillies开创小耳畸形整形先河,他将雕刻的自体肋软骨支架埋于乳突皮下,再掀起并转移颈部的皮瓣成形颅耳角。1930年,Pierce改良了这一术式,用游离皮瓣衬在再造耳郭的背面,并且将皮瓣卷起来重建对耳轮。20世纪50年代开始了现代应用自体肋软骨分期进行外耳再造新纪元,代表人物Tanzer应用自体肋软骨雕刻成三维立体耳支架,分四期进行耳郭再造,成为现代耳再造术的经典术式。Brent遵循Tanzer的四期手术原则,于1974年发表了其关于耳郭再造工作的报道,至今仍是耳郭再造方面的权威著作。20世纪90年代,Nagata和Firmin各自提出了二期耳再造技术。目前,Brent术式和Nagata术式是应用最广的两种自体肋软骨耳郭再造术。Aguilar在1996年提出了由整形外科医师和耳科医师共同完成的全耳重建步骤:首先进行耳郭再造术,因为皮瓣和软骨支架成活需要充足的血液供应;2个月之后行耳垂旋转移位术,再2个月之后行听力重建术;最后是耳屏重建以及立耳手术。这是许多国家耳畸形整形中心目前最常采用的方法。

小耳畸形伴外耳道闭锁的听力重建手术比耳郭重建出现的晚。1843年,Thomson最早探索外耳道闭锁的听力重建术,他报道的3例患者中有2例因闭锁板过厚而放弃手术,第3例患者虽成功重建鼓膜,但术后仍出现外耳道闭锁。1883年,Kiesselbach在开放闭锁板术中造成患儿面瘫,此后该类手术尝试被迫暂停。直到1947年,Pattee和Ombredonne才真正重建了听觉,前者发现听骨链与闭锁板连接引起的镫骨固定是造成听力缺陷的原因,可通过手术取出固定的砧骨,使镫骨重新活动;后者通过经乳突径路半规管开窗重建听力。应用Wullstein和Zöllner鼓室成形技术,Bellucci报道50%患者可获得 30dB 的提高。1967 年，Shambaugh 提出对单耳畸形，只有在能够确保患侧耳蜗神经正常，骨导听阈在 25dB 以内的患儿才可进行听力重建手术。之后，Gill、Naumann 和 Schuknecht 各自报道了他们的改良乳突径路。1968 年，Durlacky 首先倡导应用体层 X 线片观察中耳结构，分析评估患者条件以把握手术适应证。随着影像学技术的发展，以及随后的 CT 扫描技术的发明，人们对于中耳和内耳结构有了更加细微的观察，可以更好地把握手术适应证，将耳畸形听力重建手术推上了一个新的高度。1978 年，Jahrsdoerfer 报道了第一个应用直入式径路的大宗病例观察，直接经过再造外耳道进入中耳腔，而非传统经乳突径路。

二、耳郭再造术

（一）全耳郭再造

1996 年，Aguilar 提出全耳郭再造（integrated auricular reconstruction protocol，IARP），由整形外科医师和耳科医师共同完成全耳郭再造，步骤如下：①首先进行耳郭再造术，因为皮瓣和软骨支架成活需要充足的血液供应；②2 个月之后行耳垂旋转移位术；③再 2 个月之后由耳科医师行听力重建术；④最后是耳屏重建以及立耳手术。此提议的意义在于：①首先倡导先天性外中耳畸形患儿应尽早到整形外科医师和耳科医师处就诊；②制订治疗计划的过程中要考虑到外耳和中耳双方面的畸形，避免在某一畸形的矫正过程中影响其他部分；③强调家庭成员的集体参

与意识，这在以往经常被忽视；④建议每个从事耳郭重建的整形科医师每年要至少做 10 例此类手术。

2015 年，中华耳鼻咽喉头颈外科杂志发表《先天性外中耳畸形临床处理策略专家共识》，将常用全耳再造术归纳为三类：①自体肋软骨分期耳再造法；②颞浅筋膜瓣 I 期耳再造法；③乳突区皮肤扩张分期（或 I 期）耳再造法。

1. 自体肋软骨分期耳再造法 包括 Tanzer 术式、Brent 术式、Nagata 术式等（表 1-9-5）。Tanzer 和 Brent 均采用四期手术再造耳郭。通常自体肋软骨为患耳对侧的第 6~8 肋软骨。为防止肋软骨切取后胸廓的畸形发育，Brent 主张保留联合部的上缘峭及胸骨柄的连接处，以防残余的肋软骨外翘。软骨之间拼接固定用 4-0、5-0 的尼龙线，所有的线结固定于耳支架的底部。尼龙线的外露概率和可能遇到的麻烦远小于钢丝。但 Tanzer 和 Brent 四期法的主要缺点在于：①手术分期较多，时间长、花费高；②耳甲腔、耳屏间切迹和对耳屏形态不佳，需额外手术进一步优化耳甲腔；③皮瓣回缩导致耳后沟消失、颅耳角变小；④需取一块 3cm×6cm 的肋软骨块制作支架主体，一条 9cm 长的软骨条作耳轮。因此，Nagata 和 Firmin 采用的两期全耳郭再造是目前较理想的方法。Nagata 提出"W"形切口设计，I 期行全耳郭再造及耳垂转位，II 期行颅耳角再造，使再造耳郭的外形、结构与正常耳郭更为接近，且两期手术减少了手术次数和风险（图 1-9-2，图 1-9-3）。

表 1-9-5 全耳再造各经典术式分期

分期	Tanzer 术式	Brent 术式	Nagata 术式	上海九院术式	皮肤扩张术式
I 期	耳垂转位	取肋软骨并雕刻耳支架	取肋软骨并雕刻耳支架，耳垂转位	取肋软骨并雕刻耳支架，耳垂转位，乳突区皮瓣转移	扩张器置入
II 期	切取自体肋软骨并雕刻耳支架	耳垂转位	掀起耳郭，创面游离植皮	颅耳角重建	取肋软骨并雕刻耳支架，取出扩张器，扩张皮肤，覆盖耳郭支架
III 期	掀起耳郭，创面游离植皮	颅耳角再造	—	—	耳垂换位，耳屏成形，加深耳甲腔
IV 期	耳屏与耳甲腔再造	耳屏再造	—	—	

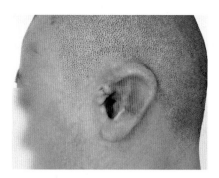

图 1-9-2 I 期术后

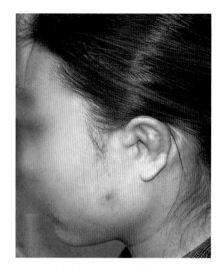

图 1-9-3 II 期术后

2. 颞浅筋膜瓣耳再造法 此法将颞浅筋膜瓣转移并覆盖自体肋软骨或多孔高密度聚乙烯（porous high-density polyethylene, Medpor）制作的耳郭支架上，在颞浅筋膜表面植皮。颞浅筋膜瓣通常用于困难的 I 期或 II 期全耳郭再造，通常选用颞浅动脉和颞浅静脉作为供应血管。此瓣既不能太厚（影响外观），也不能太薄（影响血运）。常见的并发症包括：筋膜瓣坏死、损伤面神经额支出现面神经麻痹、耳郭支架（软骨或 Medpor）外露感染。

3. 乳突区皮肤扩张分期耳再造法 乳突区皮肤扩张有多种技术，其基本原理是：I 期将扩张器置入残耳后方乳突皮下，随后进行注水扩张，直至获得足够覆盖耳郭支架的皮肤；II 期行耳郭支架埋入。该方法的优点是避免了植皮手术，尤其适用于发际过低、皮肤过厚或过紧者。

（二）耳郭支架材料

自体肋软骨是目前耳郭再造手术首选的支架材料。1920 年，Gillies 最早使用自体肋软骨作为支架材料，20 世纪 50 年代，Tanzer 利用整块软骨进行雕刻，支架轮廓清晰，可以保持多年不变，再次掀起应用自体肋软骨的热潮。自体肋软骨的优点包括：①组织相容性好，无排斥反应；②特性与天然耳郭软骨最接近而且可供取材的量相对稳定；③再造耳郭可耐受轻微外伤。而缺点则包括：①支架雕刻较烦琐；②吸收变形；③可能出现气胸、肺不张、胸部畸形等胸部供肋软骨区并发症。

为减少创伤、消除术者间审美区别造成的差距，材料预制支架也不断推陈出新。1948 年，Young 和 Peer 首先提出"预制支架"概念，并用多孔钴铬钼合金（vitallium）作为模具制造软骨支架，但术后可能因为软骨岛周围纤维组织挛缩，形态保持时间不长，支架最终扭曲变形。1966 年，Cronin 使用硅胶耳郭支架，但硅胶组织相容性差，术后轮廓形态欠佳易产生排异。1937 年，Gillies 取患者母亲肋软骨重建耳郭，发现术后软骨支架迅速吸收消失。1952 年，Steffensen 应用经过防腐处理的肋软骨，但同样存在迅速吸收，且有传染人类免疫缺陷病毒（human immunodeficiency virus，HIV）和患克 – 雅病（Creutzfeldt-Jakob disease）的可能。

Medpor 是产品化的医疗级高密度多孔聚乙烯，新生组织可以快速地长入其多孔结构内，形成性质稳定的复合物。Medpor 作为若软骨量不足或者钙化严重时耳郭重建的补充材料，近年来被越来越多地应用。其适应证包括：①局部条件差：如肿瘤切除或严重烧伤后，局部组织严重不足；②畸形或病变：胸廓畸形或病变，不适合取自体肋软骨；③患者及家属要求使用支架再造；④身体素质：全身状况及年龄因素。Medpor 优点包括：①组织相容性好，基本无排斥反应；②Medpor 由线性多孔高密度聚乙烯材料制成，其空隙容积占材料的 50%，术后活体组织长入材料空隙内，与周围组织紧密结合，术后位置稳定，表面无阴影；③不吸收变形；④可预制，轮廓清晰；⑤不受患者肋骨发育条件限制；⑥避免取肋软骨带来的创伤及其并发症；⑦对术者的雕刻技术和审美水平要求低；⑧手术周期短，痛苦小。缺点包括：①本身质硬无弹性；②有排异问题；③不耐摩擦和压迫；④受力后会分层裂解成颗粒，引起慢性炎症反应，外伤后容易出现部分支架外露和感染等。

随着现代组织工程学的发展，预制支架研究再次成为热点，20世纪90年代，我国科学家就已经实现使用组织工程方法在裸鼠身上成功再生耳软骨，近年来多方面研究已证实，小耳畸形患者自体软骨细胞可在体外进行3D培养形成具有弹性的软骨。上海交通大学医学院附属第九人民医院研究团队将小耳畸形患儿自体软骨细胞在体外培养，并采用CT扫描和3D打印的可降解树脂生物支架与之共同培养，使用聚乙醇酸（PGA）涂层的聚乳酸（PLA）材料在体外成功形成具有外耳形状的耳软骨，实现复制与患儿健康耳精确对称的耳郭结构，最终将其植入到患侧行耳郭重建，通常体外培养的组织工程耳郭较轻薄而耳郭支架要植入到颞部发迹线下，此处的皮肤非常紧实，过于轻薄的支架无法在皮肤张力下仍保持其复杂的3D结构，在目前的研究中，使用具有聚己内酯（PCL）支撑的PGA/PLA支架，不仅复制了患者耳郭结构，还提供了有效的机械支撑以实现耳郭形状的维持。虽然耳郭重建的组织工程耳郭软骨还处于临床试验阶段，未来仍需要进一步针对软骨特性和临床结果进行长期随访，在未来进一步优化体外培养、标准化软骨再生技术和手术技术以及多中心临床试验将成为研究的目标。

耳郭赝复体（义耳）修复法，亦是一种对全耳郭再造术的补充，其适应证包括：①不愿意采用自体肋软骨或人工材料支架进行全耳郭再造；②全耳再造手术失败；③因外伤、烧伤等原因耳部瘢痕严重、无条件进行自体组织耳郭再造；④超过采用自体肋软骨耳郭再造适合年龄的患者。目前使用的耳郭赝复体（义耳）通常以颅骨作为平台，将种植体植入颅骨，以磁力装置或卡扣固定，具有操作简便、外形逼真的优点，但也有材料易老化、需要每3~4年更换的缺点。

（三）耳郭再造手术时机

一般来说，耳再造年龄选择须考虑以下几个方面：

1. 耳郭生长规律 新生儿耳郭为成人的66%，3岁耳郭达成人的85%，6岁耳郭达成人的95%，10岁耳郭基本达到成人水平，此时耳郭宽度停止生长，耳轮至乳突距离保持不变。

2. 肋软骨量 5~6岁以上的患儿才可能有足量软骨用于耳再造，因此手术通常选在6周岁以后，患儿发育良好，身高1.2m以上，胸围（剑突平面）大于55cm。

3. 手术年龄 儿童对身体的意识通常在4~5岁形成，但患儿心理会受到明显影响要在7~10岁才可能出现，权衡利弊，小耳畸形患儿在6~10岁行再造手术最好。

（四）术后并发症

1. 表面皮瓣坏死 术后近期出现表面皮瓣坏死多因为：①术中过度结扎止血，损伤皮瓣供养血管造成了局部血运不良；②皮瓣设计长宽比例不当造成张力较大；③术后皮瓣蒂部扭转；④术后皮片固定不佳；⑤引流不畅皮瓣下积液或血肿。术后远期皮瓣坏死多因耳郭外伤、受压造成表面皮肤缺血。防治方法在于：①遵守皮瓣设计原则；②保证皮瓣和筋膜瓣良好血供；③彻底止血、良好固定，避免血肿形成。处理原则：①若皮瓣或皮片表层坏死，应保留泡皮，避免干燥；②若全层坏死，应及时清创、皮瓣转移或游离植皮覆盖创面。

2. 支架外露 早期多与皮瓣、筋膜瓣、皮片坏死有关；晚期多与外伤、持久性压迫、筋膜瓣或皮片收缩、支架排异有关。处理原则：保证皮瓣、筋膜瓣血供，防止坏死；防止血肿、感染；防止皮瓣、筋膜瓣、皮片过紧；注意保护再造耳、避免外伤或长时间受压；选择组织相容性良好的耳支架材料。处理原则：手术修补。

3. 耳郭支架材料导致的并发症 主要表现为支架吸收、支架变形或者排异反应。处理原则：①针对肋软骨支架，应尽量使用自体肋软骨支架，雕刻时应尽量顺其自然弧度，厚度适中；②Medpor支架理化性质较稳定，避免支架变形，但一旦发生排异反应，应及时取出耳支架。

4. 胸膜损伤、气胸 切取肋软骨时损伤胸膜所致，严重者可出现血气胸。处理原则：缝合胸壁切口前，应嘱麻醉师鼓肺，仔细检查有无漏气，若有，应缝合漏口或放置负压胸腔引流管。

5. 胸廓畸形 发生率达9.9%~25.0%。Ohara等发现10岁以下患儿发生率达64%，而大一些的孩子发生率下降至20%，因而建议尽量推迟此类肋软骨取材的手术，但推迟耳郭再造手术将对患儿的心理和社交障碍产生影响。处理原则：在取材同时尽量保留肋背侧面的软骨膜，并在缝合创口时肌肉覆盖软骨断端，可以减小胸廓的畸形。

三、新生儿耳郭畸形的无创矫正

对于不伴有皮肤及软骨缺损的新生儿耳郭畸形，即耳郭形态畸形，特别是杯状耳、垂耳等，可以通过耳模矫正技术达到矫形目的。20世纪80年代日本整形专家Matsuo和Kurozumi等首先提出非手术方法矫正先天性耳郭形态畸形，他们最初使用的材料是齿科的热塑材料和胶布，形成耳郭畸形矫治器的雏形，之后产品不断改进，逐步形成现有的综合式矫形器，疗效也明显提高。

1. 外科胶带或绷带

（1）弧形矫形器，即按照正常耳弧度设计并放置于二周内的条形夹板。此类矫形器以金属丝为代表，为外耳轮廓和二周的恢复提供持续的支撑和压迫。

（2）夹子式耳模，通过钳夹方式持续压迫或牵拉外耳使其恢复正常外形。

（3）综合式矫形器，为新一代耳模矫正器，由1个支架（包含底架和外盖）、1个耳轮牵引器和1个耳甲腔矫正器组成。其优点为可恢复耳上1/3重要解剖结构，同时又能依靠特殊的耳甲矫正器重塑正常的耳甲腔－乳突角，是一种有效且综合矫形性强的新型耳矫形器。目前临床上的耳郭畸形矫正以该类矫形器为主（图1-9-4）。

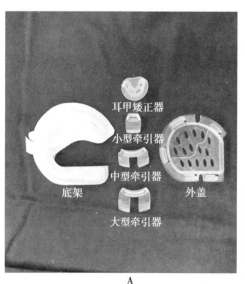
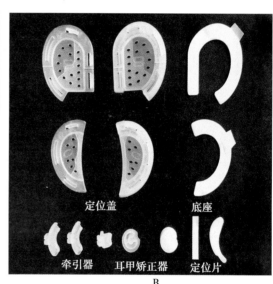

图1-9-4　综合式矫形器
图A和图B显示不同品牌综合式矫形器，原理和配置基本类似

2. 先天性耳郭畸形耳模矫正技术的适应证和禁忌证

（1）适应证：①耳郭形态畸形，包括：招风耳、猿耳、垂耳、杯状耳、隐耳、耳甲异常凸起、耳轮畸形、合并两种以上畸形的复合耳畸形以及其他耳郭扭曲变形；②Ⅰ度耳郭结构畸形（Max H分级）。

备注：部分介于耳郭结构畸形与形态畸形之间的耳甲粘连型畸型可通过早期手术联合耳模矫正技术达到相对理想的治疗效果，但其远期疗效与安全性需要进一步验证。应综合评估麻醉风险、家长预期及其他可能风险后慎重决定手术。

如耳郭畸形同时伴有耳道狭窄或闭锁、颌面部发育不良或综合征畸形等相关问题，在进行耳模矫正的同时，应及时转诊至相应科室。

（2）相对禁忌证：Ⅱ度小耳畸形和皮炎急性期。低体重儿（体重小于2.5kg）或伴发多器官畸形时，建议慎重考虑是否短期内进行耳模矫正。

（3）绝对禁忌证：Ⅲ度耳郭结构畸形。

3. 耳模矫正治疗的时机、时长和随访

（1）耳模矫正治疗的时机：最佳治疗时机为出生后6周内，越早治疗效果越好。其依据为新生儿体内含有大量产妇雌激素（出生后72h内达到峰值），激素增加了耳郭软骨中透明质酸的浓度，从而增加了软骨的延展性和可塑性。因此，需强调早期进行耳模矫正。研究表明，出生 1 周内的先天性耳郭畸形患儿治疗有效率达 90% 以上，超过 3 周龄则有效率不足 50%。另有研究表明，新生儿出生后尽早进行治疗，0~1 月龄的畸形矫正成功率达 91.3%，1~3 月龄降至 80.7%，之后随年龄增长效果越来越差，越早治疗效果越理想，需要佩戴矫形器的时间越短。

目前一般认为，先天性耳郭畸形耳模矫正的治疗时间窗是出生后 2~3 个月之内。部分耳郭畸形如隐耳在 6 个月大时矫治仍有明显效果，对此类畸形也可适当放宽治疗时间窗。

尽管矫治越早效果越佳，但考虑到耳郭畸形有 30% 左右的自愈倾向，轻微畸形建议出生后先观察 5~7 天，无好转则尽早开始耳模矫正治疗，如有改善则继续密切观察。如有家族史耳郭畸形较重，则越早矫治越好。

（2）耳模矫正治疗的持续时间：耳模佩戴时长取决于开始佩戴耳模的早晚。出生后 1 周内治疗效果最佳，治疗时长一般不超过 2 周，出生后 1~6 周大的婴儿治疗时长在 1 个月之内，出生 6 周以上的婴幼儿治疗时长可长达 2 个月。隐耳和部分杯状耳需要分 2~3 个阶段进行矫正，治疗时长可适当延长。

（3）耳模佩戴期间的随访：治疗期间，要求患儿持续佩戴，间隔 1~2 周随访一次，嘱家长密切观察。如有并发症发生，须立即回院治疗，以免延

误病情。

4. 疗效评价标准

（1）显效及治愈：基本恢复正常外观（图 1-9-5）。

（2）有效：较矫正之前有所改善，但未达到正常外观。

（3）无效：较矫正之前无改善。

5. 耳模矫正的并发症　因新生儿代谢旺盛，佩戴部位清洗困难或护理不当，易导致分泌物污染。局部粘连、压迫等诱因可能造成以下并发症。

（1）皮肤红肿及皮损：最常见，由局部牵拉挤压摩擦引起，发生率与患儿接受耳模矫正的月龄及皮肤基础条件相关。一般月龄越小，耳郭可塑性越强，耳郭局部皮肤红肿或皮损的概率越低；患儿的皮肤基础条件越好，局部红肿或皮损的概率就越低。相反，大龄或湿疹患儿，皮损发生率明显增高。皮损好发部位多为耳郭矫形器的受力部位，如耳甲腔凸起部、耳轮缘和颅耳沟等。若出现皮肤破损，应停止佩戴矫形器 5~7 天，并注意局部清洁。皮肤破损或渗液严重者，可局部用生理盐水清洁或湿敷后涂抹抗生素软膏。

（2）过敏：主要是对胶带或硅胶过敏，表现为耳周皮疹，分泌物增多，有时还伴皮肤破溃。轻度过敏可将耳模取下，彻底清洁消毒外耳，观察 1~2h，如皮肤发红症状消失即可重新佩戴。严重过敏者，除卸下耳模清洗外耳外，需暂停佩戴耳模 1~2 天，或直至症状全部消失后再重新

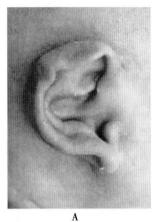
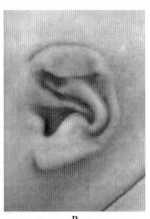
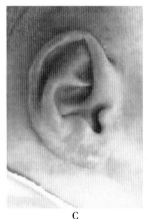
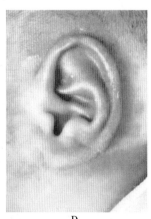

A　　　　　　　　B　　　　　　　　C　　　　　　　　D

图 1-9-5　综合式矫形器效果

患儿双侧耳轮先天性畸形（图 A 和图 B 示患儿双侧垂耳 + 耳甲腔横凸畸形），出生 3 天开始佩戴耳模矫形器，治疗 3 周效果（图 C 和图 D 显示同一患儿经矫治后双耳郭基本恢复正常外观）

佩戴。

（3）感染：偶见皮肤损伤后局部合并感染，尚无文献报到并发软骨感染，但需要引起高度重视。

6. 脱落与复发 耳模矫形器脱落或复发均需及时就医。

7. 具体治疗方法 耳模矫形器必须在医生指导下使用，具体方法参考不同种类产品各自的佩戴说明。图1-9-6显示耳郭畸形耳模矫正方法（图1-9-6）。

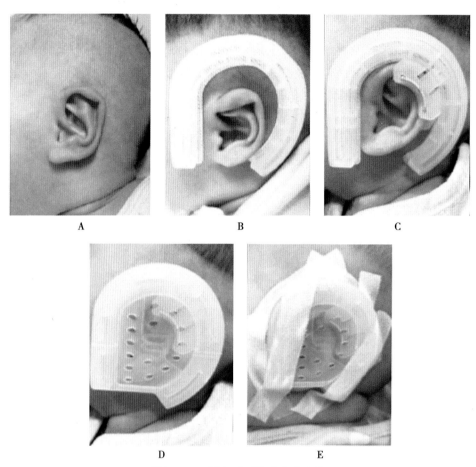

图 1-9-6　耳郭畸形耳模安装步骤
A. 备皮；B. 安装底座；C. 安装牵引器；D. 安装定位盖；E. 辅助固定

（1）使用前先剃掉耳周毛发，操作时应避免损伤皮肤，用异丙醇棉片轻拭去除皮肤油脂，以便将底架粘在耳周。大多耳郭形态畸形属于耳郭上三分之一的异常，需针对耳轮、对耳轮、对耳轮上脚及耳舟等进行塑形。

（2）当塑形张力较大、软骨可塑性较差或同时存在多种畸形时建议分阶段治疗。第一阶段采用简易装置初步塑形：先将双面敷贴定位于耳后，粘合于乳突区皮肤，使软骨和皮肤逐渐伸展，为进一步矫正做准备；一般牵引持续约2周，个别患者软骨弹性差或环缩耳等牵引力量较大时可适当缩短复诊时间，以防压疮。

（3）第二阶段治疗为佩戴耳郭矫形器，大多数耳郭畸形可进入第二阶段。治疗时，先根据耳郭大小选择合适尺寸的矫形器，固定底座于耳周，注意耳郭上缘需保留适当的空间；选择合适大小的牵引器放置在耳轮处，牵拉耳轮使其塑形，通畅牵引器在耳轮处容易滑脱，有报道采用液体胶增加牵引器和耳舟粘合性，避免滑脱风险；利用耳甲矫形器对抗耳郭上部的牵引力，是耳甲、耳垂形态保持正常；最后，盖上外盖保持塑形，必要时可使用弹力头套或胶布进行外部固定。耳部畸形形态各异，有时还需根据患儿耳郭形态对牵引器或底座进行裁剪，入修剪底座突起、牵引器大小等，以满足个性化治疗和减少并发症的发生。

（4）对于耳畸形比较严重的患儿，建议佩

戴耳模矫形器后再用胶布和牵引钩巩固治疗1~2周。

四、外耳道成形与中耳畸形听力重建

先天性外中耳畸形患者，若伴有外耳道闭锁、狭窄和/或中耳畸形，则存在传导性听力损失，需要通过骨导式助听器手术重建听力。听力重建手术是非常富有挑战性的手术，由于颞骨解剖变异多，畸形情况复杂，经常伴有周围结构畸形和变异，所以目前仍是少数耳显微外科学医师能够掌握的复杂技术。根据《先天性外中耳畸形临床处理策略专家共识》，目前常用的方法包括：①外耳道成形术和鼓室成形术；②人工听觉植入术。

（一）外耳道成形术

外耳道成形术对于术者要求较高，必须熟悉并掌握鼓室成形术、面神经手术、内耳开窗术、镫骨切除术及取皮植皮术。

1. 外耳道成形术 适应证包括：①若为双侧外耳道闭锁，应尽早干预，以减少双耳听力障碍对言语发育的影响；②外耳道狭窄者或存在胆脂瘤破坏中耳甚至内耳者，闭锁耳道周围出现瘘管和窦道，或急性面瘫患者应尽早干预；③单侧外耳道闭锁，可能影响部分言语发育，需早期进行听力干预和言语矫治；④对外耳道骨性闭锁者，外耳道再造对于改善听力作用较小，且并发症多，目前多持慎重态度。

2. 术前评估 主要依据 Jahrsdoerfer 评分系统（图 1-9-1），6 分以上可考虑行外耳道成形术，5 分及 5 分以下者不建议手术。对于单侧外耳道闭锁/狭窄伴有对侧重度感音神经性聋，以及不适合或不愿施行该手术的双侧外耳道闭锁/狭窄患者可以植入骨锚式助听器（bone anchored hearing aid, Baha）或佩戴软带 Baha。

3. 外耳道成形术 手术时机的掌握：①须 6 岁以上儿童或成人施行，因此时颞骨气化已基本完成，患急性中耳炎机会减少，可获得准确的听力结果指导术前评估以及获得术前术后患儿的配合等；②若发现合并外耳道胆脂瘤，则手术需提早于 6 岁之前；③若需行耳郭整形手术，则应先施行耳郭整形手术或有计划地分期实施手术，以免耳道成形术影响耳郭整形的周围皮肤和皮瓣的血运。

4. 手术径路 以往分为三种，即直入式径路（anterior approach）、鼓窦径路（tympanic antrum approach）和经乳突径路（transmastoid approach），目前统一分为前方径路和经乳突径路。

前方径路由 Jahrsdoerfer 在 1978 年首次报道，又称为上鼓室鼓窦切开入路，经此径路外耳道重建，其优点为：①从形态上接近正常状态；②从功能上最大限度减少乳突气房的开放；③从操作上以上方颅中窝硬脑膜和前方颞下颌关节窝作为标志可避免损伤锥曲段走行异常的面神经。手术特点包括：①手术切口取决于外耳道闭锁/狭窄的分型及手术径路的选择，耳内耳甲切口为首选切口；②重建外耳道直径约 1.5cm，比正常外耳道大，以减小术后发生外耳道再狭窄的概率；③采用裂层皮片植皮覆盖听骨链和外耳道；④术后听力提高的效果会随着时间延长有所下降，总体效果不如 Baha。

经乳突径路与开放性鼓室成形术相似，目前多已放弃。

5. 手术并发症分为常见并发症、少见并发症、严重并发症。

（1）常见并发症：有外耳道感染、再狭窄、鼓膜外移和听骨链固定均造成传导性聋，大约 30%~50% 的患者需行修正手术。修正手术面临与首次手术相同的风险且效果较差。

1）外耳道感染：术后最常见的并发症为严重外耳道感染，新造外耳道的移植皮肤缺乏耵聍腺分泌耵聍的保护和正常外耳道的自净功能是术后容易发生感染的诱因之一。

2）鼓膜外移。

3）外耳道狭窄：发生率为 18%~60%。新建的外耳道口是最容易发生狭窄的部位，通常都是因为外耳道口部分缺乏软骨支撑。如果不去掉此处多余的软组织，会更容易发生狭窄。骨性外耳道发生狭窄主要是因为成骨活动活跃，如果皮瓣不能完全覆盖新建外耳道的骨面，也容易发生狭窄。

4）听骨链固定。

（2）少见并发症：①颞下颌关节功能障碍；②涎腺瘘管等。

（3）严重并发症

1）面神经麻痹：50% 的小耳畸形患者都同时伴有面神经走行的异常或面神经本身的畸形

（如面神经多分支畸形和面神经骨管缺如），术中易损伤面神经。典型的面神经走行异常从第二膝开始，面神经乳突段的走行在正常人的前外侧，在圆窗水平穿过中耳，在颞下颌关节窝而不是茎乳孔穿出颞骨。面神经损伤是小耳畸形外耳道闭锁患者听力重建手术最难处理的并发症，其发生率低于 1%，冷同嘉等报道的发生率为 0.3%。Jahrsdoerfer 和 Lambert 认为耳郭位置低，外耳道闭锁和有胆脂瘤发生的患者比较容易发生面神经损伤。近年来随着影像技术的发展，特别是 3D影像重建技术，在手术适应证和手术径路选择方面有了长足的进步，术中常规应用面神经监测进一步降低了术中风险，面神经损伤的发生率还在进一步下降。

2）感音神经性听力损失：术后若出现高频感音神经聋，则可能是术中机械传导或者声刺激造成的医源性内耳损伤。可在术中首先探查听骨链，预防性断开砧镫关节，预防镫骨的过度晃动。亦可用激光技术在术中松解听骨与闭锁板的纤维粘连，以减少应用电钻对内耳的声损伤，从而减少术后高频感音神经聋的发生。

（二）人工听觉植入技术

先天性耳畸形涉及从耳郭、外耳道、中耳到内耳的所有畸形，临床表现多样，可单独或联合发生，除影响外观之外，通常伴有传导性、神经性、混合性听力下降，影响患儿的听觉言语和心理发育，需要合理的治疗及康复策略以减少其对患儿早期言语发育和社会适应的不良影响。具体人工听觉植入技术可参考本书第五章。

外中耳畸形的处理需要对畸形耳郭进行再造整形，同时需要行听力重建，需耳外科和整形外科共同关注。外耳道成形或再造重建听力传导，对耳外科医师的严峻挑战在于：①合适的耳郭支架材料与覆盖耳郭支架的软组织：现代组织工程学的发展，将进一步推动预制支架在外耳畸形的应用；②再造外耳道的再狭窄与长期护理等；③再造鼓膜的形态与有效振动面积的、上皮化与外侧移位；④畸形听骨链的松解与重建，及术后粘连的预防与处理；⑤有效保护术中面神经和听力功能；⑥听力重建方式的选择与手术方式的协调等。先天性内耳畸形目前仅 20% 可通过影像学诊断，其余 80% 很难做出诊断，在诊断方法上存在较大突破空间，而在治疗上，以助听器、人工耳蜗和脑干听觉植入为主，对于先天性内耳畸形的三级预防、基因治疗等是未来工作和科研探索难点。

（吴　皓）

第十章　耳内镜外科

耳内镜（ear endoscope）是用于耳科领域检查、诊断和手术治疗的一项新技术，近年来发展较快，已成为耳显微、耳神经外科重要的诊疗手段之一。耳内镜在耳科领域的应用与发展有其必然性，除耳内镜本身的广角视野、抵近观察特点外，耳部复杂、精细的解剖结构；与颅底重要血管、神经的毗邻关系；耳科手术显微镜应用中的缺陷以及近年来快速发展的微创手术理念和技术的成熟，使耳内镜在耳显微、耳神经外科的应用有拓展及延伸的空间。

第一节　耳内镜发展历程

1967年，Mer应用纤维内镜系统对两例鼓膜穿孔病例进行中耳详细检查，认为耳内镜对于中耳疾病的诊断和术前检查有很大的价值。这应该是耳内镜技术临床应用的最早报道。此后，陆续有相关的零星报道。如野村（1982年）应用针状耳内镜检查中耳，神崎仁（1983年）提出了耳内镜在检查中耳胆脂瘤中的作用。然而，长期以来，耳内镜在耳科临床的应用仅限于中耳的检查，与同期出现的鼻内镜技术相比较，耳内镜无论是在理论层面还是技术层面都进展缓慢。

究其原因，主要有：①部分耳外科医师对耳内镜技术的认可及接受存在一定的误区，认为耳外科有显微镜无需耳内镜。这种理念上的差异，无疑会阻碍耳内镜技术的发展。②耳部解剖复杂、精细，可操作空间小，骨质需用电钻磨除，这种组织结构及操作特点，使耳内镜应用于耳外科手术似乎困难重重。③耳外科手术有限的操作空间，对耳内镜本身提出了很高的要求，内镜的直径过细，成像效果差；直径过大，影响手术操作。这些因素基本决定了耳内镜技术较鼻内镜技术发展滞后的原因。

耳内镜能否作为一种新的技术用于耳显微、耳神经外科手术？有什么特点和优势？给患者能带来什么益处？相关的研究陆续报道了这些问题。1990年，Tomassin详细介绍了耳内镜的手术方法并对其在耳显微外科手术的应用进行了初步的评价。1992年，Guindy报道了应用耳内镜经耳道修复36例鼓膜中央型穿孔，并获得较好的疗效。其后，Poe和Oqawa等分别报道了用耳内镜检查及处置来自圆窗的外淋巴瘘。Rosenberg等（1994年）报道了内镜用于耳显微、耳神经外科的诊断性观察：包括术前外淋巴瘘、鼓室的胆脂瘤及听骨链的状态；术中可观察内听道残余肿瘤。1995年，Bottrill等对内镜耳外科进行综合评价：其特点包括较直接达到病变组织、不多切除正常的骨组织、切口小、暴露好、花费时间少。1999年，Friedland等在尸体头部上，将内镜用于不同手术径路的听觉脑干植入，包括乙状窦后径路、迷路径路、颅中窝径路。2001年，Karhuketo等连续报道了内镜下的鼓膜修补、先天性耳发育不良内镜与CT的比较以及应用内镜修补圆窗的外淋巴瘘。Tarabichi、Badr-el-Dine通过对大宗病例的回顾性分析认为，耳内镜具有微侵袭手术的特点，术中应用可以明显地降低胆脂瘤的复发率，提高手术的疗效。2002年，Badr-el-Dine、EL-Garem HF分别报道了耳内镜在乙状窦后径路面神经、三叉神经血管减压中的应用。Jalloueyan等认为应用耳内镜可以改善耳外科技术、降低胆脂瘤的复发率及提高术后的听力。

这些报道，初步确定了内镜在耳显微、耳神经外科领域的应用价值。1998年，在第二届国际耳鼻咽喉颅底外科微创技术研讨会上，将耳内镜技术纳入微创手术领域。表明耳内镜技术已成为耳显微、耳神经外科微侵袭手术的重要组成部分。然而,有关耳内镜应用的争议仍在继续:包括耳内镜是否只作为一种光源,术中用于显微镜的补充,以弥补显微镜在耳科手术中的缺陷;能否单独用于耳部手术;能否形成独立的、标准化的手术体系;耳内镜在耳显微、耳神经外科微创手术应用的价值等。

第二节 耳内镜的临床应用

用于耳科手术的显微镜,一般都具有三维的调节功能,以方便从不同角度观察和处理病变。但显微镜的直视光,对于耳部复杂的解剖结构而言,仍有缺陷。如为方便术中观察,使用中不可避免地要过多地切除正常的组织结构。耳内镜用于耳部疾病的诊断和治疗,是由于其本身特点决定的。而这些特点能够克服显微镜使用中的缺陷。

一、耳内镜系统的基本组成

1. 耳内镜系统的基本构成 包括不同类型、直径、角度的内镜;数字型 CCD;自动 Xenon 灯冷光源;TV-adaptor C 型接口;监视器等。并需配置与内镜手术相应的手术器械。术者将内镜直接置于手术野,经 CD 转换将术野图像从监视器上显示,手术者通过观看监视器上显示的图像,一手持镜,一手操作。

2. 耳内镜的分类 耳内镜与外科其他领域应用的内镜在机制、组成上没有大的区别,可分为硬性耳内镜和纤维耳内镜两种。目前常用的硬性耳内镜按镜头视角不同可分为 0°、30°、45°、70° 及 90° 等,按其外周直径有 1.9mm、2.7mm 和 4.0mm。纤维耳内镜镜体外径规格各异,从 0.35~1.2mm 不等,主要用于咽鼓管、耳蜗开窗后鼓阶的检查。特殊的耳内镜有针状鼓室镜(直径 1.7mm)、母子型鼓室镜(母镜外径 6.8mm,子镜 2.7mm,有 30°、70° 两种,子镜固定于母镜中,可转动视角)等,术者可根据术中的需要选择不同的内镜。由于耳显微、耳神经外科手术操作的空间相对较狭小,内镜的直径越细,越

有利于手术的操作。但鉴于目前技术上的原因,内镜越细,成像效果越差,分辨率越低,这也是耳内镜用于耳外科手术亟待解决的问题之一(图 1-10-1,图 1-10-2)。

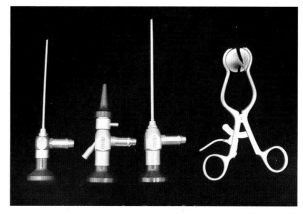

图 1-10-1 耳内镜

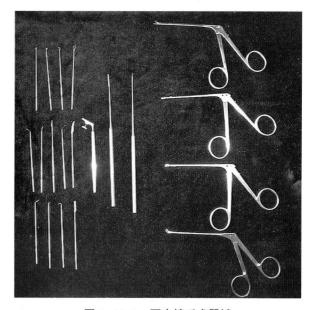

图 1-10-2 耳内镜手术器械

二、耳内镜在耳科领域的应用

1. 中耳检查 耳内镜置入的方式有三种:经原已存在的鼓膜穿孔;鼓膜造孔和咽鼓管途径。可根据不同的情况进行选择。

(1)通过穿孔的鼓膜:根据需要术前将不同角度的耳内镜经外耳道、穿孔的鼓膜置于中耳腔,一般可选择 70° 内镜,其视野角度较大,可观察上鼓室、后鼓室、咽鼓管鼓口、面神经鼓室段骨管、听骨链、圆窗和前庭窗等结构。也可观察上述部位是否有胆脂瘤、肉芽等病变组织,为手术提供客观

的依据。

（2）通过切开的鼓膜：用激光在鼓膜上切开2mm的切口，再使用硬质耳内镜检查中耳腔。此法属有创检查，除需受检者同意外，应根据需要适当选择。主要用于因听骨链病变引起的传导性耳聋、外伤所致的外淋巴瘘等。

（3）经咽鼓管途径：适用微型纤维内镜。经咽鼓管插入微型纤维内镜前，可在硬质内镜的引导下，在咽鼓管内预置0.8~1.2mm的引导管，再将微型纤维内镜插入导管内直至中耳腔，退出引导管。先检查中耳：可观察到鼓膜、听骨链、鼓室。退出内镜时可观察咽鼓管的情况。该技术目前存在的问题是成像效果较差。

2. 中耳手术中的应用

（1）耳内镜下鼓室及乳突手术：由于显微耳钻、超声骨刀、高清影像系统的临床应用，使得单独应用耳内镜，施行鼓膜成型术、鼓室成型术、开放鼓室成型术、完壁鼓室成型术及乳突根治手术成为可能。手术与常规的手术方式相似，除了能够清晰看到听骨链、咽鼓管、管上隐窝、前上鼓室、鼓室窦、圆窗膜、面神经水平段走形，能更方便观察病变去除情况，探查中耳通气引流通道，重建听力，从而提高手术成功率，减少手术并发症。但是由于耳内镜的单手操作，手术理念及技术问题，具体实施情况不尽相同。

（2）二期手术探查：部分有胆脂瘤复发倾向的患者，术后有条件应定期行高分辨CT、甚至MRI检查，为复发病变的诊断及再探查手术提供依据。但CT及MRI扫描难以准确区别胆脂瘤和其他软组织影，当胆脂瘤较小时影像诊断的误差率较高。二期乳突探查术可结合CT的检查结果，选择合适的手术径路。可采用耳后经皮径路耳内镜下乳突探查术：在原切口重新作一1cm切口，大号针头穿刺并确认乳突腔后，沿穿刺针道扩大，导入内镜；用不同角度的内镜分别观察乳突、鼓窦、上鼓室、面神经隐窝、听骨链等部位，了解有无胆脂瘤复发。小的胆脂瘤可以在内镜下去除或根据需要行乳突探查。此种术式，创伤较小，可以避免过多地切除正常组织，术后恢复快，具有微创手术的效果。其次，人工镫骨术后听力改善不佳，也可应用耳内镜经耳道进行探查，必要时行矫正

手术。

（3）耳内镜下面神经手术：经中鼓室是到达面神经鼓室段及膝状神经节的最短距离，耳内镜利用这一解剖优势，克服显微镜角度及术野的限制，避免大量磨骨，清晰显示鼓室段及膝状神经节面神经病变，如面神经减压手术，面神经局限肿瘤切除，达到治疗目的。

3. 内镜在人工耳蜗植入手术中的应用 1996年，第一届亚太地区人工耳蜗植入研讨会上，已有应用耳蜗内镜的报道，耳蜗微内镜的应用使术中耳蜗内诊断成为现实。如在耳蜗植入前，经耳蜗鼓阶开窗口插入0.89mm的纤维内镜或耳蜗微内镜，可了解耳蜗鼓阶的情况，观察鼓阶是否有纤维化或骨化；还可了解耳蜗畸形的情况，如Mondini畸形等。Wang（2000年）报道在耳蜗微内镜的引导下，经鼓阶导入CO_2激光，利用激光的气化作用清除新生骨，使鼓阶再通，为耳蜗骨化的患者顺利植入人工耳蜗创造条件，提高该类患者的手术成功率。

4. 内镜技术在耳神经外科的应用 侧颅底及桥小脑角复杂、精细的解剖结构，重要的毗邻关系给临床手术治疗带来了诸多不便。尽管手术显微镜能提供良好的照明和高质量的放大图像，但术者只能沿物镜轴线观察正前方的组织结构，不利于对隐蔽部位病变组织的观察和手术操作，这些部位可能成为术腔的死角，或者需要人为破坏正常的结构而达到。这不仅增加患者的创伤，同时也会增加手术并发症的发生率，影响后期功能的恢复。近年来，内镜技术在耳神经外科领域的应用引人瞩目。内镜凭借其多角度多方位的成像能力，能提供手术显微镜不能达到的视野。应用耳内镜还可以根据病变的情况及手术的需要，选择合适的手术径路，达到切口小、术后反应轻、恢复时间快等微创手术的效果。

如内镜辅助下乙状窦后径路听神经瘤切除术，其主要优点：较少的磨骨，减少后半规管损伤及脑脊液漏的概率；易于清除侵入内听道外侧端的残余听神经瘤，降低复发率；减轻对小脑的牵拉（图1-10-3）。现已有耳内镜切除局限于内听道听神经瘤的报道。

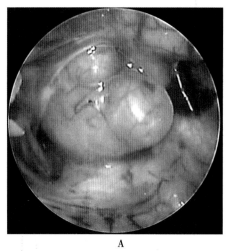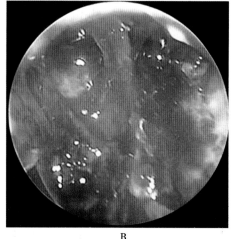

图 1-10-3　耳内镜辅助下听神经瘤切除

A. 术中内镜所见；B. 切除体后内镜所见

内镜辅助下桥小脑角区神经血管减压术,其主要优点:能清楚地辨认相关的责任血管;清晰地显示隐蔽的术野,并提供多角度、多方位的信息;可用于锁孔技术,减小颅骨、脑膜切开的范围,避免大范围的脑组织暴露,减轻对脑干及血管、神经的牵拉,降低术后并发症,缩短术后恢复时间等。

三、耳内镜手术的优势与局限

由于颞骨复杂的解剖结构,常规显微镜下手术时,为达到病变部位,常需切除较多的正常组织与结构。而耳内镜由于视野宽阔、光照明亮、清晰,可随镜头不同角度而折射,任意聚焦,较易到达病变部位。术中无需调整患者头位,易发现显微镜难以发现的病变等。因此,具备尽可能少切除正常组织,尽量保留功能的微创手术的条件。Friendland 等在尸体头部上采用耳内镜技术评价不同的手术径路,包括乙状窦后径路、颅中窝径路及迷路径路行脑干电极植入的特点,认为三条手术径路,耳内镜较手术显微镜能提供更好的视野。在乙状窦后径路桥小脑角手术中,显微镜下暴露此处区域,需更多地触动、压迫、牵拉、剥离组织,使小脑、听神经、面神经损伤的概率增加。内镜的使用避免过分牵拉组织、神经,减少并发症,同时可清晰地显示隐蔽的术野。应用耳内镜较常规的显微技术损伤组织要少。Wackym 等也认为在听神经瘤手术,应用耳内镜不仅提供明亮的视野,更

彻底地切除肿瘤,还可以减少术后脑脊液漏发生及肿瘤的复发率。

在耳显微外科手术方面,Tarabichi 曾对 165 例应用耳内镜施行的中耳手术进行了总结,认为在鼓室成形术及胆脂瘤手术方面耳内镜占有很大的优势。并对耳内镜用于中耳手术的优缺点进行了客观的评价。

耳内镜在耳外科手术中的应用日趋广泛,几乎涉及耳显微外科、耳神经外科的所有领域,包括鼓室成形术、面神经减压术、岩尖胆脂瘤切除、人工耳蜗植入术、听神经瘤手术、听觉脑干植入、桥小脑角区血管减压及神经切除术、侧颅底区相关手术等。

耳内镜直视手术的主要优点:视野宽阔、清晰、光照明亮,具有良好的放大效应;光照可随镜头角度不同而折射;内镜可根据手术的进展和需要对病变部位进行检查、确认,可以观察到手术显微镜难以观察到的部位;无需变焦,术者观看监视器进行手术操作,具有良好的手术配合及教学效果。与显微镜相比,耳内镜也有明显的缺点,其主要缺点在于需单手持镜、单手操作,对术者内镜下操作的协调性要求较高,因此术者需要进行培训。同时,耳内镜下手术,要求有良好的视野,术野出血,易沾染镜面,影响内镜优点的发挥;反复擦拭镜面,不仅会使手术的时间延长,还使手术的连续性受到影响。特别是使用电钻时,由于术腔狭小,操作不慎易使内镜镜面磨损,影响内镜的使

用寿命及图像质量。尽管目前内镜的配置趋于完善，如配备镜头接保护套以防镜面磨损；配备自动冲洗装置，便于术中自动清洗附于镜头前的血迹，维持术野的清晰；配备内镜固定装置，改单手操作为双手操作等，但目前都难以满足手术的要求。因此，一些学者认为耳内镜无法替代手术显微镜，而仅仅只能作为显微镜下手术的辅助手段。如何应用耳内镜达到微创手术的治疗目的，仍有许多问题亟待解决。

四、耳内镜下手术径路的选择

耳内镜手术作为一种新的耳显微、耳神经外科技术，因其独特的优势已引起耳科学界广泛的关注。尽管一些学者认为，耳内镜用于耳科手术主要作为显微镜的补充，但耳内镜可以单独用于耳显微、耳神经外科手术的答案是肯定的。这不仅有众多的文章报道，而且确实显示了耳内镜手术的优势。就前面的观点而言，其立足点是仅仅把耳内镜作为可变换角度的光源，用于检查术前、术中显微镜难以发现的病变。其实，在某种程度上，利用耳内镜的特点，可以优选手术径路，达到微创手术尽量少破坏正常组织、最大限度保护器官功能的目的。

如上鼓室径路面神经减压术属于经典的面神经减压手术，可用于面神经水平段、锥段的面神经减压术。但由于显微镜角度及术野的限制，难以到达膝状神经节的位置。后逐渐被耳后切口，后鼓室径路面神经减压手术替代。后者尽管可完整地保留外耳道后壁，但由于距离面神经位置较远，术中切除的骨质较多，因此手术时间较长。若患者硬化型乳突、乙状窦前置、鼓窦狭小或脑膜低位，给此术式增加很大的难度。

应用耳内镜可以行经上鼓室径路面神经水平段、膝状神经节减压术。由于采用了耳内镜使该传统术式变得简单方便，接近面神经所费时间少，并能达膝状神经节及部分迷路段面神经，对正常组织损伤小。因仅磨除部分上鼓室外侧壁，多数情况下锤砧关节无需移位，可以基本保持听骨链的解剖结构，较好地维护术后的听觉功能。对乙状窦前置、硬化型乳突、鼓窦狭小及脑膜低位不适宜行后鼓室径路的患者尤为适用。

对施行乳突手术的患者，也可以根据病变情况选择不同的手术径路，如完壁式乳突手术，若胆脂瘤仅位于鼓窦、乳突，而中上后鼓室无病变，结构完整，术中可仅将鼓窦打开，稍扩大，即可将胆脂瘤清除，无需损伤更多正常的组织结构。这主要是由于耳内镜克服了显微镜受视角影响的限制，光照可直接达到病变部位，通过监视器显示，而使手术操作变得方便。

使用耳内镜技术，可使某些手术方式发生变化，提高手术质量及手术疗效。对于局限于上鼓室的胆脂瘤采用上鼓室径路胆脂瘤清除术，用不同角度的耳内镜检查术腔及鼓窦，根据需要决定是否需要打开鼓窦，以减少对正常组织的损伤，尽最大可能的保持正常的解剖结构。单纯鼓膜修补的患者，鼓膜留有残边者一般无需做耳内切口及翻转外耳道皮瓣。鼓膜穿孔较小的患者，可通过内镜对鼓室内的结构诸如咽鼓管鼓口进行检查，可摒除影响鼓膜愈合、复发穿孔及感染的某些因素，变被动的手术方式为主动，并可同时对听骨链进行探查。耳内镜辅助下的中耳手术较之常规的手术显微镜下操作可能具有更多的优势。

第三节　耳内镜的应用前景

耳内镜在耳科领域的应用，已取得了一定的临床经验，但并没有像鼻内镜技术一样形成规模。除上述原因外，没有形成成熟的理论体系、标准的手术方式可能也是重要原因。尽管耳内镜具有很多显微镜不具备的优点，但仅仅以一种可变换角度的光源作为显微镜的补充，难免使人觉得其应用前景黯淡。如何克服其本身的缺点，发挥耳内镜的优势，在理论和技术层面进一步的完善，使其成为耳显微、耳神经外科微创、功能手术的重要组成部分，是微创耳科手术应该关注的问题。

耳内镜在耳外科领域应用的前景主要应该聚焦以下几个方面：①目前，耳外科技术并没有达到至善至美的境界，在微创、功能、解剖结构重建、彻底清除病变、减少并发症、降低复发率等方面都有较大的关注空间。耳内镜独特的优势可以弥补显微镜的不足，其配合显微镜使用或单独使用，都有较大的价值。②耳内镜可以促使某些手术径路、手术方式发生改变，具备尽可能少破坏正常的组织结构；尽可能地保护器官的功能；尽量安全、准确、有效地去除病变；尽量减少术中创伤，使患者尽快康复的微创手术的潜力。因此，结合传统耳科手术的特点，融入微创手术理念，发挥耳内镜的优势，侧重结构与功能的保护，设计可行的、个性化的微创手术方案，将使耳内镜发挥更大的作用。③影像导航、神经监护、立体成像等技术的发展，为耳内镜在耳外科的应用，提供了有利的条件。目前，影像导航与耳内镜结合实施耳外科手术还鲜见报道，但影像导航与耳内镜相结合，将更好地发挥耳内镜的优势。

随着理论、理念、技术的不断进步，耳内镜将在耳显微、耳神经外科及侧颅底外科领域发挥更大的作用。

（邱建华）

参 考 文 献

1. Aage R. MØller, Berthold Langguth, Dirk DeRidder, 等. 耳鸣（TEXTBOOK OF TINNITUS）. 韩朝, 张剑宁, 译. 上海: 上海科学技术出版社, 2015.

2. Akil O, Dyka F, Calvet C, et al. Dual AAV-mediated gene therapy restores hearing in a DFNB9 mouse model. Proc Natl Acad Sci USA, 2019, 116（10）: 4496-4501.

3. Akil O, Seal RP, Burke K, et al. Restoration of hearing in the VGLUT3 knockout mouse using virally mediated gene therapy. Neuron, 2012, 75（2）: 283-293.

4. Al-Moyed H, Cepeda AP, Jung S, et al. A dual-AAV approach restores fast exocytosis and partially rescues auditory function in deaf otoferlin knock-out mice. EMBO Mol Med, 2019, 11（1）: e9396.

5. Alicandri-Ciufelli M, Marchioni D, Kakehata S, et al. Endoscopic Management of Attic Cholesteatoma: Long-Term Results. Otolaryngol Clin North Am, 2016, 49（5）: 1265-1270.

6. Anzalone AV, Randolph PB, Davis JR, et al. Search-and-replace genome editing without double-strand breaks or donor DNA. Nature, 2019, 576（7785）, 149-157.

7. Walters BJ, Coak E, Dearman J, et al. In Vivo Interplay between p27（Kip1）, GATA3, ATOH1, and POU4F3 Converts Non-sensory Cells to Hair Cells in Adult Mice. Cell Rep, 2017, 19（2）: 307-320.

8. Baguley D, McFerran D, Hall D. Tinnitus. Lancet, 2013, 382（9904）: 1600-1607.

9. Blom EF, Gunning MN, Kleinrensink NJ, et al. Influence of ossicular chain damage on hearing after chronic otitis media and cholesteatoma surgery: A systematic review and meta-analysis. JAMA Otolaryngol Head Neck Surg, 2015, 141（11）: 974-982.

10. Chang Q, Wang J, Li Q, et al. Virally mediated Kcnq1 gene replacement therapy in the immature scala media restores hearing in a mouse model of human Jervell and Lange-Nielsen deafness syndrome. EMBO Mol. Med, 2015, 7（8）: 1077-1086.

11. Chen G G, Mao M, Qiu L Z, et al. Gene transfection mediated by polyethyleneimine-polyethylene glycol nanocarrier prevents cisplatin-induced spiral ganglion cell damage. Neural Regen Res, 2015, 10（3）: 425-431.

12. Chen Q, Quan Y, Wang N, et al. Inactivation of STAT3 Signaling Impairs Hair Cell Differentiation in the Developing Mouse Cochlea. Stem Cell Reports, 2017, 9（1）: 231-246.

13. Chen Y, Lu X, Guo L, et al. Hedgehog Signaling Promotes the Proliferation and Subsequent Hair Cell Formation of Progenitor Cells in the Neonatal Mouse Cochlea. Front Mol Neurosci, 2017, 10: 426.

14. Cima RFF, Mazurek B, Haider H, et al. A multidisciplinary European guideline for tinnitus: diagnostics, assessment, and treatment. HNO, 2019, 67: 10-42.

15. Dieterich M, Obermann M, Celebisoy N. Vestibular migraine: the most frequent entity of episodic vertigo. J Neurol, 2016, 263: S82-S89.

16. Dulon D, Papal S, Patni P, et al. Clarin-1 gene transfer rescues auditory synaptopathy in model of usher syndrome. J Clin Invest, 2018, 128（8）: 3382-3401.

17. Emptoz A, Michel V, Lelli A, et al. Local gene therapy durably restores vestibular function in a mouse model of usher syndrome type 1g. Proc Natl Acad Sci USA, 2017, 114（36）: 9695-9700.

18. Eshraghi AA, Ila K, Ocak E. Advanced Otosclerosis:

Stapes Surgery or Cochlear Implantation? Otolaryngol Clin North Am, 2018, 51（2）: 429–440.

19. Fernandez IJ, Villari D, Botti C, et al. Endoscopic revision stapessurgery: surgical findings and outcomes. Eur Arch Otorhinolaryngol, 2019, 276（3）, 703–710.

20. Gao X, Tao Y, Lamas V, et al. Treatment of autosomal dominant hearing loss by in vivo delivery of genome editing agents. Nature, 2018, 553（7687）: 217–221.

21. Gaudelli NM, Komor AC, Rees H, et al. Programmable base editing of A*T to G*C in genomic DNA without DNA cleavage. Nature, 2017, 551（7681）, 464–471.

22. György B, Nist-Lund C, Pan B, et al. Allele-specific gene editing prevents deafness in a model of dominant progressive hearing loss. Nat Med, 2019, 25（7）: 1123–1130.

23. György B, Sage C, Indzhykulian AA, et al. Rescue of hearing by gene delivery to inner-ear hair cells using exosome-associated AAV. Mol Ther, 2017, 25（2）: 379–391.

24. Isgrig K, McDougald DS, Zhu J, et al. AAV2. 7m8 is a powerful viral vector for inner ear gene therapy. Nat Commun, 2019, 10（1）: 427.

25. Isgrig K, Shteamer JW, Belyantseva IA, et al. Gene therapy restores balance and auditory functions in a mouse model of usher syndrome. Mol Ther, 2017, 25（3）: 780–791.

26. Jeon Y, Lee H. Ramsay Hunt syndrome. J Dent Anesth Pain Med, 2018, 18（6）: 333–337.

27. Vakharia K, Vakharia K. Bell's Palsy. Facial Plast Surg Clin N Am, 2016, 24（1）: 1–10.

28. Kim MA, Cho HJ, Bae SH, et al. Methionine sulfoxide reductase B3-targeted in utero gene therapy rescues hearing function in a mouse model of congenital sensorineural hearing loss. Antioxid Redox Signal, 2016, 24（11）: 590–602.

29. Komor AC, Kim YB, Packer MS, et al. Programmable editing of a target base in genomic DNA without double-stranded DNA cleavage. Nature, 2016, 533（7603）: 420–424.

30. Komor AC, Kim YB, Packer MS, et al. Programmable editing of a target base in genomic DNA without double-stranded DNA cleavage. Nature, 2016, 533（7603）, 420–424.

31. Lai J T, Liu T C. Proposal for a new diagnosis for cochlear migraine. JAMA Otolaryngol Head Neck Surg, 2018, 144（3）, 185–186.

32. Lai J T, Shen P H, Lin C Y, et al. Higher prevalence and increased severity of sleep-disordered breathing in male patients with chronic tinnitus: Our experience with 173 cases. Clin Otolaryngol 2018, 43（2）: 722–725.

33. Langguth B, Hund V, Busch V, et al. Tinnitus and headache. Biomed Researh International 2015, 2015（4）: 1–7.

34. Lopez-Juarez A, Lahlou H, Ripoll C, et al. Engraftment of human stem cell-derived otic progenitors in the damaged cochlea. Mol Ther, 2019, 27（6）: 1101–1113.

35. Maes IH, Cima RF, Vlaeyen JW, et al. Tinnitus: a cost study. Ear and hearing, 2013, 34（4）: 508–514.

36. Marchioni D, Carner M, Soloperto D, et al. Expanded transcanal transpromontorial approach: a novel surgical technique for cerebellopontine angle vestibular schwannoma removal. Otolaryngol Head Neck Surg, 2018, 158（4）: 710–715.

37. Michalski N, Petit C. Genes involved in the development and physiology of both the peripheral and central auditory systems. Annu Rev Neurosci, 2019, 42: 67–86.

38. Migirov L, Bendet E, Kronenberg J. Cholesteatoma invasion into the internalauditory canal. Eur Arch Otorhinolaryngo, 2009, 266（5）: 657–662.

39. Moser T, Starr A. Auditory neuropathy-neural and synaptic mechanisms. Nat Rev Neurol, 2016, 12（3）: 135–149.

40. Moser T, Starr A. Auditory neuropathy-neural and synaptic mechanisms. Nat Rev Neurol, 2016, 12（3）: 135–149.

41. Ni W, Lin C, Guo L, et al. Extensive supporting cell proliferation and mitotic hair cell generation by in vivo genetic reprogramming in the neonatal mouse cochlea. J Neurosci, 2016, 36（33）: 8734–8745.

42. Norena AJ. Revisiting the cochlear and central mechanisms of tinnitus and therapeutic approches. Audiol Neurootol, 2015, 20: 53–59.

43. O'Connell Ferster AP, Priesol AJ, et al. The clinical manifestations of vestibular migraine: A review. Auris Nasus Larynx, 2017, 44（3）: 249–252.

44. Pandey R, Zhang C, Kang J W, et al. Differential diagnosis of otitis media with effusion using label-free Raman spectroscopy: A pilot study. J Biophotonics, 2018, 11（6）: e201700259.

45. Zhang Q, Han B, Lan L, et al. High frequency of OTOF mutations in Chinese infants with congenital auditory neuropathy spectrum disorder. Clin Genet, 2016, 90

（3）：238-246.

46. Zhang Q, Lan L, Shi W, et al. Temperature sensitive auditory neuropathy. Hear Res, 2016, 335：53-63.

47. Rance G, Starr A. Pathophysiological mechanisms and functional hearing consequences of auditory neuropathy. Brain, 2015, 138（11）：3141-3158.

48. Rauschecker JP, May ES, Maudoux A, et al. Frontostriatal gating of tinnitus and chronic pain. Trends Cogn Sci, 2015, 19（10）：567-578.

49. Baugh RF, Basura GJ, Ishii LE, et al. Clinical practice guideline：Bell's palsy. Otolaryngology Head and Neck Surgery, 2013, 149（5）S1-S27.

50. Shearer AE, Black-Ziegelbein EA, Hildebrand MS, et al. Advancing genetic testing for deafness with genomic technology. J Med Genet, 2013, 50（9）：627-634.

51. Shibata SB, Ranum PT, Moteki H, et al. RNA interference prevents autosomal-dominant hearing loss. Am J Hum Genet, 2016, 98（6）：1101-1113.

52. Shore SE, Roberts LE, Langguth B. Maladaptive plasticity in tinnitus-triggers, mechanisms and treatment. Nat Rev Neurol, 2016, 12（3）：150-160.

53. Tabet P, Saliba I. Meniere's disease and vestibular migraine：Updates and review of the literature. J Clin Med Res, 2017, 9（9）：733-744.

54. Tan F, Chu C, Qi J, et al. AAV-ie enables safe and efficient gene transfer to inner ear cells. Nat Commun, 2019, 10（1）：3733.

55. Tang Z, Chen J, Zheng J, et al. Genetic correction of induced pluripotent stem cells from a deaf patient with MYO7A mutation results in morphologic and functional recovery of the derived hair cell-like cells. Stem Cells Transl Med, 2016, 5（5）：561-571.

56. Tedeschi G, Russo A, Conte F, et al. Vestibular migraine pathophysiology：insights from structural and functional neuroimaging. Neurol Sci, 2015, 36：37-40.

57. Wang Q J, Xiang J L, Sun J, et al. Nationwide population genetic screening improves outcomes of newborn screening for hearing loss in China. Genet Med, 2019, 21（10）：2231-2238.

58. Yeh WH, Chiang H, Rees HA, et al. In vivo base editing of post-mitotic sensory cells. Nat Commun, 2018, 9（1）：2184.

59. Yoshimura H, Shibata SB, Ranum PT, et al. Targeted allele suppression prevents progressive hearing loss in the mature murine model of human tmc1 deafness. Mol Ther, 2019, 27（3）：681-690.

60. Zong L, Guan J, Ealy M, et al. Mutations in apoptosis-inducing factor cause X-linked recessive auditory neuropathy spectrum disorder. J Med Genet, 2015, 52（8）：523-531.

61. 陈妮姗，赵一馨，马鑫，等. 咽喉反流与耳鸣关联性的研究进展. 中华耳鼻咽喉头颈外科杂志, 2019, 54（7）：554-557.

62. 韩琳，马瑞，吴晓琴，等. 150名老年志愿者耳鸣发生情况及相关因素分析. 临床耳鼻咽喉头颈外科杂志, 2018, 32（8）：587-591

63. 侯朝晖，李瑞香，杨仕明. 耳内镜技术在中耳胆脂瘤手术中的应用策略. 中华耳科学杂志, 2017, 15（4）：393-397.

64. 孔维佳，周梁. 耳鼻咽喉头颈外科学. 3版. 北京：人民卫生出版社, 2015.

65. 赖仁淙，马鑫. 不同听力损失类型和耳鸣的开关——阿控门. 临床耳鼻咽喉头颈外科杂志, 2017, 31（7）：493-495.

66. 赖仁淙，马鑫. 耳鸣观念的文艺复兴. 中华耳科学, 2016, 14（2）：6-8.

67. 马芙蓉，柯嘉. 慢性化脓性中耳炎的分型与诊断治疗进展临床耳鼻咽喉头颈外科杂志, 2017, 31（16）：1225-1227.

68. 戚晓昆，赵性泉. 前庭性偏头痛诊疗多学科专家共识中华内科杂志, 2019, 58（2）：102-107

69. 孙建军，刘阳. 中耳炎临床分类和手术分型指南（2012）解读. 中华耳鼻咽喉头颈外科杂志, 2013, 48（1）：6-10.

70. 汪照炎，贾欢，杨洁，等. 显微镜内镜联合技术在桥小脑角区手术中的应用［J］. 中华耳鼻咽喉头颈外科杂志. 2017, 52（2）：85-88.

71. 王洪阳，李倩，丁海娜，等. 新生儿听神经病谱系障碍的流行病学特征及其临床转归分析. 中华耳科学杂志, 2015, 13（2）：206-212.

72. 王秋菊，Arnold Starr. 听神经病：从发现到渐入精准. 中华耳鼻咽喉头颈外科杂志, 2018, 53（3）：161-171.

73. 王秋菊，沈亦平，邬玲仟，等. 遗传变异分类标准与指南. 中国科学：生命科学, 2017, 47（6）：668-668.

74. 吴皓，黄治物，杨涛. 先天性耳聋三级防控体系建设. 听力学及言语疾病杂志, 2017, 25：1-4.

75. 吴皓，黄治物. 婴幼儿听力损失诊断与干预指南. 中华耳鼻咽喉头颈外科杂志, 2018, 53（3）：181-188

76. 余力生，马鑫. 耳鸣的代偿与失代偿. 中华耳鼻咽喉头颈外科杂志, 2017, 52（8）：630-633.

77. 中国突发性聋多中心临床研究协作组. 中国突发性聋分型治疗的多中心临床研究. 中华耳鼻咽喉头颈外

科杂志, 2013, 48（5）: 355-361.

78. 中华耳鼻咽喉头颈外科杂志编辑委员会, 中华医学会耳鼻咽喉头颈外科学分会, 中国残疾人康复协会听力语言康复专业委员会. 人工耳蜗植入工作指南（2013）. 中华耳鼻咽喉头颈外科杂志, 2014, 49（2）: 89-95.

79. 中华医学会耳鼻咽喉头颈外科学分会耳科学组, 中华耳鼻咽喉头颈外科杂志编辑委员会耳科组. 中耳炎临床分类和手术分型指南（2012）中华耳鼻咽喉头颈外科杂志, 2013, 48（1）: 5.

80. 中华医学会神经病学分会, 中华医学会神经病学分会神经肌肉病学组, 中华医学会神经病学分会肌电图与临床神经电生理学组. 中国特发性面神经麻痹诊治指南. 中华神经科杂志, 2016, 49（2）: 84-86.

第二篇　鼻　科　学

第一章　鼻内镜手术解剖

一、鼻腔、鼻窦内镜手术解剖学

1879年，德国医学家Nitze研制了膀胱镜，1901年，膀胱镜首次被用于鼻腔鼻窦检查，人们从此迎来了鼻内镜操作的年代。以往，人们对鼻腔鼻窦的解剖探索只能通过各种切面的标本进行学习，而鼻腔鼻窦病变大多也只能通过创伤较大的鼻侧切开入路手术，因此鼻科学的发展是较为缓慢。直到20世纪70年代，奥地利的Messeklinger教授及器械公司经过对内镜、光源及手术器械的改良，开始开展了鼻内镜下的微创手术。随后在80年代，国际鼻科大师Stammberger教授和Kennedy教授将鼻内镜技术进行规范和广泛开展，推出FESS（functional endoscopic sinus surgery），也就是针对慢性鼻窦炎的功能性鼻内镜鼻窦手术，其理念是在尽可能微创及保留正常结构及黏膜的基础上去除炎症及病变组织，开放窦腔，达到通畅引流。这种手术理念也一直被沿用至今，并且经过修正、改良及延伸，将鼻内镜鼻腔鼻窦手术的范围及适应证大大拓展。现在，经鼻内镜手术可到达鼻腔、鼻窦、颅底、眼眶范围，鼻科外科学的发展也达到了前所未有的鼎盛阶段。我国鼻内镜技术在80年代末期开始引进，随后全国范围内逐渐推广普及。

鼻腔鼻窦手术包含多种类型，例如：针对鼻腔通气障碍患者的鼻中隔和下鼻甲的手术，针对慢性鼻窦炎、鼻窦囊肿、鼻窦真菌球的鼻窦开放术、针对变应性真菌性鼻窦炎或伴有哮喘的难治性鼻窦炎伴鼻息肉的鼻窦轮廓化手术、针对占位性病变的局部或大范围切除术等。根据手术的目标不同，手术的范围、累及的区域也不同。鼻腔鼻窦的手术解剖学特征有以下几点：①解剖结构、位置和形态均有不同的变异，正确辨认和处理这些结构需具备丰富的经验；②与颅、眶毗邻且间

隔脆弱，手术中易误入眶内、颅内；③与重要血管、神经紧密毗邻，一旦损伤，后果严重（图2-1-1~图2-1-21）。下面通过内镜、CT等图片了解鼻腔鼻窦的解剖及手术过程和一些鼻腔鼻窦常见的疾病表现。

鼻内镜及鼻窦CT下鼻腔鼻窦的解剖示意图：

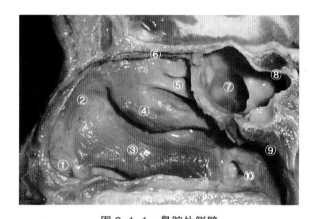

图 2-1-1　鼻腔外侧壁
①鼻前庭；②鼻丘；③下鼻甲；④中鼻甲；⑤上鼻甲与最上鼻甲；⑥筛板；⑦蝶窦；⑧鞍底；⑨鼻咽；⑩咽鼓管咽口

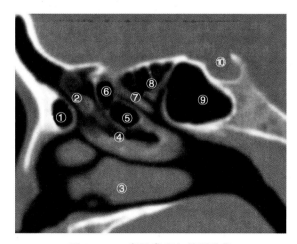

图 2-1-2　鼻腔鼻窦矢状面结构
①鼻丘气房；②钩突；③下鼻甲；④中鼻甲；⑤筛泡；⑥筛泡上气房；⑦中鼻甲基板；⑧后组筛窦；⑨蝶窦；⑩垂体

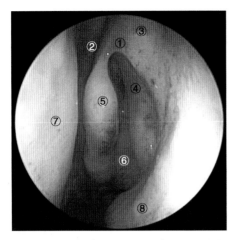

图 2-1-3 超广角 0°镜下正常鼻腔结构（窦口
鼻道复合体——慢性鼻窦炎的钥匙区）
①中鼻甲根部附着部；②嗅裂；③鼻丘；④钩突；
⑤中鼻甲；⑥筛泡；⑦鼻中隔；⑧下鼻甲

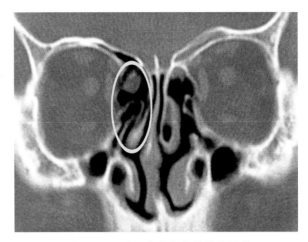

图 2-1-4 窦口鼻道复合体冠状面观

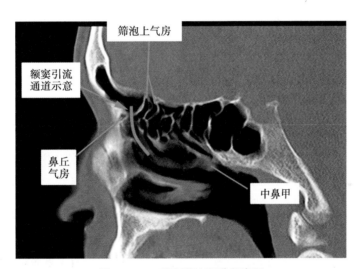

筛泡上气房

额窦引流
通道示意

鼻丘
气房

中鼻甲

图 2-1-5 额窦引流通道示意图

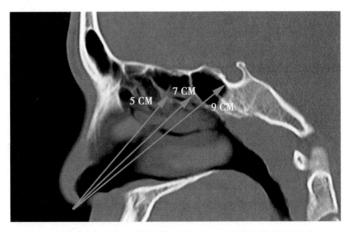

5 CM 7 CM 9 CM

图 2-1-6 前鼻孔到前组筛窦的距离 5cm，到蝶窦前壁的距离 7cm，
到蝶窦后壁的距离 9cm，了解此距离有助于术中对颅底的判断

鼻内镜下鼻窦开放术解剖步骤示意图：

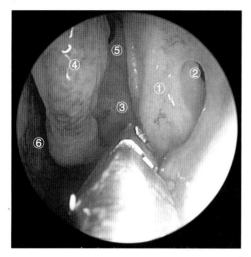

图 2-1-7 使用反向切钳切除钩突尾端

可暴露上颌窦自然开口，在上颌窦炎症或囊肿的情况下，通常采用这种方法而不必全部切除钩突，若为上颌窦真菌或乳头状瘤病变，必须把钩突尾端切除干净，完整暴露上颌窦口，并行窦口扩大开放，充分清理窦腔内病变。①钩突；②钩突发育内移形成裂隙通向上颌窦；③筛泡；④中鼻甲；⑤前组筛窦引流通道；⑥蝶筛隐窝

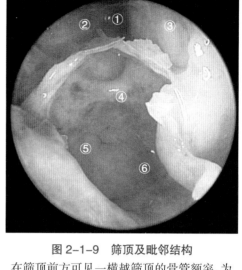

图 2-1-9 筛顶及毗邻结构

在筛顶前方可见一横越筛顶的骨管额突，为筛前动脉管，其内有筛前动脉和筛前神经走行。额突是额隐窝和筛顶的分界线。①额窦；②筛凹内侧壁；③纸样板；④筛前动脉管；⑤中鼻甲在前颅底的附着部；⑥筛顶－前颅底

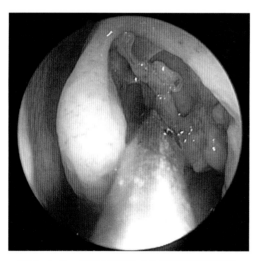

图 2-1-8 使用直切钳或角度切钳开放筛泡

可从筛泡与中鼻甲之间进入前筛顶区域，也可经筛泡顶或沿筛泡前壁（筛泡基板）向上直接到达前筛顶

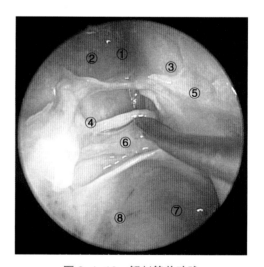

图 2-1-10 解剖筛前动脉

①额窦；②筛凹内侧壁；③纸样板；④筛前动脉；⑤纸样板；⑥筛前动脉管；⑦筛顶前颅底；⑧筛凹内侧壁。筛凹是鼻内镜手术中最易进入颅内的位置，也是前颅底最薄弱的部位。筛凹实际上就是筛窦顶部的内侧壁，解剖学发育的差异比较大，通常分为三型：高台型、斜坡型、水平型，手术中以高台型发生损伤的概率比较大。在筛顶的不同部位其类型也有不同，例如，在前筛顶鸡冠处为高台型，逐渐向后渐次变为斜坡型，到后筛顶则成为水平型

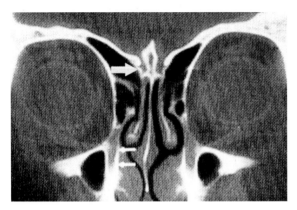

图 2-1-11 高台型筛顶（一）

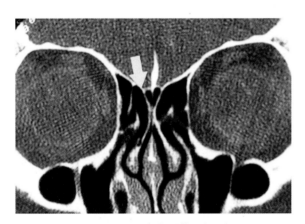

图 2-1-12 高台型筛顶（二）

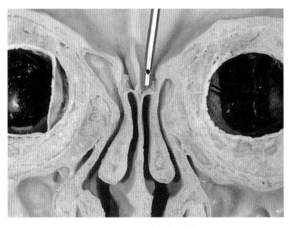

图 2-1-13 斜坡型筛顶

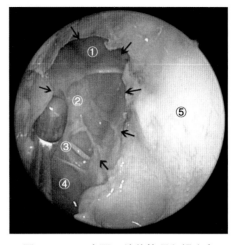

图 2-1-14 全面开放前筛顶和额隐窝
在此区域有众多重要结构：箭头所围区域为额隐窝。①额窦；②筛凹内侧壁；③额突；④筛顶前颅底；⑤纸样板

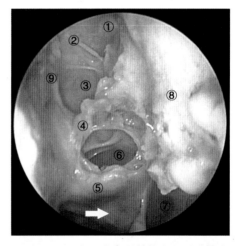

图 2-1-15 打开中鼻甲基板进入后组筛窦
①额窦；②筛前动脉；③前筛顶；④中鼻甲基板上方连接部；⑤中鼻甲基板下方连接部，保留此部可预防手术后中鼻甲外移；⑥后组筛窦腔；⑦上颌窦；⑧纸样板；⑨中鼻甲在颅底的附着部。箭头所指为蝶腭动脉主要分支处，在中鼻甲后端和后鼻孔外侧手术时容易损伤发生出血

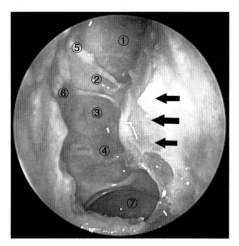

**图 2-1-16 切除中鼻甲基板,贯通整个筛窦,
暴露整个前颅底**

充分开放后筛,可见横越后筛顶部的骨管,为
筛后动脉管,其内走行筛后动脉和筛后神经。
①额窦后壁;②筛前动脉管;③筛顶前颅底;
④筛后动脉;⑤筛前动脉入口;⑥筛凹内侧壁;
⑦后组筛窦。箭头所指是手术中最常误入眶
内、造成内直肌和视神经损伤的位置

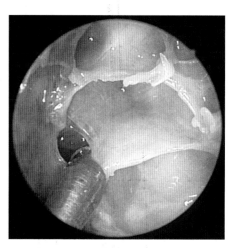

**图 2-1-18 使用 Stammberger 环形切钳
开放蝶窦自然开口**

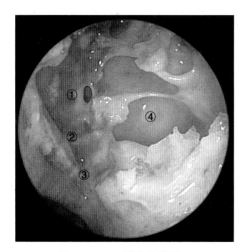

图 2-1-17 蝶窦自然开口

在后组筛窦区域贯穿中鼻甲后端,进入蝶筛
隐窝,可见蝶窦自然开口。中鼻甲后端附着
部是手术中判断和寻找蝶窦的重要标志。
也可从后鼻孔上缘向上 1.5cm 蝶筛隐窝区域
寻找蝶窦自然开口。①蝶窦开口;②蝶窦前
壁;③中鼻甲后端附着部;④Onodi 气房

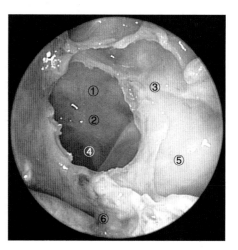

**图 2-1-19 全面开放蝶窦前壁,显露蝶窦
外侧壁解剖结构**

①视神经压迹;②颈内动脉压迹;③视隆
突;④蝶窦腔;⑤最后筛窦腔(Onodi 气房);
⑥中鼻甲后端附着部

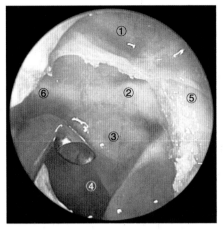

图 2-1-20 蝶窦外侧壁视神经和颈内动脉的关系

①蝶骨平台；②视神经压迹；③颈内动脉压迹；④蝶窦腔；⑤眶尖视隆突，即视神经眶口；⑥视神经颅口

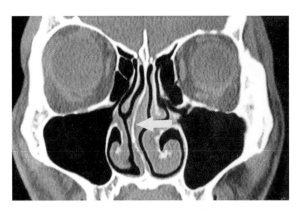

图 2-1-23 鼻中隔弯曲

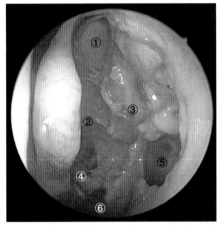

图 2-1-21 在超广角 0° 镜下可直视全鼻窦
开放后的整体术腔

①额窦；②筛窦与筛顶前颅底；③纸样板；④蝶窦；⑤上颌窦；⑥蝶腭动脉鼻内分支处

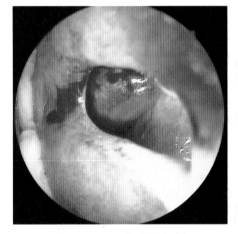

图 2-1-24 鼻中隔穿孔

以下为鼻腔、鼻窦相关疾病的形态学特征内镜所示及影像学改变（图 2-1-22~ 图 2-1-37）：

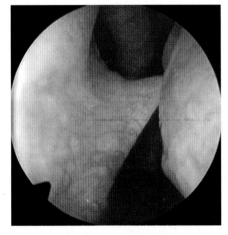

图 2-1-22 鼻中隔骨嵴

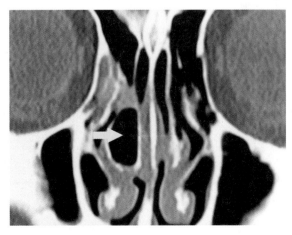

图 2-1-25 泡状中鼻甲

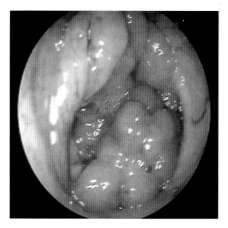

图 2-1-26　腺样体肥大,堵塞全部后鼻孔

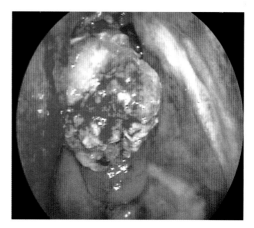

图 2-1-29　鼻腔内翻性乳头状瘤

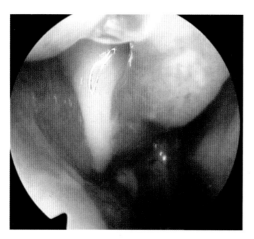

图 2-1-27　急性鼻窦炎
中鼻道脓性分泌物向鼻咽部引流

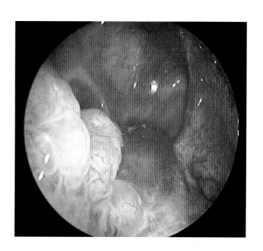

图 2-1-30　上颌窦内翻性乳头状瘤

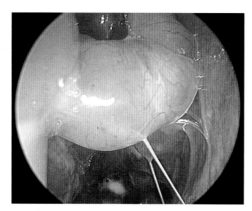

图 2-1-28　鼻息肉

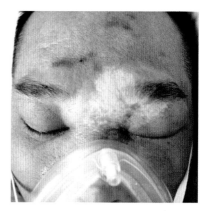

图 2-1-31　急性侵袭性鼻脑毛霉菌病

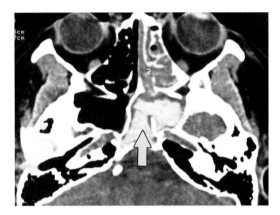

图 2-1-32　真菌性上颌窦炎

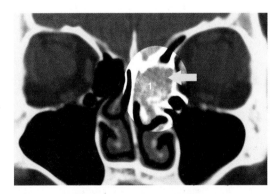

图 2-1-33　真菌性蝶窦炎

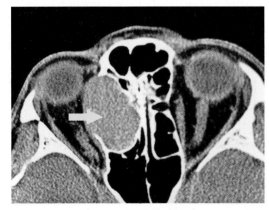

图 2-1-34　真菌性筛窦炎

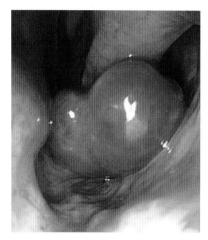

图 2-1-35　筛窦囊肿

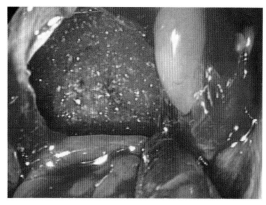

图 2-1-36　蝶窦囊肿

图 2-1-37　鼻腔血管瘤

二、鼻 - 眼相关内镜手术解剖学

我国鼻眼相关外科的创始人卜国铉教授做了这样的描述："鼻眼相关外科学是以鼻科学为桥梁，以眼眶为纽带，通过鼻腔鼻窦的紧邻解剖学关系和径路，使用外科方法治疗眼科较难到达的眶区疾病。"鼻眼相关疾病可分为：

1. **鼻眶感染性疾病**　包括：鼻源性眶内并发症、海绵窦血栓性静脉炎、鼻窦眼眶瘘、急性球后视神经炎、鼻眶毛霉菌病、眶内炎性假瘤等。

2. **鼻眶外伤与医源性眶损伤**　包括：筛纸板眼眶击出性与击入性骨折、上颌骨骨折（Le Fort 骨折）、额筛蝶复合体骨折（视神经管骨折）、医源性海绵窦动静脉瘘、脑脊液眶鼻漏或眼瘘（假性流泪）、鼻出血导致的眶压增高、鼻部手术导致的眶内血管 - 神经 - 肌肉损伤、外伤后眼球陷落、眶内异物等。

3. **鼻眶相关占位性病变**　包括：侵入眶内的鼻部良性与恶性占位性病变、可经鼻内径路切除的原发眶内占位性病变。

4. 先天性与内分泌性眼病 包括：眶距增宽综合征、鼻眶脑膜脑膨出、内分泌性突眼症。

内镜鼻眼相关手术起源于20世纪80年代末期，主要包括经鼻内镜的眶周和眶尖部位，以及部分眶内的手术，代表性的手术有四种：①眶减压术治疗恶性突眼；②鼻腔泪囊开放术治疗慢性泪囊炎；③视神经减压术治疗外伤性视神经损伤导致的失明；④眶内占位性病变切除或异物取出（图2-1-38~图2-1-49）。

（1）通过眶减压术治疗Graves眼病已有近100多年的历史，早期手术中眼眶四个壁的骨质均要去除。而经鼻内镜入路进行此类手术则于1950年由Walsh及Ogura首次报道。随着80年代中期鼻内镜手术的普及，鼻内镜下的眶周手术逐渐发展起来。首例鼻内镜下眶减压术在1990年由Kennedy及Michel最先报道。随着对重要

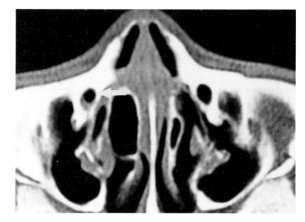

图2-1-40 水平位CT扫描显示泪道

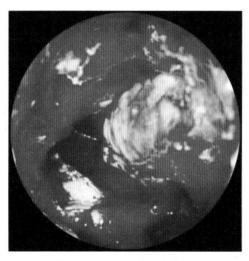

图2-1-38 眶减压术范围

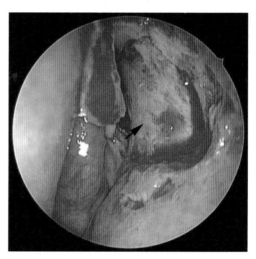

图2-1-41 鼻内镜下充分暴露泪囊

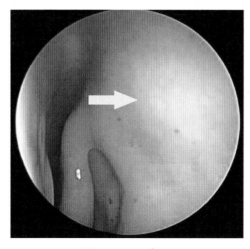

图2-1-39 鼻丘
为鼻腔泪囊开放术的径路位置

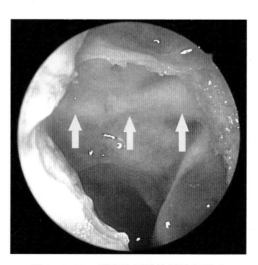

图2-1-42 蝶窦外侧壁的视神经压迹
右侧为眶口，又称为视隆突，左侧为颅口。视神经减压的范围就是从眶口到颅口的全程开放

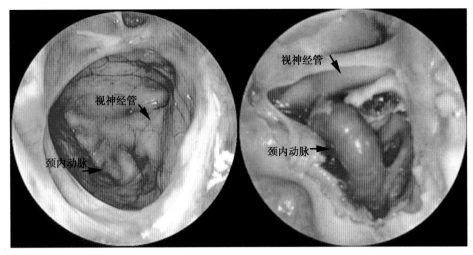

图 2-1-43 鼻内镜下蝶窦内视神经及颈内动脉压迹

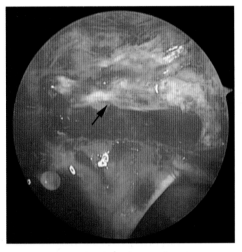

图 2-1-44 鼻内镜下打磨及去除
骨质后暴露视神经鞘膜

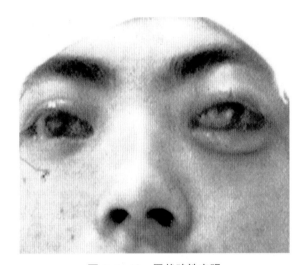

图 2-1-46 甲状腺性突眼

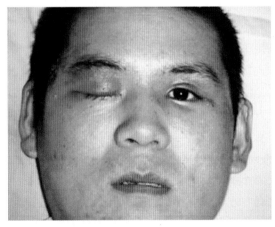

图 2-1-45 眶尖综合征

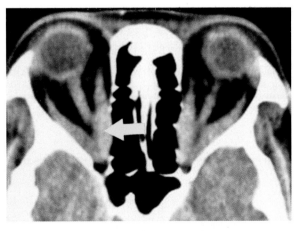

图 2-1-47 眼肌肥厚（造成甲状腺性
突眼的主要原因）

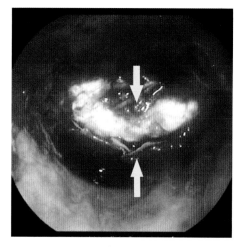

图 2-1-48 视神经管骨折压迫视神经

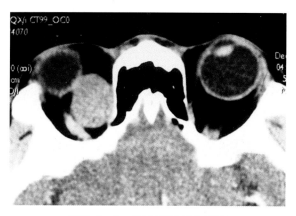

图 2-1-49 眶内海绵状血管瘤

解剖标志的认识不断深入,经鼻内镜进行整个眶内侧壁及眶底壁中段的减压手术已经相对安全及成熟。特别是对于眶尖区域的减压对比传统外入路有明显的优势。眶减压术手术解剖学要点:钩突、筛泡、中鼻甲基板、纸样板、眶下气房(Haller气房)、上颌窦自然开口、眶底、眶筋膜。

(2)鼻内镜下泪囊开放术适用于鼻泪管解剖性或功能性阻塞所致的溢泪,此类手术需要对鼻内镜下解剖非常熟悉。内镜下泪囊约处于中鼻甲腋部上方10mm,亦是鼻丘外上方最隆起的部位。泪总管开口位于泪囊的外上方,术中此区域必须暴露充分。泪囊内侧壁的内上方为鼻丘上气房(有时为蛋壳样鼻丘气房)。泪骨及泪囊的后方即是眼眶。

(3)视神经手术有多种入路选择,从经鼻内镜手术到开颅手术均有报道。其中鼻内镜下视神经减压术相较其他入路有很多优势,因此作为此类手术最常选择的入路之一。该术式系微创手术,能够避免外切口、较好的保留嗅觉、手术视野

充分、手术可到达视神经中段。视神经减压术手术解剖学要点:最后筛气房(Onodi气房)、眶尖纸板、视隆突、蝶窦前壁。蝶窦外侧壁系列重要标准包括视神经管、视交叉隆起、视神经至视交叉的转弯处(视神经管颅口)、蝶窦外侧隐窝、颈内动脉隆起。

(4)经鼻内镜眶内占位性病变切除多用于病变位于视神经的内侧及下方,该解剖部位深在,通过传统外入路进行手术往往由于眶脂肪致病变暴露不佳。

三、鼻-颅底内镜手术解剖学

颅底外科是研究颅底与邻近器官疾病的临床学科,1992年6月在德国召开第一届国际颅底会议以来,随着影像学、电生理学、血管成像、内镜学的发展,颅底外科学已成为近20多年来发展迅速的一门新兴学科。在鼻外科领域,鼻-颅底内镜手术日新月异,经鼻内镜下颅底外科主要面对的解剖结构包括前颅底、中颅底及后颅底部分结构,对于内镜下鼻颅底区域的解剖认识是鼻颅底手术的基础。对于内镜下手术定位、设计手术入路至关重要。

颅底的内面,面向脑组织,分为前、中、后颅窝,颅底的外面,面对鼻腔、鼻窦、眼眶、鼻咽、颞下窝、翼腭窝、咽旁和岩下空间。在颅底内面,前中颅底的界限为蝶骨缘,内侧交叉与视交叉沟,中后颅底的分界由岩骨缘、鞍背、后床突组成。在颅底外侧面,前中颅底被一横断面分隔开,上缘为翼颌间隙和翼腭窝,下缘为上颌骨齿槽突后缘,中线交接与梨骨和蝶骨。在中线颅底,前中后颅底共同连接于蝶骨体。

1. 颅前窝 前颅底内侧面由三块骨组成,分别是额骨、筛骨、蝶骨。前颅窝位于眼眶和鼻腔的上方,并构成两者的顶,前方与额窦骨板相隔,下方与筛窦相邻。颅前窝骨板薄是颅底骨折常见部位,大脑额叶、嗅神经、嗅球和嗅束均位于颅前窝,视交叉垂体及大脑颞叶前端也与颅前窝相邻。颅前窝后方为蝶骨小翼后缘、前床突后缘、视神经管颅口及视交叉前沟。前缘与颅中窝为界。额骨组成眶壁大部,包括眼眶内侧壁和眶顶壁,支撑额叶脑膜和脑回。筛板内侧为鸡冠,位于颅前窝正中平面覆以硬脑膜;筛板下面外侧为筛骨迷路,内有

筛窦,额骨眶部与筛骨、筛板极薄,外伤易致骨折。

前颅窝内外面由一些孔和沟相连接,有血管和神经穿行其中(图2-1-50)。盲孔位于中线,有导静脉血管通过;颅前窝正中部分为嗅窝,嗅窝的底为筛板,筛板上有筛孔,嗅丝通过筛孔与嗅球相连;额骨和筛骨连接处,前后有筛前孔和筛后孔,内有筛前、后动脉和神经穿过。眶上裂,位于蝶骨小翼和蝶骨大翼之间,有眼上静脉、三叉神经眼神经、动眼神经、滑车神经、外展神经通过。在视柱内侧的视神经管位于前床突前根和后根之间,有视神经和眼动脉通过。

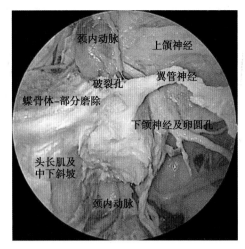

图 2-1-51 颅中窝解剖

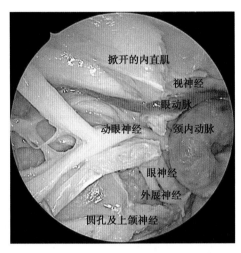

图 2-1-50 颅前窝解剖

2. 颅中窝 位于颅底中部由蝶骨体的上面和侧面,蝶骨大翼的大脑面、颞骨岩部前面及颞骨鳞部构成(图2-1-51)。颅中窝分为内侧部和外侧部,内侧部由蝶骨体组成,外侧部由蝶骨大翼和蝶骨小翼以及颞骨岩部和鳞部构成。颅中窝两侧的前界为蝶骨小翼后缘,后界为颞骨岩部上缘,底为蝶骨大翼,颞骨岩部前面及颞骨鳞部。蝶骨大翼从蝶骨体伸向外侧与小翼之间借眶上裂分隔开,蝶骨大翼与蝶骨体之间有圆孔,通过上颌神经;圆孔后外侧的卵圆孔,通过下颌神经;其外侧棘孔通过脑膜中动脉。内侧有破裂孔将蝶骨体与颞骨岩尖分隔开,破裂孔上方蝶骨体两侧有颈动脉沟;外侧有三叉神经压迹。蝶鞍位于蝶骨体的上面、颅中窝的正中部,前方为前床突,中部为鞍结节。鞍结节前方视交叉前沟,后方为鞍背,鞍背两侧突起为后床突,蝶鞍底凹陷处为垂体窝,蝶鞍下方为蝶窦。对于鼻内镜颅底外科,在蝶鞍和颞下窝之间的广泛颅中窝空间都是未来手术可能涉

及的区域。而这之间的鞍旁区域,是整个颅底最小的部分,却是重要的神经血管最集中的区域。颈内动脉走行于岩骨和蝶骨之间,以颈内动脉为中心则毗邻连接着颅中窝和颅后窝,也连接着中颅窝内侧和外侧部分。蝶窦及蝶骨是这个区域内镜下手术重要的解剖位置。蝶窦分隔中颅底区域的海绵窦、颈内动脉海绵窦段、视神经、三叉神经以及垂体。Hammer将蝶窦分为三型,硬化型(3%)、鞍前型(11%~24%)、鞍型(75%~86%)此型适于经蝶垂体手术。中国人硬化型2.5%,鞍前型15%,鞍下型33%,蝶后型49%。在视柱内侧的视神经管位于前床突前根和后根之间,有视神经和眼动脉通过。蝶窦外侧壁及后筛外侧壁有视神经管及颈内动脉海绵窦段走行于骨质外侧,常见为蝶窦外侧壁和前上壁分别有颈内动脉视神经突入而形成骨性隆起,上述隆起骨板仅0.5mm或无骨板分隔。在内镜下,视神经管常常突向蝶窦外上部,眶上裂在视神经管下方突向蝶窦外侧壁中部,上颌神经通向圆孔位于蝶窦外下部。在经蝶手术应特别小心,以免损伤视神经和颈内动脉,蝶窦口开口于蝶筛隐窝(48%),从前鼻棘至蝶窦口距离12~23mm,平均17mm。

3. 颅后窝 颅后窝由三块骨组成,包括蝶骨、颞骨和枕骨。枕骨主要有枕鳞、两侧枕髁、基体部构成。前方为蝶鞍鞍背,外上端呈结节状为后床突,有小脑幕前端附着,也是蝶岩韧带附着处。外侧为颞骨岩部上缘,小脑幕的前外侧附着于此,其上有岩上窦,后外侧为横窦、向后终于枕内隆凸。颅后窝前外侧壁有朝向外侧的内耳道,

面神经前庭蜗神经及迷路动脉经此入颞骨,后外侧部由枕骨枕鳞及颞骨乳突构成,在枕骨大孔与横窦沟之间为小脑窝,窝内为小脑半球,枕骨大孔前外侧缘上方有舌下神经管。在内耳道的下方和岩枕裂的后端有颈静脉孔,颅后窝内有延髓、脑桥和小脑,延髓、脑桥和中脑并构成脑干。

经鼻内径路完成颅底甚至颅内的某些手术,具有充分的解剖学依据。就像经鼻径路垂体和鞍区手术一样,是经过较长时间的认识、探索、总结的过程,最后终于得到了包括神经外科医师们的承认和采用。目前微创手术,或称之为"微侵袭外科"的概念已经成为现代外科的发展趋势。美国著名神经外科学家 Perneczky 指出:"未来的颅底、颅内手术,将会逐渐采用锁孔技术来减少创伤。"

随着手术设备的日臻完善(如高清监视设备、电动切割系统与新型电凝器)、相关学科技术进步(如影像、介入、导航技术)、新型修复材料的应用等,以及鼻科医师们基本明确了自己的可控范围,具备了处理意外和突发事件的能力,并具有鼻外径路颅面联合径路和鼻内镜手术的解剖学知识和经验,在鼻内镜下切除颅底肿瘤和进行较大范围的颅底缺损修复技术已经基本成熟。

大部分鼻-颅底手术是围绕着蝶窦和鞍区进行的,为此必须熟知这一区域的各种解剖结构位置以及相互间的毗邻关系和形态学特征,最重要的结构如位于蝶窦外侧壁的视神经管和颈内动脉的交叉与走行,向外成八字形;鞍底隆起的两侧纵行的颈内动脉、紧靠鞍底上方的视交叉隆

起、海绵窦与颈内动脉相互间的关系等基本结构(图 2-1-52~图 2-1-61)。

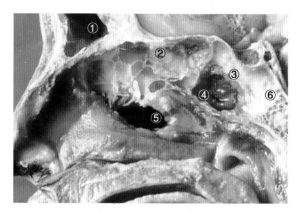

图 2-1-52 经鼻内进路对颅底区域可控的 6 条径路
①经 Lothlop 径路额窦后壁到颅前窝;②经筛顶到前颅底;③经蝶窦径路到达鞍区;④经蝶窦外侧壁到岩尖部;⑤经上颌窦后壁到翼腭窝和侧颅底;⑥经蝶窦后壁到斜坡和脑干区域

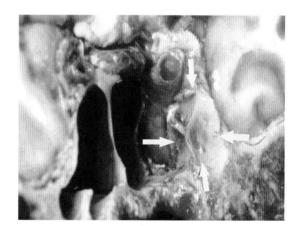

图 2-1-53 颈内动脉在蝶窦外侧的走行
在颈内动脉前方有一 22mm² 的区域,可由此进入鞍旁和岩尖部,通常采用此径路处理岩尖部胆脂瘤

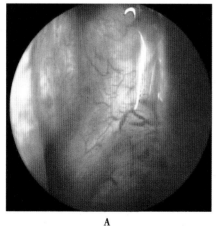

A

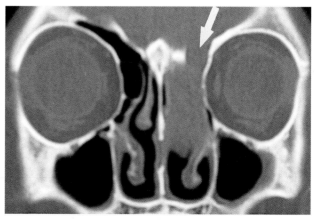

B

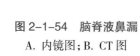

图 2-1-54 脑脊液鼻漏
A. 内镜图;B. CT 图

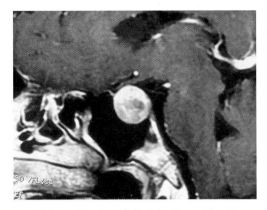

图 2-1-55 鞍区占位性病变——垂体瘤

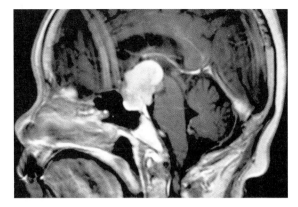

图 2-1-56 鞍上区占位性病变——颅咽管瘤

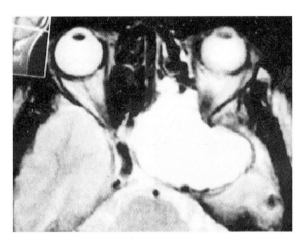

图 2-1-57 侵入颅内的筛蝶窦囊肿

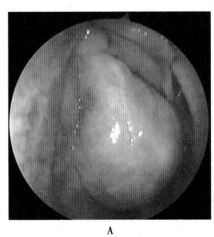

A

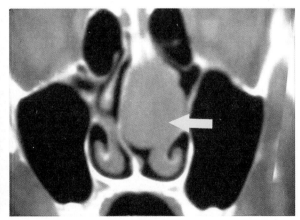

B

图 2-1-58 鼻内型脑膜脑膨出

A. 内镜图；B. CT 图

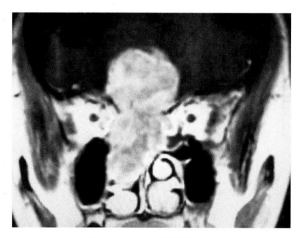

图 2-1-59 嗅母细胞瘤

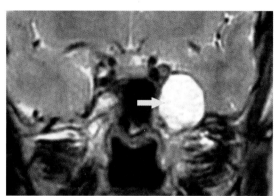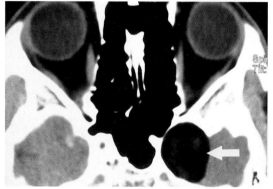

图 2-1-60 鞍旁、岩尖部胆脂瘤

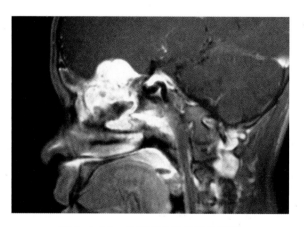

图 2-1-61 前颅底动脉瘤样骨囊肿

（文卫平）

第二章　嗅觉系统及嗅觉功能检查

嗅觉具有识别、报警、增进食欲、影响情绪等作用，与视觉和听觉一样是人类了解和认知自然界的重要感觉。一旦失去嗅觉，生活质量就有很大下降。曾有人做过这样的统计：主诉嗅觉障碍的患者中，做饭时有困难者有73%，情绪改变者有68%，食欲减退者有56%，误食腐败食物者有50%，很少闻到自身气味者有41%，烧焦食物者有30%，工作中有问题者有8%。可见，嗅觉与生活质量、品位调节、人的喜怒哀乐以及自身安全都有直接关系。

人类在进化过程中嗅觉出现了明显的退化，远不如动物那样重要和敏锐，而且嗅觉的解剖、生理和临床研究相对复杂，嗅觉的产生除嗅觉系统外，还有三叉神经、舌咽神经、迷走神经等脑神经参与，并与受试者的心理、精神、文化、阅历等诸多因素有密切关系，因此，嗅觉一直是最神秘，也是最滞后的领域。随着人们对生活质量的要求越来越高，嗅觉作为最原始的感觉功能之一，正受到了鼻科学、嗅觉/味觉生理与心理工作者以及神经科医师们的高度重视，嗅觉研究在近几年得到了较大发展。

第一节　嗅觉系统解剖和嗅觉形成的过程

2004年10月4日，瑞典卡罗林斯卡医学院宣布当年度诺贝尔生理学或医学奖颁发给美国科学家Richard Axel和Linda B.Buck。在人们普遍更多关注与人的生死存亡更密切、更直接的领域（如肿瘤、心脑血管疾病、器官移植、艾滋病等）研究的当代，诺贝尔医学奖却颁发给了嗅觉研究，既令全世界的科学家惊喜，又令人深思。

一、诺贝尔奖中的嗅觉（Buck和Axel在嗅觉研究中的贡献）

嗅觉一直以来是人体最神秘的一种感觉。人类能够识别和记忆大约10 000种不同气味，但其基本原理尚未被阐明。2004年的诺贝尔生理学或医学奖获得者Richard Axel和Linda B. Buck初步解决了这个问题，并在一系列开创性研究中阐明了我们的嗅觉系统是如何运作的。他们发现了一个大型基因家族，由大约1 000种不同的基因组成（占我们人类基因的3%），这些基因产生了同等数量的嗅觉受体类型。这些受体位于嗅觉受体细胞上，占据鼻腔上皮上部的一小块区域并探测吸入的气味分子。

每个嗅觉受体细胞仅具有一种类型的气味受体，并且每种受体可以检测有限数量的气味物质。因此，我们的嗅觉受体细胞对气味具有高度特异性。细胞将嗅觉信息沿神经束直接发送到嗅球（大脑的初级嗅觉区域）中的不同微域。携带相同类型受体的受体细胞将其神经信号发送至相同的微域。来自嗅球中这些微域的信息被进一步传递到大脑的其他区域，来自多个嗅觉受体的信息被整合而形成相应的嗅觉模式。因此，我们可以在春天有意识地体验紫丁香花的气味，并在其他时间回忆起这种嗅觉记忆。

两位获奖者Buck和Axel在研究中没有直接针对受体蛋白，而是转向嗅觉细胞中决定蛋白质的基因。Buck做了三个大胆的假设：①气味受体是属于受体蛋白超家族的成员，这些受体蛋白通过GTP结合蛋白诱发细胞内信号；②气味分子结构多样性表明气味受体本身存在显著的差异，因此必然有一个多基因家族进行编码；③气味受体的表达局限在嗅上皮，因此必然有一个多基因家族进行编码，Buck主张锁定只对嗅觉细胞中出现的基因进行研究。Buck 的这三项假设使得他们能集中对一些可能专门为受体蛋白质而编码的基因进行研究,给这一领域带来了全新的进展。

Buck 和 Axel 联合研究的成果以《一个新的多基因家族可能编码气味受体:气味识别的分子基础》为题,发表在 1991 年 4 月 5 日出版的 *Cell* 杂志上。这篇论文第一次从分子水平和基因水平阐明了大鼠的嗅觉机制,被视为嗅觉机制研究的杰作。诺贝尔基金会的《新闻公报》特地指出了这篇论文的基础性意义:"Axel 和 Buck 在 1991 年联名发表了一份基础性论文(*Cell*,1991),该论文介绍了由大约 1 000 个基因组成的一个家族来调控全部气味体"。并且还特别提及:"此后 Axel 和 Buck 分别独立地进行研究,但都是在若干重大研究成果(其中有些是平行进行和发表的)中,从分子水平到细胞组织层面阐明了嗅觉系统的工作原理"。

二、嗅觉系统解剖和嗅觉形成过程

嗅觉系统主要由嗅上皮、嗅球和嗅皮层三部分组成。

(一)嗅上皮

是嗅觉感受器,也是嗅脑屏障最重要的组成部分。每侧鼻腔嗅上皮区域总面积约 1~5cm²,主要分布于上鼻甲内侧面、筛板下表面、鼻中隔上部以及部分中鼻甲内侧面。是由嗅觉感受神经元(olfactory receptor neurons,ORNs)、支持细胞(supporting cell)、基底细胞(basal cell,BC)、Bowman 腺等四种主要细胞成分及少量微绒毛细胞所构成的一种特异性感觉上皮。在嗅上皮的表层覆盖着嗅黏液层,其最底层为固有层(lamina propria)。

1. 嗅觉感受神经元　是嗅觉传导通路的第一级神经元,为双极神经元,树突侧有嗅泡,嗅泡表面有不动纤毛,气味受体分布于纤毛上。鼻腔每侧约有 15~20 根嗅丝;是神经系统中最小的神经纤维,多个 ORNs 中枢轴突形成小的上皮内纤维束,穿过嗅上皮固有层并融合成嗅丝后穿过筛板进入颅内,约有 20 多束,统称为嗅神经,止于嗅球。ORNs 是能够更新的神经细胞,更新周期约为 1 个月。

2. 支持细胞　呈柱状,贯穿整个嗅上皮层,靠近基底膜逐渐变细。与 ORNs 一样,嗅上皮中的支持细胞也具有细胞极性,呈袖套样包绕 ORNs 的胞体、周围突和中枢突,并与 ORNs 之间形成多种连接。支持细胞可能具有神经胶质细胞的特性,即具有绝缘彼此相邻的 ORNs 电信号和调节细胞外液中的钾离子浓度。支持细胞还具有类似吞噬细胞的作用,能够对嗅上皮中死亡的细胞碎屑进行清除。

3. 基底细胞　嗅上皮中含有水平基底细胞(horizontal basal cell,HBC)和球形基底细胞(globose basal cell,GBC)。HBC 靠近基底膜,GBC 位于 HBC 的上方,动物实验研究显示一些 GBC 能够产生新的 ORNs,而 HBC 缓慢分裂对 GBC 进行补充。

4. Bowman 腺　人类的 Bowman 腺呈球形,具有多个短管,开口于嗅上皮表面,其分泌出的浆液性液体为嗅觉信号转导提供微环境。

5. 其他　除了上述嗅上皮中的几种主要细胞成分外,在嗅上皮中还存在少量的微绒毛细胞,它们可能具有调节电解质的浓度和机械 - 电转化受体的作用。

空气中的各种气味分子随呼吸气流经高而窄的鼻腔通道到达嗅区后,必须通过亲水的黏液层才能与嗅觉感受神经元发生作用。嗅黏膜内的可溶性气味结合蛋白(soluble odorant binding protein)有黏合和运输气味分子、增加气味分子的溶解度的作用,促进气味分子接近嗅觉感受器,并使 ORNs 周围的气味分子浓度比外周空气中的浓度提高数千倍。此外,在嗅黏膜内还具有高浓度的药物代谢酶,其中包括细胞色素 P450、谷胱甘肽及尿苷二磷酸转移酶,这些酶和可溶性气味结合蛋白具有将气味物质转化为代谢产物的能力。气味分子一旦溶解于黏膜,嗅觉转导即刻启动。

在嗅上皮内的 ORNs 周围突的纤毛膜表面上存在气味受体,作为配体的气味分子与其结合,进而启动嗅觉信号的转导过程。气味受体蛋白由一个巨大的多基因家族编码。1991 年,Buck 和 Axel 发现这一家族的跨膜蛋白都具有 7 个螺旋状跨膜结构,并含有和其他的 G 蛋白偶联受体相类似的氨基酸序列。他们克隆和鉴定了 18 个不同成员的非常大的基因家族,全都仅表达在嗅上皮,这些基因家族编码了不同的气味受体。同时,嗅觉蛋白可以分成几个不同的亚家族,它们在跨膜区有显著的序列差异。这一发现是对产生嗅觉的机制研究的重大突破。然而,ORNs 是如何选择表达其气味受体基因,现在还不明确。在哺乳动物,不同种类的嗅受体分布在 4 个不同的区域,每一区域在鼻腔中都有其固定的空间位置。由于每一种受体是固定分布在一定的分区之中,因此每一种受体在鼻腔中,都有其固定的空间分布。嗅觉转导是通过嗅上皮的特异性 G 蛋白激活细胞内第二信使环磷酸腺苷(cyclic adenosine monophosphate, cAMP)和 / 或三磷酸肌醇(inositol 1, 4, 5-triphosphate, IP3),直接影响纤毛中的离子通道,使 ORNs 去极化,产生动作电位。由于嗅受体在鼻腔中有空间分布的差别,这种空间分布的信息可以通过传入神经纤维,反映在嗅球内。因此,推测嗅受体在鼻腔的这种分布特点,也可以看成是嗅觉信息在鼻腔中的初步空间编码。

鼻腔嗅上皮中的 ORNs 作为第一站神经元,将嗅觉神经冲动经嗅神经传递到嗅球,在嗅球的丝球小体中进行交换,将信息传到第二级神经元——帽状细胞,完成第一阶段嗅觉信息传递。

（二）嗅球

嗅球是嗅觉系统的第一级处理站,位于筛板上方的前颅底部,呈扁卵圆形,其后部条索状部分为嗅束。嗅球由 6 层同心结构组成,由外向内依次为嗅神经层(olfactory nerve layer)、突触球层(synatic glomerular layer)、外丛状层(external plexiform layer)、僧帽细胞层(mitral cell layer)、颗粒细胞层(granule cell layer)和前嗅核层(anterior olfactory nucleus layer),其中颗粒细胞层亦称内丛状层(internal plexiform layer)。嗅球内分布的神经元有僧帽细胞(mitral cells)、丛状细胞(tufted cells)、球周细胞(periglomerular cells)、颗粒细胞(granule cells)和短轴突细胞(short axon cells)等。

1. **僧帽细胞** 胞体直径 15~30μm,顶树突垂直穿过外丛状层,与突触球形成树形复合体,二级树突分深、浅两类,平行分布于外丛状层。

2. **丛状细胞** 根据其位置分内丛状细胞、中丛状细胞和外丛状细胞。树突分布于突触球层,内、外丛状细胞和僧帽细胞的轴突一起参与嗅束的构成,而中丛状细胞的轴突则分叉后分布于颗粒细胞层。

3. **球周细胞** 位于突触球周围,轴突参与球周局部神经元回路的形成。

4. **颗粒细胞** 颗粒细胞无轴突,有大量树突嵴。浅层颗粒细胞的树突在外丛状层浅部与丛状细胞的二级树突形成突触回路,深层颗粒细胞则在外丛状层深部与僧帽细胞的二级树突形成局部突触回路。

嗅束主要由僧帽细胞、丛状细胞的轴突纤维及嗅皮质投射到嗅球颗粒细胞的纤维构成,还包括一些对侧嗅球与前嗅核的传出纤维,为嗅信息的传入与抑制性的传出通路。

嗅球是嗅觉信息向中枢传递的第二站,不仅接受和传递嗅觉信息,还负责对嗅觉信息进行加工和处理。有学者推测这一过程实际是嗅觉信息的空间和时间编码过程。近年研究发现,嗅球中颗粒细胞所介导的侧抑制或交互抑制对信息在嗅球中的加工和处理具有重要作用。此外,在丝球小体层中的短轴突细胞和球周细胞对信息的加工也很重要。丝球小体在嗅球中的分布是十分规律的。在功能上,每一种丝球小体只接收同一种受体传入神经的冲动,而且同一种受体传入神经只投射到同一侧嗅球的两个丝球小体之中。这种解剖和功能特性决定了每一种嗅受体的传入神经,有规律和固定地投射到对应部位的丝球小体。由于各个丝球小体的位置在嗅球内也是有规律且固定的。嗅觉信息在嗅球中的这种位置排列模式,形成了嗅球中的空间编码。嗅球中的信息不仅只有空间分布的特点,人们发现当使用电极记录嗅球帽状细胞的动作电位时,电位的变化有振荡的特点。有的振荡频率很慢和呼吸同步,有的则较快。以不同气味分子刺激鼻腔的嗅觉受体,呈现不同的振荡模式,说明这些振荡具有一定的生理学意义。由于任何振荡都是周期性的,因此,嗅球中的嗅觉信息包含有时间这一要素,被称为时间编码。空间编码和时间编码从两个相位上更加完整和全面地显示气味分子的各种特性。对嗅觉编码的研究,是自 16 年前嗅觉受体克隆成功后的又一大进展。

（三）嗅觉皮层

对于深层嗅觉中枢的解剖结构，目前尚无定论。大多数学者认为：嗅束在接近前穿质处形成嗅三角，其底部两侧发出两条灰质带，即外侧嗅回和内侧嗅回。前者移行于梨状叶，其内侧缘的纤维束（外侧嗅纹）至岛回，终止于杏仁核周区；后者移行于大脑半球内侧面隔区，通过内侧嗅纹中的纤维束连接终板旁回、胼胝体下回和前海马残体，部分内侧嗅纹经前连合与对侧嗅球联系。

嗅皮质为嗅觉高级中枢，分为初级嗅皮质和次级嗅皮质。前者包括前嗅核、梨状皮质、嗅结节、内嗅区、杏仁核周围皮质和皮质内侧杏仁核，直接接受来自嗅球和前嗅核的纤维；后者包括眶额皮质、下丘脑、背内侧丘脑、海马和杏仁核复合体等，接受来自初级嗅皮质的纤维，而不直接接受嗅球或嗅束来的纤维，发出纤维主要投射到海马。嗅觉的较高级中枢受两侧皮质支配。

有人发现人类两侧大脑的嗅觉能力不一样，多数认为右侧为优势侧。因为观察到在左侧中枢、周边及后脑切除的患者仍保持嗅觉识别能力，而右侧顶、额、颞叶损害的患者出现单侧气味识别障碍。功能磁共振研究显示右利手受试者醋酸异戊酯刺激后嗅觉的中枢活化区位于：梨状皮质、双侧眶额回、杏仁体、前扣带回、中、下额回、颞回、基底核、丘脑和岛回；右侧额回活化比左侧明显，左侧眶额回活化比右侧明显。以梨状皮层和眶额回为感兴趣区，男性和女性在这两个部位的活化强度无显著差异。

嗅觉信息在嗅球中经过修饰和处理，这些空间和时间编码信息由帽状细胞传出纤维组成外侧嗅束传送到嗅皮层，同时嗅皮层中的锥状细胞也发出纤维向下传到嗅球，形成皮层 – 嗅球间的反馈通路，修饰嗅球中的信息。在功能上，嗅球中每一个帽状细胞所携带的信息，来自同一种嗅觉受体。在皮层内存在交叉投射，一种锥状细胞可能接受多种帽状细胞的纤维联系，或多种嗅受体传来的信息可以投向同一个锥状细胞，这就产生会聚作用。嗅皮层中的锥状细胞还可接受一些其他脑区传来的非嗅觉的信息。嗅皮层中的锥状细胞也与眶额皮层发生横向联系，眶额皮层也接受丘脑背内侧核传来的纤维。此外，嗅球中的嗅觉信息也传到邻近脑区，例如杏仁核、海马、下丘脑、内嗅皮质区等。因此，嗅觉信息传到中枢后，不仅在皮层产生嗅感觉，它还与学习、记忆、行为、情绪等活动有关，这些功能的实现，需要皮层和其他脑区共同完成。

近年来研究发现理论上人类可以辨别出 1 万亿种不同的气味，但日常生活中人类闻及的气味并没有这么多，一般认为人类能辨识 4 000~10 000 种不同的气味。但人只有约 350 个气味受体。由嗅神经传入的这些基本信息，通过在嗅球中形成的编码，最后传到皮层形成不同的气味感觉。但是由嗅球中产生的空间和时间编码信息，究竟如何在皮层中解码，最终完成对嗅觉的感受，还有很多问题有待解决。

第二节 嗅觉功能检查

嗅觉是人体的重要感觉，嗅觉与生活质量、品位的调节和人的喜怒哀乐都有直接关系。人的自身安全也与嗅觉有关系。如发生毒气渗漏、煤气泄漏时，首先为嗅觉系统发现，提醒人们尽早采取安全防范措施。嗅觉研究还影响到整个社会安全防范（包括对缉毒、反恐）的各个方面。为此，嗅觉功能测试成为又一个重要的研究课题。

一、嗅觉障碍分类

嗅觉障碍包括嗅觉定量障碍及定性障碍，前者是感受气味强度改变，表现为嗅觉敏感性降低或过强，包括嗅觉减退、嗅觉丧失（失嗅）和嗅觉过敏。后者是感受气味性质改变的嗅觉畸变，其一是吸入的气味与记忆的不同，称为嗅觉倒错（parosmia），另一种是环境里并没有气味而有气味的感受，称为幻嗅（olfactory hallucination）。嗅觉障碍分类的方法和听觉障碍的分类方法有相似之处，主要有下列方法：

1. 根据嗅觉受损部位分类分为外周性、中枢性和混合性。

（1）外周性：鼻腔的病理改变导致嗅气味的传导障碍和嗅上皮的病变引起的嗅觉感受障碍。

（2）中枢性：嗅觉中枢通路受损所致，如阿尔茨海默病、帕金森病、亨廷顿病、精神分裂症、先天性失嗅、颅脑外伤、颅内肿瘤等。

（3）混合性：由上述两种因素引起的嗅觉障碍。

2. 根据嗅觉受损性质分类分为器质性嗅觉障碍和精神性嗅觉异常两类。

（1）器质性嗅觉障碍

1）传导性（又称呼吸性）：指气味分子到达嗅觉受体受阻，导致的嗅觉减退或失嗅。病变多发生于鼻腔，由于含有嗅素的气流受阻或改变方向不能到达嗅区，致使不能感受嗅素的气味或者嗅觉敏感度下降。如鼻腔和鼻窦的炎症、新生物、创伤和发育障碍、腺样体肥大、喉切除术后等。

2）感觉神经性：嗅上皮和嗅神经系统等感觉和中枢结构损伤引起的嗅觉障碍。虽然有气流到达嗅区，但不能感受或者敏感度降低。包括病毒感染、头外伤、颅内肿瘤、挥发性的化学或污染物质暴露、癫痫、心理障碍、神经变性性疾病、遗传性病变、神经外科手术干扰、鼻及鼻中隔整形术损伤、放射治疗、药物及血液透析等。

3）混合性：上述两种成分都有的嗅觉障碍。

（2）精神性嗅觉异常（嗅神经症）：即嗅觉传导、感受系统正常，由于各种精神性因素造成的嗅觉障碍。

1）嗅觉过敏：对嗅素刺激特别敏感。

2）嗅觉倒错：吸入的嗅素与记忆中这种嗅素的气味不同，是主观歪曲气味的一种症状。

3）幻嗅：指在环境中没有气味分子刺激时，能闻到气味的一种现象。

3. 根据受损程度分类分为嗅觉缺失和嗅觉减退。

（1）嗅觉缺失（anosmia）

1）全部嗅觉缺失：不能察觉任何气味的嗅觉感。

2）部分嗅觉缺失：可察觉部分气味的嗅觉感。

3）特殊嗅觉缺失：部分缺失的一种，仅一种或有限的几种气味不被感觉。

（2）嗅觉减退（hyposmia）

1）全部嗅觉减退：对所有气味感觉减退。

2）部分嗅觉减退：对一些气味感觉减退。

3）特殊嗅觉减退：部分嗅觉减退的一种，仅对一种或很有限的几种气味感觉减退。

根据《嗅觉障碍诊断和治疗专家共识（2017年）》，现嗅觉障碍按解剖部位或性质通常分为以下4类：

1. **传导性嗅觉障碍** 指气味分子到达嗅觉受体受阻，导致的嗅觉减退或失嗅。如鼻腔鼻窦炎症、鼻中隔偏曲、鼻腔鼻窦肿物、鼻腔异物等均可影响气味分子与嗅觉受体的结合。

2. **感觉神经性嗅觉障碍** 指嗅上皮和/或嗅神经受损导致的嗅觉障碍。如病毒感染、化学毒物等引起的嗅上皮损伤；头部外伤引起的嗅神经的挫伤或离断等。

3. **中枢性嗅觉障碍** 指嗅觉高级中枢受损导致的嗅觉障碍。如先天性嗅觉障碍、神经退行性病变、脑或神经肿瘤、颅内手术等导致的嗅觉高级中枢损伤。

4. **混合性嗅觉障碍** 以上两种或三种部位损伤所致的嗅觉障碍。

临床上按照病因主要将嗅觉障碍分为以下9种类型：鼻–鼻窦炎相关嗅觉障碍、上呼吸道感染（上感）后嗅觉障碍、外伤性嗅觉障碍、先天性嗅觉障碍、老年性嗅觉障碍、神经系统疾病相关嗅觉障碍、毒物/药物性嗅觉障碍、其他病因导致的嗅觉障碍（如鼻颅底手术、肿瘤等所致嗅觉障碍）、特发性嗅觉障碍（无明确已知的病因所致的嗅觉障碍）。

二、嗅觉功能的临床评估

包括心理物理测试和嗅觉诱发电位，以及其他电生理检查和影像学检查。

（一）嗅觉心理物理测试

嗅觉心理物理测试是嗅觉的基本测试，是对嗅觉感受功能的定性和定量的主观测试，需要受试者对刺激做出语言或有意识的明确反应。嗅觉测试的方法不少，测试的基本原理和方法相似，具体内容因文化背景不同而有差异。

嗅觉心理物理测试的分类包括：嗅觉察觉阈测试（detection threshold test）、辨别阈测试（difference threshold test）、嗅觉强度评分测试（odor intensity rating test）、性质辨别测试（quality discrimination test）、性质识别测试（quality recognition test）、性质鉴别测试（quality identification test）、嗅觉记忆测试（olfactory memory test）和嗅觉

舒适度测试（odor pleasantness rating test）。临床应用最多的是嗅觉察觉阈测试和性质鉴别测试。

嗅觉察觉阈测试，即绝对阈值，是最常用的嗅觉心理物理测试之一，是受试者能够可靠感知的最低嗅素浓度。分为有限单升法（single ascending method of limits procedure）和单阶梯法（single staircase procedure）。

性质鉴别测试是应用最广泛的嗅觉测试，测试方法分为命名测试（naming test）、肯定/否定鉴别测试和多选鉴别测试三类，分别要求受试者给刺激命名、回答测试者提出的测试问题和从给出的名称或图片中选出嗅素。

（1）T&T嗅觉计测试：该嗅觉仪以Toyota和Takagi命名，故为T&T嗅觉测试仪。在日本广泛应用，可同时检测嗅觉察觉阈和嗅觉识别阈。应用的试剂包含5种不同嗅素，分别为苯乙醇（花香-玫瑰花香味）、甲基环戊烯酮（焦糊-甜焦糊味）、异戊酸（汗臭-臭袜子味）、十一烷酸内酯（果香-熟桃子味）和三甲基吲哚（臭-粪臭味）。在T&T嗅觉仪中，测试液浓度分为8种浓度，分别用5、4、3、2、1、0、-1、-2表示。0为正常嗅觉的阈值浓度。5为浓度最高，依次减弱，-2为浓度最低。先测试察觉阈，后测试识别阈，依次由低浓度向高浓度进行顺序检测。以刚能察觉气味刺激作为嗅觉察觉阈，以刚能分辨气味的最低浓度作为嗅觉识别阈，最高浓度仍无法察觉或识别者记为6分。测试结果可以做出嗅觉图，图中以○表示感受阈，以×表示识别阈。根据测试结果取受试者对5种嗅素识别阈的平均值作为判定标准，将嗅觉功能分为6级：均值小于-1为嗅觉亢进；-1~+1为嗅觉正常；1.1~2.5为嗅觉正常或轻微下降；2.6~4.0为中度嗅觉减退；4.1~5.5为嗅觉严重减退；5.6以上为失嗅。

（2）UPSIT测试（University of Pennsylvania smell identification test）：由Doty等（1984年）研制的方法，称宾夕法尼亚大学嗅觉识别试验，是目前美国临床最常用的嗅功能主观检测方法。测试选用40种嗅素，将这些嗅素分别置于10~50μm塑料囊内，再分装在按不同气味编排的小册子内，每10种嗅素装订成1册，共4册。每页有一种嗅物，有4个候选答案，受试者用铅笔划破胶囊，嗅闻后必须选一个答案，答对1种气味记1分。根据受试者得分对嗅觉功能进行评价，35~40分为嗅觉正常、15~34分为嗅觉减退、<15分为嗅觉丧失。因此该法又称为刮吸法（scratch and sniff test）。为了缩短测试时间，并使UPSIT能在更大文化范围内使用，Doty（1996年）在UPSIT基础上研制出CCSIT，也称为BSIT（brief smell identification test）。测试的项目是各种文化都比较熟悉的12种嗅物，含有12项测试内容，能在5min内测完。

（3）嗅觉阈值测试（smell threshold test，STT）：由Doty等（1987年）研制，是典型的单阶梯法。测试使用的嗅素是有玫瑰味的苯乙醇，测试共有7个阶梯，最后4个阶梯的反向点的均数为阈值。

（4）CCCRC测试（Connecticut chemosensory clinical research center test）：由美国康涅狄格化学感觉临床研究中心的Cain等（1989年）研制，该测试包含阈值测试和鉴别测试。阈值测试是典型的有限单升法，采用正丁醇为嗅素。阈值测试完毕后，进行识别测试。测试所用嗅物为婴儿粉、巧克力、Vicks雾化吸入剂等八种嗅素。要求全部测试在15min内完成。上述两项测试的得分相加即为总分。该测试的灵敏度和特异度分别为76%和94%。

（5）五味试嗅液测试：是孙安纳、柳端今等（1992年）研制的方法。选用乙酸、乙酸异戊酯、薄荷醇、丁香酚、3-甲基吲哚作为基准测嗅液，分别标以A、B、C、D、E，代表酸味、香蕉味、清凉油或薄荷味、花香味、粪臭或口臭五种气味。对北京地区468名正常男女青年（18~25岁）调查结果显示识别阈高于察觉阈一个数量级浓度。

（6）Sniffin'Sticks嗅觉测试：由德国的Kobal和Hummel研制，1995年由Burghart公司生产。现在中欧推广应用，且在国内也有较高的应用基础。该测试由气味察觉阈（odor threshold，T）、气味辨别能力（odor discrimination，D）和气味识别能力（odor identification，I）3部分组成，具有较好的稳定性。通过该测试与CCCRC测试进行比较，证实该测试的真实性较好。①气味察觉阈测试用正丁醇或苯乙醇作为嗅剂,使用共16组不同浓度的嗅棒对受试者依次由低浓度到高浓度进行顺序检测,每组包含2支空白对照和1支不同浓度的嗅棒,最低浓度能察觉者为16分,最高浓度不能察觉者为1分,以此类推。②气味辨别能力测试共包含16组,每组3支嗅棒,受试者须从3支嗅棒中分辨出与其他2支气味不同的嗅棒,所有组均能辨别为16分,均不能辨别为0分,以此类推。③气味识别能力测试包含16种不同气味的嗅棒,受试者闻完每支嗅棒后,从给出的4个选项中选择1个认为最接近所闻到气味的选项,选对1种得1分。气味察觉阈值(T)、气味辨别能力(D)和气味识别能力(I)3项测试的得分相加即为TDI总分。TDI用来评估嗅觉功能,总分为48分,由于嗅觉功能随着年龄的增加而降低,青年人>30.12分为正常,≤30.12分为嗅觉障碍,其中16~30分为嗅觉下降,<16分为失嗅。

(7)斯堪的纳维亚嗅觉鉴别测试(Scandinavian odor-identification test, SOIT):该测试适用于斯堪的纳维亚人,特点是能够评估嗅觉的总体功能,分别测试嗅觉和三叉神经功能,对认知要求不高,特异性和灵敏度好,有正常值范围。根据嗅素的可识别度、熟悉程度、刺激强度和舒适度,从30种嗅素中选择了杏仁、氨水、茴芹等16种嗅素。该测试与UPSIT和CCCRC测试的相关系数 r 分别为0.76和0.60。

(8)嗅觉心理物理测试的稳定性:临床嗅觉心理物理测试需要将阈值测试和嗅味鉴别测试结合起来综合评价嗅觉功能。嗅觉心理物理测试的关键是测试的稳定性,稳定性的指标包括重复测试的稳定性和半稳定性。嗅觉心理物理测试方法的临床应用需要有测试稳定性的相关指标。嗅素的性质、浓度以及测试方法(单升法、单阶梯法)是影响嗅觉阈值测试稳定性的主要因素。嗅味鉴别测试中嗅素的选择需要遵循一些基本的原则,而且嗅素的种类要足够多。嗅觉心理物理测试受一些受试者的主观因素的影响。

(二)嗅觉功能的客观测试——事件相关电位

1. 事件相关电位(event-related potentials, ERPs) 主要包括嗅觉事件相关电位(olfactory event-related potentials, oERPs)和三叉神经事件相关电位(trigeminal event-related potentials, tERPs),分别是由气味刺激及三叉神经刺激嗅黏膜,应用计算机叠加技术,在头皮特定部位记录到的气味剂刺激诱发的特异性脑电位,是一种嗅觉功能的客观测试方法。

与听觉和视觉诱发电位相比,嗅觉诱发电位的研究要缓慢得多,因为生理的嗅觉刺激是嗅气味刺激,刺激的选择和气体释放的控制难,定量难,引起嗅神经同步反应对刺激释放的严格要求难以达到;嗅觉容易疲劳;嗅觉可接受多种气味的刺激;鼻腔内同时有三叉神经的支配,要求提供的刺激不能引起对三叉神经的化学刺激,不对三叉神经有温、触、痛的物理刺激;嗅觉诱发电位测试要求严格,包括对温度和湿度的要求,环境残气的清除和噪声的控制;嗅觉中枢通路尚待揭示,电位各波的产生源还不十分清楚;客观的嗅觉评估除定量、定位以外,还应包括定性;人能识别1万多种不同的气味;还有精神性嗅觉障碍等。以上各因素均增加了客观定性研究的难度,因而影响了嗅觉诱发电位的研究进程。

第一台诱发电位叠加装置是在1950年由Dawson开始研制的,这台较原始的叠加器是由机械转鼓与许多电容器组成,共124个计数器,利用电容器的充电原理进行叠加。自从数字平均器(digital averager)研制成功以来,可以将这些微弱的诱发电位经过成百上千次的重复叠加而清晰地呈现出来。1966年小型医用电子计算机问世,从而加速了这方面的研究步伐。Finkenzeller等用气味剂香草醛(vanillin)刺激人类嗅黏膜,在头皮特定部位记录到了OERP。这是人类第一次在人类自身记录到OERP。但当时所用刺激装置极其简陋,刺激时不能排除刺激气流对鼻腔内的触压觉和温度觉的影响。直到1978年,Kobal等研制了一种嗅觉刺激装置,在刺激嗅区黏膜的同时不会引起呼吸区黏膜的温度和体感变化。其后又有众多学者对这一装置进行了改进。同时,随着人们对能兴奋嗅觉系统和/或三叉神经系统的化学刺激剂的认识的进一步深入,OERP的相关研究得到了更快的发展。魏永祥等总结了国人正常成年人oERPs N1、P2波的潜伏期及波幅,潜伏期延长、波幅变小均可提示嗅觉功能受损。

2. OERP 的测试方法与技术

（1）测试前准备：在进行测试之前,先了解病史,有无与嗅觉相关疾患、头部外伤、抽烟、饮酒、特殊用药史。

（2）测试环境：OERP 测试在隔声屏蔽室内进行。屏蔽室内要保持通风,空气洁净,温度和湿度恒定。嗅觉相对于其他感觉系统的一个显著特点是嗅觉容易适应或疲劳。只有屏蔽室保持通风,才能最大程度地减少环境中的刺激剂残留。保持空气洁净无异味,以防止异味刺激诱发相应电位造成对 OERP 的干扰。

（3）受试者：测试前,应先向受试者（及其家属）说明测试目的和意义。测试时让受试者闭目,尽可能地放松颈部和肩部肌肉,舒适地躺在测试台上或坐在测试椅上。减少眨眼、转头、吞咽等动作。受试者平静自然呼吸,或闭合鼻咽经口呼吸。这要根据所用仪器而定。

多数学者要求受试者在测试过程中尽量保持头脑清醒及注意力集中。Kobal 等要求受检者通过计算机执行"跟踪任务"（tracking task）,以使其集中注意力。但也有学者认为此举对于 OERP 的记录没有显著意义。

另外,受试者在测试前应清理鼻腔分泌物,以利于刺激剂顺利到达嗅区。

（4）刺激及记录参数的选择

1）选择合适的刺激剂：确定刺激剂的浓度和流量,并在刺激过程中保持刺激剂浓度和流量恒定。

2）确定适当的刺激间隔（interstimulus interval, ISI）：ISI 太长,会延长测试时间,受试者易于疲劳,并产生嗅觉适应；ISI 太短,影响电位的幅值。

3）选择适当的滤波频带：使需要的嗅觉诱发电位通过,减少背景噪声。一般选择带通滤波范围为 0.1~40Hz 或 0.1~100Hz。

（5）电极设置：一般将记录电极置于 Fz、Cz 或 Pz 等处,在乳突或耳垂处放置参考电极,在前额处放置地极。oERPs 各波振幅在 Cz 和 Pz 处最大。极间电阻小于 10kΩ。

（6）伪迹的排除：生理性伪迹主要为肌电位,

主要由眨眼、皱眉、吞咽、咬牙及颈部肌肉活动所致。做好解释工作,使受试者避免紧张情绪,配合测试。测试过程中要注意电极本身状况及连接。听觉伪迹是指环境噪声或设备本身噪声引起的听性脑干诱发电位。一般用白噪声掩蔽背景噪声的干扰。生活电干扰通过屏蔽克服。测试仪器还要接好地线,远离干扰源,以排除电磁干扰。

（7）OERP 各波的命名：OERP 各波根据其正负极性和出现顺序分别命名为 P1、N1、P2、N2、P3。P1 和 P3 波不常出现。

（8）OERP 的中枢来源：OERP 的确切来源有待研究。可能是皮层诱发电位,也可能是皮层下诱发电位,或者是两者兼有。具体说,它可能由嗅觉系统的皮层神经元、皮层下的相关神经元产生的突触后电位、皮层下的传导束产生的动作电位构成。也有研究认为,OERP 来源于颞叶、岛回、下丘脑等处。

随着脑地形图、事件相关脑磁图、功能磁共振成像与 OERP 的结合应用,OERP 的皮层信号产生源将逐步得以阐明。

也有学者认为 N1 和 P2 主要与外源性嗅感觉有关,而 P3 则主要反映内源性嗅觉处理。

（9）OERP 的影响因素：OERP 各波的振幅和潜伏期与受检者的年龄、性别及气味剂的种类、浓度等因素有关。

（三）嗅电图

迄今,在人类鼻腔黏膜上记录嗅电图（electro-olfactogram, EOG）仍然很困难。首先电极放入困难,因为外源的物体进入鼻腔常容易引起喷嚏,并且导致过度的黏液排出。局部麻醉又会影响嗅纤维,可能会导致暂时的失嗅。因此嗅电图研究成果很少。当气体作用于鼻腔时,在嗅黏膜上可以记录到负性的电位,其大小可以受气流率,刺激强度等影响。EOG 的记录结果常用来分析嗅上皮的分布情况。

现有的观点认为嗅上皮主要位于鼻腔的高处,鼻中隔上部和上鼻甲。对一些鼻腔堵塞的患者进行检测之后发现,即使是嗅裂被肿胀的黏膜、息肉、黏液或者肿瘤全部堵塞,仍然能够闻到气味。一个可能的原因是在鼻腔前端正常的结构中存在功能性嗅觉神经上皮。基于 EOG 记录到的解剖学位置及对活检标本的组织和免疫细胞化学评估，有报道嗅觉的神经上皮延伸到嗅裂前端至少 1~2cm 的位置。另外一项采集嗅觉感受神经元的研究报道嗅神经上皮甚至可以延伸到中鼻甲的前中部。尚需要更多的研究工作以使 EOG 的记录可以应用于临床检测。

（四）影像学检查

影像学检查包括鼻腔鼻窦薄层 CT 和 MRI，在阅读 CT 时，应注意观察嗅裂开放的状态及嗅裂区是否有异常软组织密度影。而嗅通路 MRI 对于嗅裂区黏膜状态、嗅球、嗅束、嗅沟的显示有着重要作用。

嗅通路 MRI 检查的推荐方案：

1. 成像范围原则上包括嗅球及嗅束全长以及额叶前部。①横断面：切面平行于前颅底，自胼胝体下缘至上鼻甲下缘；②冠状面：切面垂直于前颅底，自额窦前缘至垂体后缘；③矢状面：切面平行于左右嗅束，扫描宽度约为 4cm，包含嗅球和嗅束。

2. 像线圈相控阵头线圈或头颈联合线圈。

3. 厚和间距层厚 1.00~3.00mm，层间距 0.00~1.00mm。

4. **像序列**

（1）平扫：轴位 T_1WI 及 T_2WI、冠状位 T_2WI（层厚 1.00mm）、矢状位 T_2WI（层厚 1.00mm）。

（2）如怀疑脑实质损伤，建议加扫全脑重 T_2 加权序列（T_2^* 序列）或 T_2 加权液体衰减反转恢复序列（FLAIR 序列）轴位（5mm）；怀疑嗅通路肿瘤性病变需进一步明确病变性质时，行弥散加权成像（DWI）和动态增强扫描。

（五）功能磁成像

功能性成像研究包括功能磁共振成像（functional magnetic resonance imaging，fMRI）和 PETCT，这两种技术都可以绘制大脑对于刺激的活动变化。由于 PETCT 检查需注射放射性同位素且价格较高，目前相关研究较少；fMRI 的应用研究相对普及，但仍未作为临床常规检查。

fMRI 是在高分辨率的结构磁共振的基础上建立起来的，最基本的 fMRI 技术是血氧水平依赖（blood oxygen level dependent，BOLD）fMRI。

BOLD-fMRI 成像基础是根据神经元活动对局部氧耗量和脑血流影响程度的不同，改变了局部去氧 - 氧合血红蛋白的相对含量，引起磁场性质改变，导致磁共振信号改变。与脑电图、脑磁图、单光子发射计算机断层、正电子发射断层等其他的功能影像系统相比，fMRI 具有很高的空间分辨率（1mm）、较好的时间分辨率（3~5s）和完全无创的优点。这些特点使得 fMRI 成为功能影像中发展最为迅速的系统。BOLD-fMRI 用于人感觉处理的研究始于 1992 年，用于嗅觉研究始于 1994 年。北京协和医院对 10 名正常年轻人行 fMRI 测试观察嗅觉刺激后脑功能活化区，发现嗅刺激后能引起脑功能活化区为：梨状皮质、双侧眶额回、杏仁体、前扣带回、中额回、下额回、颞回、基底核、丘脑和岛回。这种活化有不对称性。嗅觉事件相关 fMRI 是能直接反映嗅皮质活化的客观嗅功能测试，具有临床应用价值，对于解释嗅觉中枢处理可能有重要价值。

（六）嗅觉电磁成像

使用电磁成像（magnetic source imaging，MSI）的主要目的是对头皮表面测量到的磁性区域的发电元进行定位。这些发电元可能就是大脑神经元（带电的）在同一时间活化的总数。与正电子发射断层成像（PET）和 fMRI 不同，MSI 可以对感觉信息过程中有关的神经元的活性进行直接的评估。从大部分的记录技术来看，结果的准确度主要取决于测量数据的信噪比，偶极在大脑中的位置越深，精确度就越低。结合磁性定义的当量电流偶极和由 MRI 提供的解剖数据，很有可能预见研究对象在大脑活性区域的位置并可以从解剖学和生理学方面对其进行检验。通过对整个大脑进行神经磁性测量，研究发现在使用香草醛、苯乙醇和硫化氢作用大约 700ms 后可以发生双侧颞叶活化。并且在给予刺激后不同的时间里可以记录到不同的当量电流偶极。

三、嗅觉障碍的诊断程序

1. **病史采集**　了解疾病诱因、病程、嗅觉和味觉损伤情况、治疗情况、疾病转归、伴发疾病、手术史、外伤史、刺激性物质接触史、过敏史、家族史、特殊用药史、对生活质量的影响等情况。

2. **专科检查** 完善耳鼻咽喉头颈外科的全面的体格检查;用鼻内镜或纤维喉镜作鼻腔及鼻咽部检查,着重检查嗅裂区通气及黏膜状态,有无新生物、异常分泌物等;耳部检查要注意鼓索神经;口咽部检查、头颈部神经检查和脑神经检查。

3. **嗅觉障碍的主观评估及心理物理测试** 主观评估包括视觉模拟量表(VAS)、Likert问卷和嗅觉障碍调查问卷(QOD)等,心理物理测试包括:Sniffin'sticks嗅觉测试、T & T嗅觉计测试、宾夕法尼亚大学嗅觉识别测试(UPSIT)等检查。

4. **嗅觉障碍的客观评估方法** 根据患者嗅觉障碍病因行嗅觉客观检查主要包括有:鼻腔鼻窦CT、嗅通路MRI、嗅觉诱发电位、功能性MRI、PET显像检查等。

（魏永祥）

第三章 慢性鼻窦炎及鼻息肉

第一节 慢性鼻窦炎表型、内型及精准治疗

慢性鼻窦炎（chronic rhinosinusitis, CRS）是发生在鼻窦黏膜的慢性炎症性疾病，是常见的上呼吸道慢性炎性疾病，以慢性鼻塞、流涕、嗅觉减退、头面部不适为主要临床症状。生活质量评估显示，CRS对社会活动、工作效率、学习能力和心理状态等的影响均超过慢性充血性心力衰竭、高血压病和糖尿病等。我国7个不同区域代表性城市多中心CRS流行病学调查数据表明，中国人群CRS总体患病率为8%，这一患病率高于巴西圣保罗（5.51%）、韩国（6.95%）和加拿大（女5.7%，男3.4%），略低于欧洲（10.9%）和美国（12%~14%），给患者和社会带来了巨大的经济负担。

一、CRS 的临床表型研究进展

近十年来，以循证医学为基础，欧洲、美国和我国发布的CRS诊断和治疗指南都根据是否伴发鼻息肉这一临床表型（phenotype）将CRS分为慢性鼻窦炎伴鼻息肉（chronic rhinosinusitis with nasal polyps, CRSwNP）和慢性鼻窦炎不伴鼻息肉（chronic rhinosinusitis without nasal polyps, CRSsNP）两大类。针对这两种临床表型的CRS，治疗方案主要是采用以鼻用糖皮质激素和大环内酯类抗生素等为主的药物以及内镜鼻窦手术（endoscopic sinus surgery, ESS）治疗。随着鼻内镜外科技术的推广成熟和围手术期规范化处理，CRS的治疗水平有了很大进步；但总体而言，仍有相当一部分患者疗效不佳，这些患者即使经过指南推荐的规范化治疗，症状仍不能得到有效控制或症状复发，表现为难治性CRS。北京同仁医院2015年的一项研究表明CRSwNP患者术后2年总体复发率高达55.3%；武汉同济医院的一项前瞻性研究显示，大约30%的CRSwNP和20%的CRSsNP患者术后1年症状控制不佳，表现为难治性CRS；欧洲鼻窦炎和鼻息肉意见书（European Position Paper on Rhinosinusitis and Nasal Polyps, EPOS）2012年报道有超过15%的CRS患者在经过最大化的药物治疗或手术治疗后病情仍得不到有效控制。

导致CRS治疗效果不佳的一个重要原因是CRS的高度异质性，这种依据是否合并鼻息肉的简单分类并不能很好地揭示CRS不同的临床特点和发病机制。实际上CRS可表现出不同的临床特点和类型，有的CRS患者以嗅觉减退为主要症状，有的则以头面部不适、咳嗽为主。某些鼻息肉的发生与全身性疾病关联，最为常见的是阿司匹林耐受不良三联症（哮喘、鼻息肉和阿司匹林耐受不良），其特点是外周血和息肉组织中嗜酸性粒细胞显著增多。此外，遗传性黏液纤毛功能低下疾病（Kartagener综合征、Young综合征、Churg-Strauss综合征、囊性纤维化）均伴有息肉的发生。目前，临床上可根据伴随的临床疾病将CRS表型进一步分类，如CRS合并阿司匹林耐受不良、CRS合并囊性纤维化（cystic fibrosis, CF）、CRS合并纤毛运动缺陷、CRS合并免疫缺陷等。此外，还有根据发病年龄将CRS分为儿童CRS和老年CRS。Payen等在2011年将CRS临床表型进行了如下的分类：①囊性纤维化伴发的CRS（常合并鼻息肉）；②感染性CRS，由原发性免疫缺陷或特发性因素所致；③非嗜酸性粒细胞性CRS，由慢性鼻炎、解剖学异常以及特发性因素所导致的CRS；④嗜酸性粒细胞性CRS（常合并鼻息肉），包括慢性增生性嗜酸性粒细胞性CRS（即

嗜酸性粒细胞性鼻息肉)、阿司匹林不耐受和变应性真菌性鼻窦炎(allergic fungal rhinosinusitis, AFRS)。这种分类方法考虑了 CRS 的伴发疾病和部分免疫病理机制,相比单纯使用是否合并鼻息肉的分类方法是一种进步,对指导药物选择和预测药物和手术治疗疗效有比较直接的意义。比如,嗜酸性粒细胞性 CRS,包括嗜酸性粒细胞性鼻息肉、阿司匹林耐受不良和 AFRS,通常对于激素治疗比较敏感,术后容易复发;而囊性纤维化伴发的 CRS 等其他几类病变,组织中具有明显的中性粒细胞浸润,通常对于激素治疗不敏感,可考虑大环内酯类抗生素治疗。另外,合并哮喘、阿司匹林耐受不良等的 CRS 由于存在花生四烯酸代谢通路的异常,临床治疗过程中需要考虑加用白三烯受体拮抗剂。

这些有关 CRS 临床表型分类的研究提示 CRS 是由不同原因引起、并有各自病理组织学特点以及基因和蛋白表达特征的一类异质性疾病,现行的以是否合并鼻息的分类没有很好的考虑 CRS 复杂的特点,"一刀切"(one size fits all)的治疗方法难以取得满意治疗效果。

二、CRS 的内型研究进展

目前学界已达成共识,CRS 是由不同发病机制、不同临床表现、不同预后的疾病构成的异质性疾病群。一种临床表型可能包含了多个发病机制(内型)不同的疾病,而一种内型也可能表现出几种不同的临床表型。表型代表疾病的外在表现,根据是否合并息肉、症状严重程度、伴随疾病、预后等进行分型,并不能直接反映发病机制;而内型则反映疾病的内在发病机制,是建立在细胞、分子生物学和免疫机制基础上的分型,通过对 CRS 内型的研究,有可能找到特异性个体疾病发展的关键因素,即某些特定的分子标志物,有助于针对关键的发病因素选择个体化治疗方案。

CRS 的高度异质性,是指疾病在免疫病理机制和临床表型上存在显著的差异。最初西方白种人的研究提示 CRSsNP 和 CRSwNP 这两种表型具有不同的免疫病理学特点,大多数 CRSsNP 表现为 Type 1(T1)/Type 17(T17)主导的非嗜酸性粒细胞性炎症,病变组织中性粒细胞增多,TGF-β、IL-6、IL-17 水平增高;而绝大多数 CRSwNP 表现为 Type 2(T2)反应为主导的、病变组织高度嗜酸性粒细胞浸润,并伴有 IL-5、IL-4、IL-13 水平升高。根据这些研究发现,很多学者主张将 CRSsNP 和 CRSwNP 列为 2 个独立的疾病实体。但实际进一步研究发现 CRSsNP 患者也有部分表现出 T2 反应为主导的嗜酸性粒细胞炎症,比如合并变应性鼻炎和哮喘的 CRSsNP 患者;而也并非所有的 CRSwNP 患者均表现出 T2 反应为主导的嗜酸性粒细胞炎症,这一点在亚洲人群更为显著。目前国内多个研究团队均发现相当一部分 CRSwNP 中国患者表现出 T1/T17 反应为主导的中性粒细胞炎症。CRS 的炎症特点存在显著的人种(黄种人/白种人)和地域(北京/成都/武汉)区别。

另外,除 T 细胞以外,还有多种因素参与了 CRS 的发病,比如,上皮细胞,先天性淋巴样细胞、B 细胞,肥大细胞等。CRS 可能还存在局部代谢通路(花生四烯酸代谢通路)和组织重塑变化等。在内型确定过程中全面考虑这些因素使我们可以尽可能准确的界定 CRS 内型。在这个过程中有两种主要的研究方法,一种是"假说驱动的方法",我们根据已知的知识将我们认为重要的分子和细胞指标纳入分析,确定内型;一是"非假说驱动"的方法,我们通常不预先设定假说,在研究中纳入尽可能多的指标,或纳入高通量检测获得的大量指标(比如:基因测序数据),通过统计学方法(比如:聚类分析,机器学习)筛选出关键指标,然后进行分类。Akdis 等学者在 2013 年指出根据临床表型的 CRS 分类方法无法揭示疾病的内在机制;采用第一种"假说驱动"的方法,作者初步提出可根据下列标准来进行 CRS 的内型:①根据是否伴随息肉以及特定的免疫反应和组织重塑特点可分为 CRSsNP(高 TGF-β 表达和纤维化)和 CRSwNP(低 TGF-β 表达、组织水肿、调节性 T 细胞缺陷和基质金属蛋白酶抑制剂 1(tissue inhibitor of metalloproteinases 1,TIMP1)缺陷。依据 IL-5 和 IL-17 的表达将 CRSwNP 进一步分为高 IL-5 的 CRSwNP 和高 IL-17 的 CRSwNP。②根据外周血标记物如外周血嗜酸性粒细胞、变应原特异性 IgE、葡萄球菌肠毒素的特异性 IgE(staphylococcus aureus enterotoxin specific IgE,SE-IgE)、真菌特异性 IgE 和 IgG 对 CRS 患者进行分类。鼻息肉组织中表达 SE-IgE 的患者，常伴随高嗜酸性粒细胞浸润、多克隆 IgE 高表达和合并哮喘的高风险。③根据对生物试剂治疗的反应性将 CRS 分为抗 IL-5 治疗反应型和抗 IgE 治疗反应型 CRS。④根据对阿司匹林的敏感性分为阿司匹林耐受不良型和阿司匹林耐受型 CRS。根据目前指南推荐的治疗措施对 CRS 的控制情况，那些治疗效果不佳的 CRS 可定义为严重的内型。Dennis 等和 Koennecke 等分别在 2016 年和 2018 年总结了文献报导的关于 CRSwNP 的分子和免疫病理机制，做出了类似的分类，他们建议将 CRSwNP 内型依据以下指标分类：①基于 T 细胞免疫反应模式的内型；②基于黏膜嗜酸性粒细胞浸润程度的内型；③基于 B 细胞/IgE 表达水平的内型；④基于半胱氨酰白三烯表达水平的内型。

近年来聚类分析的方法被应用于 CRS 内型研究，结合多维数据分析来将可能具有类似发病机制的患者进行分类。虽然，由于纳入研究指标和样本量不同导致不同的研究得到的亚群的数量有所不同；但部分具有典型特征的亚群在不同研究中得到了一致的结果。Tomassen 等在 2016 年报道了一项欧洲多中心研究，他们采用分层聚类分析的方法检测了 173 例 CRS 患者鼻窦黏膜 14 个炎症介质的表达水平（IL-5、IFN-γ、IL-17A、TNF-α、IL-22、IL-1β、IL-6、IL-8、TGF-β1、IgE、嗜酸性粒细胞阳离子蛋白（eosinophil cationic protein, ECP）、髓过氧化物酶、SE-IgE 和白蛋白）。根据这些标志物表达水平，采用聚类分析，CRS 被分为 10 种类型，其中有 4 种 CRS 亚型局部组织中 IL-5、ECP、IgE 和白蛋白低表达，这 4 种 CRS 中有 3 类为 CRSsNP，哮喘合并率低；另有 1 型表现为 Th17 为主型炎症，包含 CRSsNP 和 CRSwNP。IL-5、ECP、IgE 和白蛋白高表达的 6 种 CRS 又可分为 IL-5 中等表达和 IL-5 高表达，IL-5 高表达 CRS 几乎全部为 CRSwNP，哮喘合并率最高。总体上大约 60% 的患者有 T2 反应增强，鼻息肉和哮喘患病率高。北京同仁医院张罗教授团队在 2016 年根据鼻息肉组织标本中炎性细胞浸润情况，采用聚类分析方法对 CRSwNP 进行了免疫细胞学分型，提出 CRSwNP 可分为 5 型：嗜酸性粒细胞型（37%）、浆细胞型（24%）、混合型（19%）、淋巴细胞型（13%）和中性粒细

胞型（8%）。他们观察了不同免疫细胞学分型的 CRSwNP 患者在接受内镜鼻窦手术 3 年后的复发率，发现嗜酸性粒细胞型的复发率高达 99%，而浆细胞型和淋巴细胞型的复发率分别只有 7% 和 6%，混合型和中性粒细胞型的复发率为 75% 和 46%。由此，他们认为对于嗜酸性粒细胞型 CRSwNP，临床上应首选糖皮质激素，手术治疗目的并非根除病变，而是配合药物治疗，拓展鼻部药物作用通路，改善鼻通气功能和提高患者生活质量。2018 年，刘争等采用前瞻性的研究方法，收集了 246 例中国人 CRS 鼻窦黏膜和息肉标本，结合病变组织中 39 个黏膜炎症因子和炎症细胞的表达水平和患者 28 个临床特征，应用聚类分析的方法将 CRS 分为 7 个内型，并和术后一年的效果相关联。他们发现第 1 型（13.01%）与白种人中经典的嗜酸性粒细胞型 CRSwNP 特点一致，均为 CRSwNP 患者，50% 合并哮喘，局部 T2 反应增强，IgE 水平明显增高，临床表现重，治疗反应更差，术后 1 年难治性鼻窦炎的出现比率最高；第 2 型（16.26%）和第 4 型（13.82%）以 CRSsNP 为主，炎症负荷轻，但第 2 型中合并变应性鼻炎患者比例高；第 3 型（7.31%）和第 6 型（21.14%）分别表现为重度或中度中性粒细胞型炎症，IL-8 升高，难治性鼻窦炎比例也较高；第 5 型（4.07%）表现出抗炎因子 IL-10 升高，尽管患者其他炎性指标的表达水平也很高，但并无难治性鼻窦炎病例出现；第 7 型（24.39%）患者的临床症状和炎症负荷最轻，很少出现难治性鼻窦炎。上述研究均是利用鼻窦黏膜组织标本来进行免疫学分型，Turner 等在 2018 年发表了一项研究，他们获取 90 例 CRS 患者鼻分泌物标本，检测其中 18 个与 T1/T2/T17 免疫反应相关的炎症因子，通过聚类分析的方法将 CRS 分为 6 型，结果与其他学者类似，大多数 CRS 患者被分配到以 T2 免疫反应为主的亚群、中性粒细胞浸润为特征的亚群和整体炎症负担较低的亚群。他们发现第 1 型和第 2 型中所有炎性因子均为低表达，与健康对照组差别不大；第 3 型和第 4 型为以 T2 型免疫反应为主的鼻息肉，合并哮喘较多，第 4 型的炎症较第 3 型为轻；第 5 型为非 T2 型炎症，多数患者为 CRSsNP，哮喘合并比率例较低；第 6 型多有前期手术史，但炎性因子表现为混杂型。Turner

等还发现,这种分型的方法可以预测 CRS 术后生活质量评分的改善情况。然而这些研究结论还需多中心、大样本及不同地区与种族人群实验数据的证实和进一步优化与细化。同时基于这种分类方法的 CRS 治疗的前瞻性研究也有待进一步展开,并确定可以指导治疗的生物学标记物。

现有的多数研究是集中在已经发生 CRSwNP 或 CRSsNP 的患者的鼻分泌物、鼻黏膜、手术样本(息肉、窦内黏膜及分泌物)和外周血,这些研究只能揭示已"成熟"(growth)病变的病理,体现的只是疾病发生的最后阶段,对于揭示 CRS 发病的初始环节是有局限性的。同时,由于纳入的指标不同,会导致不同的聚类结果,因此,如何统一不同的研究结果是一个难题。一个理想的 CRS 分型方法最好是基于临床上容易获取的标本如外周血和鼻腔分泌物,但由于 CRS 患者外周血的指标的变化往往不明显,而鼻腔分泌物采集和检测方法标准化远未达到临床应用的标准。最后,CRS 的内型是否会随着时间、环境和治疗而改变也不清楚,未来研究需要着力解决这些问题。临床上对 CRS 实现精准治疗的前提是在界定内型分型的基础上,依靠可靠的生物标记物对患者进行分型并选择针对性诊疗,提高临床疗效。这是在精准医疗观念指引下的 CRS 临床诊疗发展方向,随着各种研究的深入,计算机大数据分析的应用,期望不久的将来 CRS 内型能够科学精准地指导临床诊疗。

三、CRS 的精准治疗研究进展

CRS 的个体化精准治疗,是建立在针对每一个个体不同的临床表型和内型的基础上。基于我们目前对 CRS 内型有限认识的基础上,Bachert 等在 2018 年提出了 CRS 综合治疗流程(Integrated care pathways,ICPs),从便于临床实践的角度将 CRS 内型分为 3 型,即:①非 T2 免疫反应型;②中度 T2 免疫反应型;③重度 T2 免疫反应型。其中非 T2 型主要为 CRSsNP,哮喘合并率低,中度 T2 型炎症多为 CRSwNP,合并哮喘率增高,重度 T2 型炎症几乎全为 CRSwNP,哮喘的合并率高达 70%。对于 T2 型免疫反应的鉴定可从生物学标记和临床特点两个方面来进行。生物学标记包括:外周血嗜酸性粒细胞计数>300/μL、血清总 IgE>150kU/L、血清中存在 SE-IgE、血清骨膜蛋白水平升高以及其他下气道生物学指标。临床特点包括合并迟发性哮喘以及鼻窦手术后复发。这个分型主要是围绕 T2 炎症,可以指导我们对糖皮质激素、手术方法和生物制剂的选择。

1. CRS 个体化抗炎药物治疗选择 根据目前的指南,CRS 的药物治疗主要包括鼻用糖皮质激素、短期口服糖皮质激素和长期使用抗生素(包括大环内酯和多西环素)等。目前已知,糖皮质激素主要作用于 T2 免疫反应型,其效果要优于非 T2 免疫反应型。但是在 T2 免疫反应型 CRSwNP 患者中也观察到了部分患者对糖皮质激素的耐药性,因此,糖皮质激素可能对部分 CRSsNP 和 CRSwNP 患者均无效。根据上述分型方法,糖皮质激素可能对中度 T2 免疫反应型 CRS 效果最好,是 T2 型免疫反应型 CRS 的首选治疗药物,可根据临床症状的不同选用鼻喷、口服和局部冲洗等给药方法。对于那些通过常规给药方法和剂量的效果不佳的患者,还可考虑增加局部或全身激素用量以及选择内镜手术后在术腔放置缓释型的激素药物支架。而对于非 T2 免疫反应型,特别是中性粒细胞型 CRS,则首选长期小剂量大环内酯类药物治疗。目前还有研究证实多西环素、前列腺素 D_2 和 Th2 细胞上表达的化学趋向性受体同种分子(chemoattractant receptor homologous molecule expressed on Th2 cells,CRTH2)拮抗剂对部分 T2 型免疫反应型 CRS 有效,可作为治疗 T2 型免疫反应型 CRS 的一种选择。

2. CRS 个体化手术方案的选择 复发的相关因素分析发现合并支气管哮喘、嗜酸性粒细胞性增多、AERD 和特应性体质等。因此,T2 免疫反应型患者术后容易复发。新近的研究表明,鼻窦黏膜局部存在免疫记忆(记忆性 T 细胞),在持续的刺激(如细菌)下将会维持原来的免疫反应;因此,鼻窦手术后复发可能是黏膜切除不彻底所致。相反,完全去除 T2 免疫反应型炎症环境可能会使鼻窦腔恢复正常的上皮化。

法国鼻科学家 Jankowski 在 1995 年提出去除筛窦黏膜的轮廓化手术,也称 nasalisation。其主要手术方式为根治性筛窦切除,包括筛窦的所有气房间隔及黏膜,同时切除中鼻甲、扩大上颌窦和蝶窦口,但保留嗅区、额窦口、上颌窦及蝶窦黏膜,最后形成筛窦和鼻腔的一体化,该术式使筛窦成为一个大的通道,利于药物进入,从而减少息肉复发,适用于严重的鼻息肉患者。Jankowski 等在 1997 年和 2003 年分别发表的两篇病例对照分析研究均显示,对于严重的 CRSwNP 患者,采用轮廓化手术比采用常规鼻内镜手术的患者术后症状评分以及嗅觉改善更好更持久。2018 年,Jankowski 等又提出了尽量保护额窦、筛窦、蝶窦口黏膜和结构的轮廓化手术改良术式,认为筛窦与其他鼻窦不同,筛窦的黏膜为退化的嗅区黏膜,易发生息肉,而其他各窦均为呼吸区,较少生长息肉,窦口的黏膜具有括约肌功能,应尽量予以保护。

2018 年比利时的 Bachert 提出对于 T2 型 CRSwNP 患者在去除中鼻甲和筛窦黏膜之外,进一步去除包括额窦、上颌窦和蝶窦的所有鼻窦黏膜,并行 Draf Ⅲ 型额窦开放术,仅保留嗅区、中鼻甲内侧、鼻中隔及下鼻甲黏膜,以期在术后鼻窦所有黏膜全部由再生的黏膜覆盖,意为黏膜重启(reboot)。Bachert 观察了 50 例分别采用 reboot 手术和黏膜保留手术的 T2 型 CRSwNP 患者,发现术后两年的复发率分别为 13% 和 45%,reboot 手术使复发率显著降低。

但需要指出的是目前有关 CRS 手术的临床研究混杂因素较多,令人信服的高质量研究仍较少。针对不同的患者我们如何选择手术策略,微创化还是根治性,仍是摆在我们面前的重要问题。另外我们还需要了解哪些黏膜是可以保留的?是否存在一些生物学标记可以较为准确的指引手术方式的选择?

3. CRS 生物治疗进展 通过对 CRS 内型的研究发现相当一部分难治性 CRS 患者的发生和复发与 T2 型炎症反应有关,局部 IL-4、IL-13、IL-5 和 IgE 水平明显增高,伴有大量嗜酸性粒细胞浸润;患者通常合并有哮喘,表现出明显的嗅觉障碍。针对 T2 型炎症反应,生物制剂靶向治疗正迎来迅猛发展的时期,已有多个生物制剂完成 2 期或 3 期临床研究,或获得 FDA 批准。根据作用靶点的不同,目前用于

鼻息肉治疗的生物制剂主要分为抗 IgE 的奥马珠单抗(omalizumab)、抗 IL-5 的美泊利单抗(mepolizumab)以及抗 IL-4/IL-13 受体的度匹鲁单抗(dupilumab)。研究发现,对伴有哮喘的 CRSwNP 患者,给与 16 周的奥马珠单抗治疗后,不管是变应性还是非变应性患者的鼻内镜评分、鼻窦 CT 评分及鼻窦炎症状评分均显著降低;美泊利单抗对于对激素不敏感的难治性 CRSwNP 患者在治疗第 8 周就能观察到鼻息肉体积的显著缩小;治疗 25 周以后,美泊利单抗能够减少难治性 CRSwNP 患者需要手术的比率及外周血的 2 型炎症因子水平;度匹鲁单抗治疗难治性 CRSwNP 24 周后,相对于安慰剂对照,度匹鲁单抗治疗组鼻息肉大小、鼻部症状评分、鼻窦 CT 评分和外周血 IgE 水平均明显减少。目前,度匹鲁单抗已获得 FDA 批准用于治疗鼻息肉。三种生物学制剂均没有发现明显的全身副作用,说明生物学制剂治疗是安全有效的。目前的问题主要是生物制剂治疗的研究水平和数量不够,样本量大多比较小;三种生物制剂相对的优缺点尚需比较研究;如何选择适合生物制剂治疗的患者也是一个重要临床问题。例如,在应用抗 IgE 抗体的疗效研究中,Pinto 等未严格区分 CRSwNP 和 CRSsNP 患者,导致奥马珠单抗的疗效与安慰剂未见差别,而 Gevaert 等选择 CRSwNP 合并哮喘的患者接受治疗即取得显著疗效。目前生物制剂治疗费用昂贵,患者似乎需要长期维持治疗,这会显著制约生物制剂的临床使用。另外,相对于白种人,亚洲人群中有一半患者并不表现为 T2 型炎症反应占优势的嗜酸性粒细胞炎症,这部分 CRSwNP 患者表现出 T1 型和 T17 型炎症为主导的中性粒细胞炎症反应,局部 IFN-γ 和 IL-17A 水平明显升高。对于这一部分患者针对 T2 型炎症反应的生物制剂治疗显然不适合;那么,抗 IL-17A 治疗是否有效,目前尚无这方面的研究。这也是针对我国 CRSwNP 患者,特别需要关注的。

CRS 目前仍是鼻科临床诊疗的一个重要疾病,其免疫病理机制和内型的分型还远未被阐明。临床上对 CRS 实现精准治疗的前提是充分认识免疫病理学特点。只有进一步探明 CRS 的发病机制,依靠临床可靠的生物标记物对个体患者进

行有针对性的诊疗,才可能进一步提高临床疗效,这是在精准医疗观念指引下的CRS临床诊疗的发展方向。随着对CRS发病机制研究的深入,其临床表型和内型的分型以及精准的个体化治疗方案将会不断完善。

（刘　争）

第二节　慢性鼻窦炎诊疗指南及共识解析

近30年来,随着现代医学的发展,对疾病的诊断和治疗已不再由临床医师的个人经验决定,而是需要经过正确评价的科学证据支持,为此,循证医学(evidence-based medicine)应运而生。循证医学就是认真、明确地利用现有最好的证据针对患者个体作出诊治决策,循证医学的实践就是整合来自系统研究中各个最好的证据。整合过程需要对现有证据的可信性和实用性进行评估,对证据根据其来源方式进行了水平分级,然后确定临床推荐强度。证据水平分级如下(表2-3-1):

表 2-3-1　循证证据分类表

证据分类	推荐力度
I	A:根据I级证据的直接结论
Ia 证据(资料)来自随机对照试验的 meta 分析	
Ib 证据来自至少一个随机对照试验	
IIa 证据来自至少一个对照研究但无随机分组	B:II级证据的直接结论或I、II级证据的推论
IIb 来自至少一个另外的类似研究	
III 由非试验性的描述性研究得出的结论研究,如对比研究、相关性研究和病例对照	C:III级证据的直接结论或I、II级证据的推论
IV 证据来自专家委员会的报告或意见或权威作者的临床经验或两者兼而有之	D:IV级证据的直接结论或I、II或III级证据的推论

由于CRS发病率增加,而临床表型不一,故其处理对临床医师仍是一个巨大的挑战。为此近几年欧美相关学会对慢性鼻窦炎的诊断和治疗发布了5种版本的指南性文件,包括:①美国临床免疫和耳鼻咽喉头颈外科等5个相关学会发布的 Rhinosinusitis: Establishing Definitions for Clinical Research and Patient Care(2004年)、The Diagnosis and Management of Sinusitis: A Practice Parameter Update(2005年);Clinical Practice Guideline: Adult Sinusitis(2007年);②英国变态反应和临床免疫学会发布的 BSACI Guidelines for the Management of Rhi-nosinusitis and Nasal Polyposis(2008年);③欧洲变态反应和临床免疫学会发布的 European Position Paper on Rhinosinusitis and Nasal Polyps, EP³OS(2005年,2007年,2012年)。上述这些指南的制定均以循证医学为原则,除了阐述慢性鼻窦炎流行病学和病因病理学研究的最新进展外,对诊断和处理意见均根据证据水平提出不同强度的推荐意见。上述国外指南对CRS的临床定义均认为是鼻-鼻窦黏膜的慢性炎症,表现为一组临床症状。临床分类大体分为无鼻息肉(CRSsNP)和有鼻息肉(CRSwNP)两类。但这种分类至今仍有不同意见,如在文献上仍可看到增生性慢性鼻-鼻窦炎(chronic hyperplastic rhinosinusitis)、嗜酸性粒细胞性慢性鼻-鼻窦炎。

一般临床指南有如下特点:①反映了许多专家在各种无争议或有争议领域的一致意见。专家们经过对大量文献的分析,对有争议或者无争议的临床结论经过充分讨论、分析,取其证据水平较高的临床研究结果,最后得出一致性意见,将最好的诊治原则和医疗行为推荐给临床医师,作为临床处理疾病的原则和方向。②指南所反映出的意见均有较高水平的循证依据,大多数经过随机对照研究(RCT),专家们对已有文献均作了详细分析,其中许多为前瞻性研究,研究结果证实其有实用性。因此提出的指南性意见是可靠的。③由于以近年文献为依据,故指南也需定期更新。但需要认识到的是,指南也有它的不足。首先,指南所提出的意见是共性的,适合大多数人群的,指南所强烈推荐的意见大都基于严格随机对照研究的证据(Ia,Ib),其所选择的患者均为经过严格筛选的"标准"研究对象,而临床实践中经常会遇到非"标准"患者。其次,如前所述,指南将推荐意见分为不同等级,其依据是循证水平的高低。但对照研究和无对照研究并不一定不可靠,因某些临床观察研究受到伦理学限制,这种情况下"结果"似乎更为重要,尤其来自众多专家的意见(专家共识)应引起重视。临床经验就是实践的积累,经验治疗在临床治疗中仍占有重要地位。临床指南是现有临床资料的全面总结,但通过指南解决所有临床问题是不切实际的。在重视由群体共性总结出来的指南的同时,应该注意治疗对象的个体差异。换言之,指南不能代替临床思维,应该对具体患者的自身情况进行具体分析。不能把指南作为"法规"或法律依据看待,其内容并非金科玉律不容违反。此外,指南的内容是有时限性的,必须经常更新。还应考虑到发布的指南有否利益冲突,比如某些公司可能在前期投入大量经费研究某种药物的临床作用,并将其经过验证的结果写入指南。

我国鼻科学者根据自己的临床实践并结合国情,早在 1997 年制定了第一部有关 CRS 病变范围的分期和分级的"海口标准",目的主要是适应当时国内正在兴起的鼻内镜手术,根据病变的范围指导判断病变程度、选择麻醉和手术方式,并不是真正意义的病因学分类。以后随着对 CRS 病理本质认识的加深,强调综合治疗的重要性,2008年发布中国"慢性鼻–鼻窦炎诊断和治疗指南",并于 2012 年进行第二次修订,简称 CPOS-2012(Chinese Position Paper on Chronic Rhinosinusitis 2012)。

本节将结合 EP³OS 指南,对 CPOS-2012 有关部分简要解读,以便读者更便于理解和运用指南。

一、定义

CRS 的临床定义是:鼻–鼻窦黏膜的慢性炎症,2 种或更多鼻部症状持续或反复存在 3 个月以上。

二、分类

由于 CRS 病因复杂,临床表型和病理机制均存在异质性,一些学者出于研究目的,按相关病因、炎症细胞浸润类型、病理组织特点、免疫应答等将 CRS 分类细化。这些分类接近内型分类,有

助于对 CRS 不同表型的认识,对探索临床治疗策略有一定意义。但为便于实际操作,大部分指南仍倾向于分为伴有鼻息肉(CRSwNP)和不伴鼻息肉(CRSsNP)两大类,二者并不代表该病发展的不同阶段,它们在免疫应答、组织病理变化及生物标志等诸多方面都有所不同,但也有部分表现重叠,提示 CRS 的复杂性。

三、诊断

CRS 的诊断主要基于主观症状、客观检查,诊断内容包括病情程度、病变范围和相关因素的评估。

1. 主观症状及评估　患者对自己病情的自身评估是制订个性化治疗方案的依据之一。目前常用的方法是"视觉模拟评分法"(visual analogue scale, VAS)(图 2-3-1)。

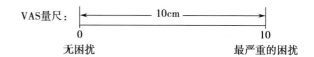

VAS量尺:

0　无困扰　　　　　10　最严重的困扰

图 2-3-1　视觉模拟量尺

让患者在上一量尺上依据其个人对病情的感受在相应部位打分。VAS 法的优点是实用、方便,可不受教育程度的限制,并可根据分值的变化观察某种治疗的疗效。一般将 0~3 视为轻度;>3~7 为中度;>7 者为重度。此外,尚有其他关于 CRS 患者生活质量评估,但因 CRS 的常见症状是鼻塞或鼻内胀满感、黏(脓)性流涕(经前鼻孔或后鼻孔);头痛或面部紧压(胀痛)感、嗅觉减退或消失。须具备上述 2 个或 2 个以上症状,但鼻塞和流涕必须具备其中之一。Tomassen 等(2011 年)对 342 名鼻窦炎患者主诉症状与鼻内镜检查结果进行了相关性分析,结果发现主诉症状的 61.7% 其鼻内镜见有中鼻道脓性分泌物、黏膜水肿;而 38.0% 无鼻部症状者内镜检查有中鼻道炎症。在全部鼻内镜检查病例中,内镜所见正常的 83.9% 无鼻部症状。但来自患者本人的主诉变异较大,仅以症状为依据诊断 CRS 仍显不足,故需客观检查的结果予以支持。

2. 客观检查包括鼻内镜检查及影像学检查。

(1)鼻内镜检查:对 CRS 的诊断十分重要。

通过鼻内镜检查,可发现鼻内解剖变异,如鼻中隔高位偏曲、肥大的筛泡和钩突;可观察中鼻甲黏膜充血、水肿;来自中鼻道的息肉和黏(脓)性分泌物。欧美指南强调内镜检查对诊断的重要性。因为症状对 CRS 而言并不是完全特异的,如鼻中隔偏曲引起的鼻塞及伴有鼻分泌物的增加往往是非变应性鼻炎的症状。Tomassen 等(2011 年)报道将症状与内镜检查结合使 CRS 诊断准确率达到95%。内镜检查结果量化评估是为了判断病情和治疗效果,一般采用 Lund-Kennedy 内镜评估表(图 2-3-2)。

特征	侧别	基线	3 个月	6 个月	1 年
息肉	左				
	右				
水肿	左				
	右				
鼻漏	左				
	右				
瘢痕	左				
	右				
结痂	左				
	右				
总分					

评分标准:①息肉:0= 无息肉,1= 息肉仅在中鼻道,2= 息肉超出中鼻道;②水肿:0= 无,1= 轻度,2= 严重;③鼻漏:0= 无,1= 清亮、稀薄鼻漏,2= 黏稠、脓性鼻漏;④瘢痕:0= 无,1= 轻,2= 重(仅用于手术疗效评定);⑤结痂:0= 无,1= 轻,2= 重(仅用于手术疗效评定);⑥每侧 0~10,总分 0~20

图 2-3-2 Lund-Kennedy 的内镜评估表

(2)影像学检查:X 线平片已不提倡,原因在于诊断价值不高。鼻窦计算机横断扫描(CT)对显示鼻部骨性解剖、各个鼻窦形态、鼻窦黏膜增厚及窦内积液等均能良好成像,能清晰显示病变范围。但一般不作为诊断的第一选择,只有在症状与内镜检查仍难以确诊,或者发生 CRS 眶内或颅内并发症,或者需要手术术前评估时考虑采用 CT 检查。但美国几个版本指南则十分强调 CT 检查对诊断的重要性。值得注意的是,20% 的无 CRS 症状"正常人"可有 CT 异常,此外,要考虑到反复 CT 检查时的射线损伤,尤其对未成年人更应注意。CT 显示的病变范围通常用 Lund-Mackay 表评分(图 2-3-3)。

鼻窦系统	左侧	右侧
上颌窦		
前组筛窦		
后组筛窦		
蝶窦		
额窦		
窦口鼻道复合体		
每侧总分		

评估标准:①鼻窦:0= 无异常,1= 部分浑浊,2= 全部浑浊;②窦口鼻道复合体:0= 无阻塞,2= 阻塞;③每侧 0~12,总分 0~24

图 2-3-3 鼻窦 Lund-Mackay 评估表

在临床应用中,选择鼻内镜检查和影像学检查其中任何一项均可。但应特别强调在 12 岁以下儿童中,除非特别需要,不建议使用 CT 检查。

总之,CRS 的初次诊断应主要依赖症状和鼻内镜所见,CT 主要用于疑似病例和术前评估。要重视患者主观评估,根据 VAS 评分判断患者的病情程度。因为 CT 评分约有 15%~20% 与患者主观感受不一致,因此制订治疗策略时要充分考虑这一点。

四、治疗

目前,CRS 的治疗仍主要包括药物和手术治疗。两者如何选择应视患者病情而定,一般情况下应首选药物治疗。药物治疗的目的是减轻鼻腔、鼻窦黏膜炎症,进而改善鼻气道通气状态,提高患者生活质量。对需要手术干预者,经过充分的药物治疗也可使术中出血明显减少,促进术后黏膜的恢复正常。

1. 糖皮质激素 诸多版本诊疗指南都在循证基础上将糖皮质激素列为治疗 CRS 的第一选择,其在治疗中的重要作用是由 CRS 的病理性质和糖皮质激素的药理机制共同决定的。

CRS 尽管其发病因素诸多,病理机制复杂,但其实质是鼻腔、鼻窦黏膜的慢性炎症,而产生的一组临床症状。外源性病原性物质进入呼吸道,鼻黏膜首先受累,其次累及鼻窦黏膜,不适当或过度的免疫应答,发生炎性细胞聚集、浸润。在炎症发生过程中,涉及黏膜上皮细胞、树突状细胞、Th 细胞、Treg 细胞、Th17 在内的多种免疫活性细胞,释放多种细胞因子、趋化因子,激活中性粒细胞和嗜酸性粒细胞以及肥大细胞进而导致炎性介质的释放。

糖皮质激素以其抗炎机制减轻炎症反应,如减少促炎基因或增强抗炎基因的转录,减少诸如嗜酸性粒细胞、T淋巴细胞、肥大细胞和树突状细胞的呼吸道炎症细胞和免疫活性细胞的浸润和激活,抑制炎性介质、细胞趋化因子和黏附分子的产生。糖皮质激素上述作用是通过细胞内糖皮质激素受体(glucocorticoid receptor, GR)的激活继而关闭编码炎性蛋白的基因转换来完成的。静止状态下,GR以一种与两个热休克蛋白90结合形成伴侣蛋白的胞质蛋白复合物的形式存在。当糖皮质激素进入细胞后,作为配体的激素分子与GR结合引起该复合物构象发生改变,激素-GR复合物与伴侣蛋白分离。激素-GR复合物作为同源二聚体,这种激活的配体-受体复合物迁移至细胞核内,与在核内糖皮质激素应答基因糖皮质激素应答单位(glucocorticoid response elements, GREs)的DNA启动子区域特异性序列相结合,继而导致基因转录的改变,减少促炎基因或增强抗炎基因的转录。作为单二聚体,GR也可通过与转录因子如AP-1(activator protein 1)和核转录因子(nuclear factor-κB, NF-κB)的直接作用调节抗炎相关基因的表达。

在人类,GR有两种亚型,即GRα和GRβ。GRα广泛地分布在多种细胞和组织,并有多种辅助因子参与靶基因的诱导和表达。GRβ则对GRα介导的超激活和超抑制发挥其显性负向抑制效应。尽管GRβ也表达在多种细胞和组织中,但与GRα比较,其表达水平仍然很低。如果GRβ表达水平增高,则在某些慢性炎性疾病的治疗中表现为对糖皮质激素耐药而致疗效不佳。虽然有报道称经糖皮质激素治疗后GRα表达下调可能导致继发性糖皮质激素耐药,但最近对鼻息肉的研究显示在人体内可能不会发生类似情况。

糖皮质激素治疗CRS有两种给药方式:口服(全身给药)和鼻内给药。

(1)口服给药:口服制剂有泼尼松(prednisone)、泼尼松龙(prednisolone)和甲基泼尼松龙(methylprednisolone)。泼尼松是泼尼松龙的前体,经肝脏中的11β-羟类固醇脱氢酶(11β-hydroxysteroid dehydrogenase)活化成为泼尼松龙,后者比前者更易被吸收,抗炎能力可能更强。两者的剂量换算公式为:泼尼松龙4mg=泼尼松5mg。口服用药时均采用短程给药,一般为2周。给药剂量多为每日1次,每次30~50mg,均在上午7时~8时服用。有作者采用连服4~7日,然后每日减量5mg,以尽量减少全身副作用。

1)CRSsNP:Lal和Hwang(2011年)关于口服糖皮质激素治疗CRSsNP的系统性评价显示,已有的27篇治疗文献,证据水平不高,多数为专家意见,仅有1篇前瞻性研究和2篇回顾性研究,其余均为综述和指南类文献。因此,在多个CRS指南类文献中推荐强度均较弱。与CRSwNP相比,CRSsNP患者对鼻部症状的感受较轻,故需要全身服用者不多。对部分CRS嗅觉减退者口服糖皮质激素比鼻内局部给药有效。

2)CRSwNP:一些对照研究证实,口服糖皮质激素可使息肉体积变小,疗程为14天左右,均采用每日1次给药,给药方法以个人经验有所不同。如Hissaria(2006年)建议泼尼松50mg/d,连服14天;Alobid(2006年)则建议30mg/d,连服4天,然后每2天减5mg。而Van Zele(2010年)建议甲强龙32mg/d,共5天;或16mg/d,共5天;或8mg/d,共10天。Kirtsreesakul(2011年)建议泼尼松龙50mg/d,共14天。这些研究均未报道明显的下丘脑-垂体-肾上腺轴功能紊乱,只有少数患者出现失眠或胃肠不适,停药后即消失。但上述效果 一旦激素停用,息肉体积也可逐渐恢复,因此需要鼻内局部应用以维持疗效。值得提出的是,由于鼻息肉部分患者往往伴有全身性嗜酸性粒细胞性炎症,如阿司匹林敏感三联症(aspirin intolerance triad syndrome)即Widal三联症(鼻息肉、哮喘和阿司匹林敏感),对这类患者口服皮质激素应是首选。

(2)鼻内给药:鼻内给药的制剂有两种:喷剂和滴剂。

糖皮质激素的局部应用已经改善了上呼吸道炎性疾病的治疗,鼻内给药已成为治疗CRS的首选方法。

1)CRSsNP:对轻度和中-重度的CRSsNP患者作为一线治疗首选。近年已有许多报道表明,鼻内皮质激素可显著改善鼻部症状,主要是鼻塞减轻和鼻分泌物减少。最近人们已注意到,鼻内用药的疗效也受几种因素的影响。如药物的释放装置、释放压力、患者鼻内解剖特点以及外科手术后的鼻内状态。正常情况下,鼻内给药(喷雾、滴用、盥洗)很难进入结构完整的鼻窦腔,何况CRS状态下鼻腔和筛漏斗、窦口黏膜均处于肿胀状态。有人证实鼻内冲洗仅有不到总量的2%进入窦腔,采用喷雾也不到总量的3%。由此提示,鼻内给药治疗CRSsNP实际上是治疗同时存在的鼻炎,鼻炎症状改善的同时鼻腔黏膜炎症得到控制,有利于鼻窦换气和引流。最近有报道,使用脉冲式喷雾装置可提高进入鼻窦的药量。

2)CRSwNP:自1975年以来就有一系列安慰剂对照的临床报道称,伴有鼻息肉的慢性鼻窦炎经鼻内给予糖皮质激素取得较好疗效。如今已有足够循证依据证实鼻内糖皮质激素对减小息肉体积、改善鼻腔通气和控制鼻部症状确实有效。但某些研究报道,鼻部症状改善但息肉大小无明显改变。此外,即便鼻部症状对鼻内糖皮质激素反应较好,但对嗅觉的改善报道不一。也有报道称糖皮质激素的滴剂效果优于喷剂,原因在于滴药时的体位有助于药液进入窦口鼻道复合体。对长期鼻内应用或口服糖皮质激素症状仍未改善者,可选择手术治疗,术后继续应用鼻内糖皮质激素可进一步改善鼻部症状同时减少息肉的复发。

按照VAS评分,慢性鼻窦炎病情程度分为轻度(VAS<3分)、中度(VAS为3~7分)和重度(VAS>7分)。依据循证水平(Ib)和推荐强度(A),鼻内糖皮质激素在轻度、中-重度CRSsNP的治疗中都作为第一线药物。而对CRSwNP的治疗,鼻内糖皮质激素同样也给予A级推荐意见。对于轻度者,给予喷剂,而中度则建议给予滴剂。一般使用糖皮质激素2周后复查,症状如得到控制或部分控制,应继续用药2周,此后可规律性减少次数(隔日用药到隔2日用药)至病情控制。如病情未改善,则需要重新评估病情并调整治疗方案。

安全性:尽管一般情况下鼻内糖皮质激素是非常安全的,但并不能完全避免全身和局部的不良反应。一些因素,诸如糖皮质激素的种类、分子特性、给予剂量及方式、病变严重程度都可能影响其全身吸收率。鼻内糖皮质激素的全身生物利用度范围是从不足1%(莫米松、氟替卡松等新制剂)到50%(布地奈德、曲安奈德)。但目前尚无明确证据证明推荐剂量下鼻内糖皮质激素对骨矿物质代谢、白内障和青光眼的发生有何影响。有的糖皮质激素的推荐剂量可能发生肾上腺功能抑制,但与临床的相关性仍不清楚。过量应用糖皮质激素可导致肾上腺功能不足和降低骨的矿物质密度。

大量研究尚未发现持续性使用鼻内糖皮质激素会对下丘脑-脑垂体-肾上腺轴产生显著影响。只有一个报道按推荐用量应用倍氯米松1年后对儿童生长有轻度抑制作用。然而,在使用生物利用度低的鼻内皮质激素的前瞻性研究中尚未发现这种作用,鼻黏膜活体组织研究也没发现结构上的损伤。只在较少患者中有极轻的鼻出血,可能与糖皮质激素分子血管收缩活性有关,局部血供减少以致黏膜脆弱易损。

对儿童以及由于哮喘而经气管吸入较多糖皮质激素者,在鼻内给药时应注意有超过正常用量产生不良反应的可能。目前仍然不推荐鼻内局部注射糖皮质激素,因其可有致盲可能。

对于妊娠期慢性鼻窦炎患者,尚无应用鼻内糖皮质激素的研究。不过对妊娠哮喘患者吸入糖皮质激素(倍氯米松、曲安奈德)的研究显示,吸入糖皮质激素与子痫、早产儿体重等无关。妊娠期鼻炎在妊娠期前3个月后应用丙酸氟替卡松8周也未发现母体皮质醇水平的变化,胎儿生长也无任何异常。目前尚无有关丙酸氟替卡松、糠酸莫米松在妊娠期慢性鼻窦炎患者应用的流行病学研究。尚未发现吸入性糖皮质激素与胎儿的先天性异常有关,据此推测,妊娠期慢性鼻窦炎患者应用鼻内糖皮质激素可与上述研究结果类似,故其循证水平为IV级。美国食品药品管理局关于妊娠期药物的规定,将鼻内糖皮质激素列为C类(动物实验证实对胎仔有损害,但缺乏临床对照资料;对孕妇益处大于对胎儿的危害),而布地奈德对早期妊娠者则升格为B类(动物实验未发现对胎仔损害,缺乏临床对照,未见临床对照;或动物繁殖研究中发现药物有副作用,但这些副作用并未在设对照的妊娠妇女中得到证实。)

2. 抗生素 抗生素在CRS的应用有短程(<4周)和长期(>8~12周)两种。

（1）CRS与病原微生物：确定CRS是否与细菌感染直接相关，或者说CRS的炎症状态是否正处在细菌感染的状态下，与是否在治疗中使用抗菌药物直接相关，因此受到高度重视。

CRS的细菌学特征不似急性鼻窦炎（acute rhinosinusitis, ARS）那么明确，既往文献中报道CRS主要的常见病原菌包括：金黄色葡萄球菌、肠杆菌属细菌、假单胞菌；不常见病原菌有：肺炎链球菌、流感嗜血杆菌、乙型溶血性链球菌、凝固酶阴性葡萄球菌。有研究显示50%接受内镜鼻窦手术患者的培养物中找到细菌，但也有双盲对照研究表明CRS患者的鼻分泌物细菌培养结果与正常对照组没有差异。理论上不否认某些CRS是由于细菌感染所造成ARS的转化和迁延，但是就CRS本身而言，则是一种非急性细菌感染的鼻腔、鼻窦黏膜持续性炎症状态。为此，目前还没有Ⅰ级循证医学证据表明在CRS的治疗中应使用抗生素。FDA也没有批准任何一种抗生素用于CRS的治疗。因此，以往在临床上治疗CRS时，使用抗生素只是经验性用药，而不是源于临床试验研究证据的支持。

虽然CRS是处于非细菌急性感染的炎症状态，但是并非与细菌感染没有关联。目前人们能够接受的两个病因学概念均与细菌感染密切相关，即：①细菌超抗原：金黄色葡萄球菌通过超抗原驱动机制激活局部黏膜免疫系统中的Toll样受体（Toll like receptor, TLR）诱导炎症发生；②细菌生物膜：细菌生物膜使得细菌不仅能够对抗机体自身防御机制和抵御抗生素的抑菌作用（至今为止尚未发现任何一种抗生素可将其破坏），而且作为一种持续性炎症刺激因素，成为CRS长期存在、反复发作的重要原因，有研究表明90%以上的难治性CRS与细菌生物膜有关。

（2）CRS治疗中抗生素的选择：根据上述病因学资料的结果与分析，我们可以理解为，如果在CRS治疗中使用抗生素，其主要目标并不是直接治疗感染，而是控制前期细菌感染造成的持续性或迁延性慢性炎症，因此这类抗生素又称为抗炎药物。目前发现的，同时具有抗菌、抗炎、抑制细菌生物膜，并具有免疫调节作用的抗生素是十四元环大环内酯类药物。EPOS-2007推荐的小剂量、长期给予的治疗方法也称之为CRS的抗炎治疗，其机制、适应证与使用方法详见其他解读资料。Lund曾建议鼻用激素联合小剂量、长期大环内酯药物治疗CRS，被称为加强药物治疗（maximal medical therapy）。目前还没有临床及循证研究显示短期使用其他种类抗生素（如头孢、阿莫西林）对治疗CRS有确切效果，对伴有息肉的CRS短期抗生素也不能有效减轻症状和使息肉缩小，为此通常不推荐全身给予其他种类的抗生素，也不推荐在局部使用抗生素。事实上，局部抗生素治疗CRS也是值得探讨的问题。文献中的结果显示：疗效有限或没有疗效，雾化吸入抗生素也与对照组没有差别，因此EPOS-2012的结论是不予推荐。其实在传统的临床经验中，使用抗生素作鼻窦冲洗对治疗CRS是有一定疗效的（例如通过上颌窦穿刺术向上颌窦内灌注抗生素），FESS问世后也有在鼻腔盥洗液中加入抗生素做鼻腔盥洗，通常能够观察到对术腔、特别是脓性分泌物较多的术腔炎症具有较好的控制作用，只是目前还没有这方面的循证医学证据来证实其有效性。对这类临床问题可以在进行深入的前瞻性研究和认真的临床效果观察的基础上再做出是否推荐的结论。为此，我国指南并未对使用含有抗生素的盐水盥洗鼻腔进行限制。

（3）CRS伴急性感染的抗生素选择：CRS可在某些特定条件下（如身体抵抗力下降、呼吸道感染）发生急性细菌感染，临床表现为伴有急性感染的全身症状、血白细胞升高、局部疼痛、鼻腔黏膜急性充血肿胀并伴有较多浆液性或脓性分泌物。此时抗菌治疗与控制感染就成为主要矛盾，推荐首选抗生素为阿莫西林克拉维酸钾、二代头孢类抗生素，也可以选择大环内酯类或喹诺酮类。剂量为常规抗菌剂量，治疗时间一般在2~3周。波兰的一个试验小组对206名CRS急性感染的患者进行14天常规剂量治疗的随机对照研究，比较阿莫西林克拉维酸和头孢呋辛酯这两种药物的疗效，结果表明：阿莫西林克拉维酸的临床治愈率为95%，头孢呋辛酯组为88%，病原体的清除率分别有65%和68%。临床复发率头孢呋辛酯明显较高为8%，而阿莫西林克拉维酸组为0。EPOS-2012也在文献中列举了其他一些类似的临床报道，表明在CRS伴急性感染时，短期口服抗生素对于其症状的改善有明显的疗效。

（4）小剂量、长期大环内酯药物用于 CRS 治疗：1987 年，日本研究者工藤长期（3 个月以上）、小剂量使用大环内酯类药物作为抗炎药物治疗呼吸道黏膜慢性炎症性疾病（弥漫性泛细支气管炎，DBP）获得疗效后，1991 年菊地茂将这种方法应用于慢性鼻窦炎的治疗，此后 1993—1996 年，日本文献较多地报道了这种治疗方法的临床有效性。1998 年由名古屋市大耳鼻咽喉科羽柴基之牵头的、五所日本大学参与的专家组制定了慢性鼻窦炎临床指导方案。2001 年 Mac Leod 发表首篇英文报道称该方法有效；2004 年 *The American Journal of Medicine* 发表了大环内酯类药物治疗 CRS 的临床观察报道；2007 年 Fokkens 等将其作为 A 类推荐列入欧洲慢性鼻窦炎诊疗意见书（EPOS-2007）；2008 年小剂量、长期应用十四元环大环内酯类抗生素治疗列入中国慢性鼻窦炎临床诊疗指南（CPOS-2008）。目前国内外文献报道的有效率在 60%~90%。

国内也已经有了关于大环内酯药物治疗 CRS 的一些临床观察和相关研究，例如，李华斌（2011 年）报道大环内酯药物对 IL-8 浓度高的 CRS 患者更加有效。许庚（2011 年）对 13 例难治性鼻窦炎患者使用大环内酯药物治疗 3~7 个月，获得较好疗效。

大环内酯类药物作用机制包括：

1）抗炎作用：①抑制 NF-κB 活性；②抑制前炎症细胞因子（IL-1，IL-6，IL-8 等）及趋化因子的产生及活性；③抑制白细胞和 / 或巨噬细胞产生氧自由基，调整中性粒细胞的聚集及功能，抑制中性细胞脱颗粒；④减少细胞黏附分子表达；⑤减少呼吸道内基质金属蛋白酶（matrix metalloproteinase，MMP）表达和黏结蛋白聚糖 -1 的脱落；⑥通过对氯离子通道的抑制，减少黏液分泌；⑦对纤毛活动的刺激作用。

2）抗细菌生物膜：①作用于细菌生物膜生成期所需的重要物质 - 藻酸盐，以抑制其形成；②通过作用于细菌生物膜的 I 基因区，导致细菌间沟通失败。

3）免疫调节：部分文献认为它的免疫调节作用比抗菌作用更为重要。

自从 CPOS-2008 问世以后，在临床应用中也暴露了一些问题，各级医院和医师曾对这种治疗理念提出一些质疑，综合简述如下：

1）无论是 EPOS-2007 还是 CPOS-2008 对这种治疗方法的适应证没有严格界定，似乎对全部 CRS 患者都可以使用这种方法，也没有考虑到 CRS 病因的复杂性与病情的多变性，临床使用过于宽泛。

2）患者长期使用的依从性较差、医疗费用增加、偶见转氨酶升高，特别是国产克拉霉素、红霉素胃肠道副作用较大等情况已成为推广中的实际问题。

3）使用药物治疗 CRS 与 FESS 后的治疗过程并不完全一致，通常非手术 CRS 的药物使用比较稳定，而 FESS 手术后的用药则比较复杂多变，药物的种类、剂量加减应根据不同病因、手术后不同时间、不同的术腔黏膜状态以及是否合并急性感染而有所不同，所以大环内酯类药物的使用应根据患者的实际情况更加细化和个体化。

在 2012 年新版的欧洲 CRS 诊疗意见书（EPOS-2012）也注意到了上述这些问题，为此降低了大环内酯药物给予了推荐等级，首先将推荐力度 A 降为 C，随之在具体使用方面作了说明：IgE 不增高的患者、非鼻息肉患者效果可能较好，而对伴有过敏因素、IgE 与嗜酸性粒细胞高的鼻息肉患者效果较差。其实早在 1998 年日本的 CRS 临床指导方案已经提到了这个问题："通常，大环内酯类抗生素对于合并过敏性鼻炎的成人或儿童的治疗效果不佳，特别是合并 I 型过敏性炎症。"只是这个提议未得到应有的注意。

EPOS-2012 与 CPOS-2012 均再次强调 CRS 是一种复杂疾病，病情具多样性，治疗难度差别很大，所以根据不同患者的实际情况进行更为个体化的治疗并根据病情变化适时进行药物种类和剂量的增减似乎更为恰当。同时对非手术治疗和 FESS 手术后的抗生素使用也应有所区别。为此初步建议如下：

1）小剂量、长期大环内酯药物［成人 250mg/d，儿童 4mg/（kg·d），>12 周］主要选择十四元环类，适用于以感染为主、不伴鼻息肉、嗜酸性粒细胞和 IgE 值正常的非过敏患者，特别是脓性分泌物较多的 CRS。有时可以考虑作免疫学检查，包括血嗜酸性粒细胞、SIgE、皮肤点刺试验。考虑副作用的因素，推荐选择顺序为：克拉霉素、罗红霉素、红霉素。

2）对有比较明确的阻塞性因素致病，如严重的鼻中隔偏曲压迫中鼻甲致中鼻甲息肉样变、钩突肥大和泡状中鼻甲影响窦口鼻道复合体引流、上鼻甲或中鼻甲尾端息肉样变阻塞蝶筛隐窝、额隐窝气房发育异常阻塞额窦开口（如蛋壳样鼻丘气房）等，可以考虑以手术解决为主，手术后也可不考虑使用大环内酯类药物。

3）FESS后2~4周内不必使用任何种类的抗生素治疗，如果鼻-鼻窦黏膜持续充血肿胀并伴有黏脓性分泌物，可以考虑使用，同时适用于难治性鼻窦炎。

4）如果需要同时联合使用全身抗组胺药，应选择二代新型抗组胺药（地氯雷他定或左西替利嗪）。

5）不推荐孕妇使用。

3. 抗过敏药物 抗过敏药物主要包括H_1抗组胺药和白三烯受体拮抗剂，是目前临床上治疗呼吸道变应性疾病的常用药物。对于CRS伴有变应性鼻炎，可给予口服或鼻内H_1抗组胺药，疗程不少于2周。口服H_1抗组胺药推荐使用第二代无镇静作用、无心脏毒性的药物，以避免发生严重不良反应。尤其值得注意的是，通过肝脏代谢的口服H_1抗组胺药与大环内酯类抗生素、咪唑类抗真菌药联合使用会增加心脏毒性作用的风险，可能导致QT间期延长和心律失常。对于CRS伴有支气管哮喘，推荐口服白三烯受体拮抗剂，疗程不少于4周。慢性鼻窦炎患者如无变态反应因素，则不推荐使用抗过敏药物。

（1）抗组胺药：当CRS患者伴有明确的变应性因素，例如具有变应性鼻炎症状、体征并查到过敏证据时，变应性真菌性鼻窦炎，与过敏相关的鼻息肉和CRSwNP手术后在短期（2周）口服糖皮质激素后，应考虑在使用鼻用激素的同时使用常规剂量的抗组胺药，维持时间12周以上或视病情控制程度而定。应用时还要注意：

1）强调合理用药，不超量服用，不与细胞色素P450酶依赖性药物合用，特别是二代抗组胺药不宜与大环内酯类药物、咪唑类抗真菌药联合使用。需与大环内酯药物联合应用时推荐使用新型抗组胺药，如地氯雷他定或左西替利嗪。

2）有心脏病者，尤其是心律失常者宜不用或

慎用；有电解质紊乱者，应谨慎使用。肝肾功能不全者慎用或减量服用。

3）对于高风险患者，在需要应用第二代口服H_1抗组胺药治疗时，应该先进行心电图检查，了解患者有无QT间期延长。临床上如果能够做到合理用药，针对每一患者认真分析药物适应证、禁忌证和药物相互作用，口服H_1抗组胺药所引起的严重心律失常是可以避免的。

（2）抗白三烯药：推荐在CRS伴哮喘的患者中使用。

（3）抗白细胞介素-5：抗IL-5单克隆抗体是新颖的治疗方法，具有良好的应用前景。

（4）抗IgE治疗：不推荐使用。

（5）免疫增强剂：不推荐使用。

（6）阿司匹林减敏治疗：不推荐使用。

（7）免疫学治疗（脱敏）：CRS同时伴有药物治疗无效的变应性鼻炎或哮喘患者，可以采用脱敏治疗。

4. 鼻腔盥洗 无论是EPOS还是CPOS，鼻腔盥洗都成为CRS治疗中的A类推荐。大量的临床观察与研究资料都显示，鼻腔盥洗对CRS具有重要的辅助治疗和改善症状的作用。鼻腔盥洗大致有三种方法，鼻腔滴液、鼻腔喷雾和鼻腔冲洗；盥洗液也分为生理盐水、高渗盐水、天然深海水。在不同的应用前提下可以选择不同的盥洗方式和盥洗液，通常在盥洗液中不加入其他药物成分。鼻腔盥洗还有益于保持鼻卫生，促进局部药物（特别是鼻用激素）的渗透从而增进药物疗效。

（1）鼻腔盥洗的历史概况：一百多年来，鼻部炎症性疾病的治疗一直介于药物治疗和外科治疗之间，此消彼长。鼻腔盥洗的方法源于上颌窦穿刺冲洗术，直到功能性内镜鼻窦手术问世以后，考虑到鼻腔或者手术腔结痂和黏液分泌物需要清除，鼻腔盥洗才被在临床上采用，随之推出了各种类型的冲洗器和冲洗液。人们开始认为鼻腔盥洗具有对鼻黏膜炎症性疾病的辅助治疗作用。EPOS-2007将鼻腔盥洗作为可以改善症状的辅助治疗手段加以推荐。盥洗液有0.9%生理盐水、缓冲生理盐水等。而在EPOS-2012中，更是将"辅助治疗手段"改为了具有直接治疗效果的"重要治疗手段"。这种从辅助治疗到直接治疗的理念转变，离不开鼻腔盥洗液由最初的0.9%

生理盐水或缓冲生理盐水到 2.3% 高渗盐水、深海水鼻腔盥洗液的临床应用的更迭。

（2）鼻腔盥洗液的种类：最初的鼻腔盥洗都使用 0.9% 生理盐水，主要目的是清洗鼻腔的脓性分泌物、痂皮等，特别是在内镜鼻窦手术之后使用更为有效，但建议不超过 12 周，原因是 0.9% 的生理盐水与鼻腔黏液毡渗透压及酸碱度有差别，鼻腔的局部酸碱度为偏碱性。较长时间使用生理盐水做鼻腔盥洗也有可能改变鼻黏液毡的保护成分，甚至影响鼻腔局部微环境，并可能诱发感染。

1990 年，源于印度瑜伽和草药学的高渗盐水鼻腔盥洗（HSNI）开始在临床应用，一些随机对照研究结果显示高渗盐水（2%~3.5%）可以刺激和改善 CRS 患者鼻腔黏膜纤毛清除功能、碱性环境不利细菌生长、局部高渗状态有利于减轻鼻黏膜水肿和改善鼻腔通畅度等，而且高渗盐水对减轻结痂最为有效，因此效果优于等渗的生理盐水。文献报道这种盥洗液不仅改变了 CRS 患者的生活质量评分，还能改善多个其他测量指标。在 4 个月的治疗期内，9% 的患者出现鼻内灼热感，但只有不到 2% 的患者调低了浓度，其他均继续使用，最令人感兴趣的是患者在治疗期内由于症状的好转而减少了其他鼻用药物的使用。但最近有研究指出，2.3% 以上的高渗盐水有可能诱发神经反应，引起局部血管改变，最终导致黏膜肿胀和鼻阻塞，因此，盥洗液的浓度不宜太高，建议使用浓度 2.3% 为宜。

近年来，深海水作为一种鼻腔盥洗液在临床上也获得了广泛的应用。深海水属于高渗盐水，浓度为 2.3%。2009 年的一项前瞻性随机对照研究比较了 2.3% 深海水、0.9% 缓冲生理盐水、0.9% 非缓冲生理盐水对鼻黏膜纤毛活性和缓解鼻通气的效果，结果表明：在应用到第 5 天时，三种溶液的纤毛活性与鼻通气改善均无差异，但是到了第 20 天，2.3% 的深海水的效果明显超过缓冲和非缓冲生理盐水，而且并未引起明显的鼻腔灼热感。

5. 黏液溶解促排剂 在临床上，可以影响呼吸道黏液性质和促进分泌物清除的药物统称为黏液活性药（mucoactive medications），其中包括祛痰剂、黏液溶解剂（mucolytics）、黏液调节剂（mucoregulators）和黏液促动剂（mucokinetic drugs）。在鼻科领域，特别是针对急性或慢性鼻窦炎的治疗，主要应用的是黏液溶解剂（或称为黏液促排剂），其主要生物学效应和药理作用包括：①碱化黏液，降低和稀释黏液的黏稠度；②调节分泌，维持黏液毡的适度比例；③拟交感效应，刺激纤毛摆动，改善纤毛活性。临床应用目的是借此促进鼻腔、鼻窦黏液排出和有助于鼻窦生理功能的恢复。

黏液溶解剂（桃金娘油）：国内通常称之为黏液稀化剂、稀化黏素或黏液促排剂，但这些名称没有与之相对应的英文名词。为了兼顾国内、外的异同，在制定 CPOS-2012 时，我们将这类药物称之为黏液溶解促排剂，但是，正确的名词还应当是黏液溶解剂。黏液溶解剂与一般的植物油（愈创甘油醚或溴己新）还有不同，后者以稀释黏液和祛痰为主，黏液促排剂有促纤毛活性的作用。

据文献报道，黏液促排剂作为治疗急性鼻窦炎的辅助药物，有助于减轻鼻窦分泌物的黏稠性。1997 年的一项 330 例 ARS 的 RCT 临床研究提示，其疗效优于安慰剂组，总体症状计分和分类症状计分都获得有效改善。使用另外两种植物油——愈创甘油醚和溴己新治疗成人和儿童 ARS 和 CRS 的 RCT，临床观察结果表明：症状改善程度比安慰剂好 20% 以上，一项 45 名 ARS 和 CRS 患者的混合队列研究提示，在抗生素基础上附加黏液溶解促排剂可缩短治疗时间。在另外一组 ARS 患者的 RCT 研究中证实，黏液溶解促排剂的治疗效果优于其他植物油，但是无论是黏液溶解促排剂还是植物油的疗效都优于安慰剂组，同时提示，给予黏液溶解促排剂治疗后，只有 23% 的 ARS 患者需加用抗生素，而安慰剂组为 40%。

但是到目前为止，针对 CRS，无论是植物油还是黏液溶解促排剂都缺少大样本、双盲、安慰剂对照的研究资料。为此 EPOS-2007 和 EPOS-2012 都给了黏液溶解促排剂较低级别的推荐"C"，CPOS-2012 专家组认为：黏液溶解促排剂在稀化黏液、促进纤毛活动的机制是可靠的，在治疗 ARS 的临床观察中也获得了较好的疗效，只是还没有在 CRS 治疗中获得循证级别较高的研究证据，为此并不影响在 CRS 的治疗中使用。今后，应当深入开展针对黏液溶解剂的基础与临床研究。

6. 外科手术 EPOS-2012 文件中，收集了大量有关鼻窦手术疗效的文献报道。这些文献报道皆称经过药物治疗失败的患者接受手术后鼻塞、面部疼痛比鼻后流涕和嗅觉得到了更明显的改善。如 Terris 和 Davidson（1994 年）分析了 10 组系统性病例回顾，以患者自己描述来判定手术后的感觉。结果在 1 713 名患者中，感觉很好的占 63%，好的占 28%，而不好的占 9%。12% 的患者需再次手术。Lund（2001 年）总结了 12 组系统性病例回顾，术后成功率为 70%~90%，需再手术的为 7%~10%。Smith 等（2005 年）对 54 篇文献进行的 meta 分析以及 Khalil 等（2006 年）对 Cochrane 数据库相关文献的分析，结论均是鼻内镜手术可使大部分患者症状明显改善。EPOS 指出，由于受到医学伦理的限制，这些报道不可能来自最高依据水平（随机对照）的研究，但所有文献的结论大都在循证的Ⅳ水平上。EPOS-2012 利用循证证据库（the Cochrane collaboration）搜索了外科治疗 CRS 的证据，在 2 323 个研究中，仅发现 6 个属随机对照研究（RCT），经过严格的方法学评价指标，又排除 3 个研究，结果仅剩 3 个 RCT 研究。头两个或由于样本数太少（Fairleyy，1993 年）或因其对比参数比较简单（Hartog，1977 年）均最终影响其研究意义。在较为有意义的第 3 个 RCT 研究（Ragab，2004 年）中包括了 90 个随机选择的 CRSwNP 或 CRSsNP 患者，比较内镜手术和药物治疗的效果。比较参数包括内镜评分、呼出一氧化氮、鼻气道呼出气流峰值、黏液纤毛清除率和患者自身感觉评分以及生活质量量表（SF36、SNOT20）。结果表明两者总体疗效无大差别，但手术在改善鼻通气上更为明显，且手术组术后只服用 2 周红霉素而药物组则需服用 3 周。国内许庚（2013 年）在一组多中心前瞻性对照研究中将 90 例 CRS 患者随机分为药物治疗和手术加药物治疗两组，随访 3~6 个月。结果表明两组患者总体疗效无明显差别，但手术加药物治疗组症状改善所需时间较快，认为对于经过药物治疗的中 - 重度患者应及早接受手术。

在 2000 年，英国皇家外科学院进行了一项 CRS 外科手术临床疗效的前瞻性研究，包括总数 3 128 个 CRS 患者，其中 2 176 个为 CRSwNP，多

并发哮喘和阿司匹林敏感。手术治疗后随访 3 个月、12 个月和 36 个月，以生活质量量表 SNOT-22 为主要结果评价参数。结果表明，手术后患者感觉良好，尤其患有息肉者。近一半患者达到 5 年随访，其间有 19% 需再次手术。

EP3OS 文件收集的近年有关这两种方法料的对比资料，结论是大多数患者经过合理的药物治疗，其疗效与外科手术相似；外科手术适用于药物治疗不满意者。这个结论的循证水平是 Ib，因此，对患者采取何种治疗取决于患者的病情和患者的意愿，这就需要与患者很好地沟通，使其了解治疗的依据所在，最后与患者取得一致意见。

至于外科手术的程度和范围一直是争论的焦点。手术范围的变化可从只切除钩突到伴有中鼻甲切除的蝶筛窦的完全开放。一些指南中收集的资料主要对比了中鼻甲切除、中鼻道窦口扩大、钩突切除和蝶筛窦根治术等随访的效果。这些研究的结果存在差异，如有的研究认为切除中鼻甲一方面可减轻术后鼻腔粘连，另一方面可减轻哮喘的发生；但另有研究认为诱使哮喘加重的可能；也有研究认为过大范围的手术，增加了细菌、变应原及其他污染物进入开放的鼻窦内的机会而使病情复发。如 Nayak（2001 年）对 40 位慢性鼻窦炎患者分别施行了保留钩突和不保留钩突的内镜手术。术后 15 天将患者鼻内冲洗干净后用亚甲蓝喷入鼻腔，结果发现，保留钩突者黏膜着色区大部分在钩突表面，只有很少的部分进入筛窦和上颌窦，而切除钩突的对照组染液着色则大部分在窦腔。Nayak 由此推论切除钩突后，可使含有变应原的不洁空气直接进入鼻窦，是术后局部炎症迁延不愈或复发的原因之一。另一些报道提示应根据病情确定手术范围。各种范围和方式的鼻内镜手术适应证将在本章第四节作详细介绍。

以往认为通过鼻内镜外科去除"不可逆病变黏膜"的概念现已不再适用，一是"不可逆病变"的判定无严格标准，二是去除黏膜使骨质直接暴露可极大地延长受创伤的愈合，去除黏膜的骨质仍直接暴露月 6 个月以上，而纤毛密度也不能恢复到正常。因此，特别强调鼻窦手术期间仍应最大程度的保留黏膜。Kennedy 主张对长期病变黏

膜下的骨质应予切除,以防止慢性骨炎导致炎症的复发。但是这种去除骨炎骨质的提法,在手术中却难以操作。

综上分析,外科手术在慢性鼻窦炎的治疗策略中虽占有重要地位,但不是主导地位。何时给予外科干预取决于药物治疗措施的效果、鼻内黏膜状态、鼻内及中鼻道结构对引流的影响、有无并发症的发生等。对于我国鼻科学者,慢性鼻窦炎的临床诊治虽然是个老题目,但随着对鼻腔生理、病理和免疫学认识的加深,又面临着许多新的挑战,鼻内镜手术是否可以完全取代所有 CRS 的传统手术至今还有不同意见。至少我们已具备了科学的临床技术和研究手段,迎接这些新的挑战则更需要我们开创性的思维。

7. 关于疗效评定

(1)CRS 的发病机制及炎症病理学特征决定疗效评定的基本定义:对 CRS 疗效的评定,20 世纪 90 年代前后使用的是:治愈、好转、未愈;21 世纪初改为:非常好、比较好、不太好;一直到 EPOS-2012 改为:症状完全控制、部分控制、未控制。可以看出对 CRS 疗效的评定概念经历了较长的认识过程,而且这个过程还会随着人们对 CRS 的深入认识而继续发展。

慢性鼻腔、鼻窦炎症性疾病最大的临床特征是波动性、间歇性、反复发病,这是由 CRS 炎症本身的特性决定的。第一,鼻腔是一个开放的器官,不间断地受到外界物理的、化学的、生物的等各种有害因素攻击,甚至空气温度、湿度的变化都会给鼻腔黏膜带来激惹性反应,黏膜对这种攻击基本是以炎性应答反应来表达和出现。第二,鼻黏膜炎症(无论是变应性炎症还是感染性炎症)的发病方式都是呈波浪式,即发病 - 缓解 - 再发病 - 再缓解 - 再发病……这种模式出现的,而不是一旦发病就永不缓解,或者一旦缓解永不再发。临床治疗的总目标是缩短发作持续时间,控制或减轻发作时的症状严重程度,延长症状缓解的时间。在症状缓解时,可以完全没有症状或者只有非常轻的、不影响生活质量的,甚至不需要任何治疗的轻微症状,但是在这个时期内鼻黏膜的病理学炎症却依然存在,称为最低炎症持续状态。有研究表明,FESS 手术后临床症状完全消退的 CRS,鼻窦黏膜中的 IL-1、IL-6、IL-8 依然存在,只是数量比治疗前有所减少,就像经免疫学治疗的变应性鼻炎,症状虽然得到有效控制,但局部 IgE 数量并不一定减少一样。这种"最低炎症持续状态"可在某些特定条件下(如身体抵抗力下降或者致病因素攻击)再次激惹发病。所以从病理学角度认识鼻黏膜的炎症,不存在"完全治愈"的概念,因此使用"治愈"来评价显得不十分准确。这个概念也为我们深刻理解 CRS 的长期性、反复性以及需要持续治疗提供了理论依据。

(2)如何准确、客观地描述 CRS 的治疗效果:EPOS-2007 认为,对 CRS 疗效的评价最好以症状评分为基本依据(如 VAS),1996 年美国鼻窦炎专家委员会也曾提议使用这种方法,而不太主张同时使用 CT,因为治疗后的症状改善常常与 CT 检查结果有分离现象,CT 扫描多作为临床研究的内在标准,而不作为临床治疗效果的评价。1997 年我国"海口标准"采用的是"治愈、好转、未愈"三个等级指标,这个标准主要是根据形态学对 FESS 手术后的疗效评价,类似 Lund-Kennedy 法,但是不能定量。EPOS-2012 使用了"症状控制、部分控制、未控制"这种新的描述方法,理由是认为 CRS 的治疗效果应该主要以患者的症状改善为依据,不过多地考虑鼻内镜和 / 或 CT 扫描的结果。我们在一些权威文献中看到关于鼻窦炎治疗的临床研究,基本上都是使用 VAS 评价,包括总体症状和分类症状的治疗前后得分的对比,更详细的研究还包括生活质量的调查(SNOT-20 或 SF-36),均未采用鼻内镜和 / 或 CT 扫描检查作为评价指标。

专家组认为,中国的具体情况和人们理解问题的方式与国外发达国家有些不同,例如:①在诊断 CRS 时除了患者的症状以外,还有鼻内镜检查(中鼻道或嗅裂有黏性或脓性分泌物)和 / 或 CT 检查(鼻窦、窦口鼻道复合体有密度增高),那么在进行治疗效果评价时应该有相应的改善才具有说服力,即诊断与疗效评估时采用的方法学应该前后对应,也体现了科学上的严谨;②目前中国的医疗环境的确出现一些非学术的问题,例如实际上患者的病情已经消退或改善,但是患者执意认为没有任何治疗效果,并以此对医师或医疗机构发难,这是我们不希望涉及但又不得不面对的事实。这就是为什么发达国家可以把患者的症状作为主体评价意见而我们不敢这样做的重要原因。因此，有必要使用一些客观检查的方法来证实或解释治疗效果的存在，借此保护医师的权益。从临床角度而言，CRS 经过至少 3 个月以上的治疗或 FESS 手术，给患者做一次鼻内镜检查也是需要的，而且并不困难。

基于以上考虑，CPOS-2012 中推荐的疗效评定方法包括两个内容：症状评估（VAS）与鼻内镜检查和/或 CT 扫描，得到的结论显然不能单独使用"症状控制"来表述，专家组经讨论后认为可以使用"病情控制"这个词，因为"病情"可以涵盖症状和体征两方面的含义。

（3）疗效评价的定量：CPOS-2012 在评价"症状完全控制、部分控制、未控制"三个不同的治疗效果时设计了定量指标，如对药物治疗的CRS 患者："病情完全控制"限定 VAS 计分为 0，Lund-Kennedy 计分和/或 Lund-Mackey 计分均不超过 1 分；"病情部分控制"限定 VAS 计分为3 分以下，即表示属于轻度症状，Lund-Kennedy计分和/或 Lund-Mackey 计分均相应减少 1 分以上；"病情未控制"指 VAS 计分减少不足 3 分。对经过 FESS 手术的患者，加强了鼻内镜检查的效果评价，在这里我们采用了"海口标准"的指标。

需要说明的是，指南只是作了诊疗评定方法的推荐和建议，在临床实际应用当中，无论使用"症状控制"还是"病情控制"应该都被认可。特别是在一些级别较高的科学研究中，为了观察某一特定目标还可采用更详尽的主客观评价方法，例如为观察鼻腔通气程度的改善使用鼻阻力检查；为了观察纤毛活性或纤毛输送功能的改善情况作各种纤毛活性检测；为了观察嗅觉改善的情况作系列嗅觉检测，为了观察生活质量的改善情况做 SNOT-20 或 SF-36 的问卷调查等。CPOS-2012 推荐的症状 + 体征（或者说主观 + 客观）联合评定的"病情控制"方法，能更全面地反映 CRS治疗后改善的整体状态，也更适合国情的需要。上述这些评价方法和定量指标在国外的指南中是没有的，这也是 CPOS-2012 具有创新性的内容。但是许庚（2013 年）在最近发表的临床研究报道中提出患者的影像学、内镜检查结果经常与主观症状脱离，给疗效判定带来很大困难，CPOS-2012的疗效评定方法虽然在形式上看来比较全面，但是应用起来非常复杂而且难以判定，为此他建议仍应采用只针对症状的疗效评估，不需要影像学或鼻内镜检查的参与。

（朱冬冬）

第三节　鼻窦外科学的发展与演变

把外科手术作为治疗慢性鼻窦炎、鼻息肉的一种手段已经有 120 年的历史。由于人类的四组鼻窦均位于颅面骨的深部，径路狭窄和视觉方面的问题给手术带来很多困难。20 世纪 70 年代以前，通常采用鼻外径路和鼻内径路两种手术途径，操作过程带有一定的盲目性。20 世纪 70年代以后，鼻内镜手术问世，才形成以鼻内径路为主要途径的手术，手术方式也从所谓的"根治性手术"逐渐演变为以恢复鼻腔、鼻窦功能为主要目标的"功能性手术"。现在人们通常把鼻内镜问世以前的鼻窦手术称为传统鼻窦手术，把采用鼻内镜的鼻窦手术称为内镜鼻窦手术，以此把两者从概念上区分开来。事实上传统鼻窦手术与内镜鼻窦手术有很多相通之处。除手术方式以外，在手术原则上（特别是 20 世纪五六十年代提出的指导手术的理论方面）与 20 世纪 80年代提出的功能性内镜鼻窦手术的概念和原理非常接近，因此很难用简单的公式化格式将两者明确区分。因此说，经鼻内镜鼻窦手术是在传统鼻窦手术的基础上发展起来的，并得益于现代科技，包括光学和电子技术的发展，鼻内镜直视下的放大和精细操作，并强调黏膜保护与功能重建，比传统鼻窦手术更科学、更精细、更具有恢复功能的特点。

一、传统鼻窦手术概况及其评价

（一）额窦手术

额隐窝区域狭窄、解剖变异多、容易误入颅内，因此是鼻内镜手术中最复杂、最难处理的部位。1884 年，Ogston 首次采用鼻外径路的额窦引流术治疗额窦炎；1887 年，Jurasz 做了鼻内径路鼻额管探查术;1899 年,Lothrop 报道了鼻内径路额窦底开放术。以往的观点认为由于鼻内额窦底开放术是在盲视下手术,危险性较大,病变难于清理,又容易损伤前颅底,所以治疗额窦炎的鼻内径路手术一直受到限制,常采用鼻外径路。1977 年国内出版的《鼻科学》中将额窦手术分为鼻内手术、鼻外手术、封闭手术三类(图 2-3-4~图 2-3-8)。

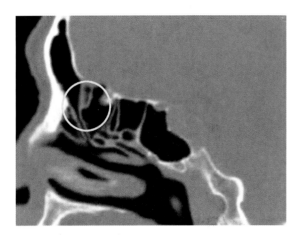

图 2-3-4　CT 矢状位显示额隐窝范围

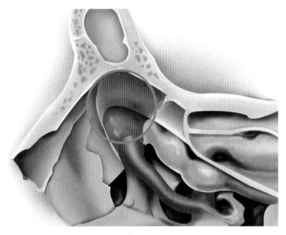

图 2-3-5　模式图显示额隐窝范围

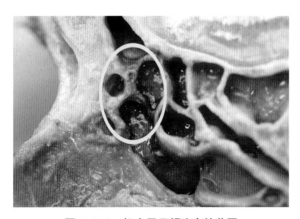

图 2-3-6　标本显示额隐窝的范围

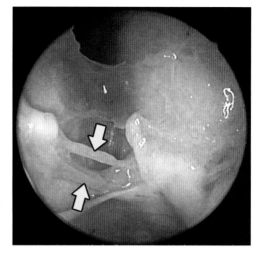

图 2-3-7　额隐窝及附近结构

上箭头标志为筛前动脉,下箭头标志为筛前动脉骨管,其前方的区域都属于额隐窝范围

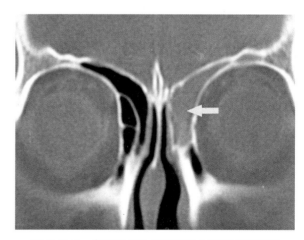

图 2-3-8　鼻窦冠状位扫描显示左额窦密度增高

1. **鼻内额窦开放术**　1914 年由 Lothrop 首次把三种类型的鼻内额窦手术归纳统一,包括切除中鼻甲前端、开放筛泡、刮除病变气房、清理前筛房病灶、扩大鼻额管。

2. **鼻外额窦手术**　也称鼻外额窦凿开引流术。作内眦眶缘弧形切口,于眶上缘内侧凿开额窦底壁并扩大,扩大鼻额管并清理部分前筛气房,插入引流管作鼻腔引流。

3. **额窦封闭手术**　传统观点认为额窦与筛窦接近,鼻额管又与鼻腔相通,手术之后由于筛窦腔开放,仍有感染复发机会。故手术时如将额窦腔填塞,可以防止复发感染,这就是额窦封闭手术。填塞物常采用额部皮瓣压入额窦内的方式,也有采用脂肪、软骨、骨、塑料等。以当代观点和内镜下额窦开放术的疗效来看,这种填塞和封闭手术在理论上和实践上都是不恰当的。

（二）上颌窦手术

Haller A 在 17 世纪中期发现上颌窦口后面，紧连纸板存在一个独立的气房，即眶下气房，被后人命名为 Haller 气房。Haller 气房在鼻内镜手术中也具有重要价值：①是指示眶纸板和视神经眶口的解剖学标志；②手术中常把发育较大的 Haller 气房当成上颌窦，以为已经开放了上颌窦；③有时则藏在上颌窦口后外侧，较难寻找而未能开放，手术后可能仍然会遗留后鼻孔引流（图 2-3-9）。

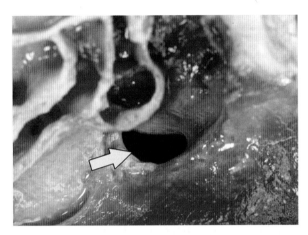

图 2-3-9　上颌窦自然开口隐藏于钩突尾端的外后方，筛泡前鼻的前外下方

1887 年，Miculicz 采用经下鼻道穿刺冲洗的方法治疗慢性上颌窦炎；1893 年，美国的 George Caldwell 报道了著名的经唇龈切口尖牙窝径路的上颌窦手术；1897 年法国的 HenriLuc 介绍了同样的方法。后人将这种手术命名为：Caldwell-Luc 手术，即上颌窦根治术，我国称之为柯-陆手术。这种手术后来成为 20 世纪 70 年代以前治疗慢性上颌窦炎的主要手段，也是多种鼻窦手术的主要径路。

那时人们普遍认为上颌窦炎是最常见的鼻窦炎。因为从解剖学分析，上颌窦自然开口位于上颌窦的上方，不利于引流，所以这种手术常在上颌窦内侧壁向下鼻道开窗，试图通过这种方式改善上颌窦的引流。现在我们知道这种愿望并不能完全实现，因为上颌窦内的纤毛运动方向都是向着自然开口的，即使在下鼻道开窗，分泌物仍然从自然开口引流。但是在上颌窦内黏膜被完全清除

的情况下，下鼻道的开窗就显得很必要，同时又可改善上颌窦内的通气。由于内镜鼻窦手术已经很少清除窦内黏膜，手术后大部分患者的窦内黏膜形态和功能都可恢复正常，所以就不必在下鼻道开窗。

1977 年国内出版的《鼻科学》中对上颌窦黏膜的处理已经有了比较明确的论述："如窦内黏膜肉眼观察正常，或病变属可逆，亦可保留，以便黏膜再生覆盖窦腔。否则黏膜完全去除后，则窦内为新生纤维组织充满，仍将继续发炎。"

关于上颌窦手术后黏膜再生问题，前人也做过观察。某些动物实验结果表明，手术剥离窦内黏膜 2~3 个月后，即有正常黏膜再生。但另外一些报道的结果则恰恰相反。例如刮除狗上颌窦黏膜后，4 个月内未见到窦内黏膜再生，而且还发现窦腔缩小，窦内被纤维组织充填并伴有新骨生成等。研究者认为前述实验结果系因手术不彻底，窦腔遗留黏膜小岛所致。后者的观察结果应该是正确的，因为至今为止还没有足够的证据证明鼻黏膜缺失之后能够再生。

1960 年国内王锡万对 41 例上颌窦手术后患者进行了观察，这是我国耳鼻咽喉科医师第一次对上颌窦手术后转归所做的重要临床观察。其中 11 例保留上颌窦黏膜者，在术后 2~3 个月可见黏膜充血、水肿、黏膜下出血、浅小溃疡和肉芽生长，经治疗后可以好转或消退，窦口和对孔无缩窄，黏膜活检为复层纤毛柱状上皮，窦腔保持原状。而其他 30 例刮除黏膜者，术后 1 个月上颌窦内为疏松红色软组织，淡红色，表面光滑，但渐变坚硬，窦腔常被软组织充满，对孔缩小，黏膜活检多数为纤维结缔组织，固有层系纤维肉芽组织，整个窦腔缩小。这一结果与功能性内镜鼻窦手术机制研究中得到的临床观察结果完全一致。因此，《鼻科学》一书在 1977 年就已经提出："在上颌窦手术中，如果窦内黏膜病变不重，应尽量保留为佳，而手术成功的关键，不是完全决定于窦腔黏膜是否全部刮除，而是决定于永久的通畅引流。"

1. Denker 手术　又名邓寇手术，手术方法与柯-陆手术大致相同，区别在于去除尖牙窝内侧及梨状孔下部骨壁，将鼻腔与上颌窦完全打通，可充分暴露窦腔。但容易损伤眶下神经和前上牙

槽神经。

2. Ballenger-Canfield 手术 又名巴肯手术,是从鼻内下鼻甲前方经梨状孔凿开上颌窦,可从鼻内直视上颌窦病变。但遇到梨状孔骨质较厚时,给操作带来困难。

(三)筛窦手术

传统的筛窦手术有三种手术方式:

1. 鼻内筛窦手术 源于 18 世纪末期,Grunwald 在 1912 年等使用这种方法引流筛窦化脓性炎症,临床主要应用于慢性筛窦炎、筛窦息肉、原发并局限于筛窦内的囊肿、良性肿瘤等。其主要缺点:①常常因为术野狭窄而损伤中鼻甲,或为了获得较满意的视野而主动切除中鼻甲;②以筛窦刮匙作为主要手术器械,压碎筛房并进行刮除,常常刮得骨壁"咔咔"作响,这样往往对黏膜损伤较大;③在后组筛窦区域视野不清,容易误伤周围重要结构,发生严重并发症;④有过这种手术经验的医师都知道,当某些患者出现较多量出血时,手术基本在血泊中摸索进行,大大增加了并发症发生的机会,同时多量的出血从前鼻孔和鼻咽部流出,患者常常剧烈呛咳。

2. 鼻外筛窦手术 鼻外径路筛窦手术是在 1933 年由 Ferris Smith 最早介绍,这种术式主要用于:①急性鼻窦炎伴发眶内或颅内并发症,需对筛窦进行全面开放;②切除较大范围的鼻腔和筛窦肿瘤,特别是当筛窦肿瘤已累及其他鼻窦者。

3. Lima 手术 经上颌窦柯-陆径路的筛窦手术被称为 Lima 手术,主要优点是可以保留中鼻甲并可以同时处理筛窦、上颌窦甚至蝶窦的病变,常用于多鼻窦炎的手术治疗。

(四)蝶窦手术

Carpi JB 在 15 世纪初期最早描述了蝶窦。卜国铉等在 1961 年根据 100 具尸体头部的研究,把蝶窦分成 10 种类型,这种分型方法对指导我国蝶窦手术以及经蝶窦垂体手术都起到重要作用。

在传统手术方法中,以下几种方法可以到达蝶窦进行诊断或治疗:

1. 经鼻内蝶窦穿刺冲洗术 进针方法是先把针尖抵在后鼻孔上缘正中部,然后向上方移动 1~1.5cm 成 35° 进行穿刺,这种方法有一定的盲目性和危险性。

2. 经鼻内径路窦口扩大术和前壁凿开术 适用于孤立性蝶窦炎的治疗,但是手术必须切除中鼻甲。

3. 经上颌窦 Lima 手术径路的蝶窦开放术 适用于同时伴有上颌窦和筛窦炎的病例。

4. 经鼻外筛窦径路。

5. 经鼻中隔径路适用于双侧蝶窦炎患者或者鞍区垂体手术。

(五)多鼻窦炎和全鼻窦炎的手术

在慢性鼻窦炎的患者中,多鼻窦炎和全鼻窦炎所占比例的临床调查,国内的资料很少。据刘君谦等对 660 例鼻窦炎的观察,多鼻窦炎和全鼻窦炎占 71.3%,国外报道的资料为 60% 左右。由此看来,以往手术治疗的大部分患者属于多或全鼻窦炎,因此,多鼻窦手术一直是临床重点关注的问题。这些患者的临床特征是:病变时间较长、范围广、常伴有多发性息肉和中鼻甲的病变,因此在手术中切除中鼻甲并刮除窦内黏膜(特别是上颌窦和筛窦)的根治性术式是很常见的。相关的手术有:鼻内经中鼻道径路、鼻外经眶内侧径路、经上颌窦径路等多种。无论哪种径路,这些手术非常强调彻底刮除所有前后组筛房,并尽量扩大上颌窦内侧壁及扩大蝶窦前壁,使几个鼻窦形成一个以筛窦为中心的、相互连通的大腔洞。人们也常常称其为轮廓化手术。

(六)对传统鼻窦手术的评价

传统鼻窦手术在临床上以筛窦、上颌窦手术最多,额窦手术次之,蝶窦手术最少。额窦和蝶窦手术多数以局限性开放为主,很少用根治性术式,其原因与视野受限、相邻危险结构较多、易出现并发症有关。上颌窦手术多以全部刮除窦内黏膜的根治术为主,并同时在下鼻道造口以建立窦通气和缺乏黏液纤毛输送功能状态下的窦腔引流。筛窦手术虽主张开放术,但在手术过程中使用各种刮匙清除病变已成为常规操作,对筛窦黏膜损伤面积过大,手术也显得粗糙。同时较多医师习惯在手术中首先切除中鼻甲,然后将筛窦轮廓化,使鼻腔、上颌窦、筛窦成为一个融合的大腔。大面积黏膜缺失的结果使筛窦、上颌窦骨质暴露,瘢痕增生并继之逐渐导致纤维组织增生、骨质增生、窦腔缩窄,鼻腔、鼻窦防御功能降低甚至完全丧失。

因此用现代的观点看,这种传统的鼻窦根治性手术(特别是多窦手术和全鼻窦手术)多为破坏性手术。

据文献记载,传统手术治疗慢性鼻窦炎的治愈率约为 25%~83%,差别很大。事实上这些治愈率不一定完全准确,因为 20 世纪 70 年代以前,国内外均未确定慢性鼻窦炎治愈的临床标准,有些治愈的临床指标在今天看来显得过于粗糙或缺乏客观性。20 世纪 70 年代以前,手术前后的综合治疗措施及连续的局部处理还未被重视,可供临床选择的药物(如大环内酯类药物、局部糖皮质激素、纤毛活性促进剂和黏液促排剂、生理盐水或高渗海水等)也没有像今天这样丰富,这些都是造成传统手术治愈率较低的原因。

二、经鼻内镜鼻窦手术的创建及技术延伸

光导、影像技术和手术设备制造技术的进步是内镜鼻窦手术发展的实践前提。目前,无论是治疗鼻息肉、慢性鼻窦炎、良性肿瘤,还是部分恶性肿瘤,都可以在鼻内镜引导下经鼻内完成,而且手术还延伸到鼻窦以外的颅底和眶的范围。时至今日,对鼻窦炎、鼻息肉、鼻窦囊肿、鼻腔鼻窦良性占位性病变的手术治疗中鼻外径路的传统手术已经成为历史。

(一)鼻内镜的原始起源

早在 1901 年,Hirschman 使用改良的膀胱镜通过尖牙窝径路观察上颌窦。1902 年,一种原始(非纤维导光系统)的鼻内镜诞生。1903 年,Hirschman 曾经在切除中鼻甲之后用这种鼻内镜观察筛窦并清除筛窦病灶。1904 年,Binder 应用鼻内镜通过尖牙窝取出了上颌窦异物。1925 年,Maltz 把这种观察方法命名为鼻窦镜检查。但是由于当时还没有纤维导光系统、亮度不够和光线不能折射、图像无法进行光学放大等技术和设备的影响,限制了其发展。

(二)现代鼻内镜手术的诞生

20 世纪 70 年代初期,随着鼻内镜和手术器械问世。1970 年,奥地利鼻科学者 Messerklinger 在他的导师 Hofer 的指导下开展鼻腔鼻窦手术解剖学、上呼吸道生理学和病理生理学的研究,开始了内镜下尸体头部解剖学研究与训练,并很快应用于临床鼻腔、鼻窦检查和鼻窦手术。1978 年出版了《鼻内镜手术》专著,为此鼻内镜外科技术又被称为 Messerklinger 技术。

1. **Messerklinger 径路** 从前向后的手术径路(顺序为:钩突 – 筛泡 – 上颌窦 – 额窦 – 后组筛窦 – 蝶窦)。与手术技术有重要关联的理论性研究有以下几个方面:

(1)窦口鼻道复合体概念:窦口鼻道复合体不是独立的解剖学结构,而是指以额筛上颌窦引流为中心的解剖区域。它包括钩突、半月裂、中鼻甲和中鼻道前段、前组和中组筛房、额隐窝和额窦开口、上颌窦开口等一系列结构。此区域的通气和引流障碍是鼻窦炎发生的关键,此区手术后粘连与闭塞,也是鼻窦炎病变复发的根源,因此被称为鼻窦炎的"钥匙区"。

(2)中鼻甲在鼻腔中所处的位置及其本身的生理学功能:中鼻甲处于鼻腔正中部,它不仅仅是鼻腔黏液分泌的主要区域,也是构成对各鼻窦开口的天然保护屏障。中鼻甲的缺失将影响鼻腔鼻窦功能,手术中要注意保护。

(3)鼻腔、鼻窦的黏液纤毛系统输送功能:与鼻窦炎的发生和转归有重要关联,鼻腔内任何部位的黏膜接触,都可能造成相关区域的纤毛输送功能紊乱,特别是在窦口鼻道复合体区域表现得更为明显。同时,解除鼻腔和窦口阻塞,改善鼻腔和鼻窦气流、机械性气压和氧分压,可以促使黏液纤毛输送功能恢复。功能性内镜鼻窦手术的主要论据之一就是改善鼻黏膜纤毛输送系统的形态和功能。

(4)鼻腔解剖学异常是鼻窦炎、鼻息肉发生的重要因素:关于这一点,以往并未引起临床的足够重视,这是 Stammberger 的一个重要贡献。他分析了多种与慢性鼻窦炎发生有关的解剖学异常,最主要的包括:重度鼻中隔偏曲、影响中鼻道引流的泡状中鼻甲和钩突肥大、额隐窝的各种气房发育异常等。纠正解剖学异常已经成为功能性内镜鼻窦手术中非常重要的步骤(图 2-3-10~图 2-3-14)。虽然 EPOS-2012 认为解剖学异常作为慢性鼻窦炎病因的依据不足,但是大多数外科医师至今都把处理鼻腔、鼻窦解剖学异常作为手术中的重点,结果提示有助于提高鼻窦炎的治疗水平。

鼻腔狭窄侧由于中鼻甲被鼻中隔压迫可发生水肿或息肉样改变,进一步导致窦口鼻道复合体阻塞。对侧过分宽敞的鼻腔则会发生中鼻甲的增生或息肉样改变,久之可造成该侧中鼻道狭窄和阻塞并诱发该侧鼻窦炎。

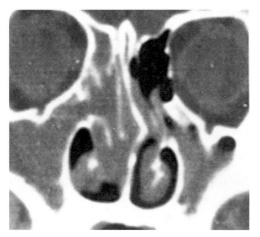

图 2-3-10 鼻中隔弯曲引起的双侧阻塞性慢性鼻窦炎

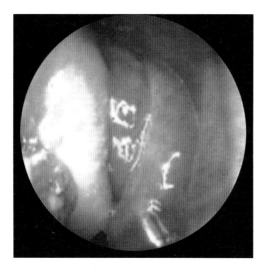

图 2-3-11 鼻中隔弯曲压迫中鼻甲导致息肉样改变

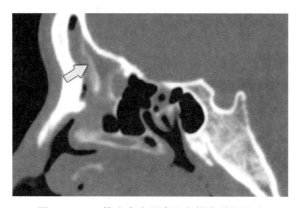

图 2-3-12 钩突发育异常阻塞额窦引流导致阻塞性额窦炎

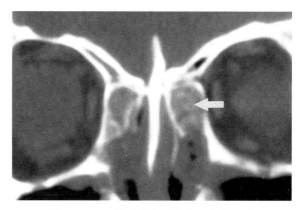

图 2-3-13 蛋壳样鼻丘气房阻塞额隐窝

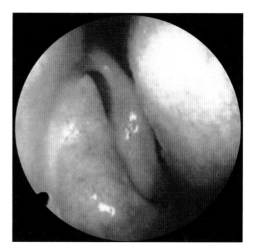

图 2-3-14 钩突肥大影响中鼻道引流

(5)鼻腔、鼻窦炎性病变黏膜良性转归的可能性和规律:鼻腔、鼻窦的通气和引流改善以后3~6 个月内,炎性水肿甚至轻度息肉样变的中鼻甲和鼻窦黏膜都有可能恢复正常形态或上皮化。

2. Wigand 径路 从后向前的手术方式,即首先在蝶筛隐窝开放蝶窦,然后从蝶窦向外依次开放后组筛窦、前组筛窦、上颌窦、额窦。这种术式是有由 Wigand 在 1978 年提出的,这种手术径路常需要先切除中鼻甲后端,然后才能进入蝶窦,在处理孤立性蝶窦病变时常常采用。

3. Draf 额窦手术及分型 Draf 教授把额窦的手术分成三种类型,第一型手术属于额隐窝手术,第二型手术属于需要开放额窦开口的手术,又分为 a 和 b 两种亚型。后者需要磨削上颌骨额突和额鼻嵴,与第三型手术,实际上就是改良的 Lothlop 手术,并称为 drill-out procedure。第三型手术是采用切除鼻中隔上端的前部,广泛磨除额窦底骨质,即上颌骨额突及额鼻嵴,然后切除额窦间隔,把双侧额隐窝贯通,将双侧额窦通过同一个广泛的通道引流入鼻腔。这种手术在我国逐渐普及应用，主要用于复发性难治性额窦炎、额窦占位性病变切除、额窦脑脊液漏治疗，并且成为前颅底切除手术中重要内容，具有很好的实际应用价值。

4. **Wormald 径路** Wormald PJ 属于鼻内镜外科领域里的后起之秀，他的主要贡献在额隐窝的手术方面，包括：①用手术前"搭积木"三维重建方式确定额隐窝狭窄类型和部位；②鼻丘径路的额窦开放术：额隐窝由于解剖变异多，区域狭窄，毗邻颅底的骨质薄弱，手术中必须使用带角度的内镜和手术器械等一系列原因，使额隐窝手术成为内镜鼻窦手术中的难点，或者说最难处理的区域。Wormald 摸索出一条直接进入额隐窝，并可以基本在 0° 镜下完成手术的径路，这条径路后来被称为 Wormald 径路。简单来说，就是先去除鼻丘气房前壁，然后从鼻丘气房径路直接到达额隐窝。但手术需要去除而部分上颌骨额突，尽管设计了黏膜瓣，但还会遗有裸露骨面，重要的是对额窦颞的观察范围有限，应提倡在角度镜下开放额窦。

5. **导管球囊鼻窦自然开口扩张术** 最早是在 X 线观察下，将一条前端带有球囊的导管经导丝伸入到额窦内，球囊的前后端设有不透光标记物，标示着球囊的大小。当球囊到达鼻窦开口时，即可使用以特殊的加压装置向球囊内高压注射水剂，压力为 8kPa、10kPa、12kPa、16kPa 导致球囊膨胀，将窦口周围的气房或薄骨片向周围挤压，窦口因此被扩大。2006 年，Brown 和 Bolger 首先介绍了这项技术，又被称为 balloon technique。后来将导丝改为纤维光源，取消了 X 线下操作，手术也从手术室的全身麻醉手术改为在门诊就可以进行的局部麻醉手术，使手术更加方便和安全，为此得到迅速的推广。2 年以上的临床随访表明，窦口保持通畅者在 90% 以上。从此这项技术引起鼻外科医师广泛的关注，并扩展到蝶窦自然开口扩张治疗孤立性蝶窦炎。到 2010 年，美国每年进行这类门诊手术超过 5 万例。Kennedy 曾在 2009 年国际鼻科年会上称这项技术为：功能性内镜鼻窦手术问世以来，鼻外科领域最重要技术进步。国内的这项技术刚刚起步（图 2-3-15）。包括成人和儿童，目前的适应证为轻症鼻窦炎患者，尤其是儿童，球囊扩张可以缓解症状，减少侵袭性操作。也有辅助应用于常规鼻窦手术，即在开放筛窦和上颌窦后，定位蝶窦或额窦口，借助球囊扩张，损伤小。但价格昂贵，尚未普及。

6. **鼻窦影像学诊断新方法的建立** 1976 年，美国放射学家 Zinrich 与 Kennedy 教授合作，发明了一种专门为鼻窦外科设置的 CT 扫描位置，即今天在临床广泛采用的全鼻窦冠状位。不仅如此，根据解剖学和形态学研究的新内容，还提出了许多新的影像学标志和名词，这种扫描位置和评价方法能够为鼻窦精细手术提供更多的影像学信息。后来在国内外流行的慢性鼻窦炎诊疗评定方法的大多数资料中，都认为没有任何手段能够比 CT 扫描提供的信息更能反映鼻窦炎的严重

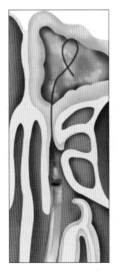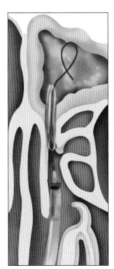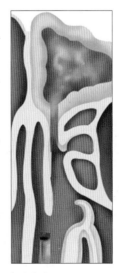

图 2-3-15 介入导管额窦自然开口扩张术

性。此后,冠状位扫描成为鼻窦CT扫描的常规诊断手段。也有些学者把CT扫描作为治疗前后的对比进行了分类和分级,但是多数学者认为CT扫描应该主要用于诊断而不是评定疗效,在国际指南中也未把影像学检查列入疗效评定方法。

鼻窦MRI曾被认为对鼻窦诊断意义不大。但近年逐渐被更多的采用,通过不同序列扫描获得的信息,对鼻窦炎鉴别诊断,如真菌病或出血坏死性息肉及鼻窦囊性病变等,有很好的诊断和鉴别诊断意义。针对鼻窦良性肿瘤,特别是内翻性乳头状瘤,T_1加权增强扫描及T_2加权像的脑回征,是典型诊断依据。鼻颅底良恶性肿瘤,则是主要诊断参考依据。

(三)鼻内镜手术技术的扩展和延伸

凭借鼻科医师对相邻区域解剖学的熟悉、对手术技术的不断精湛、手术设备的不断更新,他们开始把手术向鼻腔、鼻窦、鼻咽、鼻眶、鼻-颅底等区域的多种疾病延伸,代表性的手术类型主要集中在以下几个方面:

1. 鼻窦囊肿切除 1978年,Nativig报道了经鼻内镜上颌窦囊肿切除术。同年,Canalis报道了经鼻内镜筛窦囊肿切除术。1983年,Colse报道了经鼻内镜蝶窦囊肿切除术。

2. 阿司匹林哮喘鼻息肉综合征 1987年,Falliers对阿司匹林哮喘鼻息肉综合征同时伴有慢性鼻窦炎、鼻息肉的患者采用经鼻内镜鼻窦手术的方法,取得较好的效果。在鼻窦炎、鼻息肉被治愈的同时,哮喘的发作明显减轻或完全消失。之后逐渐发展成为鼻科医师对上下呼吸道炎症性疾病相关性的兴趣点。进入21世纪,这个观点已经被呼吸科、儿科、鼻科共同接受。内镜鼻窦手术成为协助治疗顽固性哮喘的一个重要手段。但术后必须强化术腔和哮喘管理,即定期随访基础上,规律和有针对性用药,鼻腔炎症及哮喘,才可以得到有效控制,否则,鼻息肉的复发在所难免。

3. 鼻内翻性乳头状瘤 1983年,Stammberger首先开始了经鼻内镜切除鼻腔鼻窦内翻性乳头状瘤的探索,随访复发率低于传统的鼻外径路手术。1990年,Kennedy也报道了相同的临床结果。1992年,Waitz报道鼻腔鼻窦内翻性乳头状瘤手术,鼻外径路手术复发率19%;经鼻内镜手术复发率17%,再次证明经鼻内镜手术切除鼻腔鼻窦内翻性乳头状瘤的可行性。随着手术设备的不断完善,目前,随着泪前隐窝入路、Draf2b及Draf3型额窦手术的普及,内镜下彻底切除鼻腔鼻窦内翻性乳头状瘤的成功率提高,复发率明显下降。

4. 内镜激光手术 1989年,Levins将KTP/532激光首先应用于鼻内镜手术,开创了内镜激光手术的先河。他介绍的主要方法是泡状中甲的纵行部分切除和钩突切除,而在鼻窦内的手术中就很少使用,原因是激光一般都有一定范围的透射深度,在筛蝶窦深部容易造成周围重要血管神经的损伤。同时激光内镜鼻窦手术需时较长,对黏膜损伤也比较大,所以至今采用者不多。

5. 鼻眼相关手术 1985年,Stammberger在他的著作中介绍了经鼻内镜筛蝶窦径路视神经减压术治疗外伤性视神经损伤导致的失明。1989年,McDonogh报道了经鼻内镜泪囊鼻腔开放术治疗阻塞性慢性泪囊炎,疗效与鼻外径路的泪囊鼻腔吻合术一致。1994年,周兵在国内首先报道了鼻内镜下泪囊鼻腔造孔术的疗效;1992年,Kennedy报道了经鼻内镜眶减压术治疗恶性突眼,疗效优于鼻外径路。上述三种手术成为内镜鼻眶手术的代表。

6. 鼻-颅底手术 内镜鼻-颅底手术的种类繁多,总的来说大概分成两个方面,一是占位性病变的切除,二是对颅底缺损的修补。手术是从前颅底比较简单的手术为起点,再逐步深入扩展到颅内。

(1)脑脊液鼻漏修补术:Stammberger(1989年)和Wigand(1981年)描述在内镜下修补脑脊液鼻漏,都是在鼻窦手术中发生颅底损伤的同时进行修补成功。有目的的在内镜下修补脑脊液鼻漏者应首推Papay(1988年),目前这种手术成功率极高,整体疗效优于开颅手术和传统鼻内、鼻外径路手术。

(2)侵犯颅底或进入颅内的肿瘤切除:例如嗅母细胞瘤等。

(3)鞍区占位性病变切除(垂体瘤、垂体囊肿、颅咽管瘤、脊索瘤等)。

(4)鼻内型脑膜脑膨出。

(5)侧颅底占位性病变切除。

(6)脑干肿瘤切除:经鼻内镜脑干肿瘤切除手术采用蝶窦后壁和斜坡径路,是进入21世纪以后才开始尝试的。

（四）手术并发症

并发症的分类按照发生的部位可以分为鼻腔、眶、颅并发症。最初认为，有了鼻内镜良好的术野照明和图像放大，可以有效地防止并发症的发生，而事实并非如此。1979—1989 年，Freedman、Stankiwicz、Vleming、Maniglia 先后报道了手术并发症及其预防和处理办法，证明内镜鼻窦手术的并发症并不少于传统鼻窦手术，发生率大约在4.2%~29%，这种差距较大的原因是对并发症的定义和认定不一致，如出血、术后粘连等是否应作为并发症来计算，至今仍无定论。其中较为严重的并发症有颅内损伤、颅内感染、脑膜炎、颅内血肿、硬膜下血肿、颈内动脉或海绵窦损伤、视神经损伤、内直肌损伤等。有一点是可以肯定的，即并发症的发生率与手术技术的熟练程度密切相关。Jankovski 列举了他的手术经验，表明最初开展的500 例手术并发症较多，而技术熟练以后的 500 例手术，并发症明显减少。Stammberger 曾报道 2 000例手术，并发症为零。从文献报道中也可以看到，在 20 世纪 80 年代报道的手术并发症的文献较多，种类也比较复杂。20 世纪 90 年代以后，这类临床报道逐渐减少。为此减少并发症最重要的措施是提高手术的技术水平，当克服学习曲线，技术成熟度提高之后，手术并发症已经明显减少。

我国鼻内镜手术始于 1989 年，代表性技术可以达到国际发达国家水平，积累了大量的经验，带动了相关基础和应用基础研究，获得了适合国人病情特殊性和就医特殊性的许多宝贵的资料和经验。但是地区发展上不平衡，迫切需要加强规范化培训，这对与今后的鼻内镜外科的健康发展，是至关重要的。

第四节 额隐窝解剖特征及额窦手术策略

在鼻内镜鼻窦手术中，额窦手术被认为最具有挑战性。针对额窦手术相关解剖研究仍未止步，其核心是围绕手术方式展开。经鼻额窦开放手术的关键是准确判断额隐窝中额窦口的引流位置。但额隐窝解剖异常或变异、额窦内广泛病变及额窦内肿瘤等，虽经鼻开放额窦口，仍无法彻底清除病灶；术后复发或外伤后致额隐窝解剖紊乱、瘢痕狭窄或闭锁，更无法经鼻顺利开放额窦口。因此，重视和熟练掌握额隐窝及其毗邻结构与额窦引流通道的解剖关系、熟识影像解剖和内镜下的额隐窝解剖特征是成功开展鼻内镜额窦手术的基本保证，临床对于不同额窦病变，应结合局部解剖复杂程度，选择相应的经鼻内镜下额窦手术方式。

一、额隐窝解剖

额隐窝的基本概念：狭义的额窦口指额窦内口，额窦内口以上的部分为额漏斗（frontal infundibulum），是额窦下部朝向额窦内口底的狭窄管道；额窦内口以下的部分渐宽形成额隐窝（frontal recess），是一个复杂的三维空间结构。在矢状面上，额隐窝和额漏斗对叠呈沙漏状（hourglass-shaped）。额隐窝的解剖边界见表 2-3-2。周围毗邻气房包括鼻丘气房、额气房、上筛泡气房、眶上气房及窦中隔气房等。

表 2-3-2 额隐窝解剖界限

方位	标志结构
前上	额骨和上颌骨额突
前	鼻骨或鼻丘
后	筛泡板（第二基板）
内	中鼻甲前端外侧面
外	眶内壁（纸样板）

二、额窦引流通道的影像学检查

额隐窝影像检查的主要目的和手术方式相关，其一是了解钩突上端与其周围的解剖结构关系，主要参考冠状位 CT 扫描，根据断层上显示的钩突上端附着方式判断额窦引流方式；其二是了解额窦引流通道周围的气房特征，尤其是鼻丘气房。通常参考冠状位和轴位 CT 扫描，目前通过螺旋 CT 扫描，比较容易获得重建的矢状位，矢状位显示鼻丘及额隐窝周围气房更有优势。

周兵（2001 年）及 Friedman 等（2004 年）分别提出在鼻窦 CT 扫描断层影像中可观察到 4 种和 6种钩突上端附着方式，就额窦引流方式而言则只有两类（图 2-3-16），即当钩突上部附着在眶纸板（箭

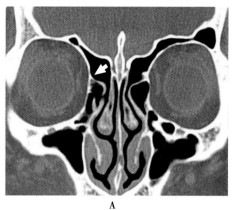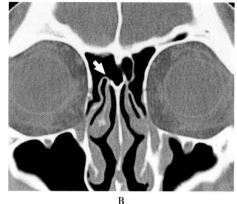

图 2-3-16 钩突上端附着方式

头所示），额窦直接引流至中鼻道；当钩突附着于颅底或中鼻甲，或上端分叉等（箭头所示），额窦引流到筛漏斗或上颌窦，然后出半月裂到中鼻道。

三、额窦手术解剖参考标志

（一）术中判断额窦引流口标志及鼻内镜下额隐窝气房特征

1. 钩突 前述钩突上端附着部位与额窦引流方式相关，所以术中切开钩突时，保留其上端作为解剖参考标志，应用成角度镜观察，根据钩突垂直部上端附着于眶纸板，或附着于中鼻甲根部或

颅底等特点，在钩突的内侧或外侧判断额窦开口。以钩突为参考标志，也形成鼻内镜下额隐窝的气房分布特征（图 2-3-17，表 2-3-3）。

另据 Kim 和 Yoon 等根据解剖研究发现，钩突上部与筛泡上部交汇在矢状面上形成一个与鼻中隔平行的板状结构，即上筛漏斗板（suprainfundibular plate，SIP），前上附着额骨和额窦底板，上附着颅底。实际上，该结构是钩突上端呈扇形向后上附着筛泡板上部的部分，围成半月裂口的上缘。该学者依此为标志进入额窦，与利用钩突上部作为标志的作用同出一辙。

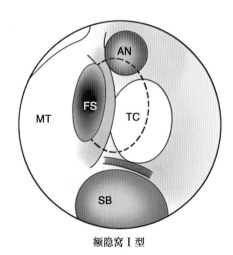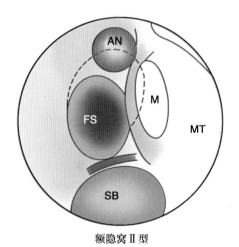

额隐窝Ⅰ型　　　　　**额隐窝Ⅱ型**

图 2-3-17 额隐窝气房分型

蓝色为钩突残端，红色为筛前动脉；虚线表示可切除范围。FS：额窦；AN：鼻丘气房；SB：上筛泡气房

表 2-3-3 鼻内镜下额隐窝气房分型（冠状位 CT 扫描提示钩突上端附着部位）

分型	特征
Ⅰ型	钩突上部附着眶纸板，额窦直接引流到中鼻道，钩突内侧与中鼻甲之间的气房口为额窦开口，额窦经钩突内侧引流到鼻腔
Ⅱ型	钩突上部附着在中鼻甲根部、颅底或上端分叉，额窦经筛漏斗引流到中鼻道，在镜下所见钩突外侧与眶纸板之间的气房口为额窦开口，额窦经钩突外侧经筛漏斗出半月裂引流到鼻腔

2. **鼻丘**　鼻丘是筛骨最前端在鼻腔外侧壁上的隆起,位于钩突的前部、中鼻甲与鼻腔外侧壁附着缘前端的前上部。鼻丘外侧是鼻骨和泪骨(前外侧为鼻骨,下外侧为泪骨);前方为上颌骨额突;上方是额隐窝和额窦;下内侧为钩突;后方是额隐窝和筛漏斗,向后外侧与纸样板相接。文献报道鼻丘气房出现率为70%~90%,由于鼻丘气房构成额窦底前份,因此,Wormald认为鼻丘是研究和理解额窦解剖的关键标志,去除鼻丘顶壁(额窦底)可进入额窦。

(二)影响额窦口判断的(气房)结构

1. **鼻丘气房**　鼻丘气房位于筛漏斗前方、额嵴(frontal beak)水平以下,气化较好的情况下,形成向上隆起的穹窿(dome),0°镜下易被误为额窦,真正的额窦口在其后方。

2. **终末气房**　为筛漏斗最顶端的气房,常位于鼻丘后方,较鼻丘位置偏外上。气化较好时,同样会误以为进入额窦,尤其是在0°或30°镜下容易混淆。

3. **眶上筛房**　该气房起源于泡上气房或上筛泡隐窝,出现率约为15%。判断的准则是向上外气化超过眶纸板(矢状)投影以外的位置。气化程度明显的气房在镜下所见开口于额窦口的后外方,有深在的感觉,应根据CT扫描鉴别和判断。

4. **额气房**　Kuhn将出现在额隐窝的筛气房根据其位置分为4种类型,所有额气房均位于鼻丘气房上方的一个或多个(K1和K2型),与鼻丘气房相似,它们的后、上壁都在额隐窝内。如果气房超过额嵴水平,则为K3型。K4型位于鼻丘气房上,在额窦内显示单独的气房;在冠状位CT上显示一个"气泡",并超过额窦上下经线的50%。其中,K3或K4型气房可导致额隐窝狭窄,并影响对额窦口的判断。

Wormald等13位内镜外科专家根据额窦手术的需要,将额隐窝气房以额窦口为中心,进行了重新划分,并以此进行了手术难度的分级。这与黄谦等借助影像导航辅助内镜下额隐窝气房分布解剖特征的研究是相同的思维方式,即同样以额窦口为中心,将毗邻额窦口的气房分为前中后三区,并与内镜下额隐窝气房开口对应,其目的就是为了简单明了的定位额窦口。应该指出,文献中对额隐窝气房的分类,主要以出现的位置为依据,

其本质都是来源于前组筛窦的筛气房,因此,若从气房开口的角度看,有些气房其实是同类,只是由于气化程度差异导致位置不同罢了。有术者对上述气房的术中采用弯吸引器能够深入就判断为额窦是不准确的,即容易与上述气房混淆,尤其是当这些气房气化比较好的时候,仔细阅片并熟悉额隐窝周围结构解剖关系是重要基础。

四、鼻内镜下额窦开放手术方式及其适应证

(一)额窦手术方式

针对额窦不同解剖复杂程度和病变程度,有多种手术方式,依据病变程度、术者经验和技术水平、手术器械水平等,选择相应的手术方法,经鼻内镜手术方式则分为以下两大类:

1. **常规或经典经鼻内镜额窦手术**　Messerklinger创立鼻内镜手术技术后,经Stammberger、Kennedy等推广普及。传统的鼻内镜额窦手术,主要是指额隐窝的手术,即以开放额隐窝气房,重建额窦的通气引流通道为主。操作方式分别是以0°镜或70°镜为主,近年来,器械厂家专门为欧洲医师开发了用于额隐窝手术的45°镜。

(1)0°镜技术:以Wormald为代表,术中在0°鼻内镜下操作方法,以鼻丘为主要参考标志。特征是以鼻丘为标志切除额隐窝前壁进入额窦,用中鼻甲根部黏膜瓣修复额隐窝前壁裸露骨面。目前,处理鼻丘时也参考钩突位置(鼻丘内壁),沿鼻丘后内向前切除鼻丘的厚壁和顶壁,进入额窦。

(2)70°镜技术:术中切开钩突后,用微型剪剪断钩突上部,用作定位额窦口的参考标志,亦可保留筛泡前壁最上部分,以SIP为标志,同时参考CT扫描提示的钩突上端附着部位,在钩突的内侧或外侧寻找和确认额窦开口后,清除周围额窦底气房结构,开放额窦。

解剖上,筛前动脉只有约45%穿行额窦口后下缘,因此,术中不能把筛前动脉作为定位额窦口的决定性标志,但通常是颅底的确认标志;当额窦气房非常明显的时候,额窦气房在前颅底由前向后延伸,此时筛前动脉可以穿行额窦底壁,但非颅底。

2. **复杂额窦疾病经鼻内镜手术方式**　所谓

复杂额窦病变,主要包括:额窦口前后径小和/或内鼻嵴发育不良、前期内镜手术失败需要再手术者、广泛额窦鼻息肉、额窦外伤、额窦肿瘤等,以及额窦骨成形并脂肪填充手术失败的病例。既往手术多选择鼻外径路。

Lothrop(1914年)手术为经鼻外 Lynch 切口切除额窦底内侧、鼻中隔上部及窦间隔后,经鼻行单侧或双侧前筛窦切除,手术后形成大而永久性鼻-额通道,有利于通气引流,且易于术后随访观察。由于当时无内镜,且技术上存在一定难度,手术存在面部塌陷的并发症,该术式少有人问津。CT 扫描、鼻内镜外科技术及高速电钻设备迅速发展后,Lothrop 术式重新得到审视并加以变通,目的在于形成一种完全经鼻和保留骨性外侧壁,防止眶内容疝入的手术技术。Draf(1991年)介绍的三种在显微镜下扩大额窦口,保留额窦黏膜的手术方法,称之为 Draf I~III 型术式(表2-3-4),其中,Draf III 与 Lothrop 术式类同,只是后者经鼻外手术。1995年,Gross 及 Becker 等在鼻内镜下完成 Draf III 手术,称为经鼻内镜改良 Lothrop 术式(transnasal endoscopic modified Lothrop procedure,TEMLP)。这种改良,将鼻内镜额窦外科技术推进了一步。目前针对难治或复杂的额窦手术多采用 Draf 2b 或扩大 Draf 2b 及 Draf 3 手术(TEMLP)。由于 Draf 2b 或扩大 Draf 2b 及 Draf 3 手术(TEMLP)均需要使用电钻磨削骨质,又称为 drill-out procedure。

(1)手术适应证:按阶梯原则,如果复杂额窦病变为单侧,可以首先选择 Draf 2b,术中根据能否实现切除或引流目标,决定采用扩大 Draf 2b 手术;双侧病变,或单侧病变经上述方法不能达到外科目的时,选择经鼻内镜改良 Lothrop 适用于复杂额窦病变的手术。如果病变位于额窦外侧,上述方法不能达到外科目的,可以选择额窦钻孔辅助。手术主要在 0°镜下进行,对额窦顶及外侧,可以在 45°或 70°镜下进行。单纯在 70°镜下手术,容易产生窦口已充分开放的错觉。

(2)手术器械:应有具有4万~8万转的鼻-颅底高速电钻,以及 55°、60°或 70°弯切割或磨削钻及相应角度咬切和组织钳(图2-3-18)。

(3)手术方法:

1)Draf 2b 及扩大 Draf 2b 手术:完成一侧鼻腔病灶切除并开放筛窦后,以额隐窝后缘为界,部分切除中鼻甲前端。平行钩突切缘,剥除上颌骨额突黏膜后显露上颌骨额窦。高速电钻磨削上颌骨额突至泪囊内壁线路后,转向前及前

表 2-3-4 鼻内额窦手术 Draf 分型

Draf 分型	手术方式
Draf I	去除位于额窦口下方阻塞额窦引流的前筛气房,保证额窦口引流通畅
Draf IIA	去除突入额窦的筛房,在中鼻甲和纸样板间扩大额窦口
Draf IIB	去除单侧鼻中隔和眶内壁间的额窦底壁,扩大额窦口
Draf III	去除双侧额窦底壁以及相邻的鼻中隔,建立双侧贯通的额窦引流通道

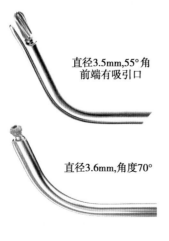

直径3.5mm,55°角前端有吸引口

直径3.6mm,角度70°

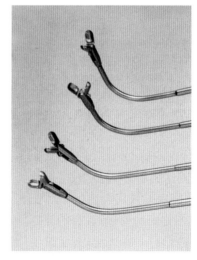

图 2-3-18 额窦手术器械

上,磨削额鼻嵴,至鼻根部软组织显露,继之以此为标志,磨削额鼻嵴进入额窦,继续磨削至0°镜下可以观察到额窦前壁。如果患侧额窦小,或病灶累计额窦间隔,可以部分磨削健侧额鼻嵴及额窦间隔,开放对侧额窦,或部分切除鼻中隔上部,利于磨削更大范围对侧额鼻嵴,以获得更宽敞额窦引流通道,满足手术需要,即扩大 Draf 2b 手术(extended Draf 2b,也称 hemi-Lothrop procedure)。

2)Draf 3 手术:根据 Gross(1995年,2001年)和 Wormald(2003年)报道的手术方法,经部分改良,归纳手术步骤如下:常规经鼻清除一侧额隐窝气房后,开放额窦自然口。通常选择额隐窝正常一侧手术;对双侧病变,选择额隐窝较宽侧先行额窦开放手术。咬除中鼻甲前端附着处至额窦口后缘水平,以额窦口后缘(额窦后壁)为安全界,向前做鼻中隔上部开窗,后缘与中鼻甲切缘平行,形成前为鼻骨后面、后为额窦口后缘约1.5~2cm 的鼻中隔窗。鼻中隔上端颅底附着缘对应额窦底板。由一侧上颌骨额突磨削骨质,外侧到泪囊后,向前上继续磨削额鼻嵴至鼻根部皮下软组织;或沿一侧已开放额窦内壁(额中隔)为标志和指引(中线原则),电钻磨削额鼻嵴至鼻根部皮下。进入额窦后,以额窦前壁为标志,分别磨除额鼻嵴及上颌骨额突骨质,然后在对侧重复骨质磨削和开放额窦的过程,继之切除大部分额窦中隔,充分扩大额窦底,将两侧额窦融为较大贯通开口(图 2-3-19)。

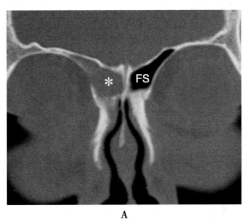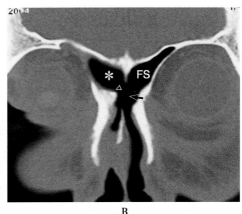

图 2-3-19　额窦手术前后 CT 影像

A. 术前 CT 冠状位;B. 术后 CT 冠状位:显示额窦融合,右侧额窦经两侧融合额窦底开口引流;*:右侧外伤性额窦黏液囊肿;FS:额窦,箭头示额窦底融合开口;△:患侧额窦引流口

(4)手术要点和结果

1)安全界:手术的风险主要在外侧的眶纸板和后方的颅底,因此,术中首先开放额窦,即使在额窦疾病复发的情况下,额窦口无法顺利打开时,仍以额隐窝后缘为标志。所有的操作,包括鼻中隔和中鼻甲的部分切除都在此以前。换言之,在额窦口后缘向前的范围,皆为额窦底区域,通常也是安全的。对外侧眶纸板的识别则需要在手术操作过程中谨慎为之。

2)上颌骨额突和额鼻嵴磨除的程度:外侧到泪囊壁,前或前外则以鼻根部皮下软组织为标志,但中线需保留部分骨壳作为形态支架,避免术后鼻根部塌陷。

3)手术经验与手术器械:经验和技术无疑是基础,应有熟练应用45°或70°镜的经验及开放额窦的经验和技术。高速鼻-颅底电钻和55°、60°或70°弯切割或磨削钻和相应角度咬切和组织钳应该必备(图 2-3-18)。

4)额隐窝黏膜维护和随访处理:虽然额隐窝前壁不可避免地要切除黏膜和磨除较多骨质,但仍应尽可能减少黏膜损伤,保留额隐窝后部和后外侧黏膜完整,避免因黏膜缺失致骨面裸露过多,引起术后骨质增生、黏膜瘢痕增生及窦口闭锁。有作者在手术开始切除上颌骨额突黏膜时,保留切除下来的黏膜,用于手术结束后贴覆裸露骨面,不失为一种防止骨质增生和瘢痕闭锁的有效方法。

同样,由于术中较多磨除局部骨质,需要修复的裸露骨面面积大,修复过程中出现肉芽和骨质增生及瘢痕的趋势也明显,因此,手术后的局部清洁处理和维护,局部和全身激素的应用必不可少,才能保证术腔顺利上皮化(图2-3-20)。

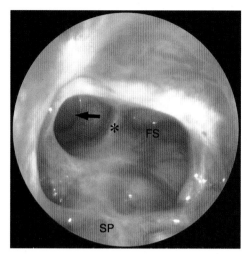

图 2-3-20 额窦术后内镜图
70°镜见额窦底上皮化良好,两侧额窦融合引流通畅箭头:患侧额窦;FS:健侧额窦;SP:鼻中隔;*:额中隔

(二)不同额窦手术方式及选择策略

1. 选择额窦手术方式的决策依据

(1)病史:包括前期手术史,鼻外径路手术和鼻内镜手术都有可能改变额隐窝局部解剖结构,对再手术造成困难。

(2)影像学检查:包括鼻窦CT和MRI。冠状位、轴位和矢状位鼻窦CT可以很清晰显示额窦病变及其周围结构特征;复发额窦炎性病变或肿瘤,或有前期手术,包括鼻外侧径路手术,额隐窝病变比较复杂,应采用鼻窦MRI,有助于

鉴别诊断,并对制订手术策略,有重要参考意义(图2-3-21,图2-3-22)。

综上,影像检查和观察的要点有:①通过冠状位CT了解钩突上端附着点,判断额窦引流方式;冠状位、轴位和矢状位CT结合,有助于了解额隐窝的解剖结构和变异;②窗位选择应根据病变特点,骨窗和软组织窗结合,有利于判断病变性质和范围,以及骨质和软组织的关系;③MRI,包括增强扫描,有助于判断病变的范围和性质,尤其是肿瘤病变。同时可了解肿瘤与周围结构的关系,包括是否存在肿瘤侵犯。

2. 额窦病变特征与手术方法 目前额窦的手术方法有多种,选择手术方法的主要依据是额窦的病变。额窦病变依据病史和影像学检查可以分为:

(1)单纯性(孤立性额窦炎):病变主要表现为额窦黏膜肥厚或额隐窝小息肉或额隐窝局部黏膜轻度水肿等,筛泡以后筛房基本正常。手术方法主要采用开放额隐窝气房,手术操作的范围主要在筛泡基板以前。额窦本身通常不需要开放。

Landsberg 等(2006 年)报道针对孤立或单纯额窦炎,可采用切除钩突及额隐窝病灶,开放额窦的微创手术方法,保留筛泡板的完整。术中借助切割吸引器,切除钩突上端并开放鼻丘,达到开放额窦引流通道的作用。但对额隐窝气化比较好的病例,则要部分切除筛泡板。

(2)慢性鼻窦炎鼻息肉合并额窦炎:手术方式选择根据病史和影像学检查,除额隐窝骨质增生和其他解剖畸形影响额窦手术因素外,按照经典鼻内镜手术方式,顺序开放筛窦、上颌窦和蝶窦后,按照

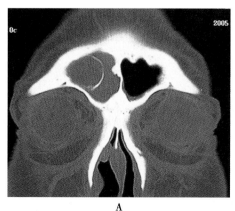

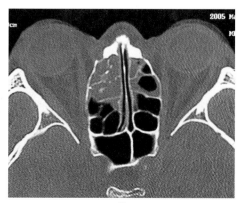

图 2-3-21 右侧额窦复发性内翻性乳头状瘤CT影像
A. 冠状位:示额窦内软组织影,不含气,外上有气房;B. 轴位:示额隐窝为软组织占据,骨质轻度增生

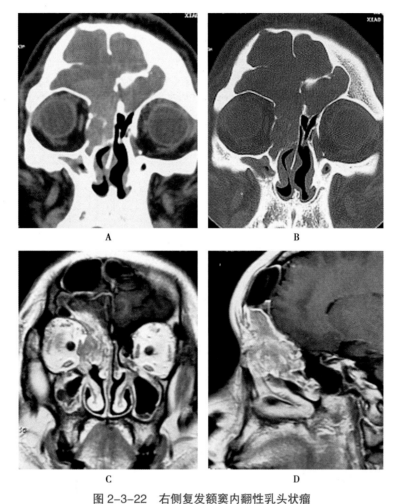

图 2-3-22　右侧复发额窦内翻性乳头状瘤

A. CT 示额隐窝及额窦软组织影,额窦发育很大,肿瘤范围不清楚;B. CT 骨窗示骨质轻度受压吸收,肿瘤范围仍不清楚;C、D. MRI 示肿瘤主要在额隐窝和额窦腔下 1/2,上方为积液,右侧眼眶受压但未进入

前述方法,依据钩突上端附着方式,定位和开放额窦。必要时清除所有影响额窦引流的额隐窝气房。

（3）复杂额窦病变:前述所谓复杂额窦病变的分类,有解剖基础,又有病变基础。但同时,也还应该包括经验、技术和设备等方面的基础。所以,术者面对复杂额窦病变选择相应手术方式的时候,应因地制宜、因时制宜、因人而异。对应的手术方式为 Draf IIa、b 和 Draf III（即 TEMLP）。对气化较好且病变位于额窦外侧病例,应对上述手术方式进行变通,即采用额窦钻孔的联合径路,可以彻底切除额窦内的病灶。

对于颅内外交通病变,如额窦侵入颅内病灶或较广泛经额窦后壁进入额窦的颅底脑膜脑膨出,需要在影像检查的基础上,建议采用颅面联合径路手术。

综上,额窦病变的治疗,包括手术方式的选择,仍然遵循基本的原则,即根据病史、鼻内镜检查和影像检查确定。额窦病变,特别是普通炎症,首先考虑的是药物治疗,只有药物治疗无效时,才考虑手术治疗。术式的选择总体上遵循阶梯式治疗方案（图 2-3-23）。

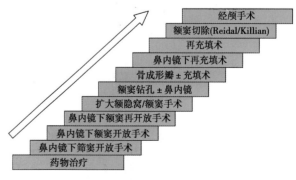

图 2-3-23　额窦手术方式的阶梯选择

（周　兵）

第四章 真菌引起和参与发病的慢性鼻窦炎

第一节 概　论

真菌引起和参与发病的慢性鼻窦炎（chronic rhinosinusitis，CRS）的基础和临床研究已取得了明显进展，真菌性鼻窦炎（fungal rhinosinusitis，FRS）是鼻科临床常见的一种特异性感染性疾病。

一、临床疾病种类

根据组织受真菌侵犯的临床表现和病理检查结果，真菌性鼻窦炎分为两大类：非侵袭性真菌性鼻窦炎（noninvasive fungal rhinosinusitis，NIFRS）和侵袭性真菌性鼻窦炎（invasive fungal rhinosinusitis，IFRS）。非侵袭性又分为真菌球（fungal ball，FB）和变应性真菌性鼻窦炎（allergic fungal rhinosinusitis，AFRS）；侵袭性则分为急性侵袭性真菌性鼻窦炎（acute invasive fungal rhinosinusitis，AIFRS）和慢性侵袭性真菌性鼻窦炎（chronic invasive fungal rhinosinusitis，CIFRS）（图2-4-1）。

真菌球（fungal ball，FB）是临床最早发现和最常见的非侵袭性真菌性鼻窦炎。本病起病隐匿，发展缓慢，病程长；多见于成年女性，患者免疫功能正常。主要病原真菌为烟曲菌和黄曲菌。单窦起病，多见于上颌窦，其次蝶窦和筛窦，罕见于额窦。临床症状常与慢性鼻窦炎相似，表现为单侧脓涕或血涕、鼻塞。一些患者可表现患侧面或头痛；约18%者无任何症状，仅在鼻窦影像学检查时偶然发现。鼻内镜检查常见中鼻道或嗅沟有脓性分泌物，甚至淡绿、暗褐、灰黑色污秽碎屑状干酪样物。少数可见小息肉生长。CT影像学表现常为：①单窦发病，多见于上颌窦；②病变的窦腔呈不均匀密度增高影，软组织密度团块的阴影内可见高密度的钙化影；③因病变呈膨胀性生长趋势，常伴窦腔增大，窦壁骨质吸收性破坏。其中钙化影和窦壁吸收性破坏是FB特征性影像学改变。FB的最终诊断依据病理：窦腔内褐色、黑色，或者绿色、黄色的干酪样块，常为大量真菌菌丝聚集，并缠绕成团，但窦黏膜无真菌侵犯。经鼻内镜彻底清除病变鼻窦腔内真菌，开放引流是本病主要的治疗手段，术后无需抗真菌和抗变态反应药物治疗。一次手术治愈率在90%以上，10%未愈者与病变窦腔引流不畅有关，可经再次手术而获愈。

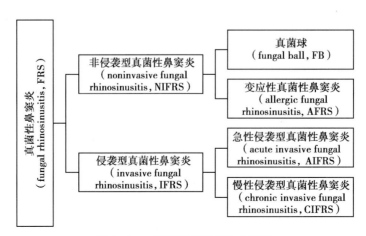

图2-4-1　真菌性鼻窦炎临床类型

急性侵袭性真菌性鼻窦炎（acute invasive fungal rhinosinusitis，AIFRS）是真菌迅速和广泛侵犯鼻腔、鼻窦、眼眶、翼腭窝和颅内。多见于免疫功能低下的个体，如器官移植手术后长期使用免疫抑制剂患者、糖尿病酮症酸中毒和慢性消耗性疾病等患者。常见病原菌为毛霉菌和曲霉菌，毛霉菌引起的侵入颅内的急性侵袭性真菌性鼻窦炎又称"鼻脑毛霉菌病"。临床表现多因病变侵犯颅内或眶而以神经症状就诊于神经科或眼科，如眶尖综合征、海绵窦综合征等，可有发热、眶周和面颊部肿胀/疼痛，视力下降、失明等。鼻内镜检查见鼻内黑色痂皮。CT影像学早期仅可见鼻腔黏膜增厚明显，晚期可见鼻窦骨质破坏。治疗以广泛清除受累组织、确保鼻窦及眼眶充分引流为主，积极纠正代谢/免疫功能紊乱，静脉抗真菌药物等。若治疗不及时病死率极高。

慢性侵袭性真菌性鼻窦炎（CIFRS）、变应性真菌性鼻窦炎（AFRS）和非变应性嗜酸性粒细胞性真菌性鼻窦炎（NA-EFRS）分别是在20世纪下叶和21世纪初逐渐被认识和研究，并取得明显进展。本章下面将另辟章节着重叙述。

二、真菌病原组织病理学检查和检测

真菌病原学证据是诊断真菌引起或参与发病的CRS的"金标准"。传统的方法如组织病理学检查、真菌涂片和培养。近年建立了免疫学检测和分子生物学检测等新方法。

（一）组织病理学检查

1. **HE染色法**　由于真菌孢子胞质着品红色（壁不着色），近似于黏膜组织细胞等着色，不能显示真菌孢子，因此HE染色不能作为真菌侵犯组织的诊断依据。临床通常用于诊断窦腔内干酪样块状潴留物内真菌。

2. **嗜银染色法**　真菌特殊染色法。能清楚显示侵入黏膜组织内的真菌，甚至各种退行性变真菌。常用方法是Gomori六胺银（GMS）染色法，后经Grocott改良；菌丝和孢子着黄褐色，与着红色的黏膜组织细胞形成明显反差，故而清楚显示即使是少量或单个的真菌孢子，并能据其形态特点确定其种属，对诊断早期IFRS尤有价值（图2-4-2）。

3. **阿尔新蓝染色**　黏液素染色法。快速、价廉，可鉴别真菌种属和显示宿主组织反应。对新型隐球菌的多糖荚膜、皮炎芽生菌和鼻孢子菌等的染色特别有优势，是诊断鼻孢子菌的唯一方法。但其结果易受选取标本部位、染色技术，以及技术人员的经验等方面影响。

4. **其他特殊染色法**　有PAS法、Fontana-Masson法和免疫荧光法等。实验程序和技术均颇为复杂，多在科学研究中采用。

（二）真菌检测

传统方法有直接涂片镜检和分离培养。但阳性率均较低，尤其是培养通常需要较长时间。近年，真菌免疫学检测和分子生物学检测提高了真

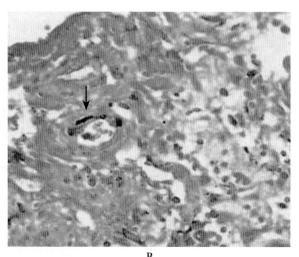

A   B

图2-4-2　鼻窦黏膜真菌表现

A. 鼻窦黏膜组织内成堆的真菌菌丝。菌丝和孢子被染成明显的黄褐色，窦黏膜组织细胞核呈红色；B. CIFRS黏膜内小血管管壁见单个真菌菌丝侵入（↓）（GMS染色 ×400）

菌检测阳性率,且方法快捷简便,对侵袭性者的早期诊断和治疗尤有价值。

1. **直接涂片** 镜检低倍光镜下寻找菌丝和孢子,高倍镜下观察菌丝和孢子的形态、特征、位置、大小和排列。但仅可识别少数真菌如新型隐球菌和念珠菌属;不能判定大多数真菌种属,且可能有假阴性。因此见不到真菌并不能判定无真菌感染。

2. **分离培养** 标本直接接种在沙氏琼脂(Sabouraud's B dextrose agar,SDA)培养基。接种后每周至少检查2次,注意菌落形态、颜色,进而观察镜下结构。分离培养不仅可以观察真菌的形态、镜下结构、生理特点和生化特性,从而判定其种属,也可进行药物敏感性试验,以指导临床用药。除鼻孢子菌和链状芽生菌等少数真菌外,目前大多数真菌都可以分离培养。缺点是:①耗时长,浅部真菌至少培养2周,深部真菌则需4周以上才能判定其阳或阴性;②阳性率较低,文献报道低于50%。美国学者Ponikau等改良了鼻黏液标本收集和处理技术,提高了阳性率。

3. **免疫学检测** 检测真菌抗体和抗原。前者观察抗体滴度动态变化以判定是否存在真菌,常用方法有补体结合试验、凝集试验和沉淀试验,对诊断曲霉菌、念珠菌、组织胞浆菌有一定作用。后者如曲霉菌的甘露糖半乳糖抗原、新型隐球菌的荚膜多糖抗原、念珠菌的甘露糖及葡聚糖抗原等。如半乳甘露聚糖(GM)法检测曲霉菌抗原(诊断侵袭性曲霉菌病),用单克隆抗体和夹心ELISA可提高检测敏感性。乳胶凝集试验检测隐球菌荚膜多糖抗原的敏感性和特异性可高达90%(诊断隐球菌性脑膜炎)。缺点是存在交叉免疫反应,可能出现假阳性或假阴性。

4. **分子生物学检测** 目前有限制性酶切片段多态性分析、DNA探针技术及DNA体外扩增多聚酶链反应(PCR)、随机扩增多态性DNA(RAPD)等方法。PCR方法可直接检测血液和其他体液中存在的极少量的真菌DNA,灵敏度高和特异性强。可早期检测真菌,尽早抗真菌治疗和提高患者生存机会。但PCR方法不能除外真菌污染造成的假阳性,且不够标准化,限制了临床广泛应用。

三、综合治疗

(一)综合治疗的内容

真菌性鼻窦炎的首选治疗是手术。其次是根据不同的发病机制(或疾病种类)辅以药物和免疫治疗,后者对于CIFRS、AFRS和NA-EFRS尤为重要(图2-4-3)。

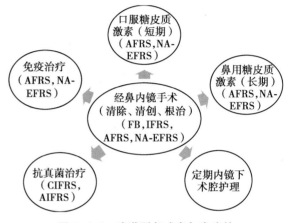

图2-4-3 真菌引起或参与发病的 CRS综合治疗内容

(二)经鼻内镜手术及意义

经鼻内镜手术是在微创的前提下实现鼻窦开放术、清创术和根治术。对FB,仅需开放鼻窦和彻底清除真菌块即可;对IFRS,则需行清创术;对AFRS和NA-EFRS,则行根治性切除术,手术后接受了药物治疗,复发者可选择修正性手术。累及额窦者,选择改良经鼻内镜Lothrop手术(即Draf ⅡA或ⅡB手术)。对发育极好的额窦,如经鼻内器械不能抵达,可联合额窦外径路。

(三)药物和免疫治疗及意义

AFRS、NA-EFRS和IFRS单纯手术,仍然有可能复发。综合治疗是关键,手术后辅以药物和免疫治疗可有效控制复发和改善预后。

1. **糖皮质激素治疗** 对AFRS和NA-EFRS术后的糖皮质激素治疗可有效控制疾病的复发或发展。系统糖皮质激素治疗的短期副作用是失眠、性格改变、糖尿病、精神病和胃溃疡加重等,长期副作用是骨质疏松、髋骨缺血性坏死、白内障、青光眼和高血压。鼻腔局部糖皮质激素治疗是比较理想的方法,因其全身生物利用度低,故可用于长期治疗。

2. 抗真菌治疗　IFRS 术后抗真菌治疗可减少复发或进一步侵犯。对 NA-EFRS 的抗真菌治疗尚有争议。二代三氮唑类药（伏立康唑、泊沙康唑）药效强耐药株较少见，是目前临床治疗侵袭性深部真菌（曲霉）感染的首选（ESCMID 指南）。有文献报道抗真菌药物鼻腔冲洗有一定疗效。抗真菌药物最大不良反应为肝毒性。

3. 免疫治疗　AFRS 和 NA-EFRS，或者合并其他变应性疾病者（变应性鼻炎或阿司匹林耐受不良），选择抗过敏或脱敏治疗，同时可以辅以其他抗炎治疗如白三烯受体拮抗剂、大环内酯类抗生素。对存在体液免疫缺陷者（如 IgG、IgA 降低）可辅以免疫调节剂，对提高生活质量有一定疗效。目前尚缺乏有效的真菌特异性脱敏治疗证据。

第二节　慢性侵袭性真菌性鼻窦炎

1997 年 deShazo 等首先发现缓慢侵袭眼眶和颅内的真菌性鼻窦炎，2000 年 Stringer 等将其命名为慢性侵袭性真菌性鼻窦炎（chronic invasive fungal rhinosinusitis, CIFRS），其临床过程可长达数月或数年，多见于免疫功能正常或低下者，致病菌主要是曲霉菌属，其次为毛霉菌属。CIFRS 不同于缓慢进展的 FB，其真菌侵入鼻窦黏膜和骨质并向鼻窦外发展；也不同于进展迅猛的急性侵袭性真菌性鼻窦炎，其真菌破坏黏膜和骨质的过程是缓慢的。

一、发病相关因素

1. 机体免疫功能低下　被认为是发病的主要因素。如糖尿病、白血病和器官移植术后长期应用免疫抑制剂和大剂量糖皮质激素药物等，使机体易于被真菌侵犯。然而不乏一些免疫功能在正常范围之内的患者。

2. 真菌的特殊毒性　如体外实验发现曲霉菌可产生弹性蛋白酶，推测其在体内具有和毛霉菌相似的侵犯组织和血管壁的倾向。但尚不能解释曲霉菌属为什么多见于引起 FB，而非 CIFRS。

3. 其他因素　如炎热、湿热的气候，以及鼻炎、鼻息肉和鼻窦炎等可能有利真菌生长。

二、临床表现

1. 病史和病程　临床特点为缓慢、进行性组织侵犯，病程长达数月甚至数年。单窦起病，逐渐侵犯邻近鼻窦和鼻腔，再进而扩大到颅底、颅内或眼眶。早期表现单侧脓涕，伴或不伴头痛，酷似 CRS 或 FB，差异是 CIFRS 脓血涕更多见，内镜检查见因鼻腔外侧壁破坏、上颌窦内侧壁向内膨隆阻塞总鼻道，病变侵犯中鼻甲和鼻中隔时，嗅裂处可见脓性分泌物和真菌团块。晚期病变广泛侵犯鼻腔、眼眶或颅内，临床表现近似于急性侵袭性（AIFRS）。表现为：①侵犯眼眶：眶周肿胀、突眼、眼眶疼痛、视力下降或失明；②侵犯上颌窦底：腭部溃烂缺损；③侵犯筛窦顶：头痛、癫痫、意识模糊甚或偏瘫；④侵犯蝶窦外侧壁：眶尖综合征或海绵窦综合征；⑤侵犯翼腭窝：出现相应的颅神经麻痹。

2. 影像学特征　早期影像学特征与 FB 相似。病变以上颌窦最多见，其次为蝶窦。病变鼻窦 CT 表现为全部或大部密度不均匀的不透光阴影，阴影中存在高密度钙化斑（点），CT 值为 80~160Hu。但侵犯邻窦和鼻窦骨壁破坏较 FB 广泛，起病于上颌窦者可能同时破坏底壁牙槽骨。晚期累及同侧全组鼻窦、对侧鼻窦，甚至眼眶及颅内。MRI 表现视病变组织的成分和性质而定；一般而言，T_1WI 为低信号或等信号，T_2WI 信号不定，病程较长和明显病变组织纤维组织增生者多呈低信号和数量及形态不一的高信号，增强后明显强化。

3. 多为长期全身应用糖皮质激素、糖尿病或白血病个体。

三、诊断依据

必备依据：①血性涕或较严重头痛，病程 12 周以上；②影像学检查：早期 CT/MR 与非侵袭性真菌性鼻窦炎相似，后期则表现为多窦受累、骨质破坏甚至累及眼眶或颅内；③术中见窦内病变肉眼特征呈褐色糊状泥石样物，伴大量脓性分泌物；

窦黏膜为暗红色、水肿、增厚、质脆、易出血、表面颗粒样增生,或者表现为黑色、脱落等坏死性改变;④组织病理学检查:证实真菌侵犯鼻窦黏膜和骨质。

参考依据:①易复发性;②长期全身应用糖皮质激素的患者,糖尿病或白血病个体。

若在 CIFRS 发病的早期获得诊断和治疗,将明显提高预后。

四、治疗

治疗原则:以手术治疗为首选,配合抗真菌药物治疗和术腔冲洗。

1. 经鼻内镜彻底的清创术　彻底清除窦内和鼻腔的真菌病变,以及鼻腔、鼻窦病变的黏膜和坏死的骨质,直至显露正常组织为止。眶骨膜和硬脑膜是阻止病变扩散的坚固屏障,术中应尽量保护。

2. 抗真菌治疗　二代三氮唑类药(伏立康唑、泊沙康唑)药效强耐药株较少见,是目前临床治疗侵袭性深部真菌(曲霉)感染的首选(ESCMID 指南)。伏立康唑有静脉和口服二种剂型,静脉注射为 4mg/kg,每 12h 一次,首日剂量 6~7mg/kg。泊沙康唑仅有口服制剂,FDA 推荐 13 岁以上的预防量为 200mg,每日三次。不良反应主要为肝毒性。

3. 术腔护理　术后撤除术腔填塞后可行术腔冲洗,有助于清除术腔中分泌物和结痂,利于术腔恢复;患者术腔冲洗可自行在家进行;需定期内镜下随访术腔。

五、预后

晚期出现广泛鼻腔、眼眶和颅内侵犯时,预后较差。有效的抗真菌药物治疗和彻底清创是改善本病预后的关键。

第三节　变应性真菌性鼻窦炎

1983 年 Katzenstein 首次提出变应性真菌性鼻窦炎(allergic fungal rhinosinusitis, AFRS)。

AFRS 好发于气候温暖湿润地区,表现为非侵袭性黏膜持续性炎症。常见致病菌有暗色孢菌属的双极霉菌、弯孢霉菌,链格孢属。AFRS 患者常为免疫力正常的青壮年,多有特应性体质、有变应性鼻炎或哮喘病史,有鼻窦炎或鼻息肉手术史。

一、发病机制

1. IgE 介导学说　IgE 介导的对真菌的 I 型变态反应学说依据为:①吸入特应性:真菌激发的 I 型速发型高敏反应和皮肤试验阳性;②真菌抗原总 IgE、SIgE 反应:血清总 IgE、血清和黏蛋白的真菌抗原 SIgE 均升高,且与疾病的持续或复发呈正相关;③嗜酸性粒细胞炎症(eosinophilic inflammation):组织中有大量嗜酸性粒细胞黏蛋白(eosinophilic mucin, EOSM)和脱颗粒的嗜酸性粒细胞(eosinophils, EOS)。

2. 非 IgE 介导学说　非真菌性嗜酸性粒细胞黏蛋白性鼻窦炎(nonfungal eosinophilic mucin rhinosinusitis, NF-EMRS)和 AFRS 有相似的组织学和免疫学特征,但非真菌所致,亦无真菌 SIgE 升高,故认为 AFRS 发病可能还存在其他免疫学机制。如①遗传易感性:与主要组织相容性复合体Ⅱ类(major histocompatibility complex-Ⅱ, MHC-Ⅱ)基因有关;②真菌蛋白酶(fungal proteases):通过 EOS 介导,引起非变应性嗜酸性粒细胞性真菌性鼻窦炎(nonallergic eosinophilic fungal rhinosinusitis, NA-EFRS);③金黄色葡萄球菌超抗原:即金黄色葡萄球菌肠毒素(staphylococcus aureus enterotoxins, SEs),存在 SEs 的 SIgE,且与血清总 IgE 水平相关。

二、临床表现

发病隐匿,进展缓慢。多累及一侧数个鼻窦,最常累及筛窦,其次额窦和上颌窦。常伴哮喘,有一次或多次鼻窦和鼻息肉手术史。临床表现与 CRSwNP 相似,鼻腔内可排出棕色鼻栓,可致鼻阻塞和面部疼痛,较少出现头痛,若有头痛可能合并感染。严重者鼻侧、眼眶或颌面部缓慢进展性隆起,隆起无痛、固定、质硬和呈不规则形,酷似鼻窦黏液囊肿或恶性肿瘤。病变膨胀性发展致鼻窦增大,甚至累及至颅内和眶内;压迫泪道致间歇性溢泪;扩张至眼眶,则推挤眼球外移、前突,进而活动受限、复视和上睑下垂等,严重者损伤视神经致失明。

三、鼻窦影像学

1. **CT** 病变窦腔内致密影,软组织窗呈多发条状或斑片状高密度影,边界清楚;骨窗为伴有云雾状高密度影,边界模糊;CT值为80~110HU。受累鼻窦膨胀,窦壁骨质变形、变薄,部分骨质受侵蚀。病变可延伸至眼眶和颅内,表现为相应眼眶或颅内出现边界较清楚的软组织影,压迫邻近的眼外肌和脑实质,酷似恶性肿瘤影像学改变。

2. **MRI** 受累鼻窦在 T_1WI 表现为低信号,T_2WI 为极低信号,增强后无强化;窦腔外周因伴有阻塞性感染,T_1WI 为等信号,T_2WI 为高信号,并有显著强化。

四、实验室检查

1. **变应原检测** 真菌抗原皮肤点刺多呈强烈的 I 型速发型反应,一些患者还同时有迟发相反应。多数患者可能同时对其他多种吸入变应原呈阳性皮肤反应。

2. **血清免疫球蛋白检测** 总 IgE 水平和真菌特异性 IgE 水平升高。

3. **黏蛋白真菌染色** 鼻腔"油灰样",黄色或绿色黏稠分泌物含变应性黏蛋白,黏液中的菌丝具有嗜银特性,因此需采用嗜银染色。

4. **黏蛋白真菌培养** 变应性黏蛋白有变形并重新排列的真菌菌丝成分,经过特殊的培养,若有真菌生长则非常有助于诊断,但实际真菌培养阳性率多在 60% 左右。真菌培养阳性者需做菌种鉴定,暗色孢科菌属多见。

五、黏蛋白组织病理学

肉眼特征:稠厚胶状,淡黄褐色、棕褐色或深绿色,状似"花生酱油"和"车轴润滑油"。HE 染色:光镜低倍镜下呈现淡嗜酸性或淡嗜碱性无定形基质,分布大量的 EOS 和夏科 – 莱登晶体。EOS 或散在分布,或聚集成大小不等的簇。散在的 EOS 常呈破裂状颗粒;聚集成簇者通常呈退变状态(胞质深橙色核固缩状)。夏科 – 莱登晶体大小不一,淡橙色,横切面呈六角形,纵切面则呈角锥形或纺锤形,分布于退变的 EOS 簇之间,被认为是 EOS 脱出的颗粒聚集而成。

六、诊断依据

1994 年,Bent 等提出的诊断标准为:发病人群 20~35 岁青年男性,常伴特应性体质,有变应性鼻炎或哮喘史。同年,Kuhn 提出诊断的主要依据和次要依据。主要依据:①EOSM,无真菌侵犯黏膜;②病史、皮肤试验、血清学检验支持;③鼻息肉;④特征性影像学;⑤黏蛋白真菌染色或培养阳性。次要依据:①支气管哮喘;②双侧鼻息肉;③外周血涂片 EOS 增多;④夏科 – 莱登晶体;⑤影像学骨质侵蚀破坏。1995 年,deShazo 等提出的诊断标准并经会议统一为:①CRSwNP;②鼻窦内 EOSM 含真菌菌丝;③免疫活性;④真菌变态反应。认为影像学不是主要依据。

一般认为具备 EOSM 并含真菌可诊断 AFRS(可除外 NF-EMRS)。由于 EOSM 的真菌染色或培养阴性极为常见,因此,有学者认为如符合 EOSM 和真菌变态反应证据两个条件者可考虑为"候选 AFRS"(尽管真菌染色和培养均为阴性)。另外,倘若真菌或吸入特应性阴性,即使存在 EOSM,也不能诊断 AFRS(有可能是 NF-EMRS)。若合并 Samter 三联症者,则可以除外 AFRS(可能是 NF-EMRS)。

七、治疗

1. **综合治疗** 包括:①经鼻内镜鼻窦根治性手术,彻底清除 EOSM,切除全部病变黏膜及息肉;②系统和局部糖皮质激素治疗;③针对相关真菌变应原的免疫治疗;④系统抗组胺药、抗白三烯药物治疗。是否使用抗真菌药物尚有争议。

2. **各种治疗疗效** 包括:①明确有效:系统和局部糖皮质激素,手术,术后鼻腔冲洗;②可能有效:免疫治疗,口服抗真菌药和抗 IgE(证明对

ABPA 有效);③无效或不清楚:局部用两性霉素 B,白三烯调节剂,钙依赖磷酸酶抑制剂。

八、预后

本病较易复发,复发率取决于术后是否进行综合治疗和有效的随访。复发多见于停用系统和局部糖皮质激素。鼻内镜检查到复发早于出现临床症状,因此,长期随访特别是鼻内镜检查十分是必要的。有研究表明,术后口服糖皮质激素 1 年者复发率为 35%,未接受上述治疗者复发率为 55%。术后免疫治疗也不能杜绝复发。复发者应首选系统糖皮质激素治疗,如若无效则需考虑再次手术。至少 2 年不复发方可认定为是痊愈。

第四节　非变应性嗜酸性粒细胞性真菌性鼻窦炎

一、真菌作用的机制和证据

非变应性嗜酸性粒细胞性真菌性鼻窦炎(nonallergic eosinophilic fungal rhinosinusitis, NA-EFRS)是真菌引起的以 EOS 炎症为组织病理学特征的 CRS,其发病机制仍存争议,可能为:

1. 真菌激发的非 IgE 介导的 EOS 炎症。有不同意见认为真菌并非致病因素,可能只是次要因素,或仅为伴随现象。

2. EOSM 组织病理学(HE 染色、Gomori 六胺银染色和真菌壳质素免疫荧光法染色)证实黏蛋白中或 EOS 聚集区附近较多真菌,真菌被脱颗粒的大量的 EOS 簇包围。

3. 体外试验研究证实,CRS 和健康对照者外周血单核细胞(PBMCs)分别暴露于支链孢属真菌提取液后,前者产生大量 IL-13,后者则无,IL-13 是 EOS 炎症的细胞因子。另一研究将 CRS 患者离体 PBMCs 分别与支链孢属、分

支孢子菌属、曲霉菌属真菌提取液孵化后,IL-5 均有不同程度增加,而健康对照者则无一例增加。IL-5 是调控 EOS 存活、分化和凋亡的主要细胞因子,因此推论 CRS 患者离体 PBMCs 和某些真菌提取液孵化后 IL-5 表达增强并促进 EOS 炎症。最新的研究发现健康人群血液 EOS 和支链孢属及青霉菌属抗原孵化后,释放 EOS 来源的神经毒素(EOS 脱颗粒标记物)远多于健康人,证明真菌是引起 EOS 脱颗粒的原因,但尚不能解释其他真菌属(如曲霉菌属、分支孢子菌属和念珠菌属等)的抗原为什么不能产生上述效应。

二、临床表现

双侧全组鼻窦黏膜高度水肿、弥漫性息肉样变和／或多发性息肉,并累及骨质。手术后创面顽固性水肿、迁延性多发性囊泡和息肉形成和／或纤维化以及持续分泌物潴留,上皮化延迟。极易复发,虽多经数次手术仍不痊愈。多见特应性体质,或伴有变应性鼻炎、哮喘者。高加索人和美国白种人或合并先天免疫异常疾病如阿司匹林不耐受、囊性纤维化病、原发性纤毛不动综合征和 Young 综合征等患者多见本病。

组织病理学表现为上皮固有层大量 EOS 浸润、杯状细胞和上皮下腺体增生以及基底膜增厚和胶原纤维沉着(图 2-4-4)。对系统糖皮质激素敏感,适时足量的系统糖皮质激素治疗可有效控制疾病的发展。

三、综合治疗

经内镜鼻窦手术是首选,根治病变黏膜(含息肉)及炎性骨质。充分的药物抗炎治疗贯穿整个治疗过程,包括术前对伴发的疾病如变应性鼻炎、哮喘以及先天性疾病和感染等进行控制,术后长期抗炎治疗和术腔护理,直至炎症被控制或治愈。此外,合理抑制特应性和控制环境将有助于获得良好的疗效(图 2-4-5)。

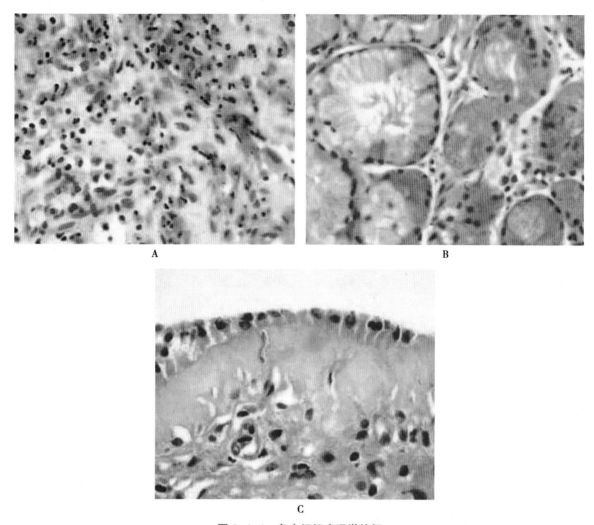

图 2-4-4　息肉组织病理学特征
A. 上皮固有层大量嗜酸性粒细胞浸润；B. 上皮层杯状细胞和上皮下腺体增生；C. 基底膜增厚和胶原纤维沉着

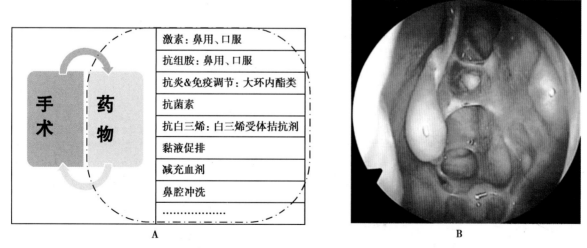

图 2-4-5　非变应性嗜酸性粒细胞性真菌性鼻－鼻窦炎的综合治疗及疗效图
A. 以鼻窦根治性手术为基础 & 药物的综合治疗；B. 术腔最终获得完全上皮化并保持（4 年）

（张革化）

第五章　变应性鼻炎

变应性鼻炎（allergic rhinitis，AR）俗称过敏性鼻炎，以发作性喷嚏、清水样鼻涕和鼻塞为临床特征。因其流行率和发病率在世界各地快速上升，2001 年世界卫生组织（World Health Organism，WHO）组织了流行病学、呼吸病学、变态反应临床免疫学、临床药理学和耳鼻咽喉科学有关专家就变态反应性鼻炎的流行病学、定义、诊断、治疗和预防以及患者教育等诸方面进行讨论，发布了指南性文件"变应性鼻炎及其对哮喘的影响（Allergic Rhinitis and its Impact on Asthma，ARIA）"。该文件指出，由于发病率显著上升及其对哮喘发生的促进作用，变应性鼻炎已成为全球性健康问题。此后 ARIA 经过三次更新（ARIA 2008，ARIA 2010，ARIA 2016）再次强调了该病对人类健康和生活质量的影响不可忽视。世界变态反应组织（World Allergy Organism，WAO）发布的《2013 WAO 过敏反应白皮书》（WAO 2013）同样指出上述观点。近十余年对变应性鼻炎的发病学进行了大量研究，这些研究成果对变应性鼻炎的预防、诊断和治疗提供了理论和实践依据，在很大程度上改善了临床治疗，并促进人们对新疗法的不断探索，产生了一些有潜在应用前景的研究成果。

第一节　变应性鼻炎病因学

一、变应性鼻炎的病因

（一）变应原

能够诱导机体产生特异性 IgE 并与之反应的抗原物质称为变应原，是一类具有致敏或潜在致敏活性的水溶性蛋白质。自从 18 世纪 60 年代 Charles Blackley 发现花粉可引起变应性疾病以来，已被证实的变应原很多。这些变应原主要

来自各种动物、昆虫、植物、真菌、食物等天然物质或职业来源中，大都与人类生活密切接触。此外，尚有存在于空气中的小分子化学物质以及蛋白或糖蛋白颗粒物等。由于变应原种类甚多，一般 50% 以上的患者经检测有相关变应原特异性 IgE 时，此类变应原称为主要变应原。变应性鼻炎主要由吸入性变应原引起。这些变应原包括屋尘螨（Der p）和粉尘螨（Der f）、气传花粉、真菌、动物（宠物，主要是猫和狗）皮屑、昆虫类（主要是蟑螂）等，通常被分为室内、室外或职业性变应原。

食物变应原多引起皮肤、消化道过敏，但变应性鼻炎是多器官受累患者的食物过敏的常见症状，发生概率为 33%~40%。转基因食品和天然食物都有可能引起过敏，至今尚无明确数据表明转基因食品带来的风险高于天然食物变应原。值得注意的是，某些蔬菜、水果中的变应原与植物花粉存在交叉反应性。

通过分子生物化学技术，人们在主要变应原鉴定、分子克隆和表达上有了较深了解。目前绝大多数不同来源的变应原已被鉴定、克隆和测序，如屋尘螨主要致敏蛋白 Der p4~11、豚草花粉主要致敏原 Amb a1~5，使得人们有可能根据变应原结构特点，重组变应原性较低的变应原或 DNA 疫苗，而发现新的特异性免疫治疗方式。已经发现，多数变应原具有酶活性，这种活性在很大程度上决定了该种变应原的变应原性和免疫原性。前者通过 IgE 介导，后者则直接影响靶细胞。

（二）遗传因素

变应性疾病属多基因遗传病。1916 年 Cooke 和 Van der Veer 调查了 504 个拥有各种表现型的变态反应性个体，并通过与 76 个正常个体做对照，发现变态反应性疾病患者将近一半有家族性遗传性病史，应该认为这是较早提出该类疾病可能是遗传性疾病的报道。随着遗传学的研究进

展，在 1950—1960 年，大多数学者达成了共识，该类疾病是基于多个基因表达水平的差异控制的，其遗传不呈现经典的孟德尔遗传模式，而是以更复杂的情形出现，与环境因素有很大相关性。根据欧洲对双胞胎的研究，变应性鼻炎的遗传率介于 33%~91% 之间，在中国一项涉及江苏省 23 825 个家庭的遗传流行病学研究报告称，第一代、第二代和第三代的变应性鼻炎的平均遗传率为 81.86%。变应性鼻炎的多种表现型都处于较强的遗传控制之下，是一种具有多基因遗传倾向的疾病，同时存在基因 - 基因、基因 - 环境之间的相互作用。

变应性鼻炎作为复杂的多基因遗传性疾病，目前还未有明确的致病基因报道。但是近年来，通过分子遗传学的研究，尤其利用一些遗传学研究手段，已发现多个基因及相关的转录因子参与发病过程。其中包括炎症细胞因子，重要的转录因子以及 T 细胞表面抗原等，这些都是变应性鼻炎的候选致病基因。

在 BT2-BALB/c 交叉繁殖的小鼠中对一些诸如气道高反应、炎性因子等与变应性鼻炎相关的定量性状的全基因扫描鉴定了 5 个潜在连锁位点，与人变应性鼻炎相关性状连锁染色体基因区域也是一致的。其中包括人类第 5 号染色体上的细胞因子簇、染色体上的 MHC 及 TNF 基因等，以及 17 号染色体上的细胞因子及趋化因子簇等。

1. IgE 相关的候选基因　在变应性鼻炎的病因学研究中，Meyer 在 42 个核心家系中选了 278 个阳性个体进行研究，认为 IgE 遗传模式存在一个主要的明显的 IgE 调控基因，并通过常染色体隐性遗传。IgE 调控基因可能受一个单基因或多个基因相互影响，并受到种族或环境的影响。从目前来看，特应症的高水平 IgE 基因定位研究主要关注在 11q13 相关区域。由于存在突变或其他原因影响患者的 IgE 水平，在一定的环境下可使患者对抗原产生过敏。英国和日本也进行了遗传学的群体调查，并确定了这种连锁，定位相关基因于该染色体上高亲和力的 IgE 受体 β 链 Fc 段（链 I-c）。但目前有关相应特应性 IgE 候选基因的定位研究仍有较大出入。

2. 细胞因子基因簇　现认为第 5 号染色体、第 6 号染色体和第 12 号染色体上有聚集的细胞因子集落基因，第 5 号染色体含有一些内皮细胞表达的细胞因子如 IL-1、IL-13、IL-4、IL-5、IL-6、IL-8、IL-11、IL-12B、IL-15 及 CSF、集落刺激因子（G-CSF、M-CSF、GM-CSF），以及相应的趋化因子、单核细胞趋化吸附蛋白 MCP-1、嗜酸性粒细胞趋化因子 RANTES 等，第 6 号染色体含有一些易感基因，如 TNFA、PBX、TAP1、IL17A、IL17F 和 TNFAIP3。

3. HLA 相关的多态位点　人白细胞抗原（human leukocyte antigen，HLA）系统在免疫应答中的功能是识别抗原并把它们呈递给 T 淋巴细胞和 B 淋巴细胞，HLA 上的基因改变可以引起抗原识别或呈递过程的变化。已有鼻炎与 HLA 位点相关性的研究，如国内学者林尚泽对常年性变应性鼻炎 HLA 的 A 和 B 位点抗原检测的研究，邢志敏对蒿属花粉过敏变应性鼻炎与 HLA-DQAl 及 DQBl 基因，HLA-DRB 位点的研究，以及国外的类似报道，均提示有阳性发现。HLA 是各种过敏性疾病的重要遗传易感基因，其等位基因与不同种族的变应性鼻炎相关。在变应性鼻炎的研究中提示 HLA 的改变影响了变应性鼻炎的免疫过程，但其作用机制有待研究。

另外，可能的候选基因还包括免疫应答调节基因，如 MHC I 和 MHC II 等位基因及 T 细胞抗原受体基因，MHC 复合体决定免疫应答的发展和程度，特异的 MHC 等位基因已提示与特应症的表现型相关，但具体的分子调节机制尚不清楚。T 细胞抗原受体 TCR 基因位于 14q11-13。TCR 可诱导 T 细胞活化和发挥免疫效应，与特异性 IgE 反应有关。与 T 细胞的发育成熟以及 T 细胞在胸腺中的克隆排除有关，还与某些自身免疫病和肿瘤有关，但目前 TCR 基因研究的不多，而其与特应症的相关性逐步受到重视。

变应性鼻炎的分子遗传学显示，变应性鼻炎是有多基因参与的遗传性疾病，因而不可能按单基因遗传病的方式进行单基因治疗。目前研究显示，变应性鼻炎可能与 Fc 性鼻 I-c 基因、β 肾上腺素受体基因及 IL-4 基因启动子等基因突变或多态性有关，若这些结果得到证实，这些基因位点应该是基因治疗的靶目标，就可以通过对这些基因进行修复或替换而达到治疗变应性鼻炎症状的目的。抑制炎症细胞因子或炎性介质的基因表达,也是变应性鼻炎基因治疗的一个有效途径。

(三)环境因素与表观遗传学

环境污染是变应性鼻炎发病另一重要原因。因为流行病学调查资料显示,近20年来呼吸道变应性疾病发病率急剧增加,显然以该病的遗传倾向并不能完全解释这种现象。20世纪70~80年代,蒿属花粉是我国北方花粉症患者主要变应原,而后随着豚草在北方蔓延生长,对原为北美地区主要变应原的豚草花粉过敏的我国患者则日渐增多,这并非遗传因素而可能源于环境因素对基因表达的影响,因此学者们开始注意环境因素对基因表观遗传调节(epigenetics)的作用。表观遗传就是基因序列(密码)不变而基因表达了可遗传的变化,其机制之一就是DNA甲基化。在DNA甲基化转移酶(DNMTs)的作用下,在基因组CpG二核苷酸的胞嘧啶5碳位共价键结合一个甲基基团,基因启动子区以及某些其他远端的调控元件区的DNA甲基化,能阻断转录因子复合物与DNA的结合,从而直接抑制了基因的表达,使基因原有功能发生表观改变。其他机制还有组蛋白修饰、染色质重排等。表观遗传具有遗传特性,可使个体对某一刺激易感性增强并将易感性遗传至子孙代。

流行病学资料证实,空气污染程度与呼吸道疾病发病率明显相关,其中以空气中颗粒物(particulate matter,PM)对人体的危害最为显著。PM按气体动力学直径微米分为粗粒(PM10)、细粒(PM2.5)和超细粒(PM0.1)三种。PM成分十分复杂,其中大部分来源于燃油产生废气颗粒物质(diesel exhaust particles,DEP)。DEP多属PM2.5和PM0.1颗粒,每个颗粒物有一个碳核,其外周为表面积较大的凸凹不平表面,成为其他污染物的载体。其上吸附大量的生物性、化学性和金属性物质。生物性包括各类变应原蛋白、细菌毒素,化学成分包括无机成分、有机成分、微量重金属元素、元素碳等。无机部分主要包含硫酸盐、硝酸盐、氨盐等;有机成分包括多环芳烃(PAHs)等;微量重金属如铬、锰、铜、锌、铅、镍等。在动物和人类研究中已经探索了几种影响空气污染对过敏性呼吸道疾病影响的分子机制(详见第五章第二节)。

已有的研究显示,许多AR相关的候选基因或基因多态性也可存在于健康个体,且近30年变应性疾病发病率的快速增长仅以经典遗传学孟德尔定律(Mendelian law)也无法解释。环境污染的日益加重则提示易感个体基因可能由于污染物的调节作用而使其在功能上发生改变,由此表观遗传学(epigenetics)就成了变态反应领域中新的研究热点。研究结果提示,环境污染对变应性鼻炎发病有重要作用。

调节性T细胞(regulatory T cell,Treg)具有抑制变应性疾病的重要作用,Foxp3(forkhead box transcription factor 3)是T淋巴细胞分化Treg细胞的重要转录因子。如何诱导Treg细胞活性,使变应性个体产生免疫耐受进而达到控制变应性炎症是近十年研究最为集中的领域之一。但表观遗传学研究发现在Foxp3基因转录上游位点发生高强度甲基化,结果抑制Treg细胞分化,进而使免疫调节功能极大受损,促进了变态反应的发生。最近Nadeau(2010年)等对美国加州的空气高污染区Fresno的哮喘患儿和无哮喘儿童,以及低污染区Stanford的哮喘和无哮喘儿童进行表观遗传学研究,以观察大气污染物对Foxp3基因甲基化的影响。结果证实大气污染物可使Foxp3基因高度甲基化,致使Treg细胞趋化性和功能受到明显抑制。许多临床资料也证实,变应性鼻炎患者鼻黏膜、外周血Treg细胞均减少,功能降低。

事实上,表观遗传机制(包括DNA甲基化,组蛋白修饰和miRNA)加重变应性鼻炎的发生,不只是大气污染,人类生活方式诸多方面造成的外在影响,如吸烟、饮食(食物添加剂)、室内污染(家居装修)等。已有报道证实,孕期母亲吸烟可使胎儿基因甲基化而增加变态反应的风险。Shimada等对亚洲国家室内PM2.5暴露的研究发现,中国室内暴露浓度最高,烹饪时可以高达$427.5\mu g/m^3$。研究发现,西方饮食中多不饱和脂肪酸(polyunsaturated fatty acid,PUFA)中的ω-6PUFA亚油酸含量很高,该物质是花生四烯酸的前体物,是炎性介质白细胞三烯、前列腺素的合成原料。因此大量摄取含有丰富PUFA的食物可能增加变应性疾病的发生。

表观遗传学的重要意义在于表观遗传修饰是可逆的,这是表观遗传改变与传统遗传改变的区别之处,这种可逆性修饰说明人体基因作用具有可塑性,从而为疾病的治疗和预防提供了可能性。通过表观遗传学的研究,我们比较容易理解为什么不同的人会在不同的生命时期发生变应性鼻炎,没有遗传背景的患者为什么也会发生变应性鼻炎。有关变应性鼻炎表观遗传学的研究目前仅处于起步阶段,很多问题尚不清楚,例如哪些以及哪种程度的环境暴露可以影响表观遗传学,基因的表观遗传学改变能否作为变应性鼻炎发病或转归的预测指标,表观遗传学如何改变免疫调节功能,而这种改变又如何影响子代,通过哪些治疗手段能够预防或逆转这些表观遗传学的改变等,这都是我们未来需要探索的问题,而这些问题的揭示可能使我们对变应性鼻炎的认识和防治进入一个新的领域。

二、变应性鼻炎的发病机制

变应性鼻炎是由吸入性变应原刺激鼻腔黏膜,诱发使得血清 IgE 增高的 Th2 型免疫反应,从而产生相应临床症状的变态反应性慢性炎症。

(一)经典免疫学机制

变应性鼻炎发病始于变应原的先行致敏。在易患个体,初次接触变应原导致特异性 IgE 分子产生的过程称为致敏。变应原经位于鼻黏膜的抗原提呈细胞(antigen-presenting cells, APCs),主要是树突状细胞(dendritic cells, DCs)和巨噬细胞(macrophages, MCs)吞噬后分解成小片段,一般是 8 个氨基酸长度,在局部淋巴结 APCs 通过Ⅱ型主要组织相容性复合物(major histocompatibility complex Ⅱ, MHC-Ⅱ)将抗原片段提呈给 CD4+ 原始 T 细胞(naïve T cells, Th0 cells),诱导抗原特异性的 T 细胞克隆扩增,分化成 2 型辅助性 T 细胞(Th2 细胞),Th2 细胞产生 IL-4, IL-13 诱导 B 淋巴细胞分化成浆细胞合成变应原特异性 IgE,与位于肥大细胞、嗜碱性粒细胞、血小板、活化的嗜酸性粒细胞的高亲和力的受体(FcεRⅠ)结合,还与位于多种细胞包括 B 细胞、吞噬细胞、单核细胞、滤泡树突状细胞和嗜酸性粒细胞表面的低亲和力受体(FcεRⅡ/CD23)结合。肥大细胞表面的高亲和力 IgE 受体介导最初的变态反应,低亲和力的受体被认为在抗原提呈给 T 细胞和 B 细胞分化过程中起作用。当机体再次接触变应原后,便可产生早发相和迟发相的变态反应,患者出现

相应临床症状。

1. 速发相反应(early phase) 在致敏个体第二次遇到同样的变应原,即以发生流涕、鼻塞、打喷嚏和鼻痒为特点的速发相反应。此反应发生在变应原进入鼻腔后几秒钟内,变应原在肥大细胞表面与两个相邻的 IgE 分子发生交联反应,触发一系列的细胞内反应最终导致肥大细胞脱颗粒。释放已经形成的介质(组胺和蛋白酶,糜蛋白酶和纤溶酶),随后是新合成的介质,如前列腺素(prostaglandin, PGEs)、半胱氨酸白细胞三烯(cysteine leukotriene, CysLTs)、血小板活化因子(platelet activating factor, PFA)、缓激肽(bradykinin)、白细胞介素(Interleukin, IL)、肿瘤坏死因子(tumor necrosis factor, TNF)、粒细胞-巨噬细胞集落刺激因子(granulocyte-macrophage colony-stimulating factor, GM-CSF)。这些炎性介质导致鼻黏膜水肿和肿胀。这种渗出物还会促使其他的一些介质和酶类出现在鼻分泌物中,如激肽类、白蛋白、促炎症反应介质和活化的补体片段。速发相反应还包括上皮细胞的激活和神经肽如 P 物质(substance P, SP)的释放。

2. 迟发相反应(late phase) 早发相出现症状和介质水平的增加,随后恢复到基线水平,4~6h 后症状会再现,在约 50% 的患者中会伴随着炎症介质水平升高,称为迟发相反应。患者再次出现打喷嚏、流涕和鼻塞,但以鼻塞为主要表现。迟发相反应病理的显著特征是速发相反应释放的介质导致炎症细胞的发生、成熟和浸润。鼻腔鼻分泌物中可发现嗜碱性粒细胞、嗜酸性粒细胞、中性粒细胞和单核细胞。鼻腔局部变应原激发 24h 后鼻黏膜组织活检标本显示炎症细胞数量增加,且单核细胞为主,这与鼻分泌物以嗜酸性粒细胞和中性粒细胞为主不同。大多数 Th 细胞为 CD4+CD25+。这些 T 淋巴细胞表达 Th2 型细胞因子的 mRNA。迟发相反应中还伴随着一些(但不是全部)早发相中的炎性介质增加,同时出现一些早发相中未曾出现的介质。迟发相中鼻分泌物出现的介质有组胺、CysLTs 如 IL-C4、嗜酸性粒细胞衍生介质如嗜酸性粒细胞阳离子蛋白(ECP)和激肽类。

如上所述,变应性鼻炎的病理过程涉及多种免疫活性细胞、组织细胞,在变应原或细胞因子的

作用下发生细胞免疫应答,包括:细胞的跨内皮移行、趋化和选择性集聚;浸润细胞在黏膜不同部位的定位;细胞的激活和分化以及凋亡抑制;活化的细胞释放介质等。这些作用又借着多种细胞因子、趋化因子联系,形成复杂的炎症反应网络。

3. 炎症细胞　大多数研究结果一致认为,无论是实验还是在自然状态下,变应性个体暴露于变应原后,嗜碱性粒细胞在鼻分泌中占主导地位,而肥大细胞在黏膜上皮层和固有层中数量更多。将花粉症患者活检标本同季节前活检标本或非变应性对照受试者标本相比,发现其黏膜下层中出现明显的总主要碱性蛋白 MBP$^+$ 和活化嗜酸性粒细胞(EG2$^+$)季节性增加。可见,在变态反应病理过程中,肥大细胞(嗜碱性粒细胞)和嗜酸性粒细胞是造成组织病理改变的主要介质细胞。

(1)肥大细胞(mast cell, MC):Irani 等人(1986 年)根据该细胞表达中性蛋白酶的类型,将肥大细胞分为表型不同的两种,即只含有类胰蛋白酶(tryptase)的 MC(T)和含有胃促胰酶(chymase)、组织蛋白酶 G(cathepsin G)、碳氧肽酶(carboxypeptidase)和类胰蛋白酶(tryptase)的 MC(TC)。IgE 依赖性或非依赖性激活肥大细胞时,肥大细胞通过脱颗粒释放组胺和诸如类胰蛋白酶(tryptase)的多种颗粒蛋白、膜磷脂活化释放的花生四烯酸代谢产物如白三烯和多种细胞因子。

细胞因子以预先合成的介质存在于肥大细胞中。当高亲和力 IgE 受体 FcεRⅠβ 激活肥大细胞时,一系列细胞因子很快释放出来,其释放速度快于 T 细胞。释放的细胞因子包括 Th2 类细胞因子如 IL-4、IL-5、和 IL-13。此外,还有促炎症细胞因子,如 IL-6、IL-8、IL-10 和 TNF-0。肥大细胞还释放如粒细胞单核细胞克隆刺激因子(granulocyte, monocyte, colony stimulating factor, GM-CSF)和 CC- 趋化因子。MC(T)肥大细胞主要表达 IL-5、IL-6、IL-7,而 MC(TC)表达 IL-4。由肥大细胞释放的上述细胞因子对调解 IgE 免疫应答具有重要作用。IL-4 促进肥大细胞分化和成熟,IL-4 和 IL-13 协同促使 B 细胞转化为合成、分泌 IgE 的浆细胞,并建立免疫记忆,即有能力在变应原二次刺激时迅速合成更多的变应原特异性 IgE。另一重要的细胞因子 IL-5,在刺激嗜酸性粒细胞活化和成熟、延长嗜酸性粒细胞生存时间(抗凋亡)上起着核心作用,是参与迟发相反应的一个重要因子。

1)肥大细胞激活的自身扩增机制:研究发现,在人类体内至少存在两种途径,使肥大细胞以自分泌或旁分泌的方式放大自身的激活脱颗粒信号。这能部分解释为何致敏个体仅接触变应原一次,相关组织或器官中的局部过敏反应可能持续数天或数周的现象。这些途径包括胰蛋白酶蛋白酶激活受体 -2(tryptase-protease-activated receptor-PAR-2)途径和组胺 -H$_1$ 受体(histamine-H$_1$receptor)途径。

关于肥大细胞活化的几种自扩增机制已经有所研究。例如,当肥大细胞释放的 IL-36 能够选择性地诱导肥大细胞的视网膜脱氢酶 -NASE Ⅱ 释放时,肥大细胞分泌的 GM-CSF 能够诱导 IL-4 释放。IL-4 反过来又能增强典型的 Fc 依赖性肥大细胞的激活和半胱氨酸白三烯(cysteinyl leukotriene, cLT)的释放,在与干细胞因子(stem cell factor, SCF)的协同作用下,IL-4 能显著增强肥大细胞的增殖,将成熟人肥大细胞中 IgE 依赖性细胞因子的产生转化为 Th2 细胞因子 IL-5 的释放增加。

2)肥大细胞聚集的自扩增机制:肥大细胞活化的旁分泌自扩增机制的前提是在受累组织中存在相对高密度的肥大细胞。人们已经发现在肺和皮肤等的过敏性炎症中,肥大细胞的数量急剧增加。一般来说,肥大细胞可以通过两种机制积累:①从邻近组织或血液中迁移;②在组织中局部生成。

已经发现许多肥大细胞产物能够诱导肥大细胞的迁移。虽然组胺已显示通过 H$_4$ 受体诱导小鼠肥大细胞趋化,但 PAF 已被鉴定为小鼠和人肥大细胞有效的趋化剂。嗜碱性粒细胞和肥大细胞、嗜酸性粒细胞、RANTES 和 MCP-1 与 CCR3 之间的相互作用导致这些细胞的募集。SCF 本身能够通过其受体 c-kit 诱导肥大细胞的迁移。此外,IL-29 可从肥大细胞中释放,并能通过 CD18 和 ICAM-1 依赖机制诱导小鼠腹腔肥大细胞浸润。

关于肥大细胞是否能在组织中产生尚不清楚,但一份报告显示,用重组人 SCF 培养的皮肤中三分之二的新生的肥大细胞显示出增殖的证据,这表明肥大细胞可能具有在皮肤组织中增殖的能力。虽然缺乏直接证据表明肥大细胞可以来源于组织干细胞,在IL-6和SCF存在下,骨髓和脐血CD34⁻或CD⁻阳性祖细胞可以获得肥大细胞,这强烈表明在炎症条件下,组织干细胞可能被驱动分化为肥大细胞。

3)肥大细胞对次级效应细胞的影响:虽然包括肥大细胞和嗜碱性粒细胞在内的初级效应细胞的激活是过敏性疾病的关键因素,但次级效应细胞如嗜酸性粒细胞和中性粒细胞也在迟发相中发挥关键作用。TSLP、IL-25和IL-31已被证明能够激活嗜酸性粒细胞并参与过敏性炎症反应。肥大细胞产物,包括类胰蛋白酶、糜酶、MMP-9肝素、IL-8和TNF,也是中性粒细胞有效的趋化因子。由于大量的嗜酸性粒细胞和中性粒细胞可以存在于受累组织中,并且能够释放一系列促炎介质,这些细胞在变态反应性疾病的病因学中也发挥着重要作用。然而,变应原通过肥大细胞选择性积累和激活嗜酸性粒细胞和中性粒细胞的机制仍不清楚,值得进一步研究。

(2)嗜碱性粒细胞(basophils):来源于多能性CD34⁺祖细胞,通常在骨髓内分化和成熟,然后进入血液循环。IL-3是嗜碱性粒细胞重要的生长因子。该细胞常和嗜酸性粒细胞一起在免疫应答或炎症时浸润至局部,激活的嗜碱性粒细胞主要在迟发相释放组胺。IL-3可促进嗜碱性粒细胞释放IL-4和IL-13。

(3)嗜酸性粒细胞(eosinophils):嗜酸性粒细胞的促炎性功能(pro-inflammatory functions)和它在慢性变态反应性疾病中的重要作用,已成为变态反应基础和临床的主要研究靶点。

嗜酸性粒细胞来源于骨髓的CD34⁺祖细胞。后者也可在季节性变应性鼻炎和鼻息肉的鼻黏膜中找到。嗜酸性粒细胞趋化素(eotaxin)对于嗜酸性粒细胞的成熟和从骨髓的释放有重要作用。IL-5和GM-CSF可增强嗜酸性粒细胞在组织的集聚、成熟和黏附分子的表达。RANTES和eotaxin对嗜酸性粒细胞的集聚和活化也有显著作用。组织内嗜酸性粒细胞成熟和存活需要数天甚至数周,这要取决于来自周围环境抵御凋亡的存活信号。

嗜酸性粒细胞在鼻变态反应中的作用主要分为两种:对局部组织的细胞毒性作用和对免疫反应的调节作用。这两种作用皆通过嗜酸性粒细胞释放的细胞毒物质和细胞因子来实施的。

1)细胞毒物质:嗜酸性粒细胞含有大量颗粒物质,其内含有主要碱性蛋白(major basic protein,MBP)、嗜酸性粒细胞阳离子蛋白(eosinophil cationic protein,ECP)、嗜酸性粒细胞释放神经毒素(eosinophil-derived neurotoxin,EDN)、嗜酸性粒细胞过氧化酶(eosinophil peroxidase,EP)等。

2)细胞因子:嗜酸性粒细胞合成和释放的细胞因子有IL-3、IL-5、GM-CSF和促炎症细胞因子。趋化因子有RANTES、IL-8和TGF-ES等。嗜酸性粒细胞的激活依赖于嗜酸性粒细胞表面表达的IgG、IgA、IgE较多受体和黏附分子配体以及细胞因子、脂性介质的受体等。激活后嗜酸性粒细胞释放出的细胞因子参与局部炎症的调解,细胞毒性物质则可引起局部上皮细胞的损伤,进一步加重组织炎症。

4. 免疫细胞

(1)Th2细胞:T细胞在调节过敏性炎症方面发挥重要作用,其中Th2细胞发挥重要作用,Th2细胞产生IL-4、5、9、13等细胞因子,DCs通过产生趋化因子CCL17和CCL22募集Th2细胞到炎症局部组织,另外,嗜碱性粒细胞除了表达FcεRI,还可以表达MHC-Ⅱ和共刺激分子(costimulatory molecules)CD80/CD86,也发挥抗原识别和提呈作用,同时还可通过产生IL-4促进Th0细胞向Th2细胞分化。其他T细胞也发挥一定作用。例如Th1细胞和CD8⁺细胞可以产生Th2细胞因子,Th9细胞(产生IL-9)的分化依赖于TGF-β,同时受IL-25的调控。Th17细胞通常在哮喘中表达增多且与中性粒细胞性炎症有关。Th22细胞(产生IL-22)在过敏性炎症中发挥作用。

(2)调节性T细胞(T regulatory cells,Tregs):包括天然型Tregs(Foxp3⁺CD4⁺CD25⁺)和诱导型Tregs,对于Th1和Th2反应都有抑制作用。通过基因敲除去掉小鼠*Foxp3*基因,导致Foxp3⁺CD4⁺CD25⁺Tregs丧失,产生严重的全身多系统炎症,包括严重的呼吸道炎症和特应性皮炎、嗜酸性粒细胞增多症、IgE明显增高以及IFN-γ等

Th1 和 IL-4、IL-5 等 Th2 细胞因子明显高于野生型小鼠,同时 IL-10 也明显高于野生型小鼠,在人类称为免疫失调性多内分泌病和肠病 X 连锁综合征(immune dysregulation polyendocrinopathy enteropathy-X-linked syndrome)。Tregs 可能通过产生 IL-10 或者诱导 IL-10 产生,通过细胞接触方式发挥抑制作用。过敏性疾病患者的 Tregs 功能可能受损害,而激素治疗、变应原特异性免疫治疗和细菌产物治疗过敏性炎症与 Tregs 的功能增强有关。

(3)B 淋巴细胞:B 淋巴细胞主要引流淋巴结合成 IgE,呼吸道黏膜局部也能分离出 B 淋巴细胞,IgE 的合成主要受 IL-4 和 IL-13 的调节,同时 IL-9 也有放大功能,B 细胞也具有 APCs 的功能。动物实验发现,表达 MHC-Ⅱ的 B 细胞也可以驱动 Th2 细胞的分化,而且 B 细胞可能也通过分泌 IL-10 来发挥调节功能。一种称为 B 细胞活化因子(B-cell activating factor, BAFF)的肿瘤坏死因子可以促进 B 细胞的存活。研究还发现,在上下呼吸道黏膜的 B 淋巴细胞也可以产生 IgE mRNA。

(4)先天性 2 型免疫应答:CD4+Th2 细胞在变应性鼻炎中起着重要作用。事实上,由 Th2 细胞产生的 2 型细胞因子如 IL-4、IL-5 和 IL-13 驱动变应性鼻炎的许多特征。2 型先天淋巴样细胞(ILC2)是先天淋巴细胞家族中新近发现的一个亚群,它对 IL-25 或 IL-33 的反应迅速并且产生 IL-5 和 IL-13,可能在 AR 的病因学中发挥作用。ILC2s 在形态上与淋巴细胞相似,但比淋巴细胞小。ILC2 缺乏 T 细胞、B 细胞、自然杀伤细胞等细胞系标志物,但表达 IL-7 受体 α 链(CD127)、c-Kit、Sca-1 等。ILC2s 产生大量的 IL-5 和 IL-13,一些 IL-4 对上皮细胞产生的 Th2 细胞刺激因子 IL-25、IL-33 和胸腺基质淋巴细胞生成素(TSLP)有反应。ER 2 型(Th2)细胞在 Th2 型变态反应性疾病中起主导作用。ILC2s 可通过细胞因子分泌和细胞表面的特异性分子与 T 细胞相互作用,也可通过 MHC Ⅱ类抗原递呈和 IL-6 的产生来调节 T 细胞分化。反过来,T 细胞通过 IL-2 和 IL-9 维持 ILCs 的生长和增殖。

据报道,ILC2s 参与了动物和人类哮喘和 AR 的病理学。获得性免疫缺陷小鼠模型发现,流感、蛋白酶、黑麦草或螨类诱导的气道高反应性或哮喘炎症是通过 ILC2s 介导的。此外,还发现 ILC2s 在多种人类过敏性免疫疾病中增加,如 AD、活动性嗜酸性食管炎和鼻息肉或嗜酸性粒细胞增多症 CRS。此外,在中重度哮喘、持续性气道嗜酸性粒细胞炎或鼻病毒诱发的哮喘加重患者中也发现高水平的 ILC2。重要的是,在草花粉季节或用猫抗原攻击后,AR 患者外周 ILC2s 增加。来自中国受试者的最新研究表明,HDM 致敏的 AR 患者与艾蒿致敏的 AR 患者和健康对照组相比,ILC2 的百分比显著升高,在后两组之间没有显著差异。重要的是,HDM 致敏 AR 患者外周血 ILC2 水平与临床 VAS 评分的严重程度及血浆功能细胞因子 IL-13 水平呈显著正相关。HDM 致敏的 AR 患者外周血单个核细胞(PBMC)中 IL-5、IL-13 含量明显高于艾蒿致敏的 AR 患者或健康对照组。IL-25 和 IL-33 刺激后 IL-5 和 IL-13 水平也明显高于 DerP1 刺激,同样,AR 患者经 IL-25 和 IL-33 刺激后,分选的 ILC2s 也产生大量的 IL-5 和 IL-13。此外,一项前瞻性研究已经调查了糖皮质激素治疗对哮喘或哮喘合并 AR 患者 ILC2 水平和功能的影响。研究显示,哮喘或哮喘合并 AR 患者 PBMC 中 ILC2s 含量较高,且在糖皮质激素治疗后 3 个月,ILC2 水平显著下降至正常水平。总的来说,变应原类型可能是决定 AR 患者 ILC2 功能谱和增殖频率的重要因素,AR 患者高水平的先天 2 型免疫应答可能为介导该病的免疫发病机制和治疗提供潜在的策略。

(5)Treg 细胞:近年来,Treg 已成为变态反应发病过程中致敏期的关键细胞。人们认识到,获得性免疫是由 Tregs 抑制效应的 T 细胞产生的反应。Treg 可分为自然 Tregs(nTreg),包括诱导性共刺激器(ICOS)(+)Tregs、诱导性/适应性 Tregs(iTreg)、产生 IL-10 的 1 型 Tregs(Tr1 细胞)、CD8+Tregs 和产生 IL-17 的 Tregs。这些细胞在 Foxp3(Tr1 细胞除外)的表达和抑制性细胞因子 IL-10 和/或 TGF-β 的分泌方面有一些共同特征。Tregs 可能通过抑制 T 细胞及抑制肥大细胞和嗜碱性细胞的活化而在过敏性疾病的治疗中发挥重要作用。因此,调节 Treg 的功能可以为预防和治疗过敏性疾病提供新的策略。

学者们越来越关注 nTreg 和 iTreg 群体在预

防过敏性免疫应答和潜在变应原致敏方面的作用。早在 2006 年就有人推测，Tregs 可以积极地预防 Th2 对健康非特应性个体中发生的变应原反应，并且在过敏患者中可能损害其功能。提示外周 T 细胞对环境抗原的耐受性是避免过敏的关键，对过敏性疾病最有吸引力的治疗方法是变应原特异性免疫疗法，因为它减少 Th2 细胞因子的产生，并促进无 Treg 和抑制性细胞因子的导入。一项研究调查了变应原诱导的 AD 患者（PBMC）Th2、Th1 和 Treg 免疫应答及其与 AIT 3 年后症状改善的关系，结果表明，AD 患者 IL-4 表达和 IL-4/IFN-γ 比值均降低。AIT 1 年后有良好的治疗效果，而诱导性 Treg 和 Th1 反应持续 3 年以上。

5. 炎症介质

（1）组胺：组胺是过敏反应（anaphylactic reaction）的主要介质，广泛存在于生物体内，在生理功能调节、炎症和变态反应等病理过程中均具有重要作用，它不同于递质，不是由特定的神经组织释放，也不同于激素，不需由血液循环运送到远处的靶器官发挥作用。

组胺属生物胺类，经含有组氨酸脱氢酶的磷酸吡哆醛（pyridoxal phosphate）的作用，由组氨酸合成而来。它可在人类各种细胞，尤其是嗜碱性粒细胞、肥大细胞、血小板、淋巴细胞、组胺能神经元和肠嗜铬细胞合成和释放，细胞合成后储藏在细胞内囊泡或颗粒中。组胺是多种生理反应的强有力的介质，其生物效应是通过靶细胞上的组胺受体来实现的。现已发现组胺受体有 4 种亚型，即 H_1R、H_2R、H_3R 和 H_4R。组胺激活 H_1 受体，通过 IP3、DAG 等信号分子介导，产生毛细血管扩张，毛细血管通透性增加，局部水肿，同时可使支气管和胃肠道平滑肌收缩致相应症状。激活 H_2 受体，由 cAMP 介导产生腺体分泌、部分血管扩张和心率加快。H_3 受体参与组胺合成与释放的负反馈调节。H_4 受体参与肥大细胞、嗜酸性粒细胞的趋化作用和 T 淋巴细胞细胞因子的产生。组胺还具有促炎和免疫调节性质。已经证实，在接触变应原后数分钟组胺增加血管中白细胞贴壁滚动、黏附的时间和数量。还可增加由 TNF-α 诱导的 E- 选择素（E-selectin）、细胞间黏附分子 1（ICAM-1）和白细胞功能抗原 1（LFA-1）在血管

内皮细胞的表达。组胺可增加 IL-6 和 IL-8 在血管内皮细胞的产生。事实上，抗组胺药能抑制由组胺诱导的细胞因子和黏附分子在血管内皮的产生。最近又证实，组胺可诱导上皮细胞表达 ICAM-1。临床上 H_1 抗组胺药具有一定抗炎作用即基于组胺的促炎作用。变态反应所引起的速发型病理变化皆与组胺作用有关，如瘙痒、血管通透性增加、充血、气道平滑肌痉挛、迷走神经刺激性咳嗽等。组胺的上述作用均通过细胞表面组胺受体介导。组胺受体是一个七螺旋的跨膜分子，通过 G 蛋白将细胞外信号传递给细胞内第二信使系统，刺激肌醇磷脂的信号通路形成肌醇 1，4，5 三磷酸（InsP3）和甘油二脂（DAG），导致细胞内钙的增加，激活磷脂酶 D、磷脂酶 A，以及近来证实的核转录因子（NF-κB）通路，导致组胺和炎性介质的释放，其中 H_1R 在变应性鼻炎早发相反应其主要作用。

（2）半胱氨酰白细胞三烯：半胱氨酰白细胞三烯（cysteinyl leukotrienes，CysLTs）在速发相反应中由肥大细胞合成，在迟发相反应中由嗜酸性粒细胞、嗜碱性粒细胞和巨噬细胞合成。分别经细胞膜磷脂代谢的两种途径产生：环氧化酶途径和脂氧合酶途径。

1）环氧化酶途径：环氧化酶（cyclooxygenases，COX）通过对花生四烯酸的环化作用产生前列腺素类（prostaglandins，PGs）的 PGE2、PGD2 和血栓素 A2（thromboxane，TXA2）。以 PGD2 激发鼻腔可引起显著的鼻阻塞，这种作用是组胺的 10 倍。PGE2 可引起血管扩张和黏膜水肿，但在鼻腔却引起血管收缩。

COX 是普遍存在的细胞色素 b 家族的氯高铁血红蛋白类（heminic proteins），位于内质网和核膜。现在已知 COX 有两种：结构性 COX1 和诱导性 COX2。COX1 参与生理条件下的生物活性调节，可被阿司匹林抑制，但不受糖皮质激素的影响。COX2 与炎症有关。正常情况下，鼻黏膜仅有少量 COX2 表达，但脂多糖（LPS）、细胞因子或生长因子皆可快速诱导 COX2 的表达，糖皮质激素可抑制 COX2 的表达。

2）脂氧合酶途径：脂氧合酶（lipoxygenase，LO）存在于胞质，是钙依赖性的，激活后定位于核膜。现已纯化、克隆和表达出三种 LO，即 5-LO、

12-LO 和 15-LO，其中 5-LO 和 15-LO 在变应性鼻炎中期发挥主要作用。该途径主要产生白细胞三烯类（leukotrienes，LTs），有 LTB4、LTC4 等。LTs 诱导鼻黏膜血管通透性增加，腺体分泌增多，并引起嗜酸性粒细胞局部汇聚，LTB4 还可引起中性粒细胞的浸润。CysLTs 包括 LTC4、LTD4 和 LTE4。CysLTs 合成和释放所需的酶已经存在于炎症细胞中，而不像细胞因子需要转录和合成。CysLTs 能够刺激黏膜腺体分泌导致流涕，同时能够增加微血管通透性和血流而致组织水肿。除了局部作用外，CysLTs 参与针对抗原的全身免疫反应，因而成为上下呼吸道变应性炎症互为影响的重要炎性介质。

（3）细胞因子和趋化因子：除了炎性介质的作用外，细胞因子也是重要的变应性炎症介质，因为它们表现出显著的促炎症作用。促炎症细胞因子（proinflammatory cytokinins）包括 IL-1、TNF、IL-6 和 IL-18。这些细胞因子参与炎症细胞的集聚、诱导 E- 选择蛋白的表达、T 淋巴细胞和 B 淋巴细胞的活化以及花生四烯酸机制的诱导。Th2 相关细胞因子包括 IL-3、IL-4、IL-5、IL-10 和 IL-13。IL-4 和 IL-13 诱导 IgE 与 IgG4 的合成，以及 B 淋巴细胞表面抗原的表达。IL-5 是造成迟发相反应中嗜酸性粒细胞增多的重要因素。

趋化因子在白细胞与内皮黏附分子的功能表达过程中发挥重要作用。目前已发现大约 50 种趋化因子，其中包括 RANTES（调节活化、正常 T 表达和分泌趋化因子 -5，即 CCL5）、嗜酸性粒细胞活化趋化因子（CCL11）和单核细胞趋化蛋白 -4（CCL13）及其受体在变应性患者中高表达。除炎症细胞外，趋化因子来源于上皮细胞。豚草过敏患者的鼻黏膜下层的上皮细胞和炎症细胞均表达嗜酸性粒细胞活化趋化因子 mRNA 和蛋白。趋化因子 CCR3 在嗜酸性粒细胞、Th2 淋巴细胞、嗜碱性粒细胞和肥大细胞表面表达，同嗜酸性粒细胞活化趋化因子家族一样，在鼻腔抗原激发后表达水平上调。以趋化因子或其受体为靶标的治疗方法目前仍在探讨，有可能成为变应性鼻炎和哮喘新的治疗方法。

（4）黏附因子：细胞黏附分子的重要作用是将外周循环的粒细胞募集到炎症部位的血管内皮组织。研究表明在鼻腔变应原激发 24h 后，鼻黏膜活检标本中内皮黏附分子（即血管细胞黏附分子 -1，VCAM-1）含量增多。这种分子表达于血管内皮细胞表面，能够与一种反配子和很晚期抗原 -4（VLA-4）相互作用，这种很晚期抗原存在于几种粒细胞表面，包括淋巴细胞、单核细胞、嗜酸性粒细胞和嗜碱性粒细胞，但不存在于中性粒细胞。VLA-4/VCAM-1 黏附途径被认为是特异性嗜酸性粒细胞（相对中性粒细胞而言）从循环中迁移至变应性炎症部位的发生机制。然而对于哮喘患者，研究发现吸入 VLA 拮抗剂并没有起到对抗原诱导的气道反应的保护作用。

其他的黏附分子被认为在炎症细胞由血管内募集到变应性炎症组织部位的过程中发挥重要作用，包括表达于鼻黏膜的细胞间黏附分子 -1（ICAM-1）和鼻部变应原激发 24h 后中度上调的 E- 选择蛋白。ICAM-1 是 β 整合分子 CD11a/CD18（粒细胞功能辅助抗原 -1）和 CD11b/CD18（Mac-1）的配基，存在于粒细胞表面，能够介导各级粒细胞吸附于内皮细胞。E- 选择蛋白表达于粒细胞表面。在局部变应原激发后 24h，黏附分子 VCAM-1 和 E- 选择蛋白表达增加。与之相似，ICAM-1 和粒细胞功能辅助抗原 -1 在变应性鼻炎患者鼻黏膜上皮细胞含量增加。近来研究表明黏附因子表达与气道疾病的严重程度有关。ICAM-1 表达可以被 H_1 抗组胺类药物和局部糖皮质激素所抑制。

（5）神经递质：神经递质也参与变应性鼻炎的病理机制。例如，打喷嚏和鼻痒明显与神经系统有关。以组胺刺激鼻炎患者的一侧鼻腔后，可导致双侧鼻腔出现分泌物，这提示神经反射的存在。在变应性鼻炎患者应用变应原进行单侧鼻内激发后，在激发侧鼻腔出现打喷嚏、流涕，鼻腔阻力增加，鼻腔分泌物中的组胺、和 PGD2 增多；而在非激发侧，流涕和鼻腔分泌物总量和 PGD 明显增多。这种反应可被抗胆碱能药物阿托品所抑制，这说明反射的传出支是胆碱能介导的。在人鼻黏膜介导乙酰胆碱反应的毒蕈碱受体是 M_1 和 M_3 亚型受体，这些受体以较高的密度共存于黏膜下腺体。

在鼻黏膜中除了交感和副交感神经及其递质外，还存在神经肽类。如速激肽、降钙素基因相关肽（calcitonin gene-related peptide，GGRP）、神经激肽 A（neurokinin A，NA）、胃泌素释放肽（gastrin-releasing peptide，GRP）由无髓鞘痛觉神经 C 纤维分泌，血管活性肠肽（vasoactive intestinal peptide，VIP）、组氨酸蛋氨酸肽（peptide histidine methionine）和神经肽 Y（neuropeptide Y，NY）分别由副交感神经末梢和交感神经末梢分泌。其中 P 物质（substance P，SP）是速激肽家族中的成员，可通过鼻黏膜中的 C 神经纤维释放。在鼻腔的上皮、腺体和血管组织中，它具有多种促炎作用和促排泄作用，因而在神经源性炎症中起重要作用。神经纤维释放 SP，引起血管通透性、血浆外渗、腺体分泌、促炎细胞流入，神经纤维对鼻黏膜有浓密的神经支配。在过敏性炎症过程中，SP 刺激鼻黏膜可诱导组胺的释放。

用辣椒素作为 AR 动物模型 SP 实验的阻断剂，能有效地消耗鼻黏膜中 SP 的浓度，从而减轻这些动物 AR 的各种症状。鼻腔内注射辣椒素治疗 AR 亦可减轻 AR 的临床症状，显著降低鼻分泌物中 SP 的浓度。这些研究表明辣椒素在 AR 中的治疗机制与轴突反射的阻滞有关，通过刺激感觉神经纤维上的变应原可以导致 SP 的释放。有证据表明，在 IgE 激活条件下，内源性 SP mRNA 和肽的表达显著增加，短发夹 RNA（short hairpin RNA，shRNA）介导的内源性 SP 的敲除可降低 IgE 激活肥大细胞脱颗粒的能力。这一发现提示内源性 SP 在肥大细胞抗原介导的脱颗粒中起重要作用，从而促进过敏性炎症的进展。SP 在多种细胞类型中的广泛表达可能通过激活多种信号途径表明 SP 在多种生理和病理生理条件下的多功能作用。此外，SP 通过神经激肽 -1 受体（NK-1R）刺激炎症介质释放，包括组胺和趋化因子，它们招募炎症细胞。抑制 NK-1R 表达能有效地抑制 NK-1R 的表达，减轻 AR 相关的临床症状和鼻黏膜组织嗜酸性粒细胞炎症，提示 NK-1R 可能在 AR 的发生发展中起重要作用。

在变态反应的启动过程中，鼻黏膜上皮细胞、鼻黏膜存在的树突状细胞、Th2 细胞及调节性 T 细胞（regulation T cells，Treg）发挥关键作用。正是对这些免疫活性细胞认识的深入，使得人们对变应性鼻炎的发生机制产生了新的认识。

（二）变应性鼻炎的非经典途径

临床上发现，有 42% 无免疫学证据（血清中特异性 IgE 水平正常、变应原皮肤试验阴性）的非变应性鼻炎患者中经抗变态反应治疗（H_1 抗组胺药、糖皮质激素）可显著控制病情，因此，推测这类鼻炎患者可能存在其他变应性发病的非经典途径。

1. **"entopy"局部变态反应** Huggins 和 Borstoff 于 1975 年在 *Lancet* 首次报道外周血 IgE 检测和变应原皮肤点刺皆为阴性的鼻炎患者，当以尘螨抗原鼻黏膜激发时诱导出典型的变应性鼻炎症状，鼻黏膜病理改变也与变应性炎症相同。随后一系列研究证实，尽管无全身系统性变态反应标志，但鼻黏膜局部确实存在有 IgE 介导的 Th2 型变态反应。鼻黏膜局部可产生变应原特异性 IgE，局部浸润的淋巴细胞表型（$CD3^+$ 和 $CD4^+$）和炎症细胞与典型变应性炎症相同，均发现有嗜酸性粒细胞、嗜碱性粒细胞和肥大细胞增加，且鼻黏膜和鼻分泌物中 tryptase、ECP 水平无明显差别。Powe（2003 年）根据上述事实首次提出 "entopy" 这一概念用以描述缺乏系统性变态反应特征的局部变态反应。最近 Rondon（2013 年）较为系统地阐述了局部变态反应的概念，认为在非变应性鼻炎患者中约 30% 为局部变态反应性鼻炎（local allergic rhinitis，LAR），但这种局部变态反应发生机制以及与全身系统性反应的关系至今尚不清楚，有推测可能是变态反应进程（allergic march）中的一个环节。

2. **黏膜上皮屏障病变（epithelial barrier disease）** 呼吸道与外界直接相通，对各种外界刺激首当其冲。鼻黏膜上皮是鼻腔乃至人体的第一道生理和免疫屏障，它可以分泌黏液、借助纤毛摆动清除外源物质，并阻挡空气中 90% 以上的颗粒进入机体，其中就包括各种变应原。Robert 等曾于 2008 年提出关于鼻腔鼻窦黏膜的免疫屏障假说（immune barrier hypothesis），指出个体包括物理和免疫在内的防御屏障功能的缺失致使病原体得以入侵，从而导致了慢性炎症的发生。因此按功能分为物理性屏障和免疫学屏障。前者依据上皮细胞的紧密连接，后者则依赖其活跃的免疫特性。

（1）物理性屏障：物理屏障的完整性是由上皮细胞生长特性和细胞之间的紧密连接决定的。上皮细胞均表现为方向一致的生长，且细胞之间缝隙是由大分子蛋白复合物密封并与肌动蛋白细胞骨架连接，形成了连贯的细胞层，即便其在调节通透能力时也保持上皮的完整性。这种形成的上皮层其渗透能力取决于细胞与细胞连接复合物的多种功能性蛋白之间的协调。这些功能性蛋白主要是紧密连接（tight junction，TJ）、黏着连接（adherens junction）和细胞桥粒（desmosome）。

呼吸黏膜上皮细胞表面存在蛋白酶激活受体（protease-activated receptors，PARs），该受体的激活可使上皮完整性破坏。已经证实，主要吸入性变应原均带有内源性蛋白酶活性，通过激活上皮细胞的 PARs 破坏上皮的紧密连接，增强变应原的跨上皮能力。最近 Mattila（2011 年）等人发现，桦树变应原 Bet v 1 对桦树花粉过敏者其通过眼结膜上皮能力远远超过对照者。Gangkl（2009 年）证实，纸烟烟雾也可破坏上皮屏障有利于变应原穿过上皮。现在尚缺乏足够资料证实大气污染通过表观遗传途径导致上皮屏障相关蛋白的改变，但流行病学提供的有关资料提示大气污染使得变应性疾病增加可能表观遗传机制有关。

（2）免疫性屏障：近期研究提供的许多证据提示，呼吸道上皮细胞活跃的免疫活性在启动 Th2 优势反应中起到重要作用，尤其激活局部的树突状细胞。上皮细胞在变应原刺激下，可释放促进 Th2 反应的多种细胞因子和趋化因子。此外，气传变应原刺激上皮细胞使其产生并释放 IL-25、IL-33 以及胸腺基质淋巴生成素（thymic stromal lymphopoietin，TSLP），通过激活树突状细胞启动 Th2 免疫应答。最近证实，尘螨变应原抗原中，带有半胱氨酸酶活性的 Der p1 激活 PAR2，诱导上皮细胞钙离子流出和 IL-6 表达，经 TLR4 诱导 Th2 炎症反应（Turi，2011 年），带有丝氨酸蛋白酶活性的 Der p3 和 Der p9 激活 PAR2 并诱导 PAR2 介导的粒细胞巨噬细胞克隆刺激因子（GM-CSF）和嗜酸性粒细胞趋化因子（eotaxin）的释放。根据最近提供的证据，Mattila（2011 年）将呼吸道变态反应称之为"黏膜上皮屏障病变"（epithelial barrier disease）。

（3）免疫球蛋白游离轻链（immunoglobulin free light chain，IgFLC）：免疫球蛋白在其合成过程中，有大量剩余的 IgFLC 存在于外周循环、脑脊液、尿液、关节液以及呼吸道分泌液中。Redegeld（2002 年）首次在 Nature 报道了其研究，将某一半抗原免疫动物产生的抗原特异性 IgFLC 转移至另一动物体内，再以相同半抗原激发被转移动物可使其发生速发型超敏反应。Redegeld（2003 年）又进一步证实 IgFLC 介导超敏反应主要是激活肥大细胞释放组胺和细胞因子等炎性介质，但因为 IgFLC 没有 Fc 结合区，故这种分子机制尚不清楚。此后 Thio（2007 年）证实肥大细胞表面分子 DAP12（DNA X-activating protein of molecular mass 12 kilodalton）是 IgFLC 激活肥大细胞的受体。

许多研究报道证实，在哮喘患者的外周血及痰液中 IgFLC 与对照比水平显著增高，而 Powe 在 2010 年首次报道，IgFLC 水平在变应性鼻炎和血管运动性鼻炎患者外周血、鼻黏膜中都显著增高。2012 年，我国孟粹达等证实，鼻分泌物中 FLC 水平与肥大细胞激活标志物类胰酶（tryptase）显著相关。因此多位学者指出 IgFLC 可能成为治疗变应性疾病的新靶点。

3. 鼻一氧化氮（NO）与气体递质　氧化剂/抗氧化剂失衡也是 AR 发病机制的重要组成部分，因为变应原可以刺激活性氧的生成，从而导致鼻黏膜上皮损伤。这诱导炎症细胞释放炎症介质，如细胞因子、趋化因子和粘附分子，并导致进一步的炎症和损伤的发展。此外，一些被称为气体转运体的小分子气体也被证明在调节 AR 的氧化过程中起着重要作用。

确定的第一个气体递质是 NO。越来越多的证据表明，常年性和季节性 AR 中 NO 的产生都有增加，许多研究表明人类鼻呼出的 NO 主要产生于鼻窦黏膜上皮内。此外，AR 局部 NO 浓度增加可增加 Th2 细胞合成白细胞介素，包括 IL-4、IL-5 和 IL-10，从而促进 IgE 的产生和嗜酸性粒细胞的积累。NO 还可增加水肿和血浆渗出，并导致上皮衬里的剥脱和剥落。

一氧化碳（CO）和硫化氢（H_2S）也被鉴定为气体传递物质。尽管 CO 可能作为一种气体转运因子参与哮喘的发生，但它在 AR 发病中的作用还不太清楚，尽管是在 AR 的鼻黏膜中产生的。同样，H_2S 在 AR 发病机制中的作用也不清楚。先前在人类身上的研究表明，这种气体递质在人类鼻黏膜中可能具有多种功能，有助于过敏症状的发展，如鼻漏、打喷嚏和鼻塞。然而，关于内源

性 H_2S 途径在 AR 豚鼠模型中的调控的其他研究表明，H_2S 在鼻黏膜中可能发挥抗炎和抗氧化作用，因此在 AR 患者中可能起到保护作用。

4. 传统污染物 在动物和人类研究中，空气污染对过敏性呼吸道疾病影响的几个分子机制已经被探索。首先，空气污染可以通过刺激 B 淋巴细胞来增强 IgE 的产生。Diaz-Sanchez 及其同事表明，通过大大增加 IgE 分泌细胞的数量和改变 IgE mRNA 同种型的表达，暴露于 DEP 可显著增加人体鼻液中的 IgE 水平。这表明体内 DEP 暴露诱导 IgE 产生的定量增加和产生的 IgE 类型的变化。其次，空气污染可能会增加一些促炎细胞因子的水平。Diaz-Sanchez 及其同事的研究还表明，在含有 0.15mg DEPs 的健康人体内对 $200\mu L$ 生理盐水中的鼻腔攻击表达了 TH2 型细胞因子 IL-4、IL-5、IL-6 和 IL-10。事实上，研究表明，DEPs 可能通过与花粉的协同作用增强过敏性鼻炎的症状，从而增加炎性细胞因子如 IL-4，IL-5 和 IL-13 的产生和分泌，同时增强局部 IgE 的产生。通过同种型从鼻腔灌洗细胞中的 IgM 或 IgD 转换为 IgE 抗体。此外，当与变应原共同施用 DEP 时，在尘螨敏感受试者中用尘螨变应原攻击后的鼻组胺水平增加 3 倍。第三，空气污染可能会增加活性氧（ROS）的产生。超氧化物，过氧化氢和羟基自由基等 ROS 与蛋白质，脂质和 DNA 发生反应，然后导致细胞损伤。最后，空气污染可能通过与变应原物理结合来增强对变应原的免疫反应。例如，一项研究已经证明 DEP 与纯化的天然草花粉变应原 Lol p1 孵育 30min 导致 Lol p1 与 DEPs 的结合具有足够的强度，这是不能通过不同的洗涤方法除去的。然而，通过采用这种机制，DEP 可以与变应原（例如花粉粒碎片）一起运输到人体气道中，其中两种药剂可以沉积在相同位置的黏膜上，并且 DEP 和变应原的紧密接近将促进协同免疫学反应和呼吸道症状。

5. 营养与肠道菌群 近年来，营养在 AR 的发病机制中扮演着重要的角色。营养在 AR 发病机制中的作用机制尚不清楚，但可能涉及表观遗传调节和免疫生物学过程。表观遗传调控（包括 DNA 甲基化、组蛋白修饰）是指通过开关部分基因组，改变基因表达，从而影响 AR 相关免疫应答的化学反应。在变态反应和特应症患者中发现营养诱导

表观遗传改变的证据，包括叶酸、鱼油和肥胖本身。

另外，流行病学研究已经注意到早期接触微生物的缺乏与儿童过敏风险增加之间的联系。新生儿出生后，微生物开始在口腔、呼吸道和肠道中定居。微生物群落又受到一系列环境因素的影响，早期生活局部的微生物暴露、递送方式、饮食、抗菌药物、生理因素、心理压力等，这些因素以微生物多样性波动为特征。新生儿肠道微生物群在儿童免疫系统的发育和功能中起着重要作用，早期肠道菌群与黏膜免疫系统的相互作用影响免疫耐受或免疫失衡的诱导。

（张 罗）

第二节 变应性鼻炎的系统性反应

就其发病部位而言，变应性鼻炎属上呼吸道慢性炎症。但由于上下呼吸道的解剖连续性、组织结构的相同点和免疫应答的内在联系，使得变应性鼻炎具有系统性免疫反应的表现形式，其显著表现就是与哮喘发病的关系。

一、变应性鼻炎的流行病学

在 20 世纪 90 年代前后，由于北美和西欧变态反应性疾病患者显著增加，于是欧美国家率先开展了流行病学调查。结果发现，哮喘和变应性鼻炎已成为最常见的呼吸道疾病，在美国的流行率分别是 10% 和 20%。尤其哮喘的发病率和死亡率的增加更使人震惊。1982—1992 年的一项调查结果表明，哮喘自报经年龄校正的流行率每年增加 2%，死亡率增加 40%。值得注意的是，这两种疾病的发病率同时逐年增加，且给患病儿童和成人的学习、工作和生活质量带来明显影响，严重者使其健康状况每况愈下，并显著地加重患者的经济负担。大量调查显示，哮喘和变应性鼻炎常常合并存在。60%~78% 的哮喘患者同时患有变应性鼻炎；20% 和 38% 的变应性鼻炎患者合并哮喘。儿童哮喘患者的变应性鼻炎流行率是无哮喘儿童的 7 倍。在上述的流行病学研究中，已经注意到，上呼吸道炎症能激发下呼吸道高敏感性。鼻病毒感染后对吸入性组胺或甲酰胆碱

的反应性异常增高可持续数周到数月。此外,许多哮喘患者并无鼻部症状的主诉,但可发现其鼻黏膜有炎症表现。研究发现,变应性鼻炎患者哮喘的流行率是无鼻炎症状患者的 3 倍。特应性疾病(湿疹性皮炎)如在 6 岁前发病,在日后则更易发生哮喘,但如果在成人发生就更易发生鼻炎。Lombardi 等随访了 99 位变应性患者(44 名变应性鼻炎患者、12 名哮喘患者、43 名鼻炎伴哮喘患者)10 年以观察其疾病的变化。10 年后,31.8% 鼻炎患者发展为哮喘,50% 的哮喘患者发生鼻炎,65% 患者发生对新的变应原过敏。Gustafsson 等另对 94 名特应性皮炎的儿童随访 7 年,其中 82 名儿童皮炎得到改善,但 43% 的儿童发展为哮喘,45% 发展为鼻炎。此外,临床观察发现,鼻炎患者伴有支气管高反应性;上呼吸道感染常可使哮喘加重;上下呼吸道炎症反应有相同病理机制;以及鼻窦炎对哮喘发作也有重要影响。

上述调查结果使人们认识到变应性鼻炎和支气管哮喘的确有密切关系,提示变应性鼻炎或哮喘是整个呼吸道的变应性疾病,在临床上或者表现为鼻炎,或者哮喘,或者两种并存,而不应该看作是两种限制在特定部位的分别独立的疾病。因此,"变应性鼻支气管炎(allergic rhinobronchitis)""同一个气道,同一种疾病(one airway, one disease)"和"联合性呼吸道病(united airway disease)"等新的名词术语不断见诸文献中。

事实上,早在公元 2 世纪,Galen 就注意到鼻部症状和哮喘的关系,他提出清除鼻孔分泌物以改善下呼吸道阻塞,但这种历史性观察在之后的几百年均未引起重视。直到 20 世纪,Kratchmer(1928 年)和 Dixon(1903 年)分别发现当刺激实验动物的鼻腔时可引起支气管收缩才又引起学者们的兴趣。Sluder(1919 年)首先提出鼻支气管反射(sino-nasal bronchial reflex)假说,认为刺激鼻腔的三叉神经末梢经迷走神经引起反射性支气管收缩。Kaufman 等(1970 年)发现,5 例下呼吸道阻力原本增加的患者在切除单侧三叉神经后,下呼吸道阻力明显减小,更进一步证实鼻支气管反射的存在。但同时的一些研究对是否存在这一反射弧意见不一。根据他们自己的观察和实验研究,认为不存在这种反射。但仔细分析上述作者结论不一的报道,发现有一个显著差别存在,即没

引起气管反应者均无鼻部症状,而有鼻部症状者鼻内激发时则有气管反应。虽然这种差别所包含的病理生理意义尚不得而知,但我们可以推论,引起下呼吸道反应的鼻部刺激可能存在一个严格的阈值。Hoehne 和 Reed 在他们的研究中有一个有趣的发现:只有把变应原放在舌根才能引起下呼吸道阻力增加,认为这种反射弧的感觉支起源于口咽部而非鼻内。也有作者提出,鼻内感染性分泌物的下流至呼吸道是引起哮喘发病的原因,但 Bardin 等将同位素锝标记物注入上颌窦窦腔内,24h 后监测标记物所在位置,结果下呼吸道未见标记物,而只在消化道内发现少许。但临床上有时咳嗽常见于一些变应性鼻炎和慢性鼻-鼻窦炎患者,尤其儿童患者可为首发症状,可能与含有炎性介质的分泌物刺激咽喉感受器所致。

根据上述材料,变应性鼻炎是诱发哮喘发作的最危险因素之一,这一观点已成为多数学者的共识。2001 年 WHO,发布的 Allergic Rhinitis and its Impact on Asthma(ARIA)文件也明确表明上述观点。ARIA 文件是 WHO 鉴于变应性鼻炎流行率的快速增加和对人类健康的潜在危险而组织 34 位专家,参考 2 773 篇文献,经过认真讨论而撰写的变应性鼻炎诊疗指导性文件。后在 2008 年、2010 年及之后进行了更新和补充完善。但许多临床医师,甚至对呼吸系统疾病有专长的某些医师,没有认识到鼻气道是整个呼吸道的组成部分,忽视了鼻炎与下呼吸道炎性疾病,特别是变应性鼻炎与哮喘之间的密切关系。这种关系主要表现为两个方面:①鼻炎和哮喘是呼吸道一个综合征在两个部位的表现;②鼻气道和胸内气道互为影响。因此,鼻炎和哮喘是相互依赖、互为影响的。了解此点不仅对临床治疗策略产生重大影响,而且对呼吸道疾病病理机制的单一理论也是一个挑战。

二、鼻腔对下呼吸道的保护作用

就发病部位而言,变应性鼻炎属上呼吸道慢性炎症。它对下呼吸道的影响有其病理生理学基础。

1. 维持肺内正常的气体交换　在中世纪,人们认为呼吸的主要目的就是使体内血液不致过热。因此,呼吸道只是空气进入肺内和呼出的管

道。直到 1829 年 Magendie 首先提出鼻腔对吸入的空气有加温加湿作用，其后的一些研究陆续提出鼻腔对吸入空气有预处理功能，因为肺泡内气体交换要求气体有适宜的温度和湿度，鼻黏膜丰富的腺体和血流分布可满足这种生理条件。令人信服的研究是 Ingelstedt（1956 年）通过环甲膜置入微型温度计和湿度计测量声门下气体所得到的结果，其测量数据一直引用至今。

据测量，当吸入鼻腔的空气湿度为 40% 时，经鼻腔吸至咽部的湿度已提高到 75%，到达声门下区时其湿度已升达 98%，这极其有利于呼吸道的纤毛运动。温度的调节作用多赖于鼻腔广大而迂曲的黏膜面和丰富的血液供应所维持。一个理论认为热交换的功效与蝶腭动脉的位置有关。蝶腭动脉在鼻腔内经各个鼻甲向前分布，血液由后向前流动，而气流则由前向后移动进行相互交换。这样，两个相对运动构成了一更有效的热交换过程。然而，这种过程并不完美，大约有 10% 的热能消耗。据估算，人体总血流量的 1/3 流经鼻腔，对每天经鼻呼吸的 1.2 万 L 的气体加温。当冷空气进入鼻腔，引起刺激，即可通过三叉神经反射使鼻黏膜发生动脉性充血，可使鼻腔空间变小，鼻阻力增加，限制吸入空气的流量，又可提高血运速度，增加供热量。当外界气温在 -8℃ ~+40℃ 时，正常的鼻黏膜可将吸入空气的温度调节到 32~34℃。当气温低至 -20℃ 时，鼻腔后段温度也能到达 31℃；气温高达 50℃ 时，则降至 37℃。总之，外界环境气温虽可冷热变化不定，有时相差甚多，但经过正常鼻腔的加温作用后，到达鼻腔后段和喉入口时已达 31℃ 左右，相差一般不大于 1℃。

肺泡的充分扩张依赖于呼吸道阻力，其 50% 来源于鼻腔，鼻阻力产生的部位主要在前鼻孔后 1.5cm 的鼻瓣区。但鼻塞导致的鼻阻力过大又可影响通气量。

2. 维持下呼吸道的清洁状态 吸入的空气经宽大的鼻前庭到最狭窄的鼻瓣区，再到宽大的鼻腔时，空气的流动力学发生了变化。吸入的空气在鼻瓣区受到阻力后便分为两股气流，即层流（laminar flow）和紊流（turbulent flow）。紊流的存在使气流中的颗粒物沉降在鼻黏膜表面。鼻黏膜表面存在的黏液将沉积在表面的颗粒物质（粉尘、细菌、变应原物质等）黏附，依靠纤毛的摆动

将黏附物推至咽部排出，此谓鼻内黏液纤毛传输系统。纤毛的正常功能依赖于纤毛周围液的量和黏液表层的黏度。变应性炎症时，由于浆液性分泌物大量分泌，纤毛肿胀，使传输速度减慢，延长了变应原物质与鼻黏膜接触的时间。感染性炎症时，由于决定黏液黏稠性的黏蛋白分泌过多、黏液中 Na^+ 进入细胞内，使得纤毛周围液减少，纤毛摆动明显变慢或不能，致病因子在黏膜表面滞留时间延长，致使炎症加重。

鼻黏膜上皮细胞对外界刺激（病原微生物、变应原、物理化学因子）首当其冲，故在漫长的生物进化过程中，鼻黏膜上皮细胞不仅保留了最原始的先天性免疫功能，也具备了较完善的获得性免疫功能。已经证实，鼻黏膜上皮细胞表达 Toll 样受体（toll-like receptors，TLRs），通过识别多种微生物的病原相关分子模式（pathogen associated molecule patterns，PAMPs），启动先天性免疫和获得性免疫，产生抗微生物多肽类和特异性抗体。呼吸道中的 NO 是强力的抗病原微生物化学因子，而鼻窦黏膜是产生 NO 的主要部位。呼吸过程中，鼻窦在气体交换时将窦内的 NO 被动排出窦外，进入呼吸道发挥其杀菌功能。这样，通过鼻腔的气体在到达下呼吸道之前基本无菌且温湿适宜，有效地保护了下呼吸道。但鼻内炎症可使上述功能受到损害，进而使下呼吸道受到影响。

为进一步证实鼻腔对吸入空气的预处理功能，一些作者观察经口呼吸对下呼吸道的影响。Strohl 等（1988 年）在研究运动性哮喘时发现，运动员在运动时吸入干冷空气后呼吸道阻力增加 84%，而后吸入温湿空气则无改变。同样，Shturman-Ellstein 等也发现经口呼吸诱发的支气管收缩反应较经鼻呼吸显著。有人观察到从事冬季运动的人易患哮喘。Wilber 等在 1998 年冬季奥林匹克运动会期间，观察到美国运动员支气管痉挛的发生率为 23%，而在越野滑雪运动员发生率高达 50%。另一作者也发现，滑雪运动员有气管基底膜增厚和炎症细胞浸润。上述发现正与 2000 年夏季奥林匹克运动会相反，意大利运动员哮喘发生率为 15%。虽然运动诱发哮喘的机制较为复杂，但上述结果均与运动时张口呼吸，大量吸入气体未经鼻腔预处理有关。由上看出，鼻腔功能对保护下呼吸道十分重要，鼻与下呼吸道存

在着密切的病理生理联系。

三、上下呼吸道炎症反应的相同性

1. **组织结构的相同性** 显微镜下可看到正常鼻黏膜和支气管黏膜相同,上皮可见由杯状细胞隔开的柱状纤毛细胞,上皮由基底膜将其与黏膜下层分开。小血管、成纤维细胞、神经纤维及末梢、黏液腺和免疫细胞(树突状细胞、淋巴细胞)等分布在黏膜下层。但鼻腔黏膜下层有丰富的血管网和静脉窦,而气管黏膜则有与气管软骨环平行的环形平滑肌。上下呼吸道如上诸多相似之处表明其对变应原等刺激因子的炎症反应过程也可有相同之处。

2. **炎症反应** 鼻黏膜与气管黏膜均属黏膜相关淋巴组织,具有相同的免疫活性细胞和炎症细胞,对外来刺激的免疫应答相同。上皮细胞均可产生多种促炎症细胞因子(proinflammatory cytokines)和针对中性粒细胞、嗜酸性粒细胞、单核细胞的趋化因子(chemotaxis)和黏附因子,黏膜内均有树突状细胞、单核巨噬细胞、淋巴细胞及其亚群以及肥大细胞等。因此,不管发生在鼻黏膜还是支气管黏膜,其炎症反应都是相同的。有相同的炎性介质,Th2 细胞释放的细胞因子和黏附因子,但反应程度可能有所差别。一般情况下,哮喘患者的气管黏膜嗜酸性粒细胞浸润更明显。多项研究认为哮喘的气管黏膜组织重塑明显而鼻部少有重塑,但最近许多作者通过对实验动物和临床病理研究,认为变应性鼻炎鼻黏膜也存在重塑。

鼻黏膜和气管黏膜炎症特征,归纳如表 2-5-1:

表 2-5-1　变应原诱导的上下呼吸道炎症改变

变化指标	鼻黏膜	气管黏膜
嗜酸性粒细胞	增加	增加
肥大细胞	增加	增加
嗜碱性粒细胞	存在	缺乏
Th2 细胞因子	增加	增加
血管床	增加	轻度
基底膜	无变化	明显增厚
上皮损伤	不明显	明显
平滑肌增加	无	明显
气道高反应性	有	有

四、鼻部炎症刺激的系统性反应

如前所述,鼻部功能对下呼吸道有重要影响,且上下呼吸道在组织学、免疫应答上有诸多相同之处,那么变应性鼻炎鼻黏膜炎症对下呼吸道的影响自然引起许多作者的研究兴趣,这一问题的阐明将会使变应性鼻炎传统治疗策略发生重大改变。早在 20 世纪 90 年代前后,许多作者通过临床和实验研究发现,对变应性鼻炎患者行变应原鼻内激发,肺通气功能显著减弱。McCusker 等(2002 年)给小鼠模型鼻内激发,发现在鼻黏膜和气管黏膜均有炎症表现,并在气道灌洗液中有嗜酸性粒细胞计数和 IL-5 含量增加。Braunstahl 等(2001 年)对季节性鼻炎患者在非发作季节时行鼻内激发试验,在激发前和激发后 24h 取鼻和气管黏膜。结果发现激发后鼻黏膜和气管黏膜嗜酸性粒细胞显著增加,并与黏附分子的表达显著相关,同时血液循环中嗜酸性粒细胞计数和 IL-5 均显著增加。Beeh 等(2003 年)进行同样的研究证实,花粉变应原鼻内激发后,患者痰中的嗜酸性粒细胞阳离子蛋白(eosinophil cationic protein,ECP)和细胞间黏附分子(intercellular adhesion molecules,ICAM)在痰中均显著增加,并与血清中的 IL-5 水平增高相关。

临床上发现,多数变应性鼻炎患者不伴有哮喘,但通过气管镜技术证实,他们的下呼吸道已有炎症,表明这类患者整个呼吸道已受累,只不过症状发生在鼻部。这意味着这类患者整个呼吸道变应性炎症程度较轻,因而下呼吸道炎症没有产生临床症状。之所以首先表现为鼻部症状,是因为吸入性变应原颗粒大多数都沉积在鼻气道中了。而在有症状的哮喘和特应性患者,几乎均存在鼻黏膜炎症,意味着这类患者有较严重的呼吸道变态反应性炎症综合征。换句话说,下呼吸道症状的发生表明整个呼吸道炎症呈进行性加重,已到了更晚期阶段。事实上,这类患者多以鼻炎为首发疾病或与哮喘同时。

早在 von Pirquet 最初提出 allergy(变态反应)的概念时,就曾指出变态反应是机体为保护自身而发生的"变化了的反应"。这就意味着变态反应是全身系统性疾病,发生在呼吸道任何部位的变态反应并不只是局部的过敏反应。长时间以来均证实,呼吸道变应性反应一旦发生,不管是在鼻腔,还是在下呼吸道,外周血中的嗜酸性粒细胞和其他系统性细胞因子都发生改变。呼吸道局部炎症反应在同一部位发生的炎症细胞浸润表明,这种反应的系统性因素直接反馈到外周靶器官。有两个作者对变态反应的系统性应答做了令人信服的研究。一个是在 20 世纪 90 年代中期 Denburg 等人证明骨髓参与了呼吸道变态反应的系统性应答。

Denburg 等认为嗜酸性粒细胞 / 嗜碱性粒细胞在骨髓中的祖细胞分化进程加速,是由变应原刺激诱导的系统性应答机制之一。他们发现变应性鼻炎、鼻息肉或哮喘患者的外周血中,嗜酸性粒细胞 – 嗜碱性粒细胞(Eo/B)的祖细胞增加,花粉症患者在花粉季节中这一增加更为明显。这些细胞均为 IgE 受体阳性细胞。那么联系呼吸道和骨髓反应的机制又是什么?虽然这种联系的具体通路尚不清楚,但学者们通过分析外周血中先祖细胞的表型发现,CD34[+] 骨髓细胞表达丰富的 IL-5Rα,并证实 IL-5 是上调 IL-5Rα 的有利因素。Braunstahl 等(2001 年)证实,系统性变态反应的最终靶点是整个呼吸道而不仅仅是发生反应的初始部位。他的经典实验是在观察鼻部刺激能引起气管黏膜炎性应答的同时,又以内镜技术对无哮喘临床症状的变应性鼻炎患者的某一节段支气管行变应原激发。结果发现,血液循环中的嗜酸性粒细胞增加,鼻黏膜和气管黏膜中嗜酸性粒细胞和嗜碱性粒细胞均有明显浸润,且两处黏膜均发现有对嗜酸性粒细胞强烈趋化作用的黏附分子的显著表达。这一结果再次证实,上下呼吸道之间的联系可通过炎性介质介导。对在更广阔范围内研究变态反应的系统性应答具有重要意义,因为它不仅为人类呼吸道从鼻到肺的同一性这一概念提供新的证据,也提出一些新的问题。若在 Braunstahl 的研究中,在行气管节段性变应原激发后,同时研究对象的皮下或肠黏膜,发现这些组织中的嗜碱性粒细胞和嗜酸性粒细胞是否也增多?呼吸道产生的系统性变应性应答的靶向特异性是否就限制在呼吸道?针对这些问题,有作者观察到,哮喘患者也存在唾液腺和肠道的无症状炎症。流行病学的调查也发现,有吸入性变应原引起呼吸道和眼部症状之前,经常发生特应性皮炎和食物变态反应。这些问题的解释不仅使"呼吸道的

同一性(airway oneness)"这一概念将更加明确,也为深入研究鼻 – 肺病理生理的交互影响机制提供一更好的研究体系。

总之,上下呼吸道双向影响,呼吸道的一端的变应原接触可引起其他部位呼吸黏膜的炎症反应,把上下呼吸道视为一个功能性整体单位。尽管生理学研究提供证据表明上下呼吸道的联系是通过鼻腔的生理作用和鼻 – 肺反射,但近年提供的大量证据证实,呼吸道某一局部炎症刺激产生的分子信号(细胞因子、黏附分子)通过外周血液循环和骨髓反应在系统性免疫应答上应起主要作用。变应性鼻炎和哮喘是"同一个呼吸道,同一种疾病(one airway, one disease)"的概念的提出不仅仅阐述了上下呼吸道之间病理生理联系,更重要的是进一步揭示变应性鼻炎是全身系统性变态反应在鼻部的表现这一病理本质。

综上所述,对变应性鼻炎从"鼻部炎症"到"系统性炎症反应性疾病在鼻部的表现"的认识大体有如下几个方面:①流行病学调查结果;②对鼻腔生理功能的回顾;③炎性因子的体液径路和骨髓反应。基于这种上下呼吸道相互联系的认识,从治疗方法或治疗效果的角度,必须应从新审视多年已确立的治疗模式:对鼻炎是主要以局部治疗好还是全身系统性治疗更好?回顾上述认识历程,给我们一个重要启示,就是应把鼻炎或哮喘作为炎性呼吸道综合征来制订治疗策略。许多文献都已证实,对变应性鼻炎或鼻 – 鼻窦炎的治疗可显著改善下呼吸道症状;反之,哮喘控制后鼻炎也得到改善,虽然这种联系至今尚有争议,但这种上下呼吸道之间的相互影响仍具有重要临床意义。已进行的系统性治疗,如及早开始的特异性免疫治疗、第二代抗组胺药和白三烯受体拮抗剂的应用以及抗 IgE 单克隆抗体的临床报道已显出这种治疗策略的正确性。

(陈建军)

第三节 变应性鼻炎的诊疗 指南及共识解析

世界变态反应组织(World Allergy Organization, WAO)在 2013 年发表的更新版《变态反应白皮

书》(WAO White Book on Allergy)中指出,全球变应性疾病的流行率高居不下,无论给发达国家还是发展中国家均造成了巨大的疾病负担,因此,有必要在医疗卫生保健的各个层面采取积极有效的防控措施,包括制定切实可行的临床指南以提高诊疗水平和加强疾病管理。变应性鼻炎(allergic rhinitis, AR)是变应性疾病中最常见的类型之一,人群患病率为10%~40%且呈明显上升态势,对患者的生活质量乃至家庭和社会造成严重影响。AR也是具有严峻挑战性的难治性疾病,应在临床指南的指导下进行规范化的诊断和治疗,使患者的症状得到良好控制,并改善其生活质量。

我国AR指南性文件的制定可以追溯到1991年,最初制定的是"变应性鼻炎诊断和疗效评定标准",于1997年进行了修订。随着2001年WHO参与制定的ARIA指南在国际上推广应用,中华耳鼻咽喉头颈外科杂志编委会和中华医学会耳鼻咽喉科学分会于2004年召开的鼻科专题学术会议上讨论制定了《变应性鼻炎的诊治原则和推荐方案》,并于2009年修订为《变应性鼻炎的诊断和治疗指南》(以下简称《指南》)。应该说,各个时期的指南性文件对推动和规范我国AR的临床诊疗发挥了重要作用。然而,由于既往各版本的内容比较简单,已无法满足临床工作的需要,故制定内容更加丰富、更具临床指导性和可操作性的AR诊疗指南势在必行。正是在这样的背景下,中华耳鼻咽喉头颈外科杂志编委会鼻科组和中华医学会耳鼻咽喉头颈外科学分会鼻科学组于2015年进行了新一轮的《指南》修订工作。新版《指南》共2万余字,内容涵盖流行病学、发病机制、临床分类、诊断、鉴别诊断、伴随疾病、治疗(包括变应原回避、药物治疗、免疫治疗和外科治疗)、疗效评价及健康教育,全文发表于《中华耳鼻咽喉头颈外科杂志》2016年第1期。紧接着,由中华医学会变态反应学分会组织编写制定了《指南》英文版,也已正式发表。下面就《指南》重点内容作一介绍和解析。

流行病学和发病机制是《指南》新增章节。近年来,国内AR流行病学调查取得不少成绩,有关资料显示,我国大陆地区的AR患病率为4%~38%,不同地区及城乡之间存在较大差别。

总体上近年来AR呈显著的流行增加趋势,我国主要城市的AR患病率从2005年的11.1%升高到2011年的17.6%,6年间患者数增加了1亿,给社会经济造成极大的影响。AR的发病与遗传和环境的相互作用有关,有必要对其流行趋势及影响因素进行追踪观察和分析。

AR是机体暴露于变应原后主要由IgE介导的鼻黏膜非感染性慢性炎性疾病。I型变态反应的速发相和迟发相反应是AR发病机制中的关键环节,尤其对迟发相反应的深入认识十分重要。目前认为,在迟发相反应中白三烯、前列腺素和血小板活化因子等炎性介质及细胞因子的释放,导致鼻黏膜产生Th2炎性反应,使得AR的症状(特别是鼻塞)持续存在和慢性化。这为AR治疗策略的制定提供了理论基础,并具有临床指导意义。另外,尽管IgE介导的I型变态反应是AR发病的核心机制,但非IgE介导的炎性反应也参与了AR的发生发展,值得深入研究。

疾病分类对于临床诊断不可或缺,且可为制定合理的防治计划提供依据,是循证医学和学术交流的基础。AR传统上按变应原种类分为季节性(seasonal)和常年性(perennial),ARIA指南则提出按症状发作时间分为间歇性(intermittent)和持续性(persistent),并根据症状严重程度以及对患者生活质量的影响分为轻度和中-重度,目的是进行"阶梯式治疗"。在2004年版《变应性鼻炎的诊治原则和推荐方案》中,将两种分类方法相结合,分为季节性间歇性、季节性持续性、常年性间歇性和常年性持续性,主要用于科学研究。该分类方法较繁琐,不太适合于临床诊疗工作,因而在2009年修订的《指南》中未继续采用,而是改用单纯的ARIA分类。但在临床实践中发现,ARIA分类方法无法全面涵盖AR的类型,且对绝大多数患者而言传统分类并无不妥之处。针对这一问题,考虑到我国幅员辽阔,各地区气候条件和变应原种类存在较大差异等实际情况,新版《指南》将AR的传统分类和ARIA分类并存,建议根据具体情况在临床实践中灵活应用。值得一提的是,2015年美国指南(Clinical Practice Guideline: Allergic Rhinitis)和2017年日本指南(Japanese Guidelines for Allergic Rhinitis 2017)仍沿用传统分类方法,分为季节性AR和常年性AR。美国指南还增加了一个特殊类型：偶发性 AR（episodic AR），指的是平时不发病，只在接触日常环境接触不到的变应原时才发病。日本指南则推荐根据症状类型，将 AR 分为喷嚏流涕型、鼻塞型和混合型，结合症状严重程度采用不同治疗策略。

正确的诊断是选择最佳治疗方案的基础。临床诊断 AR 需包括两个方面：首先根据患者的病史、症状及体征作出初步诊断，然后行变应原体内和／或体外检测，根据检测结果而作出确定诊断。变应原体内检测推荐采用皮肤点刺试验（skin prick test，SPT），体外检测则为血清特异性 IgE 测定，两者有机结合可以为诊断提供更准确的信息，其临床意义在于：通过变应原检测有助于确定干预措施，尽量避免接触已知的致敏原，并进行有针对性的预防性治疗或特异性免疫治疗。因此，变应原检测对于 AR 的诊断和鉴别诊断显得十分重要。正如《指南》中指出的，AR 的诊断应根据患者典型的过敏病史、临床表现以及与其一致的变应原检测结果而作出。但是，美国指南不再将变应原检测作为支持性或排除性诊断依据，而推荐当初步诊断为 AR 并行经验性治疗无效，或诊断不能明确，或需确定致敏原行特异性免疫治疗时，再进行变应原检测。这样似乎可以减少一些不必要的检查，但从精准医学的角度来看并不可取，值得商榷。

治疗是临床指南的核心内容。AR 的治疗原则包括环境控制、药物治疗、免疫治疗和健康教育，即"四位一体，防治结合"。变应性疾病至今尚无根治方法，但通过规范化的综合防治，可以达到并维持临床控制，并使患者的生活质量得到明显改善。就目前而言，AR 的主要治疗方法仍然是药物治疗和特异性免疫治疗。新版《指南》对 AR 治疗药物的介绍采用了相对统一的编排格式，包括药理作用、用法用量、疗效及安全性等几个方面，叙述上试图做到条理清晰、层次分明，以加深临床医师对各类抗过敏药物的理解，在治疗中合理用药。根据高质量的研究结果、系统评价和荟萃分析，《指南》将鼻用糖皮质激素、口服或鼻用第二代抗组胺药、口服白三烯受体拮抗剂作为一线治疗药物，临床推荐使用。而口服糖皮质激素、口服或鼻用肥大细胞膜稳定剂、鼻用减充血剂、鼻用抗胆碱药等作为二线治疗药物，临床酌情

使用，应注意掌握用药指征、治疗时机及疗程。值得一提的是，美国指南不推荐将口服白三烯受体拮抗剂作为 AR 的首选治疗药物，其理由是该类药物费用较高，疗效不如鼻用糖皮质激素和口服抗组胺药，或与口服抗组胺药疗效相当，但对于 AR 伴哮喘的患者可将其作为一线用药，临床获益较大。日本指南则强调白三烯受体拮抗剂能抑制嗜酸性粒细胞浸润，抑制鼻黏膜血管扩张和渗透性，改善鼻塞的效果优于第二代口服抗组胺药，故其主要适应证为轻中度鼻塞型 AR 以及以中等程度鼻塞为主诉的患者。

变应原特异性免疫治疗是针对 IgE 介导的变应性疾病的"对因疗法"，具有远期疗效，在 AR 治疗体系中占据重要地位，其临床应用不需要以药物治疗无效为前提条件。随着这一治疗观念的变化，改变了过去将免疫治疗作为 AR 辅助疗法的旧思维，有力提升了免疫治疗的临床一线治疗地位。具体地讲，诊断明确的 AR 患者即可以接受免疫治疗，采用皮下注射或舌下含服的治疗方式，总疗程为 3 年左右。而美国和日本指南均推荐免疫治疗的疗程为 3~5 年。值得一提的是，美国指南仍推荐免疫治疗适用于药物治疗（无论是否进行环境控制）不能充分改善症状的 AR 患者，但也有一些不同意见，认为对于不选择药物治疗的患者免疫治疗应该作为一线疗法。另外，《指南》强调应使用标准化变应原疫苗，注意治疗时机的选择，严格掌握禁忌证，及时处理可能发生的局部和全身不良反应（特别是严重过敏反应），以保障患者安全。

AR 是系统性炎症反应在鼻部的表现，基于这个认识，抗炎和抗过敏是 AR 治疗的基本策略。通常认为，变态反应是手术刀切不掉的，外科干预在 AR 治疗体系中一向不占重要地位，加之缺乏高质量的临床研究证据，过去几个版本的《指南》未涉及这方面内容。本次《指南》修订过程中，专家们针对 AR 外科治疗的相关问题进行了较深入的研讨，认为手术作为 AR 的辅助治疗方法，临床可酌情使用，需要注意的是：①严格掌握手术适应证和禁忌证；②进行充分的术前评估，包括疾病严重度和患者心理评估；③微创操作。其目的是把控好手术指征，谨慎筛选手术对象，避免过度手术，这在当今的医疗环境下显得尤为重

要。手术方式主要有 2 种类型：以改善鼻腔通气功能为目的的下鼻甲成形术（下鼻甲部分切除、低温等离子消融）和以降低鼻黏膜高反应性为目的的副交感神经切断术（翼管神经、鼻后神经切断）。

疗效评价是循证医学体系中的重要一环，《指南》介绍了主、客观两种评价方法。与过去单一的症状 / 体征评分相比，这次修订后增加了药物评分、症状 - 药物联合评分和生活质量评分等，这些评估手段为国际指南共识文件所推荐，可用于评价某种干预措施对 AR 的近期和远期疗效。对于合并哮喘的患者，还需进行哮喘控制评分。相比之下，临床疗效的客观评价方法不多，尤其是特异性免疫治疗，至今尚缺少公认的生物标志物，有待于进一步探究。

WAO 在《变态反应白皮书》中反复强调患者教育的重要性，包括首诊教育、强化教育（随诊教育）以及家庭和看护人员教育等几个方面，而且，教育患者首先需要教育医生。对此，本次修订的《指南》以较大篇幅介绍了 AR 患者教育的意义、关注点及具体做法，深入浅出，对临床诊疗和预防保健工作具有较大的参考价值。

综上所述，新版《指南》内容较丰富，比较系统地介绍了 AR 诊断和治疗等方面的临床核心问题，提出了较为切合实际的诊疗建议和推荐意见。特别值得一提的是，《指南》中较多地引述了国内学者近几年发表的具有较高循证医学证据水平的临床研究和荟萃分析，使得《指南》更加贴近国内临床实践。英文版《指南》还重点介绍了传统医学和中西医结合在 AR 诊疗中的应用，引起了国外学者的关注。无独有偶，美国指南也推荐针灸可作为 AR 患者的一个治疗选择。今后需要进一步加强这方面的研究，提高证据级别，阐明作用机制。

当然，诊疗指南并不能代替临床思维，其内容也非"金科玉律"，应该对每一位患者的自身情况进行具体分析，科学的做出临床决策，制定个体化的治疗和疾病管理方案。总之，诊疗指南的修订是一个动态过程，需要与时俱进，不断更新和完善，以更好地发挥其对临床工作的指导作用。

（程 雷）

第四节　变应性鼻炎的治疗策略及进展

一、变应性鼻炎的药物治疗

1. 糖皮质激素　糖皮质激素治疗变应性鼻炎的药理学作用包括抑制肥大细胞、嗜酸性粒细胞和黏膜炎症反应；减少嗜酸性粒细胞数量；稳定鼻黏膜上皮和血管内皮屏障；降低刺激受体的敏感性；降低腺体对胆碱能受体的敏感性。

（1）鼻用激素：鼻用激素是治疗变应性鼻炎最有效的抗炎药物。鼻用激素通过在黏膜中达到有效药物浓度，起到抗炎作用，并且存在全身生物利用度低，起效快，安全性好的优点。鼻用激素通过显著抑制鼻腔黏膜中嗜酸性粒细胞、嗜碱性粒细胞、中性粒细胞和单核细胞的募集，从而发挥临床疗效。可有效缓解鼻塞、流涕和喷嚏等症状。药物疗效通常在 12h 后出现，也有患者感觉用药 2h 后即有效果，实现最大疗效可能需用药 2 周左右。对持续性中重度变应性鼻炎患者疗程不少于 4 周。鼻用激素是目前临床应用中的一线用药。

临床常用的鼻用激素包括二丙酸倍氯米松、布地奈德、环索奈德、氟尼缩松、丙酸氟替卡松、糠酸氟替卡松、糠酸莫米松和曲安奈德等。

（2）口服激素：主要用于短期内改善变应性鼻炎患者的临床症状，多选用泼尼松，0.5~1mg/（kg·d），连续 10~14 天，根据患者自身肾上腺皮质激素分泌的昼夜规律，通常晨起空腹给药。使用口服激素同时必须严密观察患者出现的不良反应（如血糖波动，骨质疏松等），一旦出现，应立即停药。

2. 抗组胺药　抗组胺药作为反向激动剂，通过与 H_1 受体结合，从而抑制组胺的作用。第一代抗组胺药可透过血脑屏障，并具有抗胆碱能作用，会导致嗜睡和黏膜干燥，因此目前临床上已不推荐使用第一代抗组胺药。第二代 H_1 抗组胺药物与第一代相比，中枢镇静作用很少，且无抗胆碱作用。

目前临床中推荐口服或鼻用第二代或新型 H_1 抗组胺药，这类药物可有效缓解鼻痒、喷嚏和流涕等症状,但对鼻堵症状疗效较差。抗组胺药在口服后1~2h内起效,疗效持续可超过24h,因此给药方式一般为每日一次,疗程一般不少于2周。适用于轻度间歇性和轻度持续性变应性鼻炎,与鼻用糖皮质激素联合治疗中重度变应性鼻炎。鼻用抗组胺药比口服抗组胺药起效更快,通常给药后15~30min内起效,疗效可维持约150min。由于鼻内抗组胺起效迅速,并且可有效缓解鼻塞,也作为治疗变应性鼻炎的一线用药。

临床常用的第二代H_1口服抗组胺药包括阿伐斯汀、氮斯汀、西替利嗪、地氯雷他定、依巴斯汀、弗克芬德、左旋西替利嗪、氯雷他定、美喹他嗪、咪唑斯汀、卢帕他定等。鼻用抗组胺药包括盐酸氮䓬斯汀、盐酸左旋巴斯丁等。

3. 白三烯受体拮抗剂 通过阻断半胱氨酰白三烯受体而有效控制鼻部和眼部症状,适用于治疗变应性鼻炎和哮喘,在控制季节性变应性鼻炎方面,白三烯拮抗剂与口服H_1抗组胺药物等效,但不及鼻用糖皮质激素。与抗组胺药物相比,白三烯拮抗剂可以更有效地缓解鼻塞。且患者对治疗的耐受性较好。除此之外,白三烯受体拮抗剂可以用于治疗儿童变应性鼻炎。

临床常用的白三烯拮抗剂包括普仑司特、孟鲁司特钠和扎鲁司特。其中孟鲁司特是妊娠B类药物,孕妇也可以服用。

4. 肥大细胞膜稳定剂 肥大细胞致敏后可释放多种介质,在变应性鼻炎的发病中起重要作用。色酮类药物具有稳定肥大细胞膜的作用,可阻止该细胞脱颗粒和释放介质,对缓解鼻痒、打喷嚏和流鼻涕症状有一定的效果,色酮类药物滴眼液对缓解眼部症状也有效。但肥大细胞稳定剂起效较慢,药效作用较短,因此属于二线药物。

临床常用的肥大细胞膜稳定剂包括色甘酸钠、尼多克罗和N-乙酰冬氨酰谷氨酸。

5. 鼻用减充血剂 鼻用减充血剂可以收缩鼻腔黏膜中的血管并改善鼻腔通气,从而缓解患者的鼻塞症状,连续使用应控制在7天内,长期使用会引起药物性鼻炎。鼻用减充血剂在应用于儿童患者时,药物浓度应该选择较低剂量(通常为成人药物浓度的一半)。

临床常用的鼻用减充血剂包括羟甲唑啉和赛洛唑啉。

6. 抗胆碱药 胆碱能神经活性增高可导致鼻分泌物亢进,故鼻用抗胆碱能药可以减少鼻分泌物,但对鼻痒和喷嚏无效。临床上使用的抗胆碱药包括口服和鼻用两种,成分通常为异丙托溴铵。

7. 中药 某些中草药成分具有抗过敏、抗炎和免疫调节作用,因此部分中药对缓解变应性鼻炎的症状有效。

8. 鼻腔冲洗 鼻腔盐水冲洗通常使用生理盐水或2%高渗盐水冲洗鼻腔,可以有效的去除或减少炎性介质(如组胺、前列腺素、白三烯等)和变应原与机体的接触。此外,鼻腔冲洗还可以恢复受损的鼻黏膜纤毛功能,并通过减少鼻腔分泌物和减轻水肿来提高鼻用药物的疗效。因此,鼻腔冲洗被认为是一种安全、有效的辅助治疗手段,特别是在治疗儿童和孕妇变应性鼻炎中,发挥重要的作用。

儿童和老年人的治疗原则与成人相同,但应特别注意避免药物的不良反应。妊娠期患者应慎用各种药物。

二、变应性鼻炎的免疫治疗

免疫治疗是以逐渐增加变应原提取物的给药剂量,使得患者免疫系统在以后暴露于变应原时敏感性降低,或不产生临床症状,从而实现症状的长期缓解和改善生活质量。免疫治疗被认为是目前唯一可以改变变应性鼻炎患者个体免疫系统,进而影响变应性疾病自然进程的干预方式。免疫治疗可以显著改善患者症状,减少药物用量,在治疗期间和之后均能改善患者的生活质量。与药物治疗相比,免疫治疗可以改善所有呼吸道症状,而且从远期来看,可以减少药物的使用,改善患者生活质量,更具经济性。除此之外免疫治疗还能防止新发过敏症及哮喘的发生。

(一)免疫治疗的机制

免疫治疗的作用机制目前还不明确,总体来说,是通过逐渐提高变应原提取物的给药浓度,从而诱导临床上的对变应原的耐受。患者接受免疫治疗时,其一次性接受变应原的剂量可以达到通常自然变应原暴露剂量的100倍以上,大量的变应原暴露以及进入机体径路的差异,可能是诱导免疫耐受的原因。

免疫耐受的可能通过两个机制实现：免疫偏离和诱导调节性T细胞。免疫偏离是指变应原暴露后产生变应原特异性Th1细胞，而抑制Th2细胞反应。Th1细胞产生IFN-γ，刺激B细胞产生IgG而不是IgE，IgG不触发变态反应。调节性T细胞（T regulatory cells, Tregs）是一类具有调节免疫反应能力的T细胞亚群。在免疫治疗过程中，由于缺少促炎信号，气道的树突状细胞（DCs）处于半成熟状态，表达共刺激分子，诱导T细胞发挥调节作用，产生IL-10，抑制炎症反应。免疫治疗尚可通过抗原提呈细胞（APC）包括B细胞和巨噬细胞分泌IL-10，并诱导能分泌IL-10的Tregs。已经证实免疫治疗诱导产生CD4$^+$CD25$^+$调节性T细胞，后者产生IL-10和TGF-β，抑制局部Th2反应，并使得产生IgG4和IgA抗体。IgG4抗体可以抑制Th2细胞的产生，封闭抗原诱导的肥大细胞和嗜碱性粒细胞，减弱变态反应。研究发现免疫治疗后，IgG1和IgG4均可出现10~100倍的升高，封闭了IgE的作用，但活性的升高可能更为重要，因为后者与临床表现关系更为密切。

免疫治疗的作用可能在免疫治疗的早期就能体现，甚至是第一次免疫注射即可以出现肥大细胞和嗜碱性粒细胞活性的降低和脱颗粒的减弱。有研究发现，在蜂毒的免疫治疗中，首次免疫注射的几小时后即可观察到单核细胞的活化，后者在免疫治疗的早期可以通过启动ILT3/4介导的抑制效应，升高IL-10以及细胞内cAMP，抑制变态反应的发生。

（二）免疫治疗的适应证与禁忌证

1. 适应证 临床明确诊断的变应性鼻炎患者即可采用免疫治疗。变应原数量不超过3种，通常皮下免疫治疗适用于5岁以上患者，舌下免疫治疗适合3岁以上人群。免疫治疗不需要以药物治疗无效为前提，但以下患者尤其适合免疫治疗：①常规药物治疗不能有效控制症状；②药物治疗引起严重不良反应；③不愿意接受持续或长期药物治疗。舌下免疫治疗尤其适用于那些因明显不良反应而不能耐受皮下免疫治疗的患者，或不便在医院内接受免疫注射的患者。

2. 禁忌证 ①严重的或未经控制的哮喘（FEV1<70%预计值）以及不可逆的呼吸道阻塞性疾病。此为变应原免疫治疗的绝对禁忌证，严

重不良反应经常发生在未得到良好控制的哮喘患者。②正在使用β受体阻滞剂或血管紧张素转化酶抑制剂（ACEI）进行治疗的患者。使用β受体阻滞剂可增加呼吸道不良反应的风险，并在发生严重过敏反应时影响使用肾上腺素的效果。ACEI可以抑制机体肾素-血管紧张素系统的活化功能，导致在发生过敏反应时易出现低血压休克。③严重的心血管疾病，紧急情况下，严重的心血管疾病患者可能增加使用肾上腺素的风险。④严重的免疫性疾病，包括自身免疫性疾病和免疫缺陷性疾病，尤其是处于疾病活动期的患者进行变应原免疫治疗具有潜在风险。⑤严重的心理障碍或者对免疫治疗风险性和局限性不能充分理解的患者。⑥恶性肿瘤患者。⑦妊娠期患者：没有资料显示妊娠期间的免疫治疗会对胎儿或孕妇带来不良影响，但不建议在妊娠或计划受孕期间开始免疫治疗，如果患者在免疫治疗的剂量维持阶段妊娠，且前期免疫治疗耐受良好，可以继续接受免疫治疗。⑧特殊情况：季节性变应性鼻炎患者在花粉播散期禁止开始免疫治疗。急性感染、发热或其他疫苗接种前应暂停免疫治疗，并视暂停时间调整后续治疗剂量。免疫注射前后避免饮酒、剧烈运动等可能促进过敏反应的因素。口腔溃疡或口腔创伤患者不宜进行舌下含服免疫治疗。

（三）特殊人群的免疫治疗

1. 儿童的免疫治疗 一般认为，儿童进行免疫治疗比成人更有效，而且对于过敏性鼻炎的患儿，免疫治疗可以在一定程度上预防哮喘的发生。但由于5岁以下儿童变应性鼻炎诊断比较困难，与上呼吸道病毒感染反复发作有时难以鉴别，需要有处理儿童免疫注射后全身不良反应的能力，其皮下免疫治疗的适应证为5岁以上。

2. 孕妇免疫疗法的安全性 大量对照观察表明，对流产、死亡、未成熟儿的发生率、新生儿死亡率和先天畸形的发生率来说，孕期进行免疫治疗是安全的。然而，为避免任何过敏意外的发生，不建议在妊娠期增加剂量，也不建议在妊娠期对变应性鼻炎开始进行免疫治疗。

（四）免疫治疗的不良反应和分级处理

免疫治疗的不良反应分为局部不良反应和全身不良反应。局部反应表现为注射后出现注射

部位局部肿胀,有红、痒、痛感,甚至产生局部硬结或水疱甚至坏死等。舌下免疫治疗的局部不良反应主要表现为舌下瘙痒、红肿等,还可因变应原吞咽后发生腹痛、腹泻等胃肠道反应。局部不良反应一般在24h内自行消退,不影响免疫治疗。较轻的局部反应比较常见,一般不需处理。较重的局部反应可口服抗组胺药和局部冷敷或涂擦糖皮质激素乳剂以缓解症状。连续发生的局部不良反应提示治疗剂量过大,需要减少免疫治疗的剂量。

全身不良反应是指注射部位以外的器官发生的症状,主要发生在皮下免疫注射后,有多种表现,从少量喷嚏到突发的过敏性休克甚至死亡。全身反应可分为速发型全身反应(30min内发生)和迟发型全身反应(注射30min后发生)。全身不良反应需要分级处理,如发生轻中度不良反应经对症处理,调整剂量后,可以继续进行免疫治疗,如果发生重度不良反应甚至过敏性休克,则应终止免疫治疗。

(五)免疫治疗的方法

免疫治疗的主要方式包括皮下免疫治疗和舌下免疫治疗。皮下免疫治疗又称为免疫注射,按照达到维持剂量的时间,免疫注射的方式可分为常规免疫注射和加速免疫注射。常规免疫注射是从极低的剂量开始,经过3~6个月的每周1~3次免疫注射,逐渐达到诱导免疫耐受的剂量,然后维持治疗3~5年。加速的免疫注射包括集群免疫注射和冲击免疫注射。尽管多项研究证实这两种方法可以缩短患者前期剂量累加的时间,快速到达维持剂量,但会增加全身不良反应的风险,应在条件比较完备的情况下开展。舌下免疫治疗是一种经口腔黏膜给予变应原疫苗,以使变应性疾病患者逐渐实现免疫耐受的特异性免疫治疗方法。大量研究证实其对于变应性鼻炎的疗效和安全性,因此得到WAO的推荐。舌下免疫治疗的疫苗有滴剂和片剂两种剂型。舌下免疫治疗操作相对简单,安全性和耐受性良好,尤其适用于低龄儿童。已成为皮下免疫治疗的最佳替代方案。虽然免疫治疗可以给患者带来长期的缓解,但目前还没有研究显示哪些人群需要3~5年以上的免疫治疗,因此在决定是否延长免疫治疗的时间时,需要充分考虑患者的疾病的严重性、持续免疫治疗的收益、不良反应史以及患者自身的倾向和治疗的便利性。

(六)免疫治疗的终止

成功的免疫治疗治愈常年性变应性鼻炎应符合下列条件:①超过6年的免疫治疗;②持续1年无鼻部症状;③鼻激发试验阴性;④IgE水平低于正常。能够坚持如此冗长的治疗时间对多数人来说也确有一定困难。多数研究认为免疫治疗的持续时间可影响着治疗停止后疗效的维持时间,长期免疫治疗有稳定的临床疗效并可治愈变应性鼻炎,成功的免疫治疗可在治疗3~5年后停止。

三、变应性鼻炎的外科治疗

尽管药物治疗和免疫治疗被认为是变应性鼻炎的主要治疗方式,能够改善大多数变应性鼻炎患者的症状,但仍有部分患者不能获得足够的症状缓解。对于上述治疗不能取得满意疗效的患者,一些外科手术治疗方式也为变应性鼻炎的治疗提供了选择。外科手术作为变应性鼻炎的辅助治疗方法,已显示能够有效改善临床症状,术后还可以观察到鼻黏膜内炎性因子水平降低和鼻黏膜上皮细胞的恢复,鼻内镜技术的进步也为变应性鼻炎的手术治疗提供了技术保障,但远期疗效还需要进一步观察证实。

变应性鼻炎的外科手术方式主要有2种类型:以改善鼻腔通气功能为目的的下鼻甲成形术和以降低鼻黏膜高反应性为目的的副交感神经切断术。外科治疗应在个体化的前提下坚持以下原则:一是严格掌握手术适应证和禁忌证;二是进行充分的术前评估,包括疾病严重度和患者心理评估;三是微创操作。

(一)适应证与禁忌证

1. **适应证**　①经规范化药物治疗和/或免疫治疗,鼻塞和流涕等症状无改善,有明显体征,影响生活质量;②鼻腔有明显的解剖学变异,伴功能障碍。

2. **禁忌证**　①有心理精神疾病或依从性差;②全身情况差,不能耐受手术;③年龄小于18岁或大于70岁;④有出血倾向、凝血功能障碍;⑤未经过常规药物治疗或免疫治疗;⑥鼻炎症状加重期;⑦哮喘未控制或急性发作期。

（二）要手术方式

1. 下鼻甲成形术 旨在减少下鼻甲体积，拓宽鼻腔，解除鼻塞。手术提倡在鼻内镜下进行，可使用等离子、射频、激光和动力切割系统等辅助器械，主要术式有下鼻甲部分切除术、黏骨膜下切除术、骨折外移术及等离子射频消融术等。

2. 翼管神经切断术 翼管神经（vidian nerve）为一混合神经，包含副交感纤维和交感纤维2种成分，副交感纤维即岩浅大神经，发自脑桥上涎核，交感神经纤维由颈内动脉周围交感神经发出。两种神经纤维在破裂孔处汇合形成翼管神经，在翼管内穿行，出翼管前口至翼腭窝，进入蝶腭神经节，由此发出节后纤维与上颌神经纤维一起分配到鼻黏膜，支配鼻腔和鼻窦中近3/4区域的血管收缩和腺体分泌，同时还发出部分纤维到泪腺和舌。因此鼻腔黏膜的植物性神经纤维主要来源于翼管神经，破坏翼管神经即可阻断鼻腔黏膜的大部分副交感神经支配，从而减少腺体分泌，抑制血管扩张，从而缓解变应性鼻炎的症状。解剖及影像学将走行于蝶窦底的翼管分为3型：Ⅰ型为完全突出于蝶窦腔；Ⅱ型为部分突出于蝶窦腔；Ⅲ型为完全包埋于蝶骨体内。术前鼻窦CT扫描对决定手术径路有重要价值。翼管神经切断的主要方式为鼻内镜下经鼻腔径路完成，分为经蝶窦和经中鼻道两种术式。翼管神经切断术后部分患者出现干眼症状，一般在术后半年内缓解。少见的手术并发症有蝶腭动脉出血、上腭面部麻木及眼球运动障碍甚至失明等。预防措施为术中彻底止血；精确辨认翼管神经，勿损伤上颌神经；手术始终在眶外进行。

3. 鼻后神经切断术 鼻后神经来源于蝶腭神经节的翼管神经节后纤维及上颌神经的感觉纤维，主要经蝶腭孔进入鼻腔，包括鼻后上神经和鼻后下神经。切断鼻后神经可以降低鼻黏膜高反应性和轴突反射，减少鼻腔分泌物的产生，并减轻鼻黏膜炎性反应。也有学者认为，单纯切断主要分布于下鼻甲的鼻后神经的外侧枝也能达到与传统鼻后神经切断相同的疗效。鼻后神经切断术通常在鼻内镜下经中鼻道完成，作为翼管神经切断术的改良术式，经鼻内镜鼻后神经切断术是一个相对安全的手术，并发症少见。鼻后神经不含有支配泪腺的副交感神经纤维，故切断后不发生干眼

症状。

（三）常见并发症

1. 鼻出血 翼管神经切断及鼻后神经切断术中及术后可发生蝶腭动脉出血，出血多较剧烈，可行鼻内镜下电凝止血。继发性出血常由术后2~3周时创面坏死组织溶解、脱落，其内血管破溃所致。

2. 上唇苍白、麻木 术中蝶腭神经节和腭大神经受刺激所致，可在1~3月内自行缓解。

3. 眼干 是翼管神经切断术的常见并发症，原因为翼管神经中有支配泪腺的纤维，切断后可导致泪腺分泌障碍，可用人工泪液滴眼缓解症状，大部分患者眼干的症状可于术后3~6个月自行缓解。

4. Ⅱ、Ⅲ、Ⅳ、Ⅵ等颅神经损伤 可出现眼肌麻痹甚至失明等并发症，与电灼时电流过强或电极插入翼管过深波及其他颅神经所致。

5. 头痛 可能与翼管神经受刺激及术后鼻黏膜反应性水肿、通气引流不畅有关，也有人认为与鼻腔通气过度有关。

（张 罗）

第五节 非变应性鼻炎

按病因学分类，鼻炎可以分为变应性和非变应性两大类。非变应性鼻炎（nonallergic rhinitis，NAR）通常定义为一类非IgE介导的、以症状呈周期性或常年性发作为特征的鼻炎，包括血管运动性鼻炎（vasomotor rhinitis，VMR）、非变应性鼻炎伴嗜酸性粒细胞增多综合征（nonallergic rhinitis with eosinophilia syndrome，NARES）、感染性鼻炎（infectious rhinitis）、药物和食物诱发的鼻炎等类型。也有建议将感染性鼻炎作为一个独立类型，将鼻炎分为变应性、感染性和非变应性非感染性三大类。还有文献认为一些患者兼具AR和NAR，称为混合性鼻炎（mixed rhinitis）。由此可见，关于鼻炎的分类尚未达成一致。本节以NAR中最常见的VMR为例，着重介绍其发病机制、临床特点、诊断和鉴别诊断、以及治疗策略。

一、关于VMR病名的困惑

文献报道37%~61%的鼻炎患者属于VMR，

是 NAR 中临床最多见的一种类型。很久以来，对 VMR 这一病名存有不少争议，有文献称之为非变应性常年性鼻炎（nonallergic perennial rhinitis）、持续性非变应性鼻炎（persistent nonallergic rhinitis）、非感染性非变应性鼻炎（noninfectious nonallergic rhinitis）或非变应性非感染性常年性鼻炎（nonallergic noninfectious perennial rhinitis）等。VMR 还常被用作无嗜酸性粒细胞增多的 NAR 的同义词。由于所谓的血管运动（血管舒缩）症状可由 AR 或 NAR 引起，2008 年版 ARIA 指南倾向于使用特发性鼻炎（idiopathic rhinitis）替代 VMR，突出其发病原因不明的特点。也另有学者建议使用自主性鼻炎（autonomic rhinitis）或自主神经功能异常性鼻炎（dysautonomia rhinitis）来暗示它是由交感神经和/或副交感神经功能障碍引起的一种高反应性鼻病。病名的多样化体现出对疾病的病理生理学机制认识的局限性，也给临床诊断和治疗带来困惑。

鼻炎通常与鼻黏膜炎症有关，但 VMR 多无明显的鼻腔炎性反应，2009 年 WAO 专家组会议推荐使用非变应性鼻病（nonallergic rhinopathy）这一术语取代先前所指的 VMR、NAR 和特发性鼻炎，认为"鼻病"（功能障碍）比"鼻炎"（炎性反应）的表达更为恰当。为了便于阐述和文献回顾，这里仍沿用 VMR 这一病名。

二、对 VMR 发病机制的认识

VMR 的发病机制仍不十分清楚，主要有几种假说，包括鼻黏膜上皮渗透性增加、神经源性反应和非 IgE 介导的炎性反应等。近年来的研究大多集中在自主神经功能失调、感觉性 C 纤维的作用以及鼻黏膜局部炎性反应机制等方面。

（一）鼻黏膜上皮渗透性

各种刺激物、感染或细胞组分对鼻黏膜上皮的损伤可引起上皮渗透性增加，继而有可能导致对感觉神经末梢、血管和腺体的刺激增加，表现为鼻炎症状。干冷空气（cold dry air, CDA）被认为是 VMR 的典型触发因素，有证据显示 CDA 敏感者受到 CDA 刺激后鼻灌洗液中的上皮细胞数与基线水平相比增加了 6 倍，表明 CDA 可使鼻黏膜上皮细胞脱落。另有研究采用 CDA 或组胺分别对 VMR 患者和正常对照组行鼻腔激发试验，结果发现 CDA 激发后可导致 VMR 患者的鼻高反应性，使黏液分泌增加和鼻阻塞加重，并呈剂量依赖性。

（二）鼻黏膜自主神经系统

上呼吸道的神经调节通过感觉神经系统（肽能，peptidergic）、交感神经系统（肾上腺素能，adrenergic）和副交感神经系统（胆碱能，cholinergic）维持平衡，特别是鼻黏膜上皮、血管和腺体的调控刺激和相互作用均有赖于这些神经的正常功能。自 20 世纪 50 年代以来，VMR 被认为是传入鼻黏膜的自主神经功能失调所致，主要是副交感神经活性过高和交感神经活性过低导致的鼻充血和鼻溢液。分布在鼻腔的交感神经纤维通过释放去甲肾上腺素（norepinephrine, Nor）和神经肽 Y（neuropeptide tyrosine, NPY），引起血管收缩，减少鼻腔分泌，使鼻腔保持通畅；相反，副交感神经纤维释放乙酰胆碱（acetylcholine, Ach）以及其他神经递质和神经肽，如血管活性肠肽（vasoactive intestinal peptide, VIP），引起血管舒张和黏液分泌，导致鼻阻塞。VMR 患者的鼻黏膜与对照组相比，组胺含量和肥大细胞分泌活性均升高，而黏膜肥大细胞的组胺释放增加与分布于鼻呼吸区及上颌窦黏膜的副交感神经通过翼管神经产生的刺激有显著联系，提示副交感神经系统在 VMR 的病理生理学机制中发挥了重要的作用。但有研究显示，VMR 的发病更像是交感神经系统低反应性的结果。

（三）鼻黏膜感觉性 C 纤维

在 VMR 的发病机制中，鼻黏膜内无髓鞘感觉性 C 纤维（unmyelinated sensory C-fibres）的作用也很重要，其释放神经肽介导的神经源性炎性反应受到较多关注。研究表明，神经肽与控制气道张力、黏液分泌和血浆外渗有关，但确切的作用机制尚不清楚。神经功能失调引起 VMR 的原因可能是鼻黏膜内 C 纤维过度活跃，促使 P 物质（substance P, SP）、降钙素基因相关蛋白（calcitonin gene-related protein, CGRP）、神经激肽（neurokinin, NK）A 和 K 等的释放，从而导致血浆外渗和腺体分泌的增加。目前已知，CGRP 受体在动脉和静脉血管最密集，NK 受体则广泛表达于许多细胞类型。一项随机双盲对照研究显示，鼻内局部应用辣椒辣素可减轻 VMR 患者的鼻高反应性,并使鼻部症状得到明显缓解。这是由于无髓鞘感觉性 C 纤维(痛觉受体,pain receptors)对辣椒辣素有特异敏感性,辣椒辣素反复刺激鼻黏膜可使肽能神经元变性或脱敏,导致神经肽的释放减少。虽然缺乏直接的证据,但从一个侧面提示鼻高反应性与含神经肽的感觉神经功能紊乱有关。换言之,VMR 可能是神经内分泌对鼻黏膜血管和腺体功能调节失衡而引起的一种高反应性鼻病。另有研究发现,鼻黏膜暴露于 CDA 后可导致感觉神经受激惹,产生胆碱能反射而引起流涕症状,这可能反映了 CDA 诱发的鼻炎患者为恢复黏膜内稳态(mucosal homeostasis)而激活了代偿机制。因为有实验资料显示,CDA 敏感者鼻腔水分丢失的代偿能力降低。

(四)鼻黏膜局部炎性反应

鼻高反应性是 VMR 的特征之一,包括对乙酰胆碱和辣椒辣素的反应,而鼻腔是否合并炎症仍有争议。尽管某些患者可能存在嗜酸性粒细胞增多和对糖皮质激素敏感的现象,但一直以来 VMR 被认为是一种非免疫性疾病,而且有对鼻用糖皮质激素治疗反应性差的报道。支持这种观点的证据是,临床上并不能通过鼻腔灌洗液或黏膜活检从细胞学或者生物化学方面区分 VMR 与正常人之间的炎性标志物,说明在 VMR 患者中无法分辨是否存在明显的炎性反应,因而炎症可能不是 VMR 的主要发病机制。然而,最近有研究发现,NAR(包括 VMR)患者鼻黏膜存在某种程度的炎性细胞浸润。与正常对照组相比,VMR 患者鼻黏膜上皮层肥大细胞和 IgE 阳性细胞明显增多,黏膜下表层嗜酸性粒细胞也明显增多。且有证据表明,CDA 刺激鼻黏膜后可导致鼻部肥大细胞活化。

传统观点认为,VMR 属于非 IgE 介导的病理状态。但越来越多的研究表明,VMR 患者的鼻黏膜可表现为由 IgE 介导的局部 Th2 高表达。鼻部 IgE 已不是一个新的概念,值得注意的是 IgE 不仅存在于 AR 甚至也见于 NAR 患者的鼻黏膜中。Rondón 等认为无法检测出 VMR 的特异性,即"假阴性"可能有以下几种原因:①用于 SPT 的变应原制剂质量不合格,或血清学检测敏感性过低;②存在未知的变应原;③只存在鼻黏膜局部的变态反应而缺乏全身特应性证据。Powe 等将这种没有全身特应性(atopy)证据的鼻腔局部变态反应称为"entopy"。据文献报道,VMR 患者中 22%~62.5% 存在"entopy"现象,尽管变应原 SPT 和/或血清特异性 IgE 阴性,但鼻激发试验可呈阳性反应,并且从鼻腔分泌物中检测出了特异性 IgE 及炎性介质,鼻黏膜和分泌物中的炎性细胞组成也与 AR 极其相似。Rondón 等还研究了鼻激发试验之后局部炎性产物,包括特异性 IgE、嗜酸性粒细胞阳离子蛋白(eosinophil cationic protein,ECP)、类胰蛋白酶(tryptase)的动力学,发现产生这些炎性产物的肥大细胞、嗜酸性粒细胞和 IgE 生成均只由局部吸入变应原而激活,而并非单纯地由外周淋巴组织或血液中迁移而来。但也有学者认为由于存在变应原制剂(浓度和种类)的不同、评价激发试验阳性的指标差异,以及主要变应原尘螨本身具有一定的促炎作用,可引起与 IgE 无关的阳性结果,因此鼻激发试验阳性并不能完全说明局部 IgE 介导的变态反应真正存在,应该在一种标准化的方法学基础上进一步确认。因此,VMR 的病理生理学机制可能包含一个潜在的局部变态反应过程,即鼻黏膜中的 B 细胞在针对变应原局部免疫反应(一个被认为仅发生在淋巴组织的反应)的情况下经历了对 IgE 的转换。

综上所述,VMR 可能是一个局部 IgE 介导的炎症反应性疾病。但是,"entopy"仅适用于解释部分非变应性疾病的局部变态反应现象,其内在机制尚未完全阐明,有待于进一步深入研究。

三、诊断与鉴别诊断

(一)临床特点

VMR 通常为成人发病,好发年龄 30~60 岁,且女性患者居多,约占 58%~71%。该病包含一组有持续性或间歇性鼻部症状的异质患者,以每年症状存在 9 个月以上为特征。临床上根据患者主诉某个突出症状,可分为 3 种类型:鼻塞型(blockers)、流涕型(runners)和喷嚏型(sneezers)。但是,关于此分类过于武断的争议也一直存在。有人统计 78 例 VMR,所有患者均有流涕症状(71% 为清水涕、29% 为黏液涕),半数患者同时存在双侧鼻塞,单侧鼻塞占 29%,而主诉打喷嚏者仅 10%。一般认为,VMR 的发病原因为非免疫性和非感染性因素,通常与鼻嗜酸性粒细胞无关。在临床上,VMR 与 AR 不易区分。美国的一项调查显示,2 500 例鼻炎患者中 43% 为 AR,23% 为 VMR,而兼有变应性和血管运动性特征的患者占 34%,属于混合性鼻炎。这类患者的变应原检测呈阳性反应,但检测结果并不能完全解释临床症状的产生,值得仔细观察和分析。

(二)诊断方法

VMR 的诊断需从病史、临床表现、辅助检查等各方面综合考虑。由于没有确切的病因以及缺乏特异性诊断方法,VMR 主要是通过病史和排除其他已知原因而进行诊断,有人曾形象地称之为"废纸篓式诊断"(wastebasket diagnosis)。在临床上,作为疾病诊断的第一步,详细的病史询问和体格检查非常重要。根据病史和查体,可初步排除感染性鼻炎或解剖变异引起的结构性鼻炎。VMR 的症状以间歇性或持续性鼻塞、清水样或黏液样鼻涕、后鼻漏(也称鼻后滴漏,postnasal drip)为主,喷嚏、鼻痒及眼部症状不多见,但有些患者的症状不典型。因此,仅凭临床表现很难与 AR 完全区分,有必要进行一些辅助检查。如果变应原 SPT 和血清特异性 IgE 检测结果均为阴性,可基本排除 AR,变应原鼻激发试验阴性可进一步排除鼻腔局部变态反应。需要指出的是,由于各种诊断试验的敏感性和特异性均有极限,加之环境中的变应原种类繁多,甚至可能存在未知的致敏物,因此要完全排除 AR 并非易事。

VMR 的发病可能与某些诱发因素有关。文献报道常见的诱因包括:温度、湿度、气压变化,暴露于冷空气,强烈的气味(例如芳香味、烹饪味、化学气味),吸入刺激物(例如烟草烟雾、污染物、挥发性有机物),摄入酒精饮料,体育运动以及强烈的情感因素(例如焦虑、紧张、疲劳)等。但这些物理或化学因素不具有特异性,AR 和其他类型 NAR 的症状发作也可由非变应性环境因素刺激而引起。因此,所谓的发病诱因只能作为临床诊断的参考依据。文献认为,组胺、醋甲胆碱、辣椒辣素等非特异性鼻激发试验对 VMR 的诊断价值不大,但采用标准化的 CDA 鼻内激发可引起鼻塞和黏液分泌增多,且呈剂量依赖性,可能对 VMR 的诊断及疗效评价有一定意义。有人曾比较过 VMR 和 AR 患者鼻分泌性蛋白,发现由鼻腔腺体分泌的一种 26-kDa 蛋白在 AR 患者中明显高于 VMR 患者,因此有专家提出分析鼻分泌性蛋白有助于鉴别 VMR 和 AR。

(三)鉴别诊断

VMR 除了与 AR 相鉴别,还需与 NARES 等其他类型的 NAR 进行鉴别诊断。临床上 NARES 也是 NAR 较常见的类型,约占 13%~33%。NARES 病因和发病机制不明,临床表现与常年性(持续性)AR 相似,偶尔出现嗅觉丧失,以鼻分泌物中嗜酸性粒细胞显著增多为特征(嗜酸性粒细胞数 >20%),变应原 SPT 和 / 或血清特异性 IgE 检测阴性,鼻激发试验阴性。鼻分泌物涂片可作为简单易行的鉴别方法,若为阴性(嗜酸性粒细胞数 <5%),可排除 NARES。另外,NARES 与阿司匹林敏感及支气管高反应性关系密切(合并率约 50%),对鼻用糖皮质激素治疗有良好的效果,这些临床特点也可作为鉴别诊断的参考依据。

其他类型的 NAR 还包括药物诱发的鼻炎(包括药物性鼻炎)、激素诱发的鼻炎(包括妊娠期鼻炎)、食物和酒精诱发的鼻炎、味觉性鼻炎、老年性鼻炎、职业性鼻炎等。这些鼻炎一般有较明确的致病因素,可根据发病诱因、病史和临床表现作出鉴别。

四、治疗策略与方法

VMR 的病因和发病机制尚不明确,临床上主要给予对症处理,包括药物治疗和手术治疗,以前者为主。

(一)药物治疗

1. 鼻用糖皮质激素　具有较强的局部抗炎作用,能有效缓解鼻塞、流涕和喷嚏等症状,可作为 VMR 的一线治疗药物。为了获得较满意的临床疗效,至少应连续治疗 6 周。虽然有报道某些 VMR 患者对鼻用糖皮质激素治疗反应性差,但多数临床观察表明,目前常用的几种鼻用糖皮质激素(布地奈德、丙酸氟替卡松、糠酸莫米松等)对 VMR 均有良好的疗效。鼻用糖皮质激素被认为是治疗中重度持续性 AR 的首选药物,然而这类药物在治疗 AR 与 NAR 之间是否存在差异却很少有报道,关于这一点还需要更深入的研究。也有人认为,在鼻用糖皮质激素治疗 VMR 的同时,可辅以生理盐水鼻腔冲洗。

2. 鼻用抗组胺药　具有局部抗炎和拮抗组胺 H_1 受体的双重作用,能有效缓解流涕、喷嚏和鼻痒等症状,对鼻塞有良好的改善作用,也可作为 VMR 的一线治疗药物,尤其在需要快速缓解症状或以鼻塞为主要症状时更为有效。随机、双盲、安慰剂对照研究显示,氮卓斯汀鼻喷剂在 1 周内即可有效缓解大多数 VMR 患者的鼻部症状,连续用药 3 周后疗效更为显著。其治疗机制包括:减少 SP 释放、抑制肥大细胞脱颗粒、抑制促炎细胞因子和黏附分子的合成和/或释放等。还有的文献认为,联合使用鼻用抗组胺药与鼻用糖皮质激素治疗中重度 VMR 有望进一步提高疗效,但尚缺乏足够的循证医学证据。

3. 鼻用抗胆碱能药　可有效阻断副交感神经引起的 Ach 释放,从而抑制鼻黏膜腺体分泌。异丙托溴铵(ipratropium bromide)鼻内局部使用后 15~30min 内起效,能快速、有效地控制流涕症状,但对鼻塞和喷嚏无明显改善作用。因此主要适用于 CDA 诱发的以水样分泌物为主要症状的鼻炎,以及 VMR 经其他药物治疗后流涕症状(主要是前鼻漏)仍难以控制者。该药安全性好,无全身不良反应,局部副作用包括鼻出血、干燥或刺激感,多发生在大剂量使用时。有研究表明,鼻内联合使用异丙托溴铵和糖皮质激素对流涕症状的控制效果明显优于单独治疗,且不增加不良反应的发生率。

4. 其他药物　第一代口服抗组胺药由于有抗胆碱能作用,对缓解 VMR 的流涕症状有一定效果。目前尚无证据表明第二代口服抗组胺药和白三烯受体拮抗剂对 VMR 有治疗作用。鼻用减充血剂对鼻塞症状有缓解作用,但长期使用可导致药物性鼻炎,故连续用药一般不宜超过 7d。口服减充血剂可引起心血管和神经系统不良反应,如高血压、心悸、厌食、烦躁、震颤、睡眠障碍等,宜慎用。研究表明,鼻内局部使用辣椒辣素(topical capsaicin)可有效改善 VMR 患者的流涕、鼻塞症状,降低鼻高反应性,可尝试作为辅助疗法,但若无法耐受刺激感则限制了其临床应用。肉毒杆菌毒素(botulinum toxin)抑制突触前神经末梢释放乙酰胆碱,经下鼻甲和中鼻甲注射可减少鼻黏膜腺体分泌,无明显副作用,对 VMR 具有潜在治疗作用,缺点是仅能短期缓解症状。

(二)手术治疗

当药物治疗不能充分控制 VMR 的症状,则可选择外科干预。手术以改善鼻腔通气功能为主要目标,可采用下鼻甲黏膜下部分切除术、低温等离子消融术、鼻中隔矫正术等手术方式。对于流涕症状严重的 VMR,可经鼻内镜行翼管神经切断术或鼻后神经切断术,以降低鼻腔副交感神经的活性。研究表明,鼻后神经切断术对高反应性鼻病(包括 AR 和 NAR)具有良好的近期疗效,但远期疗效有待进一步临床观察。

(程　雷)

第六章　鼻部恶性肿瘤

鼻和鼻窦的恶性肿瘤（sinonasal malignancies）较少见，约占全身恶性肿瘤的1%、上呼吸道恶性肿瘤的3%、头颈部恶性肿瘤3%~5%。在我国有较高的发病率，占全身恶性肿瘤的2.05%~3.66%，是耳鼻咽喉头颈外科的常见肿瘤。鼻部恶性肿瘤具有以下特点：①多为原发肿瘤，生物学行为较差，恶性程度高，易扩散转移，预后差；②肿瘤病理类型复杂繁多，包括上皮源性（表皮样、非表皮样和神经外胚层）和间质源性（脉管、肌肉、骨、软骨和淋巴组织）；③相关解剖部位结构复杂、空间狭小、位置重要，与眼部、颅底、颈内动脉及颅内相邻，手术难度大，肿瘤不易整块切除；④肿瘤临床表现缺乏特异性，早期多无症状，难以发现，发现时多为晚期；⑤肿瘤治疗多需行综合治疗方案；⑥随着肿瘤侵犯范围的扩大，可出现多组症状，对患者的生存质量影响大。

鼻部恶性肿瘤需根据肿瘤的病理类型及TNM分型来制订方案，而综合治疗的理念应始终贯穿于治疗方案的制订，其中手术治疗是鼻部恶性肿瘤治疗方案的重要组成部分，手术包括微创外科（内镜手术）及开放式手术，以及局部组织缺损的I期修复（如颅底缺损、面部皮损的修复）等。随着内镜手术技术的提高，内镜下可提供良好的视野及角度，四手操作技术使微创外科手术在鼻部恶性肿瘤的治疗中起到重要的作用，已完成了许多的高难度病例，取得满意的疗效。而传统术式更能体现肿瘤整块切除的原则，方便对术中出现的意外情况及时处理。治疗方法选择的焦点问题在于：①如何在确定治疗方案中体现综合治疗的理念：需建立由耳鼻咽喉头颈外科、肿瘤化学药物治疗科及放射治疗科专家参加的治疗方案协调组，必要时需请放射诊断科、神经外科和病理科专家来参加讨论，共同制订整体治疗方案；②明确内镜手术的适应证与禁忌证：随着内镜技

术的不断完善，国内外众多的学者在镜下开展了大量的临床工作，并取得了满意的临床疗效，但尚缺乏充足的资料来明确内镜手术在鼻部恶性肿瘤手术治疗中的适应证及禁忌证。

总之，鼻部恶性肿瘤行内镜手术要遵循肿瘤外科治疗的基本原则，可以根据鼻腔、鼻窦局部解剖生理特点、充分利用内镜外科技术的优势，达到与开放式手术同样、甚至优于开放式手术肿瘤的切除效果。同时强调结合放、化疗制订合理的综合治疗方案，但不能因为有放射治疗（简称放疗）和化学药物治疗（简称化疗）等的综合治疗，而放弃肿瘤外科手术治疗的原则，尤其不能随意选择肿瘤减容手术、不强调肿瘤切除的彻底性和不注意肿瘤的安全切缘问题。就以上问题我国专家学者提出了国内内镜手术在治疗鼻部恶性肿瘤的适应证与禁忌证，其中适应证依据肿瘤的部位、病理类型、临床分期及内镜技术条件等制订，建议：

1. **单纯经鼻内镜手术（限于临床早期、部分中期病例）**　①局限于鼻中隔、鼻腔外侧壁；②局限于筛窦；③蝶窦；④上颌窦内壁、后壁；⑤侵及翼腭窝。

2. **经鼻内镜手术或联合其他开放式手术径路**　①额窦；②上颌窦后壁、上壁，或原发部位不明时；③肿瘤侵犯前颅底或颅中窝等颅内区域；④肿瘤侵犯眶内。

3. **扩大鼻内镜径路**　该径路仅适合具有精湛内镜外科技术的耳鼻咽喉科医师与神经外科医师的合作团队。能够在内镜下切除的腹侧颅底恶性肿瘤。目前的扩大鼻内镜径路手术可以切除前界为额窦，后界为第二颈椎，两侧达海绵窦、岩尖、翼腭窝及部分颞下窝的颅底区域肿瘤。

4. **不宜主选内镜手术，有必要结合开放手术径路**　①肿瘤侵犯上颌窦的前壁骨质及皮下组织，或侵犯上颌窦下壁骨质或牙槽骨；②肿瘤侵

犯额窦后壁、额部皮肤、眼眶。

参考医师及患者的状况确定手术适应证:①手术者的个人技术能力、医院设备和支撑能力可胜任内镜颅底恶性肿瘤手术,包括手术者的知识基础、培训经历、外科技巧、心理素质和应变能力,以及颅底手术团队的配合能力,医院手术设备、围手术期监护水平、辅助科室的专业水平和协同配合状况等;②患者的身体状况能耐受手术。

禁忌证:①因病变性质和范围无法在内镜下完成满意切除;②病变累及颈静脉孔区域或侵犯颞下窝(累及岩骨段颈内动脉和颈静脉孔),内镜下难以处理;③颅内外沟通肿瘤;④病变广泛侵犯颅底,切除后颅底重建困难。

手术处理原则:①建立肿瘤外科理念,尽可能连续整块切除,手术由远及近,尽量避免对肿瘤的挤压,尽量锐性分离以及保护安全边界。②术中应将肿瘤的四周边缘组织送冰冻病理检查,当肿瘤切除后其深面有可疑肿瘤残存时应同时送冰冻病理检查,术毕应有手术切缘的病理诊断。③双侧暴露、双侧鼻腔径路扩大了操作空间,有利于两人三手或四手操作。扩大鼻腔通道有利于暴露关键解剖标志,防止器械拥挤,减少镜头污染,并有助于术野清晰。④经内镜切除肿瘤是一种可视化技术。包膜剥离,包膜外神经血管结构剥离,凝固和去除包膜等操作可以使用双手技术连续地进行,使得切除术过程中的触觉有深度感。根据肿瘤质地,应用不同的切除技术,包括双手吸除、超声吸引、咬切钳逐块切除。对于恶性肿瘤是否分块切除要以肿瘤所在部位、范围和病理性质来决定。

但目前仍存在有众多的分歧,尤其肿瘤外科医师与鼻科医师之间仍存在有许多不同的观点,肿瘤外科医师强调肿瘤整块切除的原则,内镜下如何实现肿瘤安全缘问题,而鼻科医师认为大部分的鼻部恶性肿瘤因解剖学特点即使开放式手术也无法实现肿瘤的整块切除,仅个别部位可实现。如何正确选择各类手术及主要的手术方法是本章节重点讨论的问题,分以下几部分:①鼻腔、筛窦肿瘤及前颅底的外科治疗;②上颌窦、翼腭窝及颞下窝的外科治疗;③蝶窦及中颅底肿瘤的外科治疗进行讨论。

鼻和鼻窦恶性肿瘤的综合治疗方法内容不尽相同,但手术过程是类同的,常规术前准备包括患者全身健康状况的评估、病变范围及性质的评估,对手术方案的确定均有直接的指导意义。术前影像学检查包括鼻部CT、MRI、颈部影像学的检查,可明确病变的范围与周围组织结构的关系,指导术前的准备。术前内镜检查也十分重要,对术区条件形成直观的了解并可完成病理活检,根据病变的性质及范围准备相应的手术设备,如内镜手术器械,最好可配套术中导航系统,减少严重并发症的发生。对于局部皮肤受损病例拟行开放式手术,需准备相应的修复手段,如各种皮瓣的准备。如果采用内镜手术 + 局限开放式手术则需行内镜与开放手术的双重准备。

第一节 鼻腔、筛窦及前颅底肿瘤的外科治疗

一、筛窦解剖毗邻关系

筛窦位于鼻腔外侧壁的上方,上方与前颅底相邻,外侧以纸样板与眼眶相隔,下方为鼻腔及上颌窦,后方借蝶筛板与蝶窦相邻(图 2-6-1,图 2-6-2)。按 AJCC 2002 TNM 分类分期 T_1~T_2 病变临床症状隐匿,T_3~T_4 病变依据肿瘤侵蚀的范围将出现鼻部、眼部、颅底等处受侵复杂的临床表现,常见鼻塞、鼻出血、疼痛、鼻窦炎、眼球突出、复视、视力下降和眼球运动受限、牙齿松动、牙龈肿胀、张口受限等症状。同时肿瘤病变范围的大小、病理类型是选择不同手术术式的主要依据。

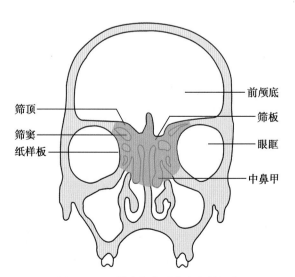

图 2-6-1 筛窦解剖毗邻(冠状位)

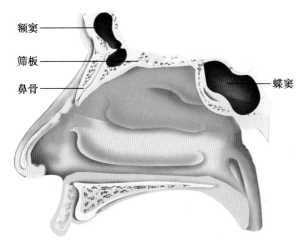

图 2-6-2　筛窦解剖毗邻（矢状位）

（标注：额窦、筛板、鼻骨、蝶窦）

二、鼻腔及筛窦恶性肿瘤 $T_1 \sim T_2$ 病变的外科治疗

（一）开放式手术治疗

针对 $T_1 \sim T_2$ 病变，病变范围较为局限，开放式手术术式中鼻侧切筛窦整块切除术是理想的基本术式，肿瘤外科的治疗原则要求术中采用"无瘤操作"原则，手术应在正常组织内进行，并且保留一定的安全界。如前所述，鼻腔及鼻窦解剖空间狭小，常规手术难以将肿瘤整块切除，而多以分次切除肿瘤，术中易发生肿瘤的残存或种植，鼻侧切筛窦整块切除术在一定的程度上较为"严格"的遵守了无瘤操作的原则，已被广泛地应用于鼻腔及筛窦恶性肿瘤 $T_1 \sim T_2$ 病变的开放式手术治疗中（图 2-6-3）。

手术方式及技术要点：手术在全麻下进行，经口插入麻醉插管，常规鼻侧切开术切口或牙龈沟切口（该切口避免了面部切口，但术中暴露解剖标志

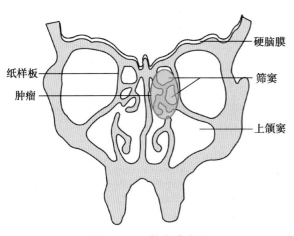

图 2-6-3　筛窦肿瘤 I

（标注：纸样板、肿瘤、硬脑膜、筛窦、上颌窦）

有一定的困难，适合年轻患者）（图 2-6-4）。在切口制作的过程中注意勿损伤大翼软骨，需暴露的解剖标志有：鼻骨、上颌骨额突、眶下孔以内的上颌窦前壁、眼眶内下缘及梨状孔边缘。

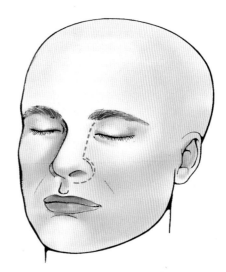

图 2-6-4　切口设计 I

沿眶下缘骨面和纸样板眶面，分离眶骨膜，将眶骨膜与纸样板分离，在泪囊窝切断泪囊，眶骨膜分离的范围：上至眶顶内侧，下至眶下孔平面，后至眶尖部，暴露眼眶内侧壁纸样板和部分眶顶、眶下缘内侧骨壁，为手术提供较为充足的操作空间。

沿梨状孔缘切开鼻腔黏膜进入鼻腔，再沿鼻骨与上颌骨额突之间的骨缝，连同黏膜一起向上凿至内眦水平。

在内眦水平用咬骨钳咬除部分上颌骨额突骨板，在内眦水平使用骨刀指向眶尖部，在手指引导下，慢慢凿断纸样板上缘，直达眶尖部，使标本上端与筛板分离。

紧贴眶下孔内侧，由眶下缘至鼻底水平，凿开上颌窦前壁；在手指引导下，在眶下孔平面由眶下缘向后纵向凿至眶尖部，使上颌窦内侧壁与上颌骨外侧部分离。

鼻腔内由鼻后孔向前切开鼻侧壁与鼻底交界处的黏膜，再由前向后紧贴鼻底凿断鼻侧壁底部骨板，直达翼板之前。

最后用长弯剪刀，剪断鼻后孔外侧黏膜、软组织及上颌骨内侧壁后端的薄骨板，将鼻侧壁及筛窦及肿物整块切除。

清理术腔后，碘仿纱条填充术腔，切口采用多层对位缝合，减少手术切口对面容的影响。

该术式是一较为局限的手术,适用于病变范围较小的 T_1~T_2 病变肿瘤的手术切除,如已侵及眶内容、鼻底或鼻中隔、上颌窦时,可行相应部位的切除,达到彻底切除肿瘤的目的。

(二)内镜手术治疗

随着鼻内镜技术的日益成熟,内镜下也可以完成该术式,切除范围相同,但标本为分块切除,目前尚无大样本资料证实单纯肿瘤控制率受到影响。认为内镜手术应尽可能遵循肿瘤外科原则,整块切除如确有困难,也可以分块切除,关键是从肿瘤周围的安全界向肿瘤的中心进行切除,筛窦局部病变内镜下是可以安全切除肿瘤,其基本手术方法类同于鼻内镜常规手术,手术范围外侧可切除纸样板与眶筋膜,内侧可切除中鼻甲、鼻中隔。上界可切除筛顶及筛板,完整切除筛窦及肿瘤。

手术方法参阅相关鼻内镜手术学专著。

三、鼻腔、筛窦恶性肿瘤 T_3~T_4 病变的外科治疗

(一)开放式手术治疗

T_3~T_4 病变侵及范围广泛,常达前颅底、眼眶、上颌窦等结构,因肿瘤涉及多个解剖区域,相应在临床形成多种手术术式:如鼻外侧壁 + 上颌骨切除或部分切除术,鼻外侧壁 + 眶内容切除术;鼻外侧壁 + 前颅底切除;鼻外侧壁 + 眶内容 + 前颅底;鼻外侧壁 + 前颅底 + 上颌骨 + 硬脑膜 + 额叶脑组织部分切除术(颅面联合手术)等多种术式,部分侵及面部皮肤病例需行相应部位的切除,颅底的缺损多采用帽状腱膜颅骨骨瓣修复,面部皮肤的缺损可使用局部瓣甚至胸大肌皮瓣进行修复,手术切口设计也包括多种,总体原则是需充分暴露肿瘤及周围重要组织结构,利于安全切除肿瘤,同时兼顾美观及生理功能,提高患者的生存率与生存质量。

以一例 T_4 筛窦鳞状细胞癌为例介绍手术方法及要点,CT 及 MRI 显示,肿瘤已侵及一侧筛窦及同侧纸样板,中鼻道受侵,肿瘤上界侵及硬脑膜,鼻中隔受侵,拟行放射治疗 + 手术综合治疗,手术切口面部采用改良的 Weber-Ferguson 切口,头部取冠状切口,如图所示拟行筛骨 + 鼻腔内容物 + 鼻中隔 + 前颅底及硬脑膜切除 + 前颅底成形及硬脑膜修补术(图 2-6-5,图 2-6-6),手术主要步骤及要点如下:

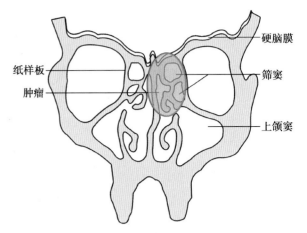

图 2-6-5　筛窦肿瘤Ⅱ

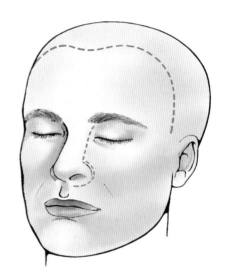

图 2-6-6　切口设计Ⅱ

1. 行面部切口,暴露鼻骨、梨状孔等解剖结构,找出内眦韧带,切断并标引,以便缝合伤口时固定内眦韧带,将鼻泪管自泪囊窝分离出,进一步分离眶腔内侧半眶骨膜,暴露筛前、筛后血管,双极电凝凝固,进一步分离面瓣及眶腔下壁眶骨膜,注意保护眶下神经。

2. 切开上颌骨额突、泪囊窝及纸样板前份(使用摆动锯),骨凿于鼻腔底部尽量向后断开上颌骨的内侧壁,切开鼻中隔,注意距肿瘤一定的边界尽量保留鼻中隔。

3. 前颅底手术可由神经外科和头颈外科医师共同完成,切开头皮后,根据手术前颅底可能缺损的大小,制备帽状腱膜 - 颅骨骨膜瓣,多为矩形瓣。由于其血供来源于眶上血管和滑车上血管,因此分离颅骨骨膜在接近眶上孔时一定要十分小心,并在眶上孔周围将骨质凿开,将血管一并向下分离,暴露鼻骨上部及双侧眶上缘。

4. 翻额骨骨瓣，咬除额窦中隔，清除额窦内黏膜，封闭额窦。

5. 术中给予甘露醇降颅压，将附着在鸡冠上的硬脑膜锐性分离，分别切断结扎两侧包绕嗅神经的袖状硬脑膜结构，切断嗅神经，掀起硬脑膜，暴露筛板、筛顶等前颅底结构，根据肿瘤侵犯情况，硬脑膜有肿瘤侵犯可将受侵硬脑膜标本一并切除。如未受侵则尽量予以保留，如有撕裂，术中应仔细缝合，并取颅骨骨膜或其他筋膜组织，使用耳脑胶黏附，以防脑脊液鼻漏形成。此时的手术术野应暴露筛顶、筛板及蝶窦前缘，切开患侧眶顶，沿患侧纸样板外侧，向后切达蝶筛板，健侧沿眶纸样板的内侧切开，将上下切口标本周围小的骨性或软组织联结分离，完整切除标本。

6. 清理术腔，彻底止血，检查硬脑膜有无破损，将已制备好的帽状腱膜－颅骨骨膜瓣修复于前颅底骨质缺损处，如骨质缺损面积较大，超过 $2.5cm^2$（前颅底骨质缺损必须修复的最小面积有较大争议），经鼻腔前颅底缺损区放置人工硬脑膜，粘贴后放置吸收性明胶海绵，碘仿纱条填塞鼻腔。

7. 手术切口逐层缝合，尤其面部切口要多层对位缝合，最大可能减少手术切口对患者面容的影响。

根据肿瘤侵犯的范围以及术者的习惯，手术的术式可以多种多样，同时也是有待于我们思考的问题，但其总原则在于尽可能地彻底切除肿瘤，同时兼顾患者鼻及脑神经等的正常生理功能及面容，使其有一良好的肿瘤控制率和生存质量。

（二）内镜外科手术治疗

对于晚期鼻腔及筛窦的恶性肿瘤，尤其是侵及某些重要结构，如包绕颈内动脉、视神经、甚至侵及海绵窦，无论是开放式手术还是内镜手术，均无法实现理想的整块切除，肿瘤的切除现能做到的是在显微镜下或鼻内镜完成镜下彻底切除，同时保留相应的解剖结构，并可在内镜下完成颅底组织缺损的修复。目前颅底修复应用最多的 Hadad-Bassagasteguy 瓣（HBF）是由鼻中隔黏软骨膜和黏骨膜组成的，并由鼻中隔的血管、鼻中隔动脉的分支来供血，皮瓣的大小可根据颅底重建或肿瘤切除的需要设计，皮瓣的蒂留于鼻腔的后端，皮瓣足以修复前颅底、筛板、鞍区或者斜坡的

缺损，但侵犯鼻中隔、翼腭窝或者蝶嘴的肿瘤限制了 HBF 的使用。

具体手术方法如下：术前需有详细的影像学检查与病理学诊断，鼻窦冠状位、水平位、矢状位 CT，对颅内受侵或怀疑脑脊液鼻漏者需行头颅 MRI 的检查。术前鼻内镜检查中行病理学活检，术前需行视力等常规检查，需准备完善的手术器械，包括多种角度镜、各种鼻内镜钳、动力系统及高速电钻等设备，利用内镜下的高清图像及良好照明可对组织结构辨认和保护，术中尽可能大块切除肿瘤，对肿瘤边缘包括骨质完全暴露到正常的组织，彻底切除病变，并对重要组织予以保护，如视神经、内直肌、颈内动脉、海绵窦等结构，受侵的颅底组织可使用 HBF 予以修复，必要时可辅助外切口径路，这种情况下，内镜手术的切除范围与开放式手术相同，甚至大于开放式手术，对重要解剖结构保护好，手术创伤小，术后恢复迅速，患者术后可在较短时间内（<4 周）开始行后续治疗，可保证综合治疗疗效。相关资料显示鼻腔、鼻窦恶性肿瘤并没有因为采用扩大根治性手术而改变不良的预后，同时鼻内镜下手术也并没有降低肿瘤的控制率，但患者的生存质量有了明显改善，对于晚期病变，似乎"根治性"手术失去了传统意义上的重要性，又被很窄的安全缘范围内的精细手术所替代。

四、颈部转移癌的治疗

鼻及鼻窦恶性肿瘤可沿鼻腔黏膜下淋巴组织引流，发生颈淋巴结的转移。鼻腔筛窦的恶性肿瘤可引流至下颌下、颈深淋巴结上组（Ⅱ区）淋巴结，但其转移概率较低，少数病理类型如恶性黑色素瘤、低分化鳞癌、未分化癌易发生颈淋巴结转移，筛窦癌发生颈淋巴结转移病例预后极差，并可出现远处的转移，常见部位有肝、肺、骨等处，因而对于鼻腔筛窦癌患者 cN_0 病例一般不做选择性颈淋巴结清扫术，放射治疗可控制颈淋巴结的隐性转移。

五、内镜在鼻部恶性肿瘤外科治疗中的应用

主要内容已在前面提及。鼻内镜手术因技术和设备的不断完善，包括经严格培训并已完成大量内镜手术的医师对该项技术的掌握及探索，如

四手操作技术等,使得鼻部内镜手术在狭小的空间里术者与助手也可以很好地配合,改变了内镜手术单人操作的状况,有利于大范围手术的顺畅操作,为彻底切除肿瘤创造了条件。另外,不断改进的内镜设备,如高速电钻、导航系统、吸切钳、专用的双极电刀等多种设备,也为大范围切除病变组织,并保护重要解剖学结构创造了条件。如前所述,因鼻腔、鼻窦及颅底局部解剖空间狭小,重要结构密集,许多病例几乎无法实现"整块切除"的根治性手术。当肿瘤侵及颈内动脉、视神经、海绵窦等结构,传统的开放式手术不仅创伤大,对患者的生存质量影响大,对肿瘤切除的彻底性,并不能超过内镜手术。而内镜手术依靠放大的高清图像可以明视解剖结构并保护,可实现镜下肿瘤的彻底切除。综合治疗及多学科合作为内镜下鼻及鼻窦恶性肿瘤手术的疗效提供了支持。但目前尚缺乏大样本的资料来证实,内镜手术与开放式手术对恶性肿瘤的控制率之间的差异,尤其是不同病理类型恶性肿瘤之间术式的选择,但有资料提示鼻内镜手术并没有降低肿瘤的控制率,显而易见的是,微创手术提高了患者的生存质量,这也是目前内镜手术越来越多地应用于鼻及鼻窦恶性肿瘤的重要原因之一。

第二节 上颌窦、翼腭窝及颞下窝肿瘤的外科治疗

上颌窦良、恶性肿瘤在中后期主要由局部向邻近器官侵犯,容易破坏其后外壁,侵入翼腭窝,进而可能破坏翼腭窝顶,或侵入颞下窝并向上进入颅内,同时,常侵入鼻咽、眼眶、腭部等。翼腭窝是从鼻腔进入侧颅底的门户,而颞下窝位于颧骨平面以下,是由上颌骨、蝶骨、颞骨、颧骨及下颌骨围成的不规则凹窝,内侧经翼上颌裂与翼腭窝相通。该区域部位深在,贯穿着由颈部、咽旁间隙入颅的重要神经血管,一旦手术损伤,将发生严重并发症,其外科治疗是临床研究的重点与难点。随着整形修复技术、显微外科技术和影像诊断学的进步,对颅底解剖认识的提高和各种手术径路、方法的日趋完善,上颌窦、翼腭窝及颞下窝肿瘤的手术治疗也有迅速提高和发展。

一、翼腭窝应用解剖

1. 翼腭窝 位于头中部的三角形间隙,由蝶骨翼突侧板和腭骨垂直板所构成,内含支配面部中 1/3 的血管和神经。

前壁:为上颌窦的后壁。

后壁:由翼突内侧板和蝶骨大翼组成,有圆孔及翼管神经孔,此两孔间有一骨嵴,是手术的重要标志。

外侧壁:经翼上颌裂而进入颞下窝,呈镰刀状,与眶下裂相连。

内侧壁:即鼻腔外侧壁。

顶壁:经眶下裂进入眶尖。

下壁:向下呈漏斗形,由上颌窦后壁和蝶骨翼突下部相互连接而成腭大管,此管末端在硬腭部即为腭大孔(图 2-6-7~ 图 2-6-9)。

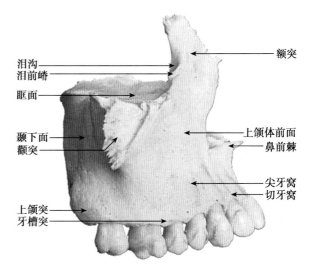

图 2-6-7 右侧翼腭窝外侧面

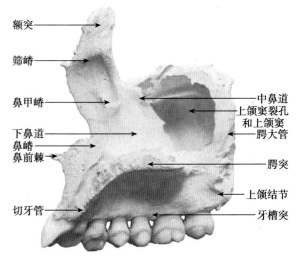

图 2-6-8 右侧翼腭窝内侧面

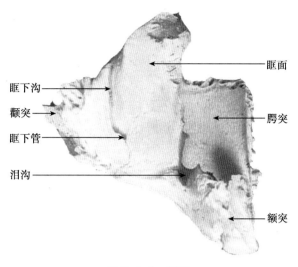

图 2-6-9　腭突

眶面

眶下沟

额突

眶下管

泪沟

腭突

颧突

壁后部,由水平板及垂直板组成。垂直板末端向上形成两个突,即前面的眶突和后面的蝶突,此两突与蝶骨体形成一个关节面,为蝶腭孔(图 2-6-10)。蝶腭孔横径约为 0.625cm,呈半圆形,鼻腔的主要血管及神经均由此通过。

眶突位于上颌窦的内上角处,骨质较硬,是翼腭窝手术最重要的标志,必须将其去除。手术时用刮匙除去上颌窦后壁骨质时,如遇抵抗,即示已达到相当的高度和内侧部,已肯定到蝶腭孔处。

翼腭窝内组织分两层,前层含有血管,后层含有神经。此结构对手术甚重要,操作中将血管推开或将血管分离,可避免损伤神经。

2. 腭骨　腭骨为 L 形的片状骨,位于鼻外侧

3. 翼腭窝与四周结构的联系　翼腭窝与四周结构相通的开口有 5 个(图 2-6-11):

(1)圆孔,有来自颅中窝的上颌神经通过。

(2)翼管口,有翼管神经通过。

(3)蝶腭孔。

(4)眶下裂及眼眶。

(5)腭大管及口腔。

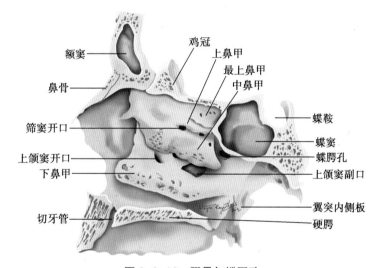

额窦

鼻骨

筛窦开口

上颌窦开口

下鼻甲

切牙管

鸡冠

上鼻甲

最上鼻甲

中鼻甲

蝶鞍

蝶窦

蝶腭孔

上颌窦副口

翼突内侧板

硬腭

图 2-6-10　腭骨与蝶腭孔

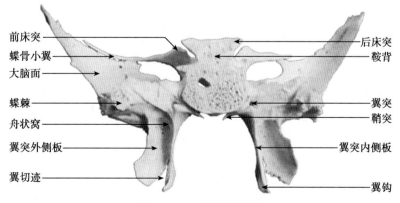

前床突

蝶骨小翼

大脑面

蝶棘

舟状窝

翼突外侧板

翼切迹

后床突

鞍背

翼突

鞘突

翼突内侧板

翼钩

图 2-6-11　蝶骨的前面

4. 翼管神经 系由副交感神经纤维和交感神经纤维束组成。交感神经纤维起始于脊髓的上胸段内,到达颈交感神经链后,进入颈部交感神经节,此神经节的分支即为岩深神经,此神经进入翼部或翼管,向前到达翼腭窝。副交感神经纤维起始于延髓的上涎核,随着面神经离开脑干,然后在膝状神经节处向前行,即为岩浅大神经,此神经与交感神经性纤维的岩深神经共同经过翼管,组成翼管神经(图2-6-12)。

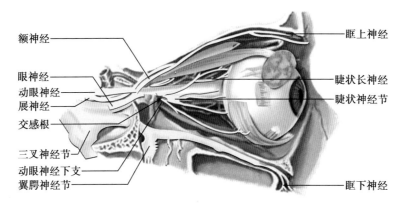

额神经　眼神经　动眼神经　展神经　交感根　三叉神经节　动眼神经下支　翼腭神经节　眶上神经　睫状长神经　睫状神经节　眶下神经

图2-6-12 翼管神经与蝶腭神经节

翼管神经内副交感系统占优势,此神经位于蝶骨体前面,从一个漏斗状的孔处出现,并进入翼腭窝,尚有神经纤维进入蝶腭神经节,此神经节恰好悬挂在翼管神经孔的前面。

二、颞下窝应用解剖

与耳前颞下窝径路有关的手术解剖主要有两部分:腮腺区和翼状间隙。

1. 腮腺区 腮腺筋膜:此层筋膜将腮腺悬在颧骨根部,并与咬肌和胸锁乳突肌的筋膜相连。腮腺后界为外耳道软骨段、茎乳窝和部分鼓骨,前为下颌骨升支和部分咬肌(图2-6-13)。

腮腺被面神经及其分支所组成的平面分为内、外两部。在腮腺内有伴面神经而过的面后静脉。腮腺深叶尖部突入茎突和茎突下颌韧带外侧面,称腮腺茎突下颌部。

颈内动脉在腮腺茎突下颌部后内侧。颈内动脉一部分受茎突保护。颈内动脉在颞下颌关节的关节盂窝内侧进入颅底。颈外动脉在越过茎突舌骨肌表面后发出耳后动脉。

颞浅静脉、面横静脉、下颌后静脉和上颌静脉互相连接,均位于面神经分支的深面。这些静脉回流至面后静脉。面后静脉在腮腺尾部深面而出,其走向与胸锁乳突肌表面的耳大神经平行。

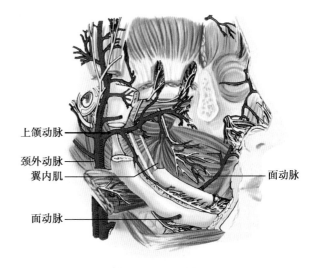

上颌动脉　颈外动脉　翼内肌　面动脉　面动脉

图2-6-13 腮腺区

2. 翼状间隙 是指以下述结构为界限的空间:以鼻咽和口咽外侧壁为内界,下颌骨升支、腮腺深叶和茎突下颌韧带为外壁,颅中窝底壁和其前的蝶骨大翼为顶面,后及颈动脉、颈内静脉和颈椎横突,前达翼腭窝和上颌骨后外面,下有二腹肌后腹和颌下腺(图2-6-14)。间隙内有翼肌、三叉神经的上颌和下颌神经、上颌动脉、茎突(及其韧带和肌肉)和面神经。

颞下窝(图2-6-15)是翼状间隙的一部分。颞下窝内侧为翼外板,外侧为颞下嵴和下颌骨升支,前为上颌窦后外壁和颊肌。前上可经眶下裂与眼眶和翼腭窝交通。颞下窝后界是腭帆张肌、腭帆提肌和蝶下颌韧带。下界是翼内肌，顶部是颅中窝底（主要是蝶骨大翼）。颞下窝内有翼外肌、翼静脉丛、上颌动脉分支和下颌神经。

与翼状间隙有重要关系的是岩骨尖部和海绵窦。岩骨尖部有颈内动脉岩段，并与蝶枕骨接合区毗邻相连。岩骨尖部前缘组成破裂孔的后一半、蝶骨底部组成破裂孔的前一半，颈内动脉在破裂孔的前外侧，前床韧带内侧进入海绵窦。第Ⅲ、Ⅳ、Ⅴ、Ⅵ对脑神经均在颈内动脉海绵窦段的外侧，向前经眶上裂进入眼眶。在海绵窦内，颈内动脉和脑神经被静脉丛包围。这些静脉丛左右相连并与岩窦交通。间隙内的恶性肿瘤可循颈内动脉进入颞骨岩部和海绵窦。

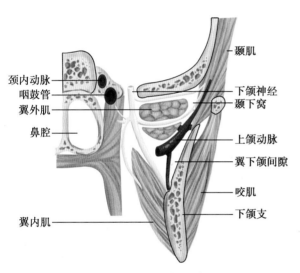

图 2-6-14 翼状间隙

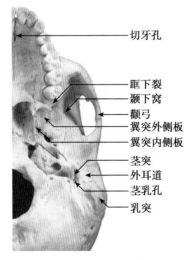

图 2-6-15 颞下窝

三、上颌窦、翼腭窝及颞下窝肿瘤手术的适应证与禁忌证

（一）手术适应证

1. 上颌窦良、恶性肿瘤侵犯翼腭窝、颞下窝者。

2. 上颌窦良、恶性肿瘤侵犯筛窦及前颅底骨质者。

3. 上颌窦、筛窦肿瘤侵袭蝶窦及翼腭窝、颞下窝者，如血管纤维瘤等。

4. 侵犯翼腭窝和颞下窝，有翼板破坏，三叉神经第2、3支受累及的晚期上颌窦癌。

5. 晚期上颌窦癌向上达到或侵犯颅前窝底，同时向后侵犯翼腭窝和颞下窝，有翼板破坏，三叉神经第2、3支受累者。

6. 累及颞下窝外侧区域的鼻侧颅底交通性肿瘤，如侵犯鼻腔鼻窦且瘤体较大的翼腭窝肿瘤或广泛侵犯到颞下窝的鼻腔、鼻咽肿瘤。

（二）手术禁忌证

癌肿向后侵犯及前床突、视交叉、双侧视神经者；穿透硬脑膜累及较多脑实质者；有蝶窦顶、后壁及蝶骨小翼骨破坏者；椎前间隙受侵犯者等作为相对禁忌证。

四、上颌窦、翼腭窝及颞下窝肿瘤手术的术前评估

1. 必须充分估计患者全身情况能否耐受手术创伤，肿瘤范围是否有可能完全切除，术后患者能否有生存3年以上的可能。

2. 详细向患者家属说明手术效果，术后可能造成的畸形和功能障碍，取得家属和患者的主动配合。

3. 术前应行全面的影像学检查，如CT、MRI与DSA等检查，估计肿瘤侵犯范围，尤其是颅底的侵犯情况。CT片可显示翼状间隙和颞下窝区病变，MRI则有助于识别血管、肌肉位置，判定病变与血管的关系。

4. 进行全面的神经系统检查以判定脑组织是否受到侵犯。

5. 由神经外科和耳鼻咽喉头颈外科两组医师，必要时请整形外科医师共同完成手术。

6. 术前必要时可行单侧肿瘤供血动脉支血

管栓塞,以减少术中出血。

7. 于术前 3 天及术中应用抗生素。

8. 对伴有颅内压增高者,应先用 20% 甘露醇、地塞米松,脱水降颅压,改善患者对手术的耐受性。

五、上颌窦、翼腭窝及颞下窝肿瘤手术径路及术式选择

沿眶下裂和岩枕裂各作一延长线,向内交角于鼻咽顶,向外分别指向颧骨和乳突后缘,两线之间的三角区域称为侧颅底。侧颅底主要由蝶骨大翼、颞下窝和颞骨构成,与鼻窦、眼眶、翼腭窝、颞下窝及斜坡相毗邻。翼腭窝是侧颅底重要的解剖结构,与颅内、眼眶、鼻腔、口腔及颞下窝等多个腔隙相通,是感染和肿瘤扩散的重要通道。发生或累及翼腭窝和颞下窝的肿瘤占头颈部肿瘤的 0.5%,因多数肿瘤放射治疗和化学药物治疗效果差,治疗以手术为主。然而,侧颅底因其位置深、解剖复杂、周围有重要的血管与神经,因此,该区域的手术是耳鼻咽喉科、神经外科与颌面外科的难点。

影像学检查所示特征可评估肿瘤的位置范围和性质,并在很大程度上提高疾病诊断的精确性,有助寻找或选择最佳手术径路。手术径路及术式的选择主要依据病变性质、生物学特性、侵犯的具体部位及范围而定。根据肿瘤性质、大小、侵袭翼腭窝、颞下窝及其他部位范围,确定适合该病例的最佳手术径路。常用的术式有:前颅底 - 颌面联合手术,中颅底 - 颌面联合手术等。此外,多年以来随着鼻内镜的广泛应用,也有人对部分较为局限累及前颅底的鼻腔、鼻窦肿瘤病变,应用内镜经鼻切除,做了一定的临床尝试。鼻内镜手术所有并发症中相对多见的是纸样板损伤与大出血,经鼻内镜翼腭窝和颞下窝手术面临的困难和危险主要是损伤动脉导致的致命性出血和误入颅底引起的神经系统并发症,尤其是在术野出血、结构辨认不清以及正常结构由于病变的侵犯而变形、变异时,掌握重要的标志清楚的解剖结构和相关的距离是定位关键。

1. **麻醉**　患者平卧,头及躯干抬高 30°,使颅前窝底与手术台面(水平面)相垂直。一般行气管内插管全身麻醉,经由气管导管行控制性呼吸的全身麻醉。由神经外科组先行开颅术,暴露并

游离颅底部分肿瘤后,再由耳鼻咽喉头颈外科医师经颌面部切口行肿瘤整块切除。

2. **前颅底 - 颌面联合手术**　皮肤切口由开颅切口和面部切口两部分组成。切口的选择视肿瘤部位、范围、颅骨瓣的设计等而定。切开皮肤前先沿切口向皮下或帽状腱膜下注射加肾上腺素的 0.5% 利多卡因溶液,以减少切口出血并使帽状腱膜易被游离。开颅术切口有眉弓弧形切口、眉间弧形切口、Dandy 切口、发际内发线后 1~2cm(颞浅动脉后)的双冠状切口、额部纵行切口、S 形切口、Y 形切口等;颌面部切口常用者为 Lynch 切口、Moure 切口、Weber-Fergusson 切口、鼻根部 T 形切口等。开颅术切口和颌面部切口可以互不相连或相互连接。眉弓弧形切口和鼻根部 T 形切口主要适用于体积较小的额窦、筛窦肿瘤,可通过切除额窦后壁进入颅前底。Dandy 切口所做成的带肌蒂骨膜瓣较小,适于较局限的一侧颅底病变。双冠状切口虽损伤较大,但骨瓣大,颅前底暴露清楚,尤适用于范围较广泛的病变。

Sasaki(1990 年)首次报道了采用近似一侧上颌骨水平切除后再复位的方法,治疗数例前颅底、中颅底肿瘤患者。而面中部揭翻术则适用于鼻窦双侧病变累及颅底的手术。王斌全在国内将 Sasaki 等手术方法进行了改进,Sasaki 等手术方法是一侧上颌骨大部断离切除后再对位,存在没有血供的缺陷,而容易发生骨不连结、骨坏死或感染等并发症。而上颌骨掀翻复位术是做成面颊上颌骨 - 面颊肌皮瓣,有良好的血供,无上述并发症发生(图 2-6-16,图 2-6-17)。按照肿瘤的原发

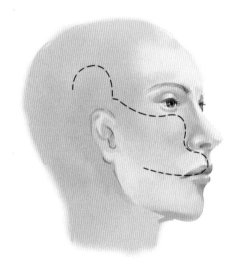

图 2-6-16　切口示意图

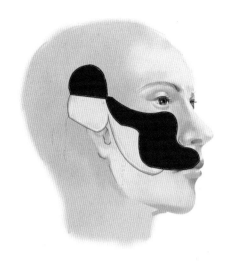

图 2-6-17　上颌骨面颊肌皮瓣示意图

部位及侵及前、中颅底的范围设计前额开颅、额颞开颅、颞开颅等径路手术方式,可形成额骨瓣、额颞骨瓣、颞肌骨瓣等。

上颌骨掀翻复位术联同颅面联合径路手术,可用于鼻腔、鼻窦侵及颅底的手术(图 2-6-18),尤其适合前、中颅底的手术;同时还可显露眶腔、颞下窝、翼腭窝和鼻咽部等部位的病变。

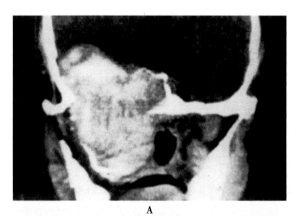

A

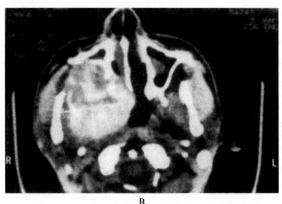

B

图 2-6-18　右上颌窦区、右翼腭窝及颅中窝肿瘤

右上颌窦区、右翼腭窝及颅中窝可见软组织肿块影,并有片状钙化影,蝶骨有骨质破坏

颅内部的手术结束后,可将复合骨瓣及肌皮瓣暂时复归原位,转而行颌面部切口,行颅外部分的肿瘤切除。然后凿除颅底骨质并通过颅前窝底的骨窗将肿瘤的颅内部分连同颅外部分一起,自面部术野内整块或分块切除。修复颅底后逐层缝合伤口,结束手术。

3. **中颅底 - 颌面联合手术**　于耳轮脚前1cm 处行长约 5cm 的垂直皮肤切口,使其下端低于颧弓约 1cm。牵开切口,暴露颞肌,将附着于颞线上的颞肌切断并连同骨膜自骨面上向下分离,形成蒂在颧弓深面的肌骨膜瓣。

在颞骨鳞部用电钻及线锯做 3cm × 5cm 骨窗,其下缘须平颧弓上缘,仔细将骨窗的骨板分离后取下,浸于生理盐水内备用。亦可按暴露三叉神经半月节的颞下开颅术式,将头皮瓣翻起后,行颞骨鳞部钻孔并以线锯相连,形成带蒂的附有颞肌的骨瓣,翻转后暴露颅中窝硬脑膜。

静脉内快速滴注 20% 甘露醇 250~500ml,使脑膜张力减低,自外向内将硬脑膜自颅中窝底骨面上仔细分离并上抬,暴露脑膜中动脉并循之找到棘孔,将棘孔堵塞后由此向前找到卵圆孔,探查肿瘤范围大小,尽量保留三叉神经分支,若已侵及三叉神经,则应切断三叉神经下颌支,再向前在圆孔处切断三叉神经上颌支。如需切除眶内容者,需要暴露眶上裂并切除三叉神经眼支和第 II、III、IV、XI 对脑神经,结扎眼动脉;如保留眶内容者,则手术到圆孔为止,不再向前。

然后进行颌面部手术,游离肿瘤至仅与颅中窝底相连后,再开始用电钻或小平凿自上向下,沿棘孔 - 卵圆孔 - 圆孔连线切除颅中窝底骨板,并将侵入颅中窝底的肿瘤上极由颌面部创口整块去除。

4. **耳前颞下窝手术**　颞下窝径路是指进入翼状间隙、岩枕区和海绵窦区的手术。House(1976 年)提出耳蜗径路至颞下窝,Fisch(1977年)介绍其耳后经颞达颞下窝的径路。这些手术径路以后,被利用来切除原发颞下窝和斜坡肿瘤、向蝶鞍旁和蝶骨生长的颅内外肿瘤。Fisch 是颞骨和颅底肿瘤手术治疗的先驱。Forey(1969 年)使用颅面径路达翼腭窝切除该窝肿瘤。Friedman(1981 年)采取茎钩(茎突 - 翼突钩)径路达翼腭窝切除肿瘤。

手术切口自额正中发际线后 1~2cm 开始,越颞线,沿耳轮脚、耳屏、绕耳垂根部至耳后乳突尖下 1~1.5cm,靠下颌骨角后缘,相当于胸锁乳突肌前缘达上颈部。若同时要做颈淋巴廓清,则切口下端可延长到锁骨上缘。在腮腺筋膜表面向前分离皮下组织,达腮腺前缘,保留颧弓表面的脂肪结缔组织(其内有面神经额支和颧颞支分支)。松解这层组织,显露眼眶外侧缘。

颈部皮瓣自颈阔肌表面分离,确认面神经颈支后,再断离颈阔肌。将胸锁乳突肌向后牵拉,显露颈内静脉、颈内外动脉和第Ⅸ、Ⅹ、Ⅺ、Ⅻ对脑神经,向上接近颅底。二腹肌后腹可予以切断,以便确认茎突(下颌骨内侧)并可定位茎乳孔下方的面神经。

分离颞浅动脉和静脉,并追踪至腮腺深面。

在颞浅动脉上方切开骨膜,将颞肌自颞鳞部表面剥离。沿眶上、外侧缘松解颞肌,直至颧弓后根。

将颧弓前后端断离,连同颞肌一并提起翻转向下。若准备要深达斜坡和岩尖,就必须切除颧弓和眶外侧缘。

将颞下颌关节囊自关节窝剥起,其深面可见脑膜中动脉及相邻组织内的静脉丛。切断蝶下颌韧带、翼下颌间韧带时,先用电凝止血。松解下颌骨髁突后,可用特制的颞下窝拉钩或长甲状腺拉钩牵升下颌骨及其下软组织,以获较宽阔的操作空间。

根据肿瘤位置和性质进行颞下窝区操作。倘若上述显露范围已可满足肿瘤切除操作的需要,可先磨薄颞下窝底的骨壁,以获得肿瘤与颅底之间的界面。若需松解岩部颈内动脉,切除侵入颅中窝的肿瘤,需行低位颧骨切除术(前达颅中窝底,后至颞下颌关节窝或外耳道上壁)。

下颌神经(卵圆孔区)如已被肿瘤侵犯,可予以切除。但如只是与良性肿瘤粘连,应予分离保留。

向前内方切去上颌骨后方的翼板可充分显露鼻咽部(前界后鼻孔,上达鼻咽穹隆,下至软腭背侧和蝶窦外侧壁)。若肿瘤侵及颅底,应同时清扫颞下窝部分(上达眶下裂,内达鼻咽顶甚至对侧鼻咽侧壁),还应切除邻近颅底才可能满足要求。倘若要进入筛、上颌、额窦区应另取径路(鼻侧切开、额骨切开)联合进行。

5. 经鼻内镜翼腭窝与颞下窝的侧颅底手术 1991年,Wigand 等开始尝试将鼻内镜技术应用于鼻窦直接毗邻的前颅底病变的治疗;1996年,Jho 和 Cappabianca 等将鼻中隔径路垂体瘤手术改进为经鼻内镜进行,至今已完成数百例垂体腺瘤患者的外科治疗。在成功经历了经蝶窦垂体腺瘤切除术、脑脊液鼻漏修补术、巨大鼻窦黏液囊肿切除术及视神经管减压术后,经鼻内镜技术应用于鼻前颅良性肿瘤、斜坡脊索瘤、海绵窦神经鞘瘤的手术切除展示了经鼻内镜颅底手术的微创优势与良好应用前景,随着经鼻内镜颅底手术日趋成熟,经鼻内镜颅底手术正向内侧底区域延伸。

翼腭窝是通向侧颅底区域的重要门户,亦是经鼻内镜侧颅底手术的必经之路。1994年,Klossek 等报道了1例经鼻内镜翼腭窝内神经鞘瘤切除术,并提出鼻内镜技术可作为翼腭窝内某些良性肿瘤活检和切除的一种微创技术。1996年,Kamel 报道了1例应用鼻内镜切除累及翼腭窝的鼻咽血管纤维瘤,认为经鼻内镜切除自鼻腔、鼻窦累及翼腭窝的鼻咽血管纤维瘤可避免传统经颞下窝径路、经面径路以及上颌骨拆装手术中面神经损伤风险、深部解剖显露不良,以及术后并发症等诸多不利因素。随后相继有作者报道经鼻内镜切除累及翼腭窝和颞下窝的鼻咽血管纤维瘤的病例,切除范围也从翼腭窝局部,扩展到颞下窝、眶尖等部位;其中 Pryor 等报道了19例经鼻内镜切除同时累及翼腭窝和部分颞下窝的鼻咽血管纤维瘤,并将这种手术方式与传统手术进行对比,认为经鼻内镜手术具有副损伤小、术中出血少、患者平均住院日短、复发率低等优势。2002年,Pasquini 等报道3例经鼻内镜切除翼腭窝良性神经鞘瘤,其中1例通过眶下裂部分累及海绵窦,认为经鼻内镜处理翼腭窝良性肿瘤疗效可靠安全。2003年 Al-nasher 等采用经鼻内镜翼腭窝蝶窦外侧隐窝病变的外科治疗。自2005年开始,张秋航等报道了经鼻内镜斜坡、岩骨、颅中窝、颞下窝、颈静脉球窝等病变的手术切除方式与疗效。

手术方式由传统转向微创,鼻内镜技术由鼻腔鼻窦向颅底区域的拓展,体现出鼻内镜技术作为一种微创外科技术在侧颅底手术的应用有着良好的发展前景。

翼腭窝和颞下窝直接毗邻,经鼻内镜翼腭窝和颞下窝的手术优势在于利用上颌窦这一天然解剖通道,因此,简化了经外侧径路、上颌骨翻转、下颌骨拆装等径路进入翼腭窝和颞下窝的手术途径。2003年,Alfieri等进行了经鼻内镜翼腭窝的解剖研究,提出了三种暴露翼腭窝的方式及鼻内镜可暴露的范围,分别为:①鼻内镜经中鼻道-腭-翼腭窝径路,可显露翼腭窝内侧结构;②经下鼻道-上颌窦-翼腭窝径路,可显露全貌;③经下鼻甲-上颌窦-翼腭窝径路,显露范围可扩大至与翼上颌裂外侧颞下窝结构。2005年,Cavallo等研究认为虽然下鼻甲切除后可显露与翼上颌裂外侧的颞下窝结构,但下鼻甲的切除对于鼻腔生理功能的影响较大,提出扩大开放中鼻道对应的上颌窦内侧壁,以增加显露翼腭窝和颞下窝的视角,并可在鼻内镜下观察位于圆枕外上方的眶下裂的解剖结构。2008年,Felipe等将鼻内镜翼腭窝解剖显露范围进一步延伸,提出经上颌窦后壁、开放翼腭窝后,去除蝶骨翼突根部、蝶骨体基底和蝶骨外侧壁,显露与翼腭窝后上方颅中窝的颈内动脉、视神经、海绵窦等结构,认为在鼻内镜下可通过翼腭窝暴露颞下窝、颅中窝的解剖结构。

六、颅底组织缺损的修复

前颅底手术所遗骨缺损的修补,必须达到以下目的:隔断鼻腔、上呼吸道和颅腔,对脑组织起支撑作用,防止术后脑脊液漏、脑疝、气颅、脑膜炎等并发症出现。对骨质小于2cm²的小缺损可不必特殊修复,只要保护好硬脑膜,在其对向鼻腔顶面植以中厚游离皮片,鼻腔内用碘仿纱条堵塞5~7天,以达到支撑目的。目前可用颅底骨缺损的修复材料很多,主要有以下几种。

1. **自体带血管蒂组织** 是手术成功率最高的理想材料,因血供好、柔韧、强劲、无排异表现且容易取材。如:①以眶上和/或滑车上血管(蒂在前额近中线处)或颞浅血管(蒂在侧方)为主要血供来源的额骨骨膜(具有成纤维细胞和成骨细胞,可成为新骨形成的策源地)铺入前颅底骨缺损处,在其对向鼻顶面应事先植以中厚皮片,将骨膜瓣与其周围的硬脑膜粘贴,颅骨骨膜是最常被使用的修复材料,简便、安全,适用于近中线的直径2~4cm的中型骨缺损。如考虑单用骨膜瓣还不够坚固,则可再加用带蒂帽状腱膜或额肌瓣翻贴前颅底,与骨膜瓣重合,形成双重瓣修补加固,但双重瓣必须铺贴平整、无皱褶,可用纤维蛋白黏合剂黏合双重瓣及硬脑膜,并将骨膜瓣和肌瓣的侧缘与眶顶骨膜缝合固定。②带眶上血管(正中蒂)或颞浅血管(侧方蒂)蒂的额肌瓣或肌皮瓣,因血供充足、组织坚厚、易存活,适用于直径4~6cm的较大缺损的修复。③带颞浅血管蒂的颞肌复合组织瓣,适用于颅前底的大型骨缺损修复。④胸大肌、背阔肌或斜方肌复合组织瓣:优点为血供丰富,有利于大面积缺损的修复。⑤额骨板外层岛状骨瓣。

2. **显微血管吻合的自体游离组织移植** 如大网膜、腹直肌瓣、阔筋膜、髂骨、肋骨等。

3. **异体组织** 如同种异体硬脑膜、骨形态发生蛋白(bone morphogenetic protein, BMP)等。

4. **金属材料** 如钛网、硅酮片。

5. **生物医学材料** 如有机玻璃板、聚四氟乙烯板、骨水泥、人工骨(羟基磷灰石)、珊瑚人工骨等。

七、术后并发症和预防措施

(一)术后处理

除按全身麻醉后的常规处理外,术后应鼻饲高热量流质或要素饮食,直至能自行进食时止,时间长短视吞咽功能而定;术后半坐位、减轻脑水肿;术后5~7天拆除伤口缝线;术后继续应用易通过血脑屏障的抗生素1周;严密观察可能出现的并发症,及时采取措施。

(二)并发症

1. **脑脊液鼻漏**较常见,占10%~30%。主要系硬脑膜创口关闭不良所致,故凡硬脑膜裂伤和创缘较宽,直接缝合张力较大时,应行颞肌膜或阔筋膜加移植皮片修补。一旦术后出现脑脊液漏,应将床头抬高20°~30°静卧休息,必要时每日给甘露醇快速静脉滴注或行腰穿降低颅内压,一般多可于7~21天后自行愈合,无需特殊处理。

2. **颅内感染**发生率为7%~15%。如术后硬脑膜外（下）脓肿、脑膜炎、脑脓肿等。术前、术后应用大量广谱抗生素、术中注意无菌操作等措施可预防严重颅内感染的发生。

3. 上颌骨瓣骨髓炎发生率为 7%~25%，如抗生素无法控制时，可考虑行局部切除。

4. 脑水肿主要由术中对脑组织牵拉过重、时间过长所致。

5. 其他颅底修复组织瓣坏死、硬脑膜外血肿、颅内积气、鼻顶部脑膜脑膨出、急性肾上腺皮质功能不全等。

Terz 等（1980 年）报道用颅面联合手术治疗 23 例 T_3、T_4 期上颌窦癌患者，手术死亡率高达 10.7%，主要死因为肺栓塞、纵隔炎、脑水肿。

八、上颌窦、翼腭窝及颞下窝肿瘤的预后

Ketcham 等用前颅底 - 颌面联合手术治疗 54 例晚期鼻窦恶性肿瘤，3 年生存率为 52%、5 年生存率为 49%，疗效明显优于经鼻侧切开切口、由下向上咬除颅前底的术式。Sisson 用颅前底 - 颌面联合手术治疗 8 例复发的 T_3 期鼻窦癌，其中 3 例已分别存活 8 年、4 年和 2 年，优于常规上颌骨切除术。Terz 等（1980 年）用颅前及颅中窝底和颌面联合手术，治疗 23 例晚期上颌窦癌，3 年无瘤生存率高达 72%。袁友文等（1992 年）为 30 例筛窦恶性肿瘤行颅面联合切除术后，3 年生存率达 50%（高于传统经鼻侧切开行肿瘤切除术的 10%~30%）。1995 年袁友文等报道用眉间弧形切口加鼻侧切开或 Weber-Fergusson 切口、鼻锥翻转径路，治疗了 62 例累及前和 / 或颅中窝底的鼻及鼻窦肿瘤，其中 12 例良性肿瘤、50 例恶性肿瘤，恶性肿瘤患者术后的 3 年生存率达 61.7%、5 年生存率为 44%。由上可见，颅面联合手术的应用，扩大了晚期鼻窦癌的手术切除机会，明显提高了患者的治愈率，降低了并发症的发生率。

第三节 蝶窦及中颅底肿瘤的外科治疗

原发于蝶窦的恶性肿瘤罕见，目前国内外文献尚无大宗病例报道。蝶窦位置隐蔽深在，位于鼻腔后上方，颅中窝底，毗邻关系复杂，与视神经、颈内动脉、海绵窦、垂体等颅底重要结构有密切关系。因此，对于蝶窦肿瘤的诊断及治疗方法存在许多争议。近 20 年来，由于影像技术的巨大进步，以及鼻腔鼻窦生理功能的深入研究与鼻窦内镜技术的开展与完善，人们对蝶窦肿瘤有了进一步的认识。由于蝶窦原发肿瘤发病率很低，仅约占鼻腔鼻窦肿瘤的 1%，因此确立规范化的蝶窦肿瘤的诊断与治疗，不仅需要熟悉蝶窦肿瘤的病理类型及蝶窦解剖毗邻关系，还需要积累总结较多的病例资料以获得循证依据。

一、蝶窦的解剖毗邻关系

（一）蝶窦与后筛房及视神经的解剖关系

视神经管同蝶窦和筛窦外侧壁关系密切。90% 以上的视神经管内侧壁同蝶窦、筛窦外侧壁毗邻，视神经管可向蝶窦和后筛窦内突出形成隆起，骨壁很薄，这一解剖特征增加了后筛窦及蝶窦手术时直接损伤视神经的危险，掌握视神经管同蝶窦、筛窦外侧壁的毗邻关系及变异特征，对防止蝶窦、筛窦手术时视神经的损伤有非常重要的意义。

视神经管内侧壁多数与蝶窦相邻，大多数视神经管全部或大部隶属蝶窦外侧壁，位于颈内动脉鞍前段的前上方，两者之间有一骨性间隔。蝶窦外侧壁与视神经管的毗邻关系取决于后筛房的气化程度。有时，视神经管在最后筛房的外侧壁上形成向窦内凸出的隆起，称为视神经结节，具有视神经结节的最后筛房被称为 Onodi 气房。视神经结节是重要的解剖标志，其骨壁厚度与视神经受伤的机会也有较大的关系，后筛房发育越好，视神经结节出现率越高。后筛窦如向后气化侵入蝶窦上方，形成蝶上筛房，有时可直抵蝶鞍。蝶上筛房的存在，完全改变了后筛房与蝶窦的关系，鼻神经外科手术时注意勿将蝶上筛房误认作蝶窦而损伤视神经及鞍区重要结构。

（二）蝶窦与颈内动脉的解剖关系

颈内动脉于岩尖出颈内动脉管口进入颅内，经破裂孔向上进入海绵窦，在海绵窦内前行，于前床突水平向上穿出海绵窦顶，然后转向前床突内侧上行。在上述行程中经蝶窦外侧壁时，形成一条凸向窦内的压迹。蝶窦内的颈内动脉压迹骨壁厚约 1.0mm，4%~8% 的骨壁自然缺损，颈内

动脉直接裸露于蝶窦腔内。蝶窦内颈内动脉压迹出现率为53%~77%，压迹在窦内凸起的高度在0.2~3.5mm，半数以上低于1mm；压迹骨壁厚度在0.2~4.1mm，多半在1.0mm以内。未出现压迹的骨壁都较厚，多数在1.0mm以上，最厚者达8.0mm。此外，左右两侧颈内动脉之间的距离对手术的安全性也有参考意义。

鼻窦手术中，直接损伤颈内动脉很少见，但偶有报道。由于颈内动脉损伤通常是最危险的颅内并发症，患者会因出血而致死，必须引起高度重视。颈内动脉向蝶窦内突出形成隆起，以及毗邻关系变异通常是导致蝶窦手术时发生颅内大出血的解剖学因素。研究表明，2.6%的标本颈内动脉在蝶窦内形成管型隆起，其骨壁极薄，蝶窦及蝶鞍区手术时易造成颈内动脉损伤。因此，蝶窦及蝶鞍区手术时，蝶窦外侧壁操作应特别慎重，否则，将有引起大出血的危险。此外，尚存在双侧颈内动脉向一侧蝶窦内突出的情况，如遇此情况，术中操作不当，一侧蝶窦内手术操作同样有损伤对侧颈内动脉的危险。

颈内动脉通常毗邻蝶窦外侧壁下部，但在蝶鞍型的后组筛窦，最后筛房外壁常常紧邻颈内动脉的鞍前段。此时，颈内动脉向最后筛房内形成压迹，位于视神经结节之下。凡压迹明显者，骨壁较薄，压迹不明显者，骨壁较厚。因此，手术前应进行蝶筛区域的CT扫描检查，了解蝶窦最后筛房外侧壁解剖变异和病理状况以及两侧颈内动脉的间距等，对于指导鼻窦手术及视神经管减压术等均具有重要价值。

（三）蝶窦与海绵窦的解剖关系

海绵窦是由硬脑膜构成的静脉窦，左右各一，分别位于蝶窦和蝶鞍两侧，借前、后海绵窦间窦相互交通形成环绕蝶窦的环状窦。颈内动脉、动眼神经、滑车神经、三叉神经和展神经在窦内通过。蝶窦外侧壁先天缺损或病理性破坏时，海绵窦可突入窦腔，术中损伤可导致难以控制的出血。

（四）蝶窦与垂体的解剖关系

垂体位于蝶窦后上方蝶鞍的垂体窝内，蝶窦与垂体的关系取决于蝶窦的气化程度（图2-6-19~图2-6-21），蝶窦气化越好，两者之间的关系越密切。到目前为止，国内外学者对蝶窦气化程度的分型尚无统一标准。

二、蝶窦恶性肿瘤病理类型

蝶窦恶性肿瘤可为原发性，亦可由邻近鼻咽、鼻窦（尤其是后筛窦）、鼻腔、垂体等处的恶性肿瘤扩展侵入，偶尔可有来自远处器官的转移。由于就诊较晚，常已难以明确其原发部位。原发于蝶窦的恶性肿瘤以鳞状细胞癌多见，肉瘤较少，此外还有腺癌、低分化癌、移行细胞癌、腺样囊性癌、黏液癌、恶性神经鞘膜瘤、淋巴瘤、淋巴肉瘤、浆细胞肉瘤、软骨肉瘤、恶性纤维组织细胞瘤及纤维性骨发育不良的恶性变等。

三、蝶窦恶性肿瘤的症状

患者以男性较多，发病年龄较其他组鼻窦恶性肿瘤年轻，大多在25~45岁或50岁以下。由于蝶窦的解剖特征，蝶窦肿瘤早期常无明显症状，随着肿瘤进展，肿瘤破溃或癌肿侵及窦腔外，累及邻近组织时可以出现非特异性的一些症状，故患者多先就诊于眼科或神经科。其主要症状有：

1. 鼻部症状 有涕中带血、反复鼻出血、鼻塞、失嗅等症状。检查可在患侧嗅沟内见到易出血的息肉样新生物，积脓，鼻中隔后上份饱满、膨突，有时可见鼻咽顶部隆起，黏膜下有癌肿浸润，甚至癌肿可侵入翼腭窝内。

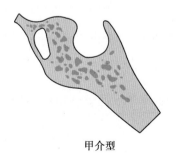 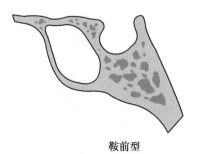 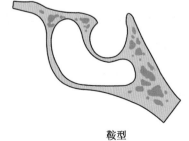

甲介型　　　　　　鞍前型　　　　　　鞍型

图2-6-19 蝶窦气化分型

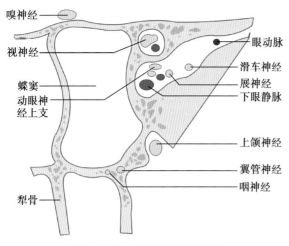

图 2-6-20 蝶窦前部冠状切面

嗅神经
视神经
蝶窦
动眼神经上支
犁骨
眼动脉
滑车神经
展神经
下眼静脉
上颌神经
翼管神经
咽神经

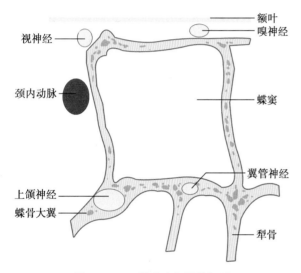

图 2-6-21 蝶窦中部冠状切面

视神经
颈内动脉
上颌神经
蝶骨大翼
额叶
嗅神经
蝶窦
翼管神经
犁骨

2. 顽固性头痛 早期常仅有颅顶、眼眶深部或枕部的顽固性深在头痛,常向颈后部放散。

3. 眼部症状 蝶窦侧壁紧邻由岩蝶韧带和蝶骨小翼围成的 Dorello 管,有第Ⅵ对脑神经通过,两者间所隔骨壁很薄,当肿瘤破坏窦侧壁,侵入颅中窝后,易累及位于颞骨岩尖部 Dorello 管内的第Ⅵ对脑神经,出现单侧眼球外展瘫痪、复视。因此,凡患者出现难以解释的第Ⅵ对脑神经瘫痪,经治疗 3 个月以上仍难恢复者,应怀疑有蝶窦恶性肿瘤可能。继第Ⅵ对脑神经之后,同侧第Ⅲ、Ⅳ对脑神经亦可相继出现瘫痪,形成全眼肌瘫痪、眼球固定及上睑下垂。偶尔癌肿可侵及双侧颅中窝,以致双侧眼运动神经瘫痪。当肿瘤侵及眶尖时,可出现"眶尖综合征",但突眼不明显。晚期患者常有视力和视野改变。

四、蝶窦肿瘤的诊断

蝶窦肿瘤早期诊断困难,起病隐匿,且易与炎症、其他良性肿瘤相混淆。晚期则与颅内或眶内病变不易鉴别。蝶窦肿瘤的诊断应依次明确是否为蝶窦肿瘤,是原发还是继发,肿瘤的具体位置、大小及侵及毗邻的范围,病理类型,与颈内动脉、视神经、海绵窦及颅内的关系。根据病史和症状进行相应的 CT、MRI、鼻内镜检查及活检,才能对蝶窦肿瘤进行规范正确的治疗。

1. CT 扫描 CT 是鼻窦病变的首选常规检查方法,常用以鉴别鼻窦炎症、良性肿瘤和恶性肿瘤及判断病变累及范围。恶性肿瘤则显示为不规则的肿块影,CT 骨窗早期即有窦壁的破坏。通过 CT 值的测量可确定病变是囊性、脂肪性还是实性。CT 能显示组织密度的微细差别,描绘出正常和异常的解剖关系,可精确显示出肿瘤病变的部位及累及范围,为治疗设计提供有价值的参考资料(图 2-6-22)。CT 检查时应注意以下几个方面:①肿瘤与视神经的关系;②与颈动脉的关系;③是否累及鼻咽;④是否累及海绵窦;⑤眼眶和眶内肌群有无侵犯;⑥颅底有无骨破坏,颅内有无肿瘤;⑦筛窦有无骨破坏;⑧术后观察手术残留组织及有无复发;⑨翼板、翼腭窝有无骨质破坏;⑩颈部淋巴结有无肿大。

2. 磁共振成像(MRI) MRI 可直接多平面成像并具有良好的软组织分辨力,能准确显示病变的范围,通过增强扫描还可对一些病变做出鉴

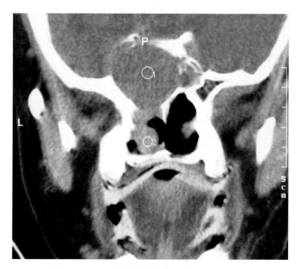

图 2-6-22 左侧蝶窦占位(冠状位 CT)

别,特别是肿瘤和炎症。CT对恶性肿瘤和常见良性病变的鉴别主要是根据有无骨破坏,MRI则可以在骨破坏出现之前,根据病变信号的特征提示恶性病变的存在。由于直接多平面成像,MRI可以准确地显示肿瘤向周围延伸的范围,对肿瘤分期和手术或放射治疗计划的制订很有帮助。鼻窦内的实性肿瘤虽为分泌物所包绕,MRI仍能清楚显示。骨壁的侵蚀表现为正常无信号的骨壁断裂。

3. 鼻内镜检查及组织活检　鼻窦肿瘤的最终确诊需要活体组织检查。鼻内镜检查可以经总鼻道向后上观察到蝶窦开口,可以大体了解肿瘤表面的特征,以及肿瘤对鼻腔、筛窦、鼻咽侵袭的程度,同时可以便利地进行活检,确定肿瘤的病理类型。

五、蝶窦恶性肿瘤的治疗

蝶窦邻近有许多重要结构,随着蝶窦恶性肿瘤的进展,易侵入其周围邻近部位,淋巴结及远处转移率较低,患者常在出现临床转移之前就已死于广泛的颅底和颅内侵犯。因蝶窦部位深,且邻近有重要的器官,手术往往不能彻底切除肿瘤,放射线外照射也难获得有效组织量,目前大多主张采用综合疗法。鼻内镜技术的改进、影像导航在术中的应用,蝶窦及中颅底区域的病变目前主要在鼻内镜下完成手术,即使侵及海绵窦、颈内动脉等区域的大部分病变也可在内镜下实现"镜下"切除肿瘤,成为整体治疗方案的重要组成部分。对于蝶窦侵及周围组织,如侵入颅内、颈内动脉及视神经的恶性肿瘤,应与神经外科、眼科医师协商,设计合理手术方案,共同完成手术。

(一)放射治疗

由于蝶窦特殊的解剖部位,肿瘤不易被早期发现,手术不易有安全界,风险大。因此,放射治疗在蝶窦恶性肿瘤的治疗中占有很重要的地位。

蝶窦低分化鳞癌与未分化癌就诊时多为晚期,手术治疗效果差,但对放射治疗敏感,单纯放射治疗可获得较为满意的疗效,目前三维适形调强技术可以在提高疗效的同时,减少周围组织的放射损伤。因此,蝶窦恶性肿瘤可以首选放射治疗。

对于蝶窦高分化的鳞癌,因为发病率低,文献报道较少,借鉴鼻腔、筛窦、上颌窦癌的治疗模式,可以行放射治疗结合手术治疗的综合治疗。

(二)手术治疗

1. 鼻内镜手术径路　鼻内镜鼻窦手术从发展到普及已有数十年的历史,鼻内镜应用于鼻-颅底肿瘤约有20余年的历史。随着鼻内镜手术技巧的提高,医疗新技术如影像学技术、导航技术等的开展应用,以及对鼻窦及其毗邻颅底解剖结构的进一步认识,鼻内镜颅底手术有了长足的发展。尽管对于鼻内镜手术治疗鼻腔、鼻窦、颅底的恶性肿瘤存在并将继续存在诸多争议,许多鼻科专家在鼻内镜下行蝶窦恶性肿瘤、鼻咽癌放射治疗失败后挽救、脊索瘤等肿瘤的手术进行了有益的大胆的探索。鼻内镜下切除筛窦及鼻中隔后方,暴露切除蝶窦前壁,在鼻内镜导航系统的辅助下,辨认蝶窦外侧壁的视神经、颈内动脉,加以保护,可以镜下切除早期较为局限的蝶窦恶性肿瘤,具体手术方法请参阅鼻-颅底手术。术后辅以放射治疗。对于晚期患者,可以在鼻内镜下行肿瘤减负,术后进行放射治疗。

2. 鼻侧切开径路　鼻侧壁切除术是经典的治疗鼻腔外侧壁、鼻中隔恶性肿瘤的方法。切除范围包括上颌骨部分额突、上颌窦内侧壁及前壁内侧、筛窦、下鼻甲、鼻中隔等。切除这些结构后可以暴露蝶窦前壁,然后进行蝶窦肿瘤的手术。由于蝶窦解剖位置深在,鼻侧切开径路术野受限,暴露差,对大多数蝶窦恶性肿瘤不能彻底切除,术后应配合放射治疗。

3. 上颌骨掀翻径路　该手术径路是近年发展起来的用于切除鼻咽部肿瘤的手术方式。蝶窦肿瘤侵及海绵窦、颅内时,应与神经外科医师合作,完成手术。上颌骨外掀翻开后,暴露鼻咽部、翼突根部、筛窦,进行筛窦切除,这样可以在蝶窦及蝶窦外侧前方,可以进行视神经、颈内动脉周围的解剖,病灶切除比较彻底,但出血较多。对于颈内动脉受侵的患者,也有学者在探索动脉切除、移植大隐静脉或人工血管,但手术风险大,疗效需要进一步证实。

4. 颈淋巴结清除术　有淋巴结转移的蝶窦肿瘤报道罕见,根据淋巴引流途径,蝶窦恶性肿瘤的淋巴结可以转移到咽后淋巴结及颈深淋巴结，前者应行放射治疗，后者可以行颈淋巴结清扫术。

　　总之，由于蝶窦周围解剖关系复杂，颈内动脉、视神经、海绵窦在肿瘤周围、甚至在瘤内穿行，手术操作复杂，容易造成不良后果，往往关系到手术成败。因为每个患者肿瘤涉及范围不同，手术时需要根据具体情况灵活设计手术方案，对于头颈外科医师来说，目前，手术切除侵及周围重要结构的蝶窦恶性肿瘤，仍是一项极具挑战性的任务。

（王斌全）

第七章　鼻部修复重建术

鼻整形手术是最古老的整形外科手术之一。早在距今 2 600 余年的公元前 7 世纪—公元前 6 世纪，印度人就开始应用额部皮瓣进行鼻再造；16 世纪，意大利人采用前臂带蒂皮瓣进行鼻再造，首创远位皮瓣进行鼻整形术的先例。近一个世纪以来，由于新型材料的出现和显微外科手术的应用，鼻整形外科得到了较快的发展，逐步发展为以强调颜面美容效果的鼻美容整形手术（aesthetic rhinoplasty）和侧重创面修复的鼻修复重建手术（reconstructive rhinoplasty）。前者的目的在于对原有外鼻进行改造，以达到更好的美容效果，后者则侧重修复由于外伤、肿瘤等原因造成的缺损，恢复鼻面部外形和功能。在我国，由于临床专业划分以及各家医院实际情况的不同，整形外科、耳鼻咽喉头颈外科、颌面外科和皮肤科等学科的医师均在开展鼻部整形手术。在耳鼻咽喉头颈外科领域，临床实际工作中经常会涉及鼻部肿瘤的切除、缺损创面的修复与重建等问题，耳鼻咽喉头颈外科医师应学习并掌握鼻部修复与重建术的原则和方法。

第一节　鼻部修复重建术的原则

鼻由外鼻、鼻腔和鼻窦组成，外鼻位于面部中央，呈三角形锥体状，由骨和软骨构成支架，表面覆盖皮肤、皮下组织、肌肉和筋膜，内面为鼻腔黏膜。鼻的外部形态与种族和个体特征密切相关，鼻部分或全部缺损不仅会产生容貌改变，还可导致生理心理变化，明显影响患者日常生活和社交。鼻部修复与重建手术的目的首先在于修复创面和恢复功能，同时也要尽可能恢复鼻的外部形态、保持原有的个体特征。根据鼻面部形态要求和手术目的，鼻部病变切除、修复与重建应遵循下列原则。

一、病变切除应遵循彻底干净、兼顾美容的原则

鼻部需要手术切除的病变包括瘢痕、良性和恶性肿瘤等。病变可以只限于皮肤表面，也可以深达骨质或者肿瘤从鼻腔鼻窦向外生长累及皮肤表面；其范围可以是鼻的部分受累，也可以累及整个外鼻，甚至鼻腔和鼻窦。手术切除依病变性质和范围不同而有所区别。瘢痕或良性肿瘤为非浸润性生长的病变，与正常组织有明显界限，沿病变边缘即可将瘢痕或肿瘤完整切除。切除前应设计好切口走向、切除范围以及修复的方法，达到既切除干净，又能满足美容的需要。鼻部恶性肿瘤的切除应在保证将肿瘤切除干净并保留有足够安全边缘的基础上，再考虑修复重建的方法。一般而言，对未曾接受治疗的早期病变，肿瘤切除后的安全边缘应在 3mm 以上；对病程长、肿块较大者，安全边缘最好在 5mm 以上；对复发性肿瘤切除的广度还需酌情扩大、切除深度视侵袭情况而定。切除标本应常规送病理检查，以明确肿瘤类型、分化程度以及切缘是否残留病变组织；有条件的单位最好按照 Mohs 外科显微手术要求，进行手术中冷冻切片检查，即时了解切缘是否有残留的肿瘤组织。对切缘有肿瘤残留的患者应追加扩大手术，以保证彻底切除肿瘤，避免复发。

二、创面修复应遵循先易后难、先简后繁的原则

同一鼻部缺损的修复和重建可有多种方法，选择时首先要遵循先易后难、先简后繁、先局部后远位的原则，同时也要考虑对供区皮肤组织损伤程度的影响，然后再根据医院的条件和手术者的经验来确定。创面修复的方法由简到繁依次有直接缝合、植皮、局部皮瓣、远位带蒂皮瓣和游离皮

瓣等。鼻部皮肤松动性较小，尤其是鼻尖、鼻翼部位，鼻部皮肤软组织肿瘤切除后，直接缝合封闭创面的机会并不多，故常需采用植皮、皮瓣转移等方法覆盖创面。修复鼻部创面应考虑供区皮肤组织的色泽、质地及结构特征，要与创面周围皮肤匹配和协调。植皮多只用于临时创面封闭或对美容要求不高的人群，而且鼻洞穿或全层缺损可波及皮肤及黏膜两侧，鼻部的骨/软骨组织不适于植皮，大部分的鼻部缺损往往需要使用皮瓣进行修复与重建。若能正确选用局部皮瓣，不仅操作简单，且邻近皮肤色泽质地与鼻部近似，外观优于远位皮瓣和游离皮瓣。总之，创面修复要达到简单、安全、有效、美观的目的。

三、手术选择应遵循知情同意原则

鼻部位于面部中央，立体感突出。鼻部缺损创面的修复重建效果直接影响面部形态结构和美容效果，患者都有较高的期望和要求，这也是手术医师面临的挑战性难题。鼻面部整形手术历来是容易引起医患纠纷的手术之一。因此，在决定进行鼻部修复重建手术时，与其他手术相比，更应强调知情同意，术前要与患者及其家属充分沟通，让患者了解手术的目的、方法（包括分期手术方案）、手术后预期效果以及可能出现的并发症，特别是对美容效果要求高以及病变范围广、修复重建后仍会发生较大容貌改变的病例，要充分说明手术的必要性，取得患者及其家属的配合。手术前中后都应进行照相，留下资料以供定期随访对比，观察近期和远期效果。

第二节　鼻部修复重建手术

经过几十年的发展，鼻部修复重建术已从简单覆盖创面发展到以既能保持鼻部外形，又能重建鼻功能为首要目标。鼻缺损的情况复杂多变，修复方法也很多，虽然大多数情况下缺损的范围不大，但由于其特殊的解剖位置和组织结构，使修复后的美学效果往往很难令人满意。所以寻求理想的鼻修复重建的方法是手术医师一直追求的目标。在施行鼻整形手术时，应以美学的观点进行形态塑造、改善畸形，尽量达到理想的修复效果。

早期有人认为鼻为单一的美学单位，在修复鼻部缺损时用皮瓣重建一个完整的鼻优于部分修复。随着人们对鼻美学单位的细分，认为修复鼻中等程度以下缺损时，遵循鼻美学亚单位（aesthetic subunits）原则远比重建一个完整的鼻更能达到美学效果。Burge 提出的鼻部美学分区法以皮肤自然皱褶或轮廓线为边界，将整个鼻部分为鼻背、鼻侧壁、鼻尖、鼻翼、鼻小柱等亚单位；Yotsuyanagi 等根据东方人的特点，将外鼻分区分为鼻根、鼻背、鼻尖和鼻翼四个美学单位（图 2-7-1）；还有人将鼻亚单位进一步细分为更多的亚单位。按照鼻亚单位的美学原则，采用分区修复的方法可以使手术瘢痕隐蔽，获得最佳的美容效果。这一理论和方法得到了大多数学者的肯定和接受。

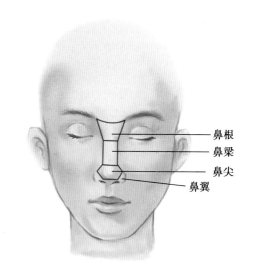

图 2-7-1　鼻部美学分区

一般认为，影响鼻部缺损创面修复后的功能和美学效果的因素有：①鼻的两侧对称性；②鼻与周围面部器官的对比协调性；③视觉印象下瘢痕的明显程度；④修复创面组织的颜色、质地及轮廓等与周围皮肤的匹配性。基于上述因素，皮片移植、复合组织块（如耳郭组织、耳屏前组织）移植及远位皮瓣移植修复鼻部缺损后，难以达到较理想的功能和美学效果，故一般不作首先考虑的修复方法。而与创面周围邻近的鼻部皮肤，其类型、质地、色泽及光化性损害程度与受区相同或接近，常被选用。设计皮瓣时，切口缝合线应尽量放在鼻亚单位的两侧或沿自然轮廓线及皱褶线（鼻唇沟、鼻翼沟、颌鼻缝及眉间皱纹）等处，这样不致对鼻的外形轮廓有较明显影响，并可最大程度隐藏供区切口线。

在临床实际中，应根据具体患者组织缺损的部位、大小、深度及供区组织可利用情况来设计修复重建的方法。在满足美学原则的基础上，能够一次完成的就不用分次手术，能够用单一组织进行修复的就不用复合组织，能够用局部皮瓣的就不用远位皮瓣和游离皮瓣。现将鼻部修复重建手术中常用的"V-Y"推进皮瓣、菱形皮瓣、双叶皮瓣、鼻唇沟皮瓣、鼻额皮瓣和额部皮瓣的设计、方法和适用范围分述如下。

一、局部"V-Y"推进皮瓣、菱形皮瓣、双叶皮瓣修复鼻部分缺损

局部皮瓣（local skin flap）又称邻接皮瓣或邻近皮瓣（adjacent skin flap），是利用缺损区周围皮肤及软组织的弹性、松动性或可移动性，在一定的条件下重新安排局部皮肤的位置，以达到修复组织缺损的目的。因局部皮瓣在色泽、厚度、柔软度方面均与受区近似，修复的效果一般都比较理想，因而是极为常用的方法。

局部皮瓣的血液供应主要依赖于皮瓣的蒂部，皮瓣被掀起和转移至新的部位，在血管和淋巴管尚未从受区长入以前，皮瓣的血液供给只有通过蒂部获得，根据蒂部是否包含知名动静脉，可进一步分为轴型皮瓣（axialpatternflap）和随意型皮瓣/任意皮瓣（randompatternflap）。前文提及的额部皮瓣及鼻额皮瓣属于轴型皮瓣，在皮瓣处于责任血管区域内可获得较稳定血供而不受长宽比限制；根据不同设计鼻唇沟皮瓣可属于轴型或随意型皮瓣；而其他均属任意皮瓣，必须充分考虑到皮瓣蒂部有足够的动脉血供以及足够的静脉回流。皮瓣蒂部的宽度以及在其中走行的血管网数量是影响皮瓣成活的关键因素。在鼻部及其周围组织中，血管丰富且相互形成吻合，蒂部的宽度以及长宽比可以比较灵活，长宽比最大可达5∶1，利用起来非常方便。

根据局部皮瓣在供受区之间转移的方式划分，修复鼻部缺损通常使用推进皮瓣（advancement flap）和旋转皮瓣（rotation flap）。推进皮瓣利用缺损创面周围皮肤的弹性和可移动性，在缺损区的一侧或两侧设计皮瓣，经切开和游离后，向缺损区滑行延伸以直接缝合封闭创面。旋转皮瓣是在缺损处的外缘形成一局部皮瓣，旋转皮瓣一定角度后，转移至缺损部分覆盖创面。在鼻修复重建中，使用的推进皮瓣有V-Y推进皮瓣（V-Y advancement flap）；旋转皮瓣主要有菱形皮瓣（rhombic flap）和双叶皮瓣（bilobe flap）。

1. V-Y推进皮瓣（V-Y advancement flap） 临床常用于V-Y成形术（图2-7-2）。从鼻尖到鼻背中部，缺损直径在1.5cm以内的创面均可使用此皮瓣。首先将肿瘤或瘢痕切除并修整为梭形，然后，设计自眉间经鼻两侧至鼻唇沟上段的倒V形切口，切开皮肤直达骨膜表面，沿骨膜表面钝性加锐性剥离皮下组织，直至鼻部下端创缘，形成以鼻背肌为蒂的肌皮瓣。将皮瓣向下推进覆盖缺损部，然后再游离V形切口周围的皮下组织并缝合成倒Y形，构成V-Y推进皮瓣。

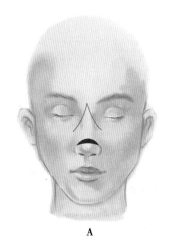
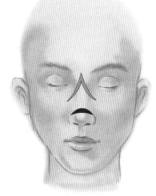
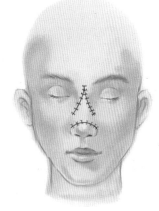

A   B   C

图2-7-2 V-Y瓣

2. **菱形皮瓣**（rhombic flap） 是在菱形缺损的一边设计一菱形的皮瓣以修复创面。经典的菱形皮瓣"Limberg flap"以两个60°角和两个120°角来设计。自菱形创面短对角线向一侧作等长的延长切口，再作与邻边等长的平行切口，经皮下剥离形成等大的菱形皮瓣，将皮瓣旋转覆盖创面，切口直接缝合。这个皮瓣的优点是，供区的张力横过缝合部位，所以皮瓣的缝合部或前端部发生血运障碍的可能性小。在修复鼻部分缺损时，还可用各种改良的菱形皮瓣和Z形皮瓣。鼻面部任何形状的手术缺损，都可转换成菱形，因此，菱形皮瓣是鼻面部局部皮瓣中最常用的类型之一。

3. **双叶皮瓣**（bilobe flap） 即在圆形缺损区附近设计两个叶形皮瓣，第一个皮瓣靠近缺损区，大小与其创面大致一样或稍小，第二个皮瓣又较第一个皮瓣稍小。将第一个皮瓣掀起后转移至缺损区，再将第二个皮瓣旋转覆盖第一个皮瓣供区，第二个皮瓣形成的创面通过游离周围组织后直接缝合，形成两个旋转皮瓣接力式连接修复创面（图2-7-3）。在设计双叶皮瓣时，应将两个叶形皮瓣的旋转轴心合二为一，且两个叶形皮瓣加起来的旋转角度最好控制在90°~100°以内。如果超过这个角度，会形成一个大的"猫耳"，引起鼻变形。双叶皮瓣多用于鼻背部和鼻翼直径小于1.5cm的缺损区的修复。由于外鼻自上而下的皮肤弹性分布为从松弛到致密，双叶瓣的两级接力相当于把鼻根的松弛度经鼻背部转送到远隔的鼻尖鼻翼等致密部位达到缺损修复。

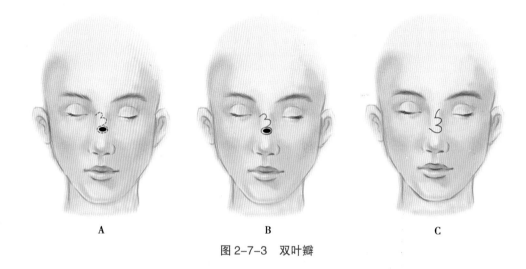

A B C

图2-7-3 双叶瓣

二、鼻唇沟皮瓣修复鼻翼部缺损

1. **鼻唇沟皮瓣**（nasolabial groove flap）**的应用** 解剖鼻唇沟区皮肤血供主要来自面动脉发出的穿支，眶下动脉、面横动脉、内眦动脉也有丰富分支分布。由面动脉进入鼻唇沟区的血供占3/4，其他来源的血供占1/4。上述动脉由深层入浅筋膜形成皮下动脉网，再由皮下动脉网发出分支入浅层形成真皮下动脉网，该动脉网吻合丰富，且吻合口径小，形成"筛网"状的主体结构。位于鼻唇沟深部的面动脉及其主要分支与其他血管分支吻合，既为其表面的皮肤提供了丰富的血运，也为真皮下动脉网提供了足够的灌注压，是鼻唇沟随意型皮瓣赖以成活的解剖生理学基础。因此，鼻唇沟区既可制作成以相应动脉血管为蒂的轴型皮瓣，也可制作成包含真皮下血管网的随意型皮瓣。鼻唇沟随意型皮瓣的蒂可以设计在内、外、上、下方，是鼻翼部、鼻尖及鼻背下部组织缺损一期修复的首选。

2. **皮瓣设计** 从解剖上讲，鼻唇沟区任何一处均可制成带血管的随意型皮瓣，无需刻意将知名血管包含于其中，但设计皮瓣时应遵循以下原则：①皮瓣的蒂部以不小于1cm、适当留宽取1.5~3.0cm为宜，长宽比一般为2:1~4:1。皮瓣的血供依赖蒂部，特别是在早期，皮瓣的成活与蒂部血供关系密切，适当留宽蒂部，可以借此增加蒂部的小动静脉穿支，相应增加皮瓣的血流量及静脉回流。皮瓣血供无需靠连续的皮肤来维持,因此只要蒂部的脂肪结缔组织充分,皮瓣可设计成岛状以满足修复需要。②皮瓣蒂部的位置和皮瓣的方向性。在鼻部修复时,多将皮瓣的蒂部设计在下方或上方。蒂部在下方的鼻唇沟皮瓣,因鼻根部的皮肤接近内眦,活动度差,不利于供区皮肤的缝合,皮瓣的长度受到限制(图2-7-4)。蒂部在上方的鼻唇沟皮瓣,皮瓣的长度可从内眦下0.5cm到平口角外侧0.5cm的位置,最长可达5cm,适合鼻翼部全层缺损、需要内翻衬里的病例。针对全层缺损该瓣还可设计成近蒂端的皮下转移瓣覆盖表面,以及远蒂端岛状瓣翻转后作为衬里。③为提高皮瓣转移长度及避免面部"猫耳"畸形,可将皮瓣设计为皮下蒂(图2-7-5)。④皮瓣应设计成沿鼻唇沟走行的梭形瓣,便于供区皮肤直接缝合。

3. 手术方法和技巧　沿设计线切开皮肤全层,蒂部在上方的皮瓣自下往上在表情肌浅面分离,掀起皮瓣,注意将皮下脂肪保留于皮瓣上。皮瓣彻底分离后,旋转至缺损区,按缺损实际大小修整皮瓣,然后分两层缝合,皮下、皮内组织用4-0的可吸收线间断缝合,皮肤用6-0尼龙线间断缝合(图2-7-6)。在缝合供区缺损前,于周围组织皮下特别是颊侧做广泛的分离、松解,以保证颊侧皮肤无张力,防止鼻翼外脚移位。

"为了保证皮瓣的血运,在手术中应注意几点:①皮瓣的蒂部尽可能靠近较大血管,以保证皮瓣有足够的灌注压;②术中进行皮瓣分离时,应注意保留2~4mm厚的皮下脂肪组织,以保留完整的真皮下血管网。若设计岛状瓣则需保留更厚的皮下组织并尽量保留蒂部周围经行小血管;③尽可能避免将皮瓣蒂部做90°旋转,如要进行90°旋转时,应在蒂部上外侧进行分离,以减少张力,保证皮瓣的血液供应。

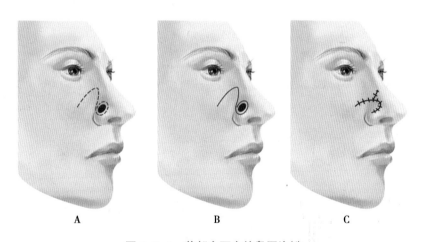

A　　　　　B　　　　　C

图2-7-4　蒂部在下方的鼻唇沟瓣

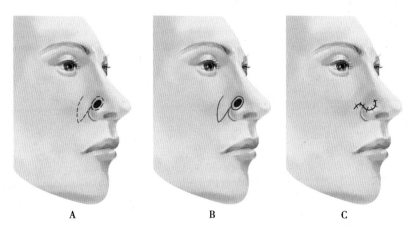

A　　　　　B　　　　　C

图2-7-5　蒂部在上方的鼻唇沟瓣

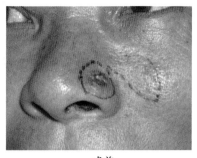
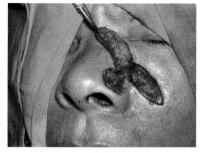
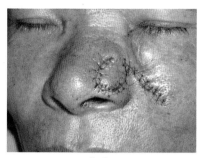

 术前　　　　　　　　　　术中　　　　　　　　　　术后

图 2-7-6　鼻唇沟皮瓣修复鼻翼缺损

三、眉间皮瓣修复鼻根部缺损

1. **眉间皮瓣（glabellar flap）的应用**　眉间部皮下组织松弛、皮肤移动性好。Gillies 最早报道利用眉间部皮瓣修复眉间及鼻根部缺损。在眉间及其附近区域具有丰富的血管，有来自颈内动脉系统的眼动脉分支滑车上动脉、眶上动脉和鼻背动脉，以及来自颈外动脉系统的面动脉分支眼角动脉。动脉间有丰富侧支吻合，血运丰富。眉间皮瓣主要的营养血管为眼角动脉。

2. **皮瓣设计**　根据眉间及鼻根部皮肤缺损区的位置和大小，将皮瓣蒂部设计在缺损区对侧的眉间至鼻根部，其蒂部包含眼角动脉，切口形状呈倒 V 形。采用旋转皮瓣的方法覆盖创面（图 2-7-7）。根据皮瓣移动的距离，利用眉间皮肤良好的移动性和丰富的血管，还可设计为鼻外侧皮瓣（lateral nasal skin flap）（图 2-7-8）或鼻额皮瓣（frontonasal flap），修复鼻尖部缺损。

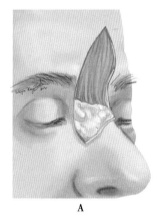
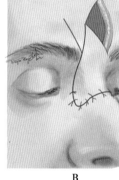
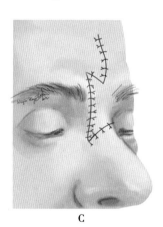

A　　　　　　　　　　　B　　　　　　　　　　　C

图 2-7-7　眉间皮瓣

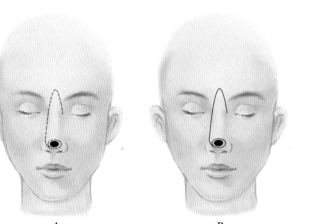
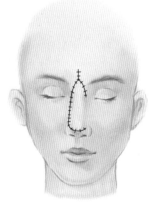

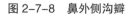 A　　　　　　　　　　　B　　　　　　　　　　　C

图 2-7-8　鼻外侧沟瓣

3. **手术方法和技巧** 沿设计标记线切开皮肤，直达骨膜表面，由远及近游离、掀起皮瓣，在靠近皮瓣蒂部，触及并保护好皮瓣下面的眼角动脉，小心分离掀起，直至眶缘。随后将皮瓣旋转，修复手术缺损。供区手术缺损的皮肤，可以直接进行V-Y缝合，或Z成形术。皮瓣旋转后，旋转支点会出现"猫耳"状皮肤皱褶现象，应将其修剪，但如有伤及眼角动脉的危险时，则可暂时保留，以后再作修整。此皮瓣最适于鼻根部或鼻额部手术缺损的修复。

四、前额正中皮瓣修复鼻尖缺损

1. **额部正中皮瓣（median forehead flap）应用** 解剖虽然额部的血供主要来源于颈外动脉的颞浅动脉额支，但在眉间至前额正中部，皮肤的血供来源主要为颈内动脉系统，由眼动脉的分支——滑车上动脉、眶上动脉和鼻背动脉供给，滑车上动脉由眼眶内上角穿过眶隔经滑车上孔或切迹向上走行于额肌内，分支浅出到皮下，体表投影于正中线旁开1.7~2.2cm。眶上动脉历经眶上孔分深浅两支分布于额部。鼻背动脉源于滑车下动脉。上述动脉均有相应同名静脉伴行。颞浅动脉额支与滑车上动脉、眶上动脉间有丰富侧支吻合，血运丰富，故不论以前者或后者为血管蒂均可形成轴型瓣。当鼻部或鼻尖部组织缺损，可设计以滑车上动脉为蒂的前额正中皮瓣或复合瓣。由于单侧滑车上动脉并非位于中线，相应皮瓣纵轴往往设计于中线旁开2cm处，故也称额部旁正中皮瓣（paramedian forehead flap）。

2. **皮瓣设计** 发际较高、额部宽阔的患者，可以直接设计为包含滑车上动脉在内的额部正中皮瓣；发际低、额部较窄者可设计成包含滑车上动脉和眶上动脉在内的斜行弯曲额瓣，或者将蒂部向下移至鼻根部，尽量延长皮瓣长度（图2-7-9）。在皮瓣设计时应注意下列几点：①在修复鼻尖或鼻下部缺损时，皮瓣需要向下旋转180°，在向下方旋转时，要占用皮瓣的长度，设计时应充分考虑这一点，以免切取皮瓣后，其长度不够，导致手术不成功；②皮瓣的宽度要适当，一般在修复鼻尖部缺损时，以2~2.5cm为宜。

3. **手术方法和技巧** 首先修整缺损部，陈旧瘢痕应切除制备成新鲜创面。按照缺损部大小形状剪裁模板，利用模板沿眼眶内上角与发际之间的竖直线设计额部皮瓣形状。于额瓣设计线外进针，在骨膜浅面疏松结缔组织中注射含有小量肾上腺素的生理盐水，使皮瓣底面易于分离，且可减少出血。切开皮肤、皮下组织及额肌，皮瓣蒂部仅切开皮肤表层，切勿损伤皮下组织和其中的营养血管。由皮瓣远端之额肌与骨膜平面分离直达蒂部。额瓣周缘充分止血。将皮瓣旋转180°，到达要修复的创面。皮瓣远端修剪成合适的形状和大小分两层缝合完成鼻成形，皮瓣蒂部皮肤不缝合，以抗生素软膏纱布包裹，待2周后Ⅱ期手术时，断蒂修整皮瓣时缝合。也可设计为岛状皮瓣通过鼻背部的皮下隧道到达创面，但形成的皮下隧道应宽大；并削去经过隧道部分皮瓣的皮肤，应注意不能损伤皮下血管网，这样可以Ⅰ期完成手术。额部供区彻底止血，4cm宽度以内的缺损可横向直接拉拢缝合；若不能直接缝合时，可用自体全厚皮片游离移植修复。

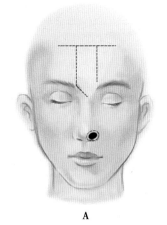
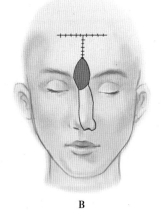
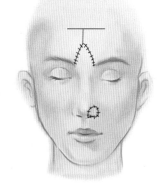

A   B   C

图2-7-9 额部正中瓣

手术时注意事项：①皮瓣通过皮下隧道修复鼻尖部缺损，可以Ⅰ期完成手术，但易在鼻背部形成隆起，影响美容。因此，多用于鼻背皮肤较松弛的中老年人。②到达缺损部用于修复的皮瓣，都不应有较大张力，以免影响血供。③修复鼻尖部缺损时，应将皮瓣前端进行适度修整，使之与鼻尖皮肤组织的厚度一致。

五、额部皮瓣修复鼻面部广泛缺损

1. 额部皮瓣（forehead flap）应用 解剖额部的血供主要来源于颈外动脉的颞浅动脉额支，颈内动脉来的滑车上动脉和眶上动脉亦参与其中，故血供丰富。颞浅动脉额支十分恒定，出现率为100%。额支于耳屏前分出后，斜向前上行，与水平面约呈40°夹角，经眶外上角的后上方进入额部，约在本侧眉毛中部平面转向上进入发际，走向颅顶。颞浅静脉与动脉伴行，通常位于动脉后方。颞浅动脉及其分支分别走行于皮肤与颞筋膜、额肌之间，因位置表浅可触其搏动以了解其走行部位，也可用多普勒超声探测仪探出其行程。颈外动脉分出的耳后动脉，在乳突平面沿二腹肌后腹的浅缘上行，经外耳后面和上方的头皮与颞浅动脉交叉吻合。根据上述血供特点，可以设计为包含一侧颞浅动脉的一侧额瓣、2/3额瓣和全额瓣。前两者可仅用颞浅动脉形成轴型瓣，而对全额皮瓣为了保证皮瓣血供，则应包括耳后动脉的分支，即将额瓣上切口向后，在耳郭根部以上4cm平面直达耳后。颞浅动脉分支分布广泛，因此额瓣甚至可以利用发际内的头皮来修复较大面积鼻面部缺损，缺点是供区需

植皮覆盖，面部整体修复外形难以达到满意，因此对于较大缺损可应用游离皮瓣修复克服这个缺点。

2. 皮瓣设计 根据鼻面部缺损区的位置和大小，确定额瓣的设计。修复鼻面部广泛缺损常用蒂部在一侧颞部以颞浅动脉为轴型血管的单侧全额肌皮瓣（图2-7-10）。设计皮瓣时，先标明颞浅动脉主干及额支的走行方向，在颧弓上方颞浅动脉主干处，与鼻面部缺损边缘作一连线，此连线的长度，即为额部皮瓣的长度。可能情况下应尽量使蒂略长于移动距离，以防因皮瓣转移致蒂部扭转影响血供。根据鼻面部缺损区的大小，在前额发际下，设计略大于鼻面部缺损区的额部皮瓣。因鼻面部缺损区与额瓣的蒂部相距较远，常设计为额部岛状皮瓣。

3. 手术方法和技巧 根据皮瓣设计，先在耳颞部沿颞浅动脉走行方向，将皮瓣蒂部的皮肤切开（仅切开真皮层），分离及翻开皮肤，暴露皮下组织，找到颞浅动、静脉，然后沿血管两侧将保留与皮瓣等宽的皮下组织切开，连同颞浅动、静脉及其周围组织，从颞筋膜浅面游离，作为血管蒂（如为全额皮瓣应包括耳后动脉在内）。根据设计的额瓣大小，先将额瓣上、下及其远端切开，直至骨膜上。由额瓣远端向近端分离，再在额瓣近端与瓣蒂相交处切开皮肤，保留皮下组织，注意额支，切勿损伤。将额瓣连同蒂部一起游离提起。而后在皮瓣蒂的根部、颧弓上制作隧道，直达需要修复的鼻面部缺损边缘，将皮瓣通过隧道导入缺损区覆盖创面。耳颞皮肤缝合，前额缺损区植皮，手术Ⅰ期完成（图2-7-11）。

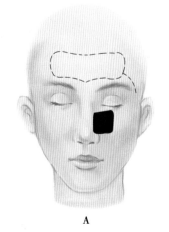 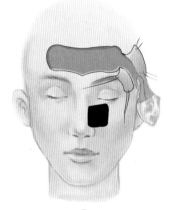 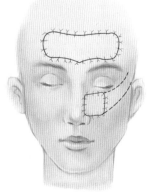

A   B   C

图 2-7-10 全额瓣

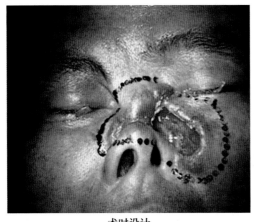
术时设计

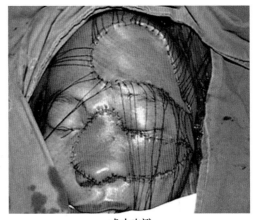
术中皮瓣

图 2-7-11 额瓣

手术时注意事项：①手术中应注意保护血管蒂，在皮瓣制备时，应确认血管，在颞浅动脉额支、静脉两侧保留有足够宽度的皮下组织；②在颧弓浅面制备形成隧道时，因蒂部位于皮下与颧弓之间，容易受压而影响血供，隧道应宽广；③如为鼻腔洞穿性缺损，鼻腔面应利用局部组织或皮瓣进行修复。

六、扩张后额部皮瓣法行全鼻再造术

额部皮瓣因其外观色泽和质地与鼻部相近，被公认为修复全鼻缺损的理想供区材料，但供区遗留的皮片移植凹陷畸形和明显瘢痕却不尽如人意。皮肤软组织扩张器（tissue expander）通过预先扩张额部皮瓣为鼻部修复重建提供"额外"的皮源，解决了采取额部皮瓣后供区皮肤缺损的美容问题，扩大了额部皮瓣修复鼻部缺损的应用范围。

皮肤软组织扩张器为医用硅胶材料制成，由扩张囊、注射壶和导管三部分组成：①扩张囊为扩张器的主体部分，有圆形、肾形、长方形、椭圆形等不同形状，容量也有不同大小，可供选用。②注射壶也称注射阀门，由此注入扩张液，外形呈乳头状，其基底为一金属平板，直径约 1.5~2.0cm。以防注射针头穿透。内有特制的瓣膜系统，故注入溶液后，能自行封闭，不致从针孔处外溢。③导管连接注射壶与扩张囊。导管剪断后还可用一连接杆将导管连接。使用时将扩张器全部埋植于皮下或肌肉下，注射壶则需放在皮下易触摸处，定期经皮肤向注射壶内注入灭菌生理盐水，经导管流入扩张囊，使其膨胀。

使用额部皮瓣扩张器应首先根据患者的具体情况考虑额部扩张器的容量和埋置的位置与深度，若为全鼻再造，宜选用较大容量（100~170ml）的长方形扩张器。Ⅰ期手术时，切开皮肤后，在帽状腱膜下作潜行分离，使之形成一腔隙。其大小宜略大于扩张囊的基底。在切口的另一侧与扩张囊相距 4~6cm 的适当位置作一小腔隙埋植注射壶，注意导管不要有锐角皱叠。术中可按扩张器容量的 20% 注射灭菌生理盐水。分层缝合切口，为防止术后血肿，常规放置负压吸引管，扩张器埋置术后 5~7 天，常规注水扩张，每次可按扩张器容量的 10%~20% 注水，间隔 5~7 天，不宜过快或过量，以免引起局部红肿及毛细血管扩张。一般经 6~8 周注水扩张后，可达需要的"额外"皮肤量，当皮肤软组织扩张达到要求时，则可择期进行第二次手术。Ⅱ期手术时，经原切口取出扩张器，先找出导管，剪断放出扩张器中的液体后取出扩张器。一般再造鼻的宽度为 7.0~7.5cm，长度为 10~14cm，按此大小设计皮瓣。因为扩张的额部皮瓣转移后有一定程度的回缩率，故设计时应稍大于实际面积 30%。皮瓣供区应尽量选择在无发区。根据原设计形成以滑车上动脉为蒂的皮瓣，翻转修复鼻部缺损区，供瓣区可直接拉拢缝合（图 2-7-12）。

额部皮瓣扩张术虽然要分期手术、多次注射生理盐水以及在扩张期间局部膨隆有碍外观容貌等不足，但额部皮瓣能为鼻部修复重建提供"额外"的皮源，克服了供区遗留较大面积瘢痕的缺点，同时扩张后的皮瓣具有血运好、易塑形的特点，因此越来越受到青睐，被认为是鼻再造术的首选。

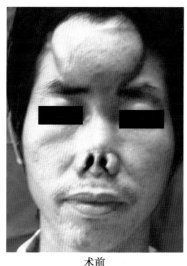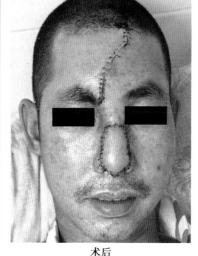

术前　　　　　　　　　　　术后

图 2-7-12　额部皮瓣扩张术

七、修复鼻部缺损选择皮瓣注意事项

鼻部皮肤松动性较小，尤其是鼻尖、鼻翼部位，鼻部皮肤软组织肿瘤切除后，创面往往不能直接缝合封闭，常需采用皮瓣移植等方法覆盖缺损创面，必要时采取耳郭软骨并植入软组织瓣内以改善鼻外形，亦可应用异体脱细胞真皮基质等新材料进行组织内填充支撑以达到美容目的。在皮瓣的选择上，要根据创面的部位、大小、深度及供区组织可利用情况来决定。无论选择何种皮瓣，均应注意下列原则：①选择质地、色泽、感觉、结构及功能等与受区最接近的皮瓣；②选择血液循环最丰富的皮瓣；③选择血管蒂较长，便于旋转移位或进行血管吻合的部位；④选择较隐蔽部位的皮瓣修复较暴露的部位；⑤皮瓣切取后，不致造成供区外形及功能障碍。

在鼻部修复重建中，根据缺损的部分以及可利用的皮瓣情况决定使用何种皮瓣。下列皮瓣选择方法可供参考：在鼻背及鼻侧壁，创面缺损小于 1.5cm 时，可选用改良菱形皮瓣和双叶皮瓣修复缺损；创面大于 1.5cm 时，可选用鼻额皮瓣及鼻唇沟皮瓣覆盖创面。在鼻中下 1/3，特别是鼻尖和鼻翼部，创面缺损在 1.5cm 以内时，可选用改良菱形皮瓣、鼻背 V-Y 推进皮瓣和鼻唇沟皮瓣；创面缺损大于 1.5cm 时，可选用前额正中皮瓣、全额皮瓣及扩张后额部皮瓣。

针对鼻部洞穿全层缺损，需同时考虑表面覆盖瓣和腔内衬里瓣的设计。前额正中皮瓣等可以通过远端返折完成鼻翼等部位的全层修复；鼻唇沟岛状瓣非常适合充当鼻腔衬里，但瓣组织肥厚臃肿，需Ⅱ期手术修整；除皮瓣外，蒂在鼻背侧的鼻中隔黏膜瓣与受区天然组织同质、血供可靠且不臃肿，是优良的衬里组织，通过类似鼻中隔矫正术的黏膜剥离可获得相当大面积的黏膜，以鼻背侧为蒂书页式翻起即可无张力覆盖鼻腔内缺损。其缺点是上皮化覆盖鼻中隔软骨暴露面需较长时间或需切除鼻中隔软骨。

此外，外鼻支架结构由鼻骨、鼻中隔软骨、上颌骨额突、侧鼻软骨、鼻翼软骨和纤维脂肪结缔组织等构成，根据位置分成骨顶和软骨顶。在严重创伤或大范围肿瘤摘除后可引起鼻部骨性及软骨支架缺损，单纯的皮瓣等覆盖修复无法恢复外鼻立体结构。与改善鼻部立体外观的美容外科不同，创伤及肿瘤缺损修复涉及纤维化和复发随访观察等因素，故无论Ⅰ期或Ⅱ期手术，鼻支架修复宜尽量采用自体组织。常用的自体骨性和软骨性材料包括肋软骨、鼻中隔软骨、耳郭软骨、髂骨、肋骨及颅骨等。其中以肋软骨最为常用且效果满意，其质地与鼻部软骨近似，植入前有足够的体积可供切割弯曲成形以达到主体支架构建。鼻中隔软骨和耳郭软骨体积不大，但术野临近，可提供鼻翼塑形。其他骨组织的成形灵活性不如软骨，可根据术野的邻近部位以及患者的年龄等因素综合判断选择。

第三节　对鼻部修复
重建术的思考

Mohs 显微外科技术、鼻美学亚单位原则和游离皮瓣在鼻部修复重建中的应用是鼻部整形外科发展历程中的重要事件，分别为鼻面部皮肤肿瘤切除、缺损的修复与重建以及供区的选择提供了最佳方案，为尽可能达到恢复颜面美观的目的作出了努力。这些技术的发明及应用过程也为我们开展科学研究提供重要启迪。

一、Mohs 显微外科手术与应用

在耳鼻咽喉头颈外科领域，鼻部恶性肿瘤切除后遗留的创面是鼻部缺损的重要原因之一。如何做到既能彻底切除肿瘤，又尽可能多地保留鼻面部正常皮肤组织，这种两难局面促使 Mohs 显微外科技术（Mohs' surgery）于 20 世纪 30 年代诞生，历经数十年的改革发展，日趋完善。Mohs 技术的基本要点是将切下的肿瘤组织按部位进行明确标记，冷冻组织切片，显微镜下观察切除的组织边缘是否残留肿瘤细胞，如某部位有阳性组织就在相应的部位再次切除部分组织，最终达到切缘无瘤状态。有人做过比较，应用 Mohs 显微外科手术切除鼻部肿瘤的范围往往大于常规手术方式切除的范围，这样的结果提示常规手术切除所谓安全边缘是没有保障的。如果为了保障切缘无肿瘤残留，就可能盲目扩大切除范围，给修复和重建带来困难。利用 Mohs 显微外科手术，可以实时观察手术标本，不仅能保证一次手术彻底切除肿瘤，而且能最大限度减少皮肤缺损面积，为第二步的缝合、修复重建打下良好基础。

国外有人根据文献所做的荟萃分析显示，原发性基底细胞癌的患者在实施 Mohs 显微外科手术后 5 年生存率能够达到 99%，而其他方法（手术切除、放射治疗、冷冻、刮除、电灼）只能达到 90%~93%。对于复发性基底细胞癌的患者，行 Mohs 显微外科手术后的 5 年生存率能够达到 94.4%，而其他方法只有 80.1%。

实施 Mohs 显微外科手术虽然要有一套经过专门训练的手术医师和病理医师配合完成，比较费时费力，但对于切除具有高危复发因素的皮肤恶性肿瘤（如复发的肿瘤），或者切除要最大限度保留周围正常组织的部位（如眼睑、鼻背等部位）的肿瘤，为能最大限度地减少手术缺损面积，同时又能在直视下保证肿瘤被完整彻底地切除，Mohs 显微外科技术的优势是显而易见的，值得推广应用。

二、外鼻美学亚单位的划分与应用

外鼻呈三棱锥形，居面部正中，位置显要，且高耸而凸出，其独特的形状与位置决定了整个容貌的均衡性和对称性。鼻与额部、眼眶、颧部、口唇相延续，在面部起着承上启下、联系左右的重要作用，维系着面部曲线的自然美。从侧面看，鼻子的轮廓显得更为重要，鼻额角、鼻背、鼻尖、鼻唇角直接构成面部的轮廓。鼻缺损的修复对外观的要求较高，不仅需要供区皮肤的色泽、质地及厚度等尽可能接近受区，而且还要维持鼻的三维立体形态，从美容学角度看，外鼻主要表现为静态美和立体美，但也不能忽视鼻的通气功能，修复时要兼顾形态与功能的统一。鼻缺损的情况复杂多变，修复方法也很多，有时虽然缺损的范围不大，但由于其特殊的解剖位置和组织结构，使修复后的美学效果往往很难令人满意。采用鼻美学亚单位分区修复的方法，进行鼻缺损修复，如超过 50% 亚单位缺损，可考虑切除整个亚单位，将切口线设计在亚单位的边缘，能最大程度隐藏瘢痕，这种理论和方法得到大多数学者的肯定和接受。

提出鼻亚单位美学原则，为鼻修复重建提供了重要思路，促使开发出新的皮瓣和手术方法，并获得了满意的效果。考虑东方人种与西方人种的差别以及鼻整形手术实际经验，在遵循鼻亚单位美学原则的基础上，手术医师进行了大量探索，将鼻美学亚单位进行细分，达到既能尽可能保留正常组织，又能达到较为理想的美学效果的目的。总之，随着临床应用和经验的积累，对鼻美学亚单位的认识将会越来越深入。

三、游离皮瓣在鼻部修复重建中的应用

显微血管吻合技术的发展，使游离的带血管蒂的轴型皮瓣通过与受区附近的血管吻合，重新

获得血运,皮瓣得以进行远处移植用于缺损组织的修复与重建。显微外科技术以及各种游离皮瓣、肌皮瓣或复合组织瓣的应用,为鼻或鼻面部缺损的修复与重建提供了新的选择。国内有人应用颞浅血管供血的游离耳前和耳郭复合组织瓣,并以旋股外侧血管搭桥与面动静脉吻合技术重建鼻部分组织缺损,显示出我国整形外科医师高超的显微外科技术。对于鼻面部广泛缺损,浅层皮肤缺损可选用组织较薄的游离前臂皮瓣修复。而晚期鼻-鼻窦的恶性肿瘤侵犯眼部和前颅底,肿瘤切除后,鼻面部组织缺损广泛,常常需要丰厚组织量,此时可选用以腹壁下动脉为营养血管的腹直肌皮瓣,或旋股外侧动脉血管供血的股前外侧皮瓣通过与面部知名血管吻合,能够完成对鼻面部缺损的修复与重建,解决了由于无法修复而放弃手术的难题。

总之,开展鼻修复重建手术涉及不同的技术和不同学科。在鼻部解剖、肿瘤切除方面,耳鼻咽喉头颈外科医师有丰富的经验;而在灵活应用各种皮瓣、鼻部整形方面,整形外科医师则有独到的技术。为了更好地完成鼻部修复重建手术,需要有关学科通力协作,互相学习,共同参与,取长补短,才能达到既将肿瘤彻底切除、提高生存率,又能完成创面修复、保持良好外形、恢复功能的目的。

(唐安洲)

参 考 文 献

1. 曹平平,廖波,刘争.应加强慢性鼻-鼻窦炎内在型研究.医学争鸣,2018,9(6):20-23.
2. 程雷,陶绮蕾,王云丽.血管运动性鼻炎的研究进展.中华耳鼻咽喉头颈外科杂志,2010,45(12):1056-1059.
3. 孔维佳,韩德民.耳鼻咽喉头颈外科学.2版.北京:人民卫生出版社,2014.
4. 李源.实用鼻内镜外科学技术及应用.北京:人民卫生出版社,2009.
5. 潘立,刘争.基于嗜酸粒细胞性炎症的慢性鼻窦炎伴鼻息肉的分类方法.中华耳鼻咽喉头颈外科杂志,2019,54(3):222-226.
6. 王向东,张罗.精准医学在慢性鼻-鼻窦炎的应用:路在脚下.国际耳鼻咽喉头颈外科杂志,2018,42(2):63-66.
7. 许昱,童筱婷.精准医疗指引下的慢性鼻窦炎伴息肉的手术策略:现状与展望.临床耳鼻咽喉头颈外科杂志,2019,33(10):905-909.
8. 中华耳鼻咽喉头颈外科杂志编辑委员会鼻科组,中华医学会耳鼻咽喉头颈外科学分会鼻科学组.变应性鼻炎诊断和治疗指南(2015年,天津).中华耳鼻咽喉头颈外科杂志,2016,51(1):6-24.
9. 中华耳鼻咽喉头颈外科杂志编辑委员会鼻科组,中华医学会耳鼻咽喉头颈外科学分会鼻科学组.嗅觉障碍诊断和治疗专家共识(2017年).中华耳鼻咽喉头颈外科杂志,2018,53(7):484-494.
10. 中华耳鼻咽喉头颈外科杂志编辑委员会鼻科组,中华医学会耳鼻咽喉头颈外科学分会鼻科学组.血管运动性鼻炎诊断和治疗建议(2013年,苏州).中华耳鼻咽喉头颈外科杂志,2013,48(11):884-885.
11. Adin ME, Ozmen CA, Aygun N. Utility of the Vidian Canal in Endoscopic Skull Base Surgery: Detailed Anatomy and Relationship to the Internal Carotid Artery. World Neurosurg, 2019, 121: e140-e146
12. Akdis CA, Bachert C, Cingi C, et al. Endotypes and phenotypes of chronic rhinosinusitis: a PRACTALL document of the European Academy of Allergy and Clinical Immunology and the American Academy of Allergy, Asthma & Immunology. J Allergy Clin Immunol, 2013, 131(6): 1479-1490.
13. Agnihotri NT, McGrath KG. Allergic and nonallergic rhinitis. Allergy Asthma Proc, 2019, 40(6): 376-379.
14. Albu S, Trombitas V, Nagy A. Endoscopic microdebrider-assisted inferior turbinoplasty with and without posterior nasal neurectomy. Auris Nasus Larynx, 2014, 41(3): 273-277.
15. Bao Y, Chen J, Cheng L, et al. Chinese Guideline on allergen immunotherapy for allergic rhinitis. J ThoracDis, 2017, 9(11): 4607-4650.
16. Bousquet J, Khaltaev N, Cruz AA, et al. Allergic Rhinitis and its Impact on Asthma(ARIA) 2008 update(in collaboration with the World Health Organization, GA(2) LEN and AllerGen). Allergy, 2008, 63(86): 8-160.
17. Camara JG, Bengzon AU, Henson RD. The safety and efficacy of mitomycin C in endonasal endoscopic laser-assisted dacryocystorhinostomy. Ophthal Plast Reconstr Surg, 2000, 16(2): 114-118.
18. Cheng L, Chen J, Fu Q, et al. Chinese Society of Allergy

Guidelines for Diagnosis and Treatment of Allergic Rhinitis. Allergy Asthma Immunol Res, 2018, 10 (4): 300–353.

19. Christianson CA, Goplen NP, Zafar I, et al. Persistence of asthma requires multiple feedback circuits involving type 2 innate lymphoid cells and IL–33. J Allergy Clin Immunol, 2015, 136 (1): 59–68.

20. Bachert C, Zhang N, Hellings PW, et al. Endotype–driven care pathways in patients with chronic rhinosinusitis. J Allergy Clin Immunol, 2018, 141 (5): 1543–1551.

21. Doherty TA, Baum R, Newbury RO, et al. Group 2 innate lymphocytes (ILC2) are enriched in active eo–sinophilic esophagitis. J Allergy Clin Immunol, 2015, 136 (3): 792–794.

22. Fan D, Wang X, Wang M, et al. Allergen–dependent differences in ILC2s frequencies in patients with allergic rhinitis. Allergy Asthma Immunol Res, 2016, 8 (3): 216–222.

23. Ference EH, Sindwani R, Tan BK, et al. Open versus endoscopic medial orbital decompression: utilization, cost, and operating room time. Am J Rhinol Allergy, 2016, 30 (5): 360–366.

24. Fokkens WJ, Lund VJ, Mullol J, et al. European Position Paper on Rhinosinusitis and Nasal Polyps 2012. Rhinology supplement, 2012, 23: 1–299.

25. Hammer GD, Tyrrell JB, Lamborn KR, et al. Transsphenoidal microsurgery for Cushing's disease: initial outcome and long–term results. J Clin Endocrinol Metab, 2004, 89 (12): 6348–6357.

26. Ho J, Bailey M, Zaunders J, et al. Group 2 innate lymphoid cells (ILC2s) are increased in chronic rhinosi– nusitis with nasal polyps or eosinophilia. Clin Exp Allergy, 2015, 45 (2): 394–403.

27. Hummel T, Whitcroft KL, Andrews P, et al. Position paper on olfactory dysfunction. Rhinol Suppy, 2017, 54 (26): 1–30.

28. Hung LY, Lewkowich IP, Dawson LA, et al. IL–33 drives biphasic IL–13 production for noncanonical Type 2 immunity against hookworms. Proc Natl Acad Sci USA, 2013, 110 (1): 282–287.

29. Jackson DJ, Makrinioti H, Rana BM, et al. IL–33– dependent type 2 inflammation during rhinovirus– induced asthma exacerbations in vivo. Am J Respir Crit Care Med, 2014, 190 (12): 1373–1382.

30. Jutel M, Akdis M, Blaser K, et al. Are regulatory T cells the target of venom immunotherapy? Curr Opin Allergy Clin Immunol, 2005, 5 (4): 365–369.

31. Kim BS, Siracusa MC, Saenz SA, et al. TSLP elicits IL–33–independent innate lymphoid cell responses to promote skin inflammation. Sci Transl Med, 2013, 5 (170): 170ra16.

32. Kim HK, Lund S, Baum R, et al. Innate type 2 response to Alternaria extract enhances ryegrass–in– duced lung inflammation. Int Arch Allergy Immunol, 2014, 163 (2): 92–105.

33. Kobayashi T, Hyodo M, Nakamura K, et al. Resection of peripheral branches of the posterior nasal nerve compared to conventional posterior neurectomy in severe allergic rhinitis. Auris Nasus Larynx, 2012, 39 (6): 593–596.

34. Lao–Araya M, Steveling E, Scadding GW, et al. Seasonal increases in peripheral innate lymphoid type 2 cells are inhibited by subcutaneous grass pollen immunotherapy. J Allergy Clin Immunol, 2014, 134 (5): 1193–1195.

35. Larsen JN, Broge L, Jacobi H. Allergy immunotherapy: the future of allergy treatment. Drug Discov Today, 2016, 21 (1): 26–37.

36. Lefrançais E, Duval A, Mirey E, et al. Central domain of IL–33 is cleaved by mast cell proteases for po–tent activation of group–2 innate lymphoid cells. Proc Natl Acad Sci USA, 2014, 111 (43): 15502–15507.

37. Licona–Limón P, Kim LK, Palm NW, et al TH2, allergy and group 2 innate lymphoid cells. Nat Immunol, 2013, 14 (6): 536–542.

38. Miljkovic D, Bassiouni A, Cooksley C, et al. Association between group 2 innate lymphoid cells en–richment, nasal polyps and allergy in chronic rhinosinusitis. Allergy, 2014, 69 (9): 1154–1161.

39. Mizutani K, Akiyama T, Yoshida K, et al. Skull Base Venous Anatomy Associated with Endoscopic Skull Base Neurosurgery: A Literature Review. World Neurosurg, 2018, 120: 405–414.

40. Moote W, Kim H, Ellis AK. Allergen–specific immunotherapy. Allergy Asthma Clin Immunol, 2018, 14: 53.

41. Ogawa T, Takeno S, Ishino T, et al. Submucous turbinectomy combined with posterior nasal neurectomy in the management of severe allergic rhinitis: clinical outcomes and local cytokine changes. Auris Nasus Larynx, 2007, 34 (3): 319–326.

42. Okubo K, Kurono Y, Ichimura K, et al. Japanese guidelines for allergic rhinitis 2017. Allergol Int, 2017, 66 (2): 205–219.

43. Patel CR, Fernandez–Miranda JC, Wang W H, et al. Skull Base Anatomy. Otolaryngol Clin North Am, 2016, 49 (1): 9–20.

44. Patel ZM. The evidence for olfactory training in treating patients with olfactory loss. Current opinion in otolaryngology & head and neck surgery, 2017, 25 (1):

43-46.

45. Casiano R. Endoscopic Sinonasal Dissection Guide. Stuttgart: Georg Thieme Verlag, 2012.

46. Salimi M, Barlow JL, Saunders SP, et al. A role for IL-25 and IL-33-driven type-2 innate lymphoid cells in atopic dermatitis. J Exp Med, 2013, 210(13): 2939-2950.

47. Seidman MD, Gurgel RK, Lin SY, et al. Clinical practice guideline: Allergic rhinitis. Otolaryngol Head Neck Surg, 2015, 152(2): 197-206.

48. Settipane RA, Kaliner MA. Chapter 14: Nonallergic rhinitis. Am J Rhinol Allergy, 2013, 1(3): 48-51.

49. Scadding GK, Durham SR, Mirakian R, et al. BSACI guidelines for the management of allergic and non-allergic rhinitis. Clin Exp Allergy, 2008, 38(1): 19-42.

50. Small P, Keith PK, Kim H. Allergic rhinitis. Allergy Asthma Clin Immunol, 2018, 14: 51.

51. Sorenson J, Khan N, Couldwell W, et al. The Rhoton Collection. World Neurosurgery, 2016, 92: 649-652.

52. Wallace DV, Dykewicz MS, Bernstein DI, et al. The diagnosis and management of rhinitis: an updated pratice parameter. J Allergy Clin Immunol, 2008, 122: S1-84.

53. Wang H, Zhang R, Wu J, et al. Knockdown of neurokinin-1 receptor expression by small interfering RNA prevents the development of allergic rhinitis in rats. Inflamm Res, 2013, 62(10): 903-910.

54. Yang L, Wei Y, Yu D, et al. Olfactory and gustatory function in healthy adult Chinese subjects. Otolaryngology Head and Neck Surgery, 2010, 143(4): 554-560.

55. Yao WC, Bleier BS. Endoscopic management of orbital tumors. Curr Opin Otolaryngol Head Neck Surg, 2016, 24(1): 57-62.

56. Yu QN, Guo Y B, Li X, et al. ILC2 frequency and activity are inhibited by glucocorticoid treatment via STAT pathway in patients with asthma. Allergy, 2018, 73(9): 1860-1870.

57. Zhang H, Kong H, Zeng X, et al. Subsets of regulatory T cells and their roles in allergy. J Transl Med, 2014; 12 (1): 1-11.

58. Zhong H, Fan X L, Yu Q N, et al. Increased innate type 2 immune response in house dust mite-allergic patients with allergic rhinitis. Clin Immunol, 2017, 183: 293-289.

59. Ziora D, Sitek P, Machura E, et al. Bronchial asthma in obesity--a distinct phenotype of asthma? Pneumonol Alergol Pol, 2012, 80(5): 454-462.

第三篇　咽　科　学

第一章　阻塞性睡眠呼吸暂停低通气综合征

第一节　睡眠呼吸暂停的认识及病因学

睡眠呼吸暂停（sleep-related apnea），又译作睡眠呼吸中止症或睡眠窒息症，是一种在睡眠期间暂停呼吸或呼吸减弱的睡眠疾病，包括阻塞性睡眠呼吸暂停（obstructive sleep apnea，OSA）、中枢性睡眠呼吸暂停（central sleep apnea）及混合性睡眠呼吸暂停（mixed sleep apnea）。阻塞性睡眠呼吸暂停综合征（obstructive sleep apnea syndrome，OSAS）或阻塞性睡眠呼吸暂停低通气综合征（obstructive sleep apnea hypopnea syndrome，OSAHS）是指与 OSA 相关的白天和夜间症状群。随着生活水平的提高以及肥胖人口的增加，OSA 的发病率呈现逐年上升趋势，成为全球关注的健康问题。

一、OSA 认识有待实践中进一步完善

1. OSA 是高发病率、微症状疾病。OSA 被广泛接受的定义是与睡眠相关的呼吸暂停低通气指数（apnea-hypopnopea index，AHI）大于 5次/h，并且伴随白天过度嗜睡（excessive daytime sleepiness，EDS）等症状。最近瑞士和冰岛的调查发现成年男性 AHI 大于 15次/h 的比例高达 50%。另一项研究证实 43.1% 的成人 AHI 大于 5次/h，但大多数患者既没有症状也没有困倦，也没有警惕性受损。研究发现至少 53.4% 的重度 OSA 患者没有任何不适。AHI 与主观嗜睡及其他临床症状之间没有显著的相关性这个几乎是不争事实，这削弱了 OSA 定义的临床可靠性和基于这些变量的严重性分级。AHI 诊断 OSA 的界限值及 EDS 或患者感知的睡眠质量、抑郁或生活质量等主观指标需要新的评估方法。

2. OSA 是低诊断率的疾病。至少 93% 的女性和 82% 的男性患有中度至重度 OSA 但是没有被临床诊断，只有 20% 有睡眠相关症状的患者会定期就诊于初级保健医生并主动向医生报告他们的症状。在睡眠实验室中通过夜间多导睡眠图（polysomnography，PSG）作为诊断 OSA 的"金标准"用于常规研究是不切实际的。对于并不复杂的有症状、体征且高度怀疑中 - 重度 OSA 的成人患者，可使用 PSG 或家庭睡眠呼吸暂停监测（home sleep apnea testing，HSAT）检查。嗜睡量表（epworth sleepiness scale，ESS）、STOP 问卷（snoring, tiredness, observed apnea, high blood pressure）、STOP-Bang 问卷（STOP questionnaire plus BMI, age, neck circumference, and gender）、柏林问卷（Berlin questionnaire）、威斯康星睡眠问卷（Wisconsin sleep questionnaire）和多变量呼吸暂停预测（multivariable apnea prediction，MVAP）等筛查工具的准确性及临床实用性仍不确定。新的信号记录技术，如外周动脉张力测量和非接触式传感器技术，除了能对血氧、二氧化碳测定，心电图和脉搏分析等现有变量进行评估外，还可能为门诊疑是 OSA 患者的评估提供替代方法。与睡眠研究分离的变量，如生物标志物和非夜间血压模式，也可以提供有意义的临床信息。但是，这些诊断方法仍需要全面的评估。

3. OSA 是不被认识、关注的疾病。尽管人们普遍认为，在过去的三十年里，公众对 OSA 的认识有所增长，然而最近新加坡的一项研究完成了 1 306 次电话采访（回复率 62.8%），其中 281（21.5%）名受访者知道 OSA，但只有 170（13.0%）名受访者能正确定义 OSA，分别有 77（5.9%）、158（12.1%）、150（11.5%）及 110（8.4%）名受访者能正确列出至少一项 OSA 的风险因素、症

状、健康后果及治疗方案。传统媒体是人们获取 OSA 信息的最主要来源,如报纸(42.0%),其他信息来源还有互联网(14.2%)和亲友(14.6%)。目前,普通人对 OSA 的知晓率较低,重视程度不高,应通过加强对人群的健康教育提高其对 OSA 的认识和重视程度。

4. OSA 是缺乏强有力证据支持及有效治疗手段的疾病。减重、持续气道正压呼吸(continuous positive airway pressure,CPAP)及口腔矫治器等被推荐为 OSA 的一线治疗手段,其支持的证据等级分别为低质量、中等质量及低质量。迄今为止,除减重手术外,尚无通过行为疗法达到减重目的并维持减重效果从而达到治疗 OSA 的有效减重方法。哪些患者群体中适合使用 CPAP 仍存在不确定,鲜有 CPAP 治疗超过四年疗效评估的随访报道。目前手术被认为是 OSA 治疗的补救措施,一方面,因为招募试验人员困难,愿意参与试验的患者可能并不典型,因此缺乏有效循证医学文献来支持外科手术治疗的有效性,同时,手术治疗很难进行随机对照试验(randomized controlled trials,RCTs),以 RCTs 为指南制定依据,使指南制定者误以为没有足够的 RCT 证据证明手术是有益的,这等于手术是无益甚至是有害的,这从整体上误导读者。另一方面,大家对 OSA 外科治疗的认识仍停留在麻醉呼吸危象、出血、瘢痕狭窄、鼻咽关闭不全、开放性鼻音甚至死亡等早期关于手术风险的报道。最新的文献综述及 meta 分析等多为 10 年前的文献,难以体现 OSA 手术治疗的现状。OSA 是一种慢性的甚至伴随终身的疾病,调整治疗方法是不可避免的。患者的病因、上气道阻塞部位及程度不同,不能一味强调手术或某种单一治疗方法和策略的重要性,而忽略了多种方法联合应用的实用性和可靠性。以 OSA 患者为中心,选择有效的、个体化治疗方案是目前睡眠领域的一大难题。

5. OSA 是大部分人不接受诊疗的疾病。大量 OSA 患者未诊断是客观存在的事实,然而澳大利亚的一项研究表明,只有 32.7%(51/159)的打鼾和 OSA 患者选择了至少 1 种治疗方案,仅有 10.67%(17/159)选择 CPAP 治疗,尽管 CPAP 产自这个国家。最近我们的研究显示,大约 2/3 的 OSA 患者选择不治疗或在症状得到短暂控制后

就退出治疗。既往研究显示,约有 15%~30% 的患者在滴定前不愿意接受 CPAP 治疗,在 1 周到 4 年的随访中,治疗依从性的评估范围从 28% 到 83% 不等。已经明确诊断了 OSA,但是患者不接受治疗,这是睡眠领域遇到的一大尴尬。

6. OSA 是治疗结果评价标准不清的疾病。AHI 是 OSA 病情变化的有效衡量指标,它可以有效地预测 OSA 发展和评估临床治疗效果,但它缺乏严格的限制条件,被视为评估 OSA 的粗略和不精确指标。使用夜间血氧法来筛查睡眠呼吸障碍患者或者评估 OSA 治疗结果是一种存在已久的方法,这种检测方法优势在于:可以通过程序快捷得出数据,并且还可以对多个夜晚进行检测分析。氧减指数(oxygen desaturation index,ODI)是每小时睡眠氧含量较基线下降 3% 或 4% 或更多的次数。ODI 可以为 OSA 治疗结果评估提供一种替代的度量标准。基于 ODI 诊断 OSA 的敏感性和特异性分别为:31%~98% 和 41%~100%,诊断差异性较大,故 ODI 的临床有效性有待进一步明确。OSA 治疗的真正目的不应该仅仅是为了减轻症状,而是要控制症状并尽量减少持续的多系统损伤。OSA 治疗结果评价是一项系统工程,有待建立包括主观的(嗜睡、疲劳、不稳定的睡眠)和其他客观的、临床相关的疾病负担等内容的评价标准。

7. OSA 在并发症的发展中起到什么作用? OSA 与多种疾病,尤其是心血管和代谢疾病有关,但 OSA 作为一个独立危险因素的作用尚不清楚。虽然已经发现了多种与 OSA 相关的可能导致并发症的机制,包括交感神经兴奋、炎症和氧化应激,以及代谢和内皮功能障碍,但 OSA 与其临床并发症的因果关系尚未完全确立。OSA 与一些心血管并发症如高血压和心房颤动关系的证据最强,但与癌症等其他并发症关系的证据则相对较弱。此外,最近关于 CPAP 未能改善心血管疾病预后这一点非常令人失望,学者们质疑 OSA 在并发病发展中的重要性。试想如果 CPAP 治疗能改善肿瘤预后或达到减重目的,其研究设计及实验结果的科学性同样难以令人信服。对于心血管和代谢等疾病的整体防控来讲,恐怕很难完全依靠 CPAP 来达到疾病治疗的效果。

2016 年 10 月,欧洲呼吸学会睡眠呼吸紊乱

小组和欧洲睡眠研究学会的 19 名 OSA 欧洲专家在意大利巴韦诺讨论了当前关于 OSA 的诊断和管理。强调需要重新对 OSA 进行定义，要考虑不同的临床表型以及人群中睡眠呼吸紊乱的高发生率。与 OSA 密切相关的一些并发症也可以包括在严重程度分级中。需要采用新的诊断方法，将新技术用于寻找睡眠分期替代物、呼吸评估（除 AHI 外）以及评估生物标志物在疾病分类中的作用。

在临床实践中，有一种误解是认为手术和非手术选择是对立的治疗手段。连续治疗（continuum of treatment）的概念同样适合 OSA，根据患者偏好、治疗依从性和疗效等参数，调整治疗方案。我们应该重视 OSA 的治疗前评估，掌握不同治疗方法的具体适应证以及不同治疗方法的综合应用，以维持治疗效果，使副反应和并发症最小化。这需要专业人士长期的监测，需要 OSA 的各相关专业将治疗方案的选择与临床和病理生理学表型联系起来，希望通过大数据，人工智能计算手段支持诞生新方法，以解决的 OSA 诊断及治疗的挑战。

二、OSA 的病因学

解剖结构异常、通气异常和睡眠生理异常可导致上气道发生塌陷。上气道狭窄时，可增加咽部阻力。睡眠生理的改变与通气异常还可导致气道张力下降。气道阻塞可进行性增强呼吸动作，并可通过刺激气道或胸壁的机械感受器引起觉醒。觉醒和睡眠中断可产生认知紊乱、呼吸紊乱和睡眠循环周期紊乱。因此，呼吸紊乱可导致觉醒，而觉醒也可反过来导致呼吸紊乱。咽部和声门上以上的喉部是 OSA 时最常见的阻塞部位。气管软化、气管及颈部肿物也可导致 OSA。OSA 风险因素包括：

1. 老年人　老年人常伴有上气道肌肉张力和神经张力的减弱。肌肉张力下降也是由化学抑制剂引起的，酒精饮料和镇静剂是最常见的。上气道永久性过早的肌力减退可能是由创伤性脑损伤、神经肌肉疾病或对化学疗法或言语疗法的不彻底造成的。OSA 的患病率从青年时期开始随年龄增长而增加，年龄越大越容易患 OSA，直到六七十岁后随年龄增长患病率不再变化。

2. 性别因素　男性 OSA 的患病率要超过女性 2 到 3 倍。尤其是到了中年以后，男性的解剖学特征是躯干和颈部的块状结构增多，他们患 OSA 的风险增加。与男性相比，女性患病的频率通常较低，程度也较轻，这部分是由于生理原因，但也可能是由于黄体酮水平不同。绝经后妇女的患病率接近同龄男性，女性在怀孕期间患 OSA 的风险更大。

3. 肥胖　不论男性还是女性，随着 BMI 的增加和一些体重相关指标的增加（比如颈围、腰臀比），OSA 的患病率会逐渐增加，尤其是当 BMI 超过 $36kg/m^2$ 时，这一趋势尤其明显。Young 报道 BMI 每增加一个标准差，则患 OSA 的危险性增加约 4 倍。另一项研究报道，体重增加 10%，呼吸暂停增加 6 倍，而体重减少 10%，呼吸暂停将减少 26%。

肥胖者易患 OSA 的可能原因包括：①全身性肥胖者咽腔局部脂肪也增加，导致上气道狭窄；②脂肪堆积导致气管纵向牵拉力减小，增加了咽壁软组织的顺应性，导致睡眠时易塌陷；③肥胖也可影响呼吸泵功能，导致典型的肥胖低通气综合征。

4. 遗传及生活习惯因素　通过家庭聚集性研究和双胞胎研究证实了睡眠呼吸疾病的遗传倾向性，OSA 患者的一级亲属患病率是对照组的 2.9~4 倍；同卵双胞胎共同出现习惯性打鼾，嗜睡等 OSA 症状的概率显著高于异卵双胞胎，估计 38%~54% 的发病倾向可由遗传因素解释。饮酒或使用镇静催眠类药物：这些物质可以使上气道软组织变得更加松弛、容易塌陷，呼吸道更狭窄，且使得呼吸动力不足，更容易出现呼吸暂停，并延长呼吸暂停的时间。吸烟可能增加患 OSA 的风险，或者至少会加重原有症状。在一项研究中，目前正在吸烟者患 OSA 的概率是过去曾经吸过烟（但已戒烟）或从不吸烟者的 3 倍。

5. 颅面部结构　上气道的骨与软骨框架决定了它的大小、形状和协调性。气道的框架的变异度很高，个体、人种与性别间气道框架的差异较大。而研究发现患有 OSA 患者的气道框架与未患有 OSA 的人的气道框架存在也存在较大差异。与 OSA 有关的颅面结构变异包括舌骨与下颌平面距离过长、下颌骨与上颌骨突出度过小、面颊部前下部垂直长度过长、后气道垂直长度增加和颈测角度过大等。OSA 患者中常见的颅面结构异常，与上颌骨的后端的位置有关，且与上颌骨的生长发育模式有关。面部结构与肥胖因素相互作用，可增加患 OSA 的风险。一项美国人群队列研究发现，2/3 的呼吸暂停低通气指数是由面部结构异常和肥胖共同所致，而在不肥胖的研究对象中面部结构异常是导致 AHI 发生的独立因素；面部结构正常的人在病态肥胖状态下才会发生 OSA；面部结构严重异常的人不肥胖也能发生 OSA。舌体肥大也被证明与 OSA 和肥胖有关。

6. 其他 儿童扁桃体腺样体肥大、下颌后缩畸形、皮 – 罗综合征、甲状腺功能低下、糖尿病等。

（张孝文）

第二节 阻塞性睡眠呼吸暂停的检查

一、睡眠监测评估

OSA 的诊断应基于临床症状、体征及睡眠监测结果。由健康体检、患者因症状就诊及高危人群筛查来源的可疑患病者，需经过睡眠障碍的症状评估、体检及风险因素筛查。应接受睡眠呼吸障碍筛查的高危人群包括：肥胖者（$BMI>30kg/m^2$）、心力衰竭、心房颤动、难治性高血压、2 型糖尿病、夜间心律失常、脑血管意外、肺动脉高压患者、高风险驾驶者等。

睡眠监测包括评估睡眠实验室进行标准监测及便携式家庭睡眠监测诊断。在睡眠呼吸障碍的诊断中，睡眠监测检查的结果是必需的。对于有肥胖、心力衰竭、心律失常及冠心病患者，应常规进行睡眠监测筛查。其中 PSG 是确诊 OSA 及其严重程度分级的"金标准"，睡眠分期及睡眠相关事件的判读推荐采用美国睡眠医学会（AASM）判读标准。判读 PSG 结果时需充分考虑患者的个体差异，结合年龄、睡眠习惯及基础疾病等情况进行个体化诊断和分析。

标准 PSG 检查为诊断和评价 OSA 严重程度的标准检查。但是标准 PSG 监测设备与检查环境要求较高，检查和分析技术复杂。而便携式睡眠监测可以在患者家中、不具备睡眠呼吸检查条件的地方进行检查，目前已得到广泛应用。应用指征如下：①因行动不便或出于安全考虑不适合进行 PSG 监测；②无实施 PSG 监测的条件，临床情况紧急；③高度怀疑 OSA，无复杂共患疾病；④不采用 PSG，不影响并存睡眠障碍的。便携式睡眠监测通常不用于具有严重心肺疾病、神经肌肉疾病、使用阿片类药物或怀疑并存其他严重睡眠障碍者。

PSG 诊断 OSA 标准：满足下述（A+B）或 C。

A：出现以下至少 1 项：①患者主诉困倦、睡眠不解乏、乏力或失眠；②因憋气或喘息从睡眠中醒来；③同寝室或其他目击者报告患者在睡眠期间存在习惯性打鼾、呼吸中断或二者皆有；④已确诊高血压、心境障碍、认知功能障碍、冠心病、脑血管疾病、充血性心力衰竭、心房颤动或 2 型糖尿病。

B：PSG 或者便携式睡眠监测证实监测期间发生呼吸事件≥5 次 /h，包括阻塞性呼吸暂停、混合性呼吸暂停、低通气和呼吸努力相关性觉醒（RERAs）。

C：PSG 或者便携式睡眠监测证实监测期间发生呼吸事件≥15 次 /h，包括阻塞性呼吸暂停、混合性呼吸暂停、低通气和 RERAs。

二、OSA 患者的气道阻塞部位及成因的检测手段

正确判断 OSA 患者的气道阻塞部位及成因是采取有针对性的治疗、制订合理手术方案和提高手术疗效的基础。上气道作为一个立体呼吸通道和功能体，其阻塞特征受到多种复杂动态因素的影响，目前尚不能以单一检测手段反映。形态学诊断，包括头颈部体格检查和纤维内镜检查，上气道影像学检查等是目前确定上气道软组织和骨性解剖结构狭窄部位的主要方法；上气道 – 食管持续压力监测、诱导睡眠下纤维内镜和睡眠磁共振等功能性检测手段亦有长足发展。多种检测手段各有特色和不足，需根据患者具体情况，灵活使用。

1. 鼻腔狭窄的检测 前鼻镜及鼻内镜是鼻腔形态学检查的主要手段，结合 CT 影像学观察可进一步了解鼻腔、鼻窦的细致结构，尤其应注意鼻腔通气面积和造成阻塞的结构因素。鼻腔功能

检测这里简要介绍鼻阻力检查。

鼻阻力可以作为衡量鼻腔通畅程度的客观指标。可以利用鼻阻力计测量法来测量气流通过鼻腔时所遇到的阻力。原理是鼻阻力等于前后鼻孔之间的压力差除以空气经过鼻腔时的流速，以压力传感器和流量传感器测得鼻腔外部和鼻咽部的压力差和鼻腔的气体流量，进而得到相应的压力-流速曲线，可计算各种压差对应的鼻阻力值。压差为150Pa时对应的鼻阻力值为国际通用的测量结果表示法。其测量的局限性在于鼻中隔穿孔、鼻腔完全堵塞的患者及无配合能力者不适用。

鼻腔容量血管充血状态的自发改变而引起的单侧鼻腔阻力的变化很大，Morris等报道正常人单侧鼻腔阻力一般在0.15~0.39Pa/cm^3·S^{-1}，平均为0.23Pa/cm^3·S^{-1}。鼻腔阻力在婴幼儿时期最高，随年龄的增长而缓慢下降，到16~18岁达到成年人水平。卧位鼻腔阻力高于坐位时。另外，吸烟、饮酒、运动、月经周期、温度、湿度等也会对鼻阻力产生影响。多数文献报道的双侧鼻腔总阻力一般不超过0.3Pa/cm^3·S^{-1}。

2. 咽腔阻塞部位的检测

（1）计算机辅助纤维内镜及Müller检查法：纤维内镜技术与Müller检查法相结合是较为普遍应用的清醒状态下定位诊断方法。通过判定引起气道狭窄的结构性原因并推断睡眠时气道可能发生塌陷及阻塞的部位。其优点是可直观观察上气道形态、结构及表面特征，同时模拟上气道阻塞状态下咽腔塌陷情况，观察咽壁顺应性的改变。若应用计算机及专用定标器，可辅助完成纤维喉镜图像各部位截面积的定量测量。该方法用于定位诊断、手术前后咽腔截面积的对比观察及预测手术疗效，可获得比较满意的结果。

检查时注意重点动态观察的部位包括鼻腔、鼻咽硬腭水平、软腭后气道和舌后气道的形态，腔隙狭窄程度和造成阻塞的结构。腭咽截面选取悬雍垂末端最向咽腔内突出处所在截面；舌咽截面选取会厌游离缘最高处所在截面。测量时纤维喉镜远端置于后鼻孔下缘稍下方及悬雍垂下方，距待测水平约20mm并与之垂直。

Müller检查原理为患者在采取Müller呼吸时，咽壁的运动可以模拟睡眠状态下呼吸道阻塞的形式，因此可以于清醒状态下观察气道顺应性。方法是纤维内镜远端置于悬雍垂下方，患者闭口并阻塞双侧鼻腔，用力吸气，观察舌咽和腭咽塌陷状态、测量最大塌陷程度下截面积，并与张口平静呼吸时截面积比较，计算塌陷程度，随即将纤维喉镜退到软腭上水平，重复上述操作，观察塌陷度。纤维内镜下定标测量检查需要内镜专用测长器或已知固定长度的标尺，在待观察平面进行观察，被观察图像及标尺经纤维内镜、图像转换器及图像采集卡同步输入计算机；应用特制软件，描选所要测定的面积及直径、定标测量。常用指标包括腭咽、舌咽最小截面积，Müller呼吸截面积、正中矢状直径、横向直径及两者比值等（图3-1-1~图3-1-4）。

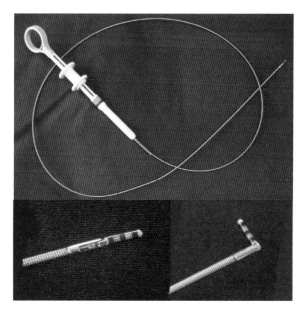

图3-1-1 内镜专用测长器

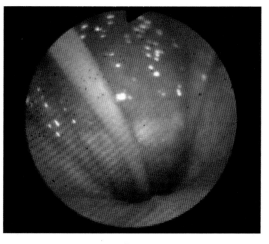

图3-1-2 截面测量示意图

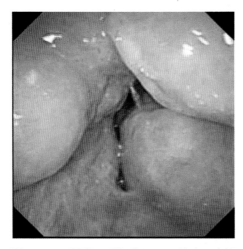

图 3-1-3 腭咽平面气道 Müller 检查示意图

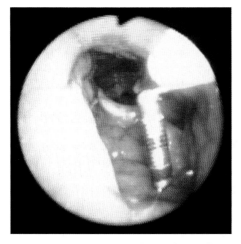

图 3-1-4 舌咽平面气道定标检查示意图

纤维内镜检查的局限性在于清醒时人为模拟负压检查与真实睡眠时咽部阻塞特点存在差别,且其无法避免内镜本身对气道动力学的干扰。在清醒时下咽部、舌根平面阻塞检出率可能较睡眠时低。但在经过精确测量和评估的纤维内镜检查,很大程度上可以获得与睡眠时的定位诊断一致的结果。有研究通过与 MRI 的对比,仰卧位清醒时计算机辅助纤维内镜的定量测量的准确度,在腭咽平面可以达到 89.5%~100%,舌根后平面可以达到 88.15%~95.60% 以上。通过选择软腭后气道塌陷度 75% 以上及舌根后平面塌陷度 50% 以下的患者进行 UPPP 手术,有效率达到 87%。Launois、Aboussouan、李五一等报道预测 UPPP 手术有效的准确度分别为 86%、78% 及 68.4%,预测 UPPP 手术无效组的有效率为 18%、36% 及 22.2%。

（2）上气道－食管持续测压:上气道－食管

持续测压判定阻塞平面的原理为,当气道某一平面发生阻塞时,将限制吸气时胸腔内负压向阻塞平面上方传导;设在气道各平面的压力传感器通过测知这一压力阻抑点而判定阻塞平面。

上气道压力持续测定系统,包括测压管及控制器两个部分,测压管内的传感器是置入气道、食管内的压力感受部分,目前的测压导管单管可容纳多至 3~5 个超微固态传感器(图 3-1-5),直径在 2mm 左右。信号经处理放大后由多导睡眠仪观察、记录、分析,可成为 PSG 指标的一部分。

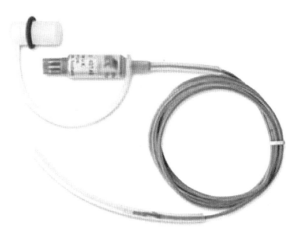

图 3-1-5 超微固态传感器测压导管

测压管经鼻腔插入上气道及食管。由于上气道主要阻塞源于软腭后气道或舌咽后气道,故传感器常置于软腭游离缘(腭咽平面)上下方及舌根上下方(舌后平面),这从解剖观点也符合各上气道重建手术所扩大的平面分布(图 3-1-6)。

患者上气道阻塞平面判定是通过观察每一次阻塞性或混合性呼吸暂停及低通气的阻塞平面。出现阻塞性睡眠呼吸暂停或低通气时,阻塞平面上方传感器显示压力波动消失或波幅降低 50%以上,而阻塞平面下方传感器显示压力波动幅度持续增加,根据压力波动消失的传感器的位置,判定阻塞平面。所有阻塞性呼吸事件分析完毕后,计算各个阻塞平面阻塞次数占咽腔总阻塞次数的构成百分比和阻塞指数,表示各平面对咽腔阻塞的参与作用大小和阻塞频率(图 3-1-7)。

该方法的独特的优点是可准确判定 OSA 患者睡眠状态下的阻塞平面及睡眠不同时期阻塞平面的动态变化,并可与 PSG 分析同步完成,同时分析睡眠结构、呼吸障碍、血氧饱和度及阻塞部位,是目前被认为较为准确的定位诊断方法。

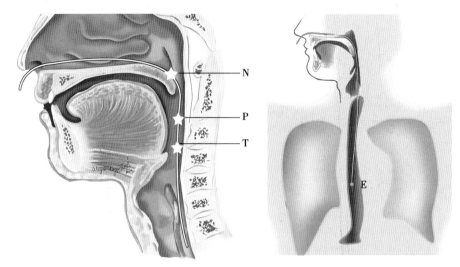

图 3-1-6 测压管及传感器在咽腔和食管中的位置示传感器 N、P、T 在咽腔中的位置及传感器 E 在食管中的位置

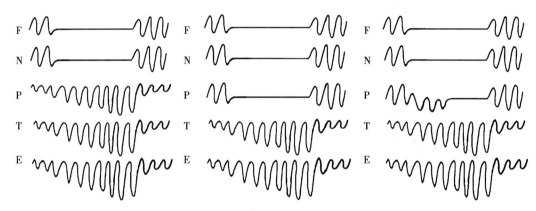

图 3-1-7 单次阻塞性呼吸暂停事件阻塞部位的判定示意图

OSNES 等报道以 50% 定义主要阻塞平面，11 名以腭咽平面阻塞为主的患者中有 9 位悬雍垂腭咽成形术（uvulopalatopharyngoplasty，UPPP）有效（治愈标准：AHI<5 次 /h）。韩德民等报道以 70% 定义主要阻塞平面，预测 UPPP 手术显效的准确度为 88.9%；以腭咽平面阻塞在 60% 以下，预测 UPPP 手术无效的符合率为 100%（AHI 较术前下降 <50%）。其局限性在于测压系统为侵入性检查，国内开展较少；且所显示的阻塞平面只为最低阻塞平面，且对造成阻塞的解剖结构无法测知，故应与纤维喉镜检查联合应用。

（3）诱导睡眠纤维内镜检查（drug-induced sleep endoscopy，DISE）：最早由英国学者 Croft 于 1991 年报道。通过镇静药物诱导受试者进入模拟睡眠状态（通常为 N_2 期睡眠），在此状态纤维内镜直接观察上呼吸道阻塞的部位、构成结构和程度。其优点是可在近似睡眠的状态下三维、动态的观察咽腔，直接识别构成阻塞的结构，并且可以用于直接观察无创正压通气治疗、口腔矫治器验配的治疗效果，部分实验室也应用此技术测量咽腔临界压。目前已经在欧美的许多睡眠实验室成为常规检查项目。其缺点是非整夜观察，且镇静药物可能对睡眠分期造成影响，很难对快动眼睡眠期的阻塞情况进行观察。

（4）X 线头影测量：对于诸如气道、软腭、舌等软组织测量的准确性依赖于头颅姿势、头位固定、头颅与颈椎角度以及周围组织的严格定位。可针对颅骨、颌骨、舌骨、腭骨等构成上气道支架的颌面硬组织结构形态进行评估（图 3-1-8）。其突出优势是图像的自身的可比较性，由于每次照相都是精确定标的，可以准确反映同一患者治疗前后、随访过程中气道结构的变化。X 线头影测量需在描绘的头影图上进行，故描绘的头影图必须与头颅像形态完全一致（图 3-1-9）。

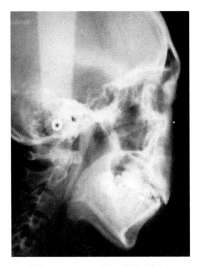

图 3-1-8　X 线头颅侧位片

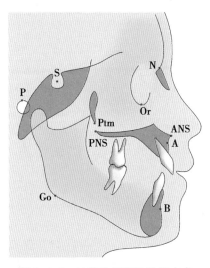

图 3-1-9　X 线头颅侧位片标志点

对气道间隙直径的显示及联合反映软 - 硬组织结构异常是 X 线头影测量在阻塞部位评估中的优势,特别对于伴有颌骨畸形、骨性气道狭窄的 OSA 患者作为诊断、口腔矫治器选配和手术方案设计的指导意义重大。但其不足在于不能反映平卧睡眠时的咽腔状态和三维结构。

（5）上气道及周围结构的 CT、MRI 检查:头颅 CT、MRI 检查可拍摄上气道各平面的三维结构,清晰并可计算截面积和容积。上气道并非一个独立存在的器官,对其周围结构的研究在 OSA 病理生理的认识方面具有重要意义。

CT 价格相对于 MRI 便宜,缺点是存在放射线损害;MRI 对软组织显像好,可以清晰辨认上气道周围组织构成,无放射线损害,但价格昂贵。由于是卧位拍摄,可以较真实地反映 OSA 患者睡眠姿势下的解剖情况,但两者都不适用于睡眠中 OSA 患者的扫描,且患者口内如果有铁磁性金属的牙科材料则会对影像存在干扰。

CT、MRI 扫描过程中被扫描者的头位和体位可影响上气道腔的形状、尺寸,所以为了同组患者之间的可比性,以及同类检查的可比性,必须对患者头颈部严格定位与固位。一般采用眶耳平面与扫描床垂直,也有报道采用眶耳平面与扫描床成 95°角等。由于扫描的时间一般较长,为避免运动伪影,被扫描者要严格保持静止,不能有吞咽等干扰动作。即使如此,由于 MRI 扫描时间常多于一个呼吸循环,所以上气道壁的影像难以避免有吸、呼气伪影。

CT、MRI 检查指标包括上气道大小、上气道阻塞点、上气道形状和咽壁各类组织容积等。研究显示,上气道大小在个体之间差异很大,虽然已经肯定气道腔的大小无鼾对照大于单纯鼾症,单纯鼾症大于 OSA 患者。然而,正常人和 OSA 患者的气道腔范围重叠很大,无法划分出一个正常咽腔大小的标准。目前上气道三维测量主要用于对 OSA 病因和发病机制的研究,以及治疗手段的治疗前后的观察、机制研究和适应证研究。

3. 各阻塞平面及成因检测手段在患者系统评估中的合理应用　OSA 患者咽腔多部位阻塞很常见,解剖机制复杂多样,且存在个体差异。多种定位手段的综合应用可实现优势互补,提高 OSA 定位诊断的精确度。在耳鼻咽喉科查体和纤维喉镜检查的基础上,根据患者具体情况选择定位方法是有效和经济的。对于有骨性结构异常的患者可考虑加做 X 线头影测量;而形态学检查定位困难,咽腔结构特点与阻塞严重程度不符,整夜睡眠中患者病情严重程度变动明显或常规 PSG 不能确定呼吸暂停性质时可以考虑以上气道 - 食管压力监测、诱导睡眠纤维内镜进行定位。

三、日间思睡的评估

在筛查中需要重点评估的症状及体征包括睡眠时呼吸暂停、打鼾、夜间呛咳和窒息、不能用其他原因解释的思睡、睡眠后无精力恢复感、睡眠片段化及失眠、夜尿增多、晨起头痛、难以集中注意力、记忆力减退、易激惹、性功能减退者。其中对思睡严重程度的评价一般分为主观和客观评价,主观评价主要包括初步评价和量表评价方法;量表评价方法中有 Epworth 思睡量表和斯坦福思睡量表(Stanford sleepiness scale, SSS),以 ESS 较为常用。粗略的思睡判断标准:①轻度:不想要或不自主的睡眠事件出现在需要一点注意力的活动中,如看电视、读书、乘车旅行等;②中度:不想要或不自主的睡眠事件出现在需要一些注意力的活动中,如听音乐会、开会或观看演出等;③重度:不想要或不自主的睡眠事件出现在需要注意力集中的活动中,如吃饭、说话、行走或驾驶等。

思睡的客观评价方法,是应用 PSG 对患者进行多次睡眠潜伏时间试验(multiple sleep latency test, MSLT),即通过让患者白天进行一系列小睡来客观判断其白天思睡程度的一种检查方法:每 2h 测试一次,每次小睡持续 30min,计算患者入睡的平均潜伏期时间及异常 REM 睡眠出现的次数。睡眠潜伏期时间 <5min 为思睡,5~10min 为可疑思睡,>10min 为正常。

第三节 阻塞性睡眠呼吸暂停诊疗指南及共识解析

一、阻塞性睡眠呼吸暂停低通气综合征诊断和疗效评定依据暨外科治疗原则

OSA 诊断标准的制定,极大地规范和促进了我国睡眠呼吸障碍疾病的临床和科研工作。世界范围内,OSA 的相关病理生理损害的基础临床证据研究和卫生经济学调查不断取得进展,同时新诊断技术的涌现,不断给经典诊断标准中尚不完善的部分提出新的问题和思考。我国 2002 年《中华耳鼻咽喉科杂志》发表了由中华医学会耳鼻咽喉科学会和中华耳鼻咽喉科杂志编委会共同制定的《阻塞性睡眠呼吸暂停低通气综合征诊断依据和疗效评定标准暨悬雍垂腭咽成形术适应证》(以下简称"杭州标准")。2009 年,经厦门会议讨论,对该指南进行了修订,进一步对呼吸事件的判定、临床诊断标准、病情分级和常用手术适应证进行了修订。在此基础上,为更好地指导我国

医师的睡眠医学临床实践,中国医师协会睡眠医学专业委员会组织专家基于当前循证医学证据,结合国内临床实践,广泛征求涵盖呼吸内科、心血管内科、神经内科、精神科、耳鼻咽喉头颈外科、口腔科和减重代谢外科等专业组专家的意见并反复讨论,于 2018 年制定了《成人阻塞性睡眠呼吸暂停多学科诊疗指南》,其主要内容总结如下:

(一)定义

成人阻塞性睡眠呼吸暂停综合征是指睡眠时上气道塌陷阻塞引起的呼吸暂停和低通气,通常伴有打鼾、睡眠结构紊乱,频繁发生血氧饱和度下降、白天思睡、注意力不集中等病症,并可能导致高血压、冠心病、2 型糖尿病等多器官多系统损害。

呼吸暂停(apnea)是指睡眠过程中口鼻气流停止(较基线水平下降≥90%),持续时间≥10s。

低通气(hypopnea)是指睡眠过程中口鼻气流较基线水平降低≥30%,并伴动脉血氧饱和度(arterial oxygen saturation, SaO_2)下降≥0.04,持续时间≥10s;或者是口鼻气流较基线水平降低≥50%,并伴 SaO_2 下降≥0.03 或微觉醒,持续时间≥10s。

呼吸努力相关微觉醒(respiratory effort related arousal, RERA)是指未达到呼吸暂停或低通气标准,但有≥10s 的异常呼吸努力并伴有相关微觉醒。

睡眠呼吸暂停低通气指数(apnea-hypopnea index, AHI)是指平均每小时睡眠中呼吸暂停和低通气的次数(单位:次/h)。

睡眠呼吸紊乱指数(respiratory disturbance index, RDI)是指平均每小时睡眠中呼吸暂停、低通气和呼吸努力相关微觉醒的次数(单位:次/h)。

(二)诊断依据

1. OSA 诊断依据 患者睡眠时打鼾、反复呼吸暂停,通常伴有白天思睡、注意力不集中、情绪障碍等症状,或合并高血压、缺血性心脏病或脑卒中、2 型糖尿病等。

多道睡眠监测(polysomnography, PSG)检查 AHI≥5 次/h,呼吸暂停和低通气以阻塞性为主。

2. OSA 病情程度和低氧血症严重程度判断依据见表 3-1-1 和表 3-1-2。

表 3-1-1 OSA 病情程度判断依据

程度	AHI（次/h）
轻度	5~15
中度	>15~30
重度	>30

表 3-1-2 低氧血症程度判断依据

程度	最低 SaO_2
轻度	≥0.85~0.9
中度	0.80~<0.85
重度	<0.80

以 AHI 为标准对 OSA 病情程度评判，注明低氧血症情况。例如：AHI 为 25 次/h，最低 SaO_2 为 0.88，则报道为"中度 OSA 合并轻度低氧血症"。即使 AHI 判断病情程度较轻，如合并高血压、缺血性心脏病、脑卒中、2 型糖尿病等相关疾病，应按重度积极治疗

（三）疗效评定依据

1. 随访时间 近期随访至少 6 个月，长期随访至少 1 年以上，必须有 PSG 测定结果。

2. 疗效评定依据 见表 3-1-3。

表 3-1-3 OSA 疗效评定标准

疗效评定	AHI（次/h）
治愈	<5
显效	<20 和降低≥50%
有效	降低≥50%

在判定疗效时，除上述 AHI 指标外，应考虑主观症状程度和低氧血症的变化

二、2018 版《成人阻塞性睡眠呼吸暂停多学科诊疗指南》解读

该标准一定程度上参照了国外相关标准，如 1999 年 AASM 和 2007 年 AASM 的多导睡眠图分析标准和睡眠呼吸障碍诊断标准等，但在大部分条目上进行了精简，如 PSG 的检测仪器技术标准、生理信号采集标准和详细判读标准和证据均未详细列出，对特殊人群如儿童标准也未进行特别说明。下面就该指南较 2002 年杭州会议指南的主要修订变化作阐述：

1. 呼吸事件判读标准和低氧事件判读标准 目前 OSA 诊断和疗效评估标准体系主要基于 PSG 结果。而呼吸事件判定定义是其中的核心部分。在 AASM2007 标准中，对呼吸暂停（apnea）、低通气（hypopnea）、呼吸努力相关的微觉醒（respiratory effort-related arousals）、肺泡通气不足（hypoventilation）及陈-施呼吸（Cheyne-Stokes breathing）五种呼吸事件进行了定义。在 2009 年指南中，纳入了其中三种最重要和常见的事件，较 2002 年标准补充了呼吸努力相关的微觉醒这一事件，注意其判定要求有定量或半定量的呼吸努力度检测。

呼吸事件分型与国际标准相同，呼吸暂停事件分为三种类型，即阻塞性睡眠呼吸暂停（obstructive sleep apnea，OSA）、中枢性睡眠呼吸暂停（central sleep apnea，CSA）及混合性睡眠呼吸暂停（mixture sleep apnea，MSA）。发生 OSA 时患者的口鼻气流消失同时胸腹的呼吸运动仍存在；CSA 则在口鼻气流消失的同时胸腹部呼吸运动也消失。低通气事件在无呼吸驱动力定量测量设施时不予分型。

气流测定规定以呼吸流速描记最可靠，气流压力测定法亦可，但不推荐热敏换能器用于气流的定量测定。异常呼吸事件的起始和终止时程按照"第一个明显下降的呼吸周期气流值最低点至第一个基本恢复正常的呼吸起始点"计。呼吸暂停时限则根据 20~45 岁成人血氧维持所需最少平均呼吸频率推算两次呼吸周期的时间（国外研究）。

低通气事件呼吸气流下降幅值和动脉血氧饱和度（arterial oxygen saturation，SaO_2）下降值一直存在争议，事实上也缺乏相应的临床证据研究。在各个多中心队列研究项目中采用标准也存在差异，但这一差异对研究结果的影响并不显著。有研究认为，以 4% 的 SaO_2 下降值替代 3% 是由于应用该定义的监测结果在各个睡眠实验室之间的可重复性最强。本指南参考 AASM 2007 标准，给出了两个低通气定义，注意虽然可选择两个低通气定义中的任意一个，但每个睡眠实验室应当仅采用其中的某一种作为固定标准。

2. PSG 诊断标准 国外多中心队列研究结果证明，PSG 呼吸紊乱指标与罹患高血压、冠心病、脑血管意外等反映长期病理损害程度的事件具相关性。并且，PSG 指标客观，较为稳定且可以

规范。所以目前公认以 PSG 中 AHI 大小为最主要的诊断和病情严重度划分指标。

标准的 PSG 诊断推荐在睡眠室环境下进行整夜、标准导联的睡眠监测后作出，导联至少包括脑电图、心电图、下颌肌电图、气流、体位、呼吸努力度、血氧饱和度。整个监测应有睡眠技师的监督。目前，随着无睡眠技师监督的便携式睡眠监测技术的发展，该类监测也被广泛采用。

PSG 诊断定义采用 AHI≥5 次 /h 为划分点是基于对一组正常人（主要是年轻人）的 PSG 检查，依据每小时发生呼吸暂停的次数范围确定的。我国标准定义整夜 7h 睡眠时间内有 30 次呼吸暂停及低通气事件也可诊断 OSA。疗效分级主要根据不同 AHI 患者长期病理损害大小、预后和干预的必要性：Tiang 报道 246 例 OSA 患者，随访 8 年发现，AHI≥20 次 /h 患者组 8 年死亡率是 10.8%，AHI<20 次 /h 患者组 8 年死亡率是 4%。He 报道385 例患者，随访 8 年，AI≥20 次患者组 8 年生存率是 0.63±0.17，AI<20 次的患者组 8 年生存率是0.96±0.02。参照目前国际通行指南，2018 年指南的分度和诊断修订轻度标准为 AHI 5~14.9 次 /h，中度为 15~29.9 次 /h，重度为 >30 次 /h。

3. **临床症状评估及诊疗**　临床确定诊断国内外 OSA 临床诊断均需同时符合 PSG 指标和临床症状标准。本指南中，除临床症状外，还强调患者高血压、冠心病、2 型糖尿病等多器官多系统损害也作为干预指征的依据之一。

白天思睡、注意力集中困难等临床症状是多数患者的特征性表现，作为促使患者就诊的主要原因，有一定特异性，可用于直接反映 OSA 病理损害所致的效应。这是由于同样的 AHI 和低氧血症程度，在不同敏感度个体造成的损害也不一定相同，所以临床症状评估指标是 PSG 监测指标难以代替的。

在 AASM 1999 标准中临床症状评估指标规定更加详细，包括：①白天思睡；②以下五项中的任两项或更多：睡眠时窒息或憋气；夜间频繁觉醒；睡眠不解乏；白天疲劳；难以集中注意力。诊断必须至少符合①或②中的一条，且这些症状不能以其他疾病所解释。思睡症状无论在国内外指南中均作为最主要症状被提出。

症状及生活质量指标可在短期内作出评价，相对简便；其缺点是评价方法具有主观性，干扰因素诸多。国际上白天思睡的评价以 ESS 问卷应用最广。对清醒维持功能的客观测试大致可分为注意力集中、记忆功能和学习能力三方面，但据报道，其反映思睡的效能不及主观检查，有多次小睡潜伏试验、清醒维持试验和智商测试等。对长短期生活质量的影响及 OSA 患者社会功能及心理损害的评价主要通过量表进行。普适量表常用 SF-36（medical outcomes study short form-36）等。专门为睡眠呼吸障碍患者设计的量表包括睡眠呼吸暂停生活质量指数（sleep apnea quality of life index，SAQLI），针对睡眠呼吸障碍儿童的 OSA-18 量表。

需要注意的是，由于个体的敏感度存在差异，OSA 症状表现也并非千篇一律，有些个体可能以非特异性的症状为第一主诉如睡眠时异常动作及其他异常现象，如性格改变、性功能下降、晨起头晕、口干等。所以必须结合症状和 PSG 结果考虑治疗措施。

4. **鉴别诊断**　OSA 应当与其他睡眠呼吸障碍、可引起类似思睡症状的睡眠障碍、继发于其他全身疾病的睡眠呼吸暂停等疾病鉴别：如中枢性睡眠呼吸暂停低通气综合征、睡眠相关通气不足 /血氧不足综合征、内科疾病引起的睡眠相关通气不足 /低氧血症及其他睡眠相关呼吸障碍、发作性睡病、异态睡眠、继发于甲状腺功能低下或垂体疾病的睡眠呼吸障碍等。

5. **手术适应证的选择**　指南给出了多种常见睡眠外科技术的适应证选择原则。目前认为，为决定适当的治疗方案，提高手术疗效，需进行严格术前评估：一方面是患者病因学的评估，尤其是睡眠时阻塞成因的准确判定以及解剖因素在睡眠呼吸暂停中参与作用的评估。另一方面是合并症和手术风险评估。手术方式应依据阻塞部位、病情轻重及患者的意愿选择。

6. **手术疗效评估**　标准评价指标需结合主、客观两方面确定患者的改善程度和并发症产生情况。评估时机和项目兼顾患者的依从性，结合患者经济条件进行。目前手术疗效的客观评价多依据 AHI 较术前下降的比率（ΔAHI%）和术后 AHI。ΔAHI% 反映手术的改善程度，注意实际评价某一患者疗效时，一方面应当综合考虑个体通过每个治疗步骤具体效果和受益，不必拘泥于AHI值下降这一单一指标。比如一位术前AHI为70次/h的患者，术后AHI为40次/h，虽然不属于显效患者，但对患者而言，每小时减少了30次的呼吸暂停或低通气，很大提高了生活质量，治疗同样是有意义的。另一方面治疗应当以疾病的治愈为目标，这一目标也不能单纯以"显效"与否评价。比如一位术前AHI为100次/h的患者，术后AHI为40次/h，虽然治疗显效，但术后仍然是重度患者，仍然需要治疗。很多学者采用术后AHI<20或<10次/h为治愈标准，所以是否需要后续治疗应通过术后AHI、血氧情况、症状和生活质量等综合评估。

7. 阻塞性睡眠呼吸暂停低通气综合征的治疗

（1）一般治疗：对OSA患者均应进行多方面的指导。根据患者病情特点，提倡实施多学科个体化联合治疗。包括：推荐对所有超重患者（BMI≥23kg/m^2）应鼓励其减重；肥胖患者根据不同病情，减重方法可分为非手术治疗和手术治疗；推荐OSA患者戒烟、戒酒、慎用镇静催眠药物及其他可引起或加重OSA的药物；建议体位治疗，包括侧卧位睡眠、适当抬高床头；建议避免日间过度劳累，避免睡眠剥夺。

（2）无创气道正压通气（noninvasive positive pressure ventilation，NPPV）治疗：NPPV作为一线治疗手段，有助于消除睡眠期低氧，纠正睡眠结构紊乱，提高睡眠质量和生活质量，降低相关并发症发生率和病死率。建议在专业医务人员的指导下实施，依照患者具体情况选择适合的NPPV工作模式。建议首次佩戴前进行压力滴定，确定能够消除所有睡眠时相及不同体位发生的呼吸事件、鼾声以及恢复正常睡眠等的最低治疗压力。

应根据规范检查和诊断标准明确诊断后，进行压力滴定和NPPV工作模式选择。压力滴定完成后，根据医师处方配置无创呼吸机。处方内容应包括：呼吸机种类、NPPV压力水平、是否需要备用频率、备用频率具体数值及适合的连接面罩建议等，是否需要氧疗及流量等。做好治疗后随访、管理及提高依从性等工作。

适应证：中、重度OSA（AHI≥15次/h）；轻度OSA（5次/h≤AHI<15次/h）但症状明显（如日间思睡、认知障碍及抑郁等），合并或并发心脑血管疾病、糖尿病等；OSA患者围手术期治疗；经过手术或其他治疗后仍存在的OSA；OSA与慢阻肺重叠综合征。

相对禁忌证：胸部X线片或CT发现肺大疱；气胸或纵隔气肿；血压明显降低（<90/60mmHg）；急性心肌梗死患者血流动力学指标不稳定者；脑脊液漏、颅脑外伤或颅内积气；急性中耳炎、鼻炎、鼻窦炎感染未控制者；青光眼等。

NPPV工作模式的选择：①CPAP为一线治疗手段，包括合并心功能不全者；②自动持续气道正压通气（APAP）适用于CPAP不耐受者、饮酒后OSA、体位及睡眠时相关OSA、体质量增减显著的患者等；双水平气道正压通气（BiPAP）适用于CPAP治疗压力超过15cmH$_2$O（1cmH$_2$O=0.098kPa）、不能耐受CPAP者以及合并CSA或肺泡低通气疾病，如慢阻肺、神经肌肉疾病及肥胖低通气综合征。

（3）口腔矫治器治疗：口腔矫治器对上气道的扩张不只局限于某一区段，而是对阻塞好发处从腭咽到舌咽都有明显扩张，特别是下颌前移类型的矫治器适宜多位点阻塞的OSA患者。可单独使用亦可配合其他多种治疗手段使用，具有疗效稳定、可逆舒适、携带方便等优点。

口腔矫治器治疗OSA的主要机制是产生形态学改变，所以下颌定位成为矫治技术的核心。下颌定位受到患者颅面类型、上气道阻塞点位置、下颌前伸度等许多因素影响，目前系经验性操作。口腔矫治器可作为单纯鼾症和轻、中度患者的一线治疗方法，可与手术或NPPV联合应用治疗重度OSA。口腔矫治器治疗时，需根据患者具体情况选择或定制。建议口腔矫治器治疗前后均进行PSG监测。建议头颅定位侧位片和曲面断层片为常规影像学检查。口腔矫治器为长期医疗过程，推荐制定长期复诊方案。

（4）外科治疗

1）鼻腔手术：若存在因鼻腔解剖结构异常和鼻腔炎性疾病引起的通气障碍，可依据病变部位行不同鼻腔手术治疗，包括：鼻中隔偏曲矫正、鼻息肉切除、鼻腔扩容术等。单独鼻腔手术并不能有效降低 AHI，故不推荐作为 OSA 的一线治疗。鼻腔手术有助于降低鼻腔阻力从而提高 NPPV 治疗依从性，但需注意保证鼻腔支架的稳定性，推荐术后再次行压力滴定调整相关参数后继续 NPPV 治疗。

2）扁桃体及腺样体切除术：对于扁桃体Ⅱ度及以上肥大的成人 OSA 患者，单纯扁桃体切除术可显著改善患者的客观及主观指标，短期（1~6 个月）手术有效率可达 85%，短期手术治愈率可达 57%。推荐术前 AHI<30 次/h 的扁桃体肥大患者行单纯扁桃体切除术。建议对患者进行鼻咽喉镜检查，发现腺样体明显肥大时，建议同期行腺样体切除手术。肥胖、3 型及 4 型舌位可能会降低单纯扁桃体切除治疗成人 OSA 的手术成功率。

3）悬雍垂腭咽成形术（Uvulopalatopharyngoplasty，UPPP）：UPPP 是目前应用最广泛的治疗成人 OSA 的术式，适合于阻塞平面在口咽部，黏膜组织肥厚致咽腔狭小，悬雍垂肥大或过长，软腭过低过长，扁桃体肥大或腭部狭窄为主者。长期手术有效率（>6 个月）为 40%~50%。不推荐瘢痕体质、未成年患者行该手术治疗，对于语音要求高的患者，如演员、歌唱家等应谨慎行该手术。目前对于 UPPP 疗效的预测方法很多，其中 Friedman 分型系统对 UPPP 手术疗效的预测最为经典。该系统主要基于扁桃体大小、舌位及 BMI，分级不同的患者手术疗效存在明显差异。根据 Friedman 分型系统，OSA 患者扁桃体及舌位的分级标准沿用至今（图 3-1-10，图 3-1-11）。

近年来随着对 OSA 患者气道形态的认识加深，我国学者以扁桃体分度、SaO_2<90% 时间占总睡眠时间的比例（CT90）以及舌骨下缘距下颌骨下缘的垂直距离（MH）3 项指标建立了基于国人数据的"TCM 手术疗效评分预测系统"（表 3-1-4），应用该评分预测系统所得 TCM 总分，以 14、17、22 为临界分层，其手术有效率分别为 100%、76.3%、48.1% 和 10.0%。TCM 手术疗效评分预测系统很好地继承了 Friedman 分型系统中扁桃体的分度方法，并且可获得更准确细化的预测效果。

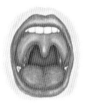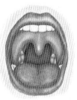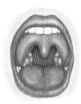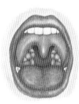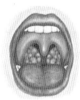

图 3-1-10　Friedman 扁桃体分度示意图

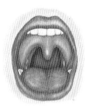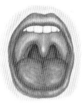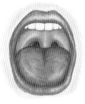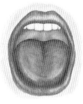

图 3-1-11　Friedman 腭舌平面分级示意图

表 3-1-4　TCM 手术疗效评分预测系统

预测因子	系数	对应分值/分			
		1	2	3	4
扁桃体分度	2.7	4	3	2	1
CT90/%	2.2	<10	10~20	20~40	≥40
MH/mm	1.6	<10	10~15	15~20	≥20

TCM：以扁桃体分度、动脉血氧饱和度<90% 时间占总睡眠时间的比例（CT90）、舌骨下缘距下颌骨下缘的垂直距离（MH）3 项指标建立的基于国人数据的手术疗效评分预测系统；TCM 总分 = 扁桃体分度得分 ×2.7+CT90 得分 ×2.2+MH 得分 ×1.6

4）舌根及舌骨手术：舌根手术主要包括舌根射频消融术及舌根部分切除术。相关研究结果提示，对存在舌根平面狭窄阻塞的患者，舌根射频消融术疗效往往不如舌根悬吊术有效，但这二者差异并不显著。舌根部分切除术的手术疗效较舌根射频消融术可能更高。单纯舌部分切除术的手术成功率约60.0%，手术治愈率约22.6%。舌骨悬吊或舌悬吊术较少单独应用于OSA治疗。舌骨悬吊术作为舌根平面阻塞OSA患者的外科治疗手段之一，可作为多层面手术的一部分用于治疗轻度至中度OSA。

5）颌骨手术：①牵引成骨术：牵引成骨术通过将骨切开后应用牵引装置缓慢牵拉使截骨间隙中形成新骨从而达到延长骨骼的目的，临床广泛应用于颅颌面骨畸形的整复。其通过骨延长或扩张，不但能恢复或显著改善颅颌面形态，也可显著扩大上气道以治疗颅颌骨畸形继发的OSA。②单颌手术：上颌骨的大小和位置决定鼻腔、鼻咽腔和腭咽腔的空间，下颌骨的形态则是口腔、腭咽腔、舌咽腔和喉咽腔形态的关键因素。上或下颌骨的发育不良或后缩会导致上气道的狭窄或阻塞。通过颌骨截骨前移，牵拉附着于颌骨的软组织，扩大气道容积和改变咽壁顺应性。适用于单颌畸形继发OSA，如小下颌或上颌。③双颌前移术：双颌前移术是治疗颌骨畸形、肥胖伴严重OSA患者的主要方法，也为各种OSA手术失败的后续治疗手段。足够幅度的颌骨前移（>10mm）能使整个上呼吸道得到显著的拓展，使严重颌骨畸形伴OSA患者颌面形态恢复正常，甚至可达到OSA治愈的效果。对肥胖伴严重OSA患者或其他手术失败患者也有显著疗效，手术成功率>90%。

6）减重代谢手术：可在减重的同时，能有效改善患者上气道塌陷，减轻和消除呼吸暂停事件。腹腔镜微创手术在术后早期的病死率及并发症发生率方面明显低于开腹手术，故强烈推荐行腹腔镜下的减重代谢手术。

7）气管切开术：气管切开术是首先被用于治疗OSA的术式，手术成功率几乎是100%，目前仍被用作某些重度患者的最后治疗手段。气管切开术可单独作为重度OSA的治疗方式，但由于可导致生活质量下降，推荐在无其他治疗选择或临床紧急情况下考虑此操作。

8. 指南存在的问题与思考

（1）OSA多导睡眠监测指标与反映实际病理损害的主、客观指标的一致性问题：同其他疾病类似，OSA诊断指标选择的原则是最大程度地反映人体受病理损害的严重程度，分级评价标准则对患者群体的病理损害有较好的区分度。指标追求客观、精确，兼顾其稳定和易于规范性。为评价标准对反映病理损害大小的能力，往往需以OSA的症状或预后情况为参照。依据该指标的评价结果与上述参照的结果越吻合说明其代表性越好。

PSG监测指标，特别是AHI，是目前评价OSA病情严重程度的金指标，其并不直接反映OSA病理损害程度。既往文献证实该指标，其与长期预后和各类相关合并症发病之间确实具有程度不等的相关关系。

PSG监测指标与主观症状的吻合度方面，多数研究证实了睡眠呼吸障碍症状及生活质量与PSG某些指标如AHI、微觉醒指数等具有相关性。虽然这种相关性并不恒定，甚至有研究得出了它们无关的结论。Finn、Baldwin等的研究均支持SF-36评分与AHI相关，即使是在轻症患者亦有显著的生活质量下降，重度患者生活质量的更多方面受到影响，SF-36评分明显差于轻中度患者，也有研究提出不同观点。流行病学调查中也存在类似问题：Young等发现虽然AHI≥5次/h者占调查人群的9%，但其中只有22.6%的女性和15.5%的男性有思睡症状；在AHI≥15次/h的人群中，伴有典型症状的也仅占这一人群的22.5%。所以究竟主观症状能从多大程度上反映OSA的病理损害，其有无和严重程度在睡眠呼吸障碍诊断标准中又应当占据何种地位，是否存在新的PSG指标具有优于AHI的代表性，将涉及大量符合PSG诊断但症状又不严重的人群是否需要干预的问题。

对上述问题，应当考虑到目前并没有某一单一指标能确切、定量反映OSA的所有症状及合并症发生的危险，AHI亦然。在没有更完善的指标之前，AHI在睡眠研究领域的地位仍是难以替代的：虽然AHI的代表意义确实有不全面之处，但多中心长期前瞻性队列研究结果多数仍支持AHI

与生活质量及心血管疾病发病之间存在正相关关系。但不能将诊断单纯归为某一个或几个 PSG 指标。另一方面，某些新的 PSG 指标如呼吸暂停低通气时间指数、CT90 等，在一些方面显示了优于 AHI 的代表性，为综合评价 OSA 病情严重度提供了很好的参考，但还需要经过长期生活质量及疾病转归的前瞻性研究进行验证。

同时，即使 AHI 相同，由于个体差异，会造成的病理损害也有区别，所以评价 OSA 严重程度时，应当结合患者实际症状、病变程度等多项指标进行综合评价。临床决策切忌过分依赖实验室检查结果：只看到 PSG 中的某几个指标而忽略了对患者其他症状和病变的了解，或将治疗 OSA 理解为单纯降低 AHI。

（2）我国 OSA 主观症状评价指标未统一的问题：我国目前缺乏思睡症状及 OSA 生活质量评分等主观指标的成文标准或指南。ESS 问卷的某些直接翻译项目却无法直接用于我国思睡症状评价。这是由于第 8 项为"驾车时睡着的难易程度"，而相当部分的国人没有该方面的经历。我国有研究认为其前 7 项分值总和也能很好地反映主观思睡症状。

总之，诊疗规范见证了制定时的学术水平，具有时效性。随着时间推移、学科发展，将逐渐被补充和完善。这一工作还有待诸多致力于睡眠呼吸障碍研究和诊疗的工作者齐心协力共同完成。

第四节　阻塞性睡眠呼吸暂停的治疗策略

一、阻塞性睡眠呼吸暂停低通气综合征围术期相关问题

手术治疗 OSA 的机制在于在保证上气道正常功能的前提下，通过扩宽上气道的骨性框架或减容上气道软组织结构扩大上气道，并由此增大上气道张力，降低上气道软组织的塌陷性，从而达到防止睡眠过程中气道塌陷阻塞的目的。由于 OSA 患者通常同时存在或多或少的上气道神经肌肉调节功能异常，因此，在手术扩大上气道的过程中应适当地"矫枉过正"以补偿神经肌肉功能异常所带来的气道塌陷。而手术成功的关键在于围术期综合治疗。

（一）术前准备

对于 OSA 患者而言，术前上气道结构、神经肌肉功能和全身状态的综合评估是保证手术疗效和安全性的重要保证。上气道结构评估主要是通过耳鼻咽喉专科查体、影像学检查等手段明确上气道是否存在可以通过手术解决的解剖结构狭窄、狭窄程度及部位等，并可通过诱导睡眠纤维内镜检查以及上气道-食管测压手段了解上气道狭窄部位是否与阻塞部位相吻合。上气道神经肌肉功能评估目前缺乏有效实用的手段，可以通过睡眠监测中的某些生理指标（如夜间最低血氧饱和度、血氧低于 90% 的时间等）间接推测呼吸中枢调控水平，必要时可以进行颏舌肌肌电图检查以了解上气道扩张肌功能状态。全身状态的评估主要是高血压、糖尿病、冠心病、高血脂等并发症的评估，保证各项生理指标处于相对正常水平，从而保证手术安全。另外，术前应对 OSA 的严重程度进行必要的评估，对病情较重，尤其是夜间血氧饱和度过低的患者，提倡术前进行一段时间的 NPPV 治疗，以改善患者的全身状态及呼吸中枢敏感性，从而提高手术安全性。

（二）术中处理

术中处理主要包括麻醉过程中呼吸循环系统的监护、上气道扩张手术策略以及术区正常组织黏膜的保护等。由于 OSA 患者多数存在肥胖、高血脂、血液黏稠等"血液高凝"危险因素，因此，麻醉过程中应尽量保证"高灌注"，防止术中术后发生血管栓塞。在拟进行多平面联合手术时，应根据上气道狭窄阻塞程度首先进行最狭窄平面的手术，根据第一狭窄平面术后咽腔的形态决定进一步的手术策略，条件允许时可借助内镜观察全肌松麻醉状态下术后咽腔形态，若全肌松状态下，咽腔已处于开放状态，一般不需要进行其他平面手术。另外，术中应注意保护正常的肌肉黏膜，防止术后瘢痕挛缩，影响手术效果，甚至产生并发症。

（三）术后处理

术后应常规给予抗生素预防感染，注意生

命体征及术区局部观察,术后1~2天内由于麻醉药物残留所致的呼吸中枢抑制及术区局部肿胀,易发生气道梗阻,因此,建议常规给予心电监护,病情较重的患者应在ICU监护。对于术后仍残留鼾声或呼吸事件患者,在病情允许的情况下,应尽早进行NPPV辅助治疗,不但可以帮助扩张咽腔,还可以提高呼吸中枢敏感性,从而帮助提高手术疗效。术后NPPV使用时间应根据患者病情而定,一般1~3个月,必要时可适当延长。

二、咽部解剖学

(一)咽的分部

咽(pharynx)是呼吸道和消化道上端的共同通道,上宽下窄,前后扁平,略呈漏斗形。咽上起颅底,下至第6颈椎下缘平面,通常根据不同的需要以不同的标志点对咽部进行区段划分,其中最常用的划分方法为"三分法"和"四分法"。"三分法"是以软腭游离缘平面和会厌上缘平面自上而下将咽分为鼻咽、口咽和喉咽三部分(图3-1-12)。

1. **鼻咽(nasopharynx)** 是上呼吸道的一部分,又称为上咽(epipharynx)。顶部位于蝶骨体和枕骨基底部下方,下至软腭游离缘平面,略呈不规则的立方形。鼻咽部的各壁除软腭活动外,其余均较固定。其中顶壁向后壁移行,两壁之间无明显的界限,常合称为顶后壁。顶后壁相移行处黏膜内有丰富的淋巴组织聚集,称为腺样体,又称为咽扁桃体,若腺样体肥大,使鼻咽腔变小,可影响鼻呼吸,造成张口呼吸和打鼾,是儿童OSA的常见原因。

2. **口咽(oropharynx)** 是口腔向后方的延续,又称为中咽(mesopharynx),介于软腭游离缘和会厌上缘平面之间。口咽部包括前、后和两侧壁,侧壁由腭舌弓、腭咽弓、腭扁桃体和侧后壁组成。腭扁桃体临床上简称扁桃体,位于两侧腭舌弓和腭咽弓围成的扁桃体窝内,其病理性的肥大会造成咽腔的狭窄,影响夜间睡眠过程中呼吸道的通畅,造成呼吸暂停和/或低通气。

3. **喉咽(laryngopharynx)** 又称为下咽(hypopharynx),上起会厌上缘平面,下至环状软骨下缘平面,向下与食管相延续。

由于OSA的阻塞部位以软腭后区多见,故在OSA的临床研究与诊疗中,多采用"四分法"对咽腔进行划分。具体划分方法为鼻咽(从颅底至硬腭平面)、腭咽(从硬腭平面至悬雍垂尖)、舌咽(从悬雍垂尖至会厌尖)、喉咽(从会厌尖至环状软骨下缘平面,其前部为喉)。

(二)咽壁的组织结构及病理性脂肪沉积可能发生的部位

咽壁自内向外分为四层,即黏膜层、纤维层、肌肉层和外膜层,纤维层与黏膜层紧密附着,无明显的黏膜下层组织。咽部的黏膜与鼻腔、口腔、喉和咽鼓管的黏膜相延续,鼻咽部黏膜主要是假复层纤毛柱状上皮,口咽和喉咽部黏膜均为复层鳞

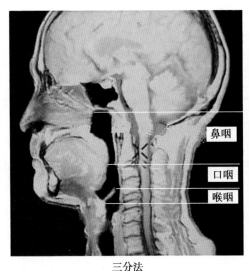

三分法

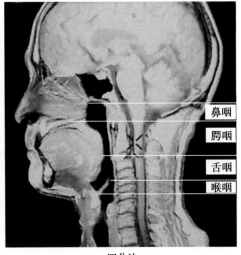

四分法

图3-1-12 咽腔的分部

状上皮。纤维层主要由颅咽筋膜构成,上端较厚接颅底,下部逐渐变薄,两侧纤维层在咽后壁正中线上形成坚韧的咽缝,为两侧咽缩肌附着处。肌肉层按功能不同分为三组:咽缩肌组、咽提肌组和腭帆肌组。咽缩肌组包括咽上、中、下缩肌三对,自下而上呈叠瓦状排列,其作用是收缩时缩小咽腔,协助食物进入食管。咽提肌组包括茎突咽肌、腭咽肌和咽鼓管咽肌,三对咽提肌纵行于咽缩肌内面,其作用是上提咽、喉,封闭喉口,协助吞咽。腭帆肌组包括腭帆提肌、腭帆张肌、腭舌肌、腭咽肌和悬雍垂肌,此组肌肉收缩时可上提软腭,关闭鼻咽腔。

多项影像学研究证明,OSA 患者咽腔周围软组织较正常对照组增厚,推测其原因为脂肪组织蓄积。近年来随着研究手段的不断深入,很多研究者在 OSA 患者的咽侧壁组织间隙内发现了大量的脂肪组织,因此,推测咽侧壁是 OSA 患者病理性脂肪组织蓄积的主要部位,这也与 OSA 患者咽侧壁组织松弛易于塌陷的临床表现相吻合。韩德民等对 OSA 患者和尸体软腭进行研究后,首次提出了腭帆间隙的解剖概念,并指出腭帆间隙是 OSA 患者脂肪蓄积的好发部位。

(三)咽腔扩大肌的组成及神经支配

收缩时能够使咽腔扩大的肌肉主要包括颏舌肌、腭帆张肌、腭咽肌、腭舌肌和悬雍垂肌,其中颏舌肌和腭帆张肌张力是维持睡眠期上气道开放的主要因素。颏舌肌的运动由舌下神经支配,其紧张性收缩可以扩大舌根水平气道的矢状径;腭帆张肌由三叉神经的上颌神经支配,收缩时可紧张腭帆和开大咽鼓管;腭咽肌、腭舌肌和悬雍垂肌均由迷走神经的咽丛支配,其收缩对于咽腔的开大具有辅助作用。

(四)咽壁的感受器及反射调节

目前的研究表明,在维持上气道开放的过程中,咽壁的机械压力感受器起着比较重要的作用。这种机械压力感受器位于咽喉黏膜内或黏膜下,对上气道透壁压、气流压和肌肉的张力起反应。相关研究证实,改变上气道压力可导致上气道扩张肌的反应敏感性明显降低,所以认为传入神经对上气道的开大起第一步的调节作用。上气道内的压力作用于传入神经的"感受器",通过传入神经纤维、大脑调节中枢、传出神经纤维,调控所支配的效应器,即上气道扩张肌。OSA 患者可能是这种上气道开大反射机制受到损伤而导致睡眠时上气道的塌陷和关闭。

三、颌骨解剖学及骨性咽腔支架

上、下颌骨是咽部诸肌重要的直接或间接附着部位,也是维持咽腔形态的重要骨性支架,它们与颅底及颈椎共同围成了咽腔的骨性支架,因此,上、下颌骨正常的解剖形态和位置对于保证咽腔的正常形态起着非常重要的作用。

上颌骨是组成面中 1/3 的主要骨骼,由 1 体 4 突组成,左右各一,于中线合成梨状孔,与颧骨、颧弓形成面中部轮廓的支架。上颌体呈倒锥形,有 4 个面,即上面、前面、后面和内面。上面自后外向前内有眶下沟、眶下管经过,为眶下神经血管的通路。上颌骨前面上界为眶下缘,眶下缘下方约 0.5~0.8cm 处有一椭圆形的眶下孔,开口向前内,有眶下血管神经束通过,眶下孔下方的骨面凹陷称为尖牙窝,位于前磨牙根尖的上方,此处骨壁较薄,手术时应注意防止骨壁的破碎。上颌骨后面为一个凸面,其中部有数个小孔,称为牙槽孔,有上后牙槽血管神经束进入,上颌骨后面的下份与蝶骨翼突相连,称为翼上颌连接,其上份与翼外板之间有一裂隙,称为翼上颌裂,上颌动脉经此进入翼腭窝。内面有中鼻甲和下鼻甲附着,中鼻甲与下鼻甲间的中鼻道内有上颌窦的自然孔,上颌骨内壁很薄,在内面和上颌窦自然孔的后方,上颌骨翼腭沟和腭骨垂直板合成翼腭管,由后上斜向前下,管内走行腭降动脉及腭神经。上颌骨有额突、颧突、腭突和牙槽突四个不同方向的突起。其中,额突位于上颌体的内上方,组成眶内缘和鼻背的一部分。腭突是上颌体与牙槽突的移行处向内侧伸出的水平骨板,在腭中缝处与对侧腭突相连。腭中缝与两侧尖牙牙尖连线的交点处有切牙孔(腭前孔),向上接切牙管,内有蝶腭血管及鼻腭神经的终末支通过。上颌骨腭突的后方与腭骨水平板相连,形成硬腭,构成口腔顶与鼻腔底,软腭借腭腱膜起于硬腭的后缘。

下颌骨呈弓形,由下颌体及下颌升支组成,是面下部轮廓的骨性支架。下颌体呈弓形,有内外两面及上下两缘。下颌体外面中线两侧各有一隆突,称为颏结节,这是人类特有的标志,两侧颏结节的对称在面部协调美观上有重要意义。颏孔通常位于两个前磨牙根尖之间的下方,在牙槽嵴顶与下颌下缘之间。自颏结节经颏孔下方延向升支前缘的骨嵴称为外斜线,外斜线在下颌骨手术中是一个标志,下颌升支矢状劈开截骨术的矢状切口通常位于外斜线的后份及下颌升支前缘的内侧。下颌体内面中线两侧有上下两对颏棘,上颏棘为颏舌肌的起点,下颏棘为颏舌骨肌的起点。颏前徙术在正中联合部的截骨线高度应足够高,以使得整个颏上下棘均得以前徙。下颌升支为一个长方形骨板,几乎与下颌骨体垂直,升支上端有两个突起,前突称喙突,呈扁三角形,有颞肌和咬肌附着,后突称髁突,髁突表面为关节面。髁突和喙突间为乙状切迹,有咬肌、血管神经通过,乙状切迹在下颌骨手术时是一个重要标志。升支内侧中央稍偏后上方处有下颌孔,孔的上方有下颌神经沟,向下通下颌管。下颌管在下颌骨松质间走行,在升支部距内侧板较近,在下颌磨牙部大致位于内外侧板之间,再前行则距外侧板较近,下牙槽血管神经束在下颌管内走行,下颌管在前方与颏孔相连,有颏神经血管束自颏孔发出(图3-1-13,图3-1-14)。

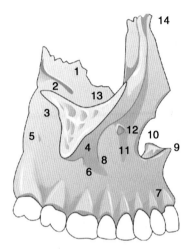

上颌骨(外侧面)
1.上面 2.眶下沟 3.后面 4.颧突
5.上颌结节 6.颧牙槽突 7.牙槽突
8.尖牙窝 9.前鼻棘 10.梨状孔边缘
11.前面 12.眶下孔 13.眶下缘
14.额突

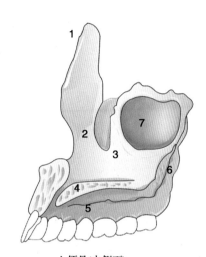

上颌骨(内侧面)
1.额突 2.内面 3.上颌骨体 4.腭突
5.牙槽突 6.翼腭沟 7.上颌窦

图3-1-13 上颌骨各结构

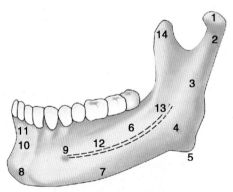

下颌骨(外侧面)
1.髁突 2.髁颈 3.下颌升支 4.咬
肌粗隆 5.下颌角 6.外斜线 7.下
颌下缘 8.颏结节 9.颏孔 10.颏
联合 11.牙槽突 12.下颌体 13.下
颌管 14.喙突

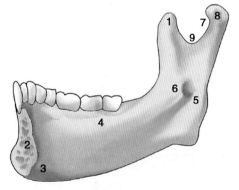

下颌骨(内侧面)
1.喙突 2.上、下颏棘 3.二腹肌窝
4.内斜线 5.下颌孔 6.下颌小舌
7.髁突翼肌窝 8.髁突 9.乙状切迹

图3-1-14 下颌骨各结构

四、悬雍垂腭咽成形术的创立及解剖学基础

大量的研究均证实 OSA 患者软腭较正常人明显肥厚增长，OSA 的狭窄阻塞平面以口咽部为主，因此，能有效治疗口咽平面狭窄的 UPPP 是目前应用最为广泛的 OSA 治疗术式。1964 年 Ikomatsu 首先设计应用 UPPP 手术治疗单纯打鼾，1981 年 Fujita 等人将术式进行改良后用于治疗 OSA，从而开辟了外科方法治疗 OSA 的新途径。Fujita 所介绍的传统悬雍垂腭咽成形术的特点是切除部分肥厚软腭、悬雍垂及多余的咽侧壁软组织，由于此手术早期的适应证选择不很严格，接受这种手术的相当一部分患者的病因不仅仅是口咽部狭窄阻塞，而且手术方式也相对过于简单，所以其总体治疗有效率在 50% 左右。此术式的不足之处在于改变了腭咽部正常的解剖生理结构，使相当一部分患者术后出现开放性鼻音、鼻腔反流的腭咽关闭不全症状和咽腔瘢痕狭窄等合并症，使手术的广泛应用受到限制。多年来，许多学者为提高手术疗效，减少并发症，对传统 UPPP 术式进行了多次改良。

1985 年 Moran 等报道的 UPPP 术式改良方法为：腭舌弓外侧缘切口，仅保留少量腭舌弓黏膜，切口向上至软腭肌黏膜交界处，而后切开软腭前后面黏膜，切除悬雍垂。软腭前面的切口高于后面，前面的切口位于肌黏膜交界处，后面的切口距肌缘下方数毫米，使切口缝合在软腭口腔面。分离腭咽肌表面黏膜，切除腭咽肌，将腭咽弓黏膜拉向扁桃体窝前份缝合，以减少咽后壁的黏膜组织，使咽后壁更加平整。

Kakam 于 1990 年首次报道了激光悬雍垂腭成形术，手术应用 20~30W 功率的二氧化碳激光沿悬雍垂边缘及根部向两侧做弧形切口，术后的瘢痕形成可增加软腭的张力。激光手术的优点是操作简单，术中出血少，手术时间短，疼痛轻，并能对肥厚的咽侧索和肥大的舌扁桃体等进行处理。

自 1998 年开始，韩德民等通过研究发现悬雍垂具有关闭鼻咽腔、防止误咽、湿化空气及保持气道通畅等功能，对传统 UPPP 术式进行了保留悬雍垂、扩大软腭切除范围的改良腭咽成形术（H-UPPP），并首次提出了腭帆间隙的概念，强调了结构、功能与症状三者之间的关系。其特点是完整保留咽腔的基本解剖生理结构，如悬雍垂、软腭部重要肌肉和黏膜组织，以保证咽腔的正常功能，切除扁桃体，解剖腭帆间隙，去除间隙内脂肪组织及肥厚黏膜组织。术后依靠悬雍垂肌、腭帆张肌、腭帆提肌及两侧软腭瘢痕组织收缩，使咽腔形态接近正常生理状态。不仅可有效地扩大咽腔，消除阻塞症状，提高 UPPP 手术的疗效，还在很大程度上避免了术后合并症的发生，因而受到学术界的广泛重视并迅速推广。

腭帆间隙位于软腭游离缘口腔面黏膜向咽面黏膜折返处、悬雍垂肌或软腭中心键与腭帆提肌及腭帆张肌之间的黏膜下，此处组织疏松，OSA 患者在该处沉淀大量脂肪组织。其前壁为软腭口腔面黏膜，后壁上部为腭帆张肌和腭帆提肌的肌肉，下部为软腭咽面黏膜，下壁内侧为软腭游离缘，外侧为扁桃体上极，上界与其上方的软腭口腔面黏膜下组织相延续，内侧壁为软腭中心腱和悬雍垂肌，外侧壁为腭帆张肌和咽上缩肌。腭帆间隙在软腭口腔面的投影位于软硬腭交界处下方 1~1.5cm，悬雍垂根部两侧向外约 0.8cm 宽，下至软腭游离缘（图 3-1-15）。其内的脂肪组织与软腭口腔面黏膜下脂肪组织相交通，大量的脂肪蓄积于此不仅可以使软腭肥厚、增长，同时使软腭的顺应性增高，易塌陷。

五、改良腭咽成形术

中华医学会耳鼻咽喉科学会 2002 年杭州会议所推荐了 H-UPPP 手术的适应证和禁忌证。

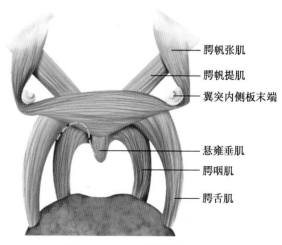

图 3-1-15 软腭及腭帆间隙

腭帆张肌
腭帆提肌
翼突内侧板末端
悬雍垂肌
腭咽肌
腭舌肌

（一）手术适应证

1. OSA 患者阻塞平面在口咽部,黏膜组织肥厚致咽腔狭小、悬雍垂肥大或过长、软腭过低过长或以口咽部狭窄为主者。重度 OSA 患者术前行正压通气治疗或气管切开术,病情改善后可手术。

2. 单纯鼾症、上气道阻力综合征患者存在口咽部阻塞。

（二）手术禁忌证

1. 气道阻塞不在口咽平面。

2. 急性扁桃体炎或急性上呼吸道感染发作后不超过 2 周。

3. 合并常规手术禁忌证。

4. 瘢痕体质。

5. 严重心、脑血管疾病。

6. 重叠综合征。

手术治疗的相对禁忌证:①伴有严重低氧血症的 OSA 患者;②对发音有特殊要求者;③过度肥胖者;④年龄 >65 岁或 <18 岁。

（三）手术前准备、器械、麻醉

对于拟接受 H-UPPP 手术治疗的阻塞性睡眠呼吸暂停低通气综合征的患者,术前必须行 PSG;在术前常规检查的基础上,重点注意血压、心功能、肝肾功能及凝血功能有无异常;应准确判断上呼吸道阻塞部位以及气道阻塞是否由结构性因素引起,对不能明确阻塞部位的病例,可同时进行 PSG 和食管压力监测,或药物诱导睡眠纤维喉镜检查,以便准确判定阻塞平面,观察患者整夜睡眠中阻塞平面的动态变化;对重度 OSA(呼吸暂停低通气指数 AHI≥40 次 /h,或最低动脉血氧饱和度≤70%)患者术前应尽早给予 CPAP 治疗。合并高血压、糖尿病等疾病的患者,术前应积极治疗并发疾病,使病情稳定在正常范围,单纯药物治疗效果较差者,可同时应用 CPAP 治疗。

H-UPPP 手术器械除常规的扁桃体切除器械外,可以应用 CO_2 激光或低温等离子射频消融系统切开软腭黏膜,以减少术中出血。

尽管部分 H-UPPP 可以在局麻下完成,但是局麻时由于紧张、疼痛等原因,患者难以很好地配合,使手术过程难以细致地完成,而且很可能会造成正常黏膜结构的损伤,影响手术的疗效,增加手术并发症的风险。所以在条件允许的情况下,主张全麻下经鼻腔插管或经口腔插管进行手术。

（四）手术步骤

1. **切除扁桃体** 常规切除扁桃体及咽部两侧松弛的黏膜部分,以扩大口咽腔有效截面积。在术中即使扁桃体较小亦应切除,因缝合扁桃体窝时可以拉紧咽侧黏膜以扩大咽腔。

2. **软腭** 黏膜切口分别于悬雍垂根部两侧倒 U 形切开软腭黏膜。软腭切线最高点应根据 OSA 轻、中、重度取不同位置,通常最高点应不超过软硬腭交界处软腭侧 1cm(图 3-1-16)。

3. **解剖** 腭帆间隙切开软腭黏膜后钝性分离,切除黏膜下多余脂肪组织,注意保护腭帆张肌与腭帆提肌,沿悬雍垂两侧切开软腭咽面黏膜,切除咽侧壁与软腭相接处多余的黏膜(图 3-1-17)。

4. **成形** 完整保留悬雍垂黏膜及肌肉,将两侧扁桃体窝和软腭黏膜分别端端对位缝合,注意消除死腔且尽量将软腭咽面黏膜及后弓黏膜前拉缝合,以提高咽部组织张力,扩大咽腔(图 3-1-18)。

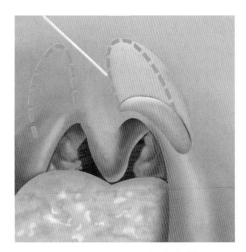

图 3-1-16 H-UPPP 软腭黏膜切口

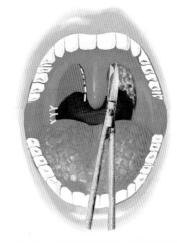

图 3-1-17 解剖腭帆间隙,剔除脂肪组织

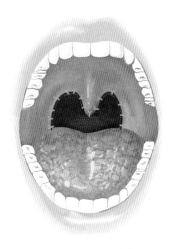

图 3-1-18　口咽腔成形

（五）手术后处理

术后应常规经静脉给予性抗生素治疗预防感染，术中或术后短期使用肾上腺糖皮质激素可减轻术后早期黏膜肿胀和疼痛。应密切监测患者生命体征及术腔情况，及时去除术腔内的分泌物，防止因术后局部水肿、分泌物增多及麻醉药物的作用而引起的窒息发生，必要时做好气管切开的准备。对于血压较高的患者，应注意控制好血压，防止术后出血。术后应用中枢性止痛药物时，应警惕呼吸中枢抑制而导致的呼吸暂停。符合以下标准的 OSA 患者需术后带气管插管转入重症监护病房（ICU）：①最低动脉血氧饱和度≤70%；②呼吸暂停低通气指数≥40 次 /h；③体重指数≥30.0kg/m²；④经纤维喉镜或头颅定位 X 线测量证实合并舌根平面阻塞；⑤既往史有高血压病Ⅱ期、心绞痛、凝血机制异常；⑥术前检查心电图示室性心律失常或 ST 段、T 波改变。带管期间使用咪哒唑仑作为镇静剂安全有效。术后 24h 无特殊情况可转回普通病房，对于上气道水肿严重、术中出血明显的病例可根据病情适当延长观察时间。术后应用 NPPV 可以提高血氧饱和度，降低呼吸暂停次数，纠正紊乱的睡眠结构，并对扩张咽腔起到积极的作用，对提高手术疗效有一定的意义，因此在病情允许的情况下，术后也应尽早接受 NPPV 治疗，一般至术后 1~2 个月。另外，手术后控制体重，减少饮酒量乃至戒酒，是保证手术远期疗效的重要措施。

六、软腭前移术

软腭前移术是通过截除硬腭后缘部分骨组织，使软腭重新固定在截短的硬腭后缘上，从而前移软腭，扩大鼻咽腔及软腭后气道的手术方法。

（一）手术适应证

选择手术适应证时需注意手术疗效的预测，手术风险、创伤的评估以及患者的意愿。

1. 评估适应证　①确诊为 OSA 且无手术禁忌证的患者；②通过耳鼻咽喉专科检查、纤维喉镜检查及其他影像学手段评估，确诊为以腭咽平面阻塞为主的患者；③构成腭咽平面狭窄的原因，不是或不完全是肥大的扁桃体和肥厚低垂的软腭组织，而是骨性鼻咽腔狭窄，特别是上颌后缩形成的骨性鼻咽腔前后径明显狭窄的患者。

2. 评估骨性鼻咽腔的狭窄

（1）纤维鼻咽镜检查：可观察到狭窄的腭后间隙呈扁椭圆形，前后径明显缩短，双侧咽鼓管圆枕间距明显缩短。

（2）X 线头影测量：SNA 角明显变小，后鼻棘距咽后壁的距离较小。

（3）螺旋 CT：应用 CT 进行上气道三维重建可发现气道狭窄的部位以及形成狭窄的原因。

（二）手术禁忌证

1. 无骨性鼻咽腔狭窄的患者。

2. 鼻炎、鼻窦炎发作期或急性上呼吸道感染发作后不超过 2 周。

3. 合并常规手术禁忌证。

4. 瘢痕体质。

5. 严重心、脑血管疾病。

6. 重叠综合征。

手术治疗的相对禁忌证：①伴有严重低氧血症的 OSA 患者；②对发音有特殊要求者；③过度肥胖者；④年龄 >65 岁或 <18 岁。

（三）手术前准备、器械、麻醉

软腭前移术的术前准备同 H-UPPP 术。

手术过程中以小圆刀或电刀辅助小圆刀切开黏骨膜；以扁桃体剥离子分离黏骨膜瓣；以尖刀或剪刀切断腭腱膜和鼻底黏膜；以咬骨钳或切割钻去除硬腭后缘的骨质，禁忌用骨凿截断硬腭后缘，以免造成颅底骨折；以电钻在新形成的硬腭后缘上打孔以前移固定软腭。另外，术中良好的照明、止血、器械设备等也是手术顺利实施的重要保障。

由于手术过程中需进行软硬腭分离和截骨等操作，故局麻下难以完成，需在全麻下进行手术。

（四）手术步骤

1. 常规全麻插管，全身麻醉。

2. 可先行 H-UPPP 手术。

3. 软腭前移手术切口软硬腭交界处向软腭方向约0.5cm起，向前至距牙龈约1cm处转至对侧同部位止，U形切开黏骨膜达骨质，切口应在腭大孔内侧，以避免损伤腭大动脉、腭大神经（图3-1-19）。

4. 沿切口向软腭方向分离黏骨膜瓣至距软硬腭交界处软腭侧约0.5cm处，暴露腭腱膜。

5. 沿硬腭后缘切断腭腱膜，同时切断鼻底黏膜，暴露鼻中隔后缘及下鼻甲后端，以咬骨钳或切

割钻去除硬腭后缘骨质约1cm，具体咬除长度根据软腭拟前移距离而定（图3-1-20）。

6. 于新形成的硬腭后缘前方0.2cm左右钻孔2~4处，以7号缝线将腭腱膜缝合至新形成的硬腭后缘，使软腭前移（图3-1-21）。

7. 复位硬腭黏骨膜瓣，剪除多余的黏骨膜瓣前缘，对位缝合（图3-1-22）。

（五）手术后处理

术后应注意观察术区有无出血及血肿的形成，口腔内清洁液含漱，术后2周拆除切口缝线。一旦出现切口感染或腭瘘，则需以碘仿纱条换药控制感染，并制作"上腭托"，以固定碘仿纱条并分离口鼻腔，不能自行愈合者需二期修补。术后腭部有一定程度的麻木感和异物感，一般于术后3~6个月左右消失，无需特殊处理。由于重新固定的软腭运动尚不灵活，部分患者出现一过性腭咽关闭不全的症状，术后3~5天之内较为明显，一般于术后2~3个月左右恢复，一般也无需特殊处理。术后应嘱患者注意控制体重，少饮酒或不饮酒，并注意原发疾病和并发疾病的治疗。其他注意事项同 H-UPPP 手术。

（六）预后

由于硬腭曲度的关系，截短硬腭将软腭前移能直接扩大腭咽前后径以增大腭咽通气截面积。因此，对骨性腭后间隙狭窄的患者，联合应用软腭前移手术与 H-UPPP 手术，不仅提高了手术有效率，更主要的是提高了治愈率，使单纯腭咽平面阻塞的患者有望得到手术治愈。

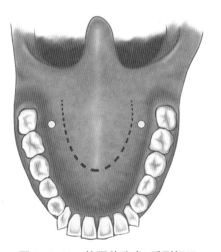
图3-1-19 软腭前移术：舌型切口

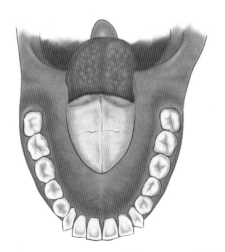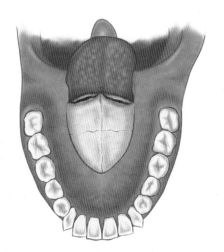
图3-1-20 软腭前移术：分离黏骨膜瓣，切断腭腱膜

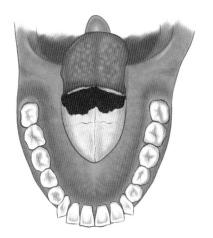
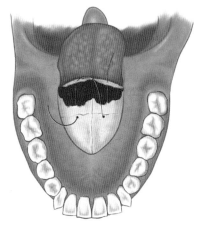

图 3-1-21 软腭前移术：咬除硬腭后缘骨质约 1cm，穿线缝合腭腱膜断端

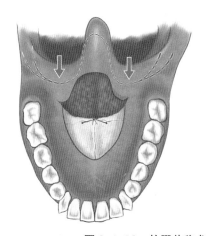
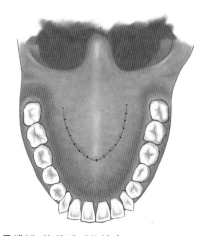

图 3-1-22 软腭前移术：复位硬腭黏骨膜瓣，修剪后对位缝合

七、颌骨手术

OSA 中有相当一部分患者的上气道狭窄并不仅仅是由于上气道软组织的增生肥厚引起，大量的患者存在着上气道骨性结构的解剖异常，因此，对于许多 OSA 患者来说，单纯的上气道软组织手术不能很好地改善患者的病情，因而相应的各种上气道骨性结构的矫正手术就应运而生，其中最为主要的是上下颌骨手术。目前临床上常用的治疗 OSA 的颌骨手术主要有：下颌前徙术和双颌前徙术。

下颌前徙术是最早用于治疗 OSA 的颌骨外科手术，1979 年和 1980 年 Kuo 和 Bear 等最早报道了使用下颌骨前徙术治疗下颌骨发育不良畸形的 OSA，随后下颌前徙术逐渐成为正颌外科治疗 OSA 的最主要手术。下颌前徙术所采用的术式，是正颌外科最常用的下颌升支矢状劈开截骨术。因本手术采用口内径路，故手术应在经鼻气管插管全身麻醉下进行。手术的切口在翼下颌韧带中上 1/3 交界至下颌第二前磨牙部位的龈颊沟稍外侧黏膜处，沿外斜线切开黏骨膜，切口长度约 5cm。下颌升支的矢状劈开截骨由三个相连接的骨切口组成，自上而下依次是位于升支内侧的水平骨切口、沿升支前缘的矢状骨切口和位于磨牙颊侧的垂直骨切口。剥离骨膜、暴露术野的范围以能顺利完成这三个骨切口为宜。完成骨切口后，劈裂近远心的骨段。同法完成对侧的下颌骨升支矢状劈开后，置入术前制备的咬合导板，行上下颌颌间结扎、骨内固定，此时下颌骨带牙骨段可按照设计要求发生前移，使患者的舌后气道增大。由于下颌骨的前移，使上下牙齿的咬合关系发生了改变，所以术后 3~4 周开始需进行正畸治疗。

双颌前徙术是在进行下颌前徙手术的同时，行经典的上颌 Le Fort I 型截骨术前徙上颌骨，可解决上下颌骨同时后缩所造成的上气道多点阻塞,是目前采用传统正颌外科手术治疗 OSA 中效果最满意的术式,但同时也是治疗 OSA 规模最大的正颌外科手术。黄种人属突面型,双颌前徙特别是上颌前徙的幅度比较受限。由于此种手术创伤较大,而且会使患者的面型明显改变而不被患者所接受,所以国内开展较少。

八、颏前徙术

颏前徙术的治疗原理是通过颏部骨的前移,引起颏舌肌附着点前移,进而牵引舌根前移,使舌根距咽后壁距离开大,从而达到扩张上气道的目的。颏前徙术目前常用水平截骨颏前徙术,该术式不改变上下牙齿的咬合关系,还可以矫正颏后缩畸形,故适用于舌后气道狭窄合并颏部后缩畸形的 OSA 患者。为了减少术后下颌前部骨折并发症的发生,尽量不改变患者的面型,颏前徙手术还进行了适当的改良,主要有"凸"字形截骨颏前徙术和"抽屉"式截骨颏前徙术。"凸"字形截骨颏前徙术提高了截骨线的中间部分,从而保证整个颏棘的充分前移,而两侧的截骨线比较低,可防止下颌正中骨折和颏孔区的损伤。这种改良的颏前徙术的麻醉、径路等与水平截骨颏前徙术一致,区别只在于截骨线的形状。"抽屉"式截骨颏前徙术可以几乎不改变患者的面型,适合颏部未见明显后缩或不希望术后面型发生很大改变的舌根气道狭窄的 OSA 患者。此种改良术式,主要是在颏部相当于颏棘部位行一个矩形截骨,将该骨段全层离断后连同颏棘和附着的颏舌肌、颏舌骨肌等一并向前牵引,并将这一骨段旋转 90°,然后去除矩形骨块唇侧皮质骨板和骨松质,将剩余的舌侧皮质骨板固定于颏部的唇侧皮质上。

(一)手术适应证

1. 明确诊断且无手术禁忌证的 OSA 患者,经各种检查评估手段明确存在舌根水平的上气道狭窄。

2. 颏部畸形且咬合关系基本正常,包括颏部后缩、短小畸形。单纯选择颏前徙术矫治 OSA 的关键是存在或轻或重舌根水平的气道狭窄,但下颌骨的形态和位置基本正常,侧面 X 线头影测量 SNB 角在正常范围,上下颌磨牙关系为中性,且上

下前牙的覆盖基本正常。若存在明显的下颌后缩和 / 或小下颌畸形,颏前徙术可和下颌前徙或双颌前徙术同期进行,以提高手术疗效。

(二)手术禁忌证

1. 尤舌根平面狭窄的患者。
2. 口腔炎症发作期或口腔感染发作后不超过 2 周。
3. 合并常规手术禁忌证。
4. 瘢痕体质。
5. 严重心、脑血管疾病。
6. 重叠综合征。

手术治疗的相对禁忌证:①伴有严重低氧血症的 OSA 患者;②对发音有特殊要求者;③过度肥胖者;④年龄 >65 岁或 <18 岁。

(三)手术前准备、器械、麻醉

颏前徙术的术前准备除 H-UPPP 术的术前常规准备外,有条件的应进行口腔牙齿的清洗,以减少术后感染的机会。

手术过程中需以小圆刀或电刀辅助小圆刀切开黏骨膜;以骨膜剥离子分离黏骨膜;以电锯和电钻辅以骨凿或骨刀进行颏部的截骨和再固定。另外,常规的手术缝合、止血等器械也是术中需必备的。

虽然经典的水平截骨颏成形术既可在全身麻醉下进行,也可以在局部麻醉下进行,但对 OSA 患者行颏前徙术时均应该在经鼻气管插管,全身麻醉下进行。全身麻醉不仅使患者无恐惧感,便于手术操作,且利于 OSA 患者的安全。

(四)手术步骤(基本术式)

1. 常规经鼻腔插管,全身麻醉。

2. **软组织切口**　软组织切口应行于口腔前庭沟偏唇颊黏膜一侧。长度自一侧第一前磨牙至对侧第一前磨牙。切口距前庭沟约 5mm,以便于缝合。切开黏膜后,刀刃略倾斜,保留部分颏肌于下颌前部外侧骨板上,以使得切口缝合时能更好地对位。肌肉切开后,切开颏部骨膜,暴露颏部骨质(图 3-1-23,图 3-1-24)。使用骨膜剥离子向下剥离直至下颌下缘,在向两侧剥离时,应特别注意位于第一、第二前磨牙根尖下方的颏孔,以及由此发出的颏神经血管束及其分支。

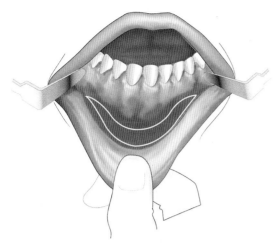

图 3-1-23　水平截骨颏成形术

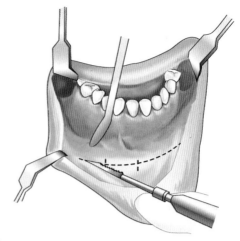

图 3-1-25　使用来复锯行颏部水平截骨

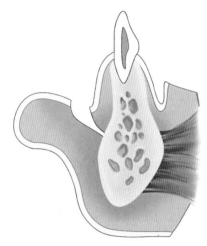

图 3-1-24　水平截骨颏成形术
（软组织切口矢状剖面）

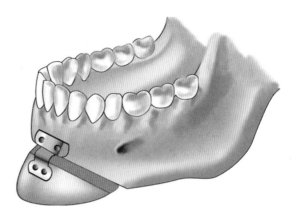

图 3-1-26　骨内坚固内固定

3. 截骨　首先确定截骨线的高度。截骨线的高度距下颌下缘约 10~15mm，双侧颏孔下方约5mm，一般应与咬合平面平行。为保证颏舌肌的充分前移，靠近中线处的截骨线应做得高一些，使截骨线成中央高、两侧低的斜线或弧线。在中线及两侧尖牙根尖水平，可先用细裂钻做一标志线，然后用往复锯或矢状锯或摆动锯沿标定的截骨线完成截骨（图 3-1-25）。最后使用薄刃骨刀将整个颏部骨段与下颌骨离断。

4. 颏部骨块的移位与固定　根据术前设计的移动方向与距离，将颏部骨段移动到适当位置。应注意在可能情况下，尽量使颏部骨段前移，同时要兼顾面部外形和保证充分的骨接触，便于骨的愈合。颏前徙术的固定，应该使用钛板和钛钉行坚固内固定（internal rigid fixation），而不采用钢丝固定（图 3-1-26）。

5. 缝合、加压包扎　缝合一般应该保证两层，即颏肌的对位缝合与黏膜的对位缝合。使用纱布和宽胶布对颏下部与前部进行加压包扎，减少出血，防止术后血肿形成，同时有利于颏部外形的恢复。

（五）手术后处理

术后 3~5 日患者应以进流食为主，术后 1 个月之内，为了避免下颌骨的意外骨折，应进半流食或软食。进食后应注意口腔卫生，防止口内创口的感染。手术后 5 日内应常规由护士完成每天 2 次的口腔冲洗。鼓励患者尽早恢复刷牙，但应注意对口内创口的保护。术后半年之内应尽量小心，避免面部受到外伤。OSA 患者颏前徙术后可因口底血肿、舌根的肿胀而发生窒息。故应密切监测患者生命体征及术腔情况，必要时做好气管切开的准备，气管插管的保留在术后短期对患者的安全复苏十分必要。术后感染或软组织创口愈合不良的情况并不多见，但有可能发生部分软组织创口愈合不良至骨质暴露。若发生创口愈合不良应该通过换药和创口覆盖碘仿敷料,刺激肉芽组织生长,促进二期愈合的方式来处理。术后患者可有颏唇部麻木不适感,大部分患者的这种不适感是暂时的,多在手术后 3~6 个月之内恢复,无需特殊处理。术后应嘱患者注意控制体重,少饮酒或不饮酒,并注意原发疾病和并发疾病的治疗。

(六)预后

颏前徙术可以一定程度上扩大舌根水平气道,因此,对于存在舌根水平气道狭窄的患者,与其他手术联合应用可以提高手术疗效。但是由于颏前徙量、舌根水平气道增大量和 OSA 病情缓解程度间存在十分复杂的功能、形态以及病理与生理调节机制,因此,上述三者之间并无确切的对应关系。

九、影响手术疗效的因素分析及综合治疗

准确的定位诊断及病因分析,严格选择手术适应证,必要的综合治疗是提高手术疗效的关键。

准确评估上气道阻塞部位、成因及其在 OSA 病因中所占的比例,并判断该结构异常能否通过实施手术及何种手术纠正是定位诊断的关键。多种定位手段的综合应用可实现优势互补,提高 OSA 定位诊断的精确度。常规体格检查及计算机辅助纤维内镜结合 Müller 检查法是首选的定位诊断措施,有研究证实该方法的定位诊断结果与上气道 - 食管压力持续测定符合率在 80% 以上。故在耳鼻咽喉科查体和纤维喉镜检查的基础上,根据患者具体情况选择是否需辅助其他定位方法是有效和经济的。对于有骨性结构异常的患者可考虑加做 X 线头影定位测量;对形态学检查定位困难,咽腔结构特点与阻塞严重程度不符,整夜睡眠中患者病情严重程度变动明显或常规 PSG 不能确定呼吸暂停性质的可以考虑用上气道 - 食管持续压力测定进行定位;对阻塞位点不明确,疗效评估不确定考虑行睡眠内镜检查。

在手术治疗时,我们不仅要重视手术适应证,同时更应关注个性化治疗方案的制订,针对不同的患者,根据不同的病因,选择不同的治疗方案。选择手术治疗的总原则应为:①上气道存在手术干预可以解除的狭窄,并且此狭窄构成患者 OSA 病因的主要成分;②神经 - 肌肉调节障碍是影响

疗效的重要因素,这类患者上气道常检查不到明显的狭窄或狭窄程度与病情明显不相吻合,对于此类患者应认真分析构成其病因的主要成分,以神经 - 肌肉功能障碍为主要病因的患者应选择其他治疗方式而非手术治疗;③尊重患者选择,并可参考患者接受持续正压通气治疗的顺应性及疗效。

影响手术疗效的全身因素较多,主要有肥胖问题、继发性呼吸驱动调节功能障碍、长期经口呼吸习惯难以改变、相关基础疾病及导致 OSA 的特殊病因是否得到治疗等。肥胖可以通过多个途径严重干扰手术疗效,首先,肥胖可造成气道扩张肌间脂肪的异常分布,从而影响气道扩张肌功能,使其在睡眠时更容易发生塌陷。再者,肥胖可造成上气道非手术区咽壁脂肪的异常分布,进而再次出现气道狭窄。另外,最重要的一点是肥胖所导致的低通气明显影响患者的通气功能。中、老年重度阻塞性睡眠呼吸暂停低通气综合征患者由于长期缺氧及高碳酸血症常合并呼吸驱动调节功能障碍,表现为 PSG 监测可见大量中枢性或混合性呼吸暂停事件存在,清醒状态下潮气量下降或高碳酸血症。手术前后的短期持续正压通气治疗可通过改善睡眠时气道通气从而改善患者血氧及血 CO_2 水平,增加代谢,减轻体重,同时可提高呼吸调节中枢对缺氧及高碳酸血症的敏感性,改善通气功能,并打破由缺氧思睡→低代谢→肥胖→气道塌陷→通气障碍→缺氧→加重肥胖的恶性循环链,对治愈疾病、预防复发有重要作用。经口呼吸不仅可形成较大的鼾声,同时使舌根后缩,颏舌肌功能下降,加重睡眠呼吸暂停。鼻通气障碍是形成经口呼吸模式的重要因素,因此对合并存在鼻及鼻窦疾病的患者应择期行鼻内镜手术,改善鼻通气,同时也可应用 NPPV、口腔矫正器协助改变经口呼吸习惯。

重症 OSA 患者由于长期反复睡眠呼吸暂停,导致严重缺氧及睡眠紊乱,常存在其他系统的并发症或合并症,对手术和麻醉的耐受性明显下降。因此,对有手术适应证的 OSA 患者所合并的严重疾病应充分认识,并在术前、术后予以相应处理,主要包括血压的控制、心功能的改善以及内分泌紊乱疾病的治疗等。

(叶京英)

第二章　咽喉反流性疾病

第一节　咽喉反流性疾病的认识

一、咽喉反流性疾病定义的演变过程

咽喉反流性疾病（laryngopharyngeal reflux disease, LPRD）一直被认为是胃食管反流病（gastroesophageal reflux disease, GERD）的食管外表现。1968年，Delahunty和Cherry提出喉后部肉芽肿与酸反流的发生密切相关，但是这一观点并未引起足够的重视。20世纪80年代后期，动态24h食管和咽部pH监测首次用于研究有咽喉反流（laryngopharyngeal reflux, LPR）症状的患者。Wiener等证实在32名有LPR症状的患者中78%存在咽部酸反流。此后，研究人员高度关注GERD的耳鼻喉科表现，越来越多的证据表明LPRD明显不同于GERD。2002年，LPRD这一名词正式被美国耳鼻咽喉头颈外科学会采用。同时，Koufman详细论述了LPRD的研究进展以及与GERD的区别和联系。然而，由于LPRD症状和体征无特异性，国内外仍缺乏统一的诊断和治疗标准。

2015年，国内咽喉科专家们根据国内外文献以及中国国情，共同讨论制订了《咽喉反流性疾病诊断与治疗专家共识（2015年）》。专家们认为，laryngopharyngeal reflux直接翻译为喉咽反流容易引起误解，因为其单纯是指反流至喉咽的意思。而虽然咽喉反流也不能完全概括气管、肺等反流部位，但是它包含了咽部和喉部两大部分，更接近其实际含义。因此laryngopharyngeal reflux被翻译为咽喉反流。同时考虑到咽喉反流引起的是一系列症状和体征，将laryngopharyngeal reflux disease翻译为咽喉反流性疾病。

LPR是指胃内容物反流至食管上括约肌以上部位（包括鼻腔、口腔、咽、喉、气管、肺等）的现象。LPRD是指LPR引起的一系列症状和体征的总称。临床表现为咽喉部异物感、持续清嗓、声嘶、发音疲劳、咽喉疼痛、慢性咳嗽、呼吸困难、喉痉挛、哮喘等症状，以及声带后连合区域黏膜增生、肥厚，声带弥漫性充血、水肿，严重时出现肉芽肿、喉室消失、声门下狭窄等喉部体征。

二、咽喉反流性疾病的流行病学研究

LPRD的症状和体征在耳鼻咽喉科很常见，但是它在人群中的发病率和影响因素尚不完全明确。国内外一直缺乏统一的诊断标准，导致LPRD流行病学调查方法存在很大差异。此外，环境、基因以及使用一些缺乏精确翻译的专业术语均可影响调查结果。LPRD流行病学的研究主要基于症状体征评分和调查问卷。

（一）在西方国家中的发病率

在美国，1991年Koufman估计耳鼻咽喉科门诊患者中LPR发生率为10%。Koufman研究发现，225例怀疑有GERD的患者中，30%的人有LPR。2000年，Koufman等对113例发声困难的患者进行食管和咽部pH监测发现，69%的患者有LPR的症状和表现，73%的患者存在LPR。2007年，Connor等使用LPR问卷对威斯康星州的人群进行了评估，约26.2%的受试者患有GERD和LPR症状。在英国，Kamani等通过反流症状指数（reflux symptom index, RSI）评估了378例受试者LPRD的症状和体征。研究表明，30%的受试者RSI评分大于10分，其中75%有GERD症状。在希腊，Spantideas等做了一项类似的研究，将RSI评分≥13的受试者定义为LPRD患者。结果表明LPR在希腊普通人群中的发病率为18.8%。

（二）在亚洲国家中的发病率

多项研究表明亚洲的GERD发病率上升。

在中国,2006 年,Lam 等用 pH 监测法研究了 28 例受试者,其中 6 人有 LPR。2012 年,李丽娜等对 3 000 名中年军队干部进行了 RSI 评分,RSI 评分≥13 的受试者定义为 LPRD 患者,研究表明,LPRD 发病率为 11.74%。2013 年,黄靖等使用相同的研究方法对南京市居民进行了调查,结果表明 LPRD 发病率为 3.86%。2016 年,陈贤明等对福州市社区居民 4 100 人进行了 RSI 评分,结果表明福州地区人群 LPRD 发病率为 5%。2018 年,邹哲飞等对武汉市城区居民小区 2 980 名居民进行了 RSI 评分,结果表明 LPRD 的发病率为 6.68%。这些研究可以看出中国人 LPRD 发病率较西方国家低。

(三)年龄与 LPRD

不同的地区研究年龄与 LPRD 的关系结果不同。在英国,Kamani 等研究认为不同年龄人群的 LPRD 发病率存在差异,其中 18~40 岁年龄段发病率为 10% 左右,与大于 60 岁的人群相似,而 41~60 岁年龄段发病率高达 30.8%。同年,Saruc 等在土耳其对 90 例受试者进行研究发现年龄与 LPRD 发病率无关。在中国,黄靖等研究表明南京市居民 51~70 岁年龄组 RSI 阳性率显著高于其他年龄组,陈贤明等研究发现福州市居民 30~39 岁年龄段 LPRD 发病率较 10~19 岁年龄段高,邹哲飞等研究表明武汉市居民不同年龄段组之间患病率比较差异有统计学意义,其中 30~50 岁年龄段发病率最高,为 10.62%。

(四)性别与 LPRD

不同的地区研究性别与 LPRD 的关系结果不同。在美国,Koufman 等研究显示 53% 的 LPRD 患者为女性。在英国,Kamani 等研究表明 LPRD 与性别无关(OR=0.98)。在土耳其,Saruc 等研究显示在无 LPR 的受试者中,55% 为男性,而在 LPRD 患者中,71% 为男性。在中国,黄靖等研究结果显示 LPRD 男性的患病率为 3.77%,女性的患病率为 3.95%,两组发病率比较差异无统计学意义。而对于福州市居民以及武汉市居民,男性的 LPRD 发病率较女性高。

(五)生活因素与 LPRD

诱发或加重 LPRD 的生活因素有很多。国内外资料显示,饮食习惯、饮酒、吸烟、体重指数(body mass index,BMI)、药物、精神情绪等都可能影响 LPRD 的发生。高脂饮食、发酵食物、经常过饱、饮酒、饮浓茶、喝咖啡、三餐不规律等是引起 LPRD 的危险因素。戒烟是 LPRD 的一种常见治疗手段。多项研究表明,高 BMI 是发生 LPRD 的危险因素。服用抗胆碱能药物、硝酸酯类药物、类固醇激素以及非甾体抗炎药都可以增加 LPR 症状出现的概率。此外,精神紧张和抑郁也是反流的高危因素。

三、咽喉反流性疾病的发病机制

正常情况下,机体的抗反流屏障可以阻止 LPRD 的发生,抗反流屏障的破坏或功能障碍导致 LPRD。

(一)胃内容物反流至食管上括约肌以上部位

正常情况下,胃食管连接处的食管下括约肌(lower esophageal sphincter,LES)、膈肌、膈食管韧带、His 角组成抗反流第一道屏障,食管正常的运动功能和酸清除功能是抗反流第二道屏障,食管上括约肌(upper esophageal sphincter,UES)是抗反流第三道屏障,这三道屏障可以阻止胃内容物反流至食管上括约肌以上部位。

1. **胃内容物跨越第一道屏障**　一过性食管下括约肌松弛(transit lower esophageal sphincter relaxation,TLESR)是指非吞咽情况下 LES 自发松弛,其松弛时间明显长于吞咽时 LES 松弛时间。TLESR 是迷走神经介导的对胃扩张的反应,主要由餐后胃底膨胀引发,也可以由咽喉部的机械刺激诱发。当 TLESR 发生的频率增高或者 TLESR 过程中发生反流事件概率增大时,可以导致与 TLESR 相关的反流水平异常。LES 压力受呼吸、体位、生理周期、胃运动以及食物和药物影响。LES 压力减低可以导致近端食管反流事件,而近端的食管反流更容易到达咽喉部。食管裂孔疝是一种解剖缺陷,其中滑动型裂孔疝是食管反流的重要病理生理因素。滑动型裂孔疝破环了胃食管交界处的解剖和生理,使膈肌纤维和 LES 纤维分离,缩短了 LES、削弱了膈肌的作用,导致 LES 低压。

2. **胃内容物跨越第二道屏障**　食管的酸清除主要依靠食管蠕动和唾液的中和。食管的蠕动分为原发性蠕动和继发性蠕动:原发性蠕动是由吞咽所触发;继发性蠕动是食管体的进展性收缩,由食管体的敏感性神经元受刺激引起。食管中残留的反流物可被蠕动送来的唾液中和,食管正常运动的中断或破坏以及酸清除能力下降会增加反流物逆行到达咽喉部的可能。

3. 胃内容物跨越第三道屏障 正常情况下,UES 的功能是防止吸气时空气进入食管以及阻止反流物到达咽喉部。UES 相关的收缩反射异常是导致 LPR 的重要因素。食管 –UES 收缩反射是指反流事件刺激食管,引发 UES 压力升高,从而阻止反流。但是 LPRD 患者 UES 收缩时间缩短,导致 UES 过早放松,反流物到达咽喉部。咽喉黏膜受到刺激时,也可以引起 UES 静息压力升高。LPRD 引起咽喉黏膜损伤,导致咽喉 –UES 收缩反射不敏感,降低了 UES 的抗反流功能。反射打嗝和呕吐时,由于食管扩张引起反射性 UES 松弛。因此,嗳气和反酸同时发生使反流物更容易到达咽喉部。

(二)咽喉部黏膜抵抗力弱

不同于食管黏膜,咽喉部黏膜抵抗反流物腐蚀成分的能力很差,它缺乏食管黏膜具有的抗酸保护屏障以及酸清除功能,并且没有食管的蠕动功能,因此小量的反流就可能引起 LPRD。食管黏膜的保护屏障主要是黏膜分泌的碳酸氢盐,而碳酸氢盐的分泌与碳酸酐酶(carbonic anhydrase,CA)密切相关,其中最重要的是 CAⅢ。与食管黏膜不同,咽喉部黏膜缺乏 CAⅢ,因此咽喉部黏膜较食管黏膜抗酸能力差。此外,LPRD 患者咽喉部黏膜损伤后修复时间大约是 6 个月,自愈能力差。

四、咽喉反流性疾病的动物模型研究

目前,建立 LPRD 动物模型的方法大多是基于 GERD 动物模型的建模方法,多从解剖结构、化学因素着手,即内源性和外源性两种途径建立动物模型。内源性方法主要是通过手术改变正常的胃肠道解剖使自身的胃肠内容物反流至食管上括约肌以上部位。手术方式包括:破坏贲门结构或功能、结扎幽门和近端小肠、插鼻饲管等方法。外源性方法主要是通过向动物咽喉部组织灌注外源性胃酸、胃蛋白酶、胆盐等,模拟反流物刺激咽喉部黏膜上皮。

内源性方法其优点在于可以研究 LPRD 的急性期病理生理,可以模拟 LPRD 的发病过程。但是外科手术制备动物模型存在很多局限:动物容易发生手术各种并发症,病死率高,不能全面研究 LPRD 的发病过程。同时小型动物如大鼠等,手术耐受性较差、手术难度较高,而大型动物,如猪狗等,费用较高。此外,由于不能精确控制反流物的量,限制了不同程度反流造成损害的研究。外源性方法实验条件要求相对较低,操作简单,可以控制反流物的速度、量,便于长期观察 LPRD 的病理生理过程。但是灌注的物质与胃肠反流物存在一定差异,不能完全模拟反流物的性质。LPRD 是一个涉及多方面因素的长期慢性过程,上述动物模型不能涉及神经、情绪、应激等相关因素对疾病的影响。此外它们对研究 LPRD 的发病机制存在很大的缺陷,限制了在疾病预防、治疗干预方面的应用。但是动物与人的解剖、生理等存在很大差异,完全模拟人 LPRD 的发生发展是不可能的。动物模型是我们研究疾病极为重要的手段和工具,建立一个能更好模拟人 LPRD 发生发展过程的动物模型还需要更进一步的研究。

五、咽喉反流性疾病的临床表现

由于每个人对胃反流物刺激的主观感受以及敏感度不一样,LPRD 的临床表现多种多样,无特异性。

(一)症状

1. 持续清嗓 反流物刺激咽喉部黏膜引起咽喉部组织的慢性炎症反应,造成咽部不适、异物感,患者为减轻症状而经常清嗓。

2. 慢性咳嗽 常为阵发性咳嗽,躺下后或进食后明显,患者可由于剧烈咳嗽而从睡眠中惊醒。这是由于胃液反流至喉、气管,刺激喉气管黏膜所致,有时可引起哮喘发作。

3. 咽异感症 咽异感症作为 LPR 的一个主要症状,很少单独存在,常伴有其他症状。

4. 声音改变 可以是严重的声音嘶哑,也可以是发音疲劳或轻度的音色改变。常为波动性。晨起重,白天逐渐减轻,这是 LPRD 引起声音嘶哑的特有症状。

5. 阵发性喉痉挛 喉黏膜对外界刺激非常敏感,当胃内容物反流至喉部,刺激喉黏膜可引起反射性喉痉挛。阵发性喉痉挛是 LPR 的一个典型症状,但经常被忽视。

6. **消化道症状** 消化道症状不是 LPRD 的主要临床表现，LPRD 患者的反流大多发生在直立位，很少存在烧心等症状。

7. **其他症状** 咽喉疼痛、痰多、口臭、呼吸困难、吞咽困难等，这些常作为伴随症状出现。

（二）体征

LPRD 的体征主要是咽喉部的炎症反应，包括下咽部非特异的充血、水肿、肉芽肿和接触性溃疡。

1. **后部喉炎** 杓区、后联合区域黏膜红斑、水肿、增生，在临床上诊断为后部喉炎。

2. **假声带沟** 由于声门下黏膜水肿造成的声带内侧缘一凹陷。贯穿整个声带，甚至跨过声带突至后联合。

3. **接触性肉芽肿** 声带突区域黏膜受损伤后声带瓣膜发生溃疡、组织增生堆积形成肉芽肿。用声过度、LPR、吸烟等是常见的发病原因，多数学者认为 LPR 是喉接触性肉芽肿的一个重要发病因素。

4. **喉室消失** 由于声带和室带水肿使喉室变浅或消失。喉室变浅或消失时室带边缘通常变得圆滑、肿胀（图 3-2-1）。为 LPR 等原因引起喉内黏膜广泛水肿所致。

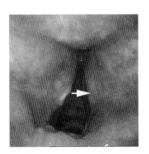

图 3-2-1 喉室消失

5. **声带水肿** 可表现为轻度到重度水肿，轻度水肿只是声带边缘变得圆滑（图 3-2-2），而重度声带水肿即声带息肉样变，即任克间隙水肿。

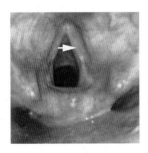

图 3-2-2 声带水肿

6. **后联合黏膜增生** 长期 LPR 可刺激喉后联合黏膜增生，表现为后联合黏膜增厚，正常向后的弧度消失或突向喉腔（图 3-2-3）。

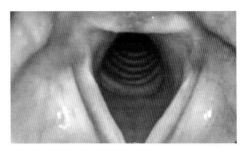

图 3-2-3 后联合黏膜增生

7. **喉狭窄** LPR 是造成后天性声门下狭窄和声带后联合狭窄的原因之一，手术解除狭窄后，需用质子泵抑制剂治疗，可防止复发。

六、咽喉反流性疾病的检查技术

由于 LPRD 的症状多不典型，辅助检查的客观指标可以协助诊断、评估病情以及预后。

（一）喉镜检查

喉镜检查能帮助医生直观观察可疑 LPRD 患者的咽喉部情况。最常用的喉镜检查包括间接喉镜、纤维喉镜以及电子喉镜。

（二）24h 多通道腔内阻抗 -pH 监测

24h 多通道腔内阻抗 -pH（24-hour multichannel intraluminal impedance and pH, 24h MII-pH）监测是目前应用于诊断 LPR 最常用的客观监测手段之一，它联合了阻抗监测和 pH 监测。由于阻抗监测可以测量反流物的气、液成分和食团的运动方向，因此 24h MII-pH 监测不仅能监测酸性和非酸性反流，还能够区分液体和气体反流事件，大大提高了诊断反流事件的准确性。

（三）咽部 pH 监测

Dx-pH 监测是一种新型的口咽部 pH 监测技术，它可以不借用喉镜在直视下将传感器放入口咽部，其监测电极可以有效监测雾化的酸性颗粒，可以测量口咽部气态环境的 pH 值，还可精确测量气道 pH 值。以 Ryan 评分反映监测结果。设定直立位时 pH<5.5，卧位时 pH<5.0，依据在这两个刻度以下的 24h 反流事件总次数、反流百分比时间以及最长反流时间等参数统计计算出 Ryan 指数。

（四）食管压力检测

LPRD 与食管功能异常相关,食管压力检测可以为 LPRD 提供病因学支持。食管测压就是在食管腔内放置测压导管并通过压力感受器装置监测食管在静息及运动状态下的压力变化,可以了解食管的运动功能,包括食管的收缩蠕动及其协调性能,食管上、下括约肌的紧张、松弛及其协调性能。

（五）唾液胃蛋白酶检测

胃蛋白酶存在于胃液中,同时,有研究表明胃蛋白酶在 pH 上升到 8 时仍能稳定存在,因此如果在唾液中检测出胃蛋白酶说明有胃液反流至咽喉部。酶联反应吸附实验对于检测胃蛋白酶的存在十分敏感,所以检测唾液中的胃蛋白酶时检测 LPR 的一种敏感、经济、无创的方法,但这种方法还不成熟,目前还停留在实验室阶段。

（六）其他

食管裂孔疝等一些解剖异常也可能会导致 LPRD,因此上消化道造影、食管－胃－十二指肠镜检查也可以作为 LPRD 诊断的辅助检查。此外,一些检查方法可以用于排除其他疾病导致的 LPRD 症状,如胸片、支气管镜可以排除慢性咳嗽。

七、咽喉反流性疾病相关疾病

（一）LPRD 与 GERD

GERD 是一种常见慢性疾病,在欧洲和北美的发病率最高,其次是亚洲。根据内镜下食管黏膜的变化,它分为非糜烂性反流病,反流性食管炎和巴雷特食管三个类型。由于胃内容物反流至咽喉部必须经过食管,LPRD 曾一直被认为是 GERD 的食管外表现。随着研究的不断深入,越来越多的证据表明 LPRD 是不同于 GERD 的独立疾病。LPRD 与 GERD 都存在抗反流屏障的破坏或功能障碍,但还是有差异。LPRD 患者多无食管炎,不存在烧心反胃等症状,以咽喉部症状为特征。Koufman 等研究发现,不同于 GERD 的夜间卧位反流,LPRD 患者倾向于白天立位反流。同时 Postma 等通过与正常人对比发现,LPRD 患者及 GERD 患者都存在食管酸清除时间延长,但 LPRD 患者食管酸清除时间相对更短。此外,Lipan 等发现 LPRD 患者反流物快速通过食管,与食管壁接触时间短,很少引起食管黏膜损伤。LPRD 患者还可能存在食管上括约肌的缺陷。

（二）LPRD 与阻塞性睡眠呼吸暂停低通气综合征

阻塞性睡眠呼吸暂停低通气综合征(obstructive sleep apnea hypopnea syndrome, OSAHS) 是由于睡眠时上气道塌陷阻塞而导致的睡眠呼吸障碍疾病。调查显示, OSAHS 患者中 40%~65% 合并有 LPRD。根据两者的发病机制推论为: OSAHS 患者为了克服增加的上气道阻力,呼吸努力增加,胸腔内的负压增加,从而导致食管内负压增加,而当食管内负压超过 LES 压力时,则会发生反流。此外, OSAHS 患者多为肥胖患者,腹内压较高,可能导致 LES 的跨膈压升高。Rodrigues 等通过 RSI 评估 39 名肥胖 OSAHS 患者与 66 名非肥胖 OSAHS 患者发现, OSAHS 患者中, BMI 越高 RSI 分值越高。Eryılmaz A 等研究表明持续气道正压通气(continuous positive airway pressure, CPAP) 治疗 OSAHS 合并 LPRD 的患者不仅可以消除打鼾、呼吸暂停等症状,还可以减少 LPR 次数及 LPRD 相关症状。推测 CPAP 治疗可以通过呼吸机持续向上气道输送正压对抗吸气负压而保持上气道的通畅,同时可提高食管内压,从而对胃内容物形成压力屏障,防止反流的发生。此外, LPRD 也可以导致 OSAHS 的发生或加重。LPRD 患者可以因咽喉部的反流物刺激直接或反射性引起支气管收缩,还可以因炎症渗出、水肿导致气道阻塞。抗反流药物的使用可以改善 LPR 相关的 OSAHS 症状。

（三）LPRD 与喉癌

喉癌是常见的头颈部恶性肿瘤。GER 可以诱导食管表面正常鳞状上皮化生进而可能发展为食管癌,咽喉部黏膜较食管黏膜更易发生损伤,促使研究者推测 LPR 是诱发喉癌的危险因素。1960 年, Gabriel 和 Jones 报道了 10 例喉部良性病变患者因 LPR 发展为鳞状细胞癌患者,并推测是由于长期的胃内容物反流损伤咽喉部鳞状上皮,引起细胞内原癌基因的激活,导致了喉癌的发生。随后,多项研究发现喉癌患者存在反流症状。1989 年, Wiener 等通过 24h pH 监测客观证实喉癌患者咽喉部存在酸暴露。1991 年, Koufman 通过多通道 24h pH 监测研究了 225 例不同咽喉疾病患者与 GERD 的关系,结果发现在 31 名喉癌患者中 71% 的喉癌患者存在 LPR,并且相对于其他咽喉疾病发生 LPR 的比例更高。LPR 不仅与喉癌的发生发展相关，还可能导致喉癌术后、放疗后发生咽瘘和呼吸窘迫等并发症。因此喉癌患者应考虑是否存在 LPR，一旦明确，应予以抗反流治疗。

（四）LPRD 与支气管哮喘

支气管哮喘是一种气道慢性变应性疾病，表现为反复发作的喘息、胸闷、气促及咳嗽等症状，在诱发因素作用下可突然急性发作。LPR 与支气管哮喘之间的关系非常复杂，可以相互影响，互为因果。目前，LPR 引起哮喘可能的机制包括：①食管 – 支气管反射：食管与支气管树有共同的胚胎起源，均由迷走神经支配。当反流物刺激食管迷走神经感受器引起迷走神经兴奋，可以间接导致气管、支气管收缩痉挛。Thakkar 等通过向食管下端滴入稀盐酸发现，GERD 患者气道反应性明显增加、支气管痉挛。②直接损伤：反流物吸入呼吸道刺激迷走神经引起支气管痉挛和 / 或损伤呼吸道黏膜引发炎症反应导致气道高反应性，反流物还可能成为吸入性抗原诱发哮喘。此外，支气管哮喘诱发或加重 LPR 可能的原因有：①哮喘发作时胸腔负压增大、腹内压升高，导致跨膈压梯度增加，膈肌位置下降，削弱了抗反流屏障功能；②支气管扩张剂在松弛气管平滑肌的同时能降低 LES 压力，导致反流的发生。因此，支气管哮喘患者临床上抗哮喘治疗无明显效果时，应考虑可能合并有 LPR。对于哮喘合并 LPR 的患者，除综合治疗哮喘外，还应积极行抗反流治疗。

（五）LPRD 与特发性肺纤维化

特发性肺纤维化（idiopathic pulmonary fibrosis, IPF）是临床上最常见的一种特发性间质性肺炎，组织病理学表现为肺间质和肺泡腔内纤维化与炎细胞浸润混合存在，病因至今仍不清楚。早在 1976 年，Mays 等通过上消化道造影对比了 131 名经影像学证实为肺间质纤维化的患者（其中 48 例为 IPF 患者）和 270 名年龄匹配的对照者发生 GER 和食管裂孔疝的情况，结果显示 IPF 患者 GER 和食管裂孔疝的发生率分别为 54% 和 85%，明显高于对照组及其他病因明确的肺间质纤维化患者。这项研究首次提出细小支气管反复长期的吸入胃内容物可能会导致 IPF。1998 年，Tobin 等采用 24h 双通道 pH 监测评估了 17 名确诊的 IPF 患者，其中 16 名 IPF 患者证实有病理性食管酸反流，并且食管近端的酸反流发生率高达 76%。但是胃内容物反流是否与 IPF 患者的进展或恶化相关，目前尚不清楚。Raghu 等分析了 65 名 IPF 患者的肺功能（用力呼气肺活量及一氧化碳的弥散量）与反流的相关性发现，患者的肺功能严重程度与反流程度并不相关。近期一项有关 IPF 与 GERD 的荟萃分析（包括 18 个病例对照研究，3 206 名 IPF 患者和 9 368 名对照者）结果显示，GERD 与 IPF 相关（OR=2.94）；但此项荟萃分析表明在控制吸烟这个因素后，GERD 与 IPF 不相关。这些结果提示 LPRD 与 IPF 的关系还需要进一步研究。

（六）LPRD 与鼻窦炎

慢性鼻 – 鼻窦炎的病因复杂，其中 LPR 是慢性难治性鼻窦炎的病因之一。在儿童慢性鼻 – 鼻窦炎患者中，有研究表明，经 24h pH 值监测后，30 名儿童中高达 32% 的儿童存在 LPR。此外，Nation 等通过食管活检、上颌窦分泌物培养等方法研究发现，63 名儿童中 42% 的儿童存在 LPR。同时，Bothwell 等发现，28 名儿童慢性鼻 – 鼻窦炎患者经抗反流治疗后症状好转，可避免手术。一项关于成人慢性鼻 – 鼻窦炎与 LPR 的综述表明，通过多通道 pH 监测、胃蛋白酶检测等方法，4 项研究结果表明慢性鼻 – 鼻窦炎与 LPR 相关；此外，1 项研究结果虽然显示慢性难治性鼻窦炎患者和正常人的 LPR 患病率类似，但 GERD 的患病率明显高于对照组。

反流相关的慢性鼻 – 鼻窦炎发病机制可能与胃内容物反流入鼻腔导致慢性炎症有关。pH 变化影响呼吸道黏膜纤毛的形态和运动，鼻和鼻咽黏膜暴露于胃酸会引起黏膜炎症和黏膜纤毛清除能力受损，最终导致窦口阻塞和反复感染。自主神经功能障碍也可能是病因之一，迷走神经刺激导致反射性鼻甲肿胀和炎症，并因此导致鼻窦口阻塞。此外，多项研究表明幽门螺旋杆菌感染也与其发病相关。Morinaka 等在患有 LPR 的慢性鼻 – 鼻窦炎患者鼻黏膜中发现幽门螺旋杆菌的存在。Koc 等在慢性鼻 – 鼻窦炎患者鼻息肉中发现幽门螺旋杆菌的存在。

（七）LPRD 与中耳炎

分泌性中耳炎（secretory otitis media, SOM）

病因至今尚未完全明确,近年来的研究表明 LPR 可能是其病因之一。胃反流物可以直接损伤咽鼓管,导致咽鼓管功能障碍。还可以通过咽鼓管反流至鼓室腔,引起鼓室黏膜损伤,导致中耳非特异性炎症反应。Górecka-Tuteja 等通过 24h MII-pH 监测及儿童反流症状问卷评估了 28 名患有 SOM 儿童的反流情况,结果显示有 19(67.9%)名患儿有 LPR。有研究者在 SOM 儿童的中耳渗出液中检测到胃蛋白酶和胃蛋白酶原,并且其浓度远远超过患儿血清中胃蛋白酶和胃蛋白酶原的含量,由此推断中耳积液中的胃蛋白酶来源于 LPR。Boronat-Echeverría 等对 69 名 SOM 患儿进行中耳渗出液幽门螺旋杆菌检测以及反流量表的评估后发现,其中 8 名患儿的中耳渗出液幽门螺旋杆菌阳性,同时这 8 名患儿存在 LPR。此外,有研究结果表明 SOM 的发生与 GER 的严重程度成正比,抗反流治疗可以降低 SOM 的发生率。

第二节　咽喉反流性疾病的诊断

　　LPRD 的诊断是根据病史、体格检查、辅助检查以及诊断性治疗综合完成。

一、症状体征

　　通过详细地询问病史和喉镜检查,对照 RSI 评分量表(表 3-2-1)和反流体征评分(reflux finding score, RFS)量表(表 3-2-2)可作出初步诊断。若 RSI>13 分和/或 RFS>7 分,可诊断为疑似 LPRD。

表 3-2-1　反流症状指数评分量表

在过去几个月哪些症状困扰你?	0 分 = 无症状					
	5 分 = 非常严重					
声嘶或发音障碍	0	1	2	3	4	5
持续清嗓	0	1	2	3	4	5
痰过多或鼻涕倒流	0	1	2	3	4	5
吞咽食物、水或药片不利	0	1	2	3	4	5
饭后或躺下咳嗽	0	1	2	3	4	5
呼吸不畅或反复窒息发作	0	1	2	3	4	5
烦人的咳嗽	0	1	2	3	4	5
咽喉异物感	0	1	2	3	4	5
烧心、胸痛、胃痛	0	1	2	3	4	5
总分:						

表 3-2-2　反流体征评分量表

假声带沟	0= 无	弥漫性喉水肿	0= 无
	2= 存在		1= 轻度
喉室消失	0= 无		2= 中度
	2= 部分		3= 重度
	4= 完全		4= 堵塞
红斑/充血	0= 无	后联合增生	0= 无
	2= 局限于杓状软骨		1= 轻度
	4= 弥漫		2= 中度
声带水肿	0= 无		3= 重度
	1= 轻度		4= 堵塞
	2= 中度	肉芽肿	0= 无
	3= 重度		2= 存在
	4= 任克间隙水肿	喉内黏膜黏液附着	0= 无
			2= 存在
		总分:	

二、辅助检查

（一）24h MII-pH 监测诊断指标

24h 咽喉酸反流事件≥3 次或喉咽部 pH 值 <4 总时间≥1% 或 24h 内喉咽反流面积指数（reflux area index, RAI）>6.3 即可诊断。

（二）DX-pH 监测诊断指标

直立位时 Ryan 指数 >9.41 和 / 或卧位时 >6.79 即可诊断。

三、质子泵抑制剂试验性治疗

酸性的反流物在 LPRD 中发挥了重要的作用，对拟诊 LPRD 的患者采用抑酸治疗，根据治疗后的症状体征变化可以判断 LPRD 的诊断是否成立。质子泵抑制剂（proton pump inhibitor, PPI）为抑制胃酸分泌的一线药物。对于临床疑似 LPRD 的患者，可以进行至少 8 周的 PPI 治疗，如有效可以确诊。LPRD 症状改善定义为：接受抑酸治疗后的症状评分降低到上一次就诊时的 50%，症状缓解定义为：LPR 症状评分为 0。

第三节　咽喉反流性疾病的治疗

随着对 LPRD 的认识逐渐加深、新药物的研发以及手术方式的改进，虽然 LPRD 的诊断还存在争议，但是治疗已经取得了很大进步。治疗的目的是缓解症状，预防并治疗并发症，提高生活质量，防止复发。

一、一般治疗

一般治疗应该是治疗过程中的第一步，并且应该贯穿整个治疗过程。主要是改变不良生活方式和饮食习惯。主要包括：①减重、戒烟、避免睡前进食、维持健康的情绪；②限制酸性食物的摄入，如柑橘类水果、碳酸饮料、番茄酱等；③限制可能诱发反流发作的饮食如巧克力、高脂肪类食物、咖啡、酒精等。

二、内科治疗

抑酸治疗是 LPRD 治疗最常用的内科治疗策略。目前国际上抗反流治疗公认的首选药物为 PPI，其他包括 H₂ 受体拮抗剂（H₂ receptor antagonists, H₂RA）、胃黏膜保护剂、促胃肠动力药及抗抑郁药物等。

（一）质子泵抑制剂

PPI 主要作用于胃黏膜壁细胞内 H^+/K^+-ATP 酶，可以阻断基础胃酸分泌和由任何刺激引起的胃酸分泌。PPI 在 LPRD 治疗中主要的作用机制是抑制胃酸分泌、降低胃蛋白酶活性，以减少胃酸和胃蛋白酶对咽喉的直接损伤、阻滞炎症反应过程，使损伤的组织局部 pH 为中性或接近中性以利上皮修复，恢复机体的抗反流防御功能。相对于食管黏膜，咽喉部黏膜易损伤，因此对于 LPRD 患者，需要保证 24h 处于抑酸状态。同时，LPRD 症状缓解较慢，治疗时间较长。《咽喉反流性疾病诊断与治疗专家共识（2015 年）》中推荐的治疗方案为：①PPI 给药剂量与时间：PPI 标准剂量，每天 2 次，饭前 30~60min 服用，症状消失后逐渐减量至停药。②用于诊断性治疗的患者，PPI 建议至少应用 8 周。8 周后评估治疗效果，有效者可以确诊并继续用药，无效者建议行 24h 喉咽食管 pH 监测等检查，进一步明确诊断或除外诊断。③对疗效不佳者，关注患者用药依从性，优化 PPI 使用（包括增加剂量或更换 PPI）。

（二）H₂ 受体拮抗剂

H₂RA 是最早的抑酸药，它主要是通过与组胺竞争壁细胞上的 H₂ 受体来减少胃酸的分泌。其抑酸效果较 PPI 弱，主要抑制空腹酸分泌和夜间酸分泌，且症状缓解时间短，4~6 周后大部分患者出现药物耐受，长期疗效不佳，主要用于不能耐受 PPI 的患者或急性期治疗和维持治疗。

（三）胃黏膜保护剂

胃黏膜保护剂可以中和胃酸，降低胃蛋白酶活性，减轻反流物对咽喉部黏膜的损伤。

（四）促胃肠动力药

促胃肠动力药可以加速胃排空，通过促进消化道顺蠕动增强食管对反流内容物的清除功能，还可以增强 LES 的静止压力，对酸反流、弱酸反流和碱反流所致症状均有效。促胃肠动力药如甲氧氯普胺、多潘立酮作为多巴胺拮抗剂有增强胃肠动力的作用。莫沙必利、西沙必利等可选择性地促进肠肌层神经丛节后处乙酰胆碱的释放而起效,做为第三代促胃肠动力药已被广泛应用。系统综述研究发现,促胃肠动力药在改善 LPRD 患者症状或体征方面有显著意义,联合使用 PPI 效果优于单纯应用 PPI 的效果,因此一般与 PPI 同时应用。

目前任何一种方法或药物都不能完全治愈 LPRD,综合治疗很重要。同时,治疗 LPRD 的周期较长,因此应注意药物长期应用的不良反应。促胃肠动力药多阻断中枢或外周多巴胺受体,可能引起中枢神经系统症状如头痛或胃肠神经功能紊乱,而长期抑酸治疗有可能影响维生素、矿物质代谢和铁吸收,可能产生贫血等相应症状。

(五)推荐的内科治疗方案

Postma 等根据症状、体征及对生活的影响程度将 LPRD 分为轻度、重度和致命性 3 类:

1. 轻度 LPR 患者表现为间断声嘶、经常有清嗓动作、咽异物感、自觉吞咽困难,但不影响工作和生活,检查多为后部喉炎及喉黏膜轻度水肿。治疗方案:规律饮食、戒除不良习惯,必要给予 H₂RA 治疗。如果治疗失败,改用口服 PPI 治疗,每日 2 次,治疗时间最少 6 个月。治疗期间行 pH 监测评估抑酸治疗效果,以便及时调整使用的药物、剂量及给药方法。

2. 重度 LPR 患者症状加重,影响工作和生活,检查喉部广泛水肿、局部溃疡、肉芽肿等。治疗方案:规律饮食、戒除不良习惯,口服 PPI 治疗,每日 2 次。每 2 个月后用 RSI 和 RFS 进行评估:如症状改善不明显,可加倍给药,同时行 pH 监测改变给药时间;如存在夜间反流,可在睡觉前加用 H₂RA。如治疗 4 个月仍无效,可换用不同品牌的 PPI,一些患者可行内镜下胃底折叠术。经治疗后连续 2 次检查患者症状消失(RSI≤10)、喉部检查正常(RFS≤5),药物可逐渐减量,先停用晚间的 PPI 和 H₂RA,2 周后白天 PPI 换成 H₂RA,如 4 个月后患者仍无临床症状,可逐渐停用 H₂RA。如患者症状复发,需再次加用 PPI,直至恢复最初治疗剂量。

3. 致命性 LPR 患者临床症状严重影响工作、生活,出现气道阻塞(声门或声门下狭窄)、喉痉挛、哮喘、喉黏膜增生性病变、喉及下咽癌等情况。治疗除规律饮食、戒除不良习惯外,要求开始使用 PPI 治疗,每日 2 次。不断行 pH 监测制定给药时间及评估疗效,通常需加大剂量并加用 H₂RA。目前认为,对于年龄小于 40 岁的患者,胃底折叠术是较理想的治疗方法;40~60 岁的患者行综合治疗或根据情况制定个体化治疗方案;60 岁以上的患者应长期服用 PPI,每日 2 次。

三、外科治疗

对于大部分 LPRD 患者,一般治疗加内科治疗可缓解症状。LPRD 手术治疗的方式来源于 GERD 的手术治疗方式。1956 年,Nissen 首先通过在食管远端折叠胃底来治疗严重的 GERD,此后 Nissen 胃底折叠术成为外科治疗 GERD 的基本术式。但是,开腹手术创伤大、并发症多、手术风险高。现代腹腔镜技术的引入让 GERD 外科治疗取得了巨大进步。1991 年,Dallemagne 等实施了第 1 例腹腔镜下胃底折叠术(laparoscopic fundoplication,LF),随后该项治疗迅速发展,逐渐取代了开腹手术。近年来,由于 LF 的远期并发症如腹胀、腹泻、吞咽困难等逐渐被报道,相对前者更加无创的内镜治疗走向人们的视野。

对于确诊 LPRD 的患者,手术适应证:①药物治疗失败(症状控制不满意、因严重的药物副作用不能长期服药);②药物治疗有效但仍有强烈手术意愿(停药后 LPRD 反复复发,经济原因或生活质量或担心药物副作用不愿意长期使用药物治疗等);③LPR 导致的危及患者生命的并发症持续存在。

(一)腹腔镜下抗反流手术

腹腔镜下抗反流手术可分为全胃底折叠术、部分胃底折叠术和贲门固定术。全胃底折叠术包括传统的和改良的 Nissen 手术;部分胃底折叠术胃底折叠术包括 Toupet 手术、Dor 手术、Belsey4 号手术、Collis 手术;贲门固定术有 Hill 手术、Angelchik 手术。目前国内外使用最多的是 Nissen 360° 胃底折叠术、Toupet 270° 食管后胃底折叠术、Dor 180° 食管前胃底折叠术。采用胃底折叠的手术方法主要是借此来恢复胃食管连接区域的拟括约肌功能以及进行裂孔疝的修补。

1. Nissen 胃底折叠术 适用于除食管短缩患者外的大多数患者。手术主要步骤:腹腔镜放入后,牵开肝左叶,探查有无膈疝,如有膈疝,可将疝入食管裂孔的胃、大网膜等器官用无损伤钳拖回腹腔。分离胃小弯侧的肝胃韧带及食管右侧腹膜，充分暴露食管裂孔后，显露食管左侧腹膜并予以分离，如果食管裂孔疝小于4cm，可直接将膈脚缺损部用4号不可吸收缝线间断缝合予以关闭，食管与其最上一针应有1cm左右的空隙；如果食管裂孔疝大于4cm，则最好使用专用的双层补片予以修补。离断脾胃韧带上部，切断胃短动脉2~3个分支。用Babcook钳或无创钳将胃底经食管后方拉向食管右侧，如松紧度符合要求后，用4号不吸收缝线间断或U形缝合食管与胃底3~4针。

2. **Toupet 胃底折叠术**　适用于食管测压结果显示食管体部动力性较差的患者，或者胃底肥厚不易行360°包绕食管的患者。游离完裂孔，闭合膈肌脚，胃底完全游离，胃底围绕食管后缝到食管的另一侧缘，即270°折叠，而不需把胃底包绕食管后互相缝到一起。

3. **Dor180°胃底折叠术**　适用于年老体弱、耐受力稍差的患者。该术式一般不需游离食管周围，不需分离脾胃韧带，直接将胃底缝在食管前两侧和膈肌脚上即可。

（二）内镜下抗反流手术

目前内镜下抗反流手术基本可以分为三类：内镜下缝合治疗、内镜下射频治疗、内镜下注射或植入治疗。其中射频治疗和经口无创胃底折叠术（transoral incisionless fundoplication, TIF）是近年研究的热点。最终的效应机制均是提高LES压力、增加胃食管反流阻力，从而减少反流。虽然相对于开腹手术、腹腔镜手术，内镜治疗具有操作方便、创伤小等优势，但是由于关于内镜治疗的高质量研究还较少，缺乏长期疗效的观察，2008年亚太地区GERD的处理共识及2013年美国GERD指南都暂时不推荐用内镜治疗来替代内科或传统手术治疗。

四、疗效评估

《咽喉反流性疾病诊断与治疗专家共识（2015年）》中推荐症状好转程度用视觉模拟评分法（VAS）评分。显效：症状基本消失，RSI≤13分。有效：症状改善50%以上，RSI降低，但仍>13分。无效：症状无好转，RSI无降低。

（陈　雄）

第三章　鼻咽癌

第一节　鼻咽癌病因学研究及其在早期诊断上的价值

鼻咽癌(nasopharyngeal carcinoma, NPC)是我国南方地区常见的恶性肿瘤之一,其中广东、广西、湖南、福建、江西为高发区。自1935年程玉麟首次报道了鼻咽癌以后,其在临床上逐渐受到重视。1975—1978年中国恶性肿瘤死亡调查研究发现,中国鼻咽癌患者的调整死亡率为1.88/10万,显著高于全国死亡率的省份有广东(6.47)、广西(4.69)、福建(3.78)、湖南(3.22),其中湖南湘西土家族苗族自治州的苗族人群鼻咽癌死亡率居全国少数民族首位(5.19)。在地域分布方面,广东以肇庆、佛山和广州高发;广西以苍梧、梧州和贺县高发;湖南以郴州、零陵和湘西土家族苗族自治州高发。这些地区以珠江三角洲为中心呈同心圆向周边辐射,其死亡率亦逐步下降。湖南湘西土家族苗族自治州虽为高发区,但与广东广西在地域上没有联系。世界各地除东非、东南亚地区鼻咽癌较常见外,欧美国家则很少见;亚洲的日本、朝鲜和印度等国发病率亦很低(<0.6/10万)。鼻咽癌的发生与地域、种族、环境和生物因素密切相关。随着分子生物学、细胞生物学和遗传学的长足发展,对鼻咽癌的病因学研究亦逐渐深入,我们将从以下方面进行探讨。

一、鼻咽癌的遗传易感性

遗传易感性在鼻咽癌发病过程中具有重要作用。国内外流行病学调查发现,鼻咽癌发病具有明显的家族聚集性。移居国外的广东和福建人仍保持较高的鼻咽癌发病率,这可能与基因组不稳定性有关。研究发现鼻咽癌染色体核型多为非整倍体,染色体畸变常表现为易位、缺失和重复。全基因杂合性缺失分析发现鼻咽癌在染色体3p、9p、11q、14q和16q等区发现高频率的杂合性缺失,提示这些区域可能存在与鼻咽癌发生发展密切相关的基因改变,包括抑癌基因的失活和/或原癌基因的激活。

遗传因素在家族性鼻咽癌发病过程中也发挥了重要作用。曾益新等将广东家族性鼻咽癌易感区定位在4号染色体的4p15.1-4q12区域。李桂源等对鼻咽癌染色体高频缺失区3p和9p,以及广东家族性鼻咽癌的遗传易感区4p15.1-4q12,在18个湖南鼻咽癌家系中进行了遗传连锁分析,证实湖南家族性鼻咽癌的易感区位于3p21.31-21.2区域。该研究组继续应用基因组扫描技术对12个湖南鼻咽癌高发家系、85例散发鼻咽癌患者及181名正常对照的高频等位基因位点D6S1581进行基因分型、参数/非参数连锁分析和关联分析,发现D6S1581与鼻咽癌家系的发病密切相关,而与散发性鼻咽癌发病无关,提示该位点可能存在一个或多个鼻咽癌易感基因。这些研究结果都表明遗传因素可能在鼻咽癌的病理发病过程中发挥作用,为鼻咽癌易感基因的克隆和功能研究奠定基础。

鼻咽癌为多基因遗传病。早期研究认为人类白细胞抗原(human leukocyte antigen, HLA)与鼻咽癌的发病密切相关,相关类型包括A2、BW46、B17/BW58、DR3及DR9。其中HLA-A2型人群,如长期接受化学致癌物刺激,其发病风险显著增加。曾益新等利用单核苷酸多态性(SNP)分析发现了两个新的鼻咽癌易感SNP位点:rs401681(TERT/CLPTM1L)和rs6498114(CIITA);并基于大规模人群和全基因组水平散发性鼻咽癌易感基因的筛查研究,发现了三个鼻咽癌易感基因位点:TNFRSF19、MDSIEVI1和CDKN2A/2B;进一步通过功能学研究证实 TNFRSF19 阻断了 TGFβ 从受体到胞质接头蛋白 Smad2/3 的信号转导，导致鼻咽上皮细胞对生长抑制因子 TGFβ 不再敏感，细胞增殖调控紊乱。这是迄今非常罕见的有关 TGFβ 受体直接抑制蛋白的报道。总而言之，对鼻咽癌遗传易感基因的克隆、鉴定和功能研究还有待于今后深入探讨。

二、EB 病毒与环境因素

（一）EB 病毒感染

1964 年 Epstein 和 Barr 首次在伯基特淋巴瘤（Burkitt lymphoma）组织中建立了可传代的类淋巴母细胞株，随后将该细胞株带有的疱疹病毒颗粒命名为 EB 病毒（EB virus，EBV）。EBV 是一种嗜酸类淋巴细胞的 γ 疱疹病毒，是具有胞膜的 DNA 病毒。EBV 在人类的自然感染非常普遍，我国 90% 以上人群在幼年时（3~6 岁）都感染过 EB 病毒。1966 年 Old 首次报道了鼻咽癌患者血清中存在 EBV 抗原的沉淀抗体，而且其滴度远高于健康人和其他肿瘤患者。EBV 感染细胞后，潜伏期主要表达潜伏膜蛋白（latent membrane protein，LMP）和 EB 病毒相关抗原；分裂复制期主要表达早期膜抗原（early membrane antigen，EMA）、早期细胞内抗原（EA）和壳抗原（VCA）。上述抗原和抗体在患者血液中的水平高低对鼻咽癌的诊断具有一定价值。临床已应用 EBV-VCA-IgA 和 EBV-EA-IgA 作为鼻咽癌诊断的辅助手段，两者阳性率可高达 88%~95%，特异性与敏感性均可达 90%。

由于抗体在人体内半衰期长，即使鼻咽癌患者原发灶和转移灶均已治愈，患者 EBV 在血内仍可保持较长时间。因此，EBV 还不能作为鼻咽癌患者治疗转归的理想客观指标。早期 EBV 相关抗体主要采用免疫酶法，并在显微镜下观察体外培养细胞的抗原含量，结果具有较大的主观性。近期已开始应用 ELISA 方法，采用纯化的抗原，操作简单，结果客观。应用 ELISA 方法联合检测 EBV-EA 和 EBV-EBNA-1，诊断鼻咽癌患者的敏感性、特异性和阳性预测值分别为 98.1%、81.8% 和 88.7%。

来源于鼻咽癌细胞的 EBV-DNA 常以游离 DNA 片段存在于外周血，鼻咽癌患者外周血 EBV-DNA 含量与患者体内肿瘤负荷呈正相关。因此，通过检测外周血 EBV-DNA 含量可反映患者体内的肿瘤负荷。目前 EBV-DNA 常用的检测方法包括巢式 PCR 和荧光定量 PCR 等。研究发现，EBV-DNA 含量在鼻咽癌发生前、进展期、治疗期间及治疗后会出现相应的动态变化。Lo 等报道，在鼻咽癌疾病进展前 6 个月即可出现血浆中 EBV-DNA 含量升高；鼻咽癌患者血浆中 EBV-DNA 阳性率高达 96%，放射治疗肿瘤消失后 EBV-DNA 含量迅速下降。姜武忠等观察了鼻咽癌放射治疗过程中 EBV-DNA 的动态变化，发现治疗前 EBV-DNA 检出阳性率为 95.9%（71/74）；放疗 50Gy/5 周时 23 例鼻咽原发灶和颈淋巴结消失，其阳性率为 31.1%（23/74），余 51 例肿瘤未消者 EBV-DNA 阳性率为 68.9%（51/74）；放疗 70Gy/7 周时 7 例放射治疗后有残留者检测阳性率为 9.46%（7/74），67 例肿瘤消失患者均未检出 EBV-DNA。祝晓芬等发现鼻咽癌患者放射治疗后如出现转移和复发，患者外周血中 EBV-DNA 检出率分别为 90.7% 和 100%，明显高于健康对照组 7.5%。龚晓昌等报道，放射治疗后复发或转移患者的 EBV-DNA 阳性率和拷贝数均显著高于肿瘤持续缓解者。因此，外周血 EBV-DNA 的水平监测，对鼻咽癌早期诊断、放疗后转移和复发的监测具有重要的临床意义。

EBV 致瘤基因与鼻咽癌的发生发展密切相关。潜伏膜蛋白 -1（latent membrane protein，LMP-1）是第一个被发现的 EBV 致瘤蛋白，在鼻咽癌组织中的表达率为 50%~60%，具有癌基因特征。LMP-1 可通过与多个肿瘤转移相关基因相互作用，降低鼻咽癌细胞黏附力，增强其基底膜穿透能力从而导致侵袭和转移。蒋卫红等在鼻咽癌患者癌旁黏膜与癌组织中均检测到 BARF1 基因，且癌组织中表达最高；而携带 EBV 的其他头颈部恶性肿瘤组织和正常人鼻咽部黏膜组织均未检测到 BARF1 基因，说明 EBV 编码基因 BARF1 的表达和功能异常亦可能是鼻咽黏膜上皮细胞癌变过程中的重要环节。

（二）环境因素

环境因素在鼻咽癌发生发展中的作用很早就引起人们的重视。侨居美国的华人鼻咽癌发病率虽比当地白人高，但随着代次增加发病率逐渐下降；而生于东南亚的白种人，鼻咽癌患病率却有所升高。由此提示环境因素可能在鼻咽癌的发病过程中发挥作用。

流行病学调查发现，鼻咽癌高发区多进食咸鱼腊肉等腌制食物，该类食物中亚硝胺前体物亚硝酸盐的含量高，可能是导致鼻咽癌的环境因素之一。王蘅文等采用苯并芘、二甲基苯蒽和甲基胆蒽，潘世宬和姚开泰等应用二亚硝基哌嗪等均成功诱发大鼠鼻咽部黏膜癌变。相反，摄入新鲜蔬菜和水果则与鼻咽癌发病的低风险相关。蔬菜水果的保护性机制可能与其抗氧化作用、预防亚硝胺形成等抗肿瘤机制相关。由此可见，环境因素在鼻咽癌的发生过程中具有重要作用。

环境中微量元素含量可能在鼻咽癌的发生过程中发挥作用。对居民食用大米和井水中8种微量元素的含量进行检测，发现鼻咽癌高发区大米和井水中镍和铅的含量明显增高。在动物建模中发现，口服硫酸镍水溶液可增强二亚硝基哌嗪大鼠鼻咽癌的成瘤率，提示微量元素可能在鼻咽癌的发病中发挥作用。但目前微量元素在鼻咽癌发病中的潜在作用，证据多来源于流行病学研究，其确切关系和作用机制有待深入研究证实。

研究证实特殊类型的职业暴露同样可能增加鼻咽癌的发病率。如工作环境中长期接触甲醛，常年职业暴露于热能、粉尘和烟雾等，鼻咽癌的发病风险性均有所提高。

三、鼻咽癌生物标志物在诊断上的应用

随着细胞生物学与分子生物学的发展，应用遗传学、免疫酶法、核酸分子杂交和高通量测序等方法寻找鼻咽癌早期诊断的分子标志物，一直以来备受研究者关注。通过对分子标志物的研究，希望能够为鼻咽癌临床分期、早期诊断、转移和预后提供客观的实验室依据。

（一）EBV 相关蛋白标志物

1. **EBV-VCA-IgA 和 EBV-EA-IgA 抗体** 检测鼻咽癌患者血清中 EBV-VCA-IgA 和 EBV-EA-IgA 抗体阳性率分别为 94%~96% 和 67%~88%。EBV-VCA-IgA 的敏感性高于 EBV-EA-IgA，但 EBV-EA-IgA 的特异性高于 EBV-VCA-IgA，两者结合可以提高鼻咽癌诊断的特异性和敏感性。

2. **EBV-DNA 分子** EBV-DNA 在鼻咽癌患者外周血当中可以应用巢式 PCR 或荧光定量 PCR 进行检测，其含量的高低与鼻咽癌的早期诊断、复发和转移密切相关。因此，目前多作为应用于临床的实验室检测指标。

3. **EBV 核抗原 1（epstein-barr virus nuclear antigen 1，EBVNA1）** 以及少数 EBV 可表达 BamH1Z 转录因子 Zta 和病毒壳抗原 VCA。由于鼻咽癌患者对 EBV 的免疫反应主要表现为 IgG 和 IgA，胡维维等比较了 EBVNA1-IgA、EBVNA1-IgG、Zta-IgA、Zta-IgG、VCA-p18-IgA、VCA-p18-IgG 在鼻咽癌血清学诊断方面的意义。研究发现，单个检测以 Zta-IgG 和 EBVNA1-IgA 为佳。其中，Zta 是少数鼻咽癌细胞中 EB 病毒由潜伏性感染转化为溶解性感染的早期时相产物，而 EBVNA1-IgA 则是大多数鼻咽癌细胞中潜伏性感染的 EB 病毒持续表达的产物。

4. **EBV 特异性脱氧核糖核酸酶（DN ase）抗体** VCA-IgA 和抗 DN ase 阳性人群鼻咽癌发病相对危险性较高，而 DN ase 抗体在亚临床期患者血清中即可被检测，因此有学者认为其可作为鼻咽癌早期诊断的参考依据。

5. **基因工程表达抗原建立的鼻咽癌血清学诊断法**，用重组痘苗病毒感染细胞作为抗原，用免疫荧光法检测发现 EBV 的 IgA/gp-125 抗体灵敏度优于 EA-IgA，接近 VCA-IgA，提示 IgA/gp-125 抗体可以用于鼻咽癌患者的早期诊断和高危人群普查。

虽然目前在实验室和临床已有部分分子标志物用于鼻咽癌患者的早期诊断，但由于这些标志物在肿瘤患者和正常人血清中亦可被检测，因此，上述标志物还只能作为辅助诊断手段，而不能成为定性诊断指标。进一步探索更具临床应用潜力的分子标志物，仍是今后努力的方向。

（二）端粒酶

端粒酶是一种由 RNA 和蛋白质构成的特殊逆转录酶，大多数端粒酶在肿瘤细胞中表达过度或活性增高，在稳定染色体两端端粒长度和维持染色体稳定方面发挥重要作用。王行炜等通过在鼻咽癌和慢性鼻咽炎患者中检测端粒酶催化亚单位（WTERT mRNA）的表达，发现 43 例鼻咽癌组织中 38 例可检测到了 WTERT mRNA，而在慢性

鼻咽炎组织和正常组织中则为阴性,提示其在鼻咽癌诊断中的潜在价值。

四、问题与展望

鼻咽癌是一种多基因遗传疾病,其发病具有多阶段性,遗传因素、环境因素共同作用引起机体多个基因表达和功能异常,最终导致鼻咽癌的发生发展。近年来,鼻咽部致癌微生物如纳米级细菌的感染在鼻咽癌致病中的作用逐渐引起重视。周厚德等在鼻咽癌细胞株和活检组织中均检测到纳米级细菌,提示细菌感染可能导致鼻咽部黏膜上皮由炎性发生癌性转化,但这一推断尚有待于进一步证实。

通过对鼻咽癌的病因学研究,学者们已认同鼻咽癌的发生发展是多个易感基因群参与的病理过程。这些易感基因群可以形成鼻咽癌发病不同阶段的多个易感点,若干个易感点基因形成一个有密切功能联系的易感基因群,使鼻咽部黏膜上皮从正常上皮细胞逐渐演变为癌前病变,在致癌因素的持续刺激和易感基因群功能紊乱时,最终导致癌变,李桂源等将这个过程称为"多米诺骨牌效应模式"。在该模式中,环境因素、生物致癌因素(病毒、细菌)与易感基因群相互作用共同介导鼻咽癌的发生。

近年来,随着蛋白组学、基因芯片和高通量测序等技术的发展和运用,鼻咽癌的致病基因的功能研究以及分子标志物探寻方面取得了长足发展。鼻咽癌非编码基因如 miRNA、lncRNA、circRNA 等,表观调控异常和免疫微环境改变等方面均备受基础与临床研究者关注。

第二节　鼻咽癌临床治疗

一、鼻咽癌放射治疗发展历程

鼻咽癌原发灶位于鼻咽部,病变部位隐蔽,早期病变不易被发现。约 60% 的鼻咽癌患者因颈部淋巴结转移灶,20% 患者因颅神经(Ⅲ、Ⅳ、Ⅴ、Ⅵ)受累而就诊。同时鼻咽部毗邻重要的血管和神经,手术暴露困难;且鼻咽癌病理类型以低分化鳞癌为主,因此其临床治疗以放射治疗为主。放射治疗野包括鼻咽部原发灶、颈部淋巴结转移灶和颅内转移灶。

20 世纪 40 年代开始,上海、广州和湖南三省应用深度 X 线放疗设备治疗鼻咽癌。深度 X 线穿透力弱,对皮肤和皮下组织损伤大,而深部组织接受到的剂量小,因此 5 年生存率只有 18% 左右。20 世纪 50 年代后期至 60 年代,国内各大城市部分医院先后引进 Co-60 治疗机。同位素 Co-60 穿透力强,皮肤表面剂量低,肿瘤组织吸收剂量大,且对邻近组织散射小。20 世纪 60 年代至 70 年代,随着病灶定位方法和照射野的改进,患者 5 年生存率逐步提高到 45% 左右。20 世纪 80 年代以后,随着 CT 模拟定位机的应用,放射设备增加了直线加速器,使靶区定位更精确,照射剂量的分配更合理。张宜勤比较了江苏省肿瘤医院不同时期鼻咽癌放射治疗 5 年生存率,1971 年为 46.4%,1976 年为 50%,1991 年达到 74.5%。虽然放射治疗后 5 年生存率各地仍有一定差距,但随着放射设备的不断更新、定位仪器的不断发展,5 年生存率亦在逐年提高。虽然大部分鼻咽癌患者对放射敏感,尽管病理类型、临床分期和放射剂量相同,少数患者治疗后仍可出现残灶或短期内复发,且这类患者预后差,提示该部分鼻咽癌患者对放射治疗可能存在抵抗现象。

二、鼻咽癌放射治疗方案

鼻咽癌分割照射法包括常规分割放射治疗和非常规放射治疗(超分割、加速超分割),临床可根据具体病情选择使用。

(一)常规分割放射治疗

鼻咽癌细胞受放射线照射损伤后,其修复能力比正常组织细胞差,因此,在尚未完全修复而正常组织已完成修复时,再进行照射便可杀伤癌细胞。根据肿瘤细胞放疗动力学改变,细胞在有丝分裂期(M 期)和有丝分裂前期(G1 期)对放射线最敏感。当接受一定照射剂量后,部分细胞则会停止在不敏感时相,此时若停止照射,细胞则又进入分裂,分裂相细胞增多,再进行放射可以促进对癌细胞的杀灭。

根据上述放疗后癌细胞动力学研究,临床将常规分割放射治疗可分为两个阶段进行(分段放射治疗),即每周照射 5 次,每次 2Gy/d,完成 3~4 周照射后中间休息 4 周。年老体弱的晚期患者对该方案的治疗反应较轻,可较顺利完成全疗程,但延长了治疗周期。目前临床较常采用的另外一种常规分割放射治疗方式是2Gy/(次·d),每周5次,周剂量10Gy,疗程6~8周,总剂量为60~80Gy,这种治疗方式每日单次剂量偏小,对正常组织损伤小因而放射治疗反应轻,同时可以达到逐步杀灭癌细胞的目的,是目前最基本的放射治疗方案。

(二)超分割放射治疗

超分割放射治疗在肿瘤的现行临床指南中多应用于小细胞肺癌,是指在提高放疗总剂量的同时,不增加放射性损伤,改善原发灶局步控制率。治疗方式为1.25Gy/次,2次/d,其间间隔6h,总剂量≥60Gy,6~7周疗程总剂量比常规分割治疗剂量增加15%~20%。欧洲肿瘤组织(European Organization for Research on Treatment of Cancer,EORTC)统计了8个国家28个放射治疗中心的数据发现,超分割放射治疗在头颈鳞癌中的治疗效果优于常规分割放射治疗。

(三)三维适形放射治疗

三维适形放射治疗(three-dimensional conformal radiation therapy,3D-CRT)是利用现代影像学技术、计算机图像三维重建技术等手段治疗肿瘤,其概念由日本学者Takahashi在1959年首次提出。3D-CRT的等剂量曲线分布在三维方向上与肿瘤靶区的形状基本一致,可减少正常组织的照射剂量、提高肿瘤靶区的照射剂量,从而减少放射治疗的并发症。

(四)图像引导放疗技术

图像引导放疗技术(image guided radiation therapy,IGRT)是一种四维的放射治疗技术,在三维放疗技术的基础上加入了时间因素的概念,并充分考虑了解剖组织在治疗过程中的运动和分次治疗间的位移误差,如呼吸和蠕动运动、日常摆位误差、靶区收缩等引起的放疗剂量分布变化和对治疗计划的影响等。在患者进行治疗前、治疗中利用各种先进的影像设备对肿瘤及正常器官进行实时监控,并根据器官位置变化调整治疗条件,使照射野紧紧"追随"靶区,降低系统及摆位误差从而做到真正意义上的精准治疗。

(五)容积调强放射治疗技术

容积调强放射治疗技术(volume modulated arc therapy,VMAT)是在图像引导放射治疗技术的基础上发展而来的。VMAT技术将高精度加速器与逆向优化治疗计划系统以及完善精确的两维和三维剂量验证设备集于一体,可满足全身各部位肿瘤治疗的需要,其优势在早期癌症的治疗以及复杂肿瘤靶区的照射中尤为明显。VMAT技术可在360°单弧或多弧设定的任何角度范围内对肿瘤进行旋转照射,比传统治疗方式照射范围更大、更灵活、更精准。此外,VMAT治疗技术不仅让放射线随着肿瘤厚度调弱或增强,还能考虑肿瘤体积各部位的厚薄不同,给予最适合的放射线强度,同时避开在肿瘤中间或凹陷处的重要器官如眼球、脊髓和小肠等,有助于增加肿瘤控制率,降低正常组织的并发症,减少治疗后的副作用。

(六)调强适形放射治疗

调强适形放射技术(intensity modulated radiation therapy,IMRT)的概念早在20世纪50年代就由日本学者提出。它通过剂量调整,改变常规放疗等剂量线分布不均匀外凸的模式,使得等剂量分布在三维方向上高度适形不规则的肿瘤靶区,该技术允许同时对不同靶区给予不同梯度剂量的照射,而靶区以外的正常组织器官照射剂量迅速降低。因此,IMRT技术既使肿瘤靶区获得比常规二维放疗更高的照射总剂量和分次剂量,又可以较好地保护肿瘤周围正常组织和器官。实施IMRT放射治疗的患者采用CT模拟定位,扫描范围包括头部到锁骨下3~4cm,扫描层厚3~5mm,通过网络将CT模拟传输到ECLIPSE治疗计划系统。采用这项技术治疗鼻咽癌局部区域控制率可达90%,且口干、张口困难和放射性脑病明显降低。

(七)螺旋断层放疗系统

螺旋断层放疗系统(又称TOMO刀)是一种尖端的肿瘤放疗设备,为目前采用放疗照射与CT同源的影像引导放疗系统。TOMO刀涵盖了三维立体适形放射治疗(3D-CRT)、调强放射治疗(IMRT)、图像引导放射治疗(IGRT)、剂量引导放射治疗(DGRT)、自适应放射治疗(ART)等技术,能够在提升靶区剂量的同时,控制好正常组织器官等的剂量。TOMO刀的最大特点为"高适形、高精度、高调强",从而能够有效地针对不同鼻咽癌患者制定出最优化的放疗方案,具有照射精确、疗效明显、疗程短、副作用小等临床优势。

三、鼻咽癌综合治疗

鼻咽癌就诊患者以Ⅱ~Ⅲ期患者居多，即近半数以上已有颈部淋巴结转移或颅神经受累症状。因此，综合治疗方案的制订和实施，对提高鼻咽癌患者的 5 年生存率具有重要意义。

（一）辅助化疗

放射治疗后使用化学药物治疗的主要作用是杀灭放射治疗后局部区域残留的癌细胞及亚临床转移灶。目前采用的药物大部分为顺铂（DDP）和 5- 氟尿嘧啶（5-FU）。但患者放射治疗后血运和淋巴系统已有不同程度的损伤，导致药物到达局部的浓度减低，同时由于患者已接受全量放射治疗，体质及免疫能力均下降，机体对化疗药物的毒性反应加重。2012 年马骏等通过临床实验发现同期放化疗后的辅助化疗（adjuvant chemotherapy）并不能提高临床疗效，却增加了患者的毒副反应和经济负担，目前临床不建议辅助化疗治疗晚期鼻咽癌患者。

（二）诱导化疗

诱导化学药物治疗（induction chemotherapy）是在放射治疗前短期快速杀灭部分肿瘤细胞，减轻机体负荷，增加放射治疗效果，同时也有利于杀灭亚临床转移灶。Teo 对 191 例鼻咽癌淋巴结转移患者应用 PF（DDP+5-FU）诱导化疗方案，与同期 409 例单纯放射治疗患者比较，诱导化疗组提高了已有淋巴结转移的 T₃ 和 T₄ 期鼻咽癌患者的局部控制率，同时减少了复发率。诱导化疗应根据患者（尤其是Ⅲ、Ⅳ期患者）体质情况实施，应在患者可同时耐受化疗与放射治疗的条件下进行。即便诱导化疗可明显缩小原发灶，也不能减低放射治疗的剂量。

马骏等在鼻咽癌最常用的 PF 方案基础上，加用新型的化疗药物多西他赛（T）组成 TPF 方案，并通过临床Ⅲ期实验证实该优化方案可降低远处转移率并提高患者总生存率。发现相对于单纯同期放化疗，诱导化疗联合同期放化疗可将患者的 5 年远处转移率降低 7%，5 年总生存率提高 6%，明确诱导化疗可通过降低晚期患者的远处转移风险而转化为患者的生存获益，从而奠定了诱导化疗在鼻咽癌治疗中的地位，并于 2018 年成功改写了鼻咽癌治疗的国际权威指南。

（三）同期放化疗

近 20 年来，以顺铂为基础的同期放化疗（concurrent chemoradiotherapy）一直是局部晚期鼻咽癌患者治疗的标准方案。2018 年麦海强等通过临床Ⅲ期研究显示，顺铂同期放化疗组的两年无进展生存率为 89.9%，奈达铂同期放化疗组为 88.0%，两组无进展生存率、总生存率、无远处转移生存率及无局部区域复发生存率也无统计学差异。但应用奈达铂所引起的恶心、呕吐、食欲减退等急性毒副反应的发生率均比顺铂减少约 20%，严重呕吐的发生率从 18% 降至 6%。奈达铂组电解质紊乱的发生率也明显低于顺铂组。奈达铂组除严重血小板减少的发生率高于顺铂组（6% 比 2%）外，便秘、呃逆、耳毒性及肾毒性等发生率均不同程度地低于顺铂组。首次证实在局部晚期鼻咽癌患者的治疗中，奈达铂可以替代顺铂行同期放化疗，在保证疗效的同时可降低毒副反应，提高患者生活质量。

（四）免疫治疗

2018 年，张力等通过临床Ⅰ期研究，在一线化疗失败的晚期鼻咽癌患者中，探讨了 PD-1 单抗单药、PD-1 单抗联合化疗的安全性及有效性。研究显示 PD-1 单抗治疗组患者的总体有效率为 34%，疾病控制率为 59%；中位无疾病进展时间为 5.6 个月；PD-1 单抗单药治疗引起的 3 度及 3 度以上和严重不良反应发生率均较低。但联合治疗组总体有效率则达到 91%，疾病控制率高达 100%，中位起效时间为 1.6 个月。经过 10.2 个月的中位随访时间，目前联合治疗组的中位无疾病进展时间尚未达到，6 个月及 12 个月无进展生存率分别为 86% 和 61%。联合化疗组的毒性以化疗毒性为主，基本可管控。该研究为复发及转移性鼻咽癌的临床治疗提供了新的方案，提示未来免疫治疗可能改变鼻咽癌患者的临床治疗模式。

四、放射治疗未控与复发灶处理

（一）再程放疗

鼻咽癌再程放射治疗时，如何设法减少肿瘤邻近敏感器官的再照射剂量和体积，目前仅有分次立体定向放射治疗、三维适形放疗和 IMRT 可供选择。分次立体定向放射治疗使用适应证很局限,难以广泛应用复发性鼻咽癌的放射治疗。IMRT可以有效地把肿瘤靶区与邻近敏感器官分隔开照射不同的剂量强度,从而达到有效地提高肿瘤控制率和最大限度减少敏感器官的照射剂量。

(二)化学药物治疗

张力等通过临床Ⅲ期试验,对比了顺铂联合吉西他滨(GP方案)与顺铂联合5-FU(PF方案)一线治疗复发或转移性鼻咽癌的疗效与安全性。结果显示,GP方案的中位无进展生存期、有效率、总生存期均优于传统的PF方案,从此确立了GP方案为晚期鼻咽癌患者的一线优选方案。但是,患者接受一线治疗后平均7个月左右会出现耐药,一旦发生耐药,则治疗选择非常有限,预后较差。现今GP方案联合免疫检测点抑制剂Keytruda(中文商品名可瑞达,又称K药)的联合治疗方案显示出良好的临床应用前景。

(三)手术治疗

现阶段手术治疗主要作为鼻咽癌治疗后的残余病灶或复发病灶的挽救性治疗。外科手术既可以切除对放疗不敏感的病灶,也可以避免放疗并发症。复发鼻咽癌分为原发灶复发和颈部淋巴结复发。鼻内镜下鼻咽癌切除术是原发灶复发手术治疗的主要方式。

颈部淋巴结复发采用颈部淋巴结清扫术,具体有四种:根治性颈部淋巴结清扫术、改良型颈部淋巴结清扫术、择区颈部淋巴结清扫术和淋巴结局部切除。颈部淋巴结手术方式的具体选择方案存在争议,但整体上存在共识,即对N分期更高的患者宜采用更激进的手术方式。

五、问题与展望

放射治疗作为鼻咽癌患者的主要治疗手段,尽管放疗技术不断更新改进,仍有少数患者对放射治疗出现抵抗,从而导致放疗后出现残灶及复发,提示不同的患者肿瘤细胞对放射线的敏感性不同。因此,找寻与鼻咽癌放射治疗抗性密切相关的分子标志物和靶向增敏的分子靶点,实现放射治疗方案的个体化是今后探讨的方向之一。

放射治疗后残余病灶和复发鼻咽癌的主要治疗手段为再程放疗和挽救性手术。复发鼻咽癌对放射治疗抵抗和放疗晚期并发症的发生率高限制了再程放疗的治疗效果和完成度。随着外科技术的进步,尤其是内镜设备及技术的不断提高,鼻咽癌外科治疗亦越来越受到国内学者重视。

肿瘤免疫治疗目前在人类多种实体瘤中展示出良好的临床应用前景。但目前尚缺乏有说服力的临床和基础研究证实免疫治疗在鼻咽癌治疗中的效果。目前,对鼻咽癌患者正开展免疫检测点等免疫治疗、化疗/放疗相结合的综合治疗,期待后续能获得理想的治疗效果。

(张 欣)

第四章　下咽及颈段食管癌

下咽癌（hypopharyngeal cancer）是头颈肿瘤治疗方案比较复杂的恶性肿瘤，综合治疗是最常见的治疗方案，颈段食管癌（cervical esophageal cancer）因其生长部位、生物学行为及治疗方式与下咽癌非常相近，故也一并在这里进行探讨。下咽及颈段食管癌总体预后较差，目前治疗方案下5年生存率在40%左右；同时下咽及颈段食管处于口咽、食管、气管交汇的中心区域，尤其是前方与喉毗邻，肿瘤常常引起言语、呼吸及吞咽功能的障碍。基于上述的疾病特点，下咽及颈段食管癌的诊治主要围绕三个核心问题：①如何选择综合治疗方案提高疾病控制率；②如何一期修复恢复正常生理结构；③如何最大限度地保留喉功能。目前下咽及颈段食管癌诊治中的问题解决尚待完善，值得深入探讨。

第一节　下咽癌治疗的发展历程

下咽癌的治疗经历了漫长的发展过程，至今仍在不断地向前发展。手术和放射治疗是下咽癌的主要治疗手段。早在1873年，Billroth为喉癌患者进行全喉切除术后，人们也将全喉切除术应用于下咽癌的治疗，再后来逐渐开展了梨状窝切除等保留喉功能的手术和扩大切除术如全喉全下咽全食管或颈段食管切除术。1942年，Wookey治疗下咽癌采用了全喉全下咽及颈段食管切除，当时没有一期修复条件，而是采用三造瘘的方法，即咽瘘、气管造瘘及食管造瘘，准备二期修复，但患者往往很快复发不治，二期修复的方法就是用颈部皮肤卷成一个管子，其上端与咽瘘相连，下端与食管瘘缝合。1960年Ogura采用梨状窝切除的喉功能保留手术治疗梨状窝外壁癌、内壁癌及

咽后壁癌，至今此方法仍在沿用。1974年中国医学科学院肿瘤医院开展这一手术，并联合术前放射治疗40~50Gy，因放疗后肿瘤缩小，不仅可以对T_1、T_2病变作梨状窝切除手术保留喉功能，甚至部分T_3、T_4患者肿瘤缩小明显也可以行保留喉功能手术，效果良好。1965年，Bakamjian设计应用胸三角皮瓣修复头颈手术缺损，也用于重建颈段食管。1960年，香港Ong等创建应用全胃上提到颈部的技术，重建下咽和食管，后来Le Quesne采用不开胸食管拔脱，再用胃代食管，并被广泛应用。胸腔镜技术成熟后，腔镜下全食管游离已经成为目前胃上提代食管手术的通用方法，相较于开胸手术创伤减小，恢复更快，同时与食管拔脱相比，直视下操作使得手术安全性增加。随着显微外科技术的发展，1959年Seidenberg等首次应用血管吻合的游离空肠重建颈段食管下咽。1954年Goligher应用带血管蒂的横结肠和降结肠重建下咽和食管。目前游离空肠修复是更加常用的修复方式。进入20世纪末期，随着计算机辅助下的三位适形放疗技术和调强放疗技术的发展，放射治疗对于靶区设计和剂量分布有了飞跃式的发展，加之以铂类、氟尿嘧啶、紫杉醇为基础的同步化疗或诱导化疗，下咽癌治疗手段逐渐丰富。21世纪后，以西妥昔单抗为代表的分子靶向治疗获批用于下咽癌的治疗，目前更多的靶向治疗与免疫治疗仍在研究阶段。

第二节　下咽癌的治疗前评估

一、症状及体征

下咽癌初诊患者最常见的主诉症状是咽痛，吞咽时加剧，常常向耳根部放射。吞咽不畅或困难提示肿瘤已累及食管入口和/或颈段食管，当

仅能进流食时提示颈段食管受侵较重,此时食管镜一般不易通过。声音嘶哑提示肿瘤侵及声门旁间隙或环甲关节。颈部肿物提示淋巴结转移,但当颈部淋巴结有肿大、固定伴有剧烈疼痛时,一定要注意,转移淋巴结很可能已经侵犯颈动脉,这时手术不易切除干净。体重减轻与恶液质可见于晚期患者,此时全身状况的评估对后续治疗十分重要。

二、下咽癌的影像学检查

纤维喉镜检查是下咽癌诊断中的常规检查,它可以直观地判断肿瘤的位置及喉受侵情况,同时取得活检病理明确诊断。由于下咽位置隐蔽,纤维喉镜检查中应适当向前牵拉喉体或做瓦尔萨尔瓦动作,以利于暴露双侧梨状窝及环后区域。对于早期病变纤维喉镜下的窄带成像技术(NBI)可以更加清晰地显示病变区域,为寻找潜在病灶或第二原发灶提供更多线索。下咽癌伴发食管癌的情况并不少见,因此食管镜检查也是下咽癌诊断中的常规检查。食管镜下可评估食管入口受累情况,食管是否存在多重癌,取得食管的病理检查,必要时结合超声内镜评估食管多重癌的浸润深度。增强CT检查同样是不可缺省的,它可发现普通CT检查不能提供的信息,如肿瘤的外侵范围、上界的判定,淋巴结的增强或环周强化提示淋巴结转移,转移淋巴结侵及颈动脉、椎前组织的程度等都需要临床医师通过丰富的经验加以判断,为手术方案的设计做好准备。增强MRI的检查与增强CT提供的信息相仿,可作为增强CT的补充检查,MRI对于软组织及软骨侵犯的判断要优于CT,同时MRI的弥散加权成像序列更有利于评估局部肿瘤,因此放射治疗前的评估MRI也是不可缺省的。此外超声、PET-CT、支气管气管镜、上消化道造影等也是备选的检查方法,针对不同的病情评估局部肿瘤或远处转移情况。

三、下咽隐匿性癌的评估

头颈部来源的不明原因转移癌的常见部位是下咽、舌扁桃体沟及鼻咽,所以当临床上碰到原发灶肿瘤不易发现时,应对上述位置进行仔细检查。除间接喉镜、间接鼻咽镜以及直接触诊(舌扁桃体沟)外,还应行纤维鼻咽喉镜的检查。下咽的隐匿病灶多发生于梨状窝尖或环后区域,正常情况下不易显露,向前牵拉喉体或做瓦尔萨尔瓦动作等操作手法可有利于暴露这些区域,为取得更好的暴露效果,一些文献推荐必要时在全麻下行内镜检查。内镜窄带成像技术通过特殊的滤光效果,能够清楚显示黏膜下微小血管的变化,有利于识别早期病灶。除此以外一些内镜下的间接征象也常常提示肿瘤的存在,如一侧梨状窝内唾液存留较多或一侧杓状软骨黏膜肿胀。但是纤维喉镜对于黏膜深部病变判断效果欠佳,增强CT或MRI能够更好地发现黏膜下的隐匿病灶,这时往往要配合穿刺病理或深部取材病理才能明确诊断。

四、复发癌的评估

复发肿瘤的早期诊断对肿瘤能否再次根治非常重要。首先要明确是否为肿瘤复发,部分喉手术的患者可以通过纤维喉镜检查发现,全喉切除术后的患者,尤其是放射治疗后的患者,一旦出现气管造瘘口周围不明原因的肿胀、隆起、破溃应警惕肿瘤的复发,尽早行增强CT或MRI检查,尽早发现复发灶。其次,如果复发,要根据所做的检查明确复发性肿瘤是否可以切除干净,只要颈动脉、椎前组织没有确切的侵犯,就应尽可能给予手术治疗。注意:颈动脉被包裹不一定是受侵,临床经验证实大部分颈动脉被包裹时可以通过外科手术将肿瘤切除干净。放射治疗后的患者复查时一定要注意,喉内长期水肿患者大部分是肿瘤复发所致,可以通过MRI检查区分正常水肿和肿瘤,即使不能明确肿瘤复发也应严格密切随访。

五、多重癌的评估

多重癌在下咽癌中越来越常见,国外文献报道发生率在20%以上。食管、肺、甲状腺是最常见的第二原发癌部位,有同期发生的,也有后来发生的。近年来,同期发生的食管癌通过食管镜发现的越来越多,做食管镜检查时如果食管碘染色阳性应取活检证实。食管癌在下咽癌的高发生率可能与长期吸烟、酗酒等理化刺激有关,下咽与食管具有相似的解剖及生理功能,在相同理化因素的作用下,可能出现多点癌变,此观点在全下咽食管切除术后病理分析时得到验证,下咽和食管可以同时存在多点癌变或癌前病变。但具体机制仍不明确。一旦证实同时存在食管癌,则应和胸外科或腔镜科合作,早期的局限黏膜内病灶可采用腔镜下黏膜切除术,中晚期需要采用三切口手术全胃上提修复。目前胸腔镜辅助下的食管游离多已取代传统的胸部切口,但如果食管病变较重时仍建议行开胸手术。合并肺癌的是通过胸部X线片或术前CT发现的,下咽癌术后常规半年至1年需复查胸部X线片或CT,目的是了解是否有肺转移癌,但有时亦可发现原发性肺癌。若发现原发性肺癌,则应尽可能手术治疗。甲状腺癌易在术前超声发现,处理相对简单,术中切除一侧甲状腺叶并清扫气管食管沟淋巴结。总之,第二原发癌有增多的趋势,需要密切关注。

第三节 下咽及颈段食管癌的治疗原则

颈段食管癌和下咽癌经常因相互侵犯而不易明确原发部位,一般情况下根据下咽和食管受侵犯的范围来决定来源于食管或下咽。单纯的颈段食管癌较少,下咽癌侵犯食管较常见。因此,颈段食管癌的治疗可以和下咽癌一起讨论。在临床工作中具体治疗方案需根据病变位置,分期,患者一般情况,功能保全及副作用,甚至需综合考虑患者意愿,经济条件等因素,在与患者充分沟通后制订个体化综合治疗方案。

一、治疗方案的选择

对于相对早期可保留喉功能的病变,例如局限的梨状窝癌或咽后壁癌(T_1N_0或T_2N_0期病变),目前循证医学大多推荐单一治疗手段。对于此类病变,保留喉功能的扩大切除+颈淋巴结清扫术与单纯根治性放疗治疗效果基本相当。同时术后放疗在此类病变中实际需求价值并不大,因此单纯手术与单纯放疗均可作为此类病变的可选治疗手段。手术相比于放疗远期副作用较小,因此笔者对于此类病变建议首选手术治疗。对于早期局限的环后区病变,由于不能行保喉手术,因此推荐单纯放疗为首选治疗方案。对于早期局限病变伴有颈部淋巴结转移的情况,手术治疗需联合放疗或同步放化疗提高局部控制率与总体生存率,此类情况可选择术前放疗+手术、手术+术后放疗、根治性放疗或同步放化疗等综合治疗方案。

对于局部中晚期(T_3、T_{4a})的病变,由于肿瘤侵犯广泛,例如声带固定、累及食管入口、累及喉外等,保留喉功能的手术机会较低,除个别T_3病变可通过近全喉切除保留部分喉功能外,90%以上的局部中晚期病变均需行全喉切除。因此包括全喉在内的扩大根治手术+术后放疗或同步放化疗是此类病变的传统治疗方式。术后放射治疗需要在手术后6周内施行,剂量不少于60Gy。手术后复发的患者也宜采用术后放射治疗作为挽救手段。在传统手术+放疗的基础上,国内外针对此类病变开展大量保留喉功能的治疗研究。

笔者所在的医院由屠规益教授提出利用术前放疗+手术的方式提高保喉率,术前放射治疗可以使肿瘤缩小,手术范围缩小,能够获得较高的喉功能保留率。术前放射治疗剂量为40Gy时手术后病理完全缓解率为31.5%,5年生存率为39.7%,喉功能保留率为38.7%,放射治疗相关性术后并发症发生率为26.6%。后来为了提高生存率,屠规益教授与放射治疗科医师和放射物理师研究将术前放射治疗量提高至50Gy,结果发现术后病理完全缓解率为40.3%,5年生存率提高为55.4%,放射治疗相关性术后并发症发生率为15.6%,喉功能保留率为42.9%。因此目前通常采用的方式为术前放射治疗约50Gy后休息2周以后手术。偏向于术前放射治疗+手术的治疗方案原因有两点:①单纯放射治疗后复发率较高,5年生存率仅为18%,而综合治疗的生存率可高达42.5%;②尽管部分患者放射治疗失败后手术挽救的5年生存率为33.3%,但还是有很多的患者在复发后因累及范围广泛就失去了再次手术挽救的机会,总的生存率是下降的。

国外开展的第一代喉保留临床试验包括VA(美国)试验、EORTC(欧盟)试验和GETTEC(法国)试验,从报道的临床试验看,对传统治疗模式

即全喉切除 + 术后放疗，和以顺铂为主的诱导化疗反应良好者加放疗或反应不良者进入传统治疗组进行了随机比较，生存率未发生改变，然后诱导化疗组 60% 的患者最终可以保留喉功能。第二代喉保留试验是美国的 RTOG 91–11（美国）试验，结果提示诱导化疗与同步放化疗相比，尽管同步放化疗有很多急性或迟发性毒性反应，导致喉功能损伤，但是其在不降低生存率的情况下提高了喉保留率。因此北美目前推荐对于放射性敏感性较高的病例或拒绝接受全喉切除手术的病例，根治性放疗或同步放化疗是目前推荐的治疗手段。该治疗方案具有较高保喉率。一般根治性放射处方剂量为 66Gy 以上，通常计划时间为 6 到 7 周。同期对于颈部淋巴结转移区域行 50Gy 的放疗。部分根治性放疗也可联合西妥昔单抗等靶向药物。在此基础上目前研究热点多集中于放疗增量、放疗增速以及同步化疗或靶向药物的选择。欧洲指南建议可先行 2 周期的诱导化疗（铂类药物为基础的方案），依据化疗后反应筛选单纯根治性放疗的患者。

二、颈段食管癌的外科治疗

从历史上看，尽管传统的"三切口手术"具有极大创伤及风险，但仍是解决下咽及颈段食管癌尤其是多点多灶晚期病变的最终选择。随着胸腔镜的发展，全食管切除胃上提手术安全性逐渐增加，血管吻合手术的发展使得游离空肠修复成为下咽及颈段食管癌切除后主流的修复方法。

1. 肿瘤局限于颈段食管，即环后区以下，胸锁关节以上，无外侵。手术切除颈段食管及外侵的一侧甲状腺和双侧的气管食管沟淋巴结，上端可以在环咽肌水平切除，即切除环后区组织；下端根据肿瘤范围，在胸骨上缘水平，留下可以缝合的小段食管，如果利用吻合器还可以使切除的范围低于胸骨切迹。修复的方法可以使用游离空肠、游离股外侧皮瓣，部分缺损还可以用胸大肌肌皮瓣。

2. 肿瘤已侵犯下咽或喉或已有颈部外侵，手术时难以保留喉功能，应考虑喉全切除、下咽全切除、食管切除。位置较低的病变需行全食管切除胃上提胃咽吻合。如果肿瘤切除后可保留喉功能，则可用间置结肠代食管，行结肠食管或下咽吻合术。但结肠游离、解剖并保护结肠动静脉的手术技术要求较高，结肠容易坏死，同时腹腔内有两个吻合口，结肠取得过多，手术后患者有溏便，现已较少应用。

3. 食管多中心性原发癌的患者，内镜下黏膜切除治疗早期食管癌和癌前病灶的术式属微创外科手术。这是一种创伤小，外表没有瘢痕，痛苦少，很少发生严重并发症和后遗症的外科治疗方法。黏膜切除的切除平面是黏膜下层，按外科原则切除的平面（即残端或切缘）应干净而无癌细胞的层面或切缘谓之根治。因此，黏膜下浸润癌不是黏膜切除对象。黏膜肌层以上的病变即黏膜内癌和原位癌才是黏膜切除的适应证。这一技术在颈段食管癌应用较少，这是因为颈段食管的早期癌灶较少。但一旦发现早期颈段食管癌，则可以应用这项技术保留喉功能，且可以避免大的手术创伤。胸段食管癌为早期病变时也可采用该项方式，浸润黏膜以下的中晚期病变尤其是外侵较重时则需要三切口切除胸段食管病变。

三、颈部淋巴结的治疗原则

下咽癌颈部 cN_0 者不论是术前放射治疗还是先手术者，均应该行颈部的择区性清扫术，至少清扫一侧 II、III、IV 区淋巴结。根据笔者所在医院的资料显示：下咽癌 cN_0 患者的隐匿性淋巴结转移率手术后证实为 32%，不同原发灶及不同分期的颈部淋巴结隐匿性转移相差不大，梨状窝为 27.7%，咽后壁为 50.0%，环后区为 66.7%。T_1 转移率为 25.0%，T_2 为 25.0%，T_3 为 31.8%，T_4 为 38.9%。术前放射治疗后隐匿性转移率为 21.2%，未行术前放射治疗直接手术的患者转移率为 47.8%。从颈部再转移率来看，术前放射治疗后未清扫者为 22%，根治性放射治疗和术后放射治疗者再转移率为 6.5%，可见颈部放射治疗剂量在 60Gy 以上时对 cN_0 的控制率是较理想的。通过对隐匿性淋巴结转移的区域分析发现：所有发生淋巴结隐匿性转移和颈部再转移的病例均无 I 区和 V 区的转移，有少许病例发生 VI 区淋巴结转移。cN_0 患者颈部淋巴结隐匿性转移和颈部再转移主要分布在 II 区和 III 区，而 IV 区发生率较低。在发生转移的病例中，Ⅱ区转移率是58.8%，Ⅲ区是41.2%，Ⅳ区是23.5%。因此，一般情况下颈部仅需要清扫Ⅱ区、Ⅲ区和Ⅳ区。如果肿瘤位于环后区、咽后壁或梨状窝肿瘤过中线时，则应该行双侧择区清扫，如果肿瘤范围较大，向上累及口咽则还需要清扫Ⅰ区。

当颈部淋巴结临床cN+时，则至少需行颈部功能性清扫，常规包括Ⅱ、Ⅲ、Ⅳ和Ⅴ区。当颈部淋巴结转移侵及周围组织时不仅需要行经典性清扫，还要切除周围受侵的组织，最常见的是椎前。当颈动脉受包绕时，大多数情况下能够手术解剖并保护颈动脉，如果颈动脉受侵犯较重不能剥离时，可做以下选择：①夹闭颈外动脉和颈总动脉近心端，测量颈内动脉回流压，如果回流压平均大于55mmHg时，可以切除颈动脉，术后很少出现偏瘫等并发症，但术后尽可能保持血压偏高，且绝对平卧1周；②如果回流压较低，则术后发生并发症概率较高，可以采用大隐静脉移植，术中动脉转流技术可提高移植手术安全性；③如果颈内动脉残端位置较高不利于吻合血管，或者即使切除了颈动脉也不能切除干净肿瘤则只好局部置银夹，术后用X刀或γ刀局部放射治疗。在首诊治疗的患者，如果颈部淋巴结达到N₂以上，则需要术后放射治疗。

第四节　下咽癌治疗后复查、随访和挽救治疗

一、下咽癌治疗后复查和随访

根据笔者所在医院的资料显示，下咽癌患者治疗后所有复发者中，2年内复发占85%，3年内复发占95%，所以说治疗后患者的复查在3年内最重要。下咽癌随访最常检查的方法是问诊、体检、间接喉镜和颈部的B超检查。问诊很重要，咽痛再次发作、声音嘶哑、进行性吞咽困难及咽部异物感等都是下咽癌复发的征兆，应进行进一步的检查。查体发现颈部淋巴结的肿大、喉体的肿大，也应怀疑肿瘤的复发。间接喉镜如果发现水肿、黏膜粗糙、声带固定和肿物等，应进行纤维喉镜、下咽食管造影甚至颈部的增强CT等检查，以便早一些发现肿瘤的早期复发灶。复发性肿

瘤还没有包绕颈动脉且伴有头痛（颈动脉受包绕时伴有头部剧痛是颈动脉受肿瘤侵犯手术时不能依靠外科技术解剖的一个重要特征）时，可以手术挽救，但当椎前肌也受侵犯时则不易切除彻底。下咽复发癌侵及口咽、食管并不是手术的禁忌证。

二、根治性放疗后复发与挽救手术

根治性放疗的优势有以下几点：①风险小又能保留喉功能；②如果放射治疗效果不好或复发再选择手术还是可以挽救的；③当术前放射治疗结束时，病理下完全缓解率可达到40%，而术前同步放化疗可以再次提高完全缓解率；④单纯根治性放射治疗可达到约50%以上的完全缓解率，同步放化疗提高更多，另外放射治疗的后遗效应还可以使放射治疗结束时没有完全消退的肿瘤在放射治疗结束后1~2个月内再次缩小。基于以上原因，选择根治性放射治疗是有道理的。

如果患者选择了放射治疗，那么放射治疗之后的密切随访是必不可少的。但放射治疗之后复查时会遇到以下困难：下咽水肿不易发现复发病灶；放射治疗后颈部水肿和纤维化较重，不易发现颈部淋巴结转移。当咽痛再次发作、吞咽困难加剧、下咽水肿长期不消退时，临床医师一定要警惕肿瘤复发的可能性。早期复发癌不易发现，肿瘤一旦复发，则再次保留喉功能几乎不可能，一般需要行喉全切除甚至全下咽+颈段食管切除。对于复发晚期局部不可切除的病灶，或远处转移的患者均已失去再次手术挽救的机会，此类患者可寻求化疗及靶向药物治疗，或进行对症支持治疗。

放射治疗后手术挽救的效果还是很好的，5年生存率约为40%，但笔者仍然不主张对于下咽颈段食管癌的患者一律采用根治性放射治疗后随访，复发后再挽救的治疗策略。原因如下：①患者复查不定时，复发率较高（约30%），很多患者发现复发时因累及范围太广已经失去了再次手术挽救的机会；②某些患者经济条件差，复查时不能进行CT、MRI的检查，不易发现病灶；③挽救性手术因为高剂量放射治疗的原因，术后发生咽瘘者较多，甚至发生致命的并发症——颈动脉破裂大

出血。总的来说,根治性放射治疗的生存率较综合治疗低,因此,对于下咽颈段食管癌的患者推荐使用术前放射治疗或术后放射治疗加手术的综合治疗策略。

在进行挽救性手术时,下咽吻合口的缝合应更仔细,避免死腔,保护好颈动脉,如果有一血运丰富的组织瓣会更好。

三、造瘘口复发癌的治疗

气管造口复发癌由于肿瘤阻塞气道或肿瘤出血流入气道直接威胁患者的生命,对其治疗又是非常困难和棘手的,单纯放射治疗疗效很差,外科手术救治尽管风险大,仍是治疗或解除气道堵塞延长患者生命的最主要的治疗方法。值得一提的是,胸大肌皮瓣的应用对纵隔大血管提供了很好的保护,并有效地消灭了上纵隔死腔,使手术后致命性并发症及死亡率明显下降,为外科手术救治气管造口复发癌提供了更多的机会和可能。

气管造瘘口复发癌的分类多年来一直沿用Sisson分型,根据气管造口复发癌的侵犯部位,将其分为四型:①一型,复发肿瘤位于气管造口上部或上方,颈段食管未受侵犯;②二型,复发肿瘤位于气管造口上部或上方,同时向深部已侵犯食管;③三型,复发肿瘤位于气管造口下部或侧部,同时肿瘤已侵犯上纵隔;④四型,复发肿瘤向外侧已侵犯锁骨后方或气管下方。

手术救治适应证主要是一型、二型气管造口复发癌和没有侵犯颈总动脉及无名血管的三型气管造口复发癌。而肿瘤已包绕颈总动脉根部或无名动脉的三型复发癌、四型复发癌及肿瘤侵犯气管壁过长,隆突上正常气管不足4~5cm者是手术禁忌证。

手术操作要点如下:

1. 沿气管造口四周切开皮肤(皮肤切除要有宽大安全界),切开皮下组织及肌肉,两侧应解剖出颈总动脉根部,造口上方应解剖出颈段食管,若食管受侵,待复发癌灶标本切除后应内翻剥脱切除食管,胃上提咽胃吻合。

2. 在第1肋间断扎内乳动脉,用线锯横行锯断胸骨柄,再用线锯锯断第1肋和锁骨内侧端。

3. 将标本向上拉,显露上纵隔,解剖出左无名静脉,将其向下拉,必要时可结扎切断该静脉,继续解剖出左颈总动脉根部、右无名静脉和动脉,将上纵隔淋巴脂肪组织向上解剖,距气管内肿瘤下界1.0cm横断气管。

4. 切下标本后开始切取胸大肌皮瓣,皮瓣的直径应比病灶切除皮肤的直径至少要大2.0cm,皮瓣的位置应高(所需皮瓣的肌肉血管蒂短,可满足此要求),这样皮瓣下方可带较多胸大肌用以覆盖纵隔血管及消灭死腔。

5. 胸大肌皮瓣切取后转移至缺损处,在皮瓣中央打洞或平行供血管方向从皮瓣远端向中央全层切开,将气管断端同皮瓣中央缝合造瘘用皮瓣周围肌肉覆盖纵隔大血管及充填死腔。

6. 上纵隔放负压引流管,将皮瓣周边同缺损皮肤切缘缝合。

气管造口复发癌的预防:彻底清扫气管食管旁淋巴结是避免造瘘口复发癌的关键,术野的彻底冲洗是避免癌细胞种植的一个重要环节。

第五节 下咽手术术式及具体方法

一、下咽部分切除术

1. **梨状窝切除术** 梨状窝切除术适用于肿瘤位于梨状窝内壁或外壁的早期癌(T_1~T_2),或已经侵犯部分咽后壁的梨状窝外壁癌。如梨状窝前壁,环后区及喉受侵犯则不适宜。切口:胸锁乳突肌中段前缘做5~7cm的斜行切口。如同时做颈部淋巴结廓清术,可平行甲状软骨中间做一水平切口,外端再做颈侧垂直切口,两切口相交。掀开皮瓣,暴露患侧甲状软骨板,沿甲状软骨板上缘、后缘切开下咽缩肌,剥离甲状软骨膜并保留,切除甲状软骨侧板的后1/3,注意保留环甲关节以利于保护喉返神经。进入咽腔,切除肿瘤:甲状软骨后缘相当于梨状窝外壁与下咽后壁的交界处,在此处切开梨状窝外侧壁,进入下咽腔。可以看清探察肿瘤。明视下切除梨状窝外壁和内壁(即杓会厌襞外侧壁),可以包括部分咽后壁。缝合咽腔和皮肤:将咽后壁黏膜游离,与杓会厌襞切缘拉拢缝合,利用下咽缩肌在其外层加固缝合。冲洗伤口,放负压引流管,缝合皮下和皮肤切口。

2. 咽后壁切除术 适用于肿瘤位于下咽后壁(T_1~T_2),下界在食管入口上方的局限于下咽后壁。喉、食管及椎前组织受侵为手术禁忌证。切口:同梨状窝切除术。手术切除过程:显露患侧甲状软骨板后 1/3,切断结扎喉上神经血管,斜行切开甲状软骨板后 1/3,纵行切开梨状窝外侧壁黏膜,进入咽腔,向前切开部分舌会厌谷,显露肿瘤。沿肿瘤四周(安全界应在 1.0cm 以上)切开下咽黏膜和咽缩肌。切开肿瘤深面的椎前肌,将其同颈椎前筋膜分离,切下标本。修复下咽缺损:将颈阔肌皮瓣转入下咽,同下咽切缘缝合。缺损小的可以不用修复,黏膜直接钉于椎前筋膜即可。较大缺损还可以用游离前臂皮瓣修复。

3. 部分下咽及部分喉切除术 此类手术适用于下咽癌侵犯喉,但尚未侵犯环后区及食管,可以在切除下咽肿瘤的同时,切除部分喉,保留部分喉,达到切除肿瘤,保留喉功能的目的。

(1)梨状窝及杓会厌襞切除术:手术适用于梨状窝癌侵犯杓会厌襞,肿瘤比较局限(T_2)。侵犯杓状软骨、声门旁间隙及食管入口为手术禁忌。手术径路:按照梨状窝切除术的方法掀开皮瓣,显露患侧甲状软骨,切除甲状软骨上 1/2,从咽侧壁进入下咽腔。为了扩大视野,可以切断舌骨大角,此时喉上神经可被损伤。剪开部分会厌谷黏膜,进入咽腔。手术切除过程:从上向下正中垂直剪开会厌软骨,下极剪到前联合的上方,不要剪开前联合。由前联合处继续从前向后剪开喉室,外侧则沿已经切开的甲状软骨的水平切口一同剪开所属的软组织结构。剪到甲状软骨板后缘与咽侧后壁的切口汇合。此时仅在杓状软骨处尚未切开。根据肿瘤范围决定是否切除患侧杓状软骨,然后切下标本。如果肿瘤侵犯到会厌软骨或会厌前间隙,可以同时切除会厌及会厌前间隙。甲状软骨及舌骨也要做相应的扩大切除。固定声带,关闭咽腔:为了避免术后误吸,将声带后端与环状软骨创缘缝合,将声带固定于中线位置,以缩小声门裂,减少误吸。利用环后黏膜覆盖喉的创面。利用会厌谷黏膜,梨状窝外壁,咽侧、后壁黏膜,甲状软骨膜及带状肌修复下咽缺损,关闭咽腔。

(2)梨状窝及垂直部分喉切除:手术适用于梨状窝内壁的肿瘤侵犯声门旁间隙引起喉固定者。如果梨状窝前壁、环后、会厌前间隙受侵为手术禁忌。切口:平行甲状软骨上下 1/2 交界的水平切口,约 5~7cm。如同时做颈廓清术,另做颈侧垂直切口,水平切口外端与其相交。手术切除步骤:掀开颈部皮瓣,充分显露甲状软骨及环状软骨。分离患侧带状肌两侧,保留胸骨舌骨肌的肌筋膜及上下附着,准备以后修复喉及下咽所用。在患侧甲状软骨后缘纵行切开下咽缩肌,由后向前剥离甲状软骨骨膜,连同胸骨舌骨肌一同牵向对侧,显露出患侧甲状软骨板,正中锯开甲状软骨。在咽侧后壁处进入下咽腔。如梨状窝外侧壁也有肿瘤,可以在甲舌膜处切开进入下咽腔。此时可以在较好的视野下进一步看清肿瘤的侵犯范围。如果杓会厌襞有肿瘤,可以切除半侧会厌。从会厌正中由上向下垂直剪开,经过前联合到环状软骨上缘。再沿着患侧甲状软骨下缘或环状软骨上缘向后剪开,同时剪开喉内外两侧,喉内侧到达环杓关节,在甲状软骨外侧剪开患侧环甲关节到达甲状软骨后缘,准备与咽侧后壁的切口汇合。此时肿瘤仅有环杓关节与喉相连。正中剪开杓间区,切除环杓关节,与以前切口汇合。修复过程:手术切除后的缺损主要是一侧喉结构,包括部分会厌、会厌襞、室带和声带,以及一侧梨状窝。喉部缺损可以利用预先保留的胸骨舌骨肌及甲状软骨骨膜进行覆盖,同时利用部分环后黏膜,从后向前拉过环状软骨背板,覆盖环杓关节区域。这样可以将半侧喉封闭。利用健侧半喉进行呼吸,同时减少误吸。一侧梨状窝缺损不必修复,直接将环后切缘与咽侧后壁切缘缝合。将余下的会厌自身缝合。由于会厌咽皱襞也同时做了切除,此处可以将会厌咽皱襞切缘与会厌谷黏膜或舌根黏膜切缘缝合,达到关闭咽腔的目的。

二、全喉及部分下咽切除术

手术适用于梨状窝癌侵犯喉,引起喉固定,病变广泛,切除下咽及部分喉已不能切净病灶。如梨状窝癌侵犯杓间,侵犯环后已近中线等。此类手术也适用于环后癌。肿瘤侵犯食管入口、下咽近环周侵犯、下咽后壁癌为手术禁忌。

1. 麻醉 如果喉内无明显肿瘤外突,可以先经口腔气管插管全麻,手术进行中做气管切开,退出麻醉管,再从气管切开口插管,继续全麻。这样做可以避免患者在清醒状态下接受气管切开的刺激。如果喉内有明显肿瘤外突,不应再做经喉的气管插管,而要直接气管切开全麻,避开肿瘤。

2. 切口选择 一种是颈部U形切口加两侧颈部向肩部的斜切口。优点是颈部皮瓣可以向下延长,与气管后壁缝合,适合切除全喉连带较多颈段气管的病例,另外,颈前没有明显切口。缺点是一旦发生咽瘘,咽瘘内容直接流向气管瘘口,容易引起肺部感染。另一种切口是颈部H形切口。两侧颈部从乳突下向肩部的垂直切口加甲状软骨水平的横切口。优点是颈部横切口与咽部吻合口接近,发生咽瘘后可以就近切开引流。缺点是气管造口的位置较高,颈部有横行切口瘢痕。

3. 手术步骤及要点 在颈阔肌下将颈部皮瓣充分掀开,上部显露出舌骨,两侧显露出带状肌,下部显露出颈段气管。如果喉部的肿瘤没有外侵,带状肌可以保留,以用于加固咽部的吻合口。如果喉部肿瘤已外侵,相应侧的带状肌不能保留。切断胸骨舌骨肌及胸骨甲状肌的上端,将两束肌肉向下牵开保留备用。肩胛舌骨肌则随颈淋巴结切除。切断甲状腺峡部,切断结扎患侧甲状腺上下极血管。将另一侧甲状腺断端缝合向外牵开保留。显露出颈段气管,将口腔气管插管退出,在第3、第4气管环处横断气管,重新经气管口插入消毒的气管插管,继续全麻。上段气管及喉准备切除。切开下咽缩肌,分离健侧梨状窝外壁。在舌骨上切断舌骨上肌与舌骨的附着,切除舌骨。在两侧舌骨大角附近分离出喉上血管束,切断结扎。在健侧的甲状软骨板后缘纵行切开下咽缩肌,剥离梨状窝的外壁,以保留较多的健侧梨状窝黏膜,不致咽部狭窄。

切开会厌谷黏膜,进入下咽。切除全喉及部分下咽的过程是:将会厌提起,在明视下,距离肿瘤的边缘保留1~2cm的安全界,分别剪开两侧的下咽黏膜。患侧应剪开梨状窝外侧壁或下咽后

壁,以离开病灶较远。健侧可以在梨状窝前壁剪开,保留梨状窝外侧壁。两侧切口在环后汇合。在气管造口水平,横断气管,沿膜样部后分离气管与食管,到达环后与环后切口汇合,切除全喉、部分颈段气管及部分下咽标本。修复关闭下咽。切除全喉及一侧梨状窝以后,剩下的下咽黏膜可以直接拉拢缝合。而切除全喉及两侧梨状窝,以及部分下咽后壁以后,直接缝合关闭易发生下咽狭窄。可以用游离前臂皮瓣,胸大肌肌皮瓣等加宽下咽,然后进行下咽缝合,关闭咽腔。外层再利用肌皮瓣的肌肉与咽缩肌,舌骨上肌,带状肌缝合加固。进行气管造口,将颈部气管与四周的皮肤缝合,保留气管口开放。

三、全下咽全喉及部分食管或全食管切除梨状窝癌

侵犯梨状窝尖以及食管入口或颈段食管,需要手术切除全下咽、全喉及部分或全食管,需要利用修复手段重建咽与消化道之间的通路。手术适用于下咽癌侵犯食管入口及食管,咽后壁癌侵犯喉,颈段食管癌侵犯下咽。手术切除过程:在舌骨上切断舌骨上肌群,切断结扎喉上血管。梨状窝外侧壁癌容易外侵,所以应该将患侧带状肌及甲状腺切除,以扩大安全界。没有肿瘤外侵可以保留带状肌及甲状腺。在带状肌下端切断带状肌,切断结扎甲状腺下极血管。切断甲状腺峡部,将保留一侧的甲状腺叶从气管分离,推开保留。清除两侧气管食管沟组织。为了方便切除下咽和食管,先在下咽和食管与后面的椎前筋膜之间分离。如肿瘤没有侵犯椎前筋膜,应注意保留该筋膜,特别是术前放射治疗的病例,以防止感染对颈椎骨的直接影响。如椎前筋膜受侵,则切除椎前筋膜及头长肌。探查肿瘤下界后,决定横断颈段气管的水平。如果口腔气管插管,需另备消毒气管插管,经气管断端插入,继续全麻。剪开会厌谷,进入咽腔,距肿瘤上界有2cm安全界横断咽环周。上界距离要考虑修复手段的局限性。如用胃代食管,一般胃咽吻合的高度可达到口咽底部。如用结肠代食管,一般可以达到下咽的上界。如用游离空肠,吻合口可以达到口咽上端。食管的切缘最好离开肿瘤下界5cm以上。如果颈段食管受侵较小(食管入口下1.0cm左右),并且准

备用游离空肠移植或皮瓣修复下咽食管缺损,则在距肿瘤下界至少3~5cm处横断食管。颈段食管受侵广泛或者准备用胃或结肠替代下咽食管,则行全食管内翻剥脱。先插入胃管到贲门。横断贲门后,见到胃管,将食管布带与胃管系在一起,从颈部抽出胃管,将食管布带引到颈部。布带的下端再与贲门处切口全层缝合,从颈部上提食管布带,即可将食管做内翻剥脱上提到颈部切除。

四、重建下咽食管

目前最常应用的重建食管的方法有游离空肠移植和带血管蒂腹腔脏器移植两类方法。修复下咽除以上方法外,还可以利用皮瓣、肌皮瓣等方法。主要依据下咽及食管缺损的长短,患者的全身情况及术者的经验来决定。

1. **游离空肠移植** 主要适用于侵犯颈段食管非常局限的下咽癌病例或颈段食管癌,但要保持2~3cm的正常食管切缘。上腹部正中纵切口开腹,提起空肠起始部。逐渐向远端伸展空肠及其系膜,离Treitz韧带至少15cm远,选择一段空肠段。一般选择小肠动脉的第二或第三分支所供空肠段,此肠系膜一般只有一级血管弓,适合空肠展开。切断所需空肠段的近远端,呈扇形展开该段肠系膜,切断结扎肠系膜血管弓。解剖出血管蒂根部,切断该段血管蒂,将该段空肠移交至颈部待吻合。将留在腹腔的空肠断端行端端吻合,关闭肠系膜切口,逐层关腹。移植空肠系膜动静脉同颈部预备的动静脉吻合。颈部准备出预吻合的动静脉。一般多利用甲状腺上动脉,颈内静脉。为使蠕动方向向下,将空肠近端同口咽吻合,远端同颈段食管吻合。先将空肠与咽、食管吻合固定后,再进行小血管吻合。

2. **胃上提咽胃吻合术** 该手术因胃血运丰富,吻合口瘘很少发生,且术后进食恢复快,所以为应用最多的重建下咽全食管的方法。其缺点是纵隔创伤及胃肠功能因迷走神经切断而生理扰乱较大,手术死亡率较高,约为10%~15%。尽管近年来国内及笔者所在医院死亡率已低于10%,但全身情况差,心肺功能差的患者应慎用。手术操作:上腹部正中纵行切口,切口上端到达剑突

下,下端到达脐上方。开腹后保护两侧腹膜及腹壁。常规探查腹腔后进行游离胃的手术。先将胃提起,沿胃大弯将胃与大网膜间血管逐一切断结扎,仅保留胃网膜右动静脉至其根部。沿胃大弯向左游离至接近胃脾韧带处。胃脾韧带中有胃短动静脉从脾向胃走行。此时可以在脾后填入纱布垫,使脾脏下移,容易操作。逐一将胃短动静脉切断结扎。游离膈肌下胃顶部的胃膈肌韧带直到贲门处。这一方向的操作结束,下一步游离胃小弯。解剖保留胃右动静脉,解剖出胃左动静脉,结扎切断胃左动静脉。切开贲门处腹膜返折,充分游离贲门及下段食管。切断贲门,食管下段用止血钳夹闭,胃贲门断端分两层缝合关闭。在幽门部进行幽门成形,即垂直肌肉纹理方向切断幽门括约肌,然后再把括约肌断口按肌肉纹理方向缝合。切开幽门括约肌的过程中不要切开胃黏膜,一旦切开胃黏膜要立即缝合。经食管上端通下橡胶胃管,放开食管下段的血管钳,找到送下的胃管头,将食管布带与橡胶胃管头用丝线系牢,再将食管布带上提到颈部,布带的下端与食管下段全层缝合,继续从颈部上提布带,就可以将食管内翻上提拔脱至颈部,连同下咽全喉标本一同切除。将胃经后纵隔食管床上拉至颈部。在颈部切开胃底,造成胃的开口,将胃的开口同咽部切口分两层缝合。

3. **胸大肌肌皮瓣修复下咽** 下咽癌的外科治疗常需要切除全喉及一侧梨状窝,保留对侧梨状窝黏膜作下咽修复。如黏膜已少,需要用胸大肌肌皮瓣修补。积极应用胸大肌肌皮瓣修复下咽,不仅增强了伤口的愈合能力,降低了咽瘘的发生率,还提供了对颈总动脉的保护,降低了术后颈总动脉破裂的发生率。胸大肌肌皮瓣修复下咽之前要先确定下咽缺损的面积以及肌皮瓣蒂的长度。蒂长度的设计是:以锁骨中点下缘稍外侧为中心点,从该点量至缺损区下缘,该长度即为肌皮瓣蒂的长度。切取肌皮瓣时,宜从下向上解剖。先切开胸部皮肤及皮下组织,掀开胸大肌表面的皮瓣,仅保留岛状皮瓣于胸大肌之上。在胸大肌深面将胸大肌深筋膜同胸小肌分离。蒂血管束位于胸大肌深面和其深筋膜之间,可在直视下解剖制作肌血管蒂。将胸大肌及其岛状皮瓣从肋骨及胸骨上离断之后,即可将肌皮瓣移动到颈部,预备

修复下咽。胸大肌肌皮瓣修复下咽属于皮肤与黏膜的愈合。具体修复是将胸大肌肌皮瓣的皮肤缘与下咽切缘全周缝合,恢复下咽的圆桶状结构。黏膜与皮肤缝合之后,由于下咽黏膜下肌层不足利用,因此要利用咽缩肌、喉外肌及带状肌与胸大肌缝合以加强修补。

利用胸大肌肌皮瓣修复下咽的优点:其供血血管解剖较恒定,血供可靠,成活率高;皮瓣切取面积大,可供修复较大面积缺损,肌肉组织量大,可供填塞死腔;血管肌肉蒂较长,转移灵活;可折叠修复下咽与颈部皮肤缺损;不需更换手术体位,可和原发灶手术同时进行,缩短手术时间;供区创面可直接拉拢缝合,不需植皮。缺点:前胸壁遗留较长切口瘢痕,影响美观;若皮瓣较大时,无法避免切取部分乳房,对女性患者将造成明显畸形;较肥胖或胸大肌很发达的患者,有时该瓣显得过于臃肿。

中国医学科学院肿瘤医院肿瘤研究所在其379例利用胸大肌肌皮瓣修复各种头颈部手术缺损中,28例用于修复下咽缺损修复,2例用于食管修复,19例用于下咽癌治疗后咽瘘的修补,除2例食管的修复造成不同程度进食困难外,其余均获成功。在379例中,胸大肌肌皮瓣全部坏死仅7例,占1.8%。由于胸大肌肌皮瓣的方法相对简单、可靠,特别适合于高龄、体质差,不宜接受腹腔脏器修复下咽及食管的病例。

4. 带血管蒂结肠代食管术 现在已经较少应用。主要用于无法用胃、空肠或游离皮瓣代替食管的病例(如胃已经有严重疾患,或者已行胃大部切除的病例,以及保留喉进行环后吻合的病例)。下咽及食管的缺损还可以采用游离前臂皮瓣、游离股外侧穿支皮瓣、颏下岛状瓣等详见皮瓣修复章节。

第六节 外科治疗的主要并发症和处理

一、咽瘘

胃的血运较好,与咽部的吻合口较易缝合,一般不易发生咽瘘。咽瘘多发生在根治性放射治疗失败的病例。咽瘘一般出现在术后1~2周。表现为患者体温升高,血白细胞升高。颈部皮肤发红,局部可及波动感。伤口出现异味,甚至有液体或脓液流出。预防措施:吻合时黏膜层要对合准确,避免张力,有效引流并消灭死腔。一旦发生吻合口瘘,应当立即切开伤口,充分引流,剪除坏死组织及更换敷料。较小的咽瘘经换药多能自行愈合,大的咽瘘常需修复。

二、胃壁坏死

胃壁坏死分为胃壁部分坏死和全部坏死。主要是因为胃的局部或全部的血供障碍造成。胃坏死的发生率一般不高,特别是全胃壁坏死更为少见。主要原因是在腹部操作时,游离胃的血管时处理不当。例如游离结扎胃网膜血管时过于贴近胃大弯,误伤胃网膜右动脉等。术后1~2周,有持续性低热,胃相应区域的颈部皮肤颜色发红且较暗,皮下的弹性较差。胃管中可有深咖啡色或黑色的液体吸出,胃壁局部或全部颜色发黑,或黑红相间,呈花斑状,胃弹性差,剪开不出血,应当考虑胃坏死。胃壁坏死带来的问题主要是咽瘘、纵隔感染、大血管出血等。前壁坏死,如位置较高可发生咽瘘,如位置较低,不仅发生咽瘘,胃液可以腐蚀位于胃前的气管和前纵隔结构,继发纵隔感染。后壁坏死,胃液直接流入后纵隔,引起后纵隔感染。全胃坏死,是最为严重的并发症,可继发咽瘘、纵隔感染、纵隔大血管出血等。全胃坏死常致命,患者体质常常急剧下降,选用另外的脏器替代坏死胃的手术也不易成功。

三、颈总动脉出血

多发生在根治性放射治疗失败进行手术救治且术后发生较大咽瘘的病例。颈总动脉出血是一个凶险的并发症。若抢救不及时或措施不当,可因失血过多,或因血流入气管窒息而死亡。一旦发生出血,应当立即打开伤口敷料,用手指压迫动脉壁破口止血。用手掌捂盖止血,常因压迫不到具体出血点而效果不好。同时迅速吸引出流入气管内的血,维持呼吸道通畅。待血容量补足,血压升至正常或略高于正常水平,再进行颈总动脉结扎。术后应使血压维持在正常或略高水平,以保障结扎侧大脑血流灌注。给予吸氧,应用激素、甘露醇,减轻脑水肿。另外还应使用抗凝药物,防止血栓形成。临床实践已经证明以上措施可以大大降低颈总动脉结扎后的死亡率和偏瘫率。

四、游离皮瓣或空肠坏死

带血管蒂的游离皮瓣或空肠移植偶然可发生坏死。主要原因是吻合的血管弓或血管蒂损伤,压迫或扭转。发现坏死,早期应立即开颈探查血管蒂尝试挽救皮瓣或空肠,如术后晚期出现坏死,则应手术清创去除坏死的皮瓣或空肠,充分引流,控制感染,加强全身营养。移植的皮瓣或空肠全部坏死后,后果严重。必要时可采取最传统的"三造瘘口"方法,清创后保留口咽、气管、食管三个造瘘口,寻求二期修复。局部皮肤卷管,胸大肌或胸三角皮瓣等都是二期修复可选的方法。

五、胸腔合并症

主要有肺炎、气胸、胸腔积液。肺炎主要发生在肺功能差的患者。术后应加强吸痰。气胸主要由于食管内翻拔脱时胸膜损伤。少量胸腔积气可行抽吸,量较大时,应行胸腔闭式引流。胸腔积液多为反应性渗出,可行穿刺抽吸,一般不需胸腔闭式引流。

六、甲状腺及甲状旁腺功能低下

由于手术前放射治疗及手术中切除甲状腺、甲状旁腺,部分患者可以出现甲状腺及甲状旁腺功能低下。甲状腺功能低下,患者表现为面色苍白,全身水肿,体温下降,有时可以伴有间断性昏迷,血清甲状腺素水平降低,严重者可伴有水电平衡紊乱。甲状旁腺功能低下,患者出现手足抽搐。治疗可以口服甲状腺素片,纠正水电解质平衡,长期补充钙剂和维生素 D。

七、气管造瘘口坏死

全喉全下咽及全食管切除后,气管造瘘口有时会出现坏死。术后 1 天或 2 天,气管壁特别是两侧壁折皱,有痰痂且不易清除,颜色发黑,都是气管壁坏死的迹象。气管造瘘口坏死可以引起局部感染,前纵隔血管暴露出血等致命性并发症。

如果是前壁坏死,因伤口感染会波及气管前的无名动静脉,因此要特别注意观察。如坏死进行性发展,估计动静脉血管的暴露在所难免,应积极进行手术切除坏死气管,利用胸大肌肌皮瓣进行修复,可以避免大血管出血。如果是后壁坏死,可以剪除坏死组织,局部换药。因气管后壁之后是胸胃,一般术后 2 周后胸胃与气管后壁形成粘连,不致产生大的并发症。两侧壁坏死,如无继续发展可进行上述处理。发展缓慢的坏死,临床处理一方面积极换药,一方面可以局部进行红外线加温处理,促进局部血液循环,加快修复过程。一般可以等待重新上皮化。

八、胃反流

大约 25%~50% 的患者,手术后经鼻饲管或经口进食后,立即或移动体位后会出现胃内容物经口流出,称为胃反流。发生的原因是:术后胃动力学受影响,食物储留;消化道括约肌消失。胃代食管后,胃的容积比食管的容积大,食物可以暂时停留在胃代食管中,如果同时有幽门开放障碍,食物的下行速度较慢。如果一次进食量较大,或进食较多液体食物,就会向上反流出来。减少每次进食量,直立体位进食,进食后不要立即平卧,都可以减轻或避免胃反流。大部分患者在术后 1 个月之后基本恢复正常进食,但是部分患者的胃反流可能存在很长时间。

九、气管膜样部撕裂

气管膜样部与食管前壁紧密相贴,其间只有潜在的间隙可供分离。在内翻拔脱食管时,如果没有正确进入到此间隙,或这一间隙被肿瘤侵犯形成局部粘连不能分离,或由于术前没有发现的食管憩室与气管粘连,都可能造成气管膜样部撕裂。如能在食管拔脱时及时发现气管膜样部撕裂,应立即停止食管拔脱。2~3cm 以上的撕裂,经气管简单缝合,很难成功。手术后出现纵隔气肿将造成致命性后果。对于较长和较低位的膜样部撕裂,要立即侧位开胸,游离气管膜样部进行缝合。对于较短和较高位的膜样部撕裂,如果经气管缝合比较容易,可以进行缝合,然后利用上提的胃,依托在后方。由于胃在纵隔的依托作用,胃的浆膜层可以使撕裂的气管膜样部逐渐上皮化,膜样部不致坏死,撕裂处可以愈合。

十、吻合口瘘及纵隔感染

常见吻合口后壁瘘。咽部内容物和感染物质就会沿椎前向下到纵隔,引起纵隔感染。吻合口瘘一般在手术后1周内有所表现。患者出现体温、血白细胞升高,颈部红肿,如有吻合口出血,可以伴有咽部引流物红染或黑便。患者吞咽时出现剧烈胸痛,提示吻合口瘘,漏出物到达纵隔。纵隔感染可以伴有一侧或两侧脓胸。消化道造影可以看见钡剂流入颈部、纵隔或胸腔。发现或怀疑吻合口瘘特别是后壁瘘,应及早经颈部切开探查,或利用消化道造影证实。出现纵隔感染,应及时在纵隔放置引流管和冲洗管,同时进行纵隔引流和冲洗。力争引流充分,控制感染。如果出现脓胸,应立即放置胸腔闭式引流。全身应用抗生素。

第七节　下咽癌的治疗新趋势

同步放化疗是进展期头颈鳞癌一种有效的治疗手段,与单纯放射治疗相比较约提高10%~20%的生存率,尤其是对于不可切除的病例能明显提高生存率,并能提高喉功能保留率。挽救性手术是对同步放化疗的必要的补充,有可能降低远处转移率。尽管毒副作用较大,但大多还可以忍受,通过对症治疗或鼻饲、胃造瘘均可得到改善。同步放化疗虽然达到了很高的完全缓解率,但完全缓解的病例并不能说明达到病理阴性,这一点可以从较高的复发率中体现出来,所以说对一些临床病变较晚的病例选择良好的手术时机进行手术治疗也许是一种能提高生存的新的治疗模式。同步放化疗尽管取得了较高的生存率,但尚未有与术前放射治疗＋手术的治疗模式相比较的前瞻性研究,在喉功能保留率、生存率、复发率等方面尚未有显著的差异。

有关诱导化学药物治疗的研究中,多数研究结果为阴性,仅个别研究结果显示合并化学药物的治疗优于单纯放射治疗。但在顺铂5-FU方案的诱导化学药物治疗在喉癌和下咽癌的治疗中用来提高喉功能的保留率是一致的。

生物靶向治疗近几年发展较快,如Herceptin(赫赛汀)治疗难治性乳腺癌,Iressa(易瑞沙)治疗非小细胞肺癌,Rituximab(美罗华)治疗CD^+的B细胞淋巴瘤等都是非常成功的例子。抗EGFR的西妥昔单抗(C225, Erbitux)是人鼠嵌合体IgG1抗体,临床研究显示联用西妥昔单抗可提高多种标准化疗药物如伊立替康、5-FU、顺铂和紫杉醇的疗效。其提高化疗、放疗疗效的主要机制是阻止DNA受损的细胞增殖和促进放射治疗诱导的肿瘤细胞凋亡。目前在头颈肿瘤中显出了良好的治疗效果。

(王晓雷)

参 考 文 献

1. 叶京英,李五一. 阻塞性睡眠呼吸暂停低通气综合征诊断和外科治疗指南. 中华耳鼻咽喉头颈外科杂志, 2009, 44(2):95-96.

2. 单希征,孙悍军,高云,等. 阻塞性睡眠呼吸暂停低通气综合征围手术期关键环节和安全措施的研究. 中华耳鼻咽喉头颈外科杂志, 2010, 45(5):369-373.

3. 李树华,暴继敏,石洪金,等. 阻塞性睡眠呼吸暂停低通气综合征围手术期严重并发症的处理及预防. 中华耳鼻咽喉头颈外科杂志, 2010, 45(5):359-363.

4. 中国医师协会睡眠医学专业委员会. 成人阻塞性睡眠呼吸暂停多学科诊疗指南. 中华医学杂志, 2018, 98

(24), 1902-1914.

5. Aurora RN, Casey KR, Kristo D, et al. Practice parameters for the surgical modifications of the upper airway for obstructive sleep apnea in adults. Sleep, 2010, 33(10): 1408-1413.

6. Bibbins-Domingo K, Grossman DC, Curry SJ, et al. Screening for Obstructive Sleep Apnea in Adults: US Preventive Services Task Force Recommendation Statement. JAMA, 2017, 317(4):407-414.

7. Jonas DE, AmickHR, Feltner C, et al. Screening for obstructive sleep apnea in adults: evidence report and

systematic review for the US Preventive Services Task Force. JAMA, 2017, 317 (4): 415–433.

8. Kapur VK, Auckley DH, Chowdhuri S, et al. Clinical practice guideline for diagnostic testing for adult obstructive sleep apnea: an American Academy of Sleep Medicine Clinical Practice Guideline. J Clin Sleep Med, 2017, 13 (3): 479–504.

9. Sharma S, Essick G, Schwartz D, et al. Sleep medicine care under one roof: a proposed model for integrating dentistry and medicine. J Clin Sleep Med, 2013, 9 (8): 827–833.

10. Sharma SK, Katoch VM, Mohan A, et al. Consensus & evidence–based INOSA guidelines 2014 (first edition). Indian J Med Res, 2014, 140 (3): 451–468.

11. Spicuzza L, Caruso D, Di MG. Obstructive sleep apnoea syndrome and its management. Ther Adv Chronic Dis, 2015, 6 (5): 273–285.

12. Qaseem A, Dallas P, Owens DK, et al. Diagnosis of obstructive sleep apnea in adults: a clinical practice guideline from the American College of Physicians. Ann Intern Med, 2014, 161 (3): 210–221.

13. Qaseem A, Holty JE, Owens DK, et al. Management of obstructive sleep apnea in adults: A clinical practice guideline from the American College of Physicians. Ann Intern Med, 2013, 159 (7): 471–483.

14. Ramar K, Dort LC, Katz SG, et al. Clinical practice guideline for the treatment of obstructive sleep apnea and snoring with oral appliance therapy: an update for 2015. J Clin Sleep Med, 2015, 11 (7): 773–827.

15. Verse T, Dreher A, Heiser C, et al. ENT–specific therapy of obstructive sleep apnoea in adults. Sleep Breath, 2016, 20 (4): 1301–1311.

16. de Raaff CAL, Gorter–Stam MAW, de Vries N, et al. Perioperative management of obstructive sleep apnea in bariatric surgery: a consensus guideline SurgObes Relat Dis, 2017, 13 (7): 1095–1109.

17. Lévy P, Kohler M, McNicholas WT, et al. Obstructive sleep apnoea syndrome. Nat Rev Dis Primers, 2015, 1: 15015.

18. Heinzer R, Vat S, Marques–Vidal P, et al. Prevalence of sleep–disordered breathing in the general population: the HypnoLaus study. Lancet Respir Med, 2015, 3 (4): 310–318.

19. Arnardottir ES, Bjornsdottir E, Olafsdottir KA, et al. Obstructive sleep apnoea in the general population: highly prevalent but minimal symptoms. European Respiratory Journal, 2016, 47 (1): 194–202.

20. Liao W J, Song L J, Yi H L, et al. Treatment choice by patients with obstructive sleep apnea: data from two centers in China. Journal of Thoracic Disease, 2018, 10 (3): 1941–1950.

21. Peters T, Grüner C, Durst W, et al. Sleepiness in professional truck drivers measured with an objective alertness test during routine traffic controls. Int Arch Occup Environ Health, 2014, 87 (8): 881–888.

22. Young T, Evans L, Finn L, et al. Estimation of the clinically diagnosed proportion of sleep apnea syndrome in middle–aged men and women. Sleep, 1997, 20 (9): 705–706.

23. Mold JW, Quattlebaum C, Schinnerer E, et al. Identification by primary care clinicians of patients with obstructive sleep apnea: a practice–based research network (PBRN)study. J AmBoard Fam Med, 2011, 24 (2): 138–145.

24. Jonas DE, AmickHR, Feltner C, et al. Screening for obstructive sleep apnea in adults: evidence report and systematic review for the US Preventive Services Task Force. Jama, 2017, 317 (4): 415–433.

25. Sia CH, Hong Y, Tan L W L, et al. Awareness and knowledge of obstructive sleep apnea among the general population. Sleep Med, 2017, 36, 10–17.

26. Qaseem A, Holty JE, Owens DK, et al. Management of obstructive sleep apnea in adults: A clinical practice guideline from the American College of Physicians. Ann Intern Med, 2013, 159 (7): 471–483.

27. Barbé F, Durán–Cantolla J, Sánchez–de–la–TorreM, et al.. Effect of continuous positive airway pressure on the incidence of hypertension and cardiovascular events in nonsleepy patients with obstructive sleep apnea: a randomized controlled trial. JAMA, 2012, 307 (20): 2161–2168.

28. Marshall NS, Bartlett DJ, Matharu KS, et al. Prevalence of treatment choices for snoring and sleep apnea in an Australian population. J Clin Sleep Med, 2007, 3 (7): 695–699.

29. Certal V, Capasso R. Updated Concepts on Treatment outcomes for obstructive sleep apnea. Adv Otorhinolaryngol, 2017, 80: 37–40.

30. Mcnicholas WT, Bassetti CL, Ferinistrambi L, et al. Challenges in obstructive sleep apnoea. Lancet Respiratory Medicine, 2018, 6 (3): 170.

31. McEvoy RD, Antic NA, Heeley E, et al. CPAP for prevention of cardiovascular events in obstructive sleep apnea. N Engl J Med, 2016, 375 (10): 919–931.

32. Koufman JA, Aviv JE, Casiano RR, et al. Laryngopharyngeal reflux: position statement of the committee on speech, voice, and swallowing disorders of the American Academy of Otolaryngology–Head and Neck Surgery. Otolaryngol

Head Neck Surg, 2002, 127（1）: 32-35.

33. 中华耳鼻咽喉头颈外科杂志编辑委员会咽喉组, 中华医学会耳鼻咽喉头颈外科学分会咽喉学组. 咽喉反流性疾病诊断与治疗专家共识（2015 年）. 中华耳鼻咽喉头颈外科杂志, 2016, 51（5）: 324-326.

34. 李进让, 肖水芳, 李湘平, 等. 咽喉反流性疾病诊断与治疗专家共识（2015 年）解读. 中华耳鼻咽喉头颈外科杂志, 2016, 51（5）: 327-332.

35. Koufman JA, Amin MR, Panetti M. Prevalence of reflux in 113 consecutive patients with laryngeal and voice disorders. Otolaryngol Head Neck Surg, 2000, 123（4）: 385-388.

36. Koufman JA. The otolaryngologic manifestations of gastroesophageal reflux disease（GERD）: a clinical investigation of 225 patients using ambulatory 24-hour pH monitoring and an experimental investigation of the role of acid and pepsin in the development of laryngeal injury. Laryngoscope, 1991, 101（4 Pt 2 Suppl 53）: 1-78.

37. Kamani T, Penney S, Mitra I, et al. The prevalence of laryngopharyngeal reflux in the English population. Eur Arch Otorhinolaryngol, 2012, 269（10）: 2219-2225.

38. Connor NP, Palazzi-Churas KL, Cohen SB, et al. Symptoms of extraesophageal reflux in a community-dwelling sample. J Voice, 2007, 21（2）: 189-202.

39. 李丽娜, 张宗霖, 张延平, 等. 部队中年干部咽喉反流病的流行病学研究. 中华保健医学杂志, 2012, 14（6）: 456-458.

40. 黄靖, 徐媚, 罗伟, 等. 南京市居民咽喉返流疾病的流行病学调查分析. 中国耳鼻咽喉颅底外科杂志, 2013, 19（5）: 416-419.

41. 陈贤明, 李垚, 郭文玲, 等. 福州地区咽喉反流性疾病的流行病学调查. 中华耳鼻咽喉头颈外科杂志, 2016, 51（12）: 909-913.

42. 邹哲飞, 陈伟, 袁琨, 等. 武汉市咽喉反流性疾病流行病学研究. 听力学及言语疾病杂志, 2018, 26（6）: 638-641.

43. Postma GN, Tomek MS, Belafsky PC, et al. Esophageal motor function in laryngopharyngeal reflux is superior to that in classic gastroesophageal reflux disease. Ann OtolRhinol Laryngol, 2001, 110（12）: 1114-1116.

44. Saruç M, Aksoy EA, Vardereli E, et al. Risk factors for laryngopharyngeal reflux. Eur Arch Otorhinolaryngol, 2012, 269（4）: 1189-1194.

45. Spantideas N, Drosou E, Bougea A, et al. Laryngopharyngeal reflux disease in the Greek general population, prevalence and risk factors. BMC Ear Nose Throat Disord, 2015, 15: 7.

46. Lipan MJ, Reidenberg JS, Laitman JT. Anatomy of reflux:

a growing health problem affecting structures of the head and neck. Anat Rec B New Anat, 2006, 289（6）: 261-270.

47. Rodrigues MM, Dibbern RS, Santos VJ, et al. Influence of obesity on the correlation between laryngopharyngeal reflux and obstructive sleep apnea. Braz J Otorhinolaryngol, 2014, 80（1）: 5-10.

48. Eryılmaz A, Erişen L, Demir UL, et al. Management of patients with coexisting obstructive sleep apnea and laryngopharyngeal reflux disease. Eur Arch Otorhinolaryngol, 2012, 269（12）: 2575-2580.

49. Gabriel CE, Jones DG. The importance of chronic laryngitis. J Laryngol Otol, 1960, 74: 349-357.

50. Mays EE, Dubois JJ, Hamilton GB. Pulmonary fibrosis associated with tracheobronchial aspiration. A study of the frequency of hiatal hernia and gastroesophageal reflux in interstitial pulmonary fibrosis of obscure etiology. Chest, 1976, 69（4）: 512-515.

51. Tobin RW, Pope CE, Pellegrini CA, et al. Increased prevalence of gastroesophageal reflux in patients with idiopathic pulmonary fibrosis. Am J Respir Crit Care Med, 1998, 158（6）: 1804-1808.

52. Raghu G, Freudenberger TD, Yang S, et al. High prevalence of abnormal acid gastro-oesophageal reflux in idiopathic pulmonary fibrosis. Eur Respir J, 2006, 27（1）: 136-142.

53. Bédard MD, Leblanc É, Lacasse Y. Meta-analysis of Gastroesophageal Reflux Disease and Idiopathic Pulmonary Fibrosis. Chest, 2019, 155（1）: 33-43.

54. Nation J, Kaufman M, Allen M, et al. Incidence of gastroesophageal reflux disease and positive maxillary antral cultures in children with symptoms of chronic rhinosinusitis. Int J Pediatr Otorhinolaryngol, 2014, 78（2）: 218-222.

55. Bothwell MR, Parsons DS, Talbot A, et al Outcome of reflux therapy on pediatric chronic sinusitis. Otolaryngol Head Neck Surg, 1999, 121（3）: 255-262.

56. Phipps CD, Wood WE, Gibson WS, et al. Gastroesophageal reflux contributing to chronic sinus disease in children: a prospective analysis. Arch Otolaryngol Head Neck Surg, 2000, 126（7）: 831-836.

57. Górecka-Tuteja A, Jastrzębska I, Składzień J, et al. Laryngopharyngeal reflux in children with chronic otitis media with effusion. J Neurogastroenterol Motil, 2016, 22（3）: 452-458.

58. Boronat-Echeverría N, Aguirre-Mariscal H, Carmolinga-Ponce M, et al. Helicobacter pylori detection and clinical symptomatology of gastroesophageal reflux disease in pediatric patients with otitis media with effusion. Int J

Pediatr Otorhinolaryngol, 2016, 87: 126–129.

59. Sella G, Tamashiro E, Anselmo–Lima WT, et al. Relation between chronic rhinosinusitis and gastroesophageal reflux in adults: systematic review. Braz J Otorhinolaryngol, 2017, 83（3）: 356–363.

60. Jacques Bernier. Head and Neck Cancer Multimodality Management. 2nd ed. Cham: Springer International Publishing Switzerland, 2016.

61. 曾益新. 肿瘤学. 北京: 人民卫生出版社, 2003.

62. Shah Jatin P. 头颈外科学与肿瘤学. 于振坤, 译. 北京: 人民卫生出版社, 2005.

63. 郎锦义, 赵充, 郭晔, 等. 头颈部肿瘤综合治疗专家共识. 中华耳鼻咽喉头颈外科杂志, 2010, 45（7）: 535–541.

第四篇　喉科学、气管食管学与颈科学

第一章　喉部手术解剖学

喉（larynx）位于颈前正中，第三至第六颈椎的前方，是呼吸的通道和发音的主要器官。喉是以软骨为支架，软骨间有肌肉、韧带和纤维组织相连接所组成的管腔。上通喉咽，下接气管，上界为会厌上缘，下界为环状软骨下缘，其内面被覆黏膜，与咽部及气管黏膜相连续（图4-1-1）。由于解剖结构的特殊性，喉除了与发音、呼吸功能有关外，吞咽时，喉被上提，会厌向后下盖住喉入口，防止食物进入呼吸道，形成保护呼吸道的第一道防线。因此在喉癌手术时，必须考虑喉的发音、呼吸和吞咽功能的重建。任何部分喉切除术，除了要在完整切除肿瘤的前提下重建发音功能，还要考虑术后能否拔管，避免终生带管；考虑能否正常进食，避免严重的误吸。

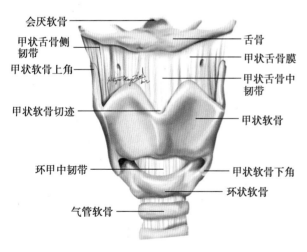

会厌软骨
甲状舌骨侧韧带
甲状软骨上角
甲状软骨切迹
环甲中韧带
气管软骨
舌骨
甲状舌骨膜
甲状舌骨中韧带
甲状软骨
甲状软骨下角
环状软骨

图4-1-1　喉解剖图

喉借喉外诸肌的附着，悬附于舌骨之下，并与咽部相连，使喉的位置固定，但又随着吞咽动作，能有一定范围的上下动作。发声时，特别是在唱歌时，喉也有范围较小的上下活动。将甲状软骨向左右移动时，喉也稍可移动，并由于喉软骨与颈椎摩擦而发出轻微响声。喉咽部环后区癌患者响声可能消失，这是环后区癌的一个重要体征。

一、喉的支架

（一）喉软骨

喉的支架是由11块软骨借韧带、肌肉等相互连接而构成的。喉的软骨包括甲状软骨、环状软骨、会厌软骨、杓状软骨、小角软骨、楔状软骨和麦粒软骨，前三者为单一软骨，后四者左右成对。小角软骨、楔状软骨和麦粒软骨是位于杓状软骨的顶端和杓会厌襞内的小软骨，无特殊临床意义。

1. 甲状软骨　位于舌骨下方，是喉软骨中最大的一块，形成喉前壁大部及侧壁，两侧四边形软骨片称甲状软骨翼板（图4-1-2），在颈前正中线汇合，相交处稍向后下倾斜，相交的角度男女不同，男性呈直角或锐角，明显可见，其上端最突出处称为喉结，为男性的性征之一；女性翼板的交角较大，约向颈前中央突出120°，呈弓形，外突不显，故在颈前部看不到喉结。

甲状软骨正中融合处上方凹陷呈"V"形切迹，称甲状软骨切迹，临床上常作为测定颈正中线的标志。两侧翼板外侧面有斜线，其走行方向自后上向前下，为胸骨甲状肌止点和甲状舌骨肌、咽下缩肌的附着处。两侧翼板后缘各向上下延伸，呈小柱状突起，分别称为上角和下

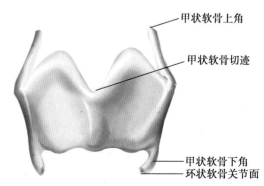

甲状软骨上角
甲状软骨切迹
甲状软骨下角
环状软骨关节面

图4-1-2　甲状软骨

角,上角较长,借甲状软骨侧韧带与舌骨大角相连。下角较短,其末端的内侧面有一圆形小关节面,与环状软骨外侧方的关节面相接,组成环甲关节。

甲状软骨翼板的内侧面较光滑,其上下两端被黏膜覆盖,两侧翼板相交的正中、甲状软骨切迹的下方借甲会厌韧带与会厌软骨的根部相接。在此下方是两侧喉室和声带的前端附着处,甲杓肌、甲会厌肌和声带也起于此处,声带和喉室前端的附着点,男性约在上下缘平面的中点处,女性稍高于男性。

甲状软骨上缘借甲状舌骨膜和甲状舌骨肌与舌骨相连接,甲状舌骨膜是弹力纤维组织,其正中部较厚,称甲状舌骨中韧带。其两侧的后缘也稍厚,称甲状舌骨侧韧带。其两侧的中间部分较薄,喉上神经的内支与喉上动脉并行,均穿过此膜的中部进入喉内。

甲状软骨下缘借环甲膜及环甲肌与环状软骨相连接,环甲膜是弹力圆锥的前部,呈三角形,较坚韧,或称环甲韧带。

甲状软骨是喉部分切除术的切开入喉部位。根据不同术式,甲状软骨切开的部位也不同。喉裂开术和喉垂直部分切除术主要针对发生在一侧声带的肿瘤,因此往往沿甲状软骨中线切开。侧前位喉部分切除术主要的适应证是一侧声带癌侵及对侧声带的前连合,因此应根据对侧前连合受累的程度,在对侧甲状软骨板距中线 2~5mm 切开。环状软骨上部分喉切除术(如 CHEP 手术)和 Tucker 手术主要的适应证为双侧声带癌,因此可以在两侧甲状软骨板的后 1/3 或 1/4 作纵行切开,仅保留甲状软骨板的后 1/3 或 1/4。而声门上水平喉部分切除术主要适应证为声门上型喉癌,手术需保留甲状软骨的下半,因此一般在甲状软骨上下 1/2 交界处稍高水平作水平或展开的"V"形切开,切除两侧甲状软骨板的上半。

2. 环状软骨 位于甲状软骨下方,质地坚厚,较甲状软骨为小,形状似带有镶嵌物的指环,是上呼吸道唯一的呈完整环形的软骨,它对保持喉和气管上端管腔的通畅有重要作用。如有损伤,则可能引起喉狭窄(图 4-1-3)。

环状软骨是形成喉腔下部的前壁、侧壁,特

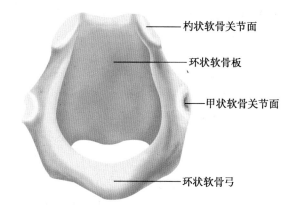

别是后壁支架。其前部较窄,称环状软骨弓,是施行气管切开术的重要标志。正中部的垂直径 5~7mm,弓长 28~30mm,两侧向后延伸部分逐渐增宽,并与环状软骨板融合,弓的前部正中的两侧为环甲肌附着处。

环状软骨的后部较宽,呈四方形,称环状软骨板,构成了喉后壁的大部分,其垂直径 2~3cm,其下缘与弓的下缘在同一平面,上部向上突入甲状软骨翼板两侧后缘之间。板的上部两侧的斜面上,各有一半圆柱状狭长突起,是与杓状软骨相连接的关节面。板的下部两侧近环状软骨弓处的外侧面,各有小圆形关节面,与甲状软骨下角内侧面的关节面共同组成环甲关节,在此关节面与环甲肌附着处之间是下咽缩肌的附着处。

环状软骨的下缘较平整,近于水平,借环气管韧带与第一气管环相连,一般以此作为咽与食管,喉与气管划分的标志。在成年人,环状软骨在 $C_6 \sim C_7$ 水平,而在儿童,则在 $C_3 \sim C_4$ 水平。

环状软骨自 20 岁起开始钙化,老年患者可因环状软骨钙化、杓状软骨后方与喉咽后壁相距甚近,致食管镜无法自该处通过,而需自梨状窝插入。另外,环状软骨钙化,在 X 线检查时表现为致密阴影,可误诊为食道入口异物。

喉癌向声门下侵犯可累及环状软骨,环状软骨广泛受侵是行部分喉切除术的禁忌证。因此术前应通过影像学检查和内镜检查来判断环状软骨是否受累。当然,术中判断更为重要。如肿瘤仅邻近环状软骨或小范围侵及一侧环状软骨的上缘,可考虑水平切除环状软骨的上半。当环状软骨明显受累时,则保留环状软骨是不安全的。另外侵及环状软骨和环甲膜的肿瘤常可发生喉前淋巴结和气管旁淋巴结（Ⅵ区）转移，未正确处理这些转移淋巴结是术后气管造口复发的原因之一，应引起重视。

3. 杓状软骨　杓状软骨又名披裂软骨，位于喉后部，环状软骨板的上方，中线两侧。左右各一，形似三角形锥体，有三个面和底部及顶部，大部分喉内肌起止于此软骨。

杓状软骨顶部稍向内、向后倾斜，小角软骨接于其上，可形成滑膜关节或融合。底部为半圆形凹槽，跨在环状软骨板上部的关节面上，共同组成环杓关节。底部呈三角形，并形成两突起，向前为声带突，声韧带和声带肌的后端附着于此处。底部向外是肌突，突出最显著，环杓后肌附着于其后部，环杓侧肌附着于其侧部，底部的后内角有杓斜肌附着。

前外面凸凹不平，前庭韧带、甲杓肌和环杓侧肌的部分肌纤维附着于此面的下部。后外侧面为较为平滑之凹面，杓横肌附着于此。内侧面或称中央面较狭窄而光滑、平整，覆以黏膜，构成声门裂后端的软骨部分，约占声门裂全长的1/3。内侧面下缘为声门裂软骨部的外侧界。

喉癌病例出现患侧声带固定属于 T_3 病变，可以是肿瘤侵犯声带肌、声门旁间隙引起，也可以是肿瘤直接侵犯环甲关节或喉返神经引起的。治疗喉癌的部分喉切除术是根据肿瘤的部位和范围，在保证足够切缘的前提下，切除喉部的肿瘤，然后根据保留的喉部结构，重建喉的功能。不同的术式切除的范围不同，但是保留一个完整的环状软骨和至少一个杓状软骨是最基本的要求。

4. 会厌软骨　会厌软骨位于喉入口的前方，舌及舌骨之后，是一块树叶状、上宽下窄、黄色的薄弹性软骨，表面不平，为黏液腺所在，并有许多血管及神经穿行的小孔，其下部呈细柄状称会厌柄或会厌茎。会厌软骨不直接与其他软骨相连，其柄借甲状会厌韧带附着于甲状软骨内正中上切迹的下方，再下即为两侧声带的前端。会厌软骨上缘游离，成人多呈圆形、平展、较硬。在儿童，其两侧缘向内卷曲，较软，少数成年人也可呈卷曲状。

会厌软骨由前下向后上倾斜，其上面向前，称为会厌舌面，其下面向后，称为喉面。表面均被覆黏膜与咽及喉的黏膜相连续。舌面的黏膜较疏松，如有感染极易肿胀。会厌软骨两侧黏膜与杓状软骨相连的黏膜形成皱襞，称为杓会厌襞，此皱襞与会厌上缘构成喉入口的上界。舌面正中与舌根黏膜形成的皱襞，称为舌会厌正中襞，舌会厌正中襞的两侧低凹处称为会厌谷。

会厌软骨舌面下部之前，甲状舌骨膜之后，舌骨之下称为会厌前间隙，此处是由疏松结缔组织和脂肪组织构成，发生在会厌的癌瘤常可侵及此间隙，甚至可穿破甲状舌骨膜向颈前扩展。会厌是会厌前间隙的薄弱点，尤其会厌根部有血管沟通喉前庭和会厌前间隙，故声门上型喉癌较易侵犯会厌前间隙。

会厌软骨虽不是喉腔的主要支架，但为喉入口的前沿。吞咽饮食时喉随咽上提而前移，会厌软骨下压，盖住喉入口，食物经会厌舌面至两侧梨状窝，进入食管，因而不致误入喉腔。

5. 其他软骨

（1）小角软骨：小角软骨位于两侧杓状软骨顶部的圆锥形小结节状软骨，包在杓会厌襞内，有时与杓状软骨融合在一起。

（2）楔状软骨：楔状软骨是一对小片状软骨，位于小角软骨的前面，也包在杓会厌襞内。

（3）麦粒软骨：麦粒软骨是位于甲状舌骨侧韧带中的圆形小软骨，不经常存在。

（二）喉的关节

喉软骨之间通过关节、韧带和纤维膜连接构成一个整体，主要关节为环甲关节和环杓关节，其结构和骨关节基本相同。

1. 环甲关节　环状软骨板与弓移行处的外侧面，左、右各有一关节面与甲状软骨下角形成环甲关节。关节囊薄而松弛，囊外有环甲关节囊韧带加固。两侧环甲关节形成联合关节。甲状软骨在环甲肌牵引下通过两关节的额状轴作前倾和复位的运动，以改变甲状软骨与杓状软骨间的距离，调整声带的紧张度。若甲状软骨固定，环状软骨可在甲状软骨下角关节面上作各方向的滑动。

2. 环杓关节　活动较环甲关节灵活，可控制声门开闭，为杓状软骨基底与环状软骨板上缘的外侧份构成的滑膜关节。关节囊薄而松弛，囊外有环杓后韧带加强以防杓状软骨过度前移。杓状软骨可沿此关节的垂直轴作旋转动作同时伴有滑动,即内旋时伴有内侧滑动,外旋时伴有外侧滑动,使两侧声带突互相靠近或分开,以调整声门裂的大小。但近年来有些作者认为沿垂直轴转动极为有限,而是作一种活动范围较大的"转向跨动"和滑动。有的作者认为环杓关节面呈圆拱形,杓状软骨内收时兼有内跨活动。环杓关节脱位时杓状软骨常向外方移位。气管插管可引起杓状软骨向外方脱位。局部炎症可引起关节僵硬或固定,声带运动障碍,从而导致永久性声音嘶哑。喉咽部癌易侵袭环杓关节,引起关节固定。

(三)喉韧带及喉膜

喉体的各软骨之间由纤维状韧带组织相连接,主要有以下几部分(图4-1-4)。

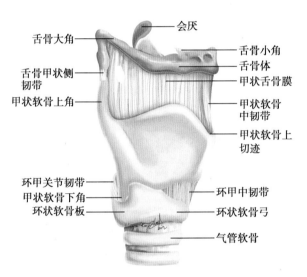

图 4-1-4 喉的韧带与膜

（图中标注）会厌；舌骨大角；舌骨小角；舌骨体；甲状舌骨膜；甲状软骨中韧带；甲状软骨上切迹；环甲中韧带；环状软骨弓；气管软骨；舌骨甲状侧韧带；甲状软骨上角；环甲关节韧带；甲状软骨下角；环状软骨板

1. 甲状舌骨膜 为连接舌骨与甲状软骨上缘的弹性薄膜,由弹性纤维组织构成。膜的中央部分较厚,名甲状舌骨中韧带,两侧较薄,有喉上神经内支及喉上动、静脉经此穿膜入喉,膜的后外缘增厚部分称为甲状舌骨侧韧带。

2. 喉弹性膜 为宽阔的弹性纤维组织,属喉黏膜固有层的一部分,左右各一,均被喉室分为上、下两部。喉入口以下到声韧带以上者为上部,称为方形膜,位于会厌软骨外缘和小角软骨、杓状软骨声带突间,有前、后、上、下4缘,其中上、下缘游离,上缘连于会厌尖与杓状软骨、小角软骨间,形成杓会厌韧带;下缘起自甲状软骨板交角会厌茎附着处之下,水平向后,止于杓状软骨的声带突,形成室韧带。喉弹性膜的下部为弹性圆锥,其前端附着于甲状软骨板交角的背面,后端至杓状软骨声带突的下缘,向下附着于环状软骨上、下缘;喉弹性圆锥的游离上缘增厚构成声韧带,其前中部附着于甲状软骨下缘与环状软骨弓上缘之间,称为环甲膜,其中央部分较厚且坚韧,称为环甲中韧带。当急性喉阻塞来不及作气管切开术时,可横行切开环甲膜,插入气管套管。如来不及切开环甲膜时,可将一根粗注射针头经环甲膜刺入喉腔,暂时缓解呼吸困难。喉弹性膜是阻抑喉癌局部扩散的坚强屏障,声门上癌向外发展受方形膜的阻挡,声带癌向下发展则受到弹性圆锥的阻挡。

3. 甲状会厌韧带 连接会厌下端与甲状软骨,由弹性纤维组成,较厚且较坚实。

4. 舌会厌正中襞 为自会厌舌面中央连接舌根的黏膜襞,其下为舌会厌韧带,其两侧各有舌会厌外侧襞,在舌会厌正中襞和外侧襞之间,左右各一凹陷,称会厌谷,为异物易存留处。

5. 杓会厌襞 自会厌两侧连向杓状软骨,构成喉入口的两侧缘。在其后下方,各有一深凹陷,称梨状窝,尖锐异物常易存留此处。

6. 环气管韧带 位于环状软骨下缘和第1气管软骨环之间。

二、喉肌

喉肌分喉内肌和喉外肌两组。

(一)喉外肌

喉外肌将喉与周围的结构相连,其作用是使喉上升和下降,同时使喉固定。以舌骨为中心,喉外肌又分为舌骨上肌群和舌骨下肌群。前者包括二腹肌、下颌舌骨肌、颏舌骨肌、茎突舌骨肌等舌骨上方的肌肉,可使喉随舌骨上升而上升。后者包括胸骨舌骨肌、胸骨甲状肌、甲状舌骨肌和肩胛舌骨肌。舌骨下肌群因其均为宽窄不一的带状,临床上统称为颈前带状肌。发音时,胸骨舌骨肌、胸骨甲状肌和肩胛舌骨肌收缩,使喉下降,甲状软骨向前下方倾斜,从而增加声带张力。

(二)喉内肌

起点及止点均在喉部,包括成对的甲杓肌、环甲肌、环杓侧肌和环杓后肌,以及单一的杓肌。依其功能分成以下4组(图4-1-5,图4-1-6)。

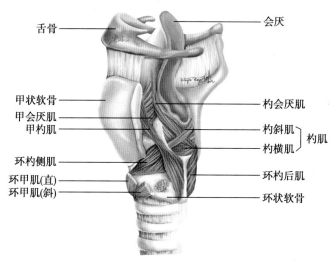

图 4-1-5　喉内肌侧面观

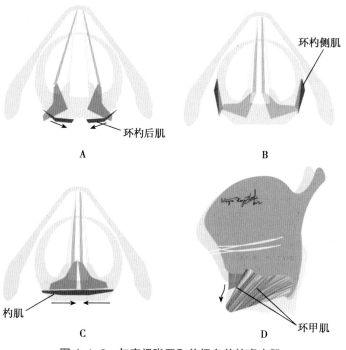

图 4-1-6　与声门张开和关闭有关的喉内肌

1. 使声门张开　主要为环杓后肌的功能。该肌起自环状软骨背面的浅凹,止于杓状软骨肌突的后部。环杓后肌收缩使杓状软骨的声带突向外转动,两侧声带后端分开,使声门开大。环杓后肌是喉内肌中唯一的外展肌,如两侧同时麻痹,则有窒息的危险。

2. 使声门关闭　主要为环杓侧肌和杓肌的功能。环杓侧肌起于环状软骨弓两侧的上缘,止于杓状软骨肌突的前面。环杓侧肌收缩使杓状软骨的声带突内转,使声带内收,声门的膜部关闭。杓肌分为横肌和斜肌,杓横肌起于一侧杓状软骨

后外缘,止于对侧软骨的后外缘;杓斜肌起于杓状软骨肌突,止于对侧杓状软骨顶端,双侧斜肌呈“X”形交叉。杓肌收缩使两块杓状软骨彼此靠拢,以闭合声门裂后部。

3. 使声带紧张　为环甲肌的功能。环甲肌起于环状软骨弓的前外侧,向上止于甲状软骨的下缘。该肌收缩使甲状软骨与环状软骨弓靠近,以环甲关节为支点,增加杓状软骨和甲状软骨之间的距离,并将甲杓肌拉紧,使声带紧张度增加。

4. 使声带松弛　为甲杓肌的功能。甲杓

肌起自甲状软骨交角的内面及环甲中韧带,止于声韧带、杓状软骨的声带突及肌突。甲杓肌收缩时,声带松弛,兼使声带突内转,声门关闭。

三、喉腔

喉腔是由喉软骨支架围成的空腔,上经喉入口与喉咽部相通,下经环状软骨下缘与气管相接。喉腔内覆盖黏膜,并与喉咽及气管的黏膜相连续。在喉腔的中段,两侧黏膜自前至后向喉腔中央游离,形成两对皱襞。上面一对称室襞,即室带,或称假声带。下面一对称声皱襞,即声带,或称真声带。以声带为界,将喉腔分为声门上区、声门区和声门下区3部分(图4-1-7)。

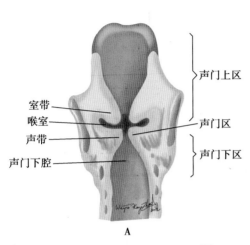

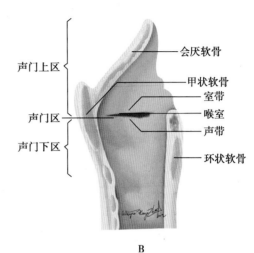

图 4-1-7 喉腔的分区

1. **声门上区** 位于声带游离缘以上,其上口通喉咽部,呈三角形,由会厌游离缘、两侧杓会厌襞及杓状软骨间切迹围成,称为喉入口。声门上区前壁为会厌软骨,两侧为杓会厌襞,后壁为杓状软骨。位于喉入口与室带之间者,称为喉前庭。

(1)室带:亦称假声带,左右各一,位于声带上方,由黏膜、室韧带及甲杓肌组成,外观呈淡红色。

(2)喉室:位于室带与声带之间,开口呈椭圆形腔隙。其前端向上、外延展成喉室小囊。

2. **声门区** 包括两侧声带、声门前连合和后连合。

声带位于室带的下方,左右各一,由声韧带、声带肌和黏膜组成。声带前端位于甲状软骨交角的内面,两侧声带在此融合成声带腱,称前连合。声带后端附着于杓状软骨声带突,故可随声带突的运动而张开或闭合。声带张开时,出现一个等腰三角形的裂隙,称为声门裂,又称声门,为喉最狭窄处。声门的前2/3介于声韧带之间称声带膜部,后1/3介于杓状软骨之间,称声带软骨部,即后连合。

在声带前连合附着在甲状软骨处,甲状软骨膜缺如,且这一区域甲状软骨常发生骨化,尤其在老年人,因此累及前连合的喉癌向周围扩展的方式不同于一般声带癌。

3. **声门下区** 为声带下缘至环状软骨下缘之间的喉腔,前界为环甲间隙,后界为环状软骨板,上小下大。幼儿期黏膜下组织结构疏松,炎症时容易发生水肿,常引起喉阻塞。

根据喉癌发生的部位在声门上区、声门区和声门下区,临床上把喉癌分成三型:声门上型、声门型和声门下型。到了喉癌的晚期,肿瘤可同时侵犯喉的各个区域。

另外,原发于喉室的癌肿,容易向声门旁间隙扩展,并发展成跨声门癌。所谓声门旁间隙的界限是:前外界是甲状软骨,内下界是弹性圆锥,后界梨状窝黏膜。声门旁间隙跨越声门,故声门旁间隙受累后易跨声门扩散。声门旁间隙通过环甲间隙与喉外组织相通,为肿瘤侵犯喉外的一个重要通道。声门旁间隙与会厌前间隙有通连,跨声门癌有可能经此通道侵犯声门上区。

四、喉的间隙

（一）会厌前间隙

呈楔形，成对，被矢状位的弹性纤维隔分开，彼此不通。会厌前间隙的上界为舌骨会厌韧带，前界为甲状舌骨膜，后界为会厌，内侧界为纤维隔，外侧为方形膜。来自声带前联合的肿瘤可经过会厌软骨上的小孔或者绕过会厌软骨的根部侵犯会厌前间隙。

（二）Reink 间隙

位于声韧带和声带肌和上方的喉黏膜之间。

因过度发声或喉炎造成的声带水肿常发生于此间隙。

（三）声带旁间隙

内侧界为方形膜和弹性圆锥，外侧界为甲状软骨，与同侧的会厌前间隙相通。喉室的癌肿容易向声带旁间隙侵袭。

五、喉的神经、血管与淋巴

（一）喉的神经

喉的神经有喉上神经和喉返神经，两者均为迷走神经的分支（图 4-1-8）。

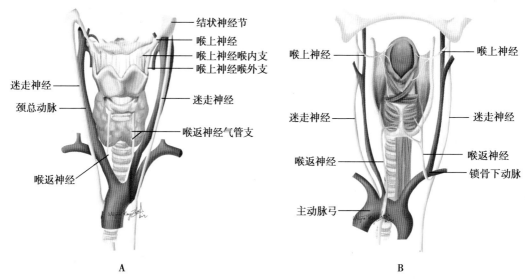

图 4-1-8 喉的神经
A. 前面观；B. 后面观

1. **喉上神经** 在相当于舌骨大角平面喉上神经分为内、外两支。外支主要为运动神经，支配环甲肌及咽下缩肌，但也有感觉支穿过环甲膜分布至声带及声门下区前部的黏膜。内支主要为感觉神经，在喉上动脉的后方穿入甲状舌骨膜，分布于声带以上的喉黏膜。

2. **喉返神经** 从迷走神经的胸干发出，左右两侧喉返神经走行路径不同。左侧喉返神经较长，在迷走神经经过主动脉弓时离开迷走神经，绕主动脉弓部之前、下、后，然后沿气管食管沟上行；右侧喉返神经位置较高，在颈根部分出，绕过右侧锁骨下动脉至颈部，沿气管食管沟上行。两侧喉返神经在颈部均经甲状软骨下角与环状软骨所形成的关节的后面上行入喉。大部分人在喉外即分为前支和后支两支。前支较粗，终止于除环甲肌和环杓后肌以外的喉内各肌，支配这些喉内肌的运动；后支入喉后止于环杓后肌，支配该肌的运动。部分纤维与喉上神经的后内相吻合，形成 Galeni 祥，管理声门以下喉黏膜的感觉。

（二）喉的血管

喉的动脉主要来自甲状腺上动脉的喉上动脉和环甲动脉以及来自甲状腺下动脉的喉下动脉。

1. **喉上动脉和环甲动脉** 为甲状腺上动脉的分支。喉上动脉和喉上神经内支及喉上静脉伴行，穿过甲状舌骨膜进入喉内，主要供应喉上部的血运。环甲动脉穿过环甲膜进入喉部，主要供应环甲膜周围的血运。

2. **喉下动脉** 为甲状腺下动脉的分支，与喉返神经伴行在环甲关节的后方进入喉内，主要供应喉下部的血运。

喉的静脉和同名动脉伴行,分别汇入甲状腺上、中、下静脉,最终汇入颈内静脉。

作部分喉切除术或全喉切除术时,应仔细分离和结扎喉的血管。

(三)喉的淋巴

喉的淋巴分布分为三个部分(图 4-1-9):

声门上区的组织中有丰富的淋巴管,经杓会厌襞前端汇集成一束淋巴管,向前外穿行,伴随喉上神经血管束穿过甲状舌骨膜,主要进入颈内静脉周围的颈深上淋巴结群,少数注入颈深中、颈深下淋巴结群或副神经链。

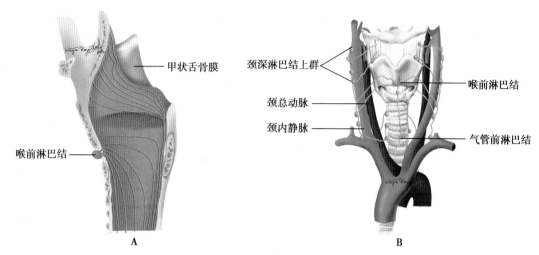

图 4-1-9　喉的淋巴分布

声门区的声带组织内淋巴管稀少,与周围联系较少,可引流至喉前淋巴结和颈深淋巴结。

声门下区的淋巴管分为两部分:一部分通过环甲膜中部进入喉前及气管前淋巴结,然后汇入颈深中、下淋巴结群;另一部分在甲状软骨下角附近穿过环气管韧带和膜汇入气管食管旁淋巴结群,然后汇入颈深淋巴结下群。在环状软骨附近的声门下淋巴系统收集来自左右两侧的淋巴管,然后汇入两侧颈深淋巴结,故声门下癌有向两侧转移的倾向。

由于声门上区淋巴管丰富,声门上型喉癌非常容易发生颈部淋巴转移。因此,除了 N+ 声门上型喉癌需要行颈淋巴清扫术外,N0 的声门上型喉癌也应行 II~III 区或 II~IV 区的择区性颈清扫术。

由于声门区淋巴管稀少,除了肿瘤较大的 T_3N_0 和 T_4N_0 需行 II~III 区或 II~IV 区的择区性颈清扫术外,其他声门型喉癌 N_0 者,可不必常规行颈淋巴结清扫术。

由于声门下型喉癌容易发生气管旁淋巴结转移,因此有学者主张声门下型癌应行 VI 区清扫及患侧甲状腺切除。

（周 梁）

第二章　先天性喉气管狭窄及畸形

第一节　先天性喉气管畸形的分型演变

一、喉气管畸形的概述

喉部在胚胎发育第 4~10 周发生分化,此时影响发育胚胎的有害物质可能导致喉部发育的畸形。

胚胎发育 32 天时,迅速增生的咽部中胚层从两侧压迫前肠的侧壁,使咽侧壁沿腹背方向向中线靠拢,咽侧壁内胚层增生形成上皮板,上皮板将咽与声门开口之间的管腔阻塞,仅在背部留下一个狭窄的咽声门管。随着中胚层的继续增殖在咽底的上皮板平面以上形成 3 个隆起。1 个隆起将来发育成会厌,2 个位于上皮板的两侧,将来发育成杓状软骨,三个隆起之间形成三角形的喉盲端。喉盲端向尾侧扩展的过程中形成两个小囊,形成喉室。胚胎发育 8 周初,上皮板沿头尾方向分开,使喉盲端与咽声门管相通,形成浅在的原始喉前庭。9 周末喉前庭到达声门平面,与充分发育的声门下腔只隔一层已有穿孔的膜。第 10 周时,胚胎已长至约 30mm,由第 4、5 对鳃弓发育而来的杓间封闭上皮组织开始被吸收,形成管道。后部形成突起,为左右杓区,杓区前方分别形成左右声带及室带。如两侧声带之间前部未能分开,则形成先天性喉蹼(congenital laryngeal web);如大部分未分开则形成先天性喉隔;如完全未分开,则形成先天性喉闭锁。

先天性喉蹼及喉闭锁的具体原因尚不完全清楚。有研究表明,先天性喉蹼的形成可能与 22q11.2 缺失有关相关。喉闭锁与 9 和 16 染色体部分三体及 5P 染色体缺失有关。

先天性喉及气管狭窄的原因与喉蹼相似,也是在胚胎发育第 10 周左右,由于喉部的不全再通引起。不同时期及不同程度的不全再通引起的狭窄部位及程度不同。喉及气管狭窄的具体原因尚不明确,但其发生常作为一些综合征的表现之一出现。如唐氏综合征、VACTERL 和 VATER 症候群等。

至胚胎发育的第三个月末,杓状软骨已完全软骨化。第四个月楔状软骨与小角软骨完全软骨化,但会厌软骨到第五个月才出现弹性软骨,同时杓间切迹形成。胚胎发育第六个月,喉黏膜下腺体快速发育,到七个月末,腺体发育完全,喉部基本发育完成。

气管和食管均是前肠内胚层的衍生物。在喉气管憩室和背侧前肠的连接处管壁凹陷,因而在两侧各形成一条纵沟,此沟在连接处的两侧腔面各形成一纵行皱襞,称气管食管褶。随着胚胎生长,该纵沟加深,内面的气管食管褶也相向生长,并从尾侧开始向头侧逐渐合并,形成气管食管隔,将憩室的尾侧部同前肠分隔开,因此形成腹侧的喉气管芽和背侧的食管。在发育过程中,两侧气管食管褶的融合失败或部分融合导致了喉气管裂开或气管食管瘘等畸形的发生。

二、喉气管畸形的分型(分型起源以及分型改进,以及临床实用性)

喉气管畸形种类较多且复杂,主要包括先天性喉软骨畸形、喉蹼、先天性喉裂、先天性喉囊肿、喉软化、环状软骨畸形导致的先天性声门下狭窄以及伴或不伴气管食管瘘等。其中两种或两种以上的畸形可同时发生。如先天性喉蹼的患儿,可同时存在先天性声门下狭窄。

喉的先天性疾病,一般在新生儿或婴儿期即

已出现症状或体征,最常见的为呼吸、发音、吞咽功能障碍,严重者可危及生命。

1. 先天性喉蹼分型　按发生的部位分为声门上蹼、声门间蹼、声门下蹼3型,其中以声门间蹼最为常见。临床上对于累及声带的喉气管狭窄,根据其累及范围,常用Cohen分型:Ⅰ型:声门区狭窄<35%,不伴有声门下狭窄;Ⅱ型:声门区狭窄35%~50%,伴有轻度声门下狭窄;Ⅲ型:声门区狭窄至50%~70%,同时累及声门下至环状软骨;Ⅳ型:声门区狭窄70%~90%,同时累及声门下至环状软骨下缘水平。

2. 先天性喉囊肿(congenital laryngeal cysts)分型　分为喉小囊囊肿(laryngeal saccular cysts)和喉气囊肿(laryngocele),两者均来源于喉小囊(laryngeal saccule)。喉小囊是胚胎第2个月末时喉腔向外突起形成的盲囊,囊腔呈卵圆形,含有黏液腺,介于室带与声带之间,位于喉室顶部前1/3处。喉小囊有开口通向喉室,喉小囊的皱襞有助于贮藏黏液,而其内、外侧的喉肌被认为可压缩喉小囊,使囊内的黏液由开口向后内侧排出,以润滑声带。新生儿的喉小囊较大,6岁时缩小,一般到成年后仅留残迹,但亦有仍存留者。

目前更多学者倾向于将喉部囊肿分为导管囊肿(ductal cysts)、喉小囊囊肿(laryngeal saccular cysts)和喉气囊肿(laryngocele)。这样咽喉部囊肿的范围较以前有所扩大,尤其是导管囊肿,在咽喉部较多见,主要由腺体导管阻塞导致的黏液积聚所致,最常见的是舌根囊肿及会厌囊肿。喉小囊囊肿与喉气囊肿均由喉小囊的异常扩张导致,区别在于,喉小囊囊肿内有黏液积聚,与喉室不相通,而喉气囊肿有残留的开口通向喉室。

3. 喉气管狭窄分型　最常用的为Myer-Cotton法。该分类法是指声门下狭窄的气管横截面积与同龄正常儿童声门下气管的横截面积的对比,分为4度。Ⅰ度:喉气管阻塞面积/呼吸道横截面积<50%;Ⅱ度:51%~70%;Ⅲ度:71%~99%;

Ⅳ度:喉气管完全阻塞。该分类方法是目前应用最简便及最为广泛的,然而,对于狭窄的位置及狭窄的长度未能给予评价,从而无法良好的评价治疗和预后的情况。McCaffrey分类法在此基础上弥补了这一缺陷,将喉气管狭窄分为4期,Ⅰ期:病变局限于声门下或气管,长度<1cm;Ⅱ期:病变局限于环状软骨环、未累及声门或气管的声门下狭窄,长度≥1cm;Ⅲ期:声门下狭窄累及上段气管,但未累及声门;Ⅳ期:狭窄累及声门伴单侧或双侧声带固定。

Bogdasarian等将喉气管狭窄累及后联合的患儿分为四型,Ⅰ型:声带水平粘连;Ⅱ型:杓状软骨水平声带后连合瘢痕狭窄;Ⅲ型:后连合瘢痕狭窄伴有一侧环杓关节固定;Ⅳ型:后连合瘢痕狭窄伴有双侧环杓关节固定。

4. 先天性喉气管裂开分型　目前最常用的分类法是1989年Benjamin-Inglis喉裂分类法,(图4-2-1),共描述了4种类型:

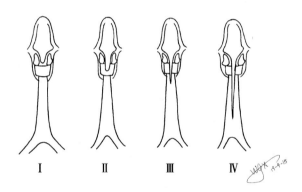

图4-2-1　Benjamin-Inglis分类
Ⅰ型:杓状软骨间软组织未完全融合,裂隙不超过声带的水平;Ⅱ型:裂隙超过了声带水平,达到环状软骨;Ⅲ型:裂隙完全通过环状软骨伸入主气管,终止于胸廓入口上方;Ⅳ型:裂隙至胸廓内气管,可延伸至隆突处

20世纪初,随着诊断技术及手术技术的不断发展,人们对喉气管裂开的认识更加深入,2006年,Sandu和Monnier提出对喉气管裂开的分度及手术方法进行改良,在原有分度基础上,将黏膜下裂开而黏膜层未裂开定义为0度喉裂。将Ⅲ型分为Ⅲa型和Ⅲb两亚型,Ⅳ型分为Ⅳa型Ⅳb两亚型。(图4-2-2)

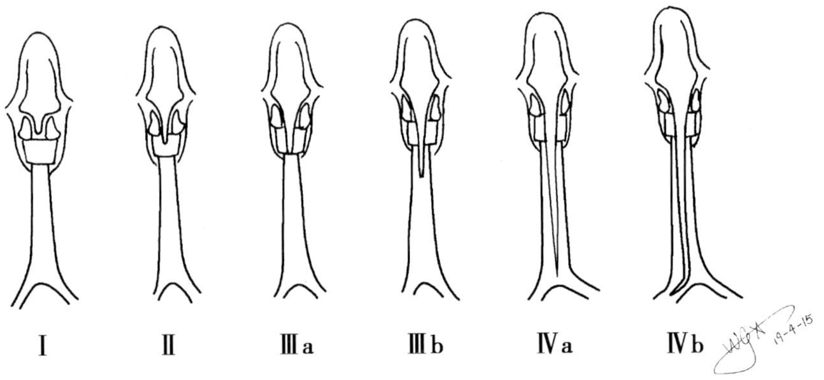

图 4-2-2 改良 Benjamin-Inglis 喉气管食管裂（LTOC）分类

0 型：黏膜下裂；Ⅰ型：杓状软骨间裂；Ⅱ型：在声带下方伸入环状软骨裂开；Ⅲa 型：部分环状软骨裂开；Ⅲb 型：环状软骨完全裂开；Ⅳa 型：LTOC 延伸至隆突；Ⅳb 型：LTOC 延伸至一个主干支气管

第二节　先天性喉气管畸形临床诊治

一、先天性喉气管畸形诊断评估及方法选择

详细的病史、全面的体格检查及必要的辅助检查对判断喉气管畸形的部位及呼吸困难的严重程度都必不可少。病史、体格检查及纤维喉镜可以初步判断喉气管发育是否存在畸形，喉部影像学检查可以进一步明确喉气管畸形的程度和范围。

（一）病史

可靠的病史非常重要。依据主要症状（包括喘鸣、呼吸困难、声音嘶哑，伴或不伴有吞咽困难）进行病史采集。收集病史的要点：①喘鸣开始发作的时间、进展、持续性或间歇性；②体位改变是否影响喘鸣；③是否存在喂养困难，进食时是否伴有呛咳；④发音、哭声是否正常，有无声音嘶哑，声门区或声门下区病变的患儿可出现声音嘶哑或失声；⑤有无呼吸困难或发绀，有无烦躁不安及呼吸暂停；⑥有无其他先天性畸形；⑦症状发作前有无气管插管或喉部外伤史；⑧有无吸入或咽下异物史；⑨有无身高体重发育落后；⑩有无难以控制的胃食管反流。

（二）临床表现

主要表现为呼吸困难、声音嘶哑、部分患儿伴有吞咽困难。所有症状的严重程度与喉气管畸形的程度和病情发展快慢有关，其临床表现可根据喉阻塞呼吸困难分度来判断。喉部畸形常有声嘶表现，严重者可以失音。因生后呼吸困难已行气管插管或做气管切开者表现为不能拔除气管插管或气管套管。可伴有喂养困难、呛奶等临床表现。

（三）体格检查

应从无创到有创的方式顺序进行。首先观察患儿呼吸频率，是否有鼻翼翕动，胸骨锁骨上窝、肋间隙凹陷，口周发绀，听诊双肺呼吸音是否消失或减低，喘鸣音出现的呼吸时相（吸气相、呼气相或双相性）如果出现上述症状，应立即开放气道，保证患儿生命体征平稳。如果无呼吸困难表现，病情平稳，可进行下一步检查。

（四）辅助检查

1. 内镜检查

（1）纤维/电子鼻咽喉镜检查可以初步评估上气道阻塞部位，发现是否存在发育畸形，判断解剖异常部位和严重程度。

1）声门上区观察吸气时是否组织塌陷，杓会厌皱襞是否短缩，杓状软骨黏膜是否脱垂向喉内塌陷，喉后部有无黏膜组织缺损。

2）声门区可动态观察声带运动情况，注意有无声带麻痹，有无喉蹼及肿物（图 4-2-3）。

3）声门下区注意有无狭窄及肿物，同时应排除口、鼻、咽部其他阻塞性病变。

（由于是在清醒状态下检查，患儿的耐受缺氧时间较短、喉部运动活跃、口腔分泌物较多，对诊断造成难度，检查时应备好吸引器，必要时在口腔中放置吸痰管及时清理分泌物，保障检查成功）。

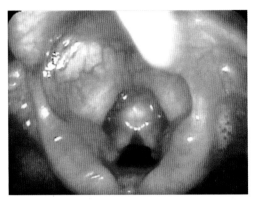

图 4-2-3 纤维/电子鼻咽喉镜下先天性喉蹼

电子鼻咽喉镜也有一定的局限性,对畸形的部位不能精确测量。对于喉裂等罕见畸形常因声门后部的黏膜脱垂将黏膜裂隙掩盖而漏诊,需要进一步全麻支撑喉镜下以探针拨开脱垂黏膜确诊并明确裂隙长度。

(2)支撑喉镜检查:作为电子鼻咽喉镜的补充和完善,对于部分不能配合局部麻醉下检查的患儿,需要在全身麻醉下行支撑喉镜探查。可在保留自主呼吸和不保留自主呼吸两种情况下对气道作详细检查和评估(图 4-2-4,图 4-2-5)。

(3)食管镜检查:若怀疑伴发食管气管瘘、食管狭窄,需行全麻下食管镜检查。

(4)支气管镜检查:怀疑喉气管食管裂或气管食管瘘,应支气管镜检查,支气管镜可为纤维/电子支气管镜,或硬质支气管镜。注意喉后部杓状软骨间、环状软骨、气管后壁有无缺损。

2. X线检查喉气管侧位 X线片或CT检查可显示会厌、甲状软骨、喉室、声门下区域、环状软骨、气管腔等结构,对判断狭窄部位及测量狭窄长度有帮助。水平位CT还可显示正常管腔和狭窄部位管腔的横截面大小,以此评估狭窄程度并判断软骨的缺损程度(图 4-2-6)。螺旋CT虚拟成像有助于了解气管腔宽度。必要时可行增强CT和MRI以显示是否存在喉气管本身占位性病变、除外异常的纵隔血管或气管外包块压迫气道。螺旋CT扫描和磁共振三维重建和数字减影对于规划纵隔复杂心血管异常的手术方案非常必要。食管造影对评估气管食管瘘、先天性喉裂是有效的。超声是一种无创的评估方法,可以鉴别有无颈部肿块(囊肿与实性肿块)压迫气道。

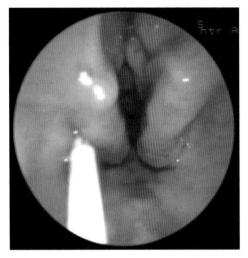

图 4-2-4 全麻支撑喉镜下先天性喉裂

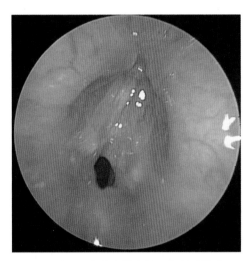

图 4-2-5 全麻支撑喉镜下声门下狭窄

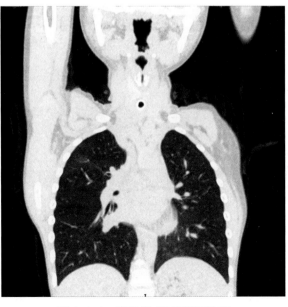

图 4-2-6 喉气管 CT 声门下狭窄

二、喉软化

喉软化(laryngomalacia)是最常见的先天性喉部畸形,以吸气时声门上组织脱垂至呼吸道产生吸气性喉喘鸣和上呼吸道梗阻为主要特点。喉软化是婴幼儿先天性喉喘鸣的最常见原因。

(一)病因

喉软化的病因尚未完全明了。以往多数学者认为,喉软化多因妊娠期营养不良、缺钙等原因,导致喉部组织(尤其是会厌、杓状软骨和杓状会厌襞)过度柔软和松弛,吸气时黏膜组织或软化的会厌向喉内塌陷,堵塞喉腔而引起。2007年,Thompson提出,喉软化与喉部组织张力与感觉运动神经的交互作用有关。近年来亦有报道喉软化与常染色体显性遗传有关。

(二)临床表现

吸气性喉喘鸣是喉软骨软化最常见的表现,可伴吸气时胸骨上窝、锁骨上窝、剑突下凹陷。典型临床表现是间断吸气性喘鸣,喂食、活动、哭闹、上呼吸道感染后加重,仰卧位时加重。喉软化患儿哭声无嘶哑。轻度的喉软化患儿对生长发育无明显影响,但严重的喉软化可导致呼吸困难,出现严重的上气道梗阻。喂食困难也是重度喉软化患儿的一个主要表现,可导致生长发育落后。

(三)诊断及鉴别诊断

喉软化的诊断主要依靠发病时间、典型的症状和纤维(电子)鼻咽喉镜检查。纤维(电子)鼻咽喉镜检查中可见吸气相时两侧喉软骨内陷、杓状软骨表面的黏膜脱垂至喉腔内、杓会厌襞短缩、吸气时会厌向喉腔内塌陷等表现。

分型:根据纤维(电子)鼻咽喉镜检查结果将喉软化分为三型:Ⅰ型:杓状软骨黏膜脱垂(图4-2-7);Ⅱ型:杓会厌襞短缩(图4-2-8);Ⅲ型:会厌后移(图4-2-9)。临床上Ⅰ型及Ⅱ型的混合型较常见,Ⅲ型喉软化较少,但临床症状较重。

(四)治疗

患儿生长发育正常,可不予特殊治疗。1岁以后患儿喉腔增大,喉组织渐变正常,喉喘鸣即渐消失。

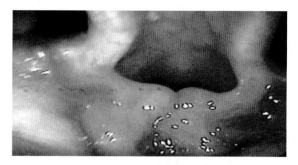

图4-2-7 喉软化Ⅰ型

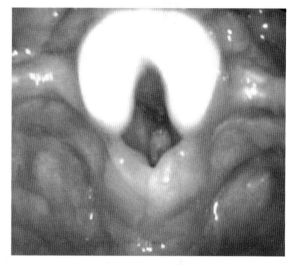

图4-2-8 喉软化Ⅱ型

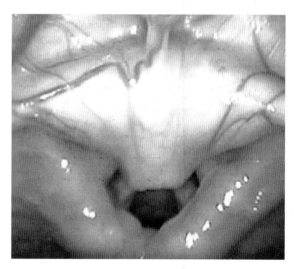

图4-2-9 喉软化Ⅲ型

1. **保守治疗** 尽早补充维生素D和钙剂。部分患儿喉软骨软化与胃食管反流相关,应避免胃食管反流发生。

2. **手术治疗** 对于重度喉软化患儿,尤其是出现呼吸困难、体重过低导致生长发育迟缓者,需要手术治疗。手术指征包括不能经口喂养、增重困难、生长发育停滞、神经精神发育迟缓、危及生命的呼吸道梗阻事件、肺动脉高压或肺心病、低氧血症或高碳酸血症等。手术方式主要为使用二氧化碳激光或低温等离子行声门上成形术（supraglottoplasty）。具有出血少、损伤轻，准确性高等优点。

【附】Roger 关于重度喉软化症的诊断标准

1. 平静时呼吸困难和/或活动时重度呼吸困难。

2. 进食困难。

3. 身高和体重增长迟缓。

4. 睡眠窒息或阻塞性通气不足。

5. 无法控制的胃食管反流。

6. 有因阻塞性呼吸困难而行气管插管术的病史。

7. 活动时有低氧血症和/或高碳酸血症。

8. 随窒息或阻塞性通气不足而出现睡眠监测的异常记录。

三、先天性气管狭窄

当气管管腔直径与残存正常气管管腔直径相比，缩小达 50% 以上时，即为气管狭窄。先天性气管狭窄（congenital tracheal stenosis，CTS）是指由于气管本身或邻近组织发育异常而致的气管狭窄，可累及部分或全段气管。一类主要是气管纤维性狭窄或闭锁，可有气管内隔膜（气管蹼）形成。另一类为气管软骨环发育不全或畸形引起，以局部或广泛的全软骨气管环形成（即 O 形软骨环）为特征，导致气管固定性狭窄。本节主要讨论后者。

（一）病因及发病机制

先天性气管狭窄常与其他先天异常并存。在某些综合征患者如黏多糖贮积症、唐氏综合征等，常发现伴有气管狭窄。其中以气管性支气管、血管环伴发的气管狭窄最为常见。

先天性气管狭窄的发病机制尚不明确。在气道发育过程中，任何障碍和停顿均可造成气道畸形。据文献报道可能与胚胎期咽气管沟（larynotracheal groove）发育障碍有关，狭窄的部位多发生于声带的下方或气管隆嵴的上方。亦有学者提出，完全性或近乎完全性气管环的形成源于气管软骨部分与膜部生长不成比例。气管膜部的缺失可致局部或整个气管的狭窄。除了近乎闭合的气管环外，患儿亦可受气管软骨垂直融合的影响。

气管远端的节段性狭窄可与左肺动脉起源异常有关，即所谓的"肺动脉吊带"（pulmonary artery sling）或"环-吊复合体"（ring-sling complex）。此时左肺动脉起源于右肺动脉而非肺动脉干。左肺动脉绕过右主支气管，行经气管和食管间形成吊带压迫气管支气管树。气道也会受全软骨气管环，即"环-吊带复合体"所累，气管后壁膜性部分缺失，气管软骨成环形结构，造成气管狭窄。

根据气管狭窄段的位置，一般将其分为三型。I 型指气管全段的发育不良伴狭窄；II 型为漏斗形狭窄，最狭窄处多位于近隆突的气管中下段；III 型为节段性狭窄，狭窄部分使气管呈沙漏样外观。每一型均可发生长段气管狭窄（congenital long-segment tracheal stenosis，CLSTS）（指狭窄段超过气管全长的 1/2），以 I 型最严重（图 4-2-10）。另外，当伴气管性支气管时，桥支气管狭窄，其上的气管也有不同程度的狭窄，会增加一个分型为 IV 型。

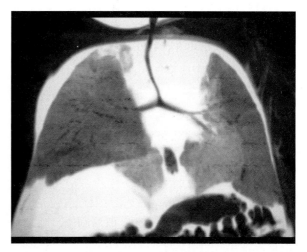

图 4-2-10 肺动脉吊带伴气管全段环形狭窄

（二）临床表现

先天性气管狭窄患儿临床症状出现的时间不定，症状亦各异。这取决于患儿年龄、气管狭窄程度及是否存在其他相关异常。在产生症状方面，狭窄段的狭窄程度较之长度更具有决定性作用。因为气道阻力与狭窄长度呈线性反比，而阻力增加则四倍于管腔直径的缩短。较早出现症状的婴儿预后较差。

气管狭窄程度较轻的患儿可无明显症状，或

有轻微症状。随着患儿的生长,狭窄段也可相应增宽,症状可缓解或消失。但对于长段气管狭窄或伴有其他发育异常的患儿,症状则会越来越重。这些患儿可在出生时即出现呼吸困难。表现为双相性喘鸣、吸气性三凹征、反射性呼吸暂停等,常伴有生长落后。其典型临床体征为双相的湿啰音,是由分泌物被气流推动通过气管远端狭窄区域时产生,称"洗衣机"呼吸。

先天性气管狭窄伴先天性心脏病者,往往早期即出现反复呼吸道感染、呼吸窘迫、严重低氧血症和慢性心功能不全等。

双主动脉弓形成的血管环所致气管狭窄多在出生时或出生后不久即出现持续性喉鸣,以呼气相更为明显,严重者有呼吸困难和发绀,吞咽困难并不多见,但进食可使喉鸣加重。由于双主动脉弓形成的血管环不能随着患儿的生长而相对增大,故其压迫症状随着患儿的长大而越来越重,需要及早进行外科矫形。其他一些由迷路的大血管(如右位主动脉弓、迷路的锁骨下动脉、无名动脉、肺动脉等)和动脉韧带或动脉导管形成的血管环多为开放性的,且可随患儿生长而相对增大,因此很少在新生儿期出现症状。

肺动脉吊带患儿在出生后不久即可出现呼吸道症状,最常见表现是气促、喘鸣、三凹征及咳嗽,严重者还有呼吸困难、发绀、窒息和呼吸暂停等,可引起意识丧失、抽搐甚至死亡。呼吸道感染或喂奶引起的反流吸入可使病情恶化,如无有效治疗,病死率可达90%。

(三)辅助检查

1. **X线检查**　胸部X线摄片及气道荧光透视可显示整个气道,有助于诊断,但易漏诊。肺动脉吊带X线平片可有以下特点:①右主支气管向前,气管下段和隆突向左移位;②左肺门较正常偏低;③可见右肺过度通气,双侧肺野充气不对称表现。

2. **造影检查**　气管内造影可确诊气管狭窄的存在,可提示受压或发育不良的气管和支气管的位置,并评价其严重程度。但属创伤性检查,遗留在肺内的造影剂可形成肉芽肿病变,给患儿造成更大的痛苦;食管钡造影有助于评估相关疾病,如肺动脉吊带时可见在气管隆嵴水平上方食管前壁压迹。

3. **CT检查**　螺旋CT三维重建气管、支气管树成像(CT tracheobronchography,CTB)是近年来用于气管、支气管病变诊断的新方法(图4-2-11)。可以直观地发现气管狭窄的范围、长度及部位,并可发现气管的其他发育异常。

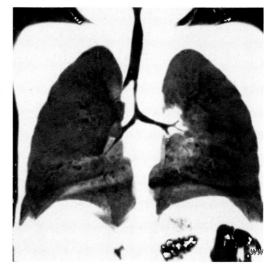

图4-2-11　气道三维重建显示桥支气管畸形

4. **MRI检查**　MRI最小密度投影也可显示气管狭窄,但由于气管与周围组织差别相对小,最小密度投影重建后图像不如CT,故气管狭窄的诊断不能依靠MRI。MRI在显示气道同相邻血管的关系方面很有价值,无需静脉注射造影剂。

5. **彩色多普勒超声心动图及心导管造影检查**　可有助于检出气管狭窄合并的心血管畸形。

6. **支气管镜检查**　可直观地做出气管狭窄的判断,提示受压或发育不良的气管和支气管的位置,并评价其严重程度。但对于严重狭窄或完全梗阻的气道,支气管镜可能难以到达其远端探查,此时可联合胸部螺旋CT气道三维重建检查。

(四)诊断与鉴别诊断

对于有症状的儿童,确定其导致固定性气管狭窄的原因是至关重要的。

1. **诊断线索**

(1)新生儿期或出生后2~4个月内即出现咳嗽、喘鸣及逐渐加重的呼吸困难,喘鸣以双相性多见,伴感染时症状加重。

(2)呼吸困难明显、发绀、三凹征严重的患儿,经气管插管、机械通气效果不佳,临床表现与X线胸片不相符。

(3)气管插管不能进入正常深度和吸痰管进入困难,或使用的气管插管大小与年龄、体重不匹配以及无法正常拔管撤机,需要长期依赖呼吸机辅助呼吸者。

（4）先天性心脏病或有大血管异常时。

（5）有其他先天畸形或先天性综合征时。

2. 确诊依据

（1）行胸部螺旋 CT 三维重建及支气管镜检查可确诊。

（2）除外获得性气管狭窄。

本症主要与其他可引起喘鸣、呼吸困难的疾病鉴别。对于新生儿、婴儿的呼吸困难,应注意先天喉畸形、异物吸入、感染等病进行鉴别。

（五）治疗

一般认为,儿科患者可耐受气管有 50% 的狭窄而无症状。狭窄超过 50% 则通常需干预。尤其对于狭窄段长、漏斗样气管狭窄,一般主张外科手术治疗。对于合并先天性心脏病者,现多主张行 I 期纠正治疗。既往行分期手术的先心病患儿,术后常因气管狭窄加重而不能撤离呼吸机,甚至因呼吸困难无法缓解而死亡。

1. 一般治疗　一般治疗包括呼吸道感染的治疗、加湿氧治疗及肺部理疗等。同时应注意喂养,预防感染。对于轻症患儿,可在严密监测下行保守治疗。部分患儿可因狭窄段随生长发育而增宽,从而免于手术干预。

2. 手术治疗　多数有症状的气管狭窄患儿需手术治疗。目前尚无统一的标准治疗方案。婴幼儿气管狭窄的矫治方法取决于气管狭窄的类型。

（1）侵袭性较小的治疗包括球囊扩张术及放置可扩张的金属气管支架。

（2）气管重建:主要有补片扩大、自体气管移植、单纯切除端端吻合和滑动气管成形术等。

对于狭窄段较短者（少于 5 个气管环）,可直接切除狭窄段,断端吻合。对于气管广泛性狭窄或狭窄段长的处理较为困难,可采用补片扩大、自体气管移植和滑动气管成形术（slide tracheoplasty）等。其中以自体气管移植较为理想。因为采用自体气管组织修补,愈合佳,同时保留了气管内皮细胞功能,明显减少术后呼吸道并发症和再狭窄的发生率。

四、先天性喉气管食管裂

先天性喉裂（laryngeal cleft, LC）、先天性喉气管食管裂（laryngotracheoooesophageal cleft, LTOC）是一种非常罕见的先天性上呼吸道消化道畸形,其特征是在喉的后部和 / 或气管与食管之间的隔膜有裂口缺损。

（一）流行病学

先天性喉裂很少见,约占先天性喉异常的 0.5%~1.5%,估计在活产婴儿中的发病率为 1/20 000~1/10 000,随着临床医生对该病的理解和认识的提高,以及诊断方法的改进,近年来报道的发病率有上升趋势。在对有相关症状进行手术评估的患者中,喉裂的发生率高达 6%~8%,男比女多见,约 5:3。

（二）分型

详见本章第一节。

（三）临床表现

症状的严重程度与喉气管食管裂的程度直接相关。可有吞咽困难或拒绝进食、不明原因反复吸入和间歇性呼吸窘迫,喘鸣、咳嗽、发绀和反流等症状在进食时更加明显,即伴随着喂养出现的呼吸困难。

I 型喉裂:部分患儿除喂养时可有呛咳吸入症状外,几乎无症状,部分患儿可有喘鸣、哭声嘶哑、进食时出现窒息和咳嗽。

II 型和 III 型喉裂:二者症状表现相同,症状更频繁和显著,常发生反复的吸入性肺炎。吸气性喘鸣的程度与吸气时进入喉气管腔的多余黏膜的量有关,而呼气性喘鸣可能是气管软化的表现。多余的黏膜进入喉腔可致严重的呼吸困难而无进食呛咳表现。（图 4-2-12）。

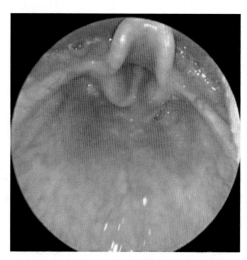

图 4-2-12　喉裂黏膜脱垂至喉腔

Ⅳ型喉裂:患儿出生早期即有呼吸窘迫的表现,如咳嗽、窒息、呼吸暂停和发绀,导致无法进食。

超过 50% 的喉裂与其他先天性异常有关,主要是呼吸道、消化道、泌尿生殖系统、颅面和心血管疾病。伴有喉裂的综合征:G(Opitz-Frias)综合征、Pallister-Hall 综合征、VACTERL 综合征、CHARGE 综合征。

(四)诊断及鉴别诊断

喉气管食管裂的病史和症状是非特异性的,须进行影像学和内镜检查才能明确诊断。出生早期即出现呼吸和喂养问题的婴儿,需怀疑喉气管食管裂的诊断。对于任何持续咳嗽、因进食而窒息、喘鸣、呼吸窘迫、声音嘶哑或反复吸入性肺炎的患儿都应进行评估。早期明确诊断对于后期的治疗至关重要。内镜下纤维 / 电子喉镜和全麻下硬支气管镜检查是诊断的主要手段。

1. 影像学评估

(1)X 线片:常规的胸部 X 线片检查通常不是特异性的,可显示吸入性肺炎等非特异性征象。

(2)CT 扫描:在部分患者中,偶尔可发现气管与食管间存在异常交通及软组织缺失,或鼻胃管位置异常或可位于气管内。

(3)X 线检查、CT 扫描及 MRI 扫描,都不能直接用来诊断喉裂,但通常用来评估积气合并的相关畸形。

(4)食道造影:水溶性泛影葡胺食管造影,显示造影剂进入喉部和气管,但这一征象并不一定都是病理性,也可能是由于功能性吞咽障碍,如喉软化、单侧声带麻痹或咽喉部功能不协调所致。

2. 内镜检查

(1)经鼻纤维 / 电子喉镜检查:自然呼吸时检查,评估声带功能,并除外喉软化、气管软化和气管外压迫。此时可能怀疑有 LC,但通常不能确诊。

(2)硬质喉 – 气管镜检查:是诊断喉气管食管裂的“金标准”。在全身麻醉下进行,尽量保持自主呼吸,因为气管插管可能会妨碍充分的检查。在评估过程中要注意多余的黏膜脱落入裂隙时,很容易漏诊。须仔细检查和触诊声门后区,用一个直角探针通过喉后联合插入,寻找消化道和呼吸道之间的隔膜有无裂开,以确定喉气管食管裂是否存在和裂开的程度。下图为喉气管食管裂Ⅲa、Ⅲb(图 4-2-13,图 4-2-14)

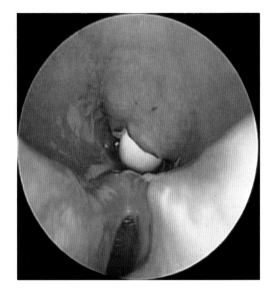

图 4-2-13　先天性喉气管食管裂Ⅲa

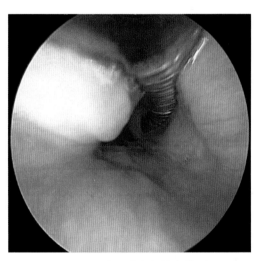

图 4-2-14　先天性喉气管食管裂Ⅲb

(3)支气管镜检查:用于除外合并气管食管瘘。

另应进行遗传学检查、心脏及肾脏超声检查、泌尿生殖系统检查、胃肠检查、脊柱(颈椎)X 线片、听力检查和神经学评估。

鉴别诊断应考虑喉软化,咽部功能不协调,严重的胃食管反流病和中枢神经系统疾病。

(五)治疗

治疗方法取决于喉气管食管裂的程度。

1. 保守治疗气道管理
在Ⅰ型、Ⅱ型和Ⅲa 型喉气管食管裂中,气道阻塞程度与黏膜突出程度有关,这在一定程度上防止了误吸。

1）经口鼻 CPAP 或 BiPAP 进行无创通气治疗。

2）气管插管:有呼吸窘迫时(尤其是新生儿),需行气管插管。喉裂患儿(除 0 型、Ⅰ型外)进行气管插管时有误入食管的风险,应在内镜下进行插管。而Ⅳ型喉气管食管裂,气管插管在气道中的稳定性和机械通气难以维持,需将插管管尖放在离隆突很近的地方以维持有效通气。对于伴有明显气管软化的Ⅲb型裂开,应在裂口尾端以下进行气管切开,为后续内镜或外科修复保留最佳条件。

3）控制误吸和肺部感染:可采用增稠食物喂养、鼻胃管喂养和餐后直立位以及质子泵抑制剂治疗胃食管反流。

4）抗生素治疗:对于吸入性肺炎应早期使用。

2. 手术治疗

1）内镜下修补术:对于保守治疗失败的Ⅰ型喉裂,应考虑手术治疗。随着近年来麻醉和内镜技术的进步,内镜手术已广泛应用于Ⅰ型、Ⅱ型及部分Ⅲ型喉气管食管裂患儿,与Ⅰ型和Ⅱ型裂相比Ⅲ型裂再次手术的可能性要大得多。手术前,气道管理、预防肺部感染和减少误吸非常重要。

内镜下修复术优点:①避免颈前切口;②减少在已知的后环状软骨缺陷的前提下,由前喉进路手术引起喉功能不良的风险;③减少术后插管或气管切开的可能;④降低喉返神经损伤的风险;⑤降低伤口感染、裂开或形成瘘口的风险。

2）开放性手术:对于一些Ⅲ型、Ⅳ型和一些再次手术者,建议采用开放式手术。术前行气管切开术。手术入路包括:颈前入路、颈胸前入路,以及颈侧入路。颈侧入路有致喉返神经损伤的可能,而颈前入路有可能加重原有的气管软化。术前可予胃造瘘术辅助营养支持。双侧缝合关闭时可在两层之间插入自体筋膜移植物以加固,肋软骨移植物可以类似于喉气管重建手术的方式放置于后环状软骨板的裂隙中。

喉气管食管裂的外科修复手术是非常复杂的,应该在具有多学科专业的医疗机构中进行,包括儿童耳鼻咽喉头颈外科、心胸外科、消化外科和重症监护等,并长期监测和随访。

五、先天性气管食管瘘

食管和气管间存在的异常通道,通常因食管内食物或者胃内反流物通过该通道进入气管而产生症状,可以与喉气管畸形伴发。

（一）流行病学

根据发生的原因可以分为先天性及获得性;根据发生部位分为颈部及胸部。先天性的食管气管瘘多数合并食管闭锁,单纯先天性食管气管瘘的发生率只占食管闭锁的 4%,并且多数发生于颈部。

（二）临床表现

多数先天性食管气管瘘在生后即存在进食后呛咳或误吸,如诊断不及时可能发生反复肺炎。部分合并喉气管食管裂的患儿也可出现呼吸困难,喂养困难。

（三）辅助检查

食管造影和纤维/电子支气管镜是最常用的检查。

1. 食管造影　造影剂需选择可吸收性造影剂以避免钡肺。在动态造影过程中,通常在侧位时发现食管气管瘘(图 4-2-15)。

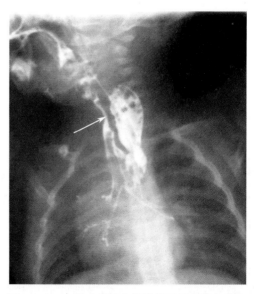

图 4-2-15　箭头所示食管造影显示食管气管瘘

2. 纤维/电子支气管镜　是诊断食管气管瘘的"金标准"。通常在主气道后壁发现凹陷样结构,部分可见该瘘口分泌泡沫样痰液,此时往食管内注入亚甲蓝试剂如气管端瘘口亚甲蓝显影即可诊断食管气管瘘(图 4-2-16)。

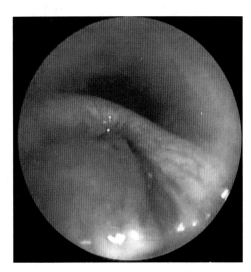

图 4-2-16 纤维/电子支气管镜下
亚甲蓝实验阳性

3. **胃镜检查** 在全麻下进行，胃镜下发现食管端瘘口，此时可往气管插管内注入少量亚甲蓝试剂并要求麻醉医生按压球囊辅助通气，如瘘口亚甲蓝显影也可诊断食管气管瘘。

（四）治疗

手术修补是根治本病的唯一方法。多数发生在颈 7~胸 2 椎体水平间的食管气管瘘可经颈部入路修补，如发生位置更低则需要经胸部完成修补。

经颈部手术可根据术者习惯选择左右侧，在颈根部切开皮肤并钝性分离牵拉颈部肌肉即可寻找到食管气管间沟，瘘管常位于颈根部。切断瘘管并分别修补食管端及气管端，分离部分椎前筋膜置于两侧瘘口之间可有效降低本病的复发，术后常规放置引流条。本术式难点在于寻找瘘管，并且需要避免损伤喉返神经。经胸修补手术通常由胸外科完成，可使用开胸或者胸腔镜两种方式。

因瘘管较粗并合并存在重症肺炎难以耐受手术时，可选择气管覆膜支架或者食管覆膜支架暂时封堵瘘口，待肺炎得到控制后再行修补，但对于早期新生儿而言其难度更大，可行性更差。

（五）预后

本病预后和发生原因及瘘管大小密切相关，单纯先天性食管气管瘘可治愈率高，死亡率极低。

第三节 喉气管畸形围手术期管理

一、喉气管狭窄围手术期管理

（一）术前管理

1. **术前评估** 术前应对患儿进行全面的正确评估，并依此选择合适的手术方式。评估内容包括：患儿生命体征及呼吸状态，既往史，并发症情况以及狭窄的性质、部位和严重程度等。

2. **手术时机选择**

（1）有严重呼吸困难而又未行气管切开者应先行气管切开，解除气道梗阻后再考虑进一步治疗。

（2）已行气管切开者应选择合适的手术时机。

（3）其他并发症处理：外伤和气管插管引起者常有颅脑外伤、脑出血或脑梗、严重心肺疾病等原发疾病，应待病情稳定至可以耐受全麻手术时再行治疗。有中枢神经系统疾病的患者应很好地评估其吞咽功能，以免解除气道狭窄后出现严重误咽。对于非特异或特异性炎症引起者，如复发性多软骨炎、Wegener 肉芽肿、结核、梅毒等患者，应行保守治疗待病情控制后再行外科治疗。

（二）术中管理

本手术为全麻手术，麻醉医生和手术医生共享气道，互相配合尤为重要。术中监测生命体征，手术尽可能以保留和改进发音以及吞咽保护功能为目标。

（三）术后管理

1. **注意事项**

（1）术后监测生命体征，如有呼吸困难、出血等并发症应及时查明原因并处理。

（2）加强气道雾化管理。

（3）术后常规拍胸部 X 线片除外气胸或者分泌物或血液堵塞引起的肺不张。

（4）给予抗生素治疗至伤口拆线，酌情使用止血药。

（5）对于 T 管置入患者，全麻清醒后应及时将 T 型硅胶管支管堵塞，使患者经口鼻呼吸，防止

T形管内痰液形成干痂。支管内插金属气管套管的患者可经套管呼吸。

（6）对于环气管或气管部分切除术后的患者，应保持颈胸位1周以减少吻合口处张力。

（7）对于自体移植物重建术者，为了防止避免移植物移位，术后常常配合喉气管扩张子置入，置入时间需大于3个月。

2. 并发症处理

（1）肺部感染：术后常规定期复查胸部X线片，及时对症处理。

（2）手术部位问题：如肿胀、移植物坏死等颈部感染等，术后第一周颈部必须每天检查2次，早期发现迹象，早期干预。

（3）呼吸困难：注意气道情况，观察置入材料上下端的肉芽增生，注意管腔痰痂堵塞或气胸导致的呼吸困难。

（4）出血：术后持续咳出新鲜血液或伤口持续渗血应到手术室止血。通常为环杓后肌裂开或环状软骨板裂开后止血不彻底引起，部分原因可能与喉气管裂开后缝合不严密有关。

（5）呛咳：放置T型支撑管后，T型管上端位置过高，超过杓状软骨平面会出现呛咳。可先行吞咽功能训练，如仍呛咳则需调整T型管高度至室带上缘平面。或可堵塞T型支撑管上口。以防止呛咳误吸。

（6）皮下气肿：喉气管重建术中若喉气管壁缝合不严，术后咳嗽严重时会出现皮下气肿。轻者可观察，较重者可拆除气管造瘘口下端缝线数针，减轻气体进入皮下组织的压力，同时密切观察有无呼吸困难。

二、喉气管裂围手术期管理

（一）术前管理

1. 术前评估　术前应对患儿进行全面的正确评估，X线片可评估肺炎情况，CT、MRI等检查可发现黏膜完整的隐性裂隙、确定喉裂程度，并排除声门下或气管狭窄等；MBS和FEES常用来评估吞咽功能，13.8%以上的喉裂患儿可能合并神经肌肉疾病，当误吸程度和喉裂类型不符、存在口或口咽引起的吞咽困难、常规治疗无效、存在神经疾病的病史或表现等。需进一步评估神经功能。

2. 手术时机　手术的需要和时机取决于症状的严重程度，裂隙的程度，以及患儿整体情况的稳定程度。

3. 术前还应注意调节饮食及抗反流饮食，包括黏稠食物、直立体位喂养、鼻饲等。

（二）术中管理

对于内镜下手术，关键点包括术中保持自主呼吸和充分暴露声门后部；此时气管安全管理尤为重要。而开放性手术除主要避免损伤周围神经、血管外，同时需要注意修补材料的选择，以及修补后的气道支撑。

（三）术后管理

1. 维持有效的气道通畅　注意行Ⅰ期手术的围手术期的气管插管的保持和通畅，需固定气管插管、密切监测、深度镇静等；逐渐恢复术前饮食要求，同时抗反流、抗感染等治疗；术后需24~48h心电监测。

2. 开放手术后管道管理　包括气管插管、鼻饲以及空肠喂养管等留置数周。注意伤口出血、肿胀等情况，及时处理。

3. 术后1周随访，可行电子喉镜评估伤口愈合情况、声带运动情况。

4. 内镜下手术术后近期并发症　主要是呼吸道梗阻，应密切监护；远期并发症有伤口裂开、误吸不缓解等，可行二次内镜手术。

5. 开放手术常见并发症　术后并发症包括气管食管瘘、气管软化、裂开等，后者常需要气管切开。应注意鼻饲或厚奶喂养。

对于先天性喉气管畸形，诊断评估至关重要。需结合客观情况综合评估呼吸及全身情况确定手术时机。围手术期气道管理是决定最终手术效果的关键，不论Ⅰ期手术或Ⅱ期手术伴气管切开，都应十分重视气管插管、气管套管的固定，防止脱管。

（倪　鑫）

第三章　喉癌

第一节　喉全切除术与喉功能保留手术

一、喉全切除术及喉功能保留手术的发展历程

（一）喉全切除术的发展历程

19世纪中叶，对晚期喉癌的治疗就有了全喉切除的想法，但当时没有麻醉及呼吸道控制的医疗设备，没有输血输液，没有抗生素，所以手术难以实现。直到1873年，Billroth在维也纳为一例喉癌患者做了第一例喉全切除术，术后遗留咽瘘和气管瘘，患者于7个月后死亡。这是喉全切除术的一个里程碑。1875年，Enrico Bottini对一例喉肉瘤患者实施了喉全切除术，术后患者存活了15年。尽管有成功的案例，但当时因为条件所限，喉全切除术后的结果大多是灾难性的，术后出现血肿、毒血症、瘘管、纵隔炎或肺炎以致死亡。由于当时患者很少能得到早期诊断，手术中肿瘤往往没有被完全切除。由于没有将气道和消化道分开，容易导致肺炎。没有区分不易浸润转移的声门型与易浸润转移的声门上型和声门下型肿瘤，切除范围偏小，加上未对颈部淋巴结转移进行处理，导致手术效果较差。1892年，美国的Solis-Cohen和欧洲的Gluck第一次将气管与食管分开，并将气管直接缝于颈部皮下，减少了呼吸道的并发症，术后死亡率明显降低。1894年，Halsted乳腺癌根治手术成功，逐步形成了器官切除加区域淋巴结清扫的肿瘤根治原则。美国外科医生Crile认识到颈淋巴结清扫术对喉癌治疗的重要性，推动了颈淋巴结清扫术在喉癌治疗中的应用。到了20世纪中叶，喉全切除术及颈淋巴结清扫术已成为晚期喉癌主要的治疗方法。由于喉完全缺失导致生活质量明显下降，自Billroth和Gussenbauer开始，很多医生都想发明一种设备或设计一种手术方法，利用肺动力发音，建立气道和咽腔之间的连接，提供气体进入咽腔的通道，同时防止食物误吸到气道内。经过几十年发音装置和手术方式的研究，随着发音装置材料的迅速发展，现在主要用硅胶做成一个单向的阀门直接在术中安装在气管和食管之间，使患者能够发音又免于误吸。尽管永久的气管造瘘及气管食管分流仍有些未能解决的问题困扰着喉全切除术后的患者，但现代发音重建手术可以一期或二期完成，已经极大地提高了喉全切除术后患者的生活质量。

（二）喉功能保留手术的发展

20世纪40年代之前，由于受到各种条件的限制和对喉癌的病理缺乏了解，多数学者倾向于采用喉全切除术。期间虽有不少学者报道了一些喉的垂直或水平部分切除术，但喉部分切除术的概念仍未能被广泛接受。自1862年Sands施行世界上第一例喉癌喉部分切除术以来，直至1947年Alonso在南美召开的第2届国际耳鼻咽喉头颈外科学术会议上，报告了800例喉部分切除术，喉部分切除术才引起了学者们的广泛重视。随后，不少学者对喉的胚胎发育、喉的解剖及喉癌病理生理学特性等方面进行了深入的研究，发现在胚胎发育早期喉的左右两侧和上下区域是分开的，喉的声门上区源于原始咽，声带及声门下区源于气管上端，各区在出生后在发育过程中融合起来。从解剖上看，喉左右两半的淋巴较少沟通，声门上区、声门区及声门下区之间淋巴引流各自成体系。病理研究中，Tucker和Smith通过对喉切除标本的观察及对喉癌标本连续切片检查，发现喉癌在各解剖区的发展及扩散各有其特点。声门上区肿瘤具有局限于喉前庭及会厌前间隙的倾

向,部分病例即便到了晚期也是如此。也就是说癌肿往往发生在喉的一个解剖部位或偏重在一侧,到了晚期才逐渐扩展到其他解剖部位。19世纪时,Hajek注意到喉水肿可以长期局限在喉的一个部位,声门上注入液体后,水肿局限于室带下缘,不向声带扩散。Pressman对喉体注射多种放射性同位素并对活体和尸体的喉进行染色来研究喉的解剖,发现喉是一个高度分割的器官,在生理上和解剖上,左右为两个结构。黏膜下分隔可分为声门上和声门下区。淋巴流向在浅层全喉交通,在黏膜下层则左右分隔,一侧喉内注射放射性核素8周,尚不向对侧渗透。声门下区血管和淋巴管左右有交叉。所有这些研究为喉癌的解剖分区和喉内的淋巴引流提供了很好的资料,也有助于我们理解喉癌的喉内及区域淋巴系统的播散,为喉癌的部分切除术提供了理论依据。喉部分切除术应该根据肿瘤的原发部位、扩展范围及生物学特性,采用适当的方法彻底切除肿瘤,同时将喉的正常部分安全地保留下来。喉功能保留手术的另一个理论基础是大多数人可以适应喉的大部分缺失,并且经过修复重建能同时保留呼吸、吞咽和发声的功能。这些理论研究使喉部分切除术得到了迅速的发展。

二、喉全切除术及喉功能保留手术的转变

喉全切除术治疗喉癌挽救了许多患者的生命,但术后语言功能的丧失也给患者带来巨大的痛苦。而随着医学模式的转变,人们日益关注患者术后的生活质量。喉癌外科治疗已经从过去强调根治为主,发展到当今主张在根治肿瘤提高生存率的前提下,应用保留喉功能的手术和微创手术,尽可能提高患者的生活质量。多年的临床应用已经证明对经过选择的符合手术适应证的患者行喉部分切除术,可获得与喉全切除术相同的远期疗效。喉功能保留手术遵循肿瘤学手术要求完整切除肿瘤的原则,根据不同情况选择不同术式,并配合术前或术后放、化疗来缩小切除范围,以保全患病器官的功能。具体治疗方案必须根据肿瘤的病理类型、部位、范围、年龄及全身健康情况和有无转移来决定。喉部分切除术的5年生存率达到70%~84%,从而使85%的患者能在彻底切除

肿瘤后,保留喉的功能。当然这并不意味着经典的喉全切除术已经没有适应证,对晚期喉癌以及一部分高龄全身条件较差的病例,喉全切除术仍然是一种常用且有效的手术方法。

三、喉功能保留手术原则

第一个原则是术前准确评估肿瘤的范围。术前要进行彻底的头颈部评估。不论采取何种术式,术前都要进行内镜检查。应用硬管喉镜、电子喉镜或纤维喉镜对肿瘤的范围进行仔细的评估,并对喉功能进行动态的观察。需仔细评估杓状软骨的活动度,比如轻度咳嗽动作可评估杓状软骨运动与否。增强CT和/或MRI等影像学检查对判断肿瘤的范围、有否有软骨的侵犯、喉外侵犯以及颈淋巴结转移是非常必要的。尽管上述检查能帮助我们大致确定肿瘤的范围,但是还很难准确地评估黏膜下肿瘤侵犯的情况。因此,术中的判断很重要。

第二个原则是彻底切除原发病灶。如果喉癌手术未能完整切除肿瘤,局部控制失败,那么患者的生存率就会下降。原发部位的复发往往很难早期发现,各种功能保留手术改变了喉腔结构,评估肿瘤复发的难度加大。因此,只有在能够彻底切除肿瘤和局部控制率与喉全切除术相同的情况下,才考虑应用喉功能保留手术。

基于环杓关节是喉具备发声和防止误吸的基本运动单元,第三个原则是保留一个完整的环杓单元是喉功能保留手术的最低要求。环杓单元由环状软骨、杓状软骨、相关喉内肌、喉上及喉返神经组成。过去耳鼻喉科医生根据喉癌的T分期来确定喉癌的手术方式,重点放在了声带而不是环杓单元上。从保留声带到保留环杓单元的手术策略转变,对应用各种不同术式的喉功能保留手术来切除不同部位的喉癌是必须的。喉功能保留手术的可行性取决于肿瘤范围而不是T分期。比如,一例T_2声门型喉癌侵犯声门下累及环状软骨,可能会让医生打消喉功能保留手术的想法,因为很可能要切除环状软骨来保证安全切缘。相反,一例侵及甲状软骨外软骨膜的T_4声门型喉癌可以考虑做环状软骨上喉部分切除术,切除全部甲状软骨板并保留喉功能。T_3病变表现为声带固定,可能是继发于声门旁间隙的侵犯或环杓关节

被侵及,前者可考虑喉功能保留手术。须仔细区分继发于声门上肿瘤重力引起的声带固定和贯声门蔓延。

在选择喉癌的手术方式时,患者承受全身麻醉的能力和可能影响术腔愈合的因素都需要考虑到。喉部分切除术后可能会出现误吸。多数患者术后经过训练和练习能克服误吸而不出现严重的并发症。而心肺功能不良,高龄和慢性阻塞性肺疾病的患者术后可能引起肺炎和肺膨胀不全等并发症。因手术打乱了喉括约肌的功能提高了术后呼吸功能受损的风险性。因此,术前要对患者全身重要器官的功能进行评估。如患者因气促不能爬上两层楼梯提示患者呼吸功能欠佳,对大手术的耐受性下降。另外,患者的职业、社会地位、营养状况、酒精摄入等都要考虑。总之,患者的全身情况存在有潜在严重并发症时,不推荐做喉功能保留手术。在这种情况下,全喉切除术也是行之有效的方法。

四、喉功能保留手术生存率的保障因素

目前,喉部分切除术占全部喉癌手术的比例从 20%~79% 不等。对 T_1、T_2 期喉癌多数能行保留喉功能的手术。国内外均有报道,经过选择的部分 T_3、T_4 期喉癌仍可做喉部分切除手术,且术后生存率较满意。这说明适应证掌握得好,在彻底切除肿瘤的前提下,将喉的正常部分安全地保留下来,经过整复恢复喉的全部或部分功能是可行的。提高喉功能保留手术成功率的关键在于如下三方面:

1. **准确合理地切除肿瘤**　所谓准确合理地切除肿瘤,就是根据"量体裁衣"的原则,在保证安全边界的前提下,最大限度地保留喉部的正常组织。要做到这一点,首先必须选择合适的手术入路,确保直视下切除肿瘤。直视下切除肿瘤可保证对肿瘤侵犯深度和黏膜下浸润范围作出准确判断。为此,声门上癌应首选咽侧入路或会厌谷入路,这样容易看清肿瘤全貌,而又不损伤声门区喉支架;声门癌则可选择甲状软骨纵形切开入路或环甲膜入路。纵行切开甲状软骨板便于暴露切除肿瘤,而又不损伤会厌及下咽的功能。其次必须熟练掌握切除技术。对晚期肿瘤,从一个方向

暴露切除困难时,应及时变换方向,自肿瘤的多个方向角度交替进行切除。环状软骨板、杓状软骨、甲状软骨板后部、会厌、胸骨舌骨肌是术后喉功能重建中可利用的重要支架,应尽可能保留。

要准确有效地切除肿瘤,掌握好手术切缘很重要。通常认为喉癌手术的切缘应不小于在 5mm。但是实际上不同部位,不同范围的肿瘤,其手术切缘是不同的。比如,对 T_1 期声门型喉癌行 CO_2 激光手术,2~3mm 的切缘是安全的,而对范围较大的 T_3 期声门型和声门上型喉癌,考虑到肿瘤黏膜下侵犯的可能,就必须有更大的手术切缘,通常需要 5mm,甚至更大的切缘。在术中肉眼判断切缘不能确定时,应取切缘组织做冰冻切片,根据冰冻切片结果来决定是否需要扩大切除范围。掌握好手术切缘是提高局部控制率的关键。

2. **择优应用各种修复方法**　肿瘤切除后,应根据残喉状态,决定如何重建喉功能。甲状软骨板后部和杓状软骨是喉侧壁重建的良好支架,如得以保留,则可以两者为支架,用胸骨舌骨肌肌筋膜瓣、双蒂接力肌甲状软骨膜瓣、颈阔肌肌皮瓣等修复喉侧壁。以上几种修复方法可据缺损范围不同来选择应用。若肿瘤偏于一侧,可用胸骨舌骨肌肌筋膜瓣来修复患侧喉部的缺损。累及双侧声带的声门型喉癌,只要能保留一个完整的环状软骨和至少一个杓状软骨即可修复成一个有功能的喉。累及舌根的声门上癌切除后,若舌根缺损较小,可直接将残余舌根下移修复缺损,舌根缺损较大时可用单蒂胸骨舌骨肌肌筋膜瓣修复。残余会厌是修复喉壁缺损的良好材料,最适用于声门癌。会厌既可修复对称性缺损,也可修复不对称的缺损。经松解后的会厌可下移与环状软骨或第一气管环吻合修复喉前壁缺损,左右移位可修复喉侧壁缺损;因其有软骨及软骨膜,不仅可用于修复组织缺损,还可发挥良好的支架作用。术中应根据病变的具体情况,善于变通术式,视缺损范围不同,可灵活选用多种方法联合修复。

3. **尽量恢复良好的喉功能**　在喉功能重建中通常将吞咽保护功能放在首位,其次是呼吸功能和发音质量。吞咽误吸可因新喉失去舌根的遮挡作用或杓区缺损吞咽时喉入口封闭不严等因素引起。术中应酌情保留杓状软骨,如杓状软骨必须切除时,可用单蒂胸骨舌骨肌瓣填充于杓

状软骨缺损处，或用小块自体软骨埋植于杓状软骨切除后的缺损处，以加高喉入口后端。此外，还要注意充分发挥舌根在吞咽保护功能中的作用。术中应尽量缩小喉入口与舌根之间的距离，必要时可切除舌骨，使新喉与舌根充分接近吻合。吞咽时舌根可与喉接近，从而可大大减少误吸的发生。若舌根已部分切除，可用单蒂胸骨舌骨肌筋膜瓣整复舌根后再与新喉吻合。因胸骨舌骨肌及口底肌附着于舌骨，将胸骨舌骨肌向上翻入创面与舌体缝合后，不仅修复延长了舌根，还使舌固定于接近原来的解剖部位，喉更易向前上悬吊，加强了新舌根对喉口的遮盖，可有效防止误吸；胸骨舌骨肌整复舌根后，下咽黏膜与舌根的吻合面加大，从而使咽腔扩大，有利于吞咽功能的恢复。对年老体弱的患者来说，误吸有时可能是致命的并发症，因此预防误吸的发生非常重要。

喉癌术后不能拔除气管套管，会对患者的生活质量造成较大影响。提高拔管率的关键在于重建稳固的喉支架和宽敞的喉腔。术中应注意充分利用喉的各种支架，尽可能恢复喉壁支撑结构。在喉垂直部分切除术中，如病变范围允许，可行甲状软骨倒"V"型的切除，保持术后喉腔接近正常前后径，以提高拔管率。也可利用上部的会厌断缘（会厌切除者可用舌骨），两侧的甲状软骨后份或胸骨舌骨肌作为新喉支架，来重建喉壁支撑结构。

在不影响吞咽功能和术后拔管的前提下，需进一步考虑改善患者的发音质量。经验表明，采用不同修复材料对发音功能影响较大，黏膜或肌筋膜瓣修复的喉腔较皮瓣修复的发音效果要好些。保留活动的杓状软骨，新声门闭合较好且边缘整齐者，多可获得良好的发音质量。

当今喉癌治疗的宗旨在于以患者为中心，强调在提高生存率的前提下，提高生活质量。目前治疗手段不断丰富，手术治疗、放疗、化疗、靶向治疗及免疫治疗等不断取得进步，给耳鼻喉科医生提供了多种选择。但是面对每一个具体的患者，如何做出最佳选择，还需要遵循循证医学的原则。长期以来，耳鼻喉科医生对喉癌的治疗进行了大量的临床实践，并不断探索新的治疗手段和方案。最好的研究证据一定来自喉癌临床和基础的研究，尤其是以患者为中心的临床研究。作为一名临床的研究生，不但要知其然，更需要知其所以然，喉癌手术从喉全切除术发展到各种喉部分切除术，不但有多年临床经验的总结，更重要的是基础理论知识研究的进展。所以我们要特别重视喉癌临床新证据的收集，用基础研究手段来解决临床存在的新问题。

第二节 喉切除术后的发音重建术

一、喉部分切除术后的发音重建

喉癌的外科治疗已有一百多年的历史，随着头颈外科的发展，尤其是喉外科技术的不断完善，喉癌的外科治疗从过去强调根治为主，发展到当今主张在根治肿瘤的前提下，应用保留喉功能手术和微创手术，提高患者的生活质量。

自从 1862 年 Sanda 为一例喉癌患者施行了世界上第一例喉部分切除术以来，在相当长的一段时期内喉部分切除术未被广泛接受。直到 20 世纪 50 年代 Alonso、Jackson 及 Ogura 等开展并倡导了喉癌的功能保全性手术，才引起了耳鼻喉科和头颈外科医生的广泛重视。能保留喉的发音功能，吞咽时不发生误吸，且无需永久性气管造瘘的手术方式均应被视为喉功能保全性手术。近几十年来国内外的耳鼻咽喉头颈外科医生对各种喉部分切除术的适应证、手术切除及修复方法的研究取得了很大的进展。目前国内外大量临床研究已经证实，只要合理地掌握手术适应证，喉部分切除术与喉全切除术治疗喉癌的术后复发率没有区别。国内外大宗病例报道喉癌手术治疗 5 年生存率在 75% 左右，喉全切除术或喉部分切除术均可达到这一目标。功能保全性手术已经成为喉癌治疗的主导术式。

1. **声门型喉癌** 除了喉垂直部分切除术外，喉环状软骨上部分切除术（如环状软骨舌骨会厌固定术，CHEP）、喉额侧部分切除术、喉扩大垂直部分切除术及喉垂直次全切除会厌修复术等是近几十年来发展起来并被逐渐广泛应用的术式。

在早期 T_1、T_2 期声门型喉癌，采用开放喉部

分切除术与经口 CO_2 激光手术和放疗具有相近的生存率，术者可根据自身的临床经验和所拥有的临床设备进行选择。应指出，CO_2 激光手术被证明是一种微创、效果确切、患者痛苦小、术后发音功能保留满意，且无需气管切开的方法，值得推荐。然而对一些向深部侵犯广泛、累及前联合，特别是肿瘤范围大者较难把握，应谨慎应用或避免应用。同样，放疗对位于声带前半段并累及前联合的喉癌局部控制欠佳。

T$_2$ 期声门型喉癌，目前采用喉垂直部分切除术（图 4-3-1）取得比较满意的疗效，5 年生存率达 90% 左右，拔管率达 80%~100%，发音功能多比较满意。喉垂直部分切除术后，新声门重建的材料和方法有多种，包括甲状软骨膜、梨状窝黏膜、胸骨舌骨肌筋膜瓣、双蒂双肌瓣、颈部皮瓣等。根据文献报道和笔者的体会，无论采用何种修复材料，只要健侧甲状软骨及声带基本保留，术后疗效都比较满意，其中肌筋膜瓣修复发音效果更好（图 4-3-2，图 4-3-3）。基本手术步骤如下：

（1）切口：行颈前正中垂直切口或平环状软骨下缘横切口，切口两侧达胸锁乳突肌前缘，呈小"U"型（图 4-3-4）。

（2）分离皮瓣：切开皮下组织达颈阔肌下，分离并翻起颈阔肌皮瓣，暴露颈前肌和舌骨（图 4-3-5）。

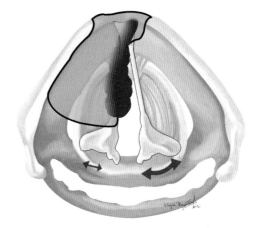

图 4-3-1 喉垂直部分切除术示意图

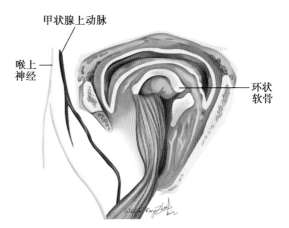

图 4-3-2 喉垂直部分切除术
胸骨舌骨肌筋膜瓣修复喉部缺损

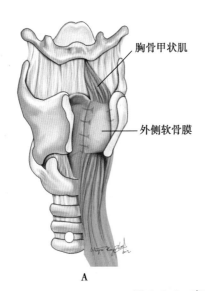

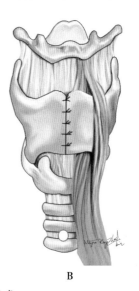

A

B

图 4-3-3 喉垂直部分切除术
带状肌和甲状软骨膜修复喉部缺损

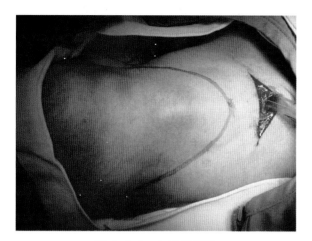

图 4-3-4 小 U 形切口

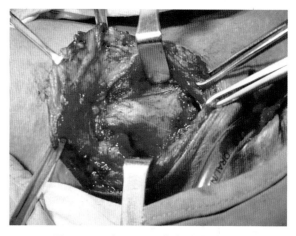

图 4-3-6 切开环甲膜,探查声门下区

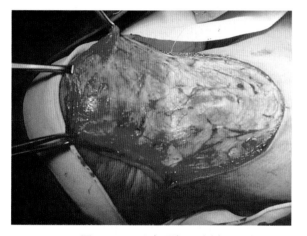

图 4-3-5 翻起颈阔肌皮瓣

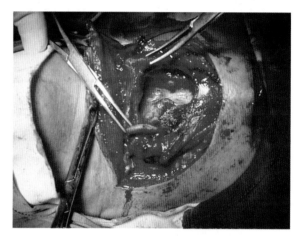

图 4-3-7 切除喉部的肿瘤

（3）暴露喉体:沿中线切开颈白线,分开胸骨舌骨肌,显露甲状舌骨膜、甲状软骨、环甲膜和环状软骨。在甲状软骨板的上、下缘及正中切开甲状软骨膜,剥离甲状软骨膜至甲状软骨板的后 2/5。

（4）进入喉腔:横切环甲膜,探查声门下区,确定声门下区无肿瘤侵犯（图 4-3-6）。分别于患侧甲状软骨板前 2/5 或 1/2 处及健侧距前中线 2~3mm 处用电锯或剪刀垂直切开甲状软骨,直视下沿健侧甲状软骨切线从下向上垂直剪开喉内黏膜,应注意避免剪到肿瘤。

（5）切除肿瘤:用小拉钩牵开两侧甲状软骨板,充分显露位于声带的肿瘤。距肿瘤 5mm 处切除肿瘤,垂直切除患侧甲状软骨板前 2/5 或 1/2,连同声带肿瘤一并整块切除（图 4-3-7）。如果肿瘤未广泛侵犯甲状软骨,可行甲状软骨倒"V"形切除,以保持术后喉腔接近正常的前后径,提高拔管率。

（6）喉腔修复:用 5-0 可吸收缝线将健侧声带前端与甲状软骨膜固定缝合,再将会厌根部向前固定于舌骨。将环后及梨状窝黏膜拉向喉内与切缘黏膜缝合。取一蒂在下、宽 1.5~2cm 的胸骨舌骨肌筋膜瓣修复喉腔的缺损（图 4-3-8）。也可用患侧的甲状软骨膜修复喉腔的缺损。

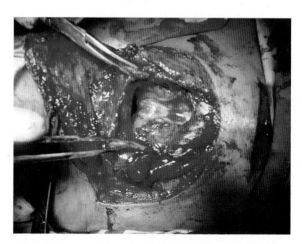

图 4-3-8 用胸骨舌骨肌筋膜瓣修复喉部的缺损

（7）关闭喉腔和缝合皮肤：将两侧颈前肌对位间断缝合关闭喉腔（图4-3-9）。术腔放引流管，逐层缝合皮下组织和皮肤。

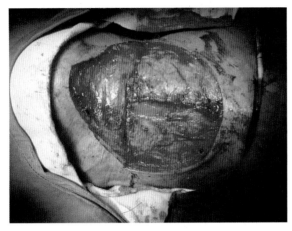

图4-3-9 关闭喉腔

对侵犯杓状软骨声带突，声带活动受限的T_2期声门型喉癌，采用喉扩大垂直部分切除术，手术同时切除杓状软骨及部分环状软骨。患侧杓状软骨切除后可用舌骨肌瓣来修复，用舌骨替代杓状软骨，用肌瓣掩盖半喉腔。对累及双侧声带的T_1或T_2期声门型喉癌（图4-3-10），喉环状软骨上部分切除术（CHEP）是比较好的适应证（图4-3-11~图4-3-15）。该术式近年来在国内被逐渐推广并广泛应用。应该指出，CHEP是基于环杓单元（包括环状软骨、杓状软骨、完整的环杓关节、环杓后肌、环杓侧肌、喉返神经）这一喉功能性解剖单元概念的。保留一侧完整的环杓单元是成功施行这一术式的前提。只要肿瘤向声门下浸润未超过1cm，向上未侵及会厌根部，病变较轻的一侧声带后1/3黏膜和杓状软骨正常，应用该方法都能完整的切除肿瘤。术后5年生存率达88%~90%，拔管率高达98%~100%。关于术后拔管时间各家报道不一，平均拔管时间从一周到数月不等。Bron等认为，气管造瘘口的尽早关闭对促进吞咽功能恢复以及避免环杓关节强硬非常重要。早期拔管所致的一定程度的误吸有利于刺激咳嗽反射，并可训练新声门括约肌的生理性关闭。尽管CHEP术后声音稍沙哑，但发音效果基本满意，一般交流无困难。

对这一病变范围，另一种治疗选择是喉垂直次全切除会厌修复术（Tucker手术），该术式切除双侧声带、室带和双侧甲状软骨板的中前2/3，必要时切除一侧杓状软骨，分离会厌前间隙组织后，下拉会厌并将其两侧与残留甲状软骨板的软骨膜缝合，下端与环甲膜缝合关闭喉腔。

T_3、T_4期声门型喉癌，传统的手术方式为喉全切除术，但患者术后喉功能丧失，生活质量差。随着对喉的解剖、病理的深入研究，对喉癌局部扩展规律的进一步了解以及喉外科技术的不断进步，对一部分经过选择的原本需要做喉全切除术的T_3、T_4期喉癌患者，也可行喉部分切除手术，在保证根治肿瘤的前提下，保留喉的功能。有报道采用喉部分切除术治疗部分T_4声门型喉癌病例，在切除肿瘤及受累的喉外组织后，以胸骨舌骨肌、颈阔肌皮瓣、颈阔肌筋膜瓣、甲状软骨膜瓣、下咽黏膜瓣等修复组织缺损，保留会厌或环状软骨板重建喉功能，3年和5年生存率分别达到86.4%和75%。

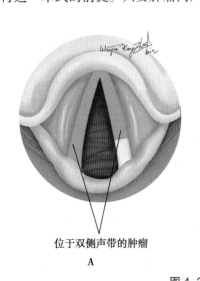

位于双侧声带的肿瘤

A

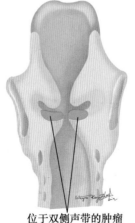

位于双侧声带的肿瘤

B

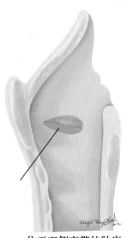

位于双侧声带的肿瘤

C

图4-3-10 累及双侧声带的声门型喉癌
A. 水平位；B. 冠状位；C. 矢状位

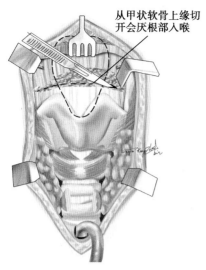

图 4-3-11 环状软骨上部分喉切除术

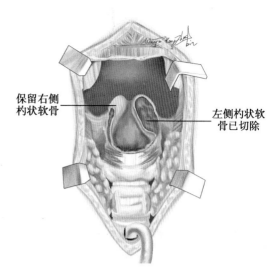

图 4-3-13 CHEP 肿瘤切除后

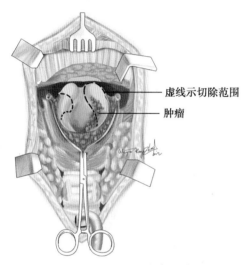

图 4-3-12 CHEP 肿瘤切除范围

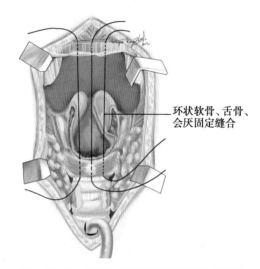

图 4-3-14 CHEP 作环状软骨舌骨会厌固定

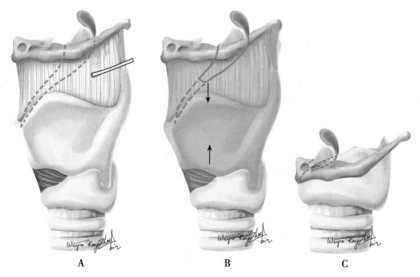

图 4-3-15 CHEP 手术原理示意图

A. 正常喉软骨示意图;B. 阴影示手术切除范围,箭头示舌骨、会厌、环状软骨固定缝合的方式;C. 行环舌会厌固定后

应该指出，T_3、T_4 期声门型喉癌为晚期肿瘤，对其进行喉部分切除术应严格选择病例。以下几点可供参考：①肿瘤累及一侧半喉和对侧半喉的前半黏膜，杓间区未受累，患侧甲状软骨板受累，对侧甲状软骨板未受累及或仅累及小部分，胸骨舌骨肌未累及或受累较轻，可酌情考虑行喉部分切除术；②肿瘤向前广泛累及胸骨舌骨肌、向下累及环状软骨，向后累及杓间区者，提示其恶性程度较高，且喉内原发肿瘤范围多已较广，应行喉全切除术；③肿瘤广泛累及环后区、梨状窝，需切除相应的下咽黏膜及近全部的喉体，此时成形喉或再造发音管均有困难，不宜保留喉功能；④年老体弱，心肺功能不良者，保留喉功能有时可出现致命性的误吸，应考虑行喉全切除术。

2. 声门上型喉癌 以往一般认为喉声门上水平部分切除术是治疗 T_1 期声门上型喉癌的经典术式，该术式有较高的局部控制率（85%~100%）。近年来大量临床研究证实，对一部分累及会厌前间隙的 T_3 期病变和一部分累及舌根、咽会厌襞的病变，在彻底切除肿瘤的基础上，也可进行喉声门上部分切除术，术后局部复发并无增加。该术式术后发音接近正常，术后虽有误咽发生，但大部分病例经过练习，一般几周后误咽逐步消失。有报道采用"吊喉"的方法，将舌骨切除，将舌根同卜半喉紧密"吊缝"，充分利用舌根掩盖喉入口，防止误咽，效果较好。声门上型喉癌 T_2 期（累及一侧声带和声带突，声带活动受限的）、T_3 期（患侧声带已经固定）病变是喉水平垂直部分切除术（喉 3/4 切除术）的适应证。"合并喉垂直部分切除加水平部分切除"的概念是由 Miodonski 于 20 世纪 60 年代首先提出的。喉 3/4 切除后的修复有多种方法，包括用甲状软骨外软骨膜及下咽黏膜、用甲状软骨作成三角板覆盖患侧喉腔、用甲状软骨后缘加咽缩肌瓣修复等。国内屠规益等报道用舌骨肌瓣修复喉腔取得满意的效果，拔管率达 74.3%，82% 术后发音近乎正常或稍哑，大部分患者经 2 周到 3 个月的练习后能正常进食。

对上述病变范围，另一种治疗选择是喉环状软骨上部分切除术（环状软骨舌骨固定术，CHP）。手术完整切除甲状软骨、两侧声带、室带和会厌，同时切除声门旁间隙和会厌前间隙。由于该手术保留了环状软骨，拔管率很高；保留一侧或双侧杓状软骨，术后保存了发音和吞咽功能。喉的重建是环状软骨和舌骨固定缝合。术后近期都有不同程度的误咽，经过训练大部分病例都能正常进食。Bron 报道局部控制率达 94.5%，1 年后 92.7% 的患者恢复正常吞咽及呼吸功能。对一部分失去上述几种喉部分切除术机会的晚期声门上型及声门型喉癌病例，只要能保留病变较轻一侧的杓状软骨和部分环状软骨，利用喉气管黏膜瓣缝合成一个发音管（喉近全切除术，Pearson 手术），仍然能保留患者的发音功能。

随着喉癌外科操作技术和手术技巧的提高，喉全切除术的适应证在逐渐缩小。其适应证应为局部广泛病变，已无行喉部分切除的可能，或心肺功能不佳、高龄、体弱等全身状态不允许，预计无法耐受喉部分切除术后误咽等并发症的患者。

二、喉全切除术后的发音重建

接受喉全切除术的患者，其发音、呼吸、嗅觉和味觉功能将发生显著的改变。其中发音功能的丧失对患者的心理和日常生活带来极大的痛苦和不便。发音功能的恢复将有助于患者术后的整体康复。

目前喉全切除术后的发音重建主要有三种方法：食管发音、电子喉和食管气管造瘘术（或称发音管）。其中食管发音是最传统的发音康复方法。其原理是患者经过训练后，通过把吞咽进入颈段食管的空气冲出，引起咽食管黏膜的震动而产生声音，然后再经咽腔和口腔动作的调节，构成语言。该方法的优点是只要经过发音训练，无需通过手术或植入体内任何装置即能发音，而且讲话时不需要手的帮助，所以可以边讲话边用手做事。食管发音的缺点是发音断续，不能讲较长的句子。而且该方法并不是所有患者都能学会，各家报道能学会并用食管音交流的比例不同，约 26%~80%。另外训练不当也会导致发音失败。食管发音的成功需要经过较长一段时间的训练和练习。食管发音时控制音调、响度和语速是比较困难的。食管发音者必须学会通过改变头颈的位置，增强颈部肌肉的张力及加快把空气咽入食管频率来改变音调。食管发音的响度比正常喉发音的响度低 6~10dB，因此在噪声环境里语言交流比较困难。食道入口的环咽肌功能不良或痉挛可能是食管发音失败的原因之一。食道上括约肌（环咽肌）切开或肉毒毒素局部注射有助于这些患者的发音成功。

电子喉是利用音频震荡器发出持续音，将其置于患者颏部、颈部或口内，做说话动作，然后通过舌、唇和牙齿的协同动作而发出声音。第一代电子喉是 1960 年问世的，当时的产品体积比较大，也比较重。新一代已经比较轻巧了，最小的电子喉长度只有几厘米，分量只有 140 克。电子喉以电池作为电源，其发出的振动声是根据正常人的平均语言频率范围而设计的，而且可根据每个患者的要求作一定的调节。电子喉有两种类型：一种是放在颈部的，另一种是放在口内的。放在颈部的电子喉的振动声通过其头部的金属或塑料装置把声音传导到颈部，然后通过咽部和口腔协同动作，采用与正常说话一样的方式构音。患者可以调节音调和响度。通过摸索在颈部不同的放置部位，患者可找到发音最清楚、杂音最小的放置部位。每个患者的最佳放置部位可以是不同的，即使同一患者在使用过程中，其最佳的放置位置也可能发生变化。放在口内电子喉包括两个部分：主机和轻质的手持装置。主机通过电线与手持装置连接。主机含电池以供声音发生器所需的能源，手持装置的声音发生器有一根塑料管通入口腔。放在口内的电子喉在刚手术后或放疗后颈部皮肤肿胀、瘢痕明显的患者尤为合适。

电子喉的优点是比较容易掌握，不需要手术或植入体内任何装置即能发音。多数电子喉具有音调和响度调节功能，使患者可以在不同的噪声环境下进行语言交流。其缺点是发音欠自然，有机械音的感觉，在公共场合讲话常常引起周围人的注意。另外，电子喉需要一只手握着才能讲话，这样当患者在做手工活时讲话，需要不断地换手，而且开车、做饭或听电话时讲话非常不便。

食管气管造瘘术（发音管）是通过内镜在气管后壁和食管前壁间造瘘，并置入一个带单向的硅胶瓣的发音管。这个发音管一方面可以避免气管食管瘘的狭窄或闭锁，另一方面可避免唾液和食物误吸到呼吸道，同时使来自肺部的气流经过咽食管的黏膜而发出声音（图 4-3-16）。

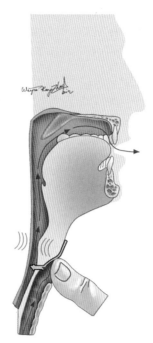

图 4-3-16　食管气管造瘘（发音管）发音原理图

早在 20 世纪 60 年代，就有关于通过植入发音装置来恢复喉全切除患者发音的研究。由于喉癌手术为呼吸道手术，局部会受污染的分泌物影响，该区域又在放射野内，当时的植入材料多未获得成功，主要的并发症是造瘘狭窄或误吸。1979年，Singer 和 Blom 报道了他们研制成功的发音装置，以后又对发音管进行了多次改进，可通过手术作气管食管造瘘，植入发音管来避免造瘘狭窄，同时恢复喉全切除患者的发音功能。当时该方法是二期手术，作为食管发音训练失败或患者不能接受电子喉发音的补救方法。该方法的基本原则是：①符合肿瘤学的原则，不影响肿瘤的完整切除；②可获得正常的进食而不发生误咽；③可靠的发音恢复；④手术方法简单、可靠、可重复；⑤应用一个简单的带单向瓣的装置来防止瘘口狭窄和误咽；⑥可应用于放疗照射区。该方法已经在世界范围内应用了近 40 年，并被多数专家和患者所接受。

1982 年，Maves 和 Lingeman 等首先报道了在喉全切除术的同时（一期手术）作气管食管造瘘术。近几十年来，发音管经历了很多的发展和改进，目前除了 Blom-Singer 发音管外，还有 Provox 和 Groningen 发音管等。

该方法应用的早期有 20%~40% 的患者在发音管植入后发不出音和发音费劲。以后大量研究发现这与发音管本身没有关系，而是与食管上端痉挛造成气流冲出障碍有关。Singer 等对安装发音管后发不出音的患者在咽后隙内注射 2% 利多卡因来阻滞咽神经丛，食管上端的痉挛立即解除，患者马上发出声音。同样，行神经阻滞前后环咽肌形态的影像学研究也支持了环咽肌痉挛，发音时食道内的气流无法冲出是发音管植入后发音失败的主要原因。

解决这个问题的一个简单办法是，在安装发音管发音失败的病例行食道上括约肌（环咽肌）切开，来松解食道上端的张力，从而使患者获得发音功能。当然也有学者主张在行喉全切除的同时行食道上端括约肌切开，来预防安装发音管后发音失败。

也有一些研究认为行咽丛神经切断术可以减低咽缩肌的张力，可取得同样的效果。这一方法可在行喉全切除术的同时进行，而且对咽壁及其血供的损伤较小。

安装发音管后的另一个常见的问题是，由于发音管长期暴露在食道内的食物中，尤其在放疗后，发音管周围可发生念珠菌生长，后者在一段时间后（6~12 周）可导致发音管的单向瓣功能障碍。解决的办法是在发音管局部和全身应用抗真菌药物。但是，真菌生长仍然是对发音管研究者和生产商的挑战，理想的发音管应该具有防止真菌生长的功能。发音管安装后的其他问题还包括发音管脱出和不配等，而需要再次安装。因此，新的发音管设计应解决这些问题。

第三节　颈清扫术

文献报道喉癌发生颈淋巴结转移后，其 5 年生存率下降 50%，颈淋巴结转移是决定喉癌预后最主要的因素之一。颈淋巴结转移也是喉癌复发的最常见形式。尽管现代医学、肿瘤学、分子生物学有了迅猛的发展，对于颈部转移灶的治疗目前仍以手术为主，因为对于可手术切除的颈部转移灶至今尚没有一种治疗方式优于外科手术切除。

自从 1906 年 Crile 首先报道根治性颈淋巴结清扫术（radical neck dissection, RND）以来，在这之后的 100 多年中，随着人们对颈淋巴结转移的

生物学行为和临床规律的不断认识，颈淋巴结清扫术经历了一个从过去强调大范围手术切除为主，到当今主张在根治肿瘤的前提下，保全功能和微创手术的发展过程，最终在力求提高生存率的基础上，大大减少了颈淋巴结清扫术的并发症，提高了患者治疗后的生活质量。本章节就颈淋巴结清扫术在喉癌手术中的应用及术式选择策略作阐述。

一、颈淋巴结清扫术的分类和命名

20 世纪初，由 Crile 首创的经典性（根治性）颈淋巴结清扫术是在头颈部淋巴引流的范围内，将全部淋巴组织连同脂肪结缔组织、肌肉，以及除了颈动脉外的其他血管、神经一并整块切除，手术创伤大。至 20 世纪 50 年代，Martin 等对颈淋巴结清扫术的解剖学基础、适应证以及手术操作等进行了规范，使喉癌的颈淋巴结清扫术成为一个经典手术。

广泛的切除颈部组织以根治转移癌的概念，不久就受到挑战。20 世纪 60 年代，Skolnik 和 Roy 分别证实头颈部肿瘤保留副神经不增加颈部复发率。Bocca 等提出颈部有颈筋膜包绕，颈部组织与颈淋巴结都有筋膜分隔，可能是肿瘤转移的天然屏障。因而手术时可将未受侵的组织如胸锁乳突肌、颈内静脉、副神经等予以保留，而将淋巴结与筋膜完整切除，并不影响手术的根治性，并率先在临床上开展了保留性颈淋巴结清扫术（conservation neck dissection）。

1976 年 Skolnik 等对 51 例头颈部鳞癌患者的根治性颈清标本进行了研究，发现沿颈内静脉淋巴结转移率高达 62.7%，但无一例患者发生颈后三角（Ⅴ区）淋巴结转移，建议颈淋巴结清扫术可保留Ⅴ区，提出了择区性颈清扫术（selective neck dissection, SND）的概念。择区性颈清扫术是根据肿瘤原发部位及其可能发生颈部淋巴转移的规律，对引流至附近的区域性淋巴结进行清扫。

之后，许多学者对颈清扫术进行了不同的改良，出现了很多名称，如选择性颈清扫术、功能性颈清扫术、局限性颈清扫术、预防性颈清扫术、功能选择性颈清扫术等，引起了概念上的混乱。1991 年美国头颈外科肿瘤委员会对颈清扫手术

进行了统一命名,2002年又做了更新。2004年7月,在大连召开的全国颈部淋巴结转移病变处理策略研讨会上,专家们就颈淋巴转移清扫术的命名进行了讨论,提出了国内常用命名。目前,颈淋巴转移清扫术主要分为四大术式,即:根治性颈清扫术(radical neck dissection)、改良根治性颈清扫术(modified radical neck dissection)、择区性颈清扫术(selective neck dissection)和扩大颈清扫术(extended neck dissection)(表4-3-1)。

当然,上述分类是针对所有头颈部鳞癌的颈清扫方式,因喉癌很少转移到Ⅰ区,所以一般不需要作Ⅰ区的清扫(图4-3-17~图4-3-24)。

表4-3-1 常用颈清扫术分类表

颈清扫术类型	切除淋巴结范围	保留结构
根治性颈清扫术	Ⅰ、Ⅱ、Ⅲ、Ⅳ、Ⅴ区	无
改良根治性颈清扫术		
Ⅰ型	Ⅰ、Ⅱ、Ⅲ、Ⅳ、Ⅴ区	副神经
Ⅱ型	Ⅰ、Ⅱ、Ⅲ、Ⅳ、Ⅴ区	副神经,颈内静脉
Ⅲ型	Ⅰ、Ⅱ、Ⅲ、Ⅳ、Ⅴ区	副神经,颈内静脉,胸锁乳突肌
择区性颈清扫术		
肩胛舌骨肌上颈清扫术	Ⅰ、Ⅱ、Ⅲ区	副神经,颈内静脉,胸锁乳突肌
肩胛舌骨肌上扩大颈清扫术	Ⅰ、Ⅱ、Ⅲ、Ⅳ区	副神经,颈内静脉,胸锁乳突肌
侧颈清扫术	Ⅱ、Ⅲ、Ⅳ区	副神经,颈内静脉,胸锁乳突肌
后侧颈清扫术	Ⅱ、Ⅲ、Ⅳ、Ⅴ区	副神经,颈内静脉,胸锁乳突肌 枕淋巴结,耳后淋巴结
中央区颈清扫术	Ⅵ区或加Ⅶ区	副神经,颈内静脉,胸锁乳突肌
扩大颈清扫术	Ⅰ、Ⅱ、Ⅲ、Ⅳ、Ⅴ 区 或 加 Ⅵ、Ⅶ区	全颈清扫术同时清扫其他不常规清扫的区域(如颈动脉,舌下神经,迷走神经等)

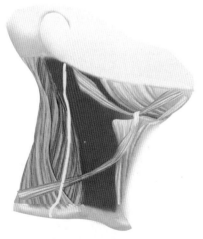

图4-3-17 改良性颈清扫术Ⅰ型
(保留副神经)

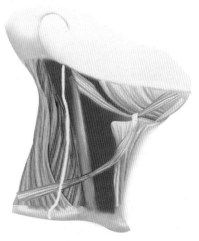

图4-3-18 改良性颈清扫术Ⅱ型
(保留副神经和颈内静脉)

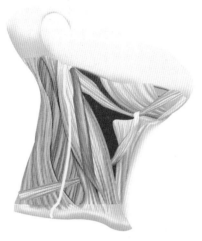

图 4-3-19　改良性颈清扫术Ⅲ型
（保留副神经颈内静脉和胸锁乳突肌）

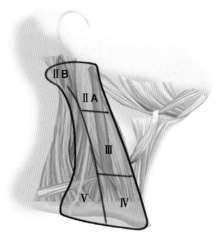

图 4-3-22　后侧颈清扫术
（切除范围：Ⅱ、Ⅲ、Ⅳ、Ⅴ区）

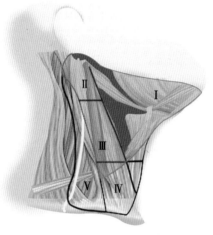

图 4-3-20　肩胛舌骨肌上颈清扫术
（切除范围：Ⅰ、Ⅱ、Ⅲ区）

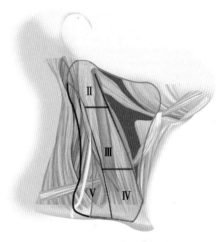

图 4-3-23　侧颈清扫术
（切除范围：Ⅱ、Ⅲ、Ⅳ区）

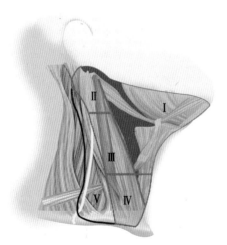

图 4-3-21　肩胛舌骨肌上扩大颈清扫术
（切除范围：Ⅰ、Ⅱ、Ⅲ、Ⅳ区）

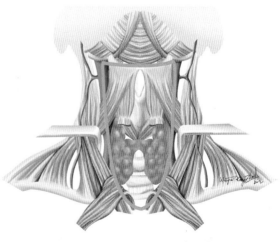

图 4-3-24　中央区颈清扫术
（切除范围：Ⅵ区）

为了使颈淋巴结清扫术的名称更好地反映手术所切除的结构和保留的结构，2011年来自国际头颈学科组的43家医院47名医生共同对颈淋巴结清扫术的命名提出新的建议，包括用ND（neck dissection）代表颈清扫术，L或R前缀代表左或右侧，如LND表示左侧颈清扫术；在括弧内标示所清扫淋巴结分区或亚区，如ND（ⅡA、Ⅲ、Ⅳ）；非淋巴结构切除采用英文缩写表示，如SCM代表胸锁乳突肌，IJV代表颈内静脉，CN XI代表副神经。因此，ND（Ⅰ~Ⅴ，SCM，IJV）代表保留副神经的改良根治性颈清扫术。

二、cN$_0$喉癌术式选择

患者被确诊为喉癌时，通过现有的临床检查手段，如有经验的头颈医生触诊、B超、CT、MRI、PET-CT等检查，均未能证明存在淋巴结转移，可诊断为临床阴性（cN$_0$）。触诊虽是一种简单易行的方法，但其准确率不高，敏感性和特异性低，有报道颈部触诊的假阴性率和假阳性率各约为30%。CT、MRI的敏感性、特异性和准确率虽较触诊高，但存在定性诊断困难，难以区分转移性淋巴结和反应增生性淋巴结，且无法发现微转移淋巴结。PET-CT较CT、MRI对于淋巴结转移的准确率高，但同样存在因淋巴结炎症而出现的假阳性率。目前，术前对淋巴结状况的估计与实际有差异，尚无法对颈淋巴结有无转移作出精确判断，颈部转移灶临床检查的假阴性率为20%~30%。近年来，随着病理标本连续切片法、免疫组化和PCR技术的应用，颈淋巴结隐匿性转移的检出率较以前有了很大的提高。然而，到目前为止，我们尚缺乏隐匿性淋巴转移的术前确诊手段。

喉声门上区黏膜下有丰富的淋巴网，故易较早发生淋巴转移，cN$_0$声门上型喉癌潜在淋巴转移的可能性较其他部位大。声门区血管及淋巴管稀少，故局限在声门区的早期喉癌发生淋巴转移少。文献报告声门上型喉癌患者的隐匿性转移率在25%~39%，T$_3$、T$_4$期声门型喉癌隐匿性转移率在18%~30%。由于现有诊断技术的限制，在术前无法将这部分隐匿性转移的病例筛选出来，为减少颈部复发及降低死亡率，目前国内外多数学者认为对声门上型和跨声门型cN$_0$喉癌患者施行颈淋巴结清扫术是必要的。

早在20世纪70年代，Lindberg等率先对2 044例头颈部鳞癌患者的颈淋巴转移情况进行了分析，结果显示所有肿瘤最常见的转移部位为同侧Ⅱ区。喉癌主要沿颈内静脉链扩散，Ⅱ、Ⅲ和Ⅳ区最常受累，Ⅴ区淋巴结转移的机会很少，Ⅰ区淋巴结几乎不发生转移。Shah等对1 119个根治性颈清标本的病理学检测亦得出了一致的结论。研究表明，头颈部肿瘤淋巴转移是有规律的，且临床N$_0$病理证实为阳性的淋巴结多属于早期转移，癌组织突破淋巴结包膜的概率小，与周围组织无粘连及侵犯，完全可以采用不牺牲颈部重要解剖结构且较为局限的手术予以清除，这为cN$_0$喉癌行择区性颈清扫术提供了有力的理论依据。

喉癌淋巴结转移主要分布于颈内静脉链，基于颈淋巴结转移的这一规律，目前许多研究机构推荐侧颈清扫术（lateral neck dissection，LND）作为一种标准治疗术式。巴西学者通过前瞻性随机研究比较了侧颈清扫术和改良性颈清扫术对T$_{2-4}$N$_0$M$_0$声门上型喉癌或跨声门型喉癌的疗效。发现颈淋巴结转移率为26%，阳性淋巴结大多数位于Ⅱ区和Ⅲ区。132例患者中有6例术后出现同侧颈部复发，其中侧颈清扫术组2例，改良性颈清扫术组4例。Kaplan-Meier统计两组5年生存率分别为62.4%和72.3%，差异无统计学意义。研究表明侧颈清扫术和改良性颈清扫术有同样的治疗效果，结果支持对N$_0$声门上型和跨声门型喉癌施行侧颈清扫术，这样既能尽可能清扫潜在的转移灶，又可缩减手术区域，保全颈部功能，减少术后并发症，减轻患者负担，提高生存质量。国内有作者回顾性分析了LND治疗110例cN$_0$喉癌患者的效果，其中声门上型72例、声门型38例。术后病理检查发现隐匿淋巴结转移22例（20.0%），其中声门上型15例（20.8%），声门型7例（18.4%）。145侧LND标本中共发现37枚阳性淋巴结，其在颈部的分布如下：Ⅱ区56.8%，Ⅲ区37.8%，Ⅳ区5.4%。Kaplan-Meier法计算3年颈部复发率为3.7%，3年生存率为90.8%。认为LND选择性治疗声门上型喉癌T$_1$N$_0$~T$_4$N$_0$和声门型T$_3$N$_0$~T$_4$N$_0$的患者，不管是从颈部复发率或是远期生存率指标判断，均可以取得较好的治疗效果。

然而，近来有些学者对Ⅳ区淋巴结清扫的必要性提出了质疑。Zinis等对238例N$_0$声门上型喉癌患者实施了 LND，发现Ⅳ区淋巴结转移发生率仅为 3%。Leon 等同样发现 79 例接受择区性颈淋巴结清扫术的喉癌患者中只有 2 例（2.5%）出现Ⅳ区隐匿性淋巴结转移。Lim 等对 73 例 142 侧 cN_0 颈部实施了 LND，只有 3.5% 颈部清扫标本为Ⅳ区淋巴结转移阳性，且全部位于病变同侧，对侧颈清扫标本中无一例发生Ⅳ区淋巴结转移。T_1~T_4 期病例Ⅳ区淋巴结转移发生率分别为 0，3.3%，5.9% 和 33.3%。因此，作者认为对于 cN_0 喉癌 T_1，T_2 期病变不用清扫同侧Ⅳ区，对于 T_3，T_4 期无需清扫对侧Ⅳ区，这样可减少乳糜漏和膈神经损伤的机会。文献报道，颈清术后乳糜漏的发生率为 1%~5.8%，膈神经麻痹的发生率为 2.7%~8%。

在如今推崇微创外科及功能外科的时代，我们是否可以实施更小范围的手术，而达到同样的控制疾病的目的呢？基于声门上型喉癌颈淋巴结转移首先累及Ⅱ区，然后再向Ⅲ、Ⅳ区蔓延的特点，国内有学者倡议术中对颈深上淋巴结做冰冻切片，依其有无癌转移决定是否行颈清扫。在接受上颈淋巴结切除术的 162 例 T_1N_0~T_4N_0 声门上型喉癌患者中，有 13 例冰冻病理检查阳性，即做颈清扫术。随访 5 年，149 例病理阴性者颈部复发或转移者有 15 例（10.1%）。全组 5 年生存率：T_1N_0 为 92.8%，T_2N_0 为 86.5%，T_3N_0 为 69.7%，T_4N_0 为 54.4%。但有研究显示 70% 以上的隐匿性转移淋巴结是部分受累，单一断面的病理检查也可能漏诊造成假阴性，有作者报道喉癌术中冰冻阴性病理的术后阳性率为 11.5%。另外也不可能排除淋巴结跳跃式转移的可能，如 Kowalski 等报告跳过Ⅱ区直接转移到Ⅲ、Ⅳ区者为 0~1.2%。因此，颈深上淋巴结探查的手术方式有待进一步探讨。

综上所述，对于 cN_0 喉癌患者，运用择区性颈清扫术可达到最小的复发率、避免过度治疗、获得良好的功能保存和美容效果。颈清扫术的类型应根据肿瘤的原发部位、大小和组织病理类型以及淋巴结的状况而确定。

三、前哨淋巴结检测对颈清扫术的指导价值

前哨淋巴结（sentinel lymph node，SLN）是来自原发灶的肿瘤细胞经过淋巴管最先到达的第一站淋巴结，它首先接受肿瘤区域的淋巴引流，然后再引流至其他淋巴结。SLN 是 Cabanas 于 1977 年提出的，由于当时定位技术粗糙，未被广泛接受。近年来随着检测技术的提高，学者们相继开展了黑色素瘤、乳腺癌、大肠癌的 SLN 活检，取得了重大进展。对最可能转移的 SLN，通过组织学连续切片检查、免疫组织化学分析，并结合 RT-PCR 检测法可以发现常规病理检查无法检测到的微转移灶，提高淋巴结转移的诊断准确率。国内外不少学者已尝试将 SLN 检测应用于头颈外科，根据 SLN 有无转移判断区域淋巴结有无肿瘤转移，从而明确分期，可以免除对 cN_0 头颈肿瘤患者盲目一律进行颈部淋巴结清扫术，在根治肿瘤的同时有望减少不必要的颈部手术创伤，保留患者颈部的外形和功能。

对前哨淋巴结的定位主要有放射淋巴结闪烁法、染料注射法和二者相结合的方法。放射闪烁法需要注射放射性核素，有放射污染，设备昂贵；探测中的背景信号可能影响结果，且喉癌原发灶与第一站淋巴结位置接近，同位素探测仪不容易区分。此方法与操作者的经验有关，报道的假阴性率从 0 到 12.0% 不等，其效果还不尽人意。染料注射法虽然有简单、价廉、无放射性污染等优点，但染料在淋巴结中停留的时间较短，因此必须在注射后较短的时间内进行观察，否则会进入下一级淋巴结，并影响 SLN 的准确判断。且由于各种染料的注射方法及用量没有统一的标准，对于不同的肿瘤，在染料的应用上也存在差异，因此 SLN 的检出率与医生的操作水平和经验有很大关系，主观性极强，有报道 SLN 定位检测的假阴性率高达 40%；另外，染料注射法还有一个明显的缺点，即在寻找 SLN 时比较盲目，同时找寻所有蓝染淋巴结较困难。若 SLN 离肿瘤部位较远时寻找更为困难。故不少人认为蓝染料注射法对头颈部癌 SLN 的确定有待进一步研究。

除了存在上述技术上的限制以外，SLN 在头颈部肿瘤中的应用仍存在不足，如癌栓可能堵塞淋巴管，使哨位淋巴结不能显示，或癌栓堵塞淋巴管后使淋巴引流改变方向，使有转移的前哨淋巴结不能显示，而无转移的非前哨淋巴结成为前哨淋巴结，造成前哨淋巴结假阴性；头颈部肿瘤

存在"跳跃"式转移;术后由于淋巴引流破坏,无法应用此项技术,无法判断术后淋巴结转移复发。在临床应用中,应在确认检测技术的假阴性率很低的情况下才能将SLN完全代替标准的颈淋巴清扫术。因此,目前前哨淋巴结检测对喉癌颈部转移的判断还无法应用于临床。

四、cN+ 喉癌术式选择

(一)择区性颈清扫术对N+喉癌的疗效

基于SND对cN_0喉癌的手术治疗取得了较满意的疗效,SND也被应用于cN_1病变的手术治疗,而对于N_1以上病变的安全性尚无定论。反对的理由有:①认为在第一站淋巴结受累后,颈部淋巴结转移的规律性会遭到破坏,区域性淋巴结清扫无法保证切除所有可能存在转移的淋巴结;②多个淋巴结被侵犯后包膜外扩散的概率大大增加,择区性颈清术的手术范围可能不足。

Pellitteri等对接受SND的82例头颈部肿瘤患者的临床资料进行了回顾性分析,所有经病理证实的多个淋巴结阳性和/或存在包膜外侵犯者均补充术后放疗。结果发现N_0、N_1、多发性淋巴结转移的颈部复发率分别为3%、12.5%和11.5%,多发性淋巴结转移的复发率与前两者相比差异无统计学意义。作者认为对于部分经选择的多发性颈淋巴结转移的头颈部肿瘤患者仍可采用SND治疗。Ambrosch等回顾性分析了SND治疗503例头颈部鳞癌患者的疗效,术后病理检查pN_0的有249例,pN+的有254例。14.5%的pN_0患者和62.2%的pN+患者接受了术后放疗。pN_0、pN_1和pN_2患者的3年颈部复发率分别为4.7%、4.9%和12.1%。研究发现术后放疗可明显提高有多发性转移淋巴结和颈淋巴结有包膜外侵犯患者的颈部局部控制率。美国M.D. Anderson肿瘤医院在1985年1月至1990年12月期间对头颈部鳞癌患者共实施了517侧SND,通过对这些病例的颈部复发率和生存率的回顾性分析,得出结论:SND是pN_0头颈部鳞癌患者有效的治疗方法。但是,一旦颈淋巴结受肿瘤侵犯,建议追加术后放疗。

(二)改良根治性颈清扫术与根治性颈清扫术对N+患者的疗效比较

Andersen等比较了改良根治性颈清扫术(Ⅰ型)和根治性颈清扫术治疗N+的疗效。超过80%的患者术后接受放疗。这两种术式N_1期和N_2期的术后颈部复发率分别为0∶8%和15%∶12%,生存率亦无明显差异。作者认为对于N+病例,改良根治性颈清扫术保留未受累的副神经对患者的生存率和颈部控制没有影响。Khafif等发现接受改良根治性颈清扫术(Ⅲ型)的N_1期头颈部肿瘤患者的生存率与接受根治性颈清扫术的相似[23%(5/22)∶27%(39/42)]。但对于N_2期和N_3期病变,改良根治性颈清扫术的复发率高于根治性颈清扫术(N_2期46%∶28%;N_3期75%∶43%)。

总之,择区性颈清扫术已被成功应用于部分经选择的cN+喉癌病例,尤其是对于cN_1病变。单独采用改良根治性颈清扫术或与放疗联合应用是治疗cN_1的有效手段。择区性颈清扫术或改良根治性颈清扫术对于N_2期及以上病变的有效性尚有待论证。采用比根治性颈清扫术范围小的术式治疗N_2期或N_3期病变应尤为谨慎。

五、声门上型喉癌对侧颈清扫术的选择

声门上区属中线器官,声门上型喉癌的特点是容易发生双侧颈淋巴结转移。Petrovic等发现声门上型喉癌N_0期患者发生对侧或双侧颈淋巴结转移率分别为10%、14%。国内有作者报道,双侧颈部转移患者占所有颈部转移患者的39.3%,极大地影响患者的预后。Hicks等对以手术作初始治疗的90例声门上型喉癌患者作了回顾性研究。双侧颈淋巴结转移率为44%。57例cN_0患者中有9例区域性复发,4例同侧复发,5例对侧复发,对侧复发位于Ⅰ、Ⅱ和Ⅲ区。但对于何种情况下行对侧颈清扫术目前存在一定的争议。有学者指出,对声门上型喉癌无论其部位、大小及是否有颈部转移,均应行双侧的侧颈清扫术。声门上型喉癌患者施行双侧颈清扫术,颈部肿瘤复发率可从20%下降至9%。

屠规益等对111例声门上型喉癌N_1期病变患者的病例资料进行了分析,发现原发病变超过中线者的复发及转移率为25.8%(23/89),其中T_1~T_2期病变对侧转移率为14.29%(2/14),T_3~T_4期病变为22.6%(17/75)。原发病变未超过中线

者无对侧转移（0/17）。颈清扫标本阴性者，同侧复发及对侧转移率均低；颈清扫标本阳性，T_1~T_2 期病变者无一例发生对侧转移，而 T_3~T_4 期病变同侧颈部病理阳性者，对侧转移率为 38.6%。作者建议对于 N_1 期声门上型喉癌患者，原发肿瘤范围已超过中线，未经术前放疗且同侧颈清扫标本阳性的 T_3、T_4 期患者，对侧颈部同期或分期行选择性颈清扫术，或者采用术后放疗。国内另有作者对 144 例同期行单颈清扫术的声门上和跨声门癌病例术后对侧颈部转移的相关因素进行了探讨，随访发现 22 例患者（15.3%）出现对侧颈部转移，对侧颈部转移同肿瘤跨中线侵犯、病理 N 分级、同侧颈淋巴结转移个数相关。认为病理 N_2 期以上的病例应该行双颈廓清术，同侧颈部淋巴结转移和肿瘤跨中线侵犯应是双颈清扫术选择的重要指标。

总之，声门上型喉癌双侧淋巴结转移率高，应积极处理区域淋巴结。原发肿瘤超越中线的 N_0 期病例行应常规行双侧Ⅱ~Ⅳ或Ⅱ~Ⅲ择区性颈清扫术。对于 N_2~N_3 期及部分 N_1 期病例和原发肿瘤超越中线者应常规进行双侧颈清扫术。

六、根治性放疗后颈部病灶的处理

目前普遍认为单独放疗或放疗后联合颈清扫术对临床完全缓解的 N_0~N_1 期头颈部肿瘤的颈部控制效果相当，但对于根治性放疗后临床完全缓解的晚期（N_2~N_3 期）头颈部肿瘤患者是采取临床观察，还是施行计划性颈清手术，目前尚未达成一致意见。

澳大利亚 Peter MacCallum 肿瘤研究所 Narayan 等对接受根治性放疗（照射野包括肿瘤原发灶和颈部）后原发病灶完全缓解者的 52 例Ⅳ期头颈部肿瘤患者（N_2~N_3 期），无论其颈淋巴结消退与否，一律施行根治性颈清扫术或改良颈清扫术。结果发现 9 例出现颈部复发，其中 3 例位于颈清扫范围以外。5 年颈部总体局部控制率为 83%，颈清范围内的局部控制率为 88%。28 例放疗后颈淋巴结阴性的患者中仅有 1 例出现颈清范围内复发，而 24 例放疗后颈部病灶仍有残留的患者中有 5 例出现复发。研究表明，经根治性放疗后的晚期头颈部肿瘤患者颈清扫术可达到良好的局部控制率，并可望治愈一部分患者。但是，颈部手术只能使那些颈部有残留病灶，而肿瘤原发灶已得到有效控制，且无远处转移的患者受益。另一方面手术明显增加了治疗相关的损伤，术后严重并发症的发生率为 17%，包括一例死亡病例。因此，作者建议对于根治性放疗后原发肿瘤和颈部转移灶完全缓解的病例宜采取密切随访。Johnson 等根据放疗后的反应将接受根治性放疗的 81 例伴颈淋巴结转移的头颈部肿瘤患者分成两组。对于临床完全缓解的所有 58 例患者采取密切随访，取代常规颈清扫术。结果 16 例（28%）出现原发部位复发，而颈部复发仅有 3 例（5%）。在临床部分缓解的 23 例患者中，18 例颈淋巴结未完全消退，其中 5 例接受了颈清扫术，4 例未复发，其余的 13 例或是拒绝手术，或是无法手术而最终死于原发病。与 Narayan 等的观点一致，Johnson 等认为对于根治性放疗后临床完全缓解且有条件被密切随访的患者，临床观察不失为一种安全、合适的措施；而放疗后颈淋巴结未完全消退者的预后不良，除非对其施行手术。

但有些学者则持不同意见，支持在根治性放疗后无论颈部病灶的反应如何一律进行计划性颈清扫术，其理由是就目前的诊断技术（B 超、高分辨 CT、PET 等）而言，对于放疗后颈淋巴结转移情况的判断我们尚无法达到 100% 的精准度，仍存在一定的假阴性和假阳性率，而一旦颈部病灶复发，补救手术的成功率低，且死于颈部转移灶患者的生活质量极差。Lavertu 等报道了 53 例经根治性放疗或放化疗的 N_2~N_3 期头颈部鳞状细胞癌患者。在颈部病灶临床完全缓解的 30 例患者中，18 例按计划接受颈清扫术（术后病理证实 4 例颈淋巴结阳性）；12 例由于各种原因未进行手术，采取临床观察，其中 3 例出现颈部复发，尽管对其施行了补救手术，但均无效。作者主张对所有 N_2~N_3 期患者采取根治性放疗后联合计划性颈清扫术的治疗方案。Boyd 等对头颈部肿瘤根治性放疗后的颈清标本进行了病理学分析，结果显示在颈清标本阳性的 9 例中，6 例肿瘤局限在单一的解剖区域（Ⅱ区 3 例，Ⅲ区 2 例，Ⅳ区 1 例），仅有 1 例残留肿瘤位于Ⅱ~Ⅳ区以外，提出择区性侧颈淋巴结清扫术对大多数患者已足够，从而可减少根治性颈清扫术导致的严重并发症。

总之，根治性放疗能使相当一部分头颈部肿

瘤患者的颈部病灶得到有效控制,提高放疗后临床评估的准确性,降低假阴性和假阳性率,对颈部确实存在残留肿瘤的患者施行颈清扫术,并选择有效的创伤性更小的术式是今后的努力方向。

第四节 喉癌治疗的新趋势

一、早期喉癌的治疗选择

近几十年来,早期喉癌(T_1,T_2 期)的治疗取得了显著的进展。对早期喉癌行保喉治疗已经成为共识,并成为标准治疗模式。除了各种开放部分喉切除手术外,经口 CO_2 激光手术和放疗均为治疗早期喉癌的有效治疗手段。由于这三种治疗方式各有优缺点,对每一个具体患者,根据肿瘤的部位和范围、不同治疗方式的肿瘤学疗效、功能结果、近期和远期毒副作用以及治疗费用等来选择个性化的治疗方案非常重要。

随着影像学诊断技术和喉内镜技术的提高,治疗前对喉癌病变部位和范围的评估较以前更加精准。外科手术技术的进步,包括 CO_2 激光在早期喉癌治疗中的应用,使喉癌手术能更准确地切除肿瘤,更好地保留未受累的正常组织结构,从而更好地保留喉的功能。在喉癌手术治疗发展的同时,放射治疗的技术也发生了重大的进展,从早期的钴 60 放射治疗,到以后的标准分割放疗、超分割放疗,以及 2000 年后 IMRT 应用于临床,在提高疗效的同时最大限度地保护了头颈部重要器官(如腮腺、眶内组织、中枢神经系统和脊髓等)。

(一)声门型喉癌

1972 年,Jako 和 Strong 首先报道了应用经口 CO_2 激光治疗声门型喉癌。此后,由于其安全性好、创伤小、无需气管切开、费用低、住院时间短,且可获得与开放部分喉切除手术相同的生存率,CO_2 激光手术被广泛应用于早期喉癌的治疗。除此以外,临床研究显示 CO_2 手术可避免放疗的远期后遗症,对 CO_2 激光手术残留或复发病例,还可以再次行激光手术,而且可保留较为满意的喉功能。Breda 等报道了 CO_2 激光治疗 248 例早期声门型喉癌的疗效,I 期和 II 期喉癌的 5 年生存率分别为 96.4% 和 91.6%,保喉率为 93.9%。Canis 等对 CO_2 激光治疗 404 例 T_1 期声门型喉癌的回顾性分析显示 5 年生存率为 87.8%,保喉率为 97.3%。

多项研究报道了放疗治疗早期声门型喉癌的肿瘤学疗效。最近发表的美国临床肿瘤协会(ASCO)喉癌治疗指南指出"T_1、T_2 喉癌行放射治疗和保留喉功能的手术治疗可以获得相似的生存率"。Al-Mamgani 等的一项回顾性研究分析了放疗治疗 1 050 例 T_1 期、T_2 期声门型喉癌病例的疗效,结果显示 T_1 期病例 5 年和 10 年的局部控制率分别为 92% 和 90%,T_2 期病例 5 年和 10 年的局部控制率分别为 78% 和 72%,10 年的保喉率为 88%。其他研究也显示放疗治疗 T_1 期声门型喉癌的局部控制率在 90% 以上,而 T_2 期的局部控制率在 70%~80%。因此放疗对 T_1 期声门型喉癌的疗效是比较理想的,而对 T_2 期病例的局部控制率稍低,需要探索是否可以通过增加放疗总剂量、分割剂量或加用增敏的化疗药物来提高。

虽然文献报道 CO_2 激光或放疗治疗早期声门型喉癌都可取得理想的肿瘤学疗效,目前仍然尚缺乏针对这两种治疗方法治疗早期声门型喉癌的随机的前瞻性研究资料,多数是回顾性研究或者荟萃分析。Higgins 的一项对 7 600 例喉癌病例的汇总荟萃分析显示 CO_2 激光和放疗的局部控制率(OR=0.81,95%CI=0.51~1.3)和非喉切除生存率(laryngectomy free survival,OR=0.73,95%,CI=0.39~1.35)都没有统计学差异,但 CO_2 激光在总生存率方面略有优势(OR=1.48,95% CI=1.19~1.85)。2018 年 Guimaraes 等发表了对 1 000 例喉癌病例的汇总荟萃分析,结果显示与放疗相比,CO_2 激光在总生存率、肿瘤特异性生存率和保喉率上有显著统计学优势,但是在局部控制率上没有差异。而 Feng 等的荟萃分析显示 CO_2 激光和放疗治疗 T_1 和 T_2 期声门型喉癌的肿瘤特异性生存率、总生存率和保喉率方面都无统计学差异。

(二)声门上型喉癌

经选择的 T_1~T_3 期声门上型喉癌可行保留喉功能的部分喉切除手术(声门上水平部分喉切除术,环状软骨上部分喉切除术 CHP 等)治疗。文献报道声门上水平喉部分切除术治疗声门上型喉癌的肿瘤学疗效较满意,局部复发率为 0~12.8%。多数文献报道局部控制率在 90% 以上。环状软骨上部分喉切除术 CHP 主要适应于侵犯声门区（一侧或两侧声带）的声门上型喉癌，Schwaab 等报道 CHP 治疗 146 例 T_2、T_3 期声门上型喉癌的疗效，结果显示 CHP 可获得很好的局部控制率（局部复发率为 4%），5 年总生存率 88%，保喉率 85%。

自从 1978 年 Vaughan 等首先报道了应用 CO_2 激光切除声门上型喉癌后，大量文献报道了 CO_2 激光治疗声门上型喉癌的疗效，显示早期声门上型喉癌可获得 73%~88% 的肿瘤特异性生存率。Peretti 等报道了应用 CO_2 激光治疗 80 例 Tis-T_3 声门上型喉癌的结果，5 年总生存率为 84.4%，肿瘤特异性生存率为 97.4%，局部控制率为 96%，喉保存率为 97.2%。

Jones 等报道了放疗治疗早期声门上型喉癌的疗效，结果显示放疗可以取得与手术相似的疗效。Patel 等进行的一项荟萃分析，包括对 7 项研究资料的分析，结果显示与放疗相比，手术治疗在 5 年总死亡率（5-year overall mortality）和 5 年肿瘤特异性死亡率（5-year disease specific mortality）方面更有优势。当然，这些研究都是回顾性的，在患者的选择方面也可能有偏差。

总之，目前的临床研究显示开放部分喉切除手术、CO_2 激光手术和放疗对早期喉癌都可以取得相似且较为理想的肿瘤学疗效。治疗方式的选择需根据不同治疗方式对患者的生活质量、喉功能保留、治疗费用、治疗周期的长短，毒副作用以及患者的全身情况和意愿等多方面因素来综合考虑。

二、晚期喉癌的保喉治疗

晚期喉癌的治疗主要采用手术、放疗和化疗相结合的综合治疗。对部分经过选择的Ⅲ、Ⅳ期晚期喉癌，采用保留喉功能的部分喉切除术仍然能够取得满意的肿瘤学疗效和喉功能保留。但是对于大部分晚期喉癌患者，传统的治疗方法是喉全切除术 + 术后放疗 / 放化疗。喉全切除术目前仍然是治疗晚期喉癌和复发喉癌挽救治疗的重要而有效的方法。

虽然全喉切除术能够获得较好的局部控制率，但是患者术后失去发音功能并改变了生理的呼吸方式（永久性的气管造口），显著地降低了患者的生活质量，给患者带来了严重的功能缺失和心理障碍。近几十年来，国外对于晚期喉癌的治疗方案发生了较大改变。主要是应用以放化疗为主的非手术保喉治疗取代喉全切除术的治疗模式。这一重要改变是源于 1991 年 Veterans Affairs 喉癌研究团队在新英格兰杂志上报道的一个代表性临床试验，该研究显示对晚期喉癌患者进行诱导化疗 + 放疗能够在不牺牲生存率的前提下，在较大程度上提高喉功能的保留率。

Veterans Affairs 喉癌研究团队的研究将以往以手术为主的治疗方式改为更注重器官的保留的治疗模式，这是依靠诱导化疗和放疗的进步来实现的。在 Veterans Affairs 喉癌研究团队的研究中，332 名Ⅲ期或Ⅳ喉癌患者被随机分配到两个治疗组：一组患者给予 3 个周期的诱导化疗（顺铂 + 5- 氟尿嘧啶）+ 放疗，另一组患者进行手术治疗 + 放疗。对两组患者进行了平均 33 个月的随访后发现，两组患者的 2 年总体生存率都是 68%，而诱导化疗组中 64% 的患者避免了全喉切除手术。同时，也发现在放化疗组较高的局部复发率（P=0.000 5）和较低的远处转移率（P=0.016）。这些结果证实了用诱导化疗 + 放疗的方案对晚期喉癌进行治疗的有效性，同时也将晚期喉癌的治疗转向了以非手术治疗为主、喉全切除术用于挽救的治疗方案。

随后，2003 年同样发表于新英格兰杂志的 RTOG 91-11 临床试验，试图比较三种晚期喉癌的非治疗方案：诱导化疗 + 放疗、同步放化疗、单纯放疗的疗效。该项随机临床试验共有 547 名Ⅲ期或Ⅳ期喉癌患者入组，按照肿瘤部位、淋巴结分级和肿瘤分期进行分层。随访 2 年后发现，三个治疗组的喉保留生存率非常接近，但是同步放化疗组的患者中完整保留喉的比例最高（88%），诱导化疗 + 放疗组是 75%（P=0.005），单纯放疗组是 70%（P<0.001）。同步放化疗组的局部控制率为 78%，具有明显优势，诱导化疗 + 放疗组是 61%，而单纯放疗组则是 56%。虽然三组的总体生存率没有显著差异，与单纯放疗组相比，两个化疗组具有较长的无病生存率。

然而，无病生存率的提高也带来了化疗毒性的增加，特别是黏膜毒性的发生率在同步放化疗组是其他组的将近 2 倍之多。2012 年，该作者报道了对 RTOG 91-11 临床试验的患者 10 年随访结果。研究显示各组之间的总体生存率并没有显著差异。但是，与喉癌无关的死亡率在同步放化疗组明显升高为 30.8%，诱导化疗 + 放疗组为 20.8%，单纯放疗组为 16.9%。研究人员认为该死亡率增加与肿瘤本身无关，有可能与同步放化疗的慢性毒性有关。对该项临床试验进行 10 年随访的生活质量报告显示三个实验组具有类似的言语功能障碍，3%~9% 的患者在治疗后 2~5 年中出现中度言语困难。同步放疗组的吞咽功能障碍主要表现在只能吞咽软食甚至更差，其比率为 17%~24%，而诱导化疗 + 放疗组为 13%~14%，单纯放疗组为 10%~17%。因此，由 RTOG 91-11 引领的同步放化疗的治疗模式所出现的急性和慢性毒副反应，也使得众多学者反思这一保喉治疗模式的意义。虽然很多患者能够获得解剖上的喉保留，但是并不一定能实现真正意义上的功能性的器官保留。

1997 年发表的一篇文献对美国喉癌治疗模式进行了大规模的研究，该研究比较了 1980—1985 年间以及 1990—1992 年间 16 936 例患者的治疗方案。769 家医院提供了数据，主要的发现是这两个时间段的喉癌初始治疗方案的改变。同步放化疗、单纯放疗明显增加，而手术作为初始治疗明显减少。然而通过对 The Surveillance, Epidemiology, and End Results（SEER）数据库进行的研究显示，将早期（1983—1985）和晚期（1992—1999）患者的生存率进行比较，结果发现在全身 24 种恶性肿瘤中，有 23 种肿瘤的 5 年生存率得到提高，生存率唯一下降的肿瘤是喉癌。喉癌患者的 5 年生存率由 68.1%（1980—1982）下降至 64.7%（1992—1999）。2006 年，Hoffman 等对更全面的 NCDB 数据库中的喉癌病例进行了研究。NCDB 数据库的研究结果证实了 SEER 数据库的结果，即 90 年代喉癌患者的生存率下降。喉鳞状细胞癌患者的 5 年生存率从 1985 年的 68.1% 降到了 1993 年的 62.8%。而这一时期正是非手术保喉治疗在美国大规模取代手术治疗晚期喉癌的时期。由此可见，放疗或同步放化疗作为晚期喉癌的治疗方案的主要优势在于能够避免全喉切除，从解剖上保留了喉部器官，然而对总体生存率并没有明显提高。随之而来的缺点是一部分接受同步放化疗的患者出现严重毒性反应及长期喉功能损失。同时，对于 T_4 期有软骨破坏或者喉外侵犯的患者局部控制率有所下降。另外，对于有局部复发需要行挽救性喉切除术的患者，咽瘘和放疗后并发症的发生率也显著提高。Weber 等对 517 例参加 RTOG 91-11 试验，因肿瘤复发或残留而需要行挽救性喉全切除术的病例的并发症、死亡率和肿瘤学疗效做了分析，发现其中 129 个病例需要行挽救性的喉全切除术，其中在诱导化疗组为 28%，同步放化疗组为 16%，单纯放疗组为 31%（$P=0.002$）。挽救性喉全切除术后 52% 的病例出现轻度的并发症，59% 的病例出现重的并发症。

为了探讨靶向药物联合放疗治疗晚期喉癌的疗效，Bonner 报道了西妥昔单抗 + 放疗和单纯放疗治疗头颈癌（其中 40% 为喉咽癌）的疗效，结果显示西妥昔单抗 + 放疗组的局部和颈部控制率，总生存率显著高于单纯放疗组。

喉鳞状细胞癌为我国头颈部肿瘤中常见的恶性肿瘤，目前我国对晚期喉癌治疗仍然采用手术治疗为主，结合放化疗的综合治疗方法。除了部分经选择的 Ⅲ、Ⅳ 期病例可行部分喉切除术，如环状软骨上部分喉切除术、扩大垂直部分喉切除术、喉近全切除术等手术外，多数晚期喉癌需采用喉全切除术 + 放（化）疗的综合治疗方案。虽然这部分患者术后失去了发音功能，但是肿瘤学疗效比较确切，手术并发症和后遗症较少，治疗费用比同步放化疗低，这个治疗方案比较符合我国的国情，有利于在手术之后降低局部复发或远处转移的风险。

当然，如果患者保喉的愿望强烈，对非手术保喉治疗的过程及其优缺点充分了解，也可以采取同步放化疗的治疗方案，喉全切除术留作肿瘤复发或者残留病例的挽救治疗。

相信在未来随着非手术保喉治疗技术，包括放疗、化疗以及靶向治疗和免疫治疗等技术的不断提高，喉全切除术会越来越少的被用于喉癌的治疗，有更多的晚期喉癌患者可以获得喉功能的保留。

（周 梁）

第四章 喉显微激光外科学

1960年7月,美国人梅曼(T.H.Maiman)研制了出世界上第一台激光器。此后的十年中,世界各国致力于寻找新的激光材料,不断研制出新波段的激光器。自20世纪70年代以来,激光即广泛应用于临床,其研究与应用日益成熟,逐渐形成一门新的学科——激光医学。激光在耳鼻咽喉科治疗中具有显著的优越性,解决了许多传统手段难以解决的问题。随着医学模式的改变,喉癌的外科治疗从过去强调根治为主,发展到当今主张在根治肿瘤的前提下,充分权衡各种治疗方法对患者生存质量的影响。喉显微激光手术不裂开喉体,损伤小,术后结构功能恢复良好,实现了喉癌的微创治疗。

第一节 激光的原理及特性

一、激光的物理原理及生物学效应

(一)激光的产生

激光是在原子、分子体系内通过受激辐射而得到的放大的电磁波。微观粒子具有高能级 E2 和低能级 E1,E2 和 E1 能级上的布居数密度为 N2 和 N1,在两能级间存在着自发辐射跃迁、受激辐射跃迁和受激吸收跃迁三种过程。当处于低能级 E1 的粒子暴露在辐射场时,可吸收辐射能 E2-E1 而转换成高能级 E2 的粒子,称为受激状态。处于受激状态的高能粒子在含有特定能量的激发辐射场中受到具有 E2-E1 能量的光子的作用,由高能级 E2 转换为低能级 E1 同时释放出另一个具有相同能量(E2-E1)的光子,这一过程称为受激辐射。受激辐射所产生的受激辐射光与入射光具有相同的频率、相位、传播方向和偏振方向。因此,大量粒子在同一相干辐射场激发下产生的受激辐射光是相干的。受激辐射跃迁概率和受激吸收跃迁概率均正比于入射辐射场的单色能量密度。当两个能级的统计权重相等时,两种过程的概率相等。在正常情况下 N2<N1,所以受激吸收跃迁占优势,光通过物质时通常因受激吸收而衰减。外界能量的激励可以破坏热平衡而使 N2>N1,这种状态称为粒子数反转分布。在这种情况下,受激辐射跃迁占优势。光通过一段长为 1 的处于粒子数反转分布的激光工作物质(激活物质)后,光强增大 eGl 倍。G 为正比于(N2-N1)的系数,称为增益系数,其大小还与激光工作物质的性质和光波频率有关。概括来说,粒子数反转分布的粒子体系经受激辐射,高能级 E2 的粒子转变为低能级 E1 的粒子,产生了光的放大,其频率、相位、方向皆相同,即为激光(图 4-4-1)。

(二)激光的光学特点

1. **方向性好** 激光具有良好的方向性,发散度极小,通常仅有几个毫弧度。利用激光的这种特性可实现一定范围的治疗而不损伤正常组织,甚至可针对某个细胞照射,进行精细的细胞水平的手术,如激光俘获切割技术。

2. **亮度极高** 激光比普通光源在亮度上有成万上亿倍的提高。临床上应用的激光正是利用激光极高的能量密度,聚集于活组织,达到凝固、炭化、气化的目的。

3. **优越的单色性和相关性** 多用于医学之外的其他领域。

(三)激光的生物学效应

1. **热效应** 一束激光聚焦后其温度可达数千数万摄氏度,能使生物组织发生凝固、炭化和气化。组织受热温度上升的程度与下列因素有关:①热传导度;②比热;③热传导方式;④弹性;⑤含水量;⑥周围环境;⑦激光的反射;⑧蒸发热;⑨熔解热。

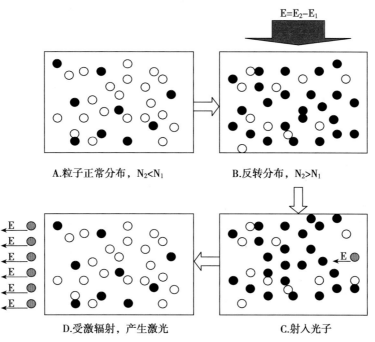

A.粒子正常分布，$N_2 < N_1$ B.反转分布，$N_2 > N_1$

D.受激辐射，产生激光   C.射入光子

图 4-4-1 激光产生原理

正常分布的粒子体系受到能量为 $E=E_2-E_1$ 的辐射后发生反转分布，当能量为 E 的光子通过该分子体系时发生受激辐射，E_2 能级的粒子跃迁到 E_1 能级，同时释放能量为 E 的光子，其方向、相位与入射光子相同，产生激光
○ E_1 能级的粒子；● E_2 能级的粒子；◐ 能量为 E 的光子；方框外 ← E 箭头所指空白处为场外辐射能

2. **压强效应** 当光线照射到物体上，光子在其表面碰撞可形成辐射压力。激光能量密度很高，作用于组织后，光能在瞬间转化为热能，造成组织直接气化，细胞内产生微型爆炸，引起局部压强急剧增高。当光能转化为热能的瞬间，形成一次压强。由热效应引起的组织气化又产生了二次压强。有时激光的压强是有害的，如光束直接照射在癌组织上，可引起癌细胞向周围组织扩散、飞溅等。

3. **光效应** 不同组织对激光具有不同的反应。如黑色素组织对激光有选择性吸收作用，很少反射和传热，因此可引起较大的破坏作用。另外利用癌细胞对某些光敏剂选择性吸收的特点，用一定波长的激光照射吸收了光敏剂的肿瘤部位，可有效地杀伤肿瘤细胞。

4. **电磁场效应** 激光的电磁效应可使有机体组织的分子、原子离子化，以及产生自由基等。

5. **弱激光的生物刺激作用** 小功率激光在临床分为两大类：一类将激光聚焦为激光光针进行穴位照射；另一类为功率稍大的激光散集照射病变部位。激光的这种效应具有明显的消炎、止痛作用，提高机体非特异性免疫功能，促进肉芽形成、伤口愈合等。

二、激光器的种类及耳鼻咽喉头颈外科常用激光器的特性

自 1960 年 Maiman 制造红宝石激光器以来，经过不断的改进和发展已出现四类激光器。①气体激光器：如 CO_2 激光器、He-Ne 激光器、氮分子激光器、氩离子激光器、氦镉激光器、准分子激光器；②液体激光器：如染料激光器；③固体激光器：如红宝石激光器、Nd-YAG 激光器、KTP/532 激光器；④半导体激光器：如 InP 激光器，CaAs 激光器。

耳鼻咽喉头颈外科通常选用的激光为 CO_2 激光、氩激光、Nd-YAG 激光、KTP/532 激光及半导体激光。这些激光的特性如下：

1. **CO_2 激光** 波长 10 600nm，属不可见光，可产生直径 0.4~2mm 的光束。易被水、塑料、橡胶甚至玻璃吸收，产生强烈的热效应。由于生物组织中含水量 80%，是良好的吸收媒介，调整激光量可进行切割和气化，可凝固直径 0.5mm 以下的血管。光束只能经装有棱镜和平面镜的关节臂反射传送，而不能经光导纤维输送，并需另一独立

光源发出的可见光与其同轴同路作为指示光。在喉癌激光手术中最常用。

2. **氩激光** 波长 457.9~514.5nm，蓝色可见光谱，光束直径可小于 0.05mm，能量易被色素组织吸收，可对微血管止血，"点焊"软组织和松解粘连。高强度光束在骨表面引起磷酸钙盐的分解产生小孔，可用于耳外科精细手术。

3. **Nd-YAG 激光** 波长 1 064nm，红外光谱，光束直径可小于 0.3mm，有高强度的扩散吸收特性，却不易被水吸收，热凝固时产生强大的热效应并穿透组织 4mm 以上，手术中不易出血。临床上用于内镜下或皮肤和黏膜表面凝固止血操作，不适用于精细的外科手术。如用于慢性肥厚性鼻炎的治疗。

4. **KTP/532 激光** 波长 532nm，蓝绿光，最易被色素组织吸收，光斑可精细到 200μm，激光参量易被控制，手术并发症少。如可经光导纤维引导在鼻内镜下接近其他激光难以达到的部位进行手术操作。

5. **半导体激光** 波长 805nm，可通过光纤传送，激光体积小，穿透深度适中，可同时具有良好的气化和凝固作用。如半导体激光照射治疗外耳道炎或外耳道湿疹。

第二节 喉癌的激光手术

一、喉癌激光手术的发展历程

激光手术治疗喉癌与喉显微外科的发展密切相关，将激光技术应用于喉显微外科手术，使两者的优越性相互叠加，并得以充分体现。Zeitels 把第一例可视条件下经口切除喉肿瘤的殊荣赋予了 Horace Green。1852 年，Green 报道了用弯压舌板在日光照明条件下为一名儿童实施了阻塞于声门裂的纤维上皮息肉切除术。Fraenkel 于 1886 年首次报道了喉癌的经口切除术。手术在间接喉镜下完成，尽管当时的手术器械还比较简陋，经过多次的经口切除局部复发灶和颈清扫治疗淋巴结转移，这组患者生存期均超过了 5 年。随后，在 19 世纪 90 年代，Kirstein 发明了专用的直接喉镜。1915 年，Lynch 介绍了应用经他改良的 Killian 悬吊喉镜系统，直接经口切除早期声带新生物。与前人不同，Lynch 整块（en-bloc）切除病变，在得到标本的同时获得无瘤的边缘。他严格选择病例，条件是能够良好的暴露病变部位、肿瘤比较小、局限在一侧声带、没有侵犯杓状软骨和前连合。此后一段时间，经口喉肿瘤切除术的发展一直处于停滞状态。直到 1960 年，Scalco 将直接喉镜与手术显微镜整合起来，才带来一场新的变革：使经口路径获得更好的照明条件和立体的高倍放大的手术视野。美国的 Jako 和欧洲的 Kleinsasser 发展了显微喉镜技术、器械和方法，并且通过讲授使这项技术得以普及。值得提出的是，Kleinsasser 还撰写了专门的教材，其著作是这一领域发展的里程碑。1972 年，Strong 和 Jako 将 CO_2 激光与显微喉镜结合，开创了喉显微激光外科治疗喉肿瘤的新时代。此后大量论文发表，确立了这一技术在早期声门型喉癌的治疗中的地位。1978 年，Vaughan 等率先报道应用 CO_2 激光切除声门上癌，手术效果与传统治疗方法效果大致相当。20 世纪 80 年代，欧洲特别是德国的一些外科医师紧随先驱们的步伐，将这一技术连同手术器械不断完善发展，运用于分期更晚的声门型和声门上型喉癌。他们挑战了 Halstead 时代创立的肿瘤整块切除原则，使激光束直接切透瘤体，将大的病变分割成易于处理的小块。此后多年的经验证实，只要肿瘤被完整切除，这一手术方式并不增加肿瘤种植和复发的风险。部分学者对分块切除肿瘤的激光手术仍有疑虑，他们通过对手术器械和技术的改进以实现肿瘤的整块切除，Zeitels 提出喉镜下的喉额侧部分切除术（endoscopic frontolateral partial laryngectomy），随后 Davis 提出喉镜下的喉垂直部分切除术（endoscopic vertical partial laryngectomy，EPVL）。Sapundzhiev 等采用具有高度侵袭性和易早期转移的肿瘤动物模型开展研究，发现分割切除肿瘤与整块切除肿瘤相比，淋巴结转移率显著升高。尔后更多学者开始关注这一问题。

开展喉癌激光手术最多的当属德国医师 Wolfgang Steiner 和他的助手 Petra Ambrosch，他们于 2000 年将工作加以总结并出版了专著。而其他欧洲学者也将喉癌激光手术适应证不断拓展，以用于中晚期甚至少数晚期声门型和声门上型喉癌。Motta（意大利）报道了某医院 15 年激光手

术治疗喉癌的结果，1980 年开展激光手术，1981
年激光手术已占喉癌手术的 40%，并取代了喉部
分切除术，1990 年激光手术的比例上升为 80%，
喉全切除术为 20%。在美国，喉癌激光手术在开
展之初由于疗效并非十分理想，并发症相对较多
而受到冷落，而放射治疗和化学药物治疗等非外
科手段得到了较快的发展。但从统计资料上看，
美国喉癌激光手术比例也在不断提高，但适应证
远比欧洲严格。Shah 等统计了美国 1980~1992
年的喉癌治疗资料，1980~1985 年间，其激光手
术治疗的喉癌患者占全部喉癌手术患者的 34.2%
（1 425/4 157），1990~1992 年间这一比例提高到
43.7%（2 316/5 314）。国内由于受激光机和显微
镜的价格等因素的影响，喉癌激光手术起步较晚，
且只有较少的医院开展此项工作。近年来，随着
经济建设的发展和喉癌治疗观念的进步，越来越
多的国内学者开展了喉癌激光治疗的研究，取得
了可喜的成绩。

二、激光手术治疗方式

1. **切割**　当大功率的激光束经过聚焦系统
后，在焦点处形成功率密度高度集中的细小光束，
可以使局部组织很快气化而分离开，起到类似手
术刀切开组织的作用，而形成激光刀。

激光切割对伤口周围组织的损伤并不严
重。对于软组织，离开切口 $100\mu m$ 处的温度约
为 $70℃$，离开切口 $400~500\mu m$ 处的温度是 $50℃$。
切割组织后的损伤可分为三层，接触激光的是
$10~20\mu m$ 的包含有炭化颗粒的烧焦表面层，接着
是因气化形成的空泡层，再向外是水肿细胞层，约
$100~200\mu m$。

2. **烧灼和气化**　利用激光强的热作用使病
变组织被炭化掉，炭化的温度为 $300~400℃$，病变
组织炭化后与正常组织脱离，可用生理盐水棉球
将其擦掉。经烧灼后的组织凝固、脱水、炭化、细
胞破坏，有助于止血。

在大功率激光束照射下，组织可发生熔融或
气化，气化过程中一是机体组织直接变成气体，二
是机体组织中的水分变为水蒸气。

3. **激光凝固**　激光凝固实际上是热凝固，组
织吸收光能后温度升高到 $50~100℃$，光照区的组
织很快凝固坏死，其下较深层组织发生自溶分解，

再深处是炎症区。

激光凝固有三种作用：①止血作用，激光照
射病损血管使之热损伤、变形、痉挛而闭塞；②焊
接作用，受照射部位的蛋白质发生熔融而产生固
化凝结，使之紧密黏合；③凝固病灶组织，使病灶
组织凝固坏死，结痂脱落。

激光手术治疗喉癌是利用激光的切割作用，
激光作用于组织的生物学效应是由两方面的因素
决定，即激光释放能量和组织吸收能量。激光释
放至组织的能量受三方面因素的影响：激光输出
功率、激光作用于组织的光斑大小和时间。通常
激光输出功率越大，激光作用于组织的光斑越小，
时间越长，激光释放至组织的能量就越大。激光
释放的能量是否被组织吸收，与激光的种类和作
用组织性质直接相关。每种组织有一定的吸收带
谱，只有此带谱的光才被组织吸收，因此不同类型
的激光以同等输出功率作用于同一组织，以及同
类型的激光同等的输出功率作用于不同的组织，
其被吸收程度不一样。激光释放的能量被组织吸
收越多，作用就越强。如 CO_2 激光易被水吸收，
组织的含水量越高，激光所释放的能量被吸收的
就越多。

三、喉激光手术的主要器械及操作
要点

喉激光手术的基本装置有激光器、显微
镜、支撑喉镜、喉显微外科器械和一些辅助器械
（图 4-4-2）。临床上将 CO_2 激光器通过专用的耦
合器与双目手术显微镜耦合。手术采用经口气管
插管，静吸复合麻醉，支撑喉镜或悬吊喉镜暴露喉
部，将手术显微镜的视野调整到病变部位，完全
看清肿瘤后，用吸引器把靶区表面过多的黏液吸
除，根据肿瘤的范围和深度选择适当的功率（多
为 5~20W），用 CO_2 激光在红色指示光的引导下
沿肿瘤外缘一定的安全界限（声门区 1~3mm，声
门上区 5~10mm）将肿瘤完整切除。同时使用吸
引器吸除手术中产生的烟雾，避免视野模糊而误
伤正常组织和气管插管。肿瘤切除后，应进行切
缘组织病理检查，如发现肿瘤残存，再扩大切除直
至切缘组织病理检查阴性。术后创面涂以四环素
可的松软膏以减轻干燥防止感染。激光切除深达
软骨者，其裸露的软骨创面可涂以纤维蛋白胶，以

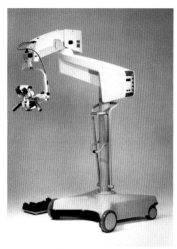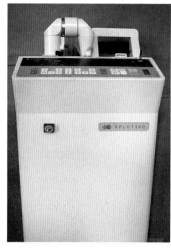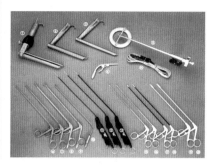

图 4-4-2 喉激光手术相关设备及器械

减少术后出血和肉芽形成。CO_2 激光手术及器械刺激后,喉组织可出现轻微水肿,可酌情给予一定的抗生素和糖皮质激素,以防喉部感染和喉梗阻的发生。

患者有颈部转移或怀疑有颈部转移时,应根据患者情况于激光手术后行选择性或根治性颈清扫术或行放射治疗。

四、喉激光手术切除范围及适应证选择

1. **激光手术切除范围** 支撑喉镜下喉激光手术的可切除范围与支撑喉镜下喉的暴露程度密切相关,理论上支撑喉镜下所暴露的组织结构均可用激光切除,但实际手术操作时会受到某些客观因素的制约,如激光对组织的切割效应,出血和麻醉插管对手术操作的影响,过多组织结构切除造成吞咽及呼吸功能障碍等。Davis 为观察喉内结构对激光声带切除术的限制作用,对 9 具人尸体喉标本进行 CO_2 激光声带切除术,发现向外受到甲状软骨的限制,向下受到环状软骨的限制,而后界无明显的限制性结构。激光手术向外可切除室带、喉室,向下可切除至环甲韧带和环状软骨上缘。Krespi 等为观察前连合切除的可能性,选实验动物狗进行激光手术切除声带前端和前连合,观察手术效果,发现前连合切除可至甲状软骨内膜。

2. **激光手术适应证选择** 自 1972 年喉激光显微外科手术被用于治疗喉癌以来,已有很多患者接受激光手术,获得了较好的治疗效果。由于医院手术设备限制,医师手术技术的差异和对激光手术的认识不同,开展手术的深度和广度也不同,至今尚无标准的手术适应证范围。随着手术设备改进、手术技术的不断完善,手术适应证范围也相应扩大,已从最初只限于治疗早期声门型喉癌,发展到今天的中晚期声门型、声门上型喉癌。许多作者认为适应证的选择与患者的喉肿瘤在支撑喉镜下的暴露状态密切相关,只要能在支撑喉镜下完全暴露的肿瘤均可选用激光治疗,需要强调的是术前应准确地评估肿瘤的范围,尤其是深层浸润情况。

激光在喉癌中主要用于声门型和声门上型,其适应证分成两类:

(1)适应证:此类病变在支撑喉镜下暴露充分,肿瘤各界均在视野内,激光束可达到切除区域,肿瘤可被完整切除(图 4-4-3)。

1)声门型喉癌 T_1~T_2 期病变:多数作者认为支撑喉镜激光手术是治疗声带原位癌、T_{1a} 病变的首选治疗,部分声带癌 T_{1b}(双侧声带膜部病变前连合未受侵)、T_2 期病变为激光治疗的适应证。此类病变可在支撑喉镜下完全暴露,切除时可保留相对的安全界限,疗效已得到临床研究的认可。

2)舌骨上会厌癌 T_1~T_2 期病变:肿瘤位置较高,下界有较大的安全界限,容易在支撑喉镜下暴露,上界为会厌游离缘,手术先由会厌谷切开黏膜,沿会厌前间隙向下至会厌根,再将两侧杓会厌襞切开,可完整切除肿瘤。

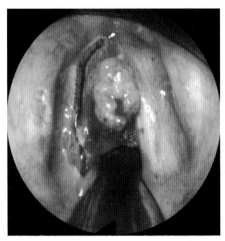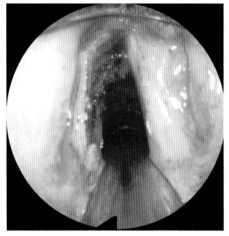

图 4-4-3 声门型喉癌 T_{1a} 激光切除术

3）局限的杓会厌襞癌：早期杓会厌襞癌未侵犯声门旁间隙和梨状窝，肿瘤的上界和两侧缘游离，支撑喉镜可完整暴露肿瘤，将杓会厌襞前缘切开，再分别切开室带上缘和梨状窝内侧壁，可完整切除肿瘤。

4）室带癌：早期室带癌是激光手术的适应证，重要的是判断肿瘤有无深层浸润，支撑喉镜可充分暴露室带，激光手术向外可达甲状软骨内软骨膜，切除室带和部分声门旁间隙，完整切除肿瘤。

（2）相对适应证：此类病变选用激光手术尚存争议，是否采用激光手术应根据患者的情况进行选择。

1）声门型喉癌 T_1 期病变侵犯前连合或前连合癌：此类病变是否适合激光手术存在两种观点。①不适合激光手术，原因是前连合支撑喉镜暴露困难；前连合黏膜与甲状软骨的距离只有 2~3mm，切除时没有足够的安全界；因前连合腱与甲状软骨附着点缺乏软骨膜，肿瘤一旦侵犯前连合腱很容易侵犯甲状软骨至喉外，成为 T_4 期病变。②可选择性采用激光手术，理由是：医疗器械不断改进，选用合适的支撑喉镜，大部分患者前连合可完全暴露；前连合腱是结缔组织形成的胶原纤维带，对声带前端癌向甲状软骨侵犯起到屏障作用。病理学研究发现前连合癌 T_1 期病变在癌组织深层浸润的早期很少侵及前连合腱；支撑喉镜下激光手术向前可切除甲状软骨内膜和部分甲状软骨。

2）声门型喉癌 T_1 期病变侵犯声带突或杓状软骨：肿瘤向后侵犯超过杓状软骨声带突，手术时由于麻醉插管的影响，操作困难。肿瘤向后侵犯杓状软骨，容易继续侵犯声门旁间隙后部，形成深层浸润。有作者认为麻醉插管的影响可通过调整插管的位置、选用直径小的插管、短暂取出插管的方式来解决；同时激光可切除部分或全部杓状软骨，因此单侧受侵仍可选择激光手术，而双侧受侵则是禁忌证。

3）声门型喉癌 T_2~T_3 期病变：T_2~T_3 期病变的侵犯范围差异较大，能否选择激光手术应根据病变的侵犯范围来决定，术前应认真评估肿瘤的范围，尤其是声门旁间隙的侵犯程度，评估患者支撑喉镜下喉的可暴露程度，对于 T_3 期病变应慎重选择，多数作者认为 T_3 期病变是手术禁忌证。

4）声门上型喉癌 T_2~T_3 期病变：肿瘤位于会厌上部或早期侵犯会厌前间隙病变是可以在支撑喉镜下通过激光完全切除的，位于会厌根部或向下侵犯声门旁间隙的 T_2~T_3 期病变，完整切除肿瘤困难，不宜选择激光手术。

5）放疗后或激光手术后复发病变：放疗后复发或者激光手术后复发均可再次选用激光治疗，在获得近似于开放性手术疗效的同时，并发症更低，创伤更小。多数观点认为大部分早期复发（rT_1，rT_2）病变，尤其是未侵犯前连合者适合激光治疗，对前连合复发病变，应仔细评估甲状软骨受侵程度，排除喉部框架结构受侵后慎重选择。

3. 激光手术分型　欧洲喉科学会工作委员会在综合文献、既往分类及大量独立文章的基础上，推荐了内镜下声带切除术分类标准：上皮下声带切除术 I 型,适用于声带可疑癌前病变或有癌变倾向的病变;声韧带下声带切除术 II 型,适用于微小浸润癌或严重的原位癌有微小浸润的可能;经肌肉声带切除术 III 型,适用于活动声带的小的浅表癌,以及未浸润肌肉的声带癌;声带完全切除术 IV 型,适合于术前确诊、浸润声带的 T_{1a} 病变;扩大声带切除术 Va 型(包括对侧声带),适用于 T_{1b} 病变;扩大声带切除术 Vb 型(包括杓状软骨),适用于声带癌累及声带突但未侵及杓状软骨的病变,杓状软骨活动良好;扩大声带切除术 Vc 型(包括室带),适合于室带癌或肿瘤自声带扩散至喉室的跨声门癌;扩大声带切除术 Vd 型(包括声门下区),可以有选择地应用于 T_2 期病变。

随后欧洲喉科学会工作委员会又制定了内镜下声门上喉切除分类标准:I 型,局限性切除会厌游离缘、杓会厌襞、杓黏膜、室带或其他声门上部位;IIa 型,针对位于舌骨上的会厌喉面较小、浅表病变,除切除部分会厌前间隙外,还包括舌骨上会厌;IIb 型,肿瘤蔓延至舌骨下会厌时,行全会厌切除术;IIIa,当 T_1~T_2 期病变侵犯会厌柄时,需一并切除全部会厌前间隙至舌骨;IIIb 型,舌骨下会厌病变侵犯室带时,进一步扩大范围切除室带达甲状软骨板;IVa 型,当肿瘤位于会厌游离侧缘、杓会厌襞或咽会厌襞并侵犯室带时,切除会厌游离缘或受侵襞及室带;IVb 型,当杓状软骨受侵但仍可活动时,一并切除杓状软骨。

五、喉癌激光手术疗效

1. **声门型喉癌激光手术** 大量的临床资料已证明,支撑喉镜下激光手术治疗早期声门型喉癌具有同放射治疗、喉裂开声带切除术或喉部分切除术相同的治疗效果,5 年局部控制率 80%~94%。首都医科大学附属北京同仁医院对 1992 年 8 月至 1998 年 4 月激光手术治疗的 217 例声门型喉癌进行临床分析,其中原位癌(Tis)22 例,T_{1a} 病变 108 例,T_{1b} 病变 38 例,T_2 病变 46 例,T_3 病变 3 例,术后随访 3~9 年,结果局部复发率 9.7%,3 年生存率 97.2%,5 年生存率 89.4%。Steiner 于 2005 年报道了一组 333 例声门型喉癌 T_{1a} 病变,中位随访期为 71.9 个月,5 年总体生存率 86.8%,喉保留率 97.6%。

有关中晚期声门型喉癌激光手术的报道近来逐渐增加。Steiner 关于声门型喉癌 T_2 期和 T_3 期病变的报道见表 4-4-1。

表 4-4-1 声门型喉癌 T_2 和 T_3 病变疗效及随访表

分期	例数	5 年局部控制率 /%	5 年无复发生存率 /%	喉保留率 /%
T_{2a}	95	84	83	95
T_{2b}	117	74	62	85
T_3	89	68	62	85

Ambrosch 报道声门型喉癌 167 例,其中 $T_{2b}N_0M_0$(声带运动受限)97 例,$T_3N_0M_0$(声带固定)70 例(其中 45% 合并杓状软骨固定)。T_{2b} 和 T_3 病例 5 年局部控制率分别为 74% 和 68%,约 70% 的患者经初次激光手术治愈并保留喉功能。Motta 报道 51 例 $T_3N_0M_0$ 声门型喉癌病例,除外肿瘤深层浸润和 / 或杓状软骨受累导致的声带固定,5 年局部控制率为 63%,总体生存率为 64%,喉功能保留率 80.5%。

前连合受累的声门型喉癌是否适宜激光手术各家观点不一。2002 年,Zeitels 等报道 32 例 T_{1a} 和 T_{2a} 病变,其中 22 例累及前连合,认为局部控制率在组间无明显差别。2003 年 Pearson 报道 39 例累及前连合的病例,17 例 T_1 和 T_{2a} 病例无一局部复发,22 例 T_{2b}、T_3 和 T_4 病变中仅 5 例局部复发。2004 年,Steiner 也发表相关报道(表 4-4-2)。

表 4-4-2 前连合受累与否声门型喉癌疗效及随访表

分期	前连合受累		前连合无受累	
	5 年局部控制率	喉保留率	5 年局部控制率	喉保留率
T_{1a}	84%	93%	94%	99%
T_{1b}	73%	88%	92%	100%
T_{2a}	79%	93%	74%	97%

上述报道说明激光手术对前连合受累的声门型喉癌治疗是有效的,但局部控制率偏低的问题仍然值得关注。有学者提出针对此类病变进行更广泛的切除,如联合会厌柄下区和室带前端的整块切除术。而内镜下切除联合甲状软骨开窗重建术亦可获得良好的肿瘤学和功能学

结果。

2. 声门上型喉癌激光手术 关于声门上型喉癌激光手术的大样本报道较少。1998年，Iro报道141例声门上型喉癌激光手术，其中I期33例，II期36例，III期23例，IV期49例，各期5年无复发生存率依次为85.0%、62.6%、74.2%和45.3%。总体局部复发率和区域复发率分别为16.3%和9.9%。2004年Motta报道124例，见表4-4-3。

表4-4-3 声门上型喉癌激光术后疗效及随访表

分期	$T_1N_0M_0$	$T_2N_0M_0$	$T_3N_0M_0$
例数	45	61	18
总体生存率 /%	91	88	81
调整生存率 /%	97	94	81
局部控制率 /%	82	63	77
区域控制率 /%	82	90	75
远处转移控制率 /%	100	98	93
喉保留率 /%	88.6	85.4	93.7

3. 手术切缘与预后 任何肿瘤根治性治疗的目标都是获得组织学上的无瘤切缘，然而术中冰冻与最终病理结果并非总是一致。另外，由于激光手术的特殊性，组织收缩、气化、烧灼或过小可能会造成病理诊断困难，出现假阳性或无法分辨，阴性切缘未必能100%获得，代表的是一种理想的目标。

最终切缘阳性会导致局部控制率下降，应选择再次手术、放疗，或至少严密随访。尽管术后放疗能提高有残余病变患者的预后，但无法完全消除阳性切缘带来的不利影响，不能依赖术后放疗来完成对术中可疑残留病变的清除，应尽量取得阴性切缘。如术后石蜡病理提示切缘阳性，最理想的治疗方式是再次激光手术，其优势在于提供了简单而直接的路径来切除肿瘤，可以多次进行直到获得无瘤切缘，将阳性切缘的比例降到1%以下。多次激光切除直到切缘阴性对预后无不利影响，与初次切除即达到阴性者在生存率和局部控制率上无统计学差异。

4. 放射治疗失败后的激光挽救手术 2000年，Quer等报道了24例放射治疗失败后的激光手术，其中声门上型3例，声门型21例，复发分期

rT_1、rT_2分别为18例和6例。5年生存率76%，6例（25%）术后再复发行全喉切除术，喉功能保全率75%。2004年，Steiner报道34例（rT_1，n=11；rT_2，n=10；rT_3，n=10；rT_4，n=3），疾病特异性5年生存率86%。术后9例复发，其中6例行喉全切除术，3例姑息治疗。两位作者认为激光手术可以作为喉癌放射治疗失败后早期复发的挽救治疗选择，但这方面的经验还需进一步积累。

5. 功能评估 喉是气道的门户，具有呼吸、吞咽、发音和保护等重要功能。发展喉癌激光手术的重要原因在于，激光手术与传统手术相比，在不牺牲生存率的前提下，能更好地保留喉的功能。喉癌激光手术气管切开率极低，术后可经自然腔道完成呼吸和吞咽；保留了带状肌，术后喉部仍能进行正常的升降运动，从而受到舌根对气道入口的保护；喉部感觉保留良好，对食团能很好地定位和控制。这样，术后吞咽功能恢复很快，有时仅需短期鼻饲进食，进而缩短了住院时间，减少医疗费用。Motta报道719例声门型喉癌激光术后的4例行气管切开，术后均可经口进食，无需放置鼻饲管。同一作者报道124例声门上型喉癌激光手术，气管切开率为2.4%，鼻饲管放置8~20天。

激光手术除机械损伤外还有热损伤，术后创面恢复要比冷器械完成的喉显微手术慢，一般为4~7周，恢复早期创面有明显渗出，表面为白色伪膜，继而肉芽增生，表面逐步上皮化。喉癌激光术后发音质量依切除部位、范围、深度而有较大差异。声门上型喉癌手术较少累及发音结构，因而发音质量普遍较好。声门型喉癌当切除深度在声韧带浅层时，尽管声带振动的被覆层被破坏，表面存在不同程度瘢痕化，振动不稳定性明显增高，但由于体层完整，振动的主体存在，声带轮廓正常，通过部分上皮的再生与对侧声带共同承担振动作用，术后仍可获得良好的发音状态。声带切除术后整个声带的振动模式被破坏，声带的被覆层-体层消亡，虽然创面不同程度瘢痕增生可填充一部分声门缺损，但患侧正常发音结构基本丧失，而声门上结构（以室带为主）则代偿性增生、振动，同时发挥支持及发音的双重作用。术后声门闭合不良，气流漏出增加，气息声明显，发音易感疲劳。声带切除术后肉芽的出现与手术深度及组织缺失

程度有关,可短暂影响发音功能,但可自行消退。以前连合为主的声带粘连,使声音嘶哑进一步加重。Zeitels 报道通过声带内移改善声门闭合可显著提高发音质量。

六、激光手术并发症

激光手术在临床应用上体现出多种优越性的同时,也可对医护人员及患者非治疗部位造成损伤。据统计在开展激光手术的初期并发症的发生率相对较高,可能与手术的经验和激光防护措施不当有关。喉气管激光手术引起的并发症轻重不一,严重的并发症可以危及患者的生命。文献报道喉气管激光手术的并发症发生率为 0.2%~2%。术中并发症主要包括:门齿松动或脱落、腭咽黏膜挫裂伤、血压心率骤降、气管内麻醉插管燃烧;术后近期并发症主要有进食呛咳或吸入性肺炎、活动性出血、喉黏膜水肿、气胸、皮下气肿、味觉减退或消失;远期并发症主要为喉狭窄和肉芽肿形成。总的来讲激光手术比较安全,这些并发症发生率均不高,多数经保守治疗可恢复,部分狭窄和肉芽可能需要手术干预,最严重的是气管内麻醉插管燃烧,可危及生命,需积极处理。

在 Moreau 采用激光手术治疗的 160 例喉癌患者中,2 例手术当晚发生活动性出血,需再次手术电凝止血,1 例发生气胸行胸腔引流,1 例术后出现皮下气肿 2 天后自行消退,1 例术后出现喉前脓肿,切开引流后愈合。Ossoff 报道了 204 例咽喉部激光手术,发生 1 例气管内麻醉插管燃烧和 1 例患者上唇烧伤。Healy 总结了 4 416 例上呼吸道 CO_2 激光手术,发生 6 例气管内麻醉插管燃烧,经治疗均无不良后遗症。燃爆意外易发生于气道激光手术,与喉激光手术的特殊性有关,构成燃爆的主要原因为:①高能激光束;②存在易燃物(如气管导管、棉制品及组织碎屑);③存在助燃气体(如氧、氧化亚氯)。燃爆可致热力及化学损伤,热力损伤多发生于声门下、舌基部及口咽部,有时火焰沿镜腔蔓延可灼伤唇及面颊。发生燃爆意外应立即停用激光,并立即停止通气供氧,终止麻醉,拔除气管导管,改用口咽通气道及麻醉面罩吸入纯氧。仔细检查烧伤范围,采用冷生理盐水冲洗咽部。为防止灼伤及毒雾的继发损害,行支气管镜检,清理灼伤创面,摘除残留异物,冲

洗气管,再用纤维支气管镜摘除小支气管内异物并加以冲洗。然后再小心插入较细的气管导管以维持通气。根据灼伤程度决定是否行低位气管切开。如发现肺有热力及烟雾损伤,应留置气管插管并施行机械通气,取头高体位,以减轻水肿。局部喷雾含激素药物减轻喉水肿。使用抗生素和激素药物治疗呼吸道水肿及肺部感染。密切观察可能发生的气道出血和水肿以及气道血液或组织碎片因喷射通气被压入肺内所引起的呼吸衰竭。

激光并发症防治措施:①病变区暴露尽量充分,对颈椎病、小下颌、喉高位及肥胖等患者宜量力而行。在置入喉镜时操作轻柔,避免刺激造成迷走反射引起血压心率下降。②术中应将患者双眼及颜面部覆盖保护,以免意外损伤。应用盐水纱布条或湿棉片严格地保护好气管插管;术者对不同部位、不同病变而选择的不同输出功率,准确切割病变,可减少激光气管内麻醉插管燃烧的发生。③手术时间较长时每隔 30min 松解喉镜,以免压迫局部组织缺血造成术后味觉减退。④术时如麻醉插管妨碍手术切除,可在麻醉师严密监测心电和血氧的情况下,短时拔出麻醉插管,迅速切除病变组织。⑤在根治喉癌的基础上尽可能保存杓状软骨和多保留声带肌,这对喉功能的恢复具有重要意义。注意保护喉内正常黏膜特别是声门区黏膜,以防止产生多余的疤痕。⑥对较大血管(如声带突处的杓动脉)出血行激光烧灼止血无效时,可取喉钳钳住出血点,电凝止血。⑦手术产生的碳粒要充分清除,以免异物肉芽肿的形成而再次手术,从另一方面来说,创伤的再次刺激也许会加重肉芽组织的形成。⑧肿瘤累及会厌及杓状会厌皱襞的患者如果肿瘤范围过大,需切除的组织过多,可术前留置鼻饲胃管,待患者术后适应一段时间后,再拔除胃管。

七、问题与展望

激光在喉癌手术中的应用已有 30 余年的历史。近年来各型激光机、支撑喉镜及显微手术器械的改进,为进一步开展喉癌激光显微手术奠定了良好的基础。激光手术治疗喉癌与传统手术相比优越性突出,具有:①损伤小、无需颈部切口和

气管切开；②出血少、术野清楚；③准确率高，功能保全好；④愈合快，瘢痕小，感染少；⑤手术时间短，患者痛苦小等优点。大量的临床资料也证明其疗效可靠，得到了同道的认可。但激光喉手术需要在经口支撑喉镜下操作，存在着一定的局限性，对中晚期和部分早期喉癌（前连合癌）的治疗尚存在争议，对这部分患者应慎重挑选，无论选择激光手术还是开放性手术，都要遵循肿瘤治疗原则，以肿瘤根治为首要目的。机器人和其他先进技术与喉显微激光手术的结合，必将使喉癌的微创治疗不断向前发展。

（黄志刚）

第五章 颈段气管肿瘤切除与重建

颈段气管肿瘤包括原发性和继发性气管肿瘤。原发性气管肿瘤仅占上呼吸道肿瘤的2%，其中恶性肿瘤占大多数，因此本章节主要针对恶性肿瘤的手术与重建展开。病理类型中鳞状细胞癌和腺样囊腺癌比例相当约占2/3，其余1/3为良性肿瘤、腺癌和间叶组织的肿瘤等。继发性气管肿瘤很少见，主要由甲状腺癌、喉癌、食管癌、胸腺和纵隔等肿瘤浸润气管引起。颈段气管肿瘤临床表现多不典型，咳嗽、咯血和呼吸困难是常见症状。支气管气管镜、活检病理和增强薄层CT对于肿瘤的评估十分重要。气管肿物上界、下界，气管狭窄程度，是否环周病变，有无外侵这些都是评估时需要重点关注的问题。气管是呼吸系统的重要组成部分，颈段气管肿瘤造成的结构和功能异常直接危机到患者生命，因此气管肿瘤的处理较为紧急，同时此类病例大多疑难，对于手术技巧、麻醉管理、术后监控和护理康复都有较高要求。直到1881年Gluck等首次成功实施气管切断再吻合手术，气管肿瘤的治疗史才正式开始。

一、颈段气管肿瘤的治疗原则

综合治疗仍是颈段气管肿瘤治疗的基本原则，对于手术可切除的病例行根治手术，术后依据病理情况（如多数鳞癌）及高危因素（如切缘不尽）辅以术后放疗可明显提高预后。出于对再手术难度和风险的考虑，气管肿瘤的初次治疗应在全面评估后慎重选择，尤其是对于局部激光治疗、小野放疗及支架植入等非根治手术手段。现在大多数气管损伤能切除并一期修复，但切除的最大范围受重建的限制，避免气管吻合口的局部张力过高是重建的核心问题，而理想的重建需要兼顾结构的恢复和功能的保全。切除范围极限上成人在4~5.5cm之内即气管长度的1/2左右，儿童在气管长度的1/3左右。另外切除的范围受患者的

年龄、身体结构、局部解剖、病情和先前治疗的限制。颈段气管肿瘤会阻塞气管，建立可靠的呼吸通路与术中气到管理十分重要，所以对麻醉有更高的要求。

二、颈段气管缺损的分类

气管共有16~20个气管环，成人气管长约10~12cm。根据气管血供的特点，以胸骨切迹为界，将气管分成颈段（7~8个环）和胸段（9~12个环）。参照 Yu P 等的重建经历，为指导重建的选择，提出以下分类：

Ⅰ型：气管缺损能够直接拉拢缝合，缺损的长度（L）小于4cm

Ⅰa：缺损的长度≤2cm

Ⅰb：缺损的长度 2cm<L≤4cm 或 5.5cm

Ⅱ型：气管缺损不能直接关闭，缺损长度 L>4cm 或 5.5cm

Ⅱa：非环周缺损

Ⅱb：环周缺损

Ⅲ型：累及气管造瘘口的缺损

Ⅲa：咽喉气管一期切除时气管缺损

Ⅲb：造瘘口复发后的气管缺损

说明：未经过治疗的年轻患者，由于气管弹性较大，Ⅰb 型患者有时缺损达 5.5cm 时仍可拉拢缝合。

三、气管缺损重建的目标

气管是一个结构和功能的组合，它的管腔由马蹄形弹性透明软骨、黏膜、平滑肌和结缔组织构成，它的主要功能包括呼吸调节功能、清洁功能、防御性咳嗽反射和免疫功能。理想的修复目标是：保证肿瘤完全切除的同时，既能重建气管的硬质而有弹性管腔结构来保证通气，又能使腔内恢复黏膜覆盖保证清洁等功能，同时兼具良好的

组织相容性,抗免疫排斥,抵抗气道内定植菌落等特性。其中优先考虑非塌陷通气结构的重建。

四、气管缺损修复方法

气管缺损修复的要求:移植物应具有良好的生物相容性;质地坚韧而富有弹性,可无张力地与周围气管壁紧密结合,并抵抗呼吸道压力变化,不塌陷,能提供永久性支架功能;移植物的气道面有正常黏膜皮肤覆盖,能够防止感染、肉芽形成、瘢痕挛缩引起的气管狭窄。

1. **Ⅰ型缺损** 目前在国内外文献报道中对Ⅰ型缺损的修复采用自身组织再造和支撑物相结合的方法比较成熟。Ⅰ型缺损是能够一期修复的较小的缺损(L≤4cm 或 5.5cm)。Ⅰa 型(≤2cm)可以拉拢吻合直接关闭,可以不用其他方法修复。Ⅰb 型缺损(2cm<L≤4cm 或 5.5cm)视张力情况,可以通过舌骨上喉松解,弯曲颈部15°~35°将颈部皮肤和胸前皮肤固定,必要时行肺门松解,使吻合张力减少而拉拢缝合。在年轻的患者中,颈部未经过治疗,气管弹性较大,肺门松解和气管的活动度可以为气管提供另外的1.4cm的长度,长度达5.5cm的缺损也可以通过该办法直接关闭。

虽然Ⅰ型缺损理论上可以直接关闭,但是当张力存在时或放射治疗后的患者,利用肌瓣、软骨膜瓣、骨膜瓣一期修复也不失为好的方法。带蒂的肌膜瓣有:带舌骨肌瓣、胸骨舌骨肌双蒂转门肌瓣、带状肌膜瓣、带蒂胸锁乳突肌骨膜瓣等。游离的软骨膜瓣有:鼻中隔软骨瓣、肋软骨瓣。其中,带蒂胸锁乳突肌骨膜瓣为使用较多者。1983年,Tovi报道了3例带蒂胸锁乳突肌骨膜瓣修复喉气管壁缺损成功,肿瘤切除与喉气管修复手术位于同一术腔,简单易行,能一期完成重建,对患者的损伤小并能获得满意的效果。1988年,Friedman报道11例患者因声门下狭窄、甲状腺癌侵蚀和外伤缺损累及声门下和气管,一期胸锁乳突肌肌骨膜瓣修复成功,拔管时间平均50个月。

国内,唐平章在1994年报道了使用胸锁乳突肌肌骨膜瓣和胸部肌骨膜皮瓣修复气管壁缺损成功。林煌等报道一侧颈部行颈淋巴结清扫或行放射治疗治疗的患者,患侧的胸锁乳突肌血运受到损害,采用对侧的胸锁乳突肌锁骨骨膜瓣修复。锁骨骨膜成人最大可提供4cm×8cm,气管部分

缺损较大(2cm×4cm)注意肌蒂对肌骨膜瓣的牵拉,防止气管狭窄和塌陷。其优点是操作简单,就近取材,创伤小,血运好可以早期上皮化,利用骨膜可以成骨的特性,在晚期成骨形成支架可恢复保持缺损的气管壁功能。

2. **Ⅱ型缺损** Ⅱ型缺损大于5.5cm,不能直接拉拢关闭。

传统的二期重建方法:一期气管造瘘术,将气管缺损创缘与颈部皮肤缝合形成造瘘口;二期皮瓣成形术,3周后制作局部皮瓣翻转,作为气管的衬里,再用颈部皮肤封闭造口。适用于气管上部肿瘤。

Ⅱa 为非环形缺损。过去这类缺损的重建很少成功,这类患者被视为无手术适应证或行全喉切除和纵隔气管切除。但是,重建气管的成功拓宽了手术的适应证、保留喉功能、避免高危险性的纵隔气管切除,提高生活质量。

2005年,Marita 等报道使用预制的复合游离皮瓣二期修复气管前壁的缺损,长8cm,占气管环周的40%。首先取肋软骨截成适合长度的小段,雕刻成类似气管环的小片。然后将3~5段雕成的软骨种植于供区的前臂桡侧皮瓣的皮肤下。4周后桡侧皮瓣与软骨愈合为一体,之后将整体游离成桨状皮瓣。前臂桡侧皮瓣的皮肤作为衬里,软骨作为支架,桡动静脉与颈横动静脉吻合,颈前皮肤创面用胸三角肌皮瓣覆盖。术中放置软的气管支架在气管内,三周后取出。该方法的主要优点是整合了不同组织类型于一体,皮瓣拥有了与气管壁相似的性状,适用于气管病变术前经过手术、放化疗,局部组织明显不足和大面积缺损的患者。

2006年,Yu 等设计的新气管由薄的皮瓣、假体和临时T形管组成。皮瓣通常用前臂桡侧皮瓣作为衬里,假体提供硬的支撑。假体使用Hemashield 血管支架和Polymax 网。皮瓣用线悬吊于支撑物内。皮瓣用显微外科重建血供,外覆盖胸大肌或胸锁乳突肌皮瓣。临时的T形管用于气管切开,利于气管清洁和防止由于肿胀引起的压力。一旦呼吸道通畅,几周后T形管可以取出。但对于有些患者,如声门下狭窄、皮瓣太厚和单侧声带麻痹,T形管可以永久保留,T形管耐受性很好。患者带T形管可以讲话,克服了全喉切除的弊端。

Ⅱb型环周缺损，是气管重建中的难题，并且随着缺损长度的增加，吻合的并发症和死亡率相应增加。Mulliken等在尸体上通过松解下肺韧带，切断左主支气管，松解环甲膜，将下颌骨与胸骨柄缝合，气管最长可以切除6cm。至今，缺损超过6cm重建成功的报道很少。6cm以上长段袖状气管缺损的重建一直是临床前沿研究课题，有以下几种试行方法：①人工假体替代，术后易出现排异、感染、变位、腐蚀周围大血管以及吻合口瘢痕性狭窄；②同种异体气管移植，长段移植气管的再血管化上皮化的难题目前还无法解决；③组织工程技术重建气管，目前仅处于前期实验研究阶段；④自身组织与人工材料联合重建气管被认为是目前最有希望的方法，但长期以来没有突破性进展。1966年，Grillo和同事设计了将聚丙烯环插入真皮和颈阔肌之间，然后形成一个皮管修复颈胸段气管环周缺损的模型。我国赵风瑞等报道了1例因类癌术后气管6cm的环周缺损，应用记忆合金网二期手术成形制成人工气管为其重建气管。这种外有肌肉血管蒂，内有皮肤覆盖替代了气管上皮的"三明治式"人工气管，能与上下吻合口完全愈合，具有复合生理功能、血供丰富、易于存活、无排异性的优点。目前的方法是用塑成管型的皮瓣和永久性的T型管支撑腔内。

3. Ⅲ型缺损　Ⅲ型缺损涉及气管造瘘口，主要是来自同期的喉咽切除或造瘘口复发。对于Ⅲa型缺损，根据笔者所在医院经验，咽食管和气管造瘘口的重建最好用两块皮瓣重建，如股外侧皮瓣和另一个皮瓣或游离空肠和胸大肌皮瓣，均可提供可靠的功能重建和小的供区并发症。Nakatsuka于1998年报道了1例晚期食管癌患者病灶累及气管，行全喉全下咽食管切除术后，使用了胃代食管和游离桡侧前臂皮瓣修复气管后方缺损。该方法成功地修复了因食管癌导致的气管膜部缺损。

对于Ⅲb的孤立的气管造瘘口复发后缺损，Yu P等报道内乳动脉穿支皮瓣可提供简单快速的重建。该岛状皮瓣基底位于第2肋间，设计平行于第2肋间隙，宽5~6cm，长13cm。气管造瘘口复发患者的预后由于就诊时远处转移和血管破裂的危险性通常很大，因此，在这类人群中复杂的重建手术是不可避免的。简单的IMAP皮瓣是非常适合的。当然，胸大肌皮瓣和胸三角肌皮瓣修复向来是此类缺损的可靠修复方法。

五、气管重建的困境

颈段气管肿瘤的切除首先遇到的问题是麻醉困难，由于肿瘤位于气管内，造成气管内阻塞，气管内插管麻醉相对困难和危险。术中多数应用跨术区通气（cross-field ventilation）的气道保障策略，即离断气管后撤出原本的经口气管插管，将无菌气管插管置于远端正常的气管内，从而完成近端病变侧的处理。与此同时，近年来麻醉的进步尤其是高频通气和人工膜肺（extracorporeal membrane oxygenate）的应用，为气管肿瘤处理中呼吸循环保障提供了便利。但整个围手术期麻醉风险仍相对较大。肿瘤的暴露仍是需要头颈科和胸外科医师共同协作的问题，肿瘤的下界往往在颈部切除不能保证安全界，吻合也非常困难，因此常常需要颈胸联合手术即胸骨劈开暴露胸内段气管。多科室协作是气管肿瘤处理的常规解决模式，专业化的团队和治疗中心往往能为是此类患者提供更好的保障。

另外，气管是一个硬质的管腔，有完整的黏膜和清理分泌物的能力，气管缺损重建后恢复气管功能比较困难。限制气管肿瘤切除的另一因素是缺损重建的长度。人们进行了自体组织再造、同种异体气管移植、人工气管假体和组织工程化气管等诸多方面的研究，目前发展到复合假体与自身组织瓣联合修复这一水平上。近年来，随着显微外科技术的成熟，自体游离组织瓣已应用于气管的修复领域，而假体在材料选择、设计、固位方式上进行了许多改进，这些都使气管的修复取得了巨大进展。但是现阶段各种修复方法都还难以理想地恢复气管的结构和功能，并且国内外学者在具体方案的选择上还有较多争议。

六、颈段气管研究的方向

气管缺损外科重建的实验室研究主要集中于同种异体气管移植、人工气管假体、组织工程化气管、自体材料与人工材料联合重建气管。虽然各种方法不乏成功的例子，但均未成熟，需要研究改进。

1. **同种异体气管移植**　颈段气管的血供主

要来自甲状腺下动静脉分支到其表面的毛细血管，所以无法进行气管本身的血管重建。同种异体气管移植的主要问题是血供和上皮化。首先需要将其异位种植于网膜或胸锁乳突肌上，两者之间建立血供关系，然后形成带蒂的组织瓣。Tojo 等在动物实验中发现新鲜的同种异体气管由于排斥反应无法从大网膜获得血供和上皮化，需要使用免疫抑制剂。Yokomise 等将冷冻保存的同种异体气管移植在大网膜，在没有免疫治疗的条件下能血管化和上皮化。后来研究发现异体气管的主要组织相容性复合抗原表达在上皮和混合腺体，所以对上皮进行处理后，血管化和上皮化问题得到解决。Levashov 等在临床中已经有同种异体气管移植的病例，但由于生存时间短，坏死和狭窄同时发生，迟发的排斥反应仍可导致失败，所以仍需要继续探讨。2001 年 Strome 等报道了一例全喉气管移植术，虽然并非针对气管肿瘤，但是仍然具有重要的价值，随访 40 个月后患者移植言语和吞咽功能均逐渐恢复。

2. 人工气管假体　人工气管重建气管研究经历了实性人工气管到孔状人工气管的转变，硬质材料到可塑材料的转变，单一材料到复合材料的转变。目前处于材料的选择、淘汰和组合时期。曾经使用过的人工气管材料有：不锈钢管、钴铬合金、玻璃、聚乙烯、透明合成树脂、硅酮、聚四氟乙烯树脂、聚乙烯醇、聚氯乙稀、聚乙烯聚氨酯以及它们之间的联合体。随着孔状的、可塑的、复合材料人工气管的出现，人们寄希望于血管和纤维组织可以经孔长入人工气管内，既可以防止气管的滑动又促进腔内的上皮化。

在这方面，我国史宏灿等通过对生物材料的生物学特性和理化性能的研究，将人工气管各组成材料进行筛选和优化组合，通过材料的复合成型工艺及编织工艺制备出一种生物力学特性与宿主气管相匹配的新型人工气管假体，并成功构建了犬颈段气管缺损与重建试验动物模型，取得阶段性研究进展。以聚合物材料聚丙烯、聚乙丙交酯纤维编织成的网状直形管为支架，具有一定的伸展、弯曲和抗扭转性能；内壁依次涂聚氨酯溶液和胶原蛋白溶液涂层，使气管内面光滑、封闭和通畅；外壁为胶原蛋白 - 羟基磷灰石微孔状海绵结构覆盖，具有良好的组织亲和力和生物相容性。

胶原蛋白对细胞的再生具有诱导和促进作用。该人工气管是一种生物复合式结构，合理整合了无孔和有孔型人工气管的优点，在防止假体滑脱、移位、漏气、网管裸露、塌陷等方面具有明显优势。如何进一步改善假体内腔表层结构来促进黏膜上皮再生，如何在人工气管气道面引入具有调节细胞生长代谢作用的生长因子或黏膜蛋白来促进黏膜上皮的爬行与再生以及研究改善材料组织界面增加其表面活性，将是今后的研究重点，仍然是一项有挑战性的工作。

3. 组织工程化气管　组织工程化气管应该包括组织工程化软骨和组织工程化上皮。软骨组织工程是组织工程学最具活力的研究领域之一，虽然喉、气管软骨组织工程研究起步晚，但已呈现出良好的前景。由于喉气管软骨形态、部位和功能的特殊性，组织工程在此领域有较高的要求。组织工程学技术由三个因素组成：支架、细胞和调节因子。Fredrik 和同事做了关于组织工程软骨重建气管的动物实验，发现兔子的软骨可以通过藻酸盐包裹自体软骨细胞，然后包埋聚羟基乙酸网植入体内的方法获得，同时也发现该方法重建气管的可行性。Omori 等报道，将目前的再生技术用于修复一位 78 岁的甲状腺癌患者的部分环状软骨和气管前壁（3 个软骨环）缺损。Marlex 网内外覆盖胶原海绵形成管状作为组织支架。Marlex 网直径 15mm，由聚丙烯网构成，网眼 260μm。然后将其缝合于气管缺损处。2 个月后人造气管上有上皮覆盖，7 个月后大部分被上皮覆盖，2 年后气管内表面完全上皮化，并无任何并发症。此方法以胶原海绵作为细胞生长的支架，联合浸润的细胞和炎性时期释放的调节因子，为上皮的再生提供了条件。关于气管上皮化缓慢的问题 Yukio 等做了相关的实验，在体外试验中，论证了胶原凝胶适于气管上皮细胞培养；在体内试验中，将带有气管上皮细胞的胶原凝胶分层于胶原海绵，然后形成组织瓣移植于小鼠，3 天后发现单层鳞状上皮，7 天后发现多层鳞状上皮，14~30 天发现纤毛柱状上皮；同时，成纤维细胞、淋巴细胞和粒细胞在凝胶内浸润生长，凝胶逐渐消失。2008 年，Macchiarini 等报道了一例利用患者骨髓干细胞植入移植气管中，制成组织工程气管，治愈了一位西班牙女患者，这是目前自体干细胞再造气管的先例。

4. 自体组织与人工材料联合重建气管 5~6cm 以上长段环状气管缺损的修复重建是临床前沿研究课题,自体组织与人工材料联合重建气管被认为是目前最有希望的方法。Suh 等在 2000 年建立了新的气管假体的犬模型:假体为丙烯网,聚丙烯环加强,外覆盖明胶;然后里面衬有自身的黏膜如口腔黏膜;之后大网膜包裹置于腹腔生长;两周后它们成为一个整体,黏膜从大网膜获得了血供,然后用于气管重建获得满意效果。2004 年,我国马玲国等在犬的动物模型中研究了应用形状记忆镍钛合金(shape-memory titanium-nickel alloy,SMA)支架与游离空肠联合修复 6cm 以上的袖状气管缺损的方法。发现采用 SMA 硅胶管临时扩张支架内置和 C 形支架外置联合游离空肠移植重建长段气管,可同时解决重建气管的血管化、上皮覆盖和管腔通畅性三大难题,是比较理想和实用的长段气管替代实验方法,有临床实验价值。游离空肠替代气管后,未发现因肠液分泌扰乱肺功能的致死情况。与 Costantino 等和 Suh 等分别采用的涤纶网支架和聚丙烯支架相比组织相容性更好。SMA 是医学领域中组织相容性最好的生物材料之一,临床已经成功地在血管和椎管内应用。

5. 其他材料气管修复 2006 年,Wurts 等人报道利用异体主动脉进行气管重建,由于血管内免疫排异较小,无需行术后免疫抑制治疗,术后 1 年活检病理表现了良好的组织相容性,且主动脉内膜出现了纤毛柱状上皮化生,动脉壁内出现了软骨化生。但此方法目前成功率不高,且主动脉供体较少,有待进一步研究。2013 年,Zopf 等报道,全球首例 3D 打印气管支架器植入人体成功,开创了使用 3D 打印的部件来帮助组织重组的新时代。近年来,基于 3D 打印的复合材料组织工程化血管的研究,逐步成为气管修复材料的热点。研究者希望利用组织工程的优势,创建高度网格化的支架空间,实现自体气管再造。

七、问题与展望

气管假体选择的必要性:一些一期切除不能修复的病灶,因气管缺损范围太大或为保证肿瘤安全界而扩大切除肿瘤后,T 形管或支架以及硅胶管等会作为假体提供替代。因此,替代物的选择仍然是必要的。任何一种气管替代技术都必须是安全可靠的,并有最少的并发症和死亡率。理想的气管修补材料应该容易适应缺损的具体形状,有一定的弹性和硬度,组织瓣的内表面易最佳上皮化。

气管重建是一个复杂的手术,要求不同领域的专家参与、详细的术后护理和及时处理并发症。经过约 100 年的探索,获得了关于各种气管缺损重建的宝贵经验,同时也发现了存在的许多问题,给头颈外科医师、胸科医师和显微外科医师提出更大的挑战。

气管缺损的修复,尤其是 6cm 以上的缺损的重建仍是一个挑战,相信经过各个学科的专家队伍的努力,修复的方法会越来越多。自体组织与人工材料的联合已经为攻克该难题提供了方法和思路。将来,自体组织、同种异体气管、人工气管假体、组织工程化气管和显微外科等会交叉,各自扬长避短,组合出理想的气管重建方法,从而提高患者的生存率和生活质量。

(王晓雷)

第六章　头颈部组织缺损修复与重建

一、颈部缺损修复手术方式的发展

头颈部修复手术中起源最早的当属鼻再造术，最早可追溯至古印度时期，18世纪晚期JC Carpue开创了带蒂前额皮瓣修复再造鼻部。进入20世纪以来，医学得到了迅猛发展。现在，包括手术、放射治疗和化学药物治疗的综合治疗是头颈部恶性肿瘤的主要治疗方式，皮瓣修复作为手术技术的一部分也得到了发展。1963年，McGregor首先介绍了采用前额瓣修复口腔缺损的方法，这是一种轴形皮瓣而且远比随意皮瓣可靠，另外它不像远处皮瓣那样需要繁琐的二次手术；该皮瓣的缺点在于造成额部的缺损、需要植皮从而影响面部外形。随即，在1965年，Bakamjian介绍了基于内乳动脉穿支的胸三角皮瓣，供区位于肩部和胸部，外形上更容易被患者接受。尽管在20世纪70年代中期以前游离显微外科组织瓣一直没有得到足够的重视，但早在1959年，Seidenberg等就采用吻合血管的空肠瓣修复下咽食管的缺损。McLean和Buncke在1972年采用以胃网膜血管为蒂的大网膜修复头颅的缺损。1976年，Baker和Panje则第一次把游离皮瓣用于头颈部缺损的修复，紧接着他们又在1977年应用了以旋髂浅动脉为蒂的游离腹股沟皮瓣修复口内缺损。到20世纪70年代末期，由于备选的皮瓣较少，游离组织瓣逐渐失去了人们的喜爱。1976年，Harii和他的同事发展了背阔肌肌皮瓣，这是基于胸背动脉的比较可靠的皮瓣，直到今天还有时被用来做头颈部的修复。1979年，Ariyan应用了带肋骨的胸大肌皮瓣而同一年Demergasso和Piazza描述了带肩胛骨的斜方肌皮瓣修复头颈部缺损。带蒂组织瓣重新回到了外科医生的视野，但是游离皮瓣仍具有独特的优势。20世纪80年代初，随着显微外科技术的不断提高，游离组织瓣在头颈肿瘤外科临床应用日趋广泛，同时也为头颈肿瘤外科的缺损修复和功能重建开创了一个崭新的局面。在美国纽约Sloan-Kettering肿瘤医院和日本东京癌症中心，各种游离组织瓣修复方法占所有修复手段的比重从20世纪80年代的30%上升到90%以上，成功率达95%。与带蒂组织瓣相比，游离组织瓣可供选择的种类多，与头颈缺损组织更加匹配，可以到达头颈任何缺损部位，不影响肿瘤根治效果，从而更好地恢复患者的功能和外形。此外，游离组织瓣血运丰富，术后并发症少，缩短了住院时间。

近年来兴起的穿支皮瓣修复头颈部缺损是游离皮瓣修复的进一步发展。穿支皮瓣的概念起于20世纪80年代后期，Kojima、Wei、Blondeel、Hallock、Morris等是这方面的先驱代表。自1997年起，国际上每年均召开一次穿支皮瓣交流会。2005年10月，Blondeel等的专著Perforator Flaps: Anatomy, Technique, and Clinical Applications出版，标志着穿支皮瓣的发展已基本成熟。头颈部缺损修复的穿支皮瓣有股前外侧皮瓣和腹壁下动脉皮瓣。如股前外侧穿支皮瓣由于其皮瓣薄、供区隐蔽、可直接关闭不需植皮等优点，在日本等地已成为头颈部缺损修复的主要游离皮瓣。虽然前臂游离皮瓣一直是修复口腔缺损的主要选择，但存在供区不隐蔽，植皮后外观较差等缺点，有被股前外侧皮瓣替代的趋势。

二、头颈部缺损修复的遴选策略

头颈部肿瘤、外伤和先天性畸形是造成头颈部缺损的三个常见的原因，依据不同的解剖部位可以造成不同种类和程度的头颈部畸形。其中，头颈部肿瘤切除术后所造成的缺损是主要的原因。这些头颈部的缺损和残疾给患者造成了外形和心理的创伤，严重影响患者的生活质量。试图解除这些痛苦的努力促进了头颈修复外科的发展。过去30年来，对这些缺损的重建方法得到了迅速发展。随着显微外科技术的发展，一些原来不能修复的缺损也逐渐得到修复，头颈外科的修复技术进一步得到发展。虽然修复技术越来越多，但人们对于选择何种修复技术修复头颈部缺损更加困惑，目前尚没有严格的前瞻性数据对种类繁多的修复技术及功能结果进行比较。本文回顾了近年来国内外头颈修复技术的发展，对头颈部缺损重建方法的选择做一个简单的概括。

（一）头颈部恶性肿瘤的治疗及对重建的要求

为了更好地理解对各种重建方法的选择，必须对头颈部肿瘤的特点进行初步的了解。头颈部肿瘤有以下特点要考虑：①大多数肿瘤患者的致残和死亡是由于肿瘤的局部侵犯而不是远处转移造成的，因此通过手术或放射治疗的局部治疗是治疗成功的关键。然而头颈部解剖结构的复杂性及重要结构相邻近的特点使得头颈部肿瘤的局部控制极为困难。不像其他部位的肿瘤，增加头颈部肿瘤的安全切缘意味着功能和外形损伤的加重和生活质量的下降。②尽管经过多年的努力，但过去30年来头颈部恶性肿瘤的总的生存率并没改善。尽管化学药物治疗和新辅助治疗在某些特定患者和姑息治疗中显示了一定的前景，但是它们对于长期生存率几乎没有影响。因此，对于头颈部癌的基本治疗策略在很多方面多年来是没有变化的。总体来说，早期局限性的肿瘤可以通过手术和放射治疗来治疗或治愈，而晚期局部肿瘤或伴有局部淋巴结或远处转移的肿瘤则需要包括放射治疗和化学药物治疗等创伤较大的治疗方案，而颈动脉切除等超根治扩大切除的方法并不能提高生存率，伴随而来的则是较高的致残率和死亡率。

头颈部恶性肿瘤的治疗逐渐演变为强调切除病灶获得局部控制、减小创伤保留功能和提高术后生活质量，这种趋势可以在颈清扫术的演变中体现出来。Crile等倡导的根治性颈清扫逐渐演变为保留胸锁乳突肌、副神经、颈内静脉的改良根治性颈清扫（临床阳性淋巴结转移），更进一步演变为对临床 N_0 淋巴结患者的分区性颈清扫。类似的演变也体现在喉癌的治疗上，出现了各种保留喉功能的喉部分切除术。

和以上手术方法同时演进的是头颈部修复手术，其主要目的是以较小的创伤尽可能早地恢复患者的功能和外观，并尽可能获得更好的功能结果。可靠的一期愈合是头颈部重建手术成功的关键。由于很多是中晚期患者，我们应提高肿瘤医师的能力，使这类肿瘤得到很好的局部控制。然而，由于提高长期生存率是不现实的，我们应尽可能地保留和恢复这类患者头颈部器官的功能。即使不能提高治愈的前景，提高患者的生活质量在所有头颈部重建手术中也是值得重点考虑的。

头颈部区域的主要功能包括语言、咀嚼、吞咽及味觉、触觉和嗅觉。头颈部在社会交往和非语言交流中起关键作用，而这些功能也和审美外观密切相关。这些功能受损的程度和原发病灶的范围和大小有关，历史上重建手术的努力主要使伤口一期关闭，近年来则强调功能的恢复和外观审美的改善。为此，人们采取了各种各样的方法，包括有感觉的游离皮瓣的应用以及语言和吞咽的三维动力学的认识。

（二）头颈部缺损修复的方法及基本原则

头颈部缺损的重建方法包括植皮到游离肌皮瓣移植的各种方法，为了对特定的头颈部缺损的部位进行适合的重建，我们必须熟悉各种重建方法，一个成熟的外科医师必须知道在什么时候和什么情况下用哪种方法，根据缺损的部位和大小、组织覆盖的需要，灵活选用经过时间检验的老方法和较新的血管外科技术。任何一种方法都有其优点和局限性，没有一种通用的方法能够适用于各种缺损的修复。头颈部重建首先考虑的是安全。对大多数头颈部缺损而言，显微外科重建并非是必需的。以下的梯度顺序可以考虑作为重建的指导：①直接缝合；②植皮；③皮瓣修复。皮瓣修复依次为局部皮瓣、区域皮瓣、显微血管组织瓣。一个总的原则是：在充分考虑个体重建的实际情况、保持外形和功能的前提下，在各种重建方式中选择尽可能简单和最安全的方法。

成功的重建必须在术前对患者的情况进行仔细的评估，从而形成个体化的修复治疗方案；重点考虑的因素有：肿瘤的分期和预后、患者的年龄、性别和身体功能状况、可提供的修复供区及患者的心理状况。

1. 头颈部缺损修复基本原则

（1）简单实用原则：选择修复方法力求简单实用，能在同一手术野内取组织瓣的要优于在其他部位取瓣，如带状肌瓣修复部分喉缺损，被公认为最佳选择。

（2）安全原则：包括患者的安全及组织瓣的安全，肿瘤患者大多为中老年，有的还伴有其他慢性疾病，以手术创伤小、手术时间短、组织瓣成活率高者为首选，如胸大肌肌皮瓣尽管有受区臃肿、胸壁畸形等缺点，但由于取瓣简单、成活率高，应用较广泛。游离组织瓣的修复，必须从高血压、糖尿病等既往史来判断患者的血管脆性、血液黏稠度、全身情况，从而避免失败。

2. 各种方法的具体选择问题

（1）关于植皮的选择：皮肤在同一个体内从一个部位转移到另一个部位称为植皮或自体皮移植。如果移植的皮肤包括全部的皮肤组织，称为全层皮片；其他不同厚度的皮肤组织组成的皮片则称为裂层皮片。由于全层皮片包括全部的皮肤成分，因而移植后保持了更多的正常皮肤的特点。因为和裂层皮片相比，它保留了更多的胶原成分、真皮血管丛及皮肤附属器。然而全厚皮片需要更好的存活条件，因为有更多的组织需要血液供应。当面部缺损不能通过局部皮瓣修复时，全厚皮片是面部外观美容部位理想修复方法，和裂层皮片相比，它们保留了更多正常皮肤的特点，包括色泽、纹理和厚度。创面愈合的时候全厚皮片收缩也比较小，这对于面部、手掌及关节是很重要的。而且全厚皮片在儿童更容易随着个体的生长而生长。然而全厚皮片仅限于相对较小的、没有污染的和血供良好的创面，不能像裂层皮片一样广泛应用。供区部位可以一期封闭，很少情况下需要裂层皮片覆盖。

（2）关于植皮与局部皮瓣转移：采用周围或邻近的皮肤一期修复皮肤缺损可使得创面在色泽、纹理、厚度方面基本一致；而植皮，即使是全厚皮片，在绝大多数情况下在这些方面无法达到和局部皮瓣相同的效果。在软组织被切除到骨质或受区不是理想的植皮环境时，局部皮瓣是一种必要的修复方法。游离植皮在面部确实有着较高的成功率，然而，就经验而言，正确设计的面部局部皮瓣更可靠。

（3）关于局部皮瓣与远端肌皮瓣：当头颈部缺损较大而不能在不损害功能和外观的前提下通过转移周围组织来修复时，游离组织修复或远端带蒂皮瓣修复就成为修复的选择。至于何种情况下采用哪种修复方法有一定的主观因素，重要的是根据缺损的情况和患者的实际情况作出判断。例如，局部组织瓣的重建由于提供的组织在色泽和纹理上和受区的组织相近，因此，在面部的修复中可取得较好的美学效果，但是同样的缺损在放射治疗后的区域最好采用游离组织瓣或远端带蒂皮瓣修复，因为它们能提供较好的血供。

（4）关于带蒂皮瓣与游离皮瓣：目前国际学术界对范围大的头颈部缺损现在主张采用游离血管组织瓣，尽管带蒂肌皮瓣如胸大肌皮瓣曾经取得很好的效果，但游离皮瓣则能提供更好的血供，皮瓣更易弯曲折叠，能更好地覆盖创面。带蒂组织瓣所带来的移动范围有限、臃肿等困难使得它们成为大块组织缺损修复的第二选择。但在特定情况下，如手术切除或放射治疗损伤导致受区可供吻合的血管寻找困难时，带蒂皮瓣可以提供有新鲜血供的组织以修复创面。

三、头颈部缺损的局部和区域皮瓣修复

局部皮瓣是指从需要修复缺损周围及邻近区域获取的皮瓣，局部皮瓣常通过旋转、滑行或交叉易位插入到缺损区，而供区大多通过松解拉拢封闭。在采用游离组织瓣修复的今天，局部皮瓣仍然是修复头颈部缺损尤其是面部缺损的主要组织来源。根据其血供情况又可分为随意皮瓣（皮肤和皮下血管丛供血）和轴形皮瓣（由知名动脉和静脉供血）。无论是随意皮瓣还是轴形皮瓣，外科医师应该熟悉局部皮瓣的血供情况。

1. 随意皮瓣　随意皮瓣没有有名动脉或静脉血管供血，其血来源于穿过皮肤和皮下的血管丛，这些血管丛最终与皮瓣下的穿支血管相连。由于大多数面部的局部皮瓣是随意型的供血皮瓣，皮瓣的长度和宽度及比例受到限制。由于头颈部血供比较丰富，皮瓣长宽比例可以做到3.0 : 1~3.5 : 1；躯干或四肢部位为2 : 1。很多生理学因素可以影响到皮瓣的存活，最常见的基本因素包括两个方面：①通过皮瓣基底部对皮瓣的

血供；②皮瓣和移植床之间新生血管的形成。过去认为，随意皮瓣的长宽比例有着严格比例限制，皮瓣基底越宽，就可以做的越长。现在认为，如果蒂部增宽仅仅涉及血管数量的增加，而血管的灌注压并没有改变，则可存活的皮瓣的长度就不会改变。

2. **轴形皮瓣** 轴形皮瓣的血供来源于沿皮瓣长轴走行的皮动脉和静脉的供血，这些血管走行于肌肉浅面的皮下组织中，皮瓣的血供至少在这些血管长轴上是安全，皮瓣的长度还可以进一步延长至轴形血管终支远端的随意型供血部分。通常认为头面部局部皮瓣中，鼻唇瓣是常用的轴形供血的皮瓣，由内眦血管和上唇血管供血。其他轴形血管供血的头颈部区域皮瓣有胸三角皮瓣、额侧皮瓣及额正中皮瓣等。现将头颈部修复的常用皮瓣及筋膜瓣介绍如下：

（1）前额旁正中皮瓣：修复范围包括鼻、面中部、眼睑及眶周。主要是鼻缺损的修复。供支血管主要是滑车上动脉，内侧还有眶上动脉参与供血。滑车上血管是主要的营养血管，该血管在眶骨上近中间处穿出，大概位于眉毛中点，在皱眉肌浅面和眼轮匝肌深面走行，旁正中位走行约2cm穿出额肌，在皮下浅出，和对侧的血管有丰富的交通。该血管解剖位置较恒定，位于眉弓上1cm处距中线约2cm，走行于皮下。皮瓣的蒂部可以缩窄至1.2cm，适用于较大的鼻部缺损的修复。该皮瓣的缺点是供区在前额，面部留下瘢痕。在发际较低的患者长度会受到限制，大多数患者需要再次修整等。

（2）鼻唇沟瓣：修复范围包括鼻部、上唇、下唇、鼻底等。供支血管主要是面动脉分支内眦动脉，小的营养血管有上唇动脉的鼻翼支。内眦动脉是面动脉的终末支，在鼻侧部上行，到达眶内侧面，走行于上唇鼻翼提肌的肌纤维中，伴行的有内眦静脉，最终和眶下动脉、眼动脉的分支及鼻背动脉形成丰富的吻合。鼻唇皮瓣可靠而灵活，通常用于皮肤癌切除后鼻侧面或鼻翼的修复及鼻翼、鼻小柱及人中术后的全层修复。因该皮瓣的血供主要来源于内眦动脉，因此皮瓣蒂部在下比较合理，也可做成蒂部在上的。最好不要用于鼻上部缺损的修复，因为可能造成下睑外翻。该皮瓣的主要缺点是会造成鼻唇沟变浅，造成两侧鼻唇沟

不对称。蒂在下部的鼻唇沟皮瓣对于上下唇、鼻底、鼻小柱特别是外侧上唇缺损是很有用的。该皮瓣虽为轴形皮瓣，但该皮瓣的轴形血管——皮下的内眦动脉，却很少包含在皮瓣内，该皮瓣的主要血供主要依赖于内眦动脉穿出肌肉到达皮肤的垂直穿支（图4-6-1~图4-6-5）。

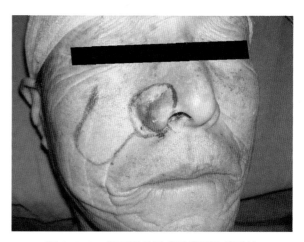

图4-6-1 鼻翼恶性肿瘤及鼻唇沟瓣设计

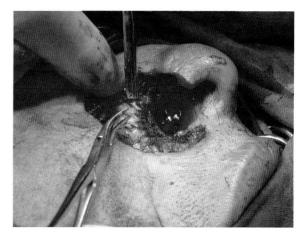

图4-6-2 肿瘤切除后组织缺损

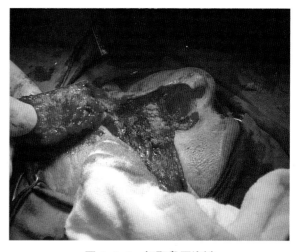

图4-6-3 切取鼻唇沟瓣

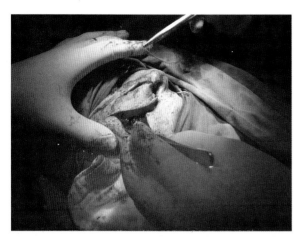

图 4-6-4 鼻唇沟瓣修复鼻翼

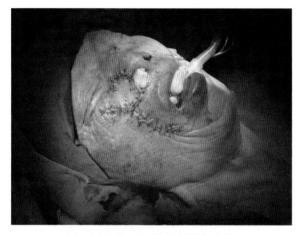

图 4-6-5 鼻唇沟瓣修复鼻翼后外观

（3）标准额瓣或全额皮瓣：修复范围包括面部中或下三分之一、面颊、口腔及额窦或上颌窦；并可用于鼻、眼睑、舌的再造。供支血管主要为颞浅动脉的额支，小的供支有眶上动脉和滑车上动脉。颞浅动脉额支在耳屏上方约 3cm 处发出，走行于前发际区，该动脉的出现十分恒定，出现率为 100%。额部静脉的回流一般均为同名静脉，但颞浅静脉与同名动脉伴行的仅为 50%，且较为分散，故需特别注意。带血管蒂的前额皮瓣常用于修复面颊部及口腔组织缺损。由于额支与滑车上动脉、眶上动脉、眼动脉及对侧颞浅动脉均有广泛吻合，皮瓣切取范围可以包括整个前额，尤其适用于口腔较大范围组织缺损。以岛状皮瓣可以修复眼眉，对于颅底、眶底等距离胸大肌及其他肌皮瓣较远的部位，该皮瓣也有优势。该皮瓣前额需植皮，植皮后与周围组织不太一致，造成一定的美观问题，现已很少应用。

（4）帽状腱膜瓣（颞顶筋膜瓣）：修复范围

包括头颅、颅底、眶底、鼻咽、口咽部。供应血管包括颞浅动脉、枕动脉、滑车上动脉及眶上动脉。帽状腱膜瓣也称颞顶筋膜瓣，根据制作时蒂部供应血管的不同分别制作成以颞浅动脉或枕动脉为蒂的颞顶部帽状腱膜瓣，以及以滑车上血管和眶上血管为蒂的额顶部帽状腱膜瓣。头颈外科修复最常用的是以颞浅血管为蒂的颞顶帽状腱膜瓣，以滑车上血管和眶上血管为蒂的额顶部帽状腱膜瓣多用于神经外科前颅底的修复。

该筋膜瓣有悠久的历史，在 1898 年，该组织瓣几乎同时被报道用来修复外耳和下睑，但随后很少应用，只是在最近 20 年该组织瓣才有大量应用的报道（包括带蒂组织瓣及显微血管游离组织瓣）。以颞浅动静脉为蒂的帽状腱膜瓣，其血供来自颞浅动脉的顶支（也可包括额支）。颞浅动脉的顶支从颞浅发出后向上走行，长约 11cm，额支发出后沿前发迹线走行，长约 12cm。血管走行于皮下浅筋膜层（皮下脂肪层），发出穿支至帽状腱膜及骨膜。该筋膜瓣的优点在于供区皮肤切口位于发际内，比较隐蔽，不遗留明显的瘢痕和畸形。质地柔软且韧性好，具有可向各种方向和角度旋转的优点和灵活性，是修复颅底和面上部缺损的极好材料，而这些部位其他带蒂皮瓣往往由于长度问题而使应用受到限制；血供可靠、成活率高。抗感染能力强，有利于创面愈合。该组织瓣的缺点是远期收缩明显，修复颊黏膜及口腔缺损时，术后可能开口受限；帽状腱膜瓣较薄，不适合单独修复大面积缺损；供区有时会出现脱发，多为暂时性，很少为永久性脱发。避免办法：操作尽量在正确的层面、毛囊的深面进行，尽可能少用电刀烧灼皮缘和毛囊（图 4-6-6～图 4-6-8）。

（5）颏下岛状皮瓣：修复范围为面部下 2/3、口腔，也可用于下咽部缺损修复。供支血管为面动脉的分支颏动脉及伴行静脉。1993 年，Martin 首先报道该皮瓣的解剖研究及临床应用经验，随后国内外陆续有基础研究和临床应用报道。颏下瓣的供血动脉为颏下动脉，来源于面动脉，其发出点为面动脉跨越下颌骨下缘转向面颊部之前，在下颌骨下方走行于下颌舌骨肌的浅面，继而穿行于二腹肌前腹的深面，沿途有小分支至颌下腺、下

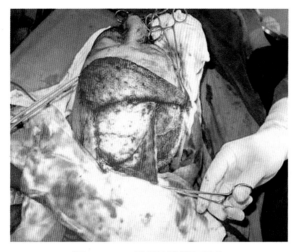

图 4-6-6　帽状腱膜瓣切取中

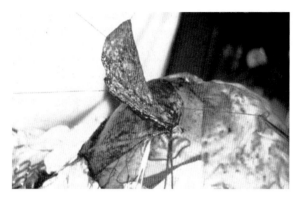

图 4-6-7　帽状腱膜瓣保留颞浅血管

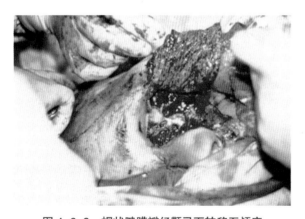

图 4-6-8　帽状腱膜瓣经颧弓下转移至颅底

颌舌骨肌、二腹肌及下颌骨骨膜,有 1~4 条皮支穿出颈阔肌至颏下皮肤。颏下动脉有 1~2 条恒定的伴行静脉,注入面前静脉。该皮瓣操作相对简单,就近取材,创伤小。供区可直接拉拢缝合,对外观影响小。皮瓣较薄,与面部颜色相近。缺点为:男性患者皮瓣内有毛发;颈部有淋巴结转移时不能应用;静脉回流比较差,皮瓣坏死率稍高;皮瓣面积相对较小(图 4-6-9~图 4-6-12)。

对二腹肌前腹是否应包括在皮瓣内目前尚存在一定争议。颏动脉的终末支可能穿过二腹肌的前腹的深面、浅面甚至穿过肌纤维。Pinar 等发表了解剖 50 例尸体的解剖报道,发现颏动脉终末支穿过二腹肌前腹浅面的占 44%,穿过二腹肌前腹深面的占 56%,因而认为二腹肌的前腹应包括在岛状皮瓣内。Sterne 等描述了解剖颏动脉至其分

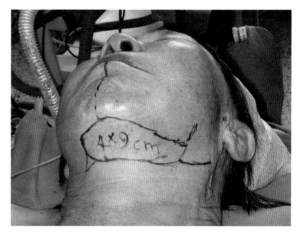

图 4-6-9　颏下瓣设计

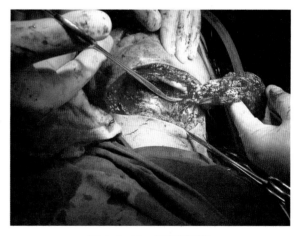

图 4-6-10　切取颏下瓣

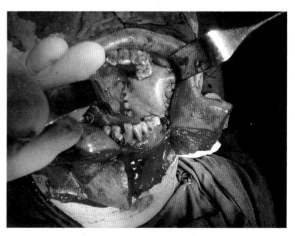

图 4-6-11　颏下瓣经下颌骨深面转移至软硬腭缺损处

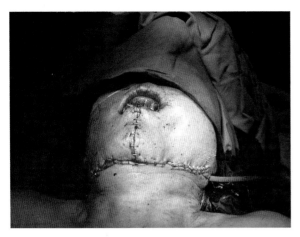

图 4-6-12　颏下瓣修复后外观

支起源处,使皮瓣主要依赖于血管远端的回流血供应,称之为返流颏动脉皮瓣。可以获得更长的蒂到达面中上部,他们主张在面上部进行颏静脉的吻合以防止静脉阻塞和皮瓣坏死。Karacal 等报道用反流颏动脉皮瓣修复眶周及眼窝缺损,未行血管吻合,仅 1 例术后出现静脉阻塞并立即得到解决。为减少静脉阻塞的危险性,笔者认为应沿血管蒂保留平均 2cm 的皮下组织,二腹肌前腹应包含在皮瓣内。

3. 头颈局部肌皮瓣　头颈部局部肌皮瓣有供区邻近术区,取材方便,就近操作,操作者熟悉皮瓣的血供和解剖的优点。但由于头颈部肿瘤的患者多需要放射治疗和颈部淋巴结清扫,对头颈局部肌皮瓣的血供造成一定的影响,有导致皮瓣部分或全部坏死的危险。

（1）颈阔肌肌皮瓣:修复范围包括①标准皮瓣:颈部、颏部、颊部、唇部及口腔;②以远端为蒂的皮瓣:可修复下颈及气管切开的创面。供支血管:颈阔肌的动脉供应是多源性的,主要包括来源于面动脉的颏下动脉、面动脉的颈阔肌支、甲状腺上动脉的颈阔肌支、颈横动脉的浅支及肩胛上动脉的分支。静脉回流主要通过颈前静脉和颈外静脉回流。标准皮瓣主要是以来源于面动脉的颏下动脉的分支及伴行血管为蒂。

颈阔肌乃一扁平肌肉,起于第 1 肋间之皮下组织,斜向上止于下颌骨体。颈阔肌肌皮瓣自 Futrell 等 1978 年报道以来,主要用于下颊部、下唇、口底、耳朵和口腔的修复。其主要优点是颈阔肌面积大,易于切取和转折造型。肌皮瓣位置表浅,和深部组织易于分离,设计制作均较容易。皮肤厚薄、弹性均似口腔黏膜,色泽与面部接近,修复后外形满意。颈部创面多可拉拢缝合,不需植皮,不影响颈部功能。血运丰富,成活率较高。缺点是皮瓣较薄,修复凹陷型缺损效果不好,肿瘤手术需同时行根治性颈清扫时不宜采用。

（2）胸锁乳突肌肌皮瓣:修复范围为:上方做肌蒂者,适合于修复前侧口底、口腔及面部小的创口;下方做肌蒂者,可以修复后口底、舌根、扁桃体床及磨牙后三角区等缺损。供血血管主要有三支:①上端来自枕动脉的胸锁乳突肌支;②中部来自甲状腺上动脉的肌支;③下端来自甲状颈干的颈横动脉的肌支。沿途还接受其他来自颈部的动脉的肌支血供。

Owens 等在 1955 年首先报道胸锁乳突肌肌皮瓣局部转移修复颌面部的组织缺损,Conley 等 1972 年设计了带有锁骨的胸锁乳突肌复合组织瓣修复伴有骨缺损的口腔组织缺损,此后国内外陆续有临床应用报道。血管走行:枕动脉的胸锁乳突肌支位置较深,不易暴露,常伴副神经行走,主要分布于肌肉的上 1/3 段。甲状腺上动脉的肌支在胸锁乳突肌中下 1/3 交界处接近肌肉的深面,并于肌肉的两个头之间下行,沿途陆续分支供应肌肉的两个头;颈横动脉的肌支多在胸锁乳突肌的后缘附近注入肌肉,仅供应锁骨头的部分范围,不是该肌的主要血供。该肌皮瓣的主要优点是血供较好,取材简单方便,胸锁乳突肌无淋巴管,行颈清扫手术时可顺便利用;皮瓣色泽、质地及弹性与面部皮肤近似,美容效果好。缺点是切取的皮肤面积有限,不能修复大范围的组织缺损;血供受多条动脉支配,不如轴形皮瓣血供良好,若采用蒂在下的手术方法,皮瓣尖端有坏死的可能;术中如保留副神经,皮瓣转移范围受到限制;颈部有淋巴结转移时不能应用。最近研究认为枕动脉是该肌皮瓣最主要的供应血管,保留甲状腺上动脉和喉上动脉的分支有利于防止皮瓣的坏死,牺牲甲状腺上动脉和喉上动脉的分支可以使旋转更灵活。

（3）锁骨上岛状皮瓣:适合修复口底、口腔、口咽的缺损,同时面颊部甚至腮腺区域的缺损也可利用此皮瓣修复。锁骨上岛状皮瓣血供较为可靠,即便在颈清扫或放疗后仍是可选择的修复手段。来自甲状颈干的颈横动脉是此皮瓣的主要血供来源,颈横动脉于斜方肌深面分为浅支和深支,最终通过皮肤穿支营养锁骨上肩部皮肤。Cordova 等研究表明锁骨上区平均有 4 支皮肤穿支血供,其中 75% 来自颈横动脉浅支,25% 由颈横动脉直接发出。皮瓣的静脉回流主要靠颈横静脉与颈浅静脉。

1983 年,Lamberty 等首次描述了锁骨上岛状皮瓣,但直到 2000 年左右,Pallua 等对此皮瓣开展了详细解剖研究,并利用此皮瓣修复颈部瘢痕挛缩,锁骨上岛状皮瓣才逐步受到关注。由于该皮瓣临近头颈区域,取材方便,且与头颈部皮肤质地、颜色较为接近,是头颈部缺损修复的重要手段之一。皮瓣制备:仰卧位,头略偏向对侧,垫肩,根据术中缺损的大小和部位在肩部锁骨上区域设计合适皮瓣。从皮瓣远端切开皮肤皮下,至三角肌表面,沿三角肌表面由外向内逐步翻起皮瓣,针式电刀、双极电凝等有利于皮瓣分离中对血管的保护,于斜方肌前缘处保留颈横动脉浅支,并将锁骨上、斜角肌浅面区域组织作为一个完整蒂部,保留颈外静脉。以此为蒂部将皮瓣旋转至缺损区域。供区缺损不大时可直接拉拢缝合,缺损较大需游离植皮修复。(图 4-6-13,图 4-6-14)

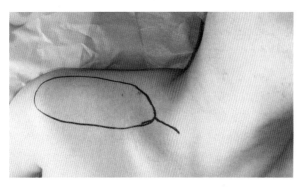

图 4-6-13　锁骨上皮瓣设计

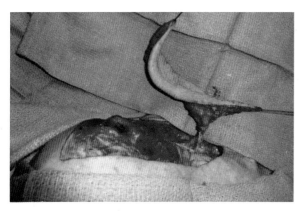

图 4-6-14　锁骨上皮瓣制备

四、头颈部缺损的远端带蒂肌皮瓣修复

端带蒂肌皮瓣远离头颈部放射治疗区域,血供不受放射治疗和颈淋巴结清扫术的影响,可为头颈部提供一个未经放射治疗的、血供可靠的组织瓣进行修复。但受皮瓣自身血供区域的影响,设计和制取的肌皮瓣通常较为臃肿,难以和缺损区匹配,造成修复后的外形和功能欠佳。

1. 胸大肌肌皮瓣

(1)胸大肌解剖:胸大肌是覆盖于前胸部的一块扁平肌,呈扇形,上部(锁骨部)水平起于锁骨中部和上胸骨部,下部(胸肋骨部)则斜行起于胸骨和第 4~6 肋骨,两部分肌纤维向外侧集中,以扁平腱止于肱骨大结节嵴。胸大肌的血供主要有三个来源:胸肩峰动脉的胸肌支和三角肌支、腋动脉的胸肌支、胸廓内动脉的前肋间动脉和穿支,此外,胸最上动脉和胸外侧动脉也供应胸大肌。胸大肌岛状肌皮瓣常利用的血管为胸肩峰动脉的胸肌支。胸肩峰动脉起于腋动脉第二段,也可起于第一段,发出后向前内行,经胸小肌上缘,穿出胸锁筋膜后分为三角肌支、胸肌支和锁骨支,胸肌支行向下内方,走行于胸大肌和胸小肌之间,全长平均 12cm,沿途发出 2~8 个小支后就近穿入胸大肌。胸肌支的体表投影,以肩峰(A 点)至剑突(B 点)之间画一连线(AB 线),从锁骨中点(C 点)画一个与 AB 线垂直线,此垂直线与 AB 线相交点 D 点,CDB 线即为胸肩峰动脉胸肌支走行体表投影。

1979 年,Ariyan 首先报道了带蒂胸大肌岛状肌皮瓣修复头颈部肿瘤术后组织缺损。由于该肌皮瓣肌蒂长,所以能重建头颈部高位的诸多部位,安全可靠,血供丰富,皮瓣易成活,手术操作迅速简便。更可喜的是它可以一期完成重建,因此受到外科医师普遍欢迎,很快代替了三角胸皮瓣或游离空肠重建下咽及颈段食管的方法。20 世纪 80 年代,在全世界掀起了应用岛状胸大肌肌皮瓣重建头颈部外科手术缺损的高潮,而到了 20 世纪 90 年代,这一重建方法更趋成熟,成为头颈部肿瘤术后一期修复的重要手段。

（2）操作要点：①肌皮瓣的蒂长度设计：以锁骨中点下缘稍外侧为中心，用一根线从该点量至缺损区下缘，该长度即为肌皮瓣蒂的长度；②根据设计分别切开皮岛四周的皮肤，皮下组织，从内侧缘和下缘切断全部的肌层，较大和较低的皮瓣要带上部分腹直肌前鞘以保证血供，从内侧缘和下缘将皮瓣翻起；③在切取过程中，切勿用力牵拉肌皮瓣的皮肤，以免损伤其下的皮肤穿支；为防止皮肤与肌肉分离，分离过程中可将肌皮瓣皮肤与肌膜间断缝合数针；④切断胸大肌全层至显露胸小肌表面，用手在胸大肌和胸小肌之间的筋膜间隙内钝性分离，蒂血管束位于胸大肌深面和其深筋膜之间；⑤探查到胸肩峰动脉和伴行静脉后，再从胸大肌的外侧缘进入胸大肌深筋膜的深面，将肌蒂解剖成一窄蒂，注意保护皮瓣深面胸肩峰动脉和静脉的血管束。

（3）修复范围：该皮瓣可提供的组织量大，可用于修复头颈部较大的皮肤黏膜缺损，也适合需要组织量较多的舌、口底缺损的修复，下咽颈段食管缺损的修复，口咽侧壁的修复，较大咽瘘的修复等。肌皮瓣血管蒂较长，向上可修复鼻咽、颅底。该皮瓣的优点是：解剖血管恒定，血供丰富，皮瓣成活率高；术中不需更换体位，可两组同时手术，手术简便快捷；皮瓣切取面积大，可修复大面积的头颈部缺损；肌肉血管蒂较长，转移灵活；供区创面直接拉拢缝合，不需要植皮。缺点：女性患者由于乳房影响使皮瓣范围受限，遗留术后畸形造成美观问题；较肥胖或胸大肌发达的患者，有时该皮瓣显得过于臃肿；肌蒂长度仍有限制，如果岛状肌皮瓣设计过分远离胸大肌，易发生肌皮瓣坏死。

较长的和大小适中的带血管蒂胸大肌岛状肌皮瓣，覆盖于颈动脉表面不但起到了很好的保护作用，还同期矫正了根治性颈清扫术中切除胸锁乳突肌所造成的外形上的缺陷。这些对术前曾做过放射治疗或术后将要做放射治疗的颈部修复尤为重要。修复颈部软组织缺损见图4-6-15~图4-6-20。

2. 背阔肌肌皮瓣 1896年，Tansini报道应用背阔肌皮瓣重建乳房切除后的缺损，这是最早的肌皮瓣报道。1976年，Baudet首先报道了背阔肌肌皮瓣游离移植成功的经验。Quillen等人

在1978年和1979年报道应用背阔肌肌皮瓣重建头颈部缺损。该皮瓣优点多，如皮瓣血管分布恒定，胸背动静脉外径在1.5~2.0mm以上，移植皮瓣的血管蒂长等，是头颈部修复的常用肌皮瓣之一。

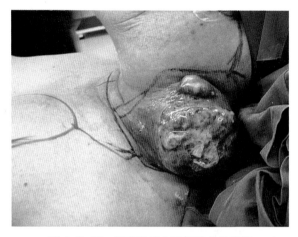

图4-6-15 甲状腺癌左颈转移多年后间变为鳞癌侵及皮肤及肌肉

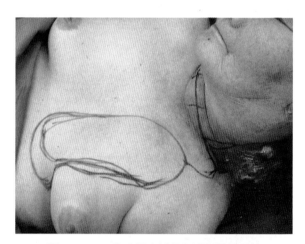

图4-6-16 胸大肌皮瓣修复颈部缺损设计

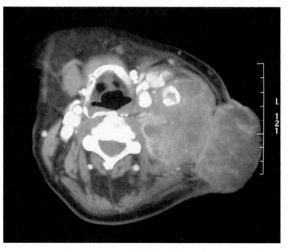

图4-6-17 肿瘤横断面增强CT

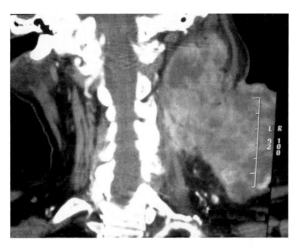

图 4-6-18 肿瘤冠状位 CT

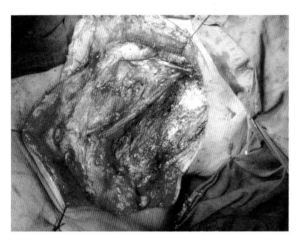

图 4-6-19 肿瘤切除后颈部缺损

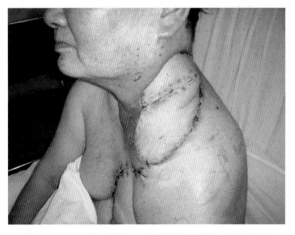

图 4-6-20 胸大肌肌皮瓣修复颈部缺损术后外观

（1）背阔肌解剖：背阔肌是三角形阔肌，位于腰背部，腱膜起于下6个胸椎和全部腰椎的棘突、骶正中嵴及髂嵴后部，斜向外上以扁腱止于肱骨结间沟。其血管蒂是胸背动脉及其伴行静脉，并伴随有胸背神经进入肌肉。胸背动脉为肩胛下动脉的直接延续，肩胛下动脉为腋动脉的最大分支，在肩胛下肌下缘平面由腋动脉发出，垂直向下，在腋动脉下方约3cm处分为旋肩胛动脉和胸背动脉，胸背动静脉沿背阔肌前缘深面与前锯肌之间向下内行，到肩胛骨下角稍上方分为内、外侧两支进入背阔肌。入肌前血管长7~10cm，直径约2~3mm，因此可以作一个很长的蒂，也可以显微血管吻合游离组织瓣移植。该肌皮瓣的皮肤的血供为胸背动脉的肌皮穿支，皮肤血供的下界可达髂嵴上3cm，皮肤血供的上界约在第6~7胸椎水平，皮肤血供的内界在脊柱旁2~3cm，上半的外界在腋前线，下半的外界在腋后线。

（2）操作要点：背阔肌肌皮瓣的切取宜采取侧卧位，臂外展，前曲90°，将肘及前臂固定在支架上。若行带蒂转移，其肌肉血管蒂长应与肩胛下动脉起点至头颈部缺损区的下界的距离相等。沿背阔肌上1/3的前缘作6~10cm长的切口，暴露背阔肌前缘，在背阔肌前缘下方疏松组织作钝性分离，寻找解剖胸背动静脉。探明胸背动脉情况后，全层切开肌皮瓣设计线的前边缘，由远向近心端，由前向后在胸壁肌肉表面掀起背阔肌及附在表面的皮瓣。胸背动脉的肌皮穿支较细小，为防止穿支损伤，操作时宜轻柔或在翻瓣时应将皮岛的皮肤与肌肉行暂时缝合固定。皮岛上方的背阔肌蒂的宽度应与皮岛宽度相近或略宽，至胸背动脉主干段时肌蒂宽度可渐缩窄。

（3）修复范围：主要用来修复头颈部大面积的组织缺损，大面积的颌面部组织缺损、大面积的颅底和皮肤的复合缺损，大面积颞区及皮肤复合缺损，大面积的头皮和颅骨的复合缺损，口腔洞穿性缺损等。优点：①该肌皮瓣肌蒂长度较长，转移灵活，可以向上到达颞顶区；②切取组织量可按需要大小变化，既可作为小的带蒂皮瓣修复口内缺损，也可用于大的肌皮瓣修复洞穿性缺损，可一期修复重建头颈部大面积软组织缺损；③供应血管解剖恒定，易于解剖；手术切口较隐蔽，美观效果好；④既可作为带蒂组织瓣使用，也可作为游离皮瓣应用；⑤既可作为肌皮瓣使用，也可作为肌瓣应用，甚至可以一并切取下方的前锯肌及肋骨做成复合骨肌皮瓣。缺点：切取该肌皮瓣时需要侧卧位，不能和原发灶手术同时进行，术中需变换体位。带蒂转移时，蒂根部到缺损区距离长，皮岛位置低时血供相对较弱，皮瓣坏死率较胸大肌略高。修复颅面部较大软组织缺损见图 4-6-21~ 图 4-6-28。

3. 斜方肌肌皮瓣

（1）斜方肌解剖：斜方肌为向背部浅层扁而阔的肌肉，呈扁平三角形，两侧合成斜方肌，上起于颅底、项韧带、第 4 颈椎至全部胸椎棘突，向外止于锁骨外 1/3、肩峰和肩胛脊，整块肌肉分为上中下三部分。血供主要来自颈横动脉及其分支，营养斜方肌的还有枕动脉、椎动脉、颈深动脉等。斜方肌系多源性供血，诸血管在皮下形成丰富的血管网，故只要保留其中一支血管，即可保证较大面积的皮瓣血供。应用时可制成上斜方肌肌皮瓣、外侧斜方肌肌皮瓣、下斜方肌肌皮瓣等类型。上斜方肌肌皮瓣由于蒂部较短且易损伤副神经、供区多需植皮，有损于肩部功能及外形，故应用受到一定限制，本节主要讲述下斜方肌肌皮瓣，下斜方肌肌皮瓣的供血血管为颈横动脉的浅降支。

（2）血管解剖：颈横动脉起源于甲状颈干者占 58.33%，起源于锁骨下动脉者占 40%，颈横动脉全程分为颈、背两段。颈段：由起点到斜方肌前缘；背段：由斜方肌前缘到颈横动脉深支分支处。颈段起源不恒定，行经位置变化较多；背段行经位置恒定，易于解剖暴露。背段于肩胛骨上角外上方约 15mm 处分为深、浅两支。紧贴斜方肌下行的浅支，再分为 4 大分支：升支、横支、降支、肩胛冈支。其中降支分布于下斜方肌。

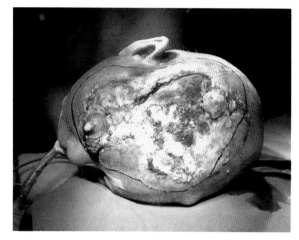

图 4-6-21 背阔肌皮瓣修复颅面部较大
缺损患者肿瘤情况

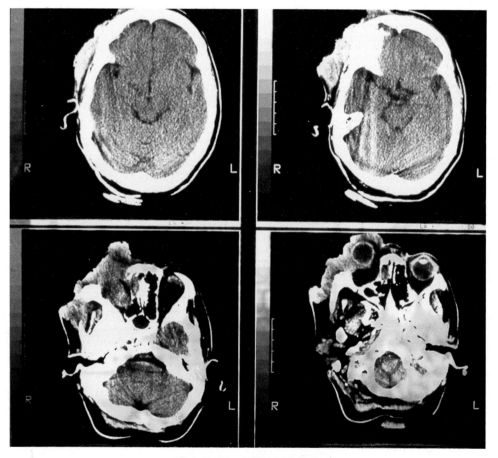

图 4-6-22 颅面部 CT 影像

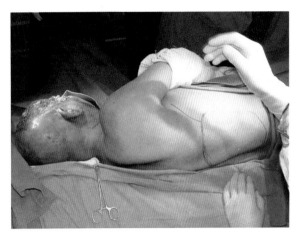

图 4-6-23 背阔肌皮瓣设计与体位

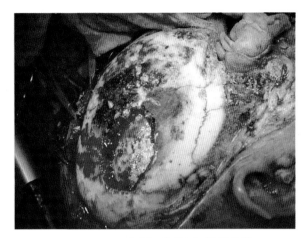

图 4-6-26 肿瘤切除后组织缺损范围

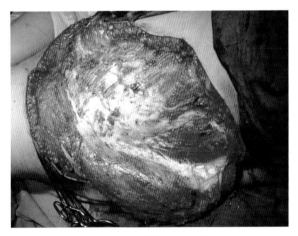

图 4-6-24 背阔肌皮瓣切取情况

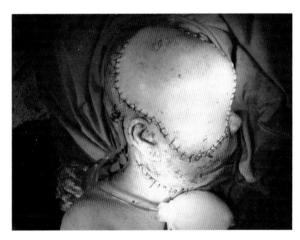

图 4-6-27 背阔肌皮瓣修复颅面部较大缺损表面观

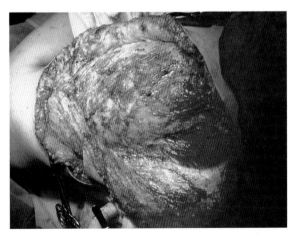

图 4-6-25 背阔肌皮瓣切取后

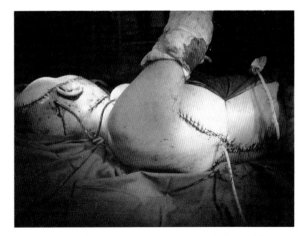

图 4-6-28 背阔肌皮瓣切取后局部拉拢缝合

（3）皮瓣设计：下斜方肌肌皮瓣主要利用斜方肌下部肌纤维及其表面皮肤构成肌皮瓣，血管蒂多选用颈横动脉前降支。在棘突与肩胛骨内侧缘之间画一条中垂线，即可作为颈横动脉浅降支的体表投影和下斜方肌肌皮瓣的中轴。

（4）操作要点：取侧卧位，上臂内旋外展。岛状皮瓣的远侧端可延伸到肩胛下角的下方10~15cm，但近侧端位于肩胛下角上方至少要有7cm左右。先切开皮岛四周及皮岛上方皮肤，将背部皮肤向两侧分离，充分显露斜方肌及其下缘。岛状肌皮瓣从斜方肌深面渐向上掀起识别菱形肌，将菱形肌两端切断使其包括在肌肉血管蒂内。斜方肌上部肌纤维可不切断。

（5）修复范围：颈项部大块组织缺损，枕顶部皮肤缺损，颌面部口腔缺损等。该皮瓣优点：该瓣供区位于背部，部位隐蔽，易于为女性患者接受；不破坏肩部外形，对功能无影响；供区可直接拉拢缝合。该皮瓣缺点：切取皮瓣时需侧卧位，有时不能和头颈部手术同时进行，术中需变换体位；术后供区需加压包扎，以防皮下积液。

五、头颈部缺损的游离组织瓣修复

游离组织瓣的优点包括：①可两组手术同时进行；②血供和伤口愈合好；③再吸收发生率低；④缺损区修复效果好，能有效地修复颅底蛛网膜下腔及上消化道的缺损，更有效地恢复咀嚼、吞咽等功能；⑤可行感觉和运动神经移植；⑥可行骨复合瓣移植；⑦供区来源丰富；⑧到达头颈部位不受限制；⑨修复的轮廓和外形更满意。

1. 游离前臂桡侧皮瓣移植　1981年由杨果凡首次报道前臂皮瓣的临床应用，故也称为"杨氏瓣"或"中国皮瓣"，现已成为头颈部修复的常用皮瓣。

（1）解剖要点：前臂桡侧皮瓣的供血动脉为桡动脉，该动脉有两条恒定的伴行静脉。该动脉自肘窝从肱动脉发出后，在肱桡肌深面向下走行，其内侧上1/3为旋前圆肌，下2/3为桡侧屈腕肌，在前臂上1/3、中1/3和下1/3处均发出肌皮穿支，愈下肌皮支愈多，彼此构成丰富的血管网。桡动脉在前臂的平均长度为21cm左右，其上部被肱桡肌覆盖部称掩盖部，平均长度为11cm左右。下部走行于肱桡肌和桡侧腕屈肌之间，位置表浅称为显露部，平均长度为10cm左右。前臂桡侧皮瓣常

以头静脉作为吻合静脉，头静脉位于皮下浅筋膜中，自手背静脉网的桡侧端开始，经过前臂正中桡侧缘上行，沿途接受前后两面的属支。头静脉的外径（在上端与肘正中静脉吻合的下方），平均为3.5mm，在掩盖与显露两部交界处平均为2.8mm。

（2）皮瓣制作：由于桡动脉在显露部的皮瓣多于掩盖部，故前臂皮瓣的设计应以桡动脉下段为纵轴，即在肘窝中点与腕部桡动脉搏动点之间做一直线。然后，再根据受区面积大小和需要，在前臂掌面用甲紫标出以桡动脉为中心，包括头静脉及前臂外侧皮神经在内的皮瓣轮廓。其皮瓣范围，近端近前臂中段或稍上，远端到腕横纹，尺侧止于尺侧腕屈肌，桡背侧达肱桡肌外缘。

（3）修复范围：前臂皮瓣的血管恒定、可靠、易于吻合、质地柔软。适合口腔、舌、口咽、下咽部缺损的修复。还可用于全软腭、全鼻、全上唇及全下唇的再造。该皮瓣的优点：血管蒂较长，可长达17~20cm；血供好，血管口径大，血管蒂可长可短，吻合易成功；皮下脂肪少，皮瓣薄而柔软，厚薄均匀；血管解剖恒定，易于切取；可两组同时手术。缺点：前臂需植皮修复，留有明显瘢痕；皮瓣切取后前臂牺牲一条主要血管，损失较大（图4-6-29~图4-6-34）。

2. 游离空肠移植　在吻合血管的游离组织移植的发展中，游离空肠移植有着特别重要的意义，它是人类第一个被移植的组织。Seidenberg等在1959年首先报道一例用自体空肠移植修复下咽食管缺损的病例。此后它成为下咽食管缺损的一种标准治疗方式。

（1）解剖要点：游离空肠的血供来自肠系膜上动脉，肠系膜上动脉发出约12~20条空肠动脉，

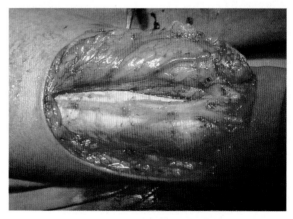

图4-6-29　游离前臂皮瓣切取

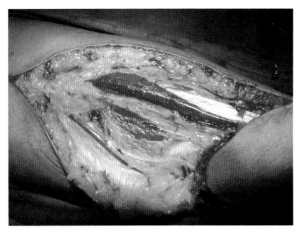

图 4-6-30 游离前臂皮瓣切取创面

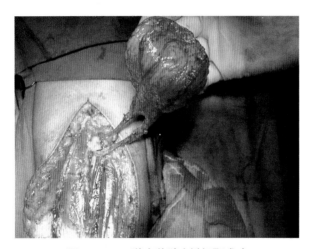

图 4-6-31 游离前臂皮瓣切取成功

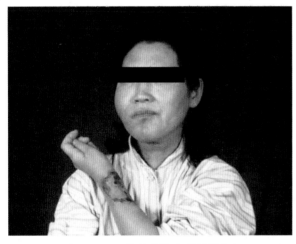

图 4-6-32 前臂皮瓣术后创面愈合

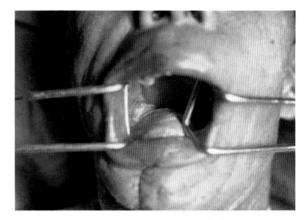

图 4-6-33 游离前臂皮瓣修复舌

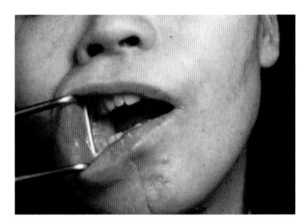

图 4-6-34 游离前臂皮瓣修复颊黏膜

植吻合。故目前多选近端空肠作游离移植，静脉与动脉伴行。

（2）操作要点：上腹部正中切口开腹，寻找空肠起始部；在距 Treitz 韧带 20cm 左右处切取一段 10~20cm 长的空肠，一般选择空肠第二或第三空肠动脉为蒂，扇形切开该段肠系膜；空肠血管根部断蒂，供区的空肠断端自身吻合；空肠移植至颈部，先行肠管吻合，再吻合血管，一般近端肠管与下咽或口咽吻合，远端肠管与食管残端吻合；空肠静脉分别与颈部的甲状腺上动脉、颈横动脉或颈外动脉的一支吻合，空肠静脉与颈外静脉、甲状腺上静脉、面经脉、颈内静脉的一支吻合。

（3）修复范围：下咽癌下咽食管切除术后下咽或颈段食管的全周缺损、保留喉的下咽及口咽缺损，以及下咽及食管狭窄的修复。游离空肠移植的优点：与各种皮瓣修复下咽食管缺损相比，游离空肠移植更符合人的生理功能，术后吞咽功能恢复快，食物通过顺畅，吻合口漏发生率低；与胃上提和结肠转移重建下咽食管比较，游离空肠移植手术创伤小，手术死亡率低，且术后胃肠功能

走行于小肠系膜两层之间。每条空肠动脉发出两条小分支互相连续，形成系膜血管弓，这些血管弓又发出小的垂直分支沿肠管的肠系膜边缘进入肠壁。所用的特定肠段必须一个血管弓供血。由于空肠近端一般只有一级血管弓，这样小肠动脉主干相对较长，游离移植时，血管蒂可较长，便于移

基本不受影响。胃上提和结肠转移修复上界常受到一定限制，游离空肠移植能够修复上界很高的缺损。游离空肠血供丰富，取材方便。放射治疗后的患者仍可行空肠移植。最近的研究认为，游离空肠移植后仍可行术后放射治疗。游离空肠移植的缺点：空肠系膜静脉管壁薄，血管吻合较困难，需要较高的血管吻合技术。游离空肠移植修复下界受到限制，食管受侵范围不能超过胸骨上3cm，下界过低则肠管吻合困难。如果用吻合器吻合肠管可以稍低一些。游离空肠修复食管下咽（图4-6-35~图4-6-40）。

3. 游离腹直肌肌皮瓣移植

（1）解剖要点：腹直肌起自耻骨（耻骨联合和耻骨嵴），上端附着于剑突前面及第5~7肋软骨，中间被腹白线分割，前后被腹直肌鞘包绕。腹直肌鞘后壁的下部有明显的半环线，其体表投影相当于脐耻间距的下中1/3交界处，半环线以下无腹直肌鞘后壁。腹直肌的血液供应主要来自腹壁上、下动脉。腹直肌肌皮瓣主要是以腹壁下动脉为蒂的皮瓣。该血管来自髂外动脉，约于腹股沟韧带上方1cm处发自髂外动脉外侧壁，于腹横筋膜后斜向内上方行走，位于腹横筋膜和壁层腹膜的腹膜前组织内，于腹股沟深环的内侧穿出腹横筋膜，在半环线的前方进入腹直肌鞘内，在腹直肌后鞘和肌质之间上行，在脐旁附近形成终末支，和腹壁上动脉有丰富的吻合。腹壁下动脉的体表投影为腹股沟韧带内1/3和外2/3的交点和脐的连线。

（2）皮瓣制作：组织瓣可以设计成单纯的肌肉瓣或肌皮瓣，如果以肌皮瓣移植，皮岛可以垂直向位于肌肉表面，也可以将皮瓣设计成斜向。设计为垂直向皮岛的腹直肌皮瓣操作步骤如下：按受区缺损范围在弓状线上方的脐旁区于腹直肌表面标记皮瓣的范围；切开皮瓣的边缘到达并同时切开腹直肌鞘前层；在皮瓣的下方作垂直切口，切开皮肤、皮下组织和腹直肌鞘的前层，随后切断腹直肌的最上缘，将肌肉连同其表面的皮岛一起从腹直肌鞘后层翻起；解剖血管蒂到髂外血管处，在血管蒂的内侧切断腹直肌于耻骨处的附着部处，以进一步游离皮瓣。注意事项：要成功切取皮瓣，必须深入了解腹直肌鞘的解剖结构。皮瓣设计和制作中，保护好腹直肌前鞘是非常重要的，

半环线以下腹直肌前鞘通常没有必要切除，仅需切除皮瓣穿支所在部位的前鞘部分；处理术后遗留创面时，可将腹直肌前鞘与腹白线拉拢缝合，防止腹部切口疝的形成。由于血管束行至腹直肌外缘时，转向位于该肌后面，故在分离腹直肌后面时切勿损伤血管入肌点。

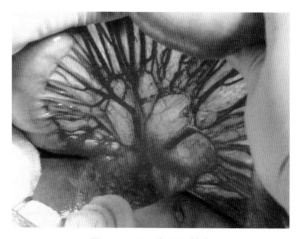

图4-6-35 空肠血管弓

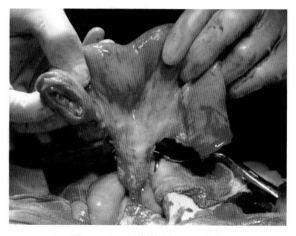

图4-6-36 游离空肠及血管蒂

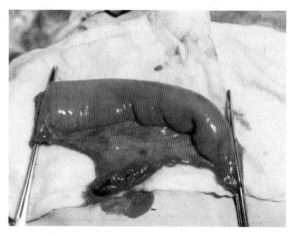

图4-6-37 游离空肠

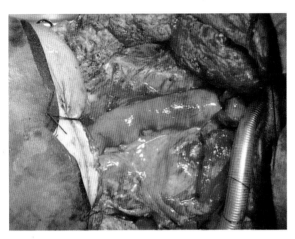

图 4-6-38　游离空肠修复下咽及颈段食管分别与
口咽和食管吻合

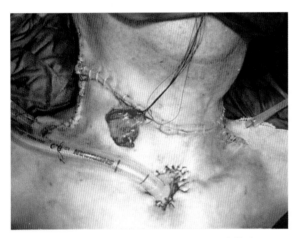

图 4-6-39　游离空肠修复下咽及颈段食管术后
保留空肠观察窗

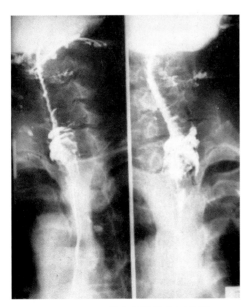

图 4-6-40　游离空肠修复下咽及
颈段食管术后造影

（3）修复范围：可以修复头颈部大范围的组织缺损，常用于颅底和面中部大范围缺损。修复颅底缺损时，肌肉成分可以封闭蛛网膜下腔；也用于头皮修复和全舌切除术后的口腔修复。该肌皮瓣有以下优点：血管解剖恒定，易于切取；血管管径粗，皮瓣移植成活率高；术中不需变换体位，可两组同时手术；血管蒂长，转移灵活。缺点：皮瓣颜色和面部皮肤有差别而且有下垂趋势，供区有关闭不好、有切口疝的可能，有时皮瓣显得臃肿，现在应用较少。

4. 游离腓骨骨皮瓣

（1）解剖要点：腓骨的营养血管来自腓动脉，该动脉位于比目鱼肌和胫后肌、长屈肌之间，在长屈肌起点处起自胫后动脉，在腓骨后面与长屈肌之间从内上向外下行走，止于跟外侧动脉，在行进中发出腓骨滋养动脉，在腓骨中上 1/3 处进入腓骨，从腓骨滋养孔至腓动脉起点的平均长度是8.6cm。腓动脉通过腓骨滋养动脉和骨膜血管对腓骨提供双重供血，这种多节段供血使腓骨有充足的血供，在多次截骨后仍能存活。

（2）操作要点：①标记病变同侧或对侧腓骨头和外踝并连线，根据术前超声检查的穿支血管位置和软组织缺损面积设计皮岛。皮岛长轴与腓骨平行，宽度不超过 5cm，便于术后创口拉拢缝合。②皮岛制备：取 Henry 径路，切开皮岛前缘和上下方，沿肌筋膜深面分离至小腿后外侧肌间隔，寻找肌皮穿支。切开皮岛后缘，逆行解剖穿支至腓动脉起始处，完成皮岛制备。③腓骨（肌）瓣制备：延长皮岛切口，分离腓骨长、短肌和比目鱼肌间隙，切断比目鱼肌腓骨上端附着，显露胫腓干和伴行静脉。沿腓动、静脉向下分离至腓骨远端，沿途切断趾长屈肌腓骨附着，保留 0.5~1.0cm 的肌袖。分离腓骨外侧腓骨长、短肌至小腿前间隙，切开肌间隔，分离长伸肌和趾长伸肌附着，解剖胫前神经血管束达小腿内侧骨间膜。截断腓骨，向后旋转切开骨间膜，再向前旋转切断腓血管远端；逆行切开胫骨后肌腓骨附着，上达腓动脉起始处，完成带肌袖腓骨肌瓣的制备。④腓骨塑形和吻合血管：按下颌骨截骨区预制模板塑形后，转移至受区，固定，吻合血管，可与游离面动脉和面浅静脉作吻合血管。备选动脉包括甲状腺上动脉、舌动脉、颈外动脉，静脉有面总静脉、颈外静脉、甲状腺上静脉和颈内静脉等。如对已完成的静脉吻合不满意或静脉回流较差，可同时吻合两条静脉。

腓骨下端保留 8cm 以上不致影响踝关节的稳定性，避免损伤腓总神经。过去对腓骨瓣皮岛的血供来源及可靠性存在争议，现在认为只要皮岛内有明确的穿支血管，皮岛的血供是非常可靠的。

（3）修复范围：主要应用于各种下颌骨缺损的修复，最近也有报道用于上颌骨缺损的修复。骨皮瓣的优点：腓骨瓣骨量充足，可提供 20~26cm 的长度，腓骨瓣具有骨膜和骨内双重供血的特点可进行三维立体塑形，对范围很广的下颌骨缺损也可以顺利修复；腓骨基本都是皮质骨，腓骨的高度和宽度也十分适合牙种植体的植入；术后骨质基本无吸收，适合义齿修复；对供区损伤小，几乎无功能障碍。可以携带由腓动脉穿支供养的小腿外侧皮瓣作为皮岛，用于口腔颌骨复合缺损的修复，皮岛不仅可以用来修复口内外的软组织缺损，还可以去除表皮后用于组织缺损的充填，又可作为腓骨瓣血供观察窗对整个腓骨瓣血供进行监测。游离腓骨骨皮瓣的缺点：皮瓣的蒂和组织量都受到限制，如果有大的软组织缺损需要同时用另外一个组织瓣进行修复。部分患者脚踝的力量和大趾弯曲会轻微受影响。

虽然目前用于下颌骨缺损术后重建的游离骨瓣有多种选择，如腓骨瓣、髂骨瓣、肩胛骨瓣和桡骨瓣，现在最常用的是游离腓骨修复。其原因是：髂骨瓣虽然骨量充足，但其所能修复的长度有限，也无法像腓骨瓣那样随意塑形，髂骨瓣的皮岛血供不够可靠，也过于臃肿，几乎无法用于口内修复；肩胛骨瓣的骨量和长度均有限，塑形也较为困难，而最大的缺点是术中需变换体位，无法作双组手术，延长了手术时间；桡骨瓣的骨量严重不足，不适合大范围下颌骨缺损的修复，并且无法作牙种植体植入。腓骨瓣克服了髂骨瓣、肩胛骨瓣和桡骨瓣的所有缺点，其制备简便，使用灵活，安全可靠，能提供最大长度的修复，并能作最大限度的三维塑形，因而被认为是大型下颌骨重建的首选方法（图 4-6-41~ 图 4-6-52）。

5. 头颈部缺损的穿支皮瓣修复　穿支皮瓣是近来提出的新概念，是皮瓣移植技术又一新发展。所谓穿支皮瓣，就是切取仅带直接或间接穿支血管所供应的皮瓣和/或皮下脂肪组织瓣。在获取穿支皮瓣追踪解剖血管蒂时，穿支血管周围无需带其他组织，让穿支血管安全处于游离状态即所谓的游离式皮瓣。

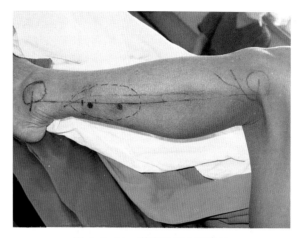

图 4-6-41　游离腓骨皮瓣设计

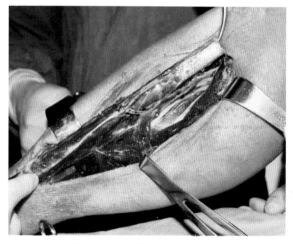

图 4-6-42　游离腓骨皮瓣切取

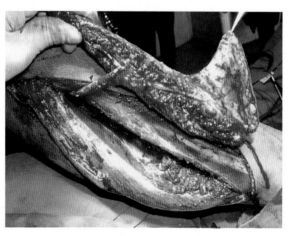

图 4-6-43　游离腓骨皮瓣切取

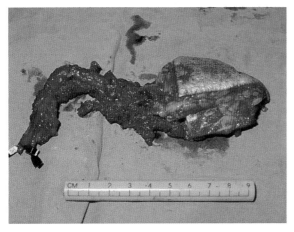

图 4-6-44 游离腓骨皮瓣

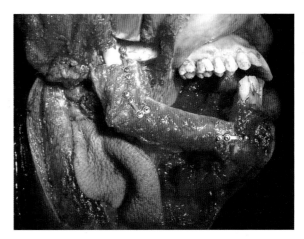

图 4-6-47 游离腓骨皮瓣修复下颌骨

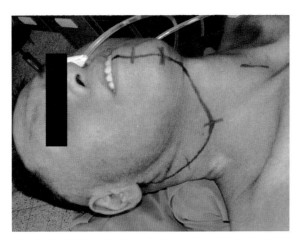

图 4-6-45 下牙龈癌患者

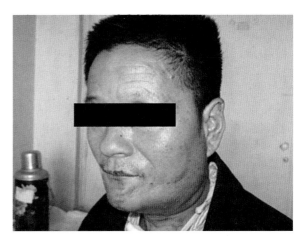

图 4-6-48 游离腓骨皮瓣修复术后

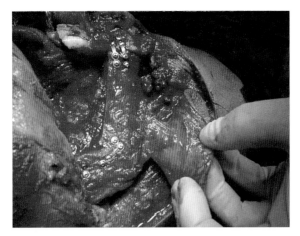

图 4-6-46 游离腓骨皮瓣修复下颌骨

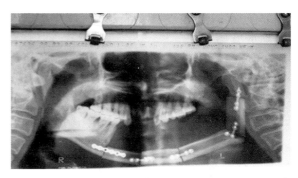

图 4-6-49 游离腓骨皮瓣修复下颌骨术后曲面断层片

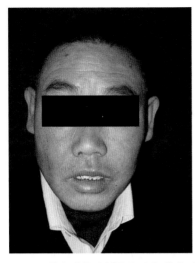

图 4-6-50 游离腓骨皮瓣修复上颌骨术后外观

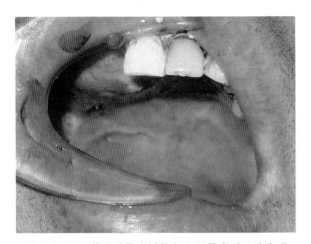

图 4-6-51 游离腓骨皮瓣修复上颌骨术后口腔内观

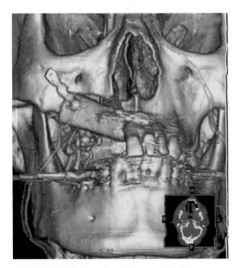

图 4-6-52 游离腓骨皮瓣修复上颌骨术后 CT 重建

目前整形修复外科常用的穿支皮瓣有 6 种,分别是股前外侧穿支皮瓣、胸背动脉穿支皮瓣、臀上动脉穿支皮瓣、阔筋膜张肌穿支皮瓣和腓肠内侧动脉穿支皮瓣。头颈外科应用的主要有

两种,即腹壁下动脉穿支皮瓣和股前外侧穿支皮瓣。笔者所在医院采用以上两种穿支游离皮瓣对头颈部肿瘤术后缺损进行修复取得了较好的效果。

1984 年,Song 等首先描述并命名了由旋股外侧动脉降支供血的穿支皮瓣,认为其为肌间穿支的股皮瓣。随后 1987—1993 年,Koshima,Kroll 和 Rosenfield 在大量的基础解剖和临床应用的基础上发展了这一皮瓣,命名为股前外侧穿支皮瓣。此后,这一皮瓣在日本及欧美广泛应用于皮肤软组织缺损,特别是在头颈、四肢部。

穿支皮瓣是对传统肌皮瓣的技术改良,穿支皮瓣优点为:①保留了供区的肌肉、筋膜和神经;②将供区的并发症降到最低,皮瓣设计更加灵活,顺应性好;③符合"相似组织替代"原则,修复更加完美;④供区较隐蔽,一般可直接缝合。基于以上优点,游离穿支皮瓣将来可能成为头颈部缺损修复的首选游离皮瓣之一。

穿支皮瓣也有缺点:①追踪解剖血管蒂费力耗时;②对术者的显微外科技术要求更高;③穿支血管的部位和口径存在变异;④细小血管更容易被牵拉或扭曲,也更容易发生血管痉挛。股外侧穿支皮瓣应用见图 4-6-53~ 图 4-6-55。

六、联合修复

很多晚期肿瘤累及范围广泛,一种修复手段往往不能满足组织缺损修复的需要,常常需要多种组织瓣进行修复。以下举例说明(图 4-6-56~图 4-6-63)。

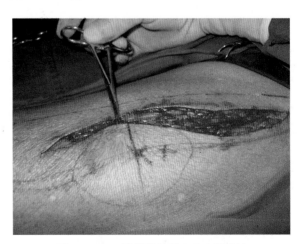

图 4-6-53 游离股外侧穿支皮瓣设计

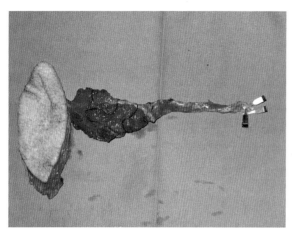

图 4-6-54 游离股外侧穿支皮瓣

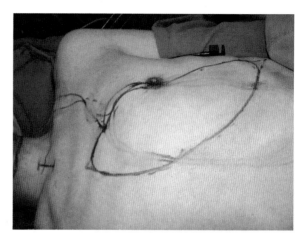

图 4-6-57 胸大肌肌皮瓣设计

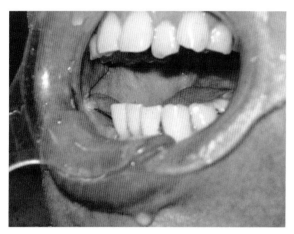

图 4-6-55 游离股外侧穿支皮瓣修复
颊黏膜组织缺损

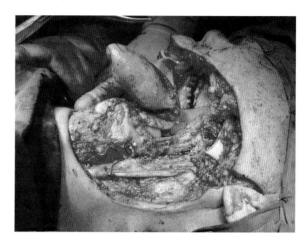

图 4-6-58 肿瘤切除后暴露舌及舌根、
下颌骨残端、颈动脉、口咽

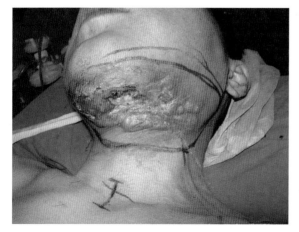

图 4-6-56 扁桃体癌外院放疗后术后复发侵犯下颌骨、
下颌下腺、皮肤并局部有卫星结节外观,局部疼痛、恶臭及
出血

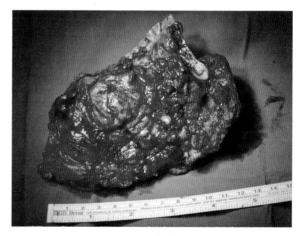

图 4-6-59 标本内侧观

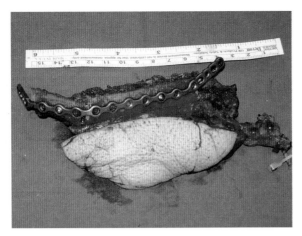

图 4-6-60 游离腓骨皮瓣塑形后

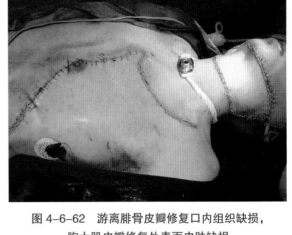

图 4-6-62 游离腓骨皮瓣修复口内组织缺损，
胸大肌皮瓣修复外表面皮肤缺损

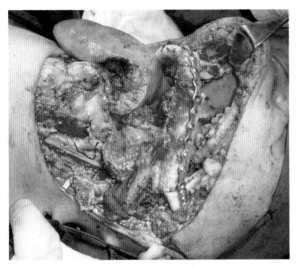

图 4-6-61 游离腓骨修复下颌骨

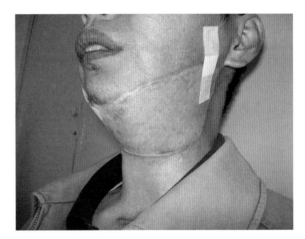

图 4-6-63 术后 7 个月随访时无肿瘤复发

（王晓雷）

第七章　嗓音医学概论

第一节　嗓音功能的临床评估

嗓音的感知是人类交流的核心因素。对嗓音的感知有四个关键要素：音高（pitch）、响度（loudness）、音质（quality）和音长（duration），前三个要素是评估嗓音功能是否良好以及选择治疗方案的核心，其中对音质的研究比重最大。嗓音最主要是其感知属性，必须从患者对嗓音质量的自身评估和临床医生对嗓音质量的主观听感知进行评估。但嗓音的感知评估在听者本身不同时间点或不同听者之间，评估结果极不稳定。目前尚无一项客观评估能够全面反映嗓音质量，需要客观检查和基于感知的主观检查方法结合。主要从六个方面需加以优先考虑：①听感知评估；②患者嗓音自我评估；③声学测量；④空气动力学检查；⑤动态喉镜检查；⑥喉肌电图。

一、嗓音质量的主观听感知评估

嗓音的主要目的是言语交流，因此听者感知到的嗓音质量至关重要，使专业人员参与的嗓音障碍的听感知评估成为嗓音质量评估不可或缺的部分。主观听感知评估的优势在于：从听觉感知直接获取的嗓音信息，是简便且直接的评估方法，可随时在门诊完成评估；通过听感知评估获得的信息具有动态性和整体性。但主观听感知评估最主要的限制在于评估者间或者评估者内部可靠性不足，可重复性不佳。通过足够的专业训练、提供对比刺激声作为对照、采用连续分级方法等均可提高听感知评估的可靠性。

主观听感知评估的评估材料可采用阅读朗读文本的方法。文本材料的选择需要遵循"音素平衡"原则。经验表明，朗读30~45s的文本可获得足够可靠的嗓音评估结果。

嗓音的主观听感知评估多采用多维度分级评估方法，对嗓音的音高、响度、音质、持续时间等进行判定。目前的评估分级系统包括日本言语和嗓音协会提出的GRBAS分级（Hirano，1981）、美国言语及听力协会提出的CAPE-V分级（2002）、RBH分级法（Nawka，1994）、Buffalo嗓音分析（the Buffalo voice profile，BVP）（Wilson，1987）、Laver语音轮廓分析（the vocal profile analysis scheme，VPA）（Laver，1981）、Stockholm嗓音评估共识模型（the Stockholm voice evaluation consensus model）、Hammarberg体系（Hammarberg scheme）等。其中GRBAS、CAPE-V及RBH分级是被广泛接受的主观听感知评估体系（表4-7-1）。GRBAS分级是目前应用最广的听感知评估分级系统。G（grade）：为对异常嗓音的总体感知分级；R（roughness）：粗糙声，为发音不规则程度；B（breathiness）：为气息声程度；A（asthenia）：为发音弱或无力程度；S（strain）：为发音过度紧张或亢进程度。GRBAS最初采用的评价声样是采用元音录音，这相对连续言语样本可能偏离嗓音实际应用情况。GRBAS分级系统在听感知评估中的可靠性已被许多研究证实。Webb等通过7名经验丰富的嗓音临床医生评估GRBAS分级的评估者内及评估者间的可靠性，发现代表异常嗓音的总体感知程度的G评分可靠性最高（评估者间可靠性系数0.78，评估者内可靠性系数0.81），其他评估参数除紧张性发声S评分（评估者间可靠性系数0.48，评估者内可靠性系数0.73）外均具有良好的可靠性（评估者间可靠性系数0.68~0.70，评估者内可靠性系数0.69~0.79）。从有效性（正确反映该项指标需要反映的内容的能力）来看，GRBAS分级已被研究证实与患者自

表 4-7-1　GRBAS、CAPE-V 和 RBH 分级对比

GRBAS 分级 （4 级分级法）	CAPE-V 分级 （视觉模拟评分法）	RBH 分级 （4 级分级法）
Grade（嗓音异常程度）	Overall severity（嗓音异常总体严重程度）	Roughness（粗糙声）
Roughness（粗糙声）	Roughness（粗糙声）	Breathiness（气息声）
Breathiness（气息声）	Breathiness（气息声）	Hoarseness（嘶哑声）
Asthenia（无力样发声）	Strain（紧张性发声）	
Strain（紧张性发声）	Pitch（音高）	
	Loudness（响度）	

我评估高度相关,其中代表异常嗓音的总体感知程度的"G"评分与表演嗓音用声问卷量表（the vcoal performance questionnaire total score）相关性最高（Spearman 相关系数 $r=0.32$）。从敏感性上来讲,GRBAS 分级中除粗糙声"R"评分外,另外的 G、B、A、S 评分在嗓音治疗或喉显微手术治疗前后的效果评估中均显示中等程度的效应量（标准差 0.32~0.57）。

CAPE-V 分级由美国言语及听力协会首先提出。CAPE-V 分级的评估参数包括六个部分。与 GRBAS 的离散分级不同,CAPE-V 分级采用视觉模拟评分法,将每一维标度的评定都标记在一条 100mm 长的直线上,以衡量异常的程度。

RBH 分级评估系统多应用于德语区域,相关文献报道少。RBH 系统评估主要有三个参数。2013 年,郑宏良等报道了参照 RBH 主观听感知评估系统的 4 个等级评分标准对 100 例不同程度嗓音障碍和 15 例正常嗓音患者进行评分,检验 5 位听评委一致性和听评委自身稳定性,结果发现听评委自身稳定性尚可（Kappa 系数 = 0.43~0.61）,听评委间一致性好（前后两次评估一致性分别为 0.74~0.80,0.69~0.76）。

除了上述对嗓音的基本描述外,某些特殊的嗓音变化特征也应该在嗓音疾病诊断实践中被评估。如双音嗓音,用于描述发声时同时出现两个基频的声音特征,可出现在室带发音、声带瘢痕等患者中。含薯音,用于描述发声时嗓音不清晰如口内含物,可出现在巨大会厌囊肿、声门上型喉癌等患者中。震颤发音,用于描述声带非随意的震颤引起的基频或声强的波动而引起不稳定的发音,可见于痉挛性发音障碍、帕金森病等患者。

二、嗓音质量的患者自我评估

嗓音障碍的患者会以个人独特的方式感知和表达其症状,患者对自我嗓音是否健康进行的自发性评价常是可靠的。医生在进一步评估患者嗓音疾病的治疗方案时需要考虑患者的意见,主观上无自觉嗓音症状且无致命疾病的患者,可能会选择不治疗。患者自我评估适用于所有嗓音障碍患者,但主观感知的严重性不能简单地与诊断相关联。患者自我评估评分也可用于评估治疗过程及治疗效果。目前嗓音相关生活质量评估工具目前主要有：嗓音障碍指数量表（the voice handicap index, VHI）（Jacobson, 1997）、嗓音相关生活质量问卷（voice-related quality of life measure, V-RQOL）（Hogikyan, 1999）、嗓音症状分级量表（the voice symptom scale, VoiSS）（Deary, 1997）、表演嗓音用声问卷量表（the vocal performance questionnaire, VPQ）（Carding, 1999）、嗓音结果调查量表（voice outcome survey, VOS）（Glicklich, 1999）、嗓音活动和参与量表（voice activity and participation profile, VAAP）（Ma, 2001）、儿童嗓音结果调查量表（pediatric voice outcome survey, PVOS）（Hartnick, 2002）。

1. VHI 整合记录嗓音障碍相关问题的条目,并由患者本人分级。中文普通话版的 VHI 也已广泛应用。研究表明 VHI 在嗓音障碍患者中表现出良好的可重复性（组内相关系数 $r=0.83$）。临床上有简化量表,如 VHI-10、VHI-12、VHI-9,使用量表评估时更为省时。VHI-10 和 VHI-13 中文简化版均具有良好的信度和效度,其中 VHI-10 更为简洁。

2. V-RQOL 由 10 个条目组成,包括生理-功能范畴的 6 个条目和社会-情感范畴的 4 个条

目。V-RQOL 与 VHI 有很多相似之处,更关注嗓音障碍对生活质量的影响。

3. VoiSS 也分为 3 部分、30 个条目,每个条目的评分方法与 VHI 量表相似。VSS 量表目前被认为是目前最严格按照心理测评筛选的评估量表。

4. VPQ 包括 12 个条目,简洁实用,该量表更侧重评价嗓音异常对患者生理、社会、经济、生活等方面的影响,仅 1 个条目涉及情感层面的影响,存在一定局限性。

5. VOS 主要针对声带麻痹患者,量表包含 5 个条目,涉及嗓音生理异常评估及其对患者工作、社会活动影响的评估,但缺乏对心理情感方面的评估,且量表中还包括喉肌运动障碍等评估条目。

三、嗓音质量客观声学分析

声学分析通过计算机辅助的嗓音分析软件和设备对嗓音的物理特性进行客观量化研究,从而记录和检测声音信号中大量的细微变化。

多数声学分析研究采用持续稳定元音作为分析样本。检测时要求环境噪声低于 45dB,测试声样选择受口和舌干扰最小的 /a/、/i/、/e/ 等元音,且该元音在各种语言体系中均有存在。

1. **基频**(fundamental frequency,F_0) 是声带周期性振动的最低频率,是感知嗓音音调的主要因素。F_0 主要由声带长度、张力和质量变化调控,声带病变引起以上因素的改变均可引起 F_0 的变化。但需注意的是,音调是嗓音的感知属性,音调的评估要比基频更为复杂。即使是纯音这样的简单刺激音,音调和频率也是非线性关系。

2. **声强**(vocal intensity) 是决定响度这一嗓音感知属性的主要物理特征,主要受声门下压力、声带振动幅度和声带振动闭合相持续时间调节。声强通常以分贝(dB)为单位测量。声强增加主要见于不良发音习惯引起的声带小结或听力下降患者。声强减弱可能提示呼吸支持不足或声门闭合不良患者,如老年声带。

3. **扰动**(perturbation) 是评估嗓音信号规律性的指标。变化越小,振动过程越稳定,嗓音信号越规则。测得的基频差异称为基

频微扰(jitter),振幅 / 声强差异称为振幅微扰(shimmer)。1961 年,Lieberman 首次提出扰动的检测方法,振幅微扰和基频微扰已成为了临床嗓音分析的一项重要参数。因各实验室采用的计算公式有所不同,不同声学分析系统(如 MVDP、CSpeech)获取的数据无法相互比较。多项研究表明,尽管 jitter 和 shimmer 被广泛应用,其评估有效性仍待商议:①jitter 及 shimmer 无法准确评估疾病严重程度;②jitter 及 shimmer 与主观听感知评估的相关性也存在争议;③从敏感性来讲,jitter、shimmer" 在嗓音治疗或喉显微手术治疗前后的效果评估中仅显示轻 – 中度程度的效应量(标准差分别为 0.32~0.47,0.28~0.34)。

4. 频谱分析声波波形中包含由反映声源(声带)和滤波器(声道的共鸣)的信息,通过特定的分析技术可在某种程度上从嗓音信号中分离出声源和滤波器的成分。

(1)**声谱**(spectrum):声谱将基频和泛音对应的频率和声压绘制成图,准确反映在各个频率的能量分布。长时间平均频谱(long time average spectrum,LTAS)分析一段时间内所有频率内平均能量分布。声谱分析中比较不同频率内能量值的分布,获得的结果称为频谱倾斜(spectral tilt),提示能量主要分布在低频或是高频部分。研究显示频谱倾斜增加(如高频部分减少)与气息声相关。

(2)**声谱图**(spectrogram):声谱图可从时间、频率和强度三个维度上显示声波。宽带声谱图(300~500Hz)时间分辨率更高,着重观察声道的共振峰成分;窄带声谱图(50Hz)频率分辨率更高,着重观察基频和泛音(泛音反映声音的谐波成分,为基频的整数倍)。窄带声谱图可用于观察评估嗓音信号中包括噪声和谐波能量、震颤、发音中断和声调变换等特点。其中信噪比(signal-to-noise ratio,SNR)是一项可客观量化反映声音嘶哑程度的指标。高 SNR 反映高质量的周期性声学信号,通常见于正常嗓音。而发音障碍导致噪声成分增加从而使 SNR 降低。

(3)**倒谱**(cepstrum):由于周期性声音的频谱在频率上也具有周期性,这个频谱本身可以被

分析,这就为将嗓音中的周期性成分与所伴随的噪声成分分离开提供了基础,这种对频率进行双重处理分析的结果成为倒谱。倒谱峰值突出(cepstral peak prominence, CPP)比起传统的扰动和信噪比等参数能够更可靠地评估发音障碍的程度。CPP的获得不像传统的扰动分析需要依赖嗓音信号的周期性,甚至在无法测出基频的重度发音障碍的嗓音信号中也可测量。研究证实CPP值与主观听感知评估CAPE-V中的气息声和粗糙声相关性较好。

可靠性和可重复性不足是声学分析中存在的最主要的问题之一。研究表明,持续稳态元音声学分析不论是在评估者内或评估者间或重复测量中均仅具有中度可靠性。这可能与目前声学分析多数分析的是嗓音信号中声波的周期性,仅适用于具有足够周期性嗓音信号的元音样本有关,从敏感性来讲,jitter、shimmer、SNR在嗓音治疗或喉显微手术治疗前后的效果评估中仅显示轻-中度程度的效应量(标准差分别为0.32~0.47,0.28~0.34,0.32~0.34)。因此部分重度声音嘶哑的患者可能难以准确进行声学分析。而基于连续言语样本的声学分析尚待研究,分析更为复杂。统一声学分析软件或系统,建立标准化声学分析程序,规范化培养声学分析流程,均有利于提高声学分析的可靠性和可重复性。目前来讲,声学分析可能更适合用于个体的内部比较,如治疗前后的变化。

上述的各种嗓音质量客观物理声学分析参数都仅能反映出嗓音的某一特殊方面的特征,因此在临床和科研工作中也应致力于开发一种能判断音质好坏的复合多种声学参数的分级测量系统,如多维嗓音分析系统(MVDP),DSI指数、声学嗓音质量指数(acoustic voice quality index, AVQI)、倒谱/频谱嗓音障碍指数(cepstral/spectral index of dysphonia, CSID)等用于嗓音障碍严重程度的客观评估分级。

四、空气动力学测量

气压和气流的相互作用是声带振动的基础组成部分,与声学分析相比,空气动力学方法与声带振动的原理联系更为紧密。

目前临床实践和研究中测量的空气动力学指标主要包括最长发音时间(maximum phonation time, MPT),发音商(phonation quotient, PQ)、平均气流流量(airflow),声门下气压(subglottal pressur, SP)。研究显示,与主观听感知评估的相关性从强到弱分别为声门下压力(相关系数$r=0.52~0.65$),最长发音时间(相关系数r为$0.38~0.73$),平均气流流量(相关系数$r=0.32~0.57$),发音商(相关系数$r=0.25$)。

声门下气压为应用比较广泛的空气动力学参数。其数值与年龄高度相关,随年龄增加而减小。发声压力阈值(phonation threshold pressure, PTP)是发声时所需要的最小声门下压力,用于确定发声的难易程度。PTP随声带黏滞性降低而降低,随声带振动频率增加而增加。喉阻力(laryngeal resistance)由声门下压除以平均发音气流获得,代表声带用于抵抗气流的阻力大小,与声门下压密切相关。

最长发音时间(maximum pronunciation time, MPT),又称声时,测量过程只需患者深吸气然后以舒适的音调和音量尽可能长的发音(元音/a/或/e/),测量持续时间。由于MPT检查过程简单,结果能够很好地反映发声效率,是目前最为常用的检查方法之一,也被欧洲喉科协会推荐为嗓音质量的基本评估指标之一。在嗓音疾病的治疗效果评估中有诊断价值。研究表明MPT具有良好的评估者间的一致性(组间相关系数$r=0.998$)和评估者内的可重复性(平均可靠性系数0.997)。但MPT与主观听感知评估的相关性不强。

尽管空气动力学测量能够阐明发声过程中生理学变化,但目前无法很好地区分正常嗓音和异常嗓音,也不能对发音困难进行鉴别诊断和评估。

五、动态喉镜检查

动态喉镜或称频闪喉镜,可以观察喉部特别是声带黏膜表面运动的形态,对嗓音疾病有诊断意义。

发声时声带黏膜在呼出气流的作用下作快速的波浪状运动,肉眼无法观察到这种变化。1833年,Stampfer发明了动态喉镜,动态喉镜可发出不同频率的闪光。当频闪光的频率与声带振动一致时,通过喉镜检查可观察到发声时声带的静位相;当频闪光的频率和声带振动频率有差别时,可见发声时声带的动位相。动态喉镜检查,发声时正常声带活动的方式有三种:①由内向外水平方向的移动;②由下向上垂直方向的振动;③由下向上吹开声门时,在声带内侧缘的表面出现向外的波浪样起伏活动,也称为声带边缘的黏膜移动。动态喉镜通过观察黏膜波的状况,可以区分声带病变的层次。浅层病变只影响黏膜波的波形,深层病变则对黏膜波和声带振动均有影响。通过观察声带振动的变化可鉴别声带神经源性病变或环杓关节病变,声带完全麻痹时声带振动消失,而环杓关节病变时声带振动存在,黏膜波波形正常。由于频闪光下声带运动处于相对静止状态,有助于观察声带表面、边缘及前联合的细小病变,如囊肿、声带沟及前联合蹼等。还可作为嗓音手术的术前术后声带黏膜运动状况的评价指标。但对于声时过短者,无法进行动态喉镜检查。

六、喉肌电图

(一)喉肌电图的概述

1. **喉肌电图**(laryngeal electromyography) 通过记录喉肌纤维的动作电位来评估喉肌及其支配神经的电生理活动,为喉神经、神经肌接头和肌源性病变的诊断和治疗提供依据。由于喉肌电图检查操作相对困难,对喉肌电图的生理和病理基础尚未完全阐明,且需要肌电图的专业知识和培训,其在临床的应用受到局限。

2. **运动单位**(motor unit) 是骨骼肌肌肉收缩的最小单位,由单个运动神经元及轴突、神经肌接头及其支配的所有肌纤维构成。通常情况下,喉内肌都有一定的运动单位轮流收缩,使肌肉保持一定的肌张力。在呼吸、吞咽、发声等功能活动时,不同的运动单位同时被激活,产生喉肌收缩,称为运动单位募集(recruitment)。

(二)喉肌电图的评价参数

1. **插入电位**(insertion potential) 为电极插入肌肉或电极在肌肉内移动的瞬间,针尖机械刺激肌细胞膜电位变化,针电极一旦停止,插入电位即消失,此电位的产生与神经刺激无关。

2. **自发电位**(spontaneous potential) 为肌肉安静状态下的电活动。自发电位包括纤颤电位(fibrillation potential)、束颤电位(fasciculation)、正锐波(positive sharp wave)、复合重复放电(complex repetitive discharge)等。其中纤颤电位(fibrillation potential)是由单个肌纤维产生的低波幅、短时程的电位,提示轴突变性,多出现在重度神经损伤后10~14天。自发电位的出现提示神经损伤的预后不良。一旦神经再生开始,肌纤维开始接受再生神经的电支配,自发电位随即消失。当骨骼肌处于松弛状态、无自主收缩时,肌纤维无动作电位出现,肌电图表现为一条直线,称为电静息(electrical silence)。但与其他骨骼肌不同,在正常状态下,喉肌配合呼吸动作,始终保持一定的肌电活动,故除非出现喉神经完全麻痹,喉内肌很难出现电静息。

3. **单个运动单位动作电位**(motor unit action potential,MUAP) 再生电位(regeneration potential)是一种异常MUAP,一些患者在神经损伤2周后即可检测到再生电位,而多数患者则在神经损伤1个月后检测到再生电位。再生电位多为多相波,时程延长。损伤早期波幅小,损伤数月后波幅可巨大。再生电位的出现表明喉肌获得神经的再支配。

4. **募集电位**(recruitment potential) 募集(recruitment)是指喉肌活动增强时多个运动单位的激活,反映喉肌功能状态下MUAP的数量。当运动单位募集增多,放电频率增加,肌电呈密集相互干扰的波形,波形及时程难以分清,即干扰相电位。

(三)喉神经诱发电位检查

测定喉神经诱发电位时,采用单极针电极作为刺激电极刺激喉返神经、喉上神经,检查相应喉肌诱发肌电反应的潜伏期、时程及波幅。

潜伏期是指喉神经受到刺激到引起肌电反应的时间;波幅反映喉肌运动单位的数量;时程反映喉肌运动单位兴奋的同步化程度。其中潜伏期最稳定,时程相对稳定,可大致反映喉神经传导情况,是确定喉返神经损伤最有临床意义的指标。而波幅变化范围大,容易受到进针点、进针深度等各种因素的影响。重复神经刺激技术(重频神经刺激)(repetitive nerve stimulation,RNS)是检测神经肌接头疾病最常用的方法,如重症肌无力患者。

（四）肌电图及喉神经诱发电位的临床意义

根据 1944 年 Seddon 提出的神经损伤分类法，神经损伤根据损伤程度，由轻到重可分为神经失用（neurapraxia）、轴突断裂（axonotmesis）和神经断裂（neurotmesis）。①神经失用时，喉肌电图表现多为在喉肌功能状态下检测到单纯相募集电位或单个 MUAP，不出现病理性自发电位（纤颤电位或正锐波），一般可于 8~12 周内恢复至正常。②当检测到病理性自发电位时，需考虑存在轴突断裂，提示不良预后，可能影响喉神经功能恢复，自发电位通常出现于损伤后 10~14 天。联带运动的出现也提示轴突断裂，提示轴突错向再生。③神经断裂者功能多恢复不完全。损伤早期（2 周内）可能出现电静息，喉神经诱发电位消失。喉肌电图可帮助判断神经损伤的程度，初步评估预后。

在声带运动障碍的诊断与鉴别诊断中，喉肌电图有重要的作用。有时仅依靠病史或查体难以鉴别环杓关节脱位或喉神经麻痹引起的声带运动障碍。当常规肌电图检测到失神经电位，正常 MUAP 消失，募集电位波形不明显，检测不到喉神经诱发电位，提示完全性声带麻痹。当常规肌电图同时检测到失神经电位和正常 MUAP，募集电位呈单纯相或混合相，波幅减小，喉神经诱发电位提示潜伏期延长，波幅减小，提示不完全性声带麻痹。需要注意的是，环杓关节脱位的患者也可能有异常的喉肌电图或喉诱发电位表现。2005 年，Sataloff 等回顾研究完全和不全环杓关节脱位的患者，84.4% 的患者喉肌电图表现正常或轻度麻痹，15.6% 的患者喉肌电图表现为中度到重度募集电位减低，提示有喉返神经损伤。2013 年，徐文等的研究报道环杓关节脱位患者中仅 33% 肌电图和喉神经诱发电位表现完全正常，35.6% 患者也可出现失神经电位或喉神经诱发电位减小或消失，但 96.7% 喉肌电图及喉神经诱发电位异常的患者经闭合性环杓关节复位后 1 个月后肌电图恢复至正常。

在痉挛性发音障碍患者中，常规肌电图可检测到 MUAP 波幅增加，募集电位波幅显著增加，喉神经诱发电位波幅明显增高，并可用于指导肉毒素注射治疗痉挛性发音障碍及再次注射时机的评估（至少等待失神经电位完全消失后考虑再次注射）。研究发现在重症肌无力患者中，尽管只有 36.7% 的患者表现出耳鼻咽喉科临床症状，但实际上喉肌 RNS 检测诊断重症肌无力的敏感性高达 87.5%，且在环甲肌和甲杓肌这两个喉肌检测中最为敏感。

总之喉肌电图检查必须经过专业培训，且结果分析应与临床相结合。

第二节 嗓音疾病治疗

嗓音治疗的基本原则是应用各种治疗方法将疾病治愈，同时达到保护喉功能的目的。首选的应是对喉的发声、呼吸、吞咽及防御功能无损害的治疗方法。喉黏膜对喉部发音起着至关重要的作用，故药物或手术方法必须最大限度地保护喉黏膜的完整性和生理功能。嗓音疾病病因复杂，治疗需要多学科的共同协作，强化综合治疗的基本理念，其治疗主要由耳鼻咽喉科医生、言语病理师组成，有时也需要声乐教师、肿瘤医生、放射治疗医生、心理医生等共同参与。目前，嗓音疾病治疗手段主要包括嗓音保健、发声训练、药物治疗、物理治疗及嗓音外科手术治疗。

一、嗓音保健

嗓音保健不仅可以起到预防嗓音疾病的作用，而且还有重要的治疗价值，是嗓音治疗中不可或缺的一部分。导致嗓音疾病的因素复杂，例如职业因素、用声形式与状态、周身状态及环境因素等。因此，为预防嗓音疾病的发生，可针对这些因素，采取有效的嗓音保健措施，其主要包括减少嗓音滥用、避免接触刺激性物质和养成健康的生活习惯等。嗓音保健对于一些特殊人群尤为重要，如职业用声者、特殊生理转变期（变声期、月经期及妊娠期）人群。这 3 个生理转变期，嗓音也随之出现变化，如不注重嗓音保健，很容易导致嗓音疾病。

二、发声训练

发声训练或称发声再教育是针对嗓音的音调、音强、音色、用气或发声呼吸方法等问题的处理，以及对喉、咽、口腔、鼻腔等共鸣器官位置的调节,并通过听觉反射不断循序渐进,纠正不良的发音习惯及方法,以达到最佳的发音效果。与发声训练相关的言语病理学,在欧美于20世纪初发展起来,现已作为一个专业,涵盖交流障碍的诊断、治疗、研究及教学。

发声训练之前应对每位患者进行喉内镜和频闪喉镜检查,评估喉部病变情况。发声训练作为嗓音疾病的单独或联合治疗手段,可使部分患者的发音功能恢复正常,甚至可以避免药物、手术治疗。有学者认为,成年人声带小结,应首选发声训练,手术治疗至少要在训练3个月后才考虑。对于广基水肿状声带息肉,也可先行尝试性发声训练治疗。因此,发声训练现已成为治疗用嗓过度导致的声带良性病变的主要适应证。发声训练亦可用于治疗各种声门闭合不良、声带麻痹、变声障碍、功能过强性或减弱性发音障碍等。此外,发声训练也可与其他治疗方法配合,如喉部病变术前和术后发声训练。

发声训练方法众多,其主要包括五方面内容。①放松训练:通过呼吸放松训练和局部放松训练,减轻发声时的紧张及过度用力;②呼吸训练:根据需要采取合适的呼吸方式,使发声行为准确而舒适;③姿势和运动:保持正确的姿势,是身体处于舒适放松的状态;④发声器官的平衡:维持和调节动力器官、振动器官及共鸣器官间的平衡;⑤嗓音的声学训练:包括音调、音色和音强练习。其中前两种是发声训练的基础,是进行嗓音声学训练的前提。临床上可根据不同的嗓音障碍类型,采取不同的发声训练方法,如阿克森疗法、咀嚼法、叹息呵欠法、推压训练、气泡音练习法和咽音训练法等。

三、药物治疗

主要介绍常用药物在嗓音疾病治疗中的作用及其他药物对嗓音的影响。

1. 类固醇皮质激素　类固醇皮质激素是强效的抗炎药物,常用于治疗急性喉炎,但应根据病情需要用药,不宜长期使用。对于伴有严重喉部水肿并需要迅速缓解症状的重度发声障碍患者,可以给予口服或肌内注射类固醇皮质激素。在使用类固醇皮质激素之前,必须检查喉部黏膜情况。若考虑细菌感染引起的喉部炎症,应同时使用抗生素。

类固醇皮质激素亦可用于治疗一些累及喉部的自身免疫性疾病,如系统性红斑狼疮、结节病和多发性血管炎肉芽肿病。对于急性喉炎的职业用声者,如因演出需要,可短期服用类固醇皮质激素,但尚缺乏强有力的循证医学证据支持。口服或吸入类固醇皮质激素也用于声带息肉的保守治疗中,对早期、较小的息肉有较好的效果。声带内注射类固醇皮质激素可治疗喉复发性软骨炎、喉结节病、任克氏水肿、声带小结、声带息肉及声带瘢痕等疾病。一项通过声带内注射类固醇皮质激素治疗115例声带良性病变的多中心研究发现,35%患者症状可完全恢复,50%患者部分改善,且无严重并发症。

2018年美国声音嘶哑临床实践指南[Clinical Practice Guideline:Hoarseness(Dysphonia)]指出:由于类固醇皮质激素会产生严重的副作用,临床医生不应经验性使用类固醇皮质激素治疗发音障碍,尤其应该避免为急性或慢性发音障碍或喉炎患者给予全身性或吸入性类固醇皮质激素。此外,许多文献报道,长期吸入类固醇皮质激素亦可引起发音障碍,可能与吸入性类固醇皮质激素黏膜下沉积后累及甲杓肌有关。

2. 抗生素　多数发音障碍是由急性病毒性喉炎引起的,因此,急性喉炎具有一定的自限性,大部分患者在未经治疗的情况下,症状可在7~10天后明显改善。一项针对抗生素治疗成人急性喉炎的Cochrane系统综述研究指出,抗生素在急性喉炎治疗中没有明显效果。因此,常规经验性使用抗生素治疗发音障碍,尚缺乏充分证据,但对于免疫功能低下或继发于细菌感染的发音障碍患者,有必要使用抗生素治疗。

3. 肉毒杆菌毒素　将肉毒杆菌毒素注射到受影响的肌肉中,通过抑制神经末梢释放乙酰胆碱,引起肌肉松弛麻痹。肉毒杆菌毒素注射治疗嗓音疾病始于20世纪80年代,除主要用于治疗痉挛性发音障碍外,也用于室带性发音障碍、杓状软骨脱位、喉肉芽肿、前连合松解、原发性声音震颤、慢性咳嗽、双侧声带麻痹等。

A型肉毒素对人致死量约为1ng/kg(1ng≈30U)。而喉部注射肉毒杆菌毒素剂量每次2.5~25U,安全系数为1 000以上,具有良好的安全性。一项大样本肉毒杆菌毒素注射治疗研究数据显示,内收型痉挛性发音障碍患者可有轻度气息声(25%)和呛咳(10%),而外展型痉挛性发音障碍患者则可出现轻度喉喘鸣。此外,部分患者亦可出现吞咽困难及喉部烧灼感等。这些不良事件可能是由于药物从靶肌肉扩散到邻近肌肉造成的,调整注射剂量、分布和时间可以减少不良事件的发生率。徐文等推荐首次注射可选择单侧小剂量、双侧小剂量(1~1.25U/侧)或单侧交替大剂量注射,一次注射总量不能超过10U。

4. 质子泵抑制剂 详见第三篇第二章。

5. 药物对嗓音的影响 目前在临床上应用的药物没有只作用于身体的一个器官或系统,几乎所有的药物对嗓音都有潜在的影响。香豆素、溶栓剂、磷酸二酯酶-5抑制剂可能导致声带血肿,双膦酸盐药物可引起化学性喉炎,血管紧张素转换酶抑制剂可引起咳嗽,抗组胺药、利尿剂、抗胆碱能类可导致喉黏膜干燥,抗精神病药物则可引起喉肌张力异常,吸入性糖皮质激素会引起剂量依赖性黏膜刺激和真菌性喉炎。因此,临床医生在诊治嗓音疾病患者时,应询问用药史,以便更全面地了解病情。在药物治疗嗓音疾病的同时,应了解其他药物对嗓音的影响。

四、物理治疗

随着医学新技术、设备的发展,出现了不少嗓音疾病物理治疗方法,如低温冷冻治疗、微波治疗及低温等离子消融治疗等。

低温冷冻治疗以破坏病理性细胞或其他组织达到治疗目的,主要用于喉部血管瘤、乳头状瘤和喉白斑等病变。微波治疗是通过将微波电能转变为热能,使组织温度升高,凝固组织达到治疗目的,可治疗声带息肉、声带小结、喉角化症、喉良性肿瘤及早期喉癌等。但随着嗓音显微外科的开展,这两类治疗应用已显著减少。

低温等离子消融是近年来发展和应用的一项新技术,耳鼻咽喉其他领域中也正在逐步被推广。目前,已有不少国内外文献报道低温等离子消融用于治疗声带白斑、喉乳头状瘤、喉淀粉样变及早期喉癌等疾病,但存在研究样本量偏少等问题,故有待进一步评估其临床疗效。

五、嗓音外科治疗

进入21世纪以来,随着对声带振动机制和发音生理学的深入研究,治疗嗓音疾病已从最初以根治病变为目的的喉外科手术,发展成为以改善和恢复嗓音质量为目的的嗓音外科手术,即“嗓音功能手术”。嗓音外科学(phonosurgery)这一名词最早于1963年由Hans von Leden提出,1980年以后被全世界广泛学者认可,是指旨以改善、恢复或重建嗓音功能为主要目的的手术,内容主要涉及嗓音显微外科手术、声带注射喉成形术、喉框架手术、喉神经修复术及喉切除术后发音重建术。欧洲喉科学会(2007年)建议将将嗓音显微外科手术和声带注射喉成形术合并称为声带显微手术。

嗓音显微外科手术是利用手术显微镜或内镜及显微手术器械或激光技术,在切除声带病变的前提下,尽可能地保护声带结构和功能,保持声带正常上皮的完整性,将固有层浅层的破坏降至最低,尽量保留声带振动缘的完整,恢复声带的振动与黏膜波。嗓音显微外科手术主要包括冷器械手术和激光手术,涉及黏膜瓣技术、激光辅助声带切除术、声带缝合技术等,其适应证包括喉良性增生性病变、喉良性肿瘤、喉狭窄、双侧声带麻痹、喉癌前病变和早期声门癌等。

声带注射喉成形术主要目的是改善发音功能和减少误吸。通过声带注射的方法植入人工或生物物质,以治疗各种原因引起的声门闭合不良及声带层状结构受损引起的声带振动不良,如单侧声带麻痹、声带沟及声带萎缩等。1911年Bruening首先报道用液体石蜡声带注射术治疗单侧声带麻痹;1957年Arnold将自体软骨注射于声带,此后聚四氟乙烯、自体脂肪、聚二甲基硅氧烷(硅胶微粒子)、羟基磷灰石钙、胶原类材料、透明质酸、羧甲纤维素类及明胶海绵等都应用于声带注射术。目前国内常用的注射材料为自体脂肪和筋膜。声带注射喉成形术主要径路有经环甲膜径路、经甲状软骨板径路、经甲状舌骨膜径路、经口径路和经鼻喉内镜径路。临床上,应根据患者的情况和术者的熟练程度,选择适合的注射径路。

喉框架手术旨在通过调整喉部框架结构来改变喉的发音功能。1915 年 Erwin Payr 开展了首例喉框架手术。1974 年，日本学者 Nobuhiko Isshiki 介绍了 4 种基本的喉框架手术，以延长或缩短声带、外侧压迫或扩大声门，在喉框架手术发展中具有里程碑意义。这 4 种术式即现在所谓的甲状软骨成形术 I~IV 型：I 型（甲状软骨板开窗声带内移术）、II 型（甲状软骨板外移术）、III 型（甲状软骨板前后径缩短术）和 IV 型（环状 – 甲状软骨接近术）。目前的喉框架手术已不仅仅局限于甲状软骨，还涉及环状软骨和杓状软骨，因此，2001 年欧洲喉科学会嗓音外科委员会建议将喉框架手术分为：声带接近喉成形术（approxiamation laryngoplasty）、声带扩展喉成形术（expansion laryngoplasty）、声带松弛性喉成形术（relaxation larygnoplasty）和声带紧张性喉成形术（tensioning laryngoplasty），其中目前应用广的是声带接近的喉成形术或其联合式式，尤其是甲状软骨成形术 I 型及杓状软骨内移术。

喉神经修复术主要用于治疗声带自主运动受限、声带麻痹等。1909 年，Horsley 首次成功报道 1 例枪伤致左侧喉返神经麻痹患者行喉返神经端端吻合术。1968 年，Adolf Miehlke 等介绍了喉返神经自体移植术，在神经损伤后 10 周，取一段耳大神经替代喉返神经。近年来的研究证明，采用颈袢修复喉返神经恢复声带内收是目前临床上治疗单侧声带麻痹较为可靠的方法。以膈神经选择性再支配喉外展肌治疗双侧声带麻痹也取得了显著的疗效。然而，喉神经修复术仍面临手术技术复杂、声带麻痹原因不尽相同、治疗时机不易掌握及临床疗效不稳定等诸多问题。

喉切除术后发音重建术参见第四篇第三章。

第三节　单侧喉返神经麻痹

喉返神经麻痹（Recurrent laryngeal nerve paralysis, RLNP）是引起声带运动障碍最常见的病因。根据神经损伤的程度，可分为完全性麻痹和不完全性麻痹两种，也可能是同一疾病发展中的不同阶段。根据神经损伤的部位可分为周围性麻痹和中枢性麻痹，周围性多见，两者比例约为 10∶1。本节描述的是单侧周围性喉返神经麻痹（unilateral RLNP, URLNP）的诊疗。由于左侧喉返神经路径较长，左侧发病者较右侧多见，但在颈根部手术时，因右侧喉返神经行径较左侧更偏外侧，右侧损伤发生机会较多。

喉返神经是含有运动和感觉神经纤维的混合神经，纤维直径约 1~3mm，双侧无明显区别，运动纤维中 80% 具有内收功能。左、右侧喉返神经的长度约 10cm 和 8.5cm，30% 具有分支，90% 出现在甲状腺下动脉上方。

一、病因

喉返神经或迷走神经自颈内静脉孔至喉返神经分出处之间的病变均可引起声带麻痹。病因如下：

1. **肿瘤**　近年来报道非喉源性恶性肿瘤是单侧喉返神经完全麻痹最常见原因，如肺部肿瘤，甲状腺肿瘤，食道肿瘤，原发或转移性纵隔肿瘤，鼻咽癌及颈淋巴结转移癌等。

2. **外伤**　最常见的为医源性手术损伤，报道发生率如下：前径路颈椎手术（1.27%~2.7%），甲状腺手术（2.1%），颈动脉内膜剥脱术（6%），心脏手术（1.4%），食道癌手术（36%），迷走神经刺激仪置入术（28%），气管内插管（7.1%~11%）。机制包括横断、挤压、牵引、意外结扎和热损伤等。

3. **特发性因素**　即病因不明者。早期报道中原因不明的 RLNP 占比较高。特发性是排他性诊断，随着影像学的发展，该病因的报道率降低。

4. **感染与中毒因素**　引起 RLNP 的感染性疾病有几种，如 EB 病毒，疱疹病毒，流感病毒等。许多患者在出现声音变化前有上呼吸道感染，但少有文献进行病毒抗体和其他明确的实验室检查以证实其相关性。

5. **其他因素**　特异性感染，如梅毒、白喉可引起喉神经麻痹。铅、砷等重金属、酒精中毒、化疗药物如长春新碱、顺铂等可引起神经毒性损伤。系统性红斑狼疮、重症肌无力、风湿病、糖尿病等全身性疾病可引起 RLNP，常伴有全身其他症状。

二、临床表现

周围性喉返神经损伤的临床表现与损伤的程度、病因和病程有关。根据患侧声带的活动情况，可分为完全性麻痹和不完全麻痹两种。

1. **单侧喉返神经完全麻痹（unilateral RLNP, URLNP）** 主要症状为程度不一的发声困难，声音嘶哑，气息样声或发声无法持久或费力。以声音嘶哑最为常见，严重程度取决于发声时声门裂的宽度。患侧声带外展位麻痹时，漏气声最为显著；中线位麻痹时声嘶则不明显。一般而言，喉返神经完全麻痹患者因患侧喉返神经感觉障碍可出现误吸，病程较长时可伴有癔球感，咽反射敏感，慢性咳嗽，或喉痉挛等感觉性功能障碍。

间接喉镜或喉内镜检查可见声带固定于不同位置（见图4-7-1和表4-7-2），经鼻腔软镜检查因不改变喉的生物力学，对判断更为准确。声带固定的位置，其具体机制未完全明确。患侧声带可固定于旁中位与正中位不等，早期因内收肌、外展肌均瘫痪，声带固定于旁中位，声带膜部边缘直，发声时声门呈三角形隙。晚期若无恢复，因喉内肌萎缩无张力，声带膜部呈弧形，发声时声门为梭形隙。还可出现声门偏斜，双侧声带垂直位的位置差。

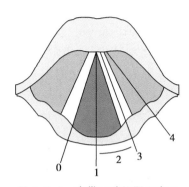

图4-7-1 声带运动位置示意图

以声带内侧缘的位置为界，（0位）轻外展位（轻吸气位）；（1位）正中位（中线位）；（2位）旁中位；（3位）中间位；（4位）外展位（深吸气位）

表4-7-2 声带运动位置

位置	轻外展位	正中位	旁中位	中间位	外展位
功能	吸气	发声	耳语	发声困难	深吸气
作用肌	外展肌	内收肌	环甲肌	无	外展肌
瘫痪肌	内收肌	外展肌	内收肌外展肌	全部	无

临床上动态观察单侧RLNP的声带位置变化，有助于判断声带损伤恢复的状况。损害较轻者，声带可能恢复正常运动。神经功能部分恢复时，常常内收比外展恢复早。早在19世纪，Semon就描述了这一现象，刺激猫、狗、猴等动物的脑皮质中枢的喉内收中枢可引起喉内肌痉挛，反之，破坏该中枢后喉内肌呈外展麻痹，其从进化角度推测喉最重要的功能是具有活瓣样内收功能，以防止误收；另一个解剖学原因是，支配喉内肌的内收神经纤维较外展纤维的多，因此内收纤维再生功能机会更多。

神经损伤数周后，即可出现健侧声带进一步内收越过中线以代偿声门闭合不全，此时患者嗓音有所改善。声带过中线代偿时，常伴有声门上结构功能亢进，最常见的为发声时声带前后径缩短，室带挤压。这种代偿性功能亢进常常伴有颈部不适感。目前尚无健侧代偿功能终止时间的研究报道。在对患侧的神经肌肉功能恢复的研究中，1992年，Shindo在狗模型上证明，喉返神经横断后3个月内，甲杓肌和环杓后肌发生萎缩，3个月后，去神经支配的肌肉纤维直径开始增粗，至9个月接近正常肌肉的纤维直径。这提示了即使神经横断，也可能出现神经再生，防止肌肉萎缩。虽然喉神经再生可防止肌肉萎缩维持声带张力，但伴随的声带联带运动（synkinesis）是内收肌和外展肌非选择性神经再支配的结果，它通常不能使声带恢复有效的运动。临床表现取决于支配内收肌和外展肌神经纤维再生的比例。

2009年，Crumley提出了喉联带运动的五型分类系统。Ⅰ型联动,声带几乎无运动,不影响声音和呼吸功能;Ⅱ型的特征是痉挛性声带,声音质量差;Ⅲ型,声带强直性内收,声音尚可,可影响呼吸功能;Ⅳ型,声带强直性外展,气息声明显,可有呛咳、误吸风险。

2. 单侧喉返神经不全麻痹　在 2016 年 Rosen 对单侧声带运动障碍提出的系统命名中,声带不全麻痹(vocal fold paresis)是由于神经源性病因引起的声带运动减少,而声带完全麻痹(vocal fold paralysis)则为神经源性病因引起的声带固定。声带不全麻痹可以单纯由喉返神经部分失神经支配或喉返神经完全麻痹后神经再生这两种神经源性病因所致,表现为声带运动减少(包括声带运动范围和 / 或速度减弱)。临床表现与单侧 RLNP 相似,但程度较轻,部分患者可有平静呼吸时有喉鸣音,发声费力,发声疲劳,复音,无法发高音及音量降低等。多数可回忆起病时间。可有咽喉部感觉异常如异物感、慢性咳嗽等,罕有吞咽困难。

喉镜检查,最常见的为患侧声带活动受限,外展受限较多见,其次为弧形声带。临床上须注意生理性甲状软骨板不对称形成的双侧声带活动不对称。通过重复发声检查方法更易识别患侧声带无力。由于声门闭合功能减退,可出现声门上功能亢进,发声时喉前后径缩小,双侧室带挤压较完全麻痹者多见。少数患者可见声带代偿性病变,如声带宽基水肿状息肉和声带突肉芽肿。

三、诊断

喉返神经麻痹的诊断应根据病史、体格检查、喉内镜及影像学检查结果。病史上若声音改变出现于下述情况,应考虑神经源性的声带麻痹:①发生于颈部或胸部手术后;②声音改变对应于颅底或脑干病变区域;③上呼吸道感染后出现嗓音改变且程度较重;④全麻插管后;⑤有肿瘤压迫迷走神经或喉返神经的证据等。通过声音变化的病史,喉结的位置,喉镜检查见不对称的声带运动或固定,LEMG 检查显示有异常的肌电位,可作出神经源性声带运动障碍的诊断。

动态喉镜通过观察声带有无振动,可区别神经源性或机械性声带活动障碍。虽然自发和诱发喉肌电图检查是诊断声带麻痹最可靠的方法(详见本章第一节)。理论上,动态喉镜和喉肌电图均能鉴别声带是否失神经支配,实践工作中,结果的判断无法避免有主观因素。在最近的一篇回顾性综述中,72% 医生依靠动态喉镜诊断,只有 1.7% 依赖 LEMG。值得注意的是,大多数有关 LEMG 诊断声带麻痹的研究是回顾性分析,证据等级为 4 级,因此很少将其作为独立的诊断方法;如果仍无法判断,须进行神经诱发 LEMG。

当喉镜检查后,有声带麻痹者可行 CT 和 / 或 MRI 检查,但当病史能明确麻痹是由手术所致,则无必要。检查范围应包括颅底至主动脉弓范围,无证据证明 CT 和 MRI 哪个更有优势。但对于颅底和脑部病变,MRI 优于 CT。B 超检查是发现甲状腺病变的首选,具有无创易重复及较高敏感性和特异性的优势。

单侧喉返神经源性病变,须与以下疾病相鉴别。①与环杓关节机械损伤相关的疾病。如杓状软骨脱位、半脱位,一般有插管史或颈部外伤史。局麻下杓状软骨触诊或复位是鉴别最可靠的方法;②与头颈部恶性肿瘤相关的疾病。喉癌特别是贯声门型早期就可致声带活动障碍。喉咽癌,颈段食道癌累及杓区、环后区、梨状窝内侧壁也可致声带活动受限或固定;③与喉神经肌肉接头病变相关的疾病。最常见的是重症肌无力,常为双侧喉肌运动障碍,LEMG 检查有重要诊断价值。

四、治疗

首先应明确病因,给予对因治疗,其次是恢复发声、呼吸和吞咽功能。

1. 药物治疗　在明确病因同时,可予药物治疗。神经营养药如维生素 B_1、维生素 B_{12} 等;无禁忌证情况下可应用改善微循环药物及短时间应用糖皮质激素。

2. 嗓音治疗(voice therapy)　声带麻痹一旦确诊,应立即进行嗓音矫治,即使是最终需要手术治疗的患者,在观察等待阶段也是有效治疗手段(证据等级 1a,推荐等级 A)。初次训练时间为 2 个月,主要目的是避免喉功能过度代偿和改善漏气样发声,训练方法包括头部和颈部肌肉放松训练,有氧训练,腹部和胸部肌肉力量控制练习及强迫内收练习等。

3. 外科治疗单侧声带麻痹的手术治疗方法

(1)声带内移手术(medialiation):包括声带注射术和喉框架手术。

(2)神经再支配手术:包括喉返神经断离处端端直接吻合术和神经移植吻合术。

(3)神经肌肉蒂移植和神经植入术。

4. 选择外科手术时的注意事项

①观察时间:在原发疾病手术中,发现喉返神经断裂或缺损,应立即行神经端端吻合术或神经移植术。声带内移术应至少观察6个月。对特发性声带麻痹,迷走神经损伤和接近颅底的喉返神经损害至少观察9个月。②注射材料的选择:自1988年以来,已不再使用聚四氟乙烯,因其可致永久性慢性肉芽肿性炎性反应,及可迁徙至全身其他部分。明胶海绵在术后3个月内可被吸收;自体脂肪3~4个月后可被部分吸收;自体筋膜较脂肪存活时间长;胶原蛋白有报道在声带内可持续存在3年;③手术方式的选择:术前应判断声门是单纯的水平位闭合不全或合并有垂直位闭合不全。声带注射术和I型甲状软骨成形术,无法改善声门垂直位闭合不全,结合杓状软骨内移术可达到更好的效果。理论上喉返神经修复手术是最理想的方法,但术中无法做到神经精准对位,内收和外展神经纤维可能错向再生影响手术疗效。选择的术式还应考虑患者的个性化要求和全身状况。

五、疗效评估

单侧声带麻痹患者,经嗓音治疗,手术治疗,或二者联合治疗后,效果无单一的客观评估方案,需采用客观检查和基于感知的检查方法相结合的评估方法。

在2001年欧洲喉科学会制定的嗓音评估指南,评估指标包括5点。①感知测试:Hirano量表中的G、R、B;②动态喉镜检查;③空气动力学检查:发声商和最大发声时间;④声学分析:jitter(%),shimmer(%),音域,30cm处的最小强度;⑤患者的自我评估。2018年,在单侧声带麻痹基本语音评估的国际共识中建议,患者的自我评估方法应系统应用嗓音障碍指数(VHI);强调必须使用Hirano的G,R,B量表进行感知分析,其中气息声权重最大;空气动力学研究中至少应包括最大发声时间。

临床实践中,必须选择多维的评价方法,以证明治疗的有效性、可比性和重复性。

(林志宏)

参 考 文 献

1. 王荣光.先天性喉闭锁.国外医学 耳鼻咽喉学分册,1991,15(5):257-259.

2. Monnier P. Pediatric airway surgery: management of laryngotracheal stenosis in infant and children. Belin: Springer, 2011.

3. Rutter MJ.Congenital laryngeal anomalies, Brazilian Journal of otorhinolaryngology, 2014, 80(6):533-539.

4. 中华耳鼻咽喉头颈外科杂志编辑委员会咽喉组,中华医学会耳鼻咽喉头颈外科学分会咽喉学组.咽喉反流性疾病诊断与治疗专家共识(2015年).中耳耳鼻咽喉头颈外科杂志,2016,51(5):324-325.

5. Milstein CF, Charbel S, Hicks DM, et al. Prevalence of laryngeal irritation signs associated with reflux in asymptomatic volunteers: impact of endoscopic technique (rigid vs. flexible laryngoscope). Laryngoscope, 2005, 115(12):2256-2261.

6. Thompson DM. Abnormal sensorimotor integrative function of the larynx in congenital laryngomalacia: a new theory of etiology. Laryngoscope, 2007, 117(114):1-33.

7. Berrocal T, Madrid C, Novo S, et al. Congenital anomalies of the tracheobronchial tree lung and mediastinum: embryology, radiology, and pathology. Radiographics, 2003, 24(1):e17.

8. Phelan E, Ryan S, Rowley H. Vascular rings and slings: interesting vascular anomalies. J Laryngol Otol, 2011, 125(11):1158-1163.

9. 徐志伟,张海波,王顺明,等.婴幼儿先天性气管狭窄伴复杂先心病的I期根治.中华小儿外科杂志,2003,24(1):15-17.

10. Yang JH, Jun TG, Sung K. Repair of long-segment congenital tracheal stenosis. J Korean Med Sci, 2007, 22(3):491-496.

11. Moungthong G, Holinger LD. Laryngotracheoesophageal clefts. Ann Otol Rhinol Laryngol, 1997, 106（12）: 1002-1011.

12. Pezzettigotta SM, Leboulanger N, Roger G, et al. Laryngeal cleft. Otolaryngol Clin North Am, 2008, 41（5）: 913-933.

13. Johnston DR, Watters K, Ferrari LR, et al. Laryngeal cleft: evaluation and management. Int J Pediatr Otorhinolaryngol, 2014, 78（6）: 905-911.

14. 中华医学会耳鼻咽喉头颈外科学分会咽喉学组, 中华医学会耳鼻咽喉头颈外科学分会嗓音学组, 中华医学会中华耳鼻咽喉头颈外科杂志编辑委员会咽喉组. 喉气管狭窄诊断与治疗专家共识. 中华耳鼻咽喉头颈外科杂志, 2018, 53（6）: 410-413.

15. Walker RD, Irace AL, Kenna MA, et al. Neurologic evaluation in children with laryngeal cleft. JAMA Otolaryngol Head Neck Surg, 2017, 143（7）: 651-655.

16. Rahbar R, Rouillon I, Roger G, et al. The presentation and management of laryngeal cleft: A 10-year experience. Arch Otolaryngol Head Neck Surg, 2006, 132（10）: 1335-1341.

17. Breda E, Catarino R, Monteiro E. Transoral laser microsurgery for laryngeal carcinoma: survival analysis in a hospital-based population. Head Neck, 2015, 37（8）: 1181-1186.

18. Canis M, Ihler F, Martin A, et al. Transoral laser microsurgery for T1a glottic cancer: review of 404 cases. Head Neck, 2015, 37（6）: 889-895.

19. Forastiere AA, Ismaila N, Lewin JS, et al. Use of larynx-preservation strategies in the treatment of laryngeal cancer: American society of clinical oncology clinical practice guideline update. J Clin Oncol, 2018, 36（11）: 1143-1169.

20. Al-Mamgani A, van Rooij PH, Woutersen DP, et al. Radiotherapy for T1-2N0 glottic cancer: a multivariate analysis of predictive factors for the long-term outcome in 1050 patients and a prospective assessment of quality of life and voice handicap index in a subset of 233 patients. Clin Otolaryngol, 2013, 38（4）: 306-312.

21. Guimaraes AV, Dedivitis RA, Matos LL, et al. Comparison between transoral laser surgery and radiotherapy in the treatment of early glottic cancer: a systematic review and meta-analysis. Sci Rep, 2018, 8（1）: 11900.

22. Schwaab G, Kolb F, Julieron M, et al. Subtotal laryngectomy with cricohyoidopexy as first treatment procedure for supraglottic carcinoma: Institut Gustave-Roussy experience（146 cases, 1974-1997）. Eur Arch Otorhinolaryngol, 2001, 258（5）: 246-249.

23. McRae K. Principles and practice of anesthesia for thoracic surgery. Cham: Springer International Publishing Switzerland, 2019.

24. Bernier J. Head and neck cancer multimodality management. 2nd ed. Cham: Springer International Publishing Switzerland, 2016.

25. 曾益新. 肿瘤学. 北京: 人民卫生出版社, 2003.

26. Shah Jatin P. 头颈外科学与肿瘤学. 于振坤, 译. 北京: 人民卫生出版社, 2005.

27. Barsties B, De Bodt M. Assessment of voice quality: current state-of-the-art. Auris Nasus Larynx, 2015, 42（3）: 183-188.

28. Özcebe E, Aydinli FE, Tiğrak TK, et al. Reliability and validity of the turkish version of the consensus auditory-perceptual evaluation of voice（CAPE-V）. J Voice, 2018, 33（3）: e1-e382.

29. Hartl DM, Hans S, Crevier-Buchman L, et al. Long-term acoustic comparison of thyroplasty versus autologous fat injection. Ann Otol Rhinol Laryngol, 2009, 118（12）: 827-832.

30. Carding PN, Wilson JA, MacKenzie K, et al. Measuring voice outcomes: state of the science review. J Laryngol Otol, 2009, 123（8）: 823-829.

31. Sataloff RT. Sataloff's Comprehensive textbook of otolaryngology Head and Neck Surgery. New Delhi: Jaypee Brothers Medical Publishers Ltd, 2016.

32. Volk GF, Hagen R, Pototschnig C. Laryngeal electromyography: a proposal for guidelines of the European Laryngological Society. Eur Arch Otothinolaryngol, 2012, 269（10）: 2227-2245.

33. 侯丽珍, 徐文, 韩德民, 等. 正常喉诱发电位特点的研究. 中华耳鼻咽喉头颈外科杂志, 2007, 42（3）: 207-210.

34. Rubin AD, Hawkshaw MJ, Moyer CA, et al. Arytenoid cartilage dislocation: a 20-year experience. J Voice, 2005, 19（4）: 687-701.

35. Norris BK, Schweinfurth JM. Arytenoid dislocation: an analysis of the contemporary literature. Laryngoscope, 2011, 121（1）: 142-146.

36. Stachler RJ, Francis DO, Schwartz SR, et al. Clinical practice guideline: Hoarseness（Dysphonia）. Otolaryngol Head Neck Surg, 2018, 158: S1-S42.

37. 韩德民, Sataloff RT, 徐文. 嗓音医学. 2版. 北京: 人民卫生出版社, 2017.

38. 于萍, 王荣光. 嗓音疾病与嗓音外科学. 北京: 人民军医出版社, 2009.

39. Remacle M, Haverbeke CV, Eckel H, et al. Proposal for revision of the European Laryngological Society classification of endoscopic cordectomies. European Archives of Oto-Rhino-Laryngology, 2007, 264（5）: 499-504.

40. Mattei A, Desuter G, Roux M, et al. International consensus (ICON) on basic voice assessment for unilateral vocal fold paralysis. Eur Ann Otorhinolaryngol Head Neck Dis, 2018, 135 (1S): S11–S15.

41. Randolph GW. The recurrent and superior laryngeal nerves. Cham: Springer International Publishing Switzerland, 2016.

42. Dejonckere PH, Bradley P, Clemente P, et al. A basic protocol for functional assessment of voice pathology, especially for investigating the efficacy of (phonosurgical) treatments and evaluating new assessment techniques. Guideline elaborated by the Committee on Phoniatrics of the European Laryngological Society (ELS). Eur Arch Otorhinolaryngol, 2001, 258 (2): 77–82.

第五篇　头颈肿瘤学

第一章　头颈肿瘤分子生物学

广义的头颈肿瘤是发生于头部和颈部所有肿瘤的统称，包括唇、口腔、咽、喉、鼻、鼻窦、唾液腺、甲状腺、甲状旁腺、颈段食管及头颈部皮肤等部位的肿瘤。鳞状细胞癌为最常见的肿瘤类型，约占所有头颈部肿瘤的 85%~95%。全球每年约有超过 60 万的新发病例，居全部恶性肿瘤的第 6 位。我国近年头颈部肿瘤的年发病率为 15.22/10 万，占全身恶性肿瘤的 4.45%。尽管近来头颈肿瘤的诊断水平不断提高，治疗策略亦愈发多样化，但患者的总体 5 年生存率仍无明显改善，滞留于 50% 左右。现已有大量着眼于头颈肿瘤发生发展的研究并取得了一定成绩，但对其病因学中的某些关键问题尚缺乏明确、统一的认识。

自 20 世纪 70 年代起，分子生物学的兴起对整个生命科学领域产生了深远的影响。随着各种分子生物学研究技术的出现和不断革新，从分子水平对单个细胞的复杂生命活动进行研究已成为现实。现普遍认为肿瘤从本质上是一种由于基因功能异常所致的疾病，故从分子水平对肿瘤进行研究能使我们更清楚地认识其来源、发生机制及进展过程。理解肿瘤发生、进展的分子机制无疑将对其预防、早期诊断及治疗产生巨大裨益。

第一节　头颈肿瘤发生、进展的相关分子生物学基础

一、头颈肿瘤的起源和发生

分子生物学的兴起使人们对恶性肿瘤起源的认识发生了质的变化。20 世纪 70 年代以前，关于恶性肿瘤的来源主要有两种学说：一种观点认为肿瘤是细胞异常分化所导致的疾病；另一观点则认为肿瘤形成是由于病毒感染所诱发的细胞异常增殖。随着时间的推移，学者们发现这两种学说均不能完全解释所有恶性肿瘤的发生。现普遍认为恶性肿瘤是起源于体细胞中调控细胞增殖基因的突变，随着突变的积累，正常细胞的形态及生物学行为逐步改变，最终成为癌细胞。这一观点被认为更接近恶性肿瘤起源的"真相"，能更本质的解释恶性肿瘤发生的原因。参与肿瘤细胞发生的基因众多，其中癌基因与抑癌基因的表达调控异常被认为是最核心的事件。癌基因的激活与抑癌基因的失活或缺失协同作用，最终导致恶性肿瘤的形成。

1. **癌基因及其相关信号通路癌基因可分为两大类**　病毒癌基因（viral oncogene，v-onc）和细胞癌基因（cellular oncogene）。前者存在于反转录病毒中，后者存在于包括正常细胞在内的细胞中，亦被称为原癌基因（proto-oncogene）。癌基因的产物转导正向调节信号：促进细胞生长与增殖，阻止细胞发生终末分化。在外界致癌因素的作用下，原癌基因通过基因突变、易位、扩增、重排、过量表达、甲基化和外源性序列的插入等方式导致其原有的结构、表达水平或表达位置发生变化，这一过程称为癌基因的激活。被激活的癌基因通过其编码蛋白量或质的改变而使细胞生长失控、分化不良，进而导致细胞的恶性转化。现已确定的癌基因种类繁多，与头颈肿瘤关系密切的有以下几类：

（1）表皮生长因子受体基因：表皮生长因子受体（epidermal growth factor receptor，EGFR）基因定位于人染色体 7q12-13，为原癌基因 erbB/HER 家族的一员。其编码产物为一种跨膜蛋白，是酪氨酸激酶受体的一种。*EGFR* 基因根据其不同的结构域可分为四种亚型，即 *EGFR-1*、*EGFR-2*、*EGFR-3*、*EGFR-4*。磷酸化的 EGFR 与表皮生长因子、转化生长因子 -α（transforming growth factor α，

TGF-α）等配体结合后使酪氨酸结构域活化，激活各种细胞内信号介导细胞的增殖、存活、迁移和血管生成。现研究较多的 EGFR 下游通路包括 Ras-MAPK 及 PI3K/Akt 通路。*Ras* 基因是最常见的癌基因，参与细胞生长和分化的调控，与许多肿瘤的发生发展有关；丝裂原活化蛋白激酶（mitogen-activated protein kinase，MAPK）是细胞内的一类丝氨酸/苏氨酸蛋白激酶，与细胞的大多数生物学反应有关。磷酸化的 EGFR 激活可激活 Ras-MAPK 通路使细胞周期蛋白 D1（cyclin D1）表达上调，使细胞由 G1 期进入 S 期，实现细胞增殖。PI3K/Akt 通路与细胞存活及凋亡抑制有关。3-磷酸肌醇激酶（phosphatidylinositol-3-kinase，PI3K）被 EGFR 激活后在质膜上产生第二信使磷脂酰肌醇三磷酸（PIP3），后者激活细胞内信号蛋白 Akt 激酶最终致具有抗凋亡作用的转录因子 NF-κB 被激活，实现细胞的抗凋亡作用。值得指出的是，对于单个肿瘤细胞而言上述两种通路各自的信号转导途径虽已研究得较为深入，但头颈肿瘤各细胞间的信号交联远比此复杂的多，即肿瘤细胞的生成可能单独经历 Ras-MAPK 及 PI3K/Akt 通路中的某一种，也有可能同时受此两种途径的协同影响，甚或受一些尚未发现的信号通路介导。

早在 1986 年，就有学者提出 EGFR 在多种头颈肿瘤中存在高表达。在原癌基因激活及其他因素作用下，EGFR 过度表达可使上述信号通路持续开放，使肿瘤细胞增殖、浸润及转移。随后的研究进一步验证了这一现象，并指出 EGFR 在大多数上皮性肿瘤中存在高表达，而在头颈鳞癌中的表达率更在 90% 以上。EGFR 和 TGF-α 在 mRNA 和蛋白水平的共同高表达与口腔癌前病变的非典型增生程度有关，且在头颈部恶性肿瘤的邻近黏膜中亦发现 EGFR 的过表达。这些研究结果提示 EGFR 的活化是头颈肿瘤发生的早期事件。现大多数学者认为 EGFR 高表达可作为头颈肿瘤患者不良预后的分子预测标志，且目前的研究热点已转移到如何通过干预 EGFR 相关信号通路来治疗头颈肿瘤。

（2）细胞周期蛋白 D1（CCND1）：CCND1 定位于染色体 11q13，已证实该基因的扩增使其编码蛋白 cyclin D1 过表达与大多数头颈肿瘤有关。

细胞周期调控决定了细胞的增殖速度，主要受到以细胞周期蛋白和依赖于细胞周期蛋白的蛋白激酶（cyclin-dependent kinase，CDK）为核心的蛋白质复合物的调控。头颈肿瘤中 cyclin D1 主要涉及 p16INK4A-cyclin D1-CDK4/CDK6-RB 调节途径。其中 cyclin D1 和 CDK4/CDK6 为正调节因子，而 p16INK4A 及 RB 为负调节因子。p16INK4A 由定位于染色体 9p21 的细胞周期依赖性激酶抑制基因 2A（cyclin-dependent kinase inhibitor 2A，CDKN2A）编码，其作用为抑制 cyclin D1-CDK4/CDK6 复合物的活性。在头颈肿瘤中，CDKN2A 常因纯合子缺失、突变或甲基化而失活，导致 cyclin D1-CDK4/CDK6 活性抑制作用减弱，使抑癌基因 RB 的表达产物磷酸化程度增多，最终导致细胞通过 G1/S 检查点，进入 S 期。现已有研究表明 *CCND1* 基因扩增所致的 cycling D1 过表达与头颈肿瘤术后复发有关，并提示这部分患者预后不良。

（3）其他候选基因：与头颈肿瘤相关的癌基因还包括信号转导及转录激活因子（signal transducers and activators of transcription，STATs）、编码非受体酪氨酸激酶的 *Src* 基因、编码 p63 蛋白的 *TP63* 基因及 Myc 基因家族的成员 *c-Myc* 等。已有强有力的基础实验证据表明这些基因与头颈肿瘤的发生有关，但其在头颈肿瘤发生中所扮演的具体角色尚未完全明确，且相关的临床研究数据尚不完善。根据目前提出的"癌基因实验证据分级标准"，这些基因可作为与头颈肿瘤相关癌基因的"候选基因"。

2. 抑癌基因及其相关信号通路　抑癌基因的发现源自 20 世纪 70 年代。牛津大学学者 Harris 的经典试验为抑癌基因的发现带来了第一缕曙光。其开创的杂合细胞致癌性研究表明，将癌细胞株与正常细胞融合后所得到的杂合细胞通常并不具备致瘤性，提示正常细胞中存在"某种基因"能抑制癌细胞的致肿瘤作用。后来，学者们将这种存在于正常细胞内且其产物能抑制细胞生长的基因称为抑癌基因。头颈肿瘤中，抑癌基因失活的主要方式包括纯合子缺失、突变及甲基化，失活后其抑制肿瘤生长的能力下降，导致细胞恶性转化而发生肿瘤。目前已确定的抑癌基因多达 10 多种，产物分布于细胞各个部位，与头颈肿瘤发生关系明确的抑癌基因包括：

（1）*P53* 基因：*P53* 基因位于 17p13.1，全长 20kb，含有 11 个外显子，编码分子量 53 000 的肽链，4 条相同的肽链聚合成具有活性的四聚体。虽然在正常增殖和发育中 P53 的功能并不十分显著，但在防止肿瘤发生发展中 P53 扮演着非常重要的角色。*P53* 基因在各种组织中普遍表达，正常情况下野生型 P53 蛋白的半衰期很短，在细胞内含量低。当细胞受射线辐射或化学试剂作用导致 DNA 损伤时 P53 蛋白水平增高，此与 P53 蛋白半衰期延长及 P53 蛋白活化有关。P53 激活后对细胞周期有负向调节作用且阻止细胞凋亡，利于细胞的 DNA 损伤修复。当 DNA 损伤过于严重而 DNA 损伤修复失败时 P53 能促进损伤的细胞发生凋亡。*P53* 基因突变存在于 60%~80% 的头颈肿瘤中，其中主要的突变位点位于外显子 5~9，其余位点的突变率总共约为 20%。有研究表明 P53 的失活与头颈肿瘤的危险因子——吸烟、饮酒有关，对于那些无吸烟、饮酒史的头颈肿瘤患者，*P53* 失活可能由人乳头瘤病毒（human papilloma virus，HPV）16 感染所致。基于 *P53* 在头颈肿瘤生物学行为中的重要作用，有学者对病理学证实为正常黏膜的肿瘤阴性切缘组织进行检测，结果表明阴性切缘存在 *P53* 突变的肿瘤复发的风险增高。亦有研究表明 *P53* 的突变水平与头颈部原发肿瘤的不良预后有关。但目前关于 *P53* 表达与头颈肿瘤中临床病理参数关系的研究多采用免疫组化方法，由于其方法学及判定标准不一致，故研究结果差异较大。

（2）*P16INK4*：*P16INK4* 基因位于 9q21，其产物为分子量 16 000 的蛋白质，为 CDK4 和 CDK6 的抑制物。P16 蛋白作用于 RB 蛋白上游，由于 RB 蛋白的磷酸化是细胞通过 G1/S 检查点的关键，而 P16 蛋白能抑制 CDK4/6 使 RB 蛋白保持低磷酸化，故能使细胞停滞于 G1 期，实现细胞增殖的抑制。P16 基因的失活将导致细胞的过度增殖，大量研究表明 P16 蛋白表达缺失是鼻咽癌的常见事件，其平均缺失率为 40%~82%。Shibosawa 等用免疫组化检测 28 例鼻咽癌患者的 P16 蛋白表达，原位杂交检测其 EBER（EBV encoded small RNA）表达情况，结果有 82.1% 未检测到 P16 蛋白表达，EBER 表达者占 78.6%，而在 EBER 表达的鼻咽癌患者中无 P16 蛋白表达，6 例 EBER 不表达的鼻咽癌患者中就有 5 例 P16 表达，揭示 P16 蛋白缺失在 EBV 相关鼻咽癌的发展中起重要作用。另一项病例数为 148 例的免疫组化研究中，54% 的舌癌患者存在 P16 蛋白染色缺失，且多因素回归分析显示其表达缺失为患者不良预后的预测因子。相似的研究也表明 *P16* 基因 9p21 的杂合子丢失与整体生存时间相关，P16 蛋白表达缺失与快速复发相关。可见 P16 蛋白和基因表达的改变对于头颈肿瘤患者的复发和无病生存期的估计具有良好的预测价值。

（3）*PTEN* 基因：*PTEN* 基因全称为磷酸酶和细胞骨架张力蛋白同源物（phosphatase and tensin homologue），定位于 10q23。该基因已于 1997 年克隆，含有 9 个外显子，编码区全长 1 209bp，产物具有磷酸酶结构域和细胞骨架张力蛋白同源结构域。*PTEN* 基因的体细胞突变包括缺失及点突变。PTEN 蛋白的功能广泛，其磷酸酶结构域有类似于可使磷酸化的酪氨酸及丝氨酸 / 苏氨酸残基去磷酸化的双特异性磷酸酶特征。PIP3 是第二信使，在静息的细胞内含量很低。当生长因子及胰岛素等与靶细胞的跨膜受体结合后，可活化 PI3K，后者使第二信使 PIP3 含量增加，从而使 Akt 活化并激活上述已提及的与凋亡抑制相关的 PI3K/Akt 通路。而 PTEN 蛋白通过使 PIP3 去磷酸化而拮抗 PI3K，阻断 PI3K/Akt 通路，实现肿瘤的抑制作用。在头颈肿瘤中，已报道存在大约为 10% 的 PTEN 失活。PTEN 失活意味着一旦 PI3K/Akt 通路被激活将无法被阻断，该机制在头颈肿瘤的凋亡逃避中发挥着重要作用。

3. 头颈肿瘤多阶段癌变的分子基础 恶性肿瘤的发生是一个长期的、多因素多基因参与、多阶段形成的复杂渐进过程。单个基因的改变尚不足以造成细胞的完全恶性转化。最初的遗传特性改变在细胞形态上可无任何异常，随着遗传特性改变的增加，出现过度增生（hyperplasia），然后发生不典型增生（dysplasia），进一步发展为原位癌（carcinoma in situ）。原位癌发展缓慢，经过数年甚至更长时间的演进最终发展为侵袭性癌。Califano 等于 1996 年首次提出头颈部恶性肿瘤的多阶段演进模型。染色体 3p、9q 和 17p 的杂合性缺失发生于头颈部黏膜不典型增生阶段，为肿瘤形成的早期事件；而染色体11q、4q的改变发生于癌症已形成阶段。事实上，已证实超过35%的口腔和口咽部恶性肿瘤周围黏膜存在上述染色体的改变。从病理学角度出发，这些黏膜组织肉眼观正常，而显微镜下可能已表现为不典型增生。此现象亦反向验证了肿瘤的发生经历了上述多阶段的过程。更重要的是，最近的研究表明头颈肿瘤的手术切缘往往已存在上述基因改变，这些形态学正常的组织可能是头颈肿瘤复发和第二原发肿瘤的来源。这提示我们传统意义上的手术切缘阴性和肿瘤安全界并不能真正代表肿瘤已切除"干净"。从临床预后及经济学角度出发，评估是否有必要对这类切缘已存在染色体改变的患者进行更积极的治疗，并使患者获益有望成为下一个研究热点。

二、头颈肿瘤的侵袭和转移

恶性肿瘤侵袭是指癌细胞侵犯和破坏周围正常组织，进入血液循环的过程。转移是指侵袭的癌细胞迁移到特定组织器官并发展成为继发癌灶的过程。侵袭是转移的前奏、前提，转移是侵袭的结果。头颈肿瘤的侵袭和转移与大多数实体肿瘤类似，但主要为颈部的淋巴结受累。淋巴结受累的数目、部位及结外转移是影响患者预后的重要因素。

细胞外基质降解是恶性肿瘤侵袭转移的第一步，因此与细胞外基质降解存在密切联系的基质金属蛋白酶（matrix metalloproteinases, MMPs）自然也受到广泛关注。MMPs是一类依赖锌离子的内肽酶，其家族成员众多，主要可分为胶原酶类、明胶酶类、间质溶解因子、基质溶解因子及膜型MMP五大类。MMPs见于多种生理及病理状态，参与胚胎发育、排卵、创伤愈合、心衰、动脉粥样硬化及肿瘤发生。现已有研究指出MMPs与多种肿瘤的转移有关。关于MMPs与头颈肿瘤关系的研究也为数不少，但两者的相关性并没有预期中的密切，且以MMPs为靶点的试验性治疗效果也并不理想。CSMD1是另一种研究较多的与头颈肿瘤侵袭转移相关的基因。该基因位于染色体8p23，起初是由于发现8p23区域与声门上型喉癌预后相关，随后该基因于2001年成功克隆。然而现有的研究结果亦无法完全阐明CSMD1基因在

头颈肿瘤的侵袭转移中所扮演的角色。因此，就目前而言，我们尚不能认定头颈肿瘤的侵袭转移与某一特定的基因存在直接关联，该过程可能由多种尚未被完全认识的基因所调控。

在经历了一段时间的研究停滞之后，学者们试图从上皮间质转化（epithelial to mesenchymal transition, EMT）这一角度寻求头颈肿瘤侵袭转移机制的突破。EMT是一种基本的生理现象，最早发现于胚胎形成，此阶段细胞表型可从上皮向间质转化。随后研究表明在肿瘤的侵袭转移中该现象亦广泛存在。由于上皮细胞不具备转移播散时所需的可塑性，故不能在细胞间质中自由移动。肿瘤细胞通过EMT途径可获得更多的间质细胞特性，从而使转移成为可能。现有结果表明TGF-β途径可能在EMT过程中发挥关键作用。此外，一项最近的研究表明神经营养性酪氨酸激酶受体2（neurotrophic receptor tyrosine kinase2, NTRK2）与其配体在头颈肿瘤的侵袭转移中可能发挥重要作用。尽管目前关于EMT过程与头颈肿瘤侵袭转移的研究尚处于初步阶段，但更好地揭示这一过程无疑将对头颈肿瘤的治疗提供更多新的思路。

第二节　病毒与头颈肿瘤

"病毒与人类肿瘤的关系"这一话题在很长时间内一直无明确定论，但目前已通过流行病学研究确立了某些病毒与一些肿瘤直接相关。不同病毒的致瘤作用不尽一致，在肿瘤发生的多基因改变和多阶段过程中，有些病毒可能是肿瘤发生的启动因素，而有些属于促发因素。现已较明确与头颈肿瘤相关的病毒有HPV和EBV（Epstein-Barr virus）。

一、HPV与头颈肿瘤

HPV可通过人体间密切接触传播，导致感染者发生皮肤寻常疣或生殖器尖锐湿疣等疾病。1995年，国际癌症研究中心证实该病毒与宫颈癌密切关联，确定了其DNA肿瘤病毒的地位。HPV病毒包含E6和E7两种癌基因，其表达产物可使抑癌基因P53和RB失活，导致细胞周期调节紊乱，最终致细胞癌变。

HPV 与头颈肿瘤关系的研究始于 20 世纪 80 年代，最初的研究结果显示导致宫颈癌形成的癌基因 $E6$、$E7$ 可能以类似的机制感染头颈部上皮细胞并致癌。随后的研究结果确定了仅 HPV16 与头颈肿瘤相关，且以口咽部的肿瘤多见，并将其确定为吸烟、饮酒外的头颈肿瘤危险因素。有趣的是，在 HPV 阳性的肿瘤样本中 $P53$ 基因失活的方式与传统的失活方式有所差异，前者的体细胞突变率相对较低，表明 HPV 所含的 $E6$、$E7$ 癌基因介导的 P53 失活为另一独立的途径。此外，在一项包含 5 046 例样本的循证研究中，HPV 在头颈肿瘤中的阳性表达率为 26%，且已有不止一项研究结果表明这类肿瘤患者相对于 HPV 表达阴性的患者预后较佳。基于其在生物学行为和临床特征上的独特性，有学者提出应将 HPV 阳性的头颈肿瘤作为一单独亚类来对待，以期在治疗上做出更适当的决策。

二、EBV 与鼻咽癌

EBV 于 1964 年由 Epstein 和 Barr 发现，现已知 EBV 与伯基特淋巴瘤、鼻咽癌、霍奇金淋巴瘤和传染性单核细胞增多症相关。随着分子生物学等方法的广泛应用，EBV 与恶性肿瘤的关系日趋受到重视。鼻咽癌在西方国家并不多见，然而在我国东南部发病率却较高。EBV 致鼻咽癌的发生主要与 EBV 核抗原（EBNA）和 EBV 潜伏期膜蛋白（latent membrane protein，LMP）有关。LMP-1 是目前唯一证实的 EBV 恶性转化基因，能调控某些基因的表达，如上调 EGFR、干扰素调节因子（interferon regulatory factor，IRF）-2、CD23、CD40、CD54 等，下调 CD10 等表达，激活细胞黏附分子 LFA-1 等，是 EBV 致癌的重要一环。

一项包含 99 例患者的前瞻性研究结果表明，鼻咽癌患者在接受治疗前血浆 EBV 的 DNA 水平与肿瘤的 TNM 分期呈正相关，且在接受同样的治疗方案后患者预后相对较差。需注意的是，我国 EBV 的感染普遍且感染后终生带病毒，但鼻咽癌的发生却存在明显地域性。这种现象说明 EBV 感染不是鼻咽癌发生的唯一原因，同其他肿瘤一样，其发生是多因素、多步骤的，由机体的遗传因素、环境中的化学因素等共同决定。

（刘世喜）

第二章 头颈肿瘤的生物治疗

肿瘤的生物治疗是指应用现代生物技术及其生物产品,通过多个环节调节机体自身的生物学反应,从而直接或间接抑制肿瘤或减轻传统治疗相关不良反应的新型治疗模式。生物治疗涵盖的领域愈趋广泛,在此仅介绍与头颈肿瘤关系密切的两个方面,分别是头颈肿瘤的基因治疗及免疫学治疗。

第一节 头颈肿瘤的基因治疗

基因治疗是指将有功能的一个或多个基因导入细胞以纠正基因缺陷或提供新的功能的治疗手段。由于肿瘤本质上是基因功能异常所导致的疾病,故从理论上讲基因治疗或能实现肿瘤的对因治疗,拥有无可比拟的优势。基因治疗既可通过转导目的基因进入肿瘤细胞,介导细胞毒效应直接实现抗肿瘤作用;亦可通过转导基因材料进入正常细胞调节患者免疫系统,间接发挥抗肿瘤效应。理想状态的下的基因治疗药物应具备以下特点:基因载体及导入系统应高效、安全,且在靶细胞/组织中有足够的浓度;导入基因片段应有较好的生物学效应;导入基因在靶细胞/组织中的表达应可控。现已开展的基因治疗包括免疫基因治疗、自杀基因治疗、抑癌基因治疗、反义基因治疗、耐药基因治疗等。尽管基因治疗尚处于临床的早期阶段,但目前取得的结果令人鼓舞,已成为攻克肿瘤最为活跃的领域之一。

对于头颈肿瘤而言,基因治疗的临床研究主要涉及 P53、B7、白细胞介素 2(IL-2)和粒-巨噬细胞集落刺激因子(GM-CSF)等。由于 P53 在头颈肿瘤中的突变率最高,且被证实与肿瘤复发、放化疗抵抗、肿瘤浸润相关,故以 P53 为对象的基因治疗研究最为引人注目。2004 年 3 月,我国诞生了世界首个获准上市的基因治疗药物——重组人 P53 腺病毒注射液(gendicine)。其作用原理为将外源性抑癌基因 P53 经腺病毒载体导入肿瘤细胞,重建肿瘤细胞内变异的 P53 基因。已证实该手段可提高肿瘤放射治疗敏感性和患者的完全缓解率,且治疗期间仅出现一过性发热,无其他严重不良反应,表明头颈鳞癌患者瘤内注射重组人 P53 腺病毒是安全有效的。除 gendicine 外,已在我国获批准上市的基因治疗药物还有重组人 5 型腺病毒注射液(oncorine)。该药物是一种溶瘤性腺病毒,利用基因工程技术删除人 5 型腺病毒 E1B-55kD 和 E3 区部分基因片段而获得。该病毒可在肿瘤细胞中选择性复制而导致肿瘤细胞的裂解。国内的临床实验证据表明瘤内注射 oncorine 联合化疗对头颈部肿瘤及食管癌是安全有效的。

第二节 头颈肿瘤的免疫学治疗

一、单克隆抗体在头颈肿瘤治疗中的运用

单克隆抗体的制备及应用可归功于杂交瘤技术的问世。其作用机制包括激活补体、激活效应细胞的抗体依赖性细胞毒作用,破坏肿瘤细胞;或封闭肿瘤细胞表面受体、阻断细胞生长因子与其结合后诱发的促细胞增殖作用等。尽管单克隆抗体本身具有直接抗肿瘤细胞作用,但单独应用时其对头颈肿瘤的作用有限。目前更倾向于应用单克隆抗体与化学治疗药物等生物制剂构成交联物,利用单克隆抗体的肿瘤细胞靶向性将更具杀伤性的药物导向肿瘤细胞,从而发挥特异和高效的肿瘤杀伤效应。由于 EGFR 在肿瘤组织中的高

表达以及相对的头颈部鳞癌特异性,以 EGFR 为靶点的靶向治疗是首个被应用于临床生物学治疗的成功实践。西妥昔单抗是一种抗 EGFR 的单克隆抗体,于 2006 年获 FDA 批准投放临床,它是第一种应用于临床治疗头颈部鳞癌的分子靶向药物,且将其联合应用于放化疗的临床试验亦已相继展开。然而,并非所有的头颈肿瘤均对抗 EGFR 单克隆抗体敏感,故如何确立正确的方法筛选合适的患者成为目前该药物应用的主要问题。寻找能预测患者对放化疗疗效反应的分子标记或能推进肿瘤的个体化治疗。已有学者提出诱导化学药物治疗可使进展期的头颈肿瘤患者获益,且该方法可根据患者对诱导化学药物治疗的敏感程度决定后期是否需进行手术治疗。

二、免疫检查点治疗

近年来,应用单克隆抗体技术制备的"免疫检查点抑制剂"(immune checkpoint inhibitor)为肿瘤的免疫治疗注入了新的活力。在生理状态下,免疫检查点蛋白负责免疫耐受的调节,避免过度的免疫应答导致机体损伤。恶性肿瘤细胞可通过多种方式引起机体不同水平的免疫抑制,实现免疫逃逸。免疫检查点抑制剂的作用机制是通过去除 T 细胞的抑制信号,增强 T 细胞活性,从而杀灭肿瘤细胞。目前研究成熟的免疫检查点通路包括细胞毒 T 淋巴细胞相关抗原 4(cytotoxic T-Lymphocyte-associated antigen 4, CTLA-4)及程序性细胞死亡蛋白(programmed cell death protein 1, PD-1)。CTLA-4 表达于活化的 CD8$^+$ 的效应 T 细胞,参与 T 细胞早期激活状态的调节,主要提供显著的负向信号抑制 T 细胞活化,减弱抗肿瘤的免疫反应。PD-1 可表达于 T 细胞及 B 细胞表面,当与其配体 PD-L1 或 PD-L2 结合后向 T 细胞释放抑制性信号,并通过 PI3K 通路减弱下游信号传递,导致 T 细胞活化及增殖受抑制。CTLA-4 抑制剂伊匹单抗(ipilimumab)是第一个被 FDA 批准的针对免疫检查点的单克隆抗体药物,最初用于治疗晚期黑色素瘤患者,在头颈部肿瘤中的应用已进入临床实验阶段。PD-1 抑制剂的代表药物有派姆单抗(pembrolizumab)及纳武单抗(nivolumab),它们已于 2016 年获美国 FDA 批准用于复发或转移的头颈部鳞癌治疗。美国学者 James P. Allison 和日本学者 Tasuku Honjo 分别发现并系统阐述了 CTLA-4 和 PD-1 在肿瘤免疫治疗中的重要作用。鉴于在该领域所做出的重大贡献,他们于 2018 年被共同授予诺贝尔生理学或医学奖。

三、肿瘤疫苗

肿瘤疫苗是指利用肿瘤细胞或肿瘤抗原物质诱导机体的特异性细胞免疫和体液免疫反应,以调节机体免疫功能,达到治疗肿瘤的目的。目前应用的肿瘤疫苗包括肿瘤细胞疫苗、胚胎抗原疫苗、病毒疫苗、癌基因产物、人工合成多肽疫苗、抗独特型疫苗、树突状细胞疫苗等。各类疫苗在动物实验中已取得肯定效果,且部分已进入临床研究阶段。目前通过分子克隆技术在大肠杆菌内表达 EB 病毒的膜抗原已获成功,而用痘苗病毒为载体制备的 EB 病毒疫苗的研究也进展很快,已成功运用痘苗病毒重组编码 EB 病毒的 *gp340* 基因,并开展了兔及人的抗瘤实验。此外,基于人 B 淋巴细胞可被 EB 病毒感染并明显表达 EB 病毒抗原的原理,可通过增强表达 EB 病毒抗原的淋巴细胞作为疫苗进行主动免疫,增强鼻咽癌患者机体的特异性抗鼻咽癌免疫功能,从而起到增强特异性杀伤鼻咽癌细胞而不损伤正常细胞的作用,达到提高疗效、缩短疗程或减轻放化疗毒副作用的目的,最终提高鼻咽癌患者的生存率。需指出的是,肿瘤疫苗在实际临床应用中尚存在较多亟待解决的问题,如肿瘤疫苗在患者体内所产生免疫效应的调控问题;由于肿瘤抗原表达上的异质性使得单一的肿瘤疫苗效果较局限的问题等。因此,在头颈肿瘤患者中大规模推广肿瘤疫苗尚任重道远。

四、问题与展望

任何医学研究的最终归宿均应指向临床应用。头颈肿瘤分子生物学的研究目的应围绕如何更好的降低治疗所致副作用并提高疗效、更准确的对头颈肿瘤进行亚类区别以及研发可降低高风险人群肿瘤发生的预防性药物来进行。手术、放射治疗和化学药物治疗分别占据了肿瘤治疗的三大领域,也是目前头颈肿瘤最有效的普及性疗法。随着头颈肿瘤分子生物学和临床诊疗技术的发展,以分子生物学、肿瘤免疫学等学科为理论基础的肿瘤生物治疗开始崭露头角,成为第四大肿瘤治疗技术。

传统的临床决策并未考虑到头颈肿瘤的分子异质性。如HPV16阳性的头颈肿瘤具有独特的分子病理机制及临床预后特征,这提示我们头颈肿瘤可能存在拥有不同生物学行为的亚类。在基础研究中,确立并区别对待这些亚类可进一步发现尚未阐明的肿瘤发生、进展机制;在临床制订治疗方案时亦可根据其相应的生物学特性选择最适合患者需要的治疗方式,避免不必要的过度治疗。

最后,疾病预防的重要性远远大于治疗。因此,除避免接触吸烟、饮酒、HPV病毒感染等已知危险因素外,应寻找更好的方法对头颈肿瘤的高危人群进行预防。此外,对于肿瘤切缘病理学阴性但已存在分子学改变者,由于其提示肿瘤复发及第二原发肿瘤发生的高风险,今后临床上是否需常规对肿瘤切缘进行相关分子生物学检测值得我们进一步探讨。

(刘世喜)

第三章 头颈恶性肿瘤的综合治疗策略

一、综合治疗的概述

恶性肿瘤的发生是一个长期、多因素多基因参与、多阶段形成的复杂渐进过程。复杂的机制背景和长期肿瘤诊治的临床经验均表明,对于多数恶性肿瘤单一学科、单一治疗手段已经难以达到治愈恶性肿瘤的目的,其中以中晚期肿瘤的治疗尤为突出。因此,恶性肿瘤的治疗需要多学科、多手段的综合治疗。所谓综合治疗（multimodality management）就是根据患者的机体状况,肿瘤的病理类型、侵犯范围（病期）和趋向,有计划地、合理应用现有的治疗手段,以期较大幅度地提高治愈率,改善患者在治疗后的生活质量。综合治疗强调合理地、有计划地综合应用现有治疗手段,而不是多种治疗手段的简单相加。综合治疗的主要原则为:①各种治疗方法安排的顺序要符合肿瘤细胞生物学规律,针对不同病理类型、不同分化程度的肿瘤,选择不同的治疗方案;②要进行合理的、有计划的安排,全面分析和正确处理肿瘤临床上的局部与整体的关系,充分认识各种治疗手段的优缺点,具体分析各个阶段中的主要矛盾;③重视调动和保护机体的抗病能力。

19世纪50年代,随着麻醉药物以及无菌技术的出现,肿瘤的外科治疗逐渐中兴,美国著名的肿瘤外科学家Halsted提出了"根治性外科手术"的治疗理念。20世纪开端,伦琴、居里夫人等物理学家逐渐阐明了放射性原理,放射治疗也在此时初见成效。二战期间"氮芥"的研究带来了抗击肿瘤的新武器——化学治疗。但在随后的研究中,不论如何扩大根治范围、提高放射剂量、延长化疗周期,总体生存率并未提高,相反,治疗副作用增加。20世纪60年代,Carbone提出了辅助化疗概念,对肿瘤术后患者进行化疗,这一尝试明显降低了术后复发率。自此,联合多种手段治疗肿瘤的新模式就此开启,随后新辅助化疗、术后放疗、同步放化疗等手段不断丰富,综合治疗逐渐成为目前肿瘤治疗的主流观点。20世纪60年代,我国吴桓兴、金显宅、李冰等肿瘤专家制定了综合治疗的模式,并逐步开展。1976年,张燕教授主编的《实用肿瘤学》将综合治疗作为基本原则之一面向国内推广。

头颈部恶性肿瘤由于其特殊的解剖学部位、复杂多样的类型,以及患者对于功能保留及生活质量的要求,使得多学科综合治疗的需求更为迫切。以占据头颈部恶性肿瘤绝大多数的鳞状细胞癌为例,除声带癌与舌癌外,多数头颈部鳞癌在发现时已处于中晚期。对于此类中晚期患者综合应用包括手术、放疗、化疗、生物治疗在内的治疗疗效要明显优于单一治疗。近几十年来,头颈鳞癌的总体5年生存率从20世纪60年代的低于50%上升至如今的接近70%,这样的结果很大程度上归功于多学科综合治疗的开展。本章节将以头颈部鳞癌为主,为临床头颈外科医生,阐述头颈部恶性肿瘤的综合治疗策略。

二、综合治疗中各学科的任务

头颈恶性肿瘤综合治疗涉及包括影像诊断、病理、头颈外科、肿瘤放疗、肿瘤内科以及护理、康复等多个学科。综合治疗对于临床头颈外科医师的要求,不仅仅是熟练运用本专业的治疗方法,而且要熟悉其他学科在肿瘤治疗中的概念与手段。尤其是近些年来,各亚专业学科纵向发展突飞猛进,新的治疗理念和技术不断出现,不断拓展头颈外科医生的知识面是对综合治疗理念的最佳释义。综合治疗中各学科有着不同的分工,对于这些学科任务的认识是多学科协作的基础。

（一）影像诊断科的任务

影像学对于肿瘤的诊断和分期是最基本的

检查。肿瘤的基本评估需要综合肿瘤相关的影像诊断结果，包括 X 线、CT、MRI、内镜、超声等。虽然多数情况下，影像诊断的结果均以标准模式的报告体现，但是对于某些特殊问题，影像诊断专家能够给予更好的解决建议。首先，在病情的评判中，如何利用如内镜窄带成像技术、薄层 CT 等特殊技术发现更小的病灶，或是实现对如环后区、食管入口区、气管膜部等重点解剖区域的观察，都有助于全面准确地掌握肿瘤相关情况，从而为治疗决策提供依据。其次，在病灶的定位引导中，除传统影像的判读外，目前影像科在基于图像定位引导下的操作逐渐增多，如何选择合理影像引导手段获取可疑区域的细胞学或组织学标本，这些为进一步完善病理诊断提供材料，当然更值得一提的是，影像定位引导作用最大的应用是在放疗靶区的设计中，CT 与 MRI 影像融合等为精准靶区设计提供了便利。最后，在肿瘤的治疗中，目前3D 打印技术的发展可为头颈部肿瘤治疗中的修复提供便捷方案，相关的影像重建与模拟计划都有赖于影像科专家的帮助。与此同时，内镜下激光治疗、超声引导下的消融治疗等，虽然不是常规治疗手段，但是针对特殊适应证仍是可选的方案之一。

（二）病理科的任务

病理专家是肿瘤综合治疗团队中必不可少的成员，整个综合治疗的计划都有赖于正确的病理诊断。不论手术、放疗还是化疗，都应先取得病理，没有预知病理的情况下进行根治性手术是比较冒险的。即便在术中取得病理结果的情况下所做的临时手术术式决定，也有可能存在风险。完善的术后病理结果是术后进一步综合治疗的依据，术后病理应包括侵犯范围、切缘与正常组织的关系、淋巴结转移、脉管及神经受侵情况等。可能的话，应对肿瘤组织行免疫诊断、分子生物学、生物化学技术的相关检测，对肿瘤基因、抑癌基因、抗原等提供重要的诊断信息，为后续治疗提供指导。同时少数情况下还可以评价肿瘤对于化疗和免疫治疗的敏感性。

（三）头颈外科的任务

通常情况下，头颈外科医生是综合治疗团队中首先接诊患者的医生。头颈外科医生需要完善患者一般状态评估，肿瘤病情的评估。在此过程中，熟悉肿瘤的生物学特点和自然史，熟悉其他专业诊断和治疗的作用，将对综合评价有很大的帮助。完善评估的基础上，外科医师需要寻求根治性手术可能性。肿瘤外科的根治性手术除一般意义上的彻底切除外，需要考虑两个重要问题：①肿瘤的整块切除，即 en block 原则，如非情况特殊术中应尽量避免将肿瘤打散，不当的操作容易增加残留及播散种植的机会；②区域淋巴结清扫，对于淋巴结引流丰富的恶性肿瘤，肿瘤外科切除后引流区淋巴结要求进行规范的分区清扫。"摘草莓"式的淋巴结摘除往往难以达到清扫目的，是局部控制失败的常见原因。为了获取准确的肿瘤分期和治愈效果，肿瘤患者的初次手术是非常重要的，当然对于局部或区域复发的患者尽可能行根治性手术仍是治疗的重要方案。积极寻求外科治疗的同时，作为首诊科室应主动完善综合治疗方案的制定，寻求多学科帮助，共同制定治疗计划。还应当注意的是在肿瘤治疗过程当中，往往遇到治疗后病情变化超出原治疗方案的情况，此时应该根据新的情况重新制定最佳方案，而不应该推脱责任。

（四）放疗科的任务

放射治疗是肿瘤局部治疗的方式之一，在头颈部恶性肿瘤，尤其是鼻咽癌的治疗过程中，放疗有着重要的作用。肿瘤对于放射治疗的敏感性，取决于周围正常组织与肿瘤组织之间放射生物学的差异，即影响二者放射线损伤后再修复、再氧化、再分布、再群体化的多种因素，例如肿瘤组织氧和情况、分化情况等。对于早期局限放射敏感的头颈部恶性肿瘤，放疗可以作为主要的治疗手段，对于中晚期可手术的病变，放疗可作为联合手术的综合治疗，减少切缘复发、控制原发灶和淋巴结的亚临床病变，提高区域肿瘤控制率，对于晚期无手术适应证的患者，放疗可以作为姑息治疗，或利用放疗缓解疼痛等。放疗专家在射线治疗的同时会严格监控和处理放射副作用。放射副作用包括早期（急性）和晚期（慢性）副作用两类，头颈部放疗常见的早期副作用包括疲劳、脱发、骨髓抑制、唾液腺功能障碍、皮肤损伤、吞咽困难、喉水肿、甲状腺功能障碍、放射性颅神经和脊髓损伤等，晚期副作用包括组织纤维化、口腔问题以及少见的第二原发癌等。

（五）肿瘤内科的任务

由于头颈部恶性实体肿瘤化疗的疗效较差，因此化疗不作为头颈部恶性肿瘤的一线治疗方案。手术或放疗前的诱导化疗，有助于判断肿瘤的放疗敏感性，并能够控制部分微转移灶；放疗过程中联合同步化疗，可增强肿瘤组织的放射敏感性，提高放疗控制率；晚期远处转移患者化疗是可选择的姑息治疗手段。近年来随着肿瘤发生分子机制的研究，靶向药物逐步进入临床试验和应用，肿瘤内科医生可推荐部分患者参与临床治疗研究，逐渐完善我们对于肿瘤的相关认识。

三、多学科团队组织模式

恶性肿瘤综合治疗的观念经过半个世纪的发展已经被广泛认可，但在具体的临床工作中以何形式实施综合治疗仍在不断尝试。不同于一般的学科间横向联合，综合治疗方案制定过程中各学科间的组织是一个有机的整体，绝非简单的临床会诊能够满足具体需求。目前国内外通用的综合治疗组织模式为多学科团队（multiple disciplinary team，MDT）模式，即能够独立为某一特定患者提供诊治意见的不同专业专家在特定时间（可在同一地点、或通过电视或电话会议形式）共同讨论患者诊治方向。MDT 的组织模式并非单纯局限于肿瘤患者的治疗，对于多学科参与的疑难病例诊治也是最常用的组织模式。其核心要素是该团队包含了多个专业人士以及一个讨论和决策的平台。不同的专业人士可以在这个平台上为患者的治疗提供独特的意见并参与治疗决策。

一般来说头颈肿瘤 MDT 核心成员必须包含外科医师，放射医师，肿瘤内科医师，影像诊断医师，病理医师，专科护士，以及一名 MDT 协调员或秘书。在核心成员基础上可包括整形外科医师，理疗师，心理医师，社区志愿者等。通常情况下MDT 专家组由各科室副高职称以上的专家组成，MDT 协调秘书由提请综合讨论的主治医师担任。讨论由 MDT 秘书负责召集，一般选择固定的时间和场合，专家组共同讨论病房或门诊提请综合查房的患者，形成统一的综合治疗方案后，由 MDT秘书负责向患者及家属告知，并进一步统筹执行综合治疗方案，MDT 秘书通常负责患者的随访工作，以应对综合治疗过程中意外的病情变化。以

中国医学科学院肿瘤医院为代表的多家医院，大多采用上述 MDT 组织模式。当然，也有医院对综合治疗的组织进行了很多有益的尝试，例如开设专门的综合治疗门诊，专门针对下咽癌、颈段食管癌等疾病，从就诊之初就进行综合诊断和治疗，免去学科间转诊和会诊。相信这些有益的尝试可以逐渐完善综合治疗团队的组织模式，让更多的头颈恶性肿瘤患者在综合治疗中获益。

四、头颈鳞癌的综合诊疗原则

头颈部恶性肿瘤综合治疗决策的制定应以肿瘤的分期为重要依据。对于头颈部Ⅰ期和部分Ⅱ期的头颈部鳞癌患者单一接受根治性手术治疗或接受根治性放疗均可取得较好疗效，对于Ⅲ、Ⅳa、Ⅳb 期的患者宜加用术前或术后放疗，其中术前放疗剂量为50Gy，对于 M_1 期头颈鳞癌患者，一般为化疗和 / 或生物靶向治疗为主的综合治疗。鼻咽癌因其特殊的生物学行为，鼻咽癌的治疗以放疗为主，中晚期采用放化疗同步综合治疗。

对于早期病变（$Tis-T_1N_0$，部分 T_2N_0）的患者，单纯手术和单纯放疗均可作为首选治疗手段，疗效基本相近，此时应综合考虑各方面治疗手段的副作用及复发后挽救治疗的代价。早期病变手术应采取功能保全的手术方式。对于声带原发的小灶原位病变，内镜下手术切除或激光手术切除，疗效和功能保留均可达到较理想的效果，但应严格掌握适应证，否则将会严重影响治疗效果。

对于中晚期病变（$Tis-T_4N_{1-3}M_0$、$T_{3-4}N_0M_0$）的患者，单纯的手术治疗往往难以控制病变。由于化疗对于鳞癌的疗效不佳，其作用有待进一步探索，目前主要采取的综合治疗模式为术前放疗 +手术或手术 + 术后放疗。术前放疗的优点为：肿瘤细胞氧合好，放射敏感性较高；减少切缘复发；减少手术时肿瘤细胞种植风险；控制原发灶和淋巴结的亚临床病变；增加喉功能保全可能。术后放疗的优点：不影响外科手术治疗时间；照射剂量不受 50Gy 的限制；放疗前有原发肿瘤及淋巴结全面的病理评估；有效杀灭残留的亚临床病灶。

在喉癌、下咽癌、口腔癌的中晚期病变治疗中，大部分 T_3 的喉癌、大部分 T_2 和少部分 T_3 的下咽癌，仍有可能行保留喉功能的手术，口腔癌经修复术后也能保留部分器官功能，因此对于能够保

留喉功能的喉癌、下咽癌，以及口腔癌，首选肿瘤切除功能修复术＋颈部淋巴结清扫，依据术后病理有无不良预后因素行单纯放疗或同步放化疗。对于需要全喉切除的喉癌、下咽癌，可首选放疗或同步放化疗，增加保留喉功能可能性。但 T_{4b} 的喉癌、T_4 的下咽癌因同步放化疗保留喉功能可能不大，因此主张首选手术＋术后放疗。对于不能接受手术或不能接受全喉切除的患者，可行根治性同步放化疗加或不加挽救手术（残留或复发病灶）的治疗方案。

喉癌和下咽癌综合治疗中，喉保留一直是临床试验中热点的方向。第一代喉保留临床试验包括 VA（美国）试验、EORTC（欧盟）试验和 GETTEC（法国）试验，从报道的临床试验看，对传统治疗模式即全喉切除＋术后放疗，和以顺铂为主的诱导化疗反应良好者加放疗或反应不良者进入传统治疗组进行了随机比较，生存率未发生改变，然后诱导化疗组 60% 的患者最终可以保留喉功能。第二代喉保留试验是 RTOG 91-11（USA）试验，结果提示诱导化疗与同步放化疗相比，尽管同步放化疗有很多急性或迟发性毒性反应，导致喉功能损伤，但是同步放化疗在不降低生存率的情况下提高了喉保留率。

靶向治疗联合放疗和化疗进行喉保留临床试验也取得了一些结果。EGFR 及其靶向治疗药物目前在头颈鳞癌研究中最为热门。西妥昔单抗是针对抗 EGFR 受体的嵌合重组脱氧核糖核苷酸衍生的单克隆抗体，他能阻断 EGFR 的配体结合位点。在 BONNER 试验和 EXTREME 试验中，西妥昔单抗联合放疗化疗能够显著提高进展期喉癌和下咽癌的总体生存率、无进展生存率和缓解率，西妥昔单抗是目前唯一获批应用的头颈鳞癌靶向治疗药物。类似靶点的药物，如厄洛替尼、吉非替尼、帕尼单抗也正在进行临床试验。

对于无法手术切除的头颈鳞癌，如肿瘤侵犯颈椎、颈深部肌肉、臂丛、颈动脉等情况，即使辅助术后放疗仍不能根治，或术后可预期出现不可接受的手术并发症。此类患者应视为姑息治疗情形，选择放疗或同步放化疗，靶向药物治疗等，并结合对症支持治疗，保证生活质量，延长生存期。

值得注意的是 HPV 相关的口咽癌，HPV 相关肿瘤病例患口咽癌的风险较非 HPV 相关肿瘤病例高约 5 倍，已有多个文献报道，在口咽癌病例标本中查找到 HPV DNA，且以 HPV-16 毒株为主，同时发现，HPV 阳性的病例对放疗或放化疗更为敏感。对于 HPV 阳性是否会影响对头颈鳞癌治疗方式的选择（首选放疗或是放化疗）仍有待进一步的研究证实。

五、复发或转移头颈鳞癌的综合治疗

对于复发或转移的头颈部鳞癌，如仍存在手术可切除的可能，应积极寻求根治性手术，这对于外科医师二次手术的能力有较高的要求，同时也对头颈外科医师提出思考，思考关于头颈外科中对于颈椎、臂丛、颈动脉、低位气管、巨大缺损修复等的处理方案的研究问题。所谓"外科不可切除"目前并无统一标准，艰涩之中仍需探索，但应时刻注意临床研究中对患者利益的保护。

对于不可切除的复发头颈部鳞癌，如未接受放疗，应行根治性放疗，对于一般情况良好者可行同步放化疗或联合靶向治疗以提高治疗率。对于没有局部治疗（手术和放疗）指征的复发或转移头颈部鳞癌，姑息性化疗和靶向治疗是主要治疗手段，目的为保证生活质量，延长生存期。

目前头颈鳞癌的一线化疗方案是以铂类（顺铂或卡铂）为基础的单药或联合化疗方案，联合用药包括氟尿嘧啶、紫杉醇、氨甲蝶呤等，联合化疗方案与单药相比提高了肿瘤的缓解率，但未能延长生存期。靶向治疗药物方面，西妥昔单抗取得了一定成功。临床研究表明，在提高肿瘤缓解率和延长中位无进展生存时间上，西妥昔单抗有一定的临床价值，但总体治疗效果方面仍不理想。对于一般情况较差的复发或转移头颈鳞癌患者来说，最佳支持治疗无疑是唯一选择，包括可能的姑息放疗，三阶梯止痛和营养支持等。

六、问题与展望

综合治疗的理念在头颈肿瘤的治疗中是一个被广泛接受的重要理念，在疾病的治疗中广义的综合治疗也是正确的、重要的。回归肿瘤治疗的根本目的——提高肿瘤的根治率、保证患者的生存质量是当前的重要课题和研究方向。如何在综合治疗方面取得研究与实践的进步，笔者认为无外乎三个方面：①拓宽个人横向知识面，了解各学科的观点和手段,才能让综合诊疗的理念真正能够实行;②完善综合治疗的组织模式,各学科在制定治疗方案前形成一套统一的治疗意见,尤其从诊疗流程上避免一些无法挽回的治疗,在缺乏综合讨论的情况下盲目实施;③各学科针对肿瘤治疗手段的发展依然是综合治疗的基石,与此同时除了单一学科的发展外,多学科间交叉研究,也为总体治疗过程中疗效的提高指出了课题和方向。

（王晓雷）

参 考 文 献

1. Kumar A, Petri ET, Halmos B, et al, Structure and clinical relevance of the epidermal growth factor receptor in human cancer. J Clin Oncol, 2008, 26（10）: 1742-1751.

2. Mendelsohn J, Howley PM, Israel MA, et al. The molecular basis of cancer. 4th ed. Philadelphia: W.B.Saunders Company, 2014.

3. Schaaij-Visser TB, Graveland AP, Gauci S, et al, Differential proteomics identifies protein biomarkers that predict local relapse of head and neck squamous cell carcinomas. Clin Cancer Res, 2009, 15（24）: 7666-7675.

4. Cohen J, Chen Z, Lu S L, et al, Attenuated transforming growth factor beta signaling promotes nuclear factor-kappaB activation in head and neck cancer. Cancer Res, 2009, 69（8）: 3415-3424.

5. Lin J C, Wang W Y, Chen K Y, et al, Quantification of plasma Epstein-Barr virus DNA in patients with advanced nasopharyngeal carcinoma. N Engl J Med, 2004, 350（24）: 2461-2470.

6. Kies MS, Holsinger FC, Lee JJ, et al, Induction chemotherapy and cetuximab for locally advanced squamous cell carcinoma of the head and neck: results from a phase Ⅱ prospective trial. J Clin Oncol, 2010, 28（1）: 8-14.

7. 李晓明,宋琦. 头颈肿瘤的基因治疗. 中华耳鼻咽喉头颈外科杂志, 2007, 42（6）: 473-476.

8. Liu J, Lv D, Wang H, et al. Recombinant adenovirus-p53 enhances the therapeutic effect of surgery and chemoradiotherapy combination in hypopharyngeal squamous cell carcinomas patients. Medicine, 2018, 97（35）: e12193.

9. Tassone P, Old M, Teknos TN, et al. p53-based therapeutics for head and neck squamous cell carcinoma. Oral Oncol, 2013, 49（8）: 733-737.

10. Guo W, Song H. Development of gene therapeutics for head and neck cancer in China: from bench to bedside. Hum Gene Ther, 2018, 29（2）: 180-187.

11. Jacques Bernier. Head and Neck Cancer Multimodality Management.2nd ed. Cham: Springer International Publishing Switzerland, 2016.

12. 曾益新. 肿瘤学. 北京: 人民卫生出版社, 2003.

13. Jatin Shah. 头颈外科学与肿瘤学. 韩德民,于振坤,译. 北京: 人民卫生出版社, 2005.

14. 郎锦义,赵充,郭晔,等. 头颈部肿瘤综合治疗专家共识. 中华耳鼻咽喉头颈外科杂志, 2010.

第六篇　颅底外科学

第一章 侧颅底手术解剖

侧颅底与颅中窝、颅后窝相对应,位置深在,解剖结构复杂,病变隐匿,不易早期发现。其间有众多重要的神经、血管穿行,病变易累及并破坏骨质,向颅内侵犯。熟练掌握侧颅底解剖知识,并在术前明确该区域病变的范围和性质从而正确选择手术径路是耳鼻咽喉头颈外科和侧颅底外科医师必备的素质。由于过去极高的手术死亡率和致残性手术并发症,侧颅底曾被视为"手术禁区",但随着侧颅底应用解剖的研究深入和手术方法的不断改进,其死亡率及并发症逐渐减少,手术成功率和术后患者的存活质量均显著提高。

第一节 侧颅底外科概述

侧颅底外科是颅底外科的一个分支和重要组成部分,其内容主要包括与侧颅底骨面相邻或穿入其骨面生长的所有良性或恶性肿瘤的外科治疗。近年来随着侧颅底应用解剖、影像诊断、介入放射学、手术径路和手术方法的改进以及电生理监测等领域的发展,侧颅底外科有了惊人的进展。γ刀、X刀以及射波刀等主要应用于无法手术的病变,也可作为手术的辅助治疗。

侧颅底外科治疗的疾病包括副神经节瘤(paraganglioma)或嗜铬细胞瘤(pheochromocytoma)、听神经瘤(acoustic neuroma)、动脉瘤(aneurysm)、血管纤维瘤(angiofi-broma)、胆固醇肉芽肿(cholesterol granuloma)、斜坡脊索瘤(clival chordoma)、脑神经病变(cranial nerve disorder)、颅咽管瘤(craniopharyngioma)、面神经病变(facial nerve disorder)、纤维肉瘤(fibrosarcoma)、骨纤维发育异常(fibrous dysplasia)、血管瘤(hemangioma)、内翻性乳头状瘤(inverting papilloma)、脂肪瘤(lipoma)、脑膜瘤(meningioma)、鼻咽部肿瘤(nasopharyngeal tumor)、神经母细胞瘤(neur-oblastoma)、神经纤维瘤(neurofibroma)、成骨细胞瘤(osteoblastoma)、骨瘤(osteoma)、骨肉瘤(osteosarcoma)、腮腺肿瘤(parotid tumor)、浆细胞瘤(plasmacytoma)、横纹肌肉瘤(rhabdomyosarcoma)、神经鞘瘤(schwannoma)、耳道肿瘤(tumors of ear canal)、颞骨肿瘤(tumors of temporal bone)等近30种病变,内容包括肿瘤切除,切除后的修复重建及功能康复。

第二节 侧颅底的解剖概念

侧颅底的解剖分区有以下几种方式,根据出现的年代依次为:

van Huijzer(1984年)首次完整阐述了侧颅底范围,即沿眶下裂和岩枕裂各作一延长线,向内交于鼻咽顶,形成一近似90°的直角,向外分别指向颧骨后方和乳突后缘,此两线之间的三角区为侧颅底(图6-1-1),亦即蝶骨大翼和颞骨下面。

此区域与颞下窝、翼腭窝毗邻,按所含结构可分为6个亚区。①鼻咽区:即鼻咽顶部,对应于颅中窝及颅后窝前部的区域。外侧为咽隐窝,前至翼内板、后抵枕骨大孔后缘。②咽鼓管区:位于咽部外侧,前方为翼突茎基底部的舟状窝。咽鼓管软骨段及腭帆张肌、腭帆提肌附着于此。③神经血管区:位于咽鼓管区后方由颈内动脉管下口、颈静脉孔、茎乳孔及舌下神经孔共同组成,颈内动脉、颈内静脉及第Ⅶ、Ⅸ、Ⅹ、Ⅺ、Ⅻ对脑神经穿行于此区。④听区:即颞骨鼓部,有鼓索神经和鼓前动脉通过。⑤关节区:以颞下颌关节囊附着线为界,囊内为下颌关节突。⑥颞下区:在咽鼓管区和关节区之间,前界为眶下裂,内为茎突,外抵颞下嵴,区内有卵圆孔和棘孔,下方与颞下窝和咽旁隙毗邻。该分区法设计合理,符合解剖,简单易懂,一直沿用至今,仍是公认的侧颅底分区标准。

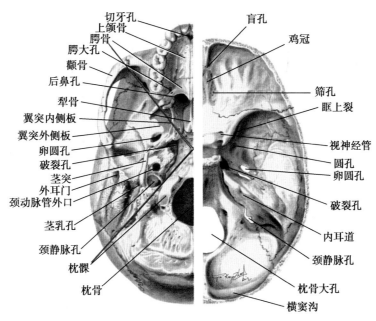

图 6-1-1 侧颅底的解剖分区

Kumar 等（1986 年）从两翼突内侧板分别作一直线与枕骨大孔相切，并将该两线向前延伸，将颅底分为一个中线区和两个侧区。向前该两线与眼眶内侧壁相一致；从颅底内面观，此两线将前、中、颅后窝均分为中线区和外侧区。在颅底的外面经翼内板到关节盂作一连线，位于该线之前外侧为颞下区，该线后内侧为翼颞窝。

Grime（1991 年）将颅底以颈内动脉管外口内缘与翼突根部之间的连线将颅底分为两线间的中央区和其外的两侧区。中央区包括蝶骨体、斜坡和上颈椎，而侧区包括蝶骨大翼的一部分，颞骨下面和颅后窝。侧区再进一步分为前、中、后三段。前段是由颅中窝的前部到岩骨前缘，其内有圆孔及上颌神经、卵圆孔及下颌神经，有颈内动脉颅内段走行通过的破裂孔，及脑膜中动脉穿行的棘孔；中段为岩骨本身，其内有内听道、颈内动脉管；后段为岩骨后缘以后区域，其内有颈静脉孔、颈内静脉、枕大孔。

根据对 36 具颅骨的实际解剖测量及临床病例手术径路，并结合其他学者的分区方法，黄德亮等（1994 年）提出将颅底下面分为以下区域：颅前窝对应的颅底下面为前颅底（anterior skull base）；前颅底后缘以后，枕大孔前缘以前与翼内板向后延长线之间的区域为中间颅底（medial skull base）；眶下裂和岩枕裂延长线之间与中间颅底以外的区域为侧颅底（lateral skull base），左、右各一。两侧岩枕裂延长线以后的部分为后颅底（posterior skull base）。这种分区界限清楚，范围明确，有利于判定病变范围和正确选择手术径路。前颅底和中间颅底的病变主要选择经面部前方或前方中间手术径路的方法；在侧颅底和后颅底的病变则主要采用头颅侧方或侧后方手术径路。

从上可以看出，颅底的分区仍不统一，目前国内外一般采用第一种分区方法，认为侧颅底是指眶下裂和岩枕裂延长线交角的颅底三角区。随着颅底外科的发展、经验的积累，结合临床及疾病发生发展规律，有利于手术径路选择的颅底分区方法将会不断完善，以下内容将按第一种分区方法进行描述。

第三节　侧颅底的重要解剖结构

侧颅底区解剖结构极其复杂，是神经外科、耳鼻咽喉科、口腔颌面外科、影像医学和肿瘤外科共同关心的区域。与侧颅底外科相关的重要解剖结构如下：

1. **海绵窦（cavernous sinus）** 位于蝶鞍两侧，系一阔而短的静脉窦，从眶上裂之下内端，循蝶骨体旁延至颞骨岩部尖端。左右两侧之海绵窦相连，海绵窦经眼静脉与内眦静脉相通，经破裂孔导血管和卵圆孔网与翼丛相接。海绵窦内有颈内动脉、第Ⅵ对脑神经通过，窦的外侧壁有第Ⅲ、Ⅳ对和第Ⅴ对脑神经的眼支穿行。由于其复杂的解剖位置和解剖结构，不久前，海绵窦还被认为是手术"禁区"。

2. 斜坡（clivus） 斜坡是侧颅底的重要解剖结构。斜坡位于颅底正中，两侧上方是岩骨尖、颅中窝底和小脑幕切迹，两侧下方是桥小脑角和颈静脉孔。斜坡前部是口咽和鼻咽后壁，后部硬脑膜后方是椎基底动脉、脑桥和延髓，上部是蝶窦、筛窦、蝶鞍和鞍背，下部与枕大孔毗邻（图6-1-2）。分三个解剖段：上斜坡（upper clivus）——小脑幕上，三叉神经节腔以上，毗邻中脑；中斜坡（middle clivus）——在三叉神经节腔与颈静脉孔之间，毗邻脑桥和延髓上段；下斜坡（lower clivus）——在颈静脉孔与枕骨大孔之间，毗邻延髓下段和脊延髓结合部。

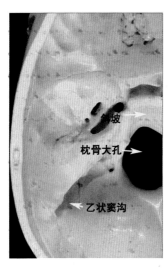

图6-1-2 斜坡及附近结构

3. 颈内动脉（internal carotid artery） 颈内动脉岩骨部的解剖与其附近结构（包括面神经管、内听道、耳蜗、膝状神经节、岩大神经、岩小神经、三叉神经、中耳、咽鼓管、脑膜中动脉，鼓膜张肌）的关系密切而复杂。颈内动脉在颈部走行于颈动脉鞘内，它通过有骨膜被覆的颈内动脉管入颅，该管位于颞骨岩部内，其外口位于颈静脉孔的前方及茎突内侧，内口位于岩尖。颈内动脉岩骨部分为两段：垂直段和水平段，两段在膝部相移行。垂直段的毗邻结构：后方与颈静脉窝相毗邻；前与咽鼓管相毗邻；前外侧与鼓骨相毗邻；后

外侧与茎突之间有舌下神经经舌下神经管出颅。颈内动脉垂直段长度为6~15mm，平均10.5mm。水平段起自膝部，向前行于耳蜗的前方，在岩尖处穿出岩骨。水平段与耳蜗仅隔以薄骨板，顶壁的内侧部由硬脑膜或一薄骨板将颈内动脉与三叉神经节相隔。水平段的长度为15~25.1mm，平均20.1mm。颈内动脉膝部的平均直径为5.2mm（4~8mm）。

4. 三叉神经节腔（Meckel's cave） 位于岩骨尖部，容纳三叉神经半月神经节。

5. 岩尖部（petrous apex） 岩尖部与蝶骨体和枕骨围成的一个纤维软骨性的短管道，即破裂孔（foramen lacerum）。颈内动脉自破裂孔出岩骨进入颅内和海绵窦。岩尖与破裂孔是侧颅底重点解剖区域之一。

6. 内听道（internal auditory canal） 其与外耳道走行平行并近乎在一条轴线上，其内走行第Ⅶ、Ⅷ对脑神经和内听动脉。

7. 岩骨后表面（posterior surface of petrous bone） 构成颅后窝的前部，是被岩上、下窦和乙状窦围成三角形区域，其内中1/3有内听道颅内开口（图6-1-3）。

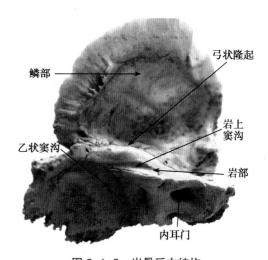

图6-1-3 岩骨后内结构

8. 小脑幕（tentorium） 是大脑与小脑之间的硬脑膜隔，位于颞骨岩部和横窦之间，呈水平位，将大脑枕叶和小脑半球分隔开。小脑幕由左右两部合成，内上于正中线相遇并与大脑镰相连。幕的前缘呈切迹状，称为幕切迹。其侧缘向前附着于鞍背，形成环形口，套于中脑周围。幕的后外缘分为二叶，于横沟同硬脑膜外层围成横

窦,并移行于乙状窦。小脑幕前缘在颞骨岩部的岩上沟处,形成岩上窦,此窦前通海绵窦,后连乙状窦。

9. 乙状窦(sigmoid sinus) 起自横窦离开小脑幕处,在颞骨乳突部的沟内弯向内下方,跨过枕骨的颈静脉突,转向前至颈静脉孔后方的颈静脉球。右侧乙状窦为优势侧,多较粗大。乙状窦可存在较大憩室或导静脉,后者经颅骨与头皮静脉沟通。

10. 颈静脉球(jugular bulb) 颈内静脉在颈静脉窝处膨大形成向上隆起的球状结构,称颈静脉球。颈静脉球的毗邻关系:上方与外耳道内端、中耳、后半规管下臂、前庭及内听道外端相毗邻;前方与颈内动脉、耳蜗导水管、岩下窦、咽升动脉脑膜支相毗邻;内侧与第Ⅸ~Ⅺ对脑神经及枕骨基板相毗邻;外侧与面神经垂直段下部相毗邻;向后移行为乙状窦;向下移行为颈内静脉。

颈静脉球的大小及位置变异较大。当乙状窦向前移位并急弯曲成颈静脉球时,颈静脉球窝很深,球顶位置常很高。当颈静脉球顶较低时,鼓室底与颈静脉球之间的骨质较厚;而颈静脉球位置较高时,与鼓室间的骨质较薄。此处可发生骨质缺损,颈静脉球突出于鼓室腔内。在这种情况下,若行鼓膜穿刺、中耳活检或手术常致大出血或手术困难。

11. 颈静脉孔(jugular foramen) 位于舌下神经管内口的外上方,孔内有颈内静脉、第Ⅸ~Ⅺ对脑神经通过(图6-1-4)。颈内静脉在颈静脉孔处向上与乙状窦相延续。颈静脉孔区是侧颅底重点解剖区域之一。因为侧颅底区病变的手术径路多采用外侧径路,颈静脉孔区的解剖就显得特别重要。该区域的解剖复杂,具有重要的临床意义,是近年来解剖学研究的热点之一。经典的解剖学教材将颈静脉孔分为三个部分:①最前方为岩下窦的后部在此汇入颈内静脉;②中部为第Ⅸ、Ⅹ、Ⅺ对脑神经穿行;③最后部分为颈内静脉和枕动脉脑膜支及咽升动脉脑膜支穿行。由于颈静脉孔前内侧较小而后外侧部较大,在放射影像学上只能分为两个部分,即前内侧的神经部和后外侧的血管部。颈静脉孔内不同结构的病理过程将引起不同的形态改变:①整个颈静脉孔的普遍不规则增大,骨质边界不清。

可见于副神经节瘤、转移瘤、网状内皮细胞增生症。②神经部增大,颈静脉孔骨质完整,见于第Ⅸ、Ⅹ、Ⅺ对脑神经的神经鞘瘤。大的神经鞘瘤可使整个颈静脉孔增大,骨边缘无破坏。③血管部的突然显著性边缘光滑的扩大,多为血管畸形所致。

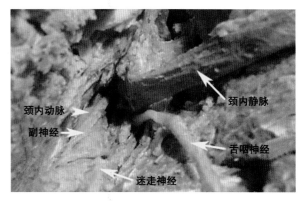

图6-1-4 颈静脉孔及周围结构

12. 枕大孔(foramen magnum) 位于颅后窝的中央,该孔两旁主要有3对骨孔,分别是舌下神经管内口、颈静脉孔和内听道口。

13. 第Ⅲ~Ⅻ对脑神经(cranial nerves) 参见相关解剖学专著,此处不做赘述。

14. 颞下窝(infratemporal fossa) 上界为蝶骨大翼及颞窝,外界为上颌骨升支和髁突,前以上颌窦后外壁为界,内侧为翼外板;其下方借筋膜及韧带与咽旁隙相邻,后方为蝶下颌韧带。颞下窝向上通颞窝,经眶下裂通眼眶,经翼颌裂通翼腭窝。颞下窝内有翼内肌、翼外肌、上颌动脉、翼静脉丛、三叉神经的上颌支和下颌支、颈突及其韧带和肌肉。颞下窝与翼腭窝是侧颅底重点解剖区域之一。

15. 翼腭窝(pterygopalatine fossa) 为位于上颌骨和翼突之间的狭窄骨性腔隙,其前界为上颌骨,后界为翼突和蝶骨大翼的前面,顶为蝶骨体的下面,内侧壁为腭骨的垂直部。此窝上部较宽,下部逐渐狭窄,移行于翼腭管。翼腭窝内含有上颌神经、蝶腭神经节及上颌动脉的末段。翼腭窝经下列开口与其他部分相通:后上方经圆孔与颅腔相通;前上方经眶下裂与眼眶交通;内上经蝶腭孔与鼻腔相通;外侧经翼突上颌裂与颞下窝相交通;下方经翼腭管、腭大孔、腭小孔与口腔相通。

第四节 侧颅底手术发展历程及手术禁区的突破

侧颅底解剖结构的深在与复杂决定了侧颅底手术的发展经历了漫长而艰辛的历程。侧颅底手术是在耳神经外科手术基础上发展起来的，对于侧颅底肿瘤手术治疗的探索始于20世纪50年代，具有里程碑性的代表是William F. House。1963年，House 在 Archives Otolaryngology 上发表了颅中窝径路手术（middle cranial fossa approach）的论文，手术经颞骨鳞部抵达岩骨上面，从上面打开内听道。在大量的颞骨研究和实践的基础上，House 描述了两个解剖标志：岩浅大神经用于手术暴露面神经膝状神经节，迷路段面神经用于暴露内听道。颅中窝手术可用于治疗梅尼埃病（前庭神经切断术）、重症耳硬化症、慢性中耳乳突炎、佩吉特病、迷路创伤、外伤性面神经减压、亨特综合征、面神经及听神经瘤。House 开辟了听神经瘤手术治疗的新纪元，他与神经外科医师 William Hitselberger 一起，在前人初期探索的基础上，首创了经迷路径路联合枕下径路听神经瘤切除术，为显微神经外科拉开了序幕，树立了耳外科医师与神经外科医师密切合作的楷模，带来了听神经瘤手术效果革命性的改变。此前，听神经瘤手术的死亡率为15%~17%，面神经麻痹并发症的发生率为90%~100%，全部患者术后都丧失听力。而今，听神经瘤手术的死亡率低于1%，面神经的保存率为90%，小听神经瘤的听觉保存率达40%以上。更重要的是，House 奠定了向侧颅底外科发展的基础。

如果说颅中窝和经迷路手术着重于解决内听道和桥小脑角区病变，而位于颞下窝和岩尖区病变的手术，无论对神经外科医师还是耳鼻咽喉科医师，在20世纪70年代仍是极大的挑战。至1970年代中期，学者们逐渐发现经乳突或下鼓室从侧颅底上方切除大型颈静脉孔及其他侧颅底肿瘤是不可行的，原因如下：①术野狭窄，难以全切除肿瘤；②难以处理肿瘤广泛出血；③不能控制颞骨内颈内动脉的出血；④面神经垂直段损伤。因此，学者们开始尝试经外侧暴露颈静脉球

及侧颅底的手术方式。Gardner 和 Glasscock 等先后对经颞下窝切除侧颅底肿瘤作了有益的探索，但是面神经对手术野的阻挡仍是难以解决的困难。1977年，来自瑞士苏黎世的 Fisch 阐述了关于颞下窝径路切除大型颞骨和侧颅底肿瘤的手术方法，该文在侧颅底手术史上具有划时代的意义，从此侧颅底不再是外科手术的禁区，第一次使完全切除大型侧颅底肿瘤成为可能。他报道的面神经前移、下颌骨髁突下移或切除、颧弓暂时性下翻、岩骨次全切除并封填中耳及咽鼓管等新技术，克服了颞下窝手术的解剖障碍。随后近10年间，Fisch 连续发表了关于颞下窝径路的论著，详细探讨侧颅底手术各方面的细节问题。Fisch 把颞下窝手术发展为 A、B、C 三型，以适应手术切除位于迷路下区、斜坡、蝶鞍旁区和鼻咽等病变。Fisch 颞下窝手术的优势包括：可以充分暴露包括枕大孔、鞍旁和鼻咽等部位的肿瘤；可以暴露从上颈部的颈内动脉、颈内动脉孔、颈内动脉升段、岩骨内水平段、一直到破裂孔；面神经可以同时得到保护；避免了手术后的开放术腔和相应脑脊液漏的发生。Fisch 颞下窝手术是颞骨显微外科、颅脑外科和头颈外科巧妙结合的产物，开创了侧颅底手术的先河，Fisch 因而也成为公认的侧颅底肿瘤手术的奠基人，侧颅底外科进入"Fisch 时代"，颞下窝径路成为侧颅底肿瘤手术的经典径路，历经二十年，到目前仍然是侧颅底手术的最佳手术径路。以后对侧颅底手术径路的探索都是在颞下窝径路基础上的改良，至今没有出现如 Fisch 颞下窝径路这样革命性的创新。

如何处理颈内动脉是颅底手术中最常遇到的问题，也是颅底手术中最大的挑战。手术结扎或切断颈内动脉常会导致严重并发症甚至死亡。随着 House 颅中窝手术的开展，某些病变的手术需要处理和控制岩骨内颈内动脉。1969年，Glasscock 在大量尸体头部解剖研究的基础上，发表并描述了 Glasscock 三角和相关的手术技术。暴露岩骨内颈内动脉的手术基本上和颅中窝的手术相同。先经颞骨鳞部进入颅中窝底，在脑膜中动脉与弓状隆起之间抬高硬脑膜和颞叶脑组织。以岩浅大神经为标志暴露膝状神经节和面神经，然后将岩浅大神经切断。暴露岩骨内颈内动脉时，外侧包括暴露鼓膜张肌和咽鼓管，

内侧需要磨除颈内动脉、耳蜗和内听道上面的骨质。Glasscock 应用这一手术技术成功地为颈静脉球瘤的患者实施了岩骨内颈内动脉结扎和肿瘤切除术。颈静脉球瘤侵蚀了颈内动脉，需要在颈部结扎颈内动脉近心端并在岩骨内结扎远心端。Glasscock 的尝试为侧颅底乃至颅底手术的进一步发展展现了新的前景。

上述文献报道的经验都是在尚缺乏手术前对脑血流及颅内颈内动脉侧支循环评估基础上的临床尝试。为寻找一个可靠实用的术前评估颅内颈内动脉血流和侧支循环的方法，许多学者贡献了毕生的精力。今天术前氙气 CT 造影结合颈内动脉气囊阻塞的诊断方法已经证实了在颅底手术术前预估颅内颈内动脉血流及侧支循环的诊断价值。

20 世纪 80 年代，Sekhar 对颅底外科和颈内动脉手术的贡献是吸收和应用临床颅底外科先驱们的成果和现代影像诊断技术，包括术前颅内颈内动脉血流和侧支循环的检测技术。Sekhar 还把 Fisch 的经耳后颞下窝手术改良为耳前颞下窝手术，免去岩骨次全切除部分，使手术更适合于暴露和处理岩骨内水平段和海绵窦内的颈内动脉，并重点放在用于解决岩骨斜坡、海绵窦和咽旁间隙的肿瘤。1986 年，Sekhar 等报道了 27 例累及上颈部和岩骨内颈内动脉的颅底肿瘤，采用耳前颞下窝手术，23 例完全切除了肿瘤并处理了颈内动脉病变。

斜坡手术是颅底外科中的重要课题。由于岩骨尖与斜坡在解剖上和许多病变的密切关系，因此又称为岩骨斜坡区即岩骨斜坡手术。斜坡病变可以直接来自斜坡，也可以来自上、下、前、后和两侧的毗邻结构。由于这种解剖位置与脑干的密切关系，岩斜坡的肿瘤被认为是最为困难的颅底手术之一，多年来一直是神经外科和耳鼻咽喉头颈外科医师们探索最多的课题。

第五节　侧颅底手术径路

侧颅底手术一种类型为切除此区域病变，如颈静脉球体瘤、神经鞘膜瘤、颈内动脉瘤、颞下区原发肿瘤或由鼻咽、蝶窦、斜坡等部位侵入颞下区的良恶性肿瘤，另一类通常是由侧颅底提供径路，到达鞍旁、斜坡、翼上颌裂、鼻咽等更靠近中线区域。经侧颅底径路与经蝶窦、经鼻咽、经颈等径路相比，优点在于可同时暴露颅底上下两个层面，保护颅内重要结构，有效控制和保护大血管、脑神经。由于侧颅底有颈内动脉走行，手术直接或间接损伤此血管均可导致致命性危险，因此保护颈内动脉是侧颅底手术的关键。

一、侧颅底经典手术径路

目前认为侧颅底经典手术见于 Fisch 经颞下窝径路的 3 种术式、Biller 术式和 Holliday 术式。Fisch 是颞骨和侧颅底肿瘤手术治疗的先驱，他所创建的颞下窝径路根据侧颅底肿瘤侵犯区域的不同，可分为 A、B、C 三种类型。①A 型径路：可达迷路下区，显露颞骨底、岩尖和颞下窝后部。适用于颈静脉球体瘤、侵及颈动脉的岩尖胆脂瘤、颈静脉孔区神经鞘瘤、畸胎瘤等。对于放射治疗不敏感的耳部恶性肿瘤（鳞癌、囊性腺癌、耵聍腺癌等）也可经此径路手术（如颞骨全切除术等）。②B 型径路：除 A 型径路的范围外，还包括斜坡、颈动脉管水平段、咽鼓管区。对于斜坡部位的脊索瘤、岩骨皮样囊肿、先天胆脂瘤、颅咽管瘤以及侵犯该区的鼻咽癌或中耳癌，均可经 B 型径路切除。③C 型径路：可充分显露上颌骨后面、颞下窝、翼腭窝、鞍旁区和鼻咽部。此为向前方和中线扩大的 B 型径路，主要用于该区放射治疗无效的恶性肿瘤，如侵犯咽鼓管周围的鳞癌、囊性腺癌以及侵入颞下窝的鼻咽纤维血管瘤等。以上三种手术类型均要求部分切除颞骨岩部，封闭中耳及咽鼓管，因此可造成传导性聋。由于 A、B 型径路术中需将面神经改道，C 型径路需牵拉面神经额支，术后会出现不同程度的面瘫，但多数可恢复。颞下窝径路术式可全程暴露岩内的颈内动脉，便于控制静脉窦的出血，适合于听区、颞下颌关节区、颞下区及鼻咽区等处肿瘤的切除。

Biller 术式即经下颌裂开侧颅底径路手术，可用于侧颅底中部（茎突至中线区）附近病变的处理，包括鼻咽部、岩尖及岩骨下方、翼腭窝、咽旁颞下区上部和上颈部良恶性肿瘤切除。若病变累及鼻腔和前颅底，则同时行鼻侧切开。该径路可广泛显露咽及颅底病变。Holliday 术式即经侧方颞蝶颅底径路手术，可用于处理鞍旁、上斜坡、翼上颌裂及鼻咽部病变。

涉及桥小脑角（cerebellopontine angle，CPA）及岩骨斜坡的手术径路主要有十一种：

（一）颅中窝径路

颅中窝径路（middle cranial fossa approach，MCF）在侧颅底手术中的应用归功于 William House（1961 年，1963 年，1968 年）。适用于侵犯内听道的小听神经瘤切除、前庭神经切除术、岩骨内颈内动脉或岩尖病变。扩大颅中窝径路适用于切除桥小脑角上部肿瘤。主要优点是保存听力。

（二）乙状窦后径路

乙状窦后径路（retrosigmoid approach）是处理桥小脑角区病变的常用径路。适合于桥小脑角区各种手术操作，如切除听神经瘤，三叉神经感觉纤维切断术、舌咽神经切断术、面神经纤维神经血管减压术等，也可经此径路切除颅中窝胆脂瘤及桥小脑角胆脂瘤。该径路的优点是径路短，损伤小，不需要切除小脑组织等来暴露术野，保存听力以及对桥小脑角下部的良好暴露，并对保护第 V~XI 对脑神经有利，已被神经外科和耳鼻咽喉头颈外科医师广泛应用。缺点是暴露岩锥、斜坡病变的前内侧有困难，小脑牵拉重。

（三）经颞骨径路

通过磨除颞骨岩部可以较好地暴露脑干前方和斜坡区，且不需牵拉脑和脑干，利于暴露内听道内容和判定乙状窦、颈内动脉。有三种基本的径路解剖颞骨岩部：①经迷路后切除岩骨，可以保存听力；②经迷路可以切除更多岩骨，但要牺牲听力；③经耳蜗可以最大限度地切除岩骨，但会伴有听力丧失和面神经移位。依次采用这几种方法可以逐步扩大切除岩骨的范围，获得对脑干和斜坡的最大暴露。

1. 迷路后径路　在迷路后至乙状窦前的区域切除乳突，充分暴露陶特曼三角（Trautmann triangle），在保证内淋巴囊、前庭小管和骨半规管完整的前提下，充分磨除耳囊上下方骨质，暴露尽可能多的硬脑膜，下方暴露颈静脉球。优点是保存听力。经迷路后径路可以显露桥小脑角，但向内前方的显露欠佳。术野显露的范围决定于乙状窦前缘至后半规管的距离，并受颈静脉球位置高低的影响。适用前庭神经切断，岩骨背面的小肿瘤（脑膜瘤）。

2. 部分迷路切除径路　在迷路后径路的基础上，在上半规管和后半规管的壶腹端及两者的总脚处分别开窗，磨去部分骨迷路而保存膜迷路的完整，将骨蜡从骨窗塞入，以阻塞半规管内腔，达到压塞膜迷路防止内淋巴液流失的目的；然后磨去被孤立的上、后半规管，并顺着岩骨方向磨去更广泛的骨质，暴露更广阔的硬脑膜。该径路仍可保留患者的听力。与迷路后径路相比，该径路在后方增加了 6~10mm 的显露，在前上方增加了 10~15mm 的显露，而对脑干腹侧增加了 30° 的显露角度。可以用于切除内听道底和岩尖肿瘤，常和颅中窝径路联合应用，用于侵犯岩尖、斜坡、小脑幕的脑膜瘤、三叉神经鞘膜瘤等。

3. 经迷路径路（translabyrinthine approach）　在迷路后径路所显示的部分向前方扩大，磨去三个半规管及大部分岩骨表面，暴露内听道底，切除鼓室上部骨质，去除听小骨，磨出面神经管，暴露更广阔的颅底硬脑膜。完全磨除乙状窦和颈静脉球上方的骨质，尽可能磨除外耳道和面神经乳突段的骨质，可获得斜坡下方的显露。该径路因膜迷路的破坏，在扩大显露范围的同时要牺牲听力，多适用于无实用性听力的患者。William House（1960 年）首次应用经迷路径路切除听神经瘤，现该径路已成为内听道和桥小脑角区手术的常用术式。适用于任意大小的桥小脑角肿瘤。缺点：除了损失听力外，由于与斜坡几乎成直角，近中线较小病变暴露不好。

4. 经耳蜗径路（transcochlear approach）　由 House 和 Hitselberger 所创立（1976 年），可获得对斜坡的最大暴露。经耳蜗径路是在经迷路径路的基础上，轮廓化面神经垂直段、水平段和迷路段，切断岩浅大神经，然后将面神经向后移位，并利用内听道的硬脑膜保护部分神经。完整去除颞骨鼓室部，暴露颞下颌关节的骨膜，然后去除耳蜗。磨除颈内动脉周围的骨质，可以暴露颈静脉球。继续磨除部分中颅底骨质，直至颈内动脉水平段。经耳蜗径路提供了一个平整的视角达斜坡，并能较好的显露脑干前方及前外侧面。然而，这种良好的暴露以牺牲听力为代价，同时增加了发生面神经损伤和脑脊液漏的概率。适用于侵犯内听道前方和斜坡中部内侧的肿瘤。缺点是听神经、面神经和岩大浅神经受损。

5. 经耳径路 (transotic approach)　由 Jenkins 和 Fisch 创立并应用于切除听神经瘤 (1980 年), 也可获得对斜坡的最大暴露。经耳径路在手术范围、面神经的处理方式以及术腔的填塞方法等方面与经迷路径路和经耳蜗径路不同。优点: 暴露好, 小脑牵拉小, 脑脊液漏可一期修补。

(四) 耳蜗下径路

耳蜗下径路切除外耳道, 扩大外耳道骨部, 去除颈静脉球和颈动脉之间的气房, 经此可达到岩尖部位的气房。岩尖胆脂瘤可经此径路切除。但对较坚实的肿瘤需要更大的视野, 为完全切除肿瘤需要联合其他颅底手术径路。

(五) 耳前颞下径路

耳前颞下径路为经颞骨前部从前外侧方向达斜坡的径路。截断颧弓并广泛切除中颅底外侧骨质可充分显露颞下窝甚至鼻咽、咽后和咽旁间隙的结构, 还可达筛窦、蝶窦、上颌窦及岩骨段颈内动脉。此径路较适用于上岩斜区病变向外上发展, 或发展至硬膜外甚至颞下窝或鼻窦的情况, 但对桥小脑角和枕大孔区的暴露受限。

(六) 翼点径路

翼点径路适用于上岩斜区的肿瘤向鞍区、鞍旁和中颅底发展者。由于岩骨的阻挡, 不能达内听道口区域。此径路暴露范围有限, 对较大型的肿瘤难以应用。

(七) 联合径路

颅底某些部位的病变, 如岩斜坡区的脑膜瘤可同时向海绵窦、三叉神经窝、中上斜坡及枕骨大孔区浸润, 由于病变巨大及该区域解剖复杂, 涉及脑干、第Ⅲ~Ⅻ对脑神经、颈内动脉、基底动脉及其主要分支、位听器官及小脑幕切迹区结构, 因此, 单一手术径路难以获得充足的显露。随着颅底外科的发展, 各种联合径路的应用为这些多部位的复杂病变提供了更广阔的术野显露, 极大地降低了手术死亡率和致残率。但手术操作复杂、耗时是其缺点。对于斜坡上区和斜坡区病变可采用乙状窦后径路和颞下径路或颞下径路和岩骨前部切除, 对于斜坡区和斜坡下区病变可采用经枕骨髁外侧径路和迷路后径路。

(八) 额颞眶颧骨径路

额颞眶颧骨径路 (frontotemporal orbitozygomatic approach) 弥补了额颞冠状径路对 Mechel 压迹平面和岩骨内颈内动脉水平部的暴露。适用于侵犯蝶骨大翼、海绵窦、Mechel 压迹和颈内动脉的病变。优点: 术野清洁, 易于修复。缺点: 不利于清除侵入斜坡区和颅后窝的病变。适用于鞍旁、岩尖、上斜坡、颞下窝、翼腭窝及鼻咽部受侵者。切口: 颞部发际内→眶外上缘后方→达颧弓上一横指向后→耳前弯向下→耳垂附着处 (需切断颞肌, 凿断颧弓)。并发症: 颞部下陷、面部麻木、咽鼓管功能障碍、传导性聋。

(九) 岩骨前部切除术

岩骨前部切除术暴露斜坡中、上部、Mechel 压迹、海绵窦。优点: 直接暴露颅底的上部和中线结构, 有利于保留第Ⅶ、Ⅷ对脑神经功能; 岩尖切除术还可以避免过度牵拉颞叶, 保护岩骨周围重要血管。缺点: 不能充分暴露颅后窝。

(十) 岩骨全切径路

岩骨全切径路 (total petrosectony approach) 即扩大的经耳蜗径路 (extended transcochlear approach), 与经耳蜗径路不同的是, 外耳道在颞下颌关节以外切除, 磨除中、颅后窝骨质充分暴露岩骨内颈内动脉。适用于侵犯岩骨、斜坡的脑膜瘤、脊索瘤等。优点: 利于处理脑干前方和侧方肿瘤。缺点: 磨骨质费时; 易发生颈内动脉意外。

(十一) 经枕骨髁外侧径路

经枕骨髁外侧径路 (far lateral transcondylar approach) 暴露斜坡下区、枕骨大孔、颅颈交界区。优点: 处理斜坡下区及其相邻结构的病变。切除 2/3 枕骨髁, 需做枕颈融合。

此外, 解放军总医院耳鼻咽喉头颈外科还总结了一类特殊的侧颅底手术类型, 命名为非定型手术 (non-defined operation)。适用于经过手术或放射治疗复发的恶性肿瘤; 病变范围广泛, 常累及颅脑、颜面、鼻眼等; 往往侵犯重要结构, 如颅底、脑膜及脑组织、脑神经和血管等。此类手术无特定手术名称、手术切口和术式, 不宜整块切除, 术后组织缺损严重, 毁容明显。手术目的多是为了消除和缓解症状 (如头痛、不能张嘴等), 预防致死性并发症 (如大出血) 等, 以延长患者生命。

总之, 侧颅底手术径路多样, 各种手术径路间存在着交叉重叠, 应根据病变范围选择合适的径路手术以在切除病变的前提下尽可能的减少结构和功能的损伤。

二、问题与展望

现代侧颅底手术的创立和发展是耳外科、耳神经外科、神经外科、头颈肿瘤外科、口腔颌面外科以及影像学、麻醉学等诸学科在临床医学道路上不懈探索的成就，其中也包括现代科学与技术发展的成果。侧颅底外科的发展对相关学科的医师提出了深层次的要求，不仅要深入研究和掌握侧颅底解剖知识，不断充实神经生理知识，还要学习应用显微手术技巧，设计、制造及引进新的设备，重视多学科间团队合作。

医学科学的不断进步，使侧颅底手术已由单纯的治疗疾病向治疗疾病同时保全功能的目标发展，侧颅底显微手术的观念已逐步被接受。显微外科提倡的手术目标是最大可能地准确而有效地切除病变，最小限度地破坏正常组织和功能。手术显微镜、内镜技术和三维重建影像导航系统的联合应用为侧颅底手术提供了广阔的发展平台。随着手术方法与手术设备的日臻完善、肿瘤综合治疗方法的逐步改进，侧颅底病变的治愈率及患者的生存质量将进一步提高。

（**韩东一**）

第二章　侧颅底疾病及手术

原发或累及颅底骨质和颅底的管、裂、孔、缝等区域的病变称为颅底病变,侵犯侧颅底(6个亚区)的肿瘤统称为侧颅底肿瘤(tumor of lateral skull base)。

按照病变的部位,侧颅底肿瘤可分为三类:①原发于侧颅底相应区域的肿瘤,如听神经瘤、岩尖胆脂瘤、颈静脉球体瘤、颈静脉孔区的神经纤维瘤、神经鞘膜瘤、脊索瘤、颈动脉体瘤、中耳癌、颞骨的巨细胞瘤、母细胞瘤、横纹肌肉瘤等;②颅内肿瘤侵犯颅底,如脑膜瘤、颅咽管瘤、垂体腺瘤等;③颅外肿瘤侵犯颅底,如鼻咽癌、鼻咽纤维血管瘤、嗅神经母细胞瘤、眼眶肿瘤及腮腺区肿瘤等。

第一节　听神经瘤

听神经瘤(acoustic neuroma)为耳神经外科最常见的良性肿瘤,起源于第Ⅷ对脑神经前庭支神经鞘膜,又称前庭神经鞘膜瘤(vestibular schwannoma)。1777年Sandifort首次在尸检中发现听神经肿瘤,1830年Charles Bell详细描述了听神经瘤的临床表现。1894年Balance首次分二期切除1例听神经瘤。随着House在20世纪60年代将手术显微镜和显微外科技术引入听神经瘤外科领域,以及近年来影像学、显微外科、手术径路、麻醉学和神经监护技术的飞速发展,使得听神经瘤的诊断水平和治疗效果有了质的飞跃。

一、流行病学

听神经瘤约占颅内肿瘤的6%~8%和桥小脑角肿瘤的80%~90%。颞骨组织学检查中听神经瘤的发现率较高,达0.82%~1.70%,而临床实际发病率约为每年20/百万人,并呈逐年增高趋势,其原因可归结于临床医师警惕性和现代诊断技术的提高。双侧听神经瘤少见,约占全部听神经瘤的4%,为神经纤维瘤病2型(neurofibromatosis type 2,NF 2)的常见临床表现。国内目前尚无准确的听神经瘤流行病学资料。

二、肿瘤生物学

听神经瘤通常起源于第Ⅷ对脑神经的前庭神经分支,发生于前庭上神经和前庭下神经的比例相同。目前认为,听神经瘤在组织学上起源于神经鞘膜的施万细胞,而施万细胞在前庭神经的Scarpa神经节处(内听道内)最密集,因此此处为听神经瘤最常发生的部位。起源于第Ⅷ对脑神经中蜗神经分支的听神经瘤非常罕见,但此种类型的听神经瘤常侵入耳蜗内。

近年来,得益于CT和MRI在临床上的广泛应用,针对听神经瘤生长特性的研究已取得不少进展。据统计,听神经瘤的平均增长速率约每年1.6~6.1mm,但并非所有肿瘤均呈生长状态,部分肿瘤生长停止甚至缩小。根据肿瘤的不同生长特性,决定其治疗策略,治疗策略不止仅局限于手术,随访观察、现代立体定向放射治疗、药物治疗亦成为可能的选择。

三、临床表现

听神经瘤的症状与肿瘤位置、大小和生长情况直接相关。

内听道内肿瘤最常见的首发症状为单侧或非对称性渐进性感音神经性听力下降,约占95%,为蜗神经受压损伤或耳蜗血供受累所致,多先累及高频,患者言语辨别率呈不成比例的下降,尤其在用患耳听电话时感到言语理解困难。约26%的患者表现为突发性听力下降,其原因可能为肿瘤压迫所致的内听动脉痉挛或阻塞,即便在诊疗时突发性听力下降恢复,亦不能排除听神经瘤可能。耳鸣是听神经瘤第二常见症状,约占70%,以高频音耳鸣为主,少数可先于听力下降出现,且顽固性耳鸣在听力完全丧失后仍可存在。前庭功能障碍亦可为听神经瘤早期症状,为前庭神经或迷路血供受累所致,因肿瘤发展缓慢,对侧前庭多有足够时间形成功能代偿,故大多表现为非真性旋转性眩晕,以步态不稳和平衡失调为主,且随前庭功能代偿而症状逐渐减轻或消失。在生长快速的小听神经瘤或肿瘤侵入迷路时可出现真性眩晕,症状类似梅尼埃病。

肿瘤生长进入桥小脑角后,除听力进一步下降外,若压迫第Ⅴ对脑神经可出现同侧面部麻木、疼痛或感觉异常。面部麻木常首发于上颌区,检查时有角膜反射减退或消失,面部痛触觉减退,晚期则可出现咬肌、颞肌无力或萎缩。肿瘤压迫第Ⅶ对脑神经可出现面瘫、面肌痉挛。在耳镜检查时可对骨性外耳道后上壁进行触诊,若面神经感觉支受压则该处感觉减退,即 Hitselberger 征,因面神经感觉支比运动支对压迫更敏感,故此征可在小听神经瘤出现。患者也可因中间神经受压而出现中耳、乳突区刺痛、痒感或舌前2/3味觉丧失。肿瘤压迫第Ⅵ对脑神经可出现复视、视物模糊(也可由眼震或视乳头水肿引起)。肿瘤压迫第Ⅸ、Ⅹ、Ⅺ、Ⅻ对脑神经可表现为吞咽困难、声嘶、误咽和呛咳等。肿瘤压迫小脑引起小脑功能障碍,表现为协调运动障碍、步态不稳、向患侧倾倒等。当瘤体巨大压迫脑干,可发生脑积水、颅压增高,出现头痛和视力下降。头痛开始时多为枕部不适、刺痛或隐痛,随着病情发展,可出现剧烈头痛、恶心、呕吐,严重时发生脑疝而死亡。约15%~20%听神经瘤患者可出现不典型症状。

四、诊断和鉴别诊断

听神经瘤的治疗效果与肿瘤大小密切相关,随着现代诊断技术的进步,听神经瘤早期诊断已成为现实。早期诊断是达到肿瘤全切、保存功能的关键。因此,临床医师遇到单侧听力下降、耳鸣和/或有前庭症状的患者应提高警惕,进行全面、详细的神经系统、耳神经学和影像学检查。

(一)听力学检查

近年来,由于新的更敏感的检测技术的广泛运用,使得传统的针对蜗后病变的听力测试方法多数被放弃,这些方法包括短增量敏感指数、响度平衡试验Bekesy试验、音衰试验等。目前临床常用的听力测试方法包括纯音测听、言语分辨率、听反射阈和听反射衰减试验。

1. 纯音测听 典型纯音测听表现为感音神经性听力下降,通常高频下降最明显,可为缓慢下降型或陡降型。但有5%的听神经瘤患者可以听力正常。

2. 言语测试 典型表现为与纯音听阈不成比例的言语分辨率的下降,即当纯音听阈仅有轻度下降时言语分辨率即可有较明显的下降。

3. 听反射阈和听反射衰减试验 听反射阈可升高或消失,若听反射阈仍存在,可行听反射衰减试验,即给予一个阈上10dB的纯音,持续10s,若镫骨肌张力不能维持至少一半的强度,则听反射出现衰减,为蜗后病变的阳性发现。听反射阈消失或明显升高、音衰试验阳性对蜗后病变的敏感性为85%。

(二)电生理测试

电生理测试包括听觉脑干反应(ABR)和耳声发射(OAEs)。

1. ABR ABR是目前检测听神经瘤最敏感的听力学方法。ABR检查时,通常出现5个波形,其中以Ⅰ、Ⅲ、Ⅴ波最明显,而波Ⅴ最重要。正常波Ⅴ潜伏期为5.4ms,两耳波Ⅴ潜伏期差在0.2~0.4ms。听神经瘤患者Ⅴ波潜伏期明显延长,超过6ms,两耳Ⅴ波潜伏期差 >0.4ms以上。在部分高频听力 <60dB 以内的听神经瘤患者,亦可出现波形分化差或分辨不出。10%~20%的听神经瘤患者可表现为Ⅰ波存在而其他波均消失。大听神经瘤可引起对侧ABR的Ⅲ~Ⅴ间期延长。10%~15%听神经瘤患者可有正常ABR,因此ABR的敏感性为85%~90%。以前研究认为其敏感性可达95%,但目前由于影像学的进步使得更多的小听神经瘤被发现,ABR的敏感性价值亦随之下降,现仅将之列为低度怀疑对象的筛选指标。

2. OAEs 近来研究证实小听神经瘤的畸变产物耳声发射(DPOAEs)基本正常,但纯音测听听力损失多在 30~60dBHL,这种不平行现象对听神经瘤筛选及早期诊断具有重要价值。

(三) 前庭功能试验

前庭功能试验包括眼震电图、前庭肌源性诱发电位、转椅试验等。70%~90% 的听神经瘤患者可有异常眼震电图,典型表现为患侧冷热试验反应变弱。肿瘤较大患者常可观察到自发性眼球震颤,眼震方向朝向患耳。冷热试验反映外半规管以及前庭上神经的功能,而前庭肌源性诱发电位反映前庭下神经功能,两者结合可增加听神经瘤检出率。转椅试验结果在听神经瘤患者存在较大变异,而在小听神经瘤常表现正常。

(四) 影像学检查

听神经瘤的 CT 检查能显示骨质密度结构,由此可显示内听道是否有增宽和侵蚀(图 6-2-1A),注射造影剂后可使肿瘤明显增强(图 6-2-1B)。但对内听道内或进入桥小脑角不超过 5mm 的肿瘤,即使增强 CT 亦常常漏诊。MRI 是目前诊断听神经瘤最敏感、最有效的方法,目前使用增强 MRI 已能检出 1mm 以上的内听道内肿瘤。听神经瘤 MRI 的典型表现为:①肿瘤在 T_1WI 显示为略低信号或等信号(图 6-2-2A),T_2WI 上为高信号,当肿瘤内有囊变时在 T_1WI 上为更低信号,T_2WI 上信号更高;②肿瘤呈类圆形或半月形,以内听道为中心,与岩骨背面成锐角,紧贴内听道处可见肿瘤呈漏斗状伸出,尖端指向内听道底(图 6-2-2B);③注射 GD-DTPA 后肿瘤呈均匀、不均匀或环状强化,视肿瘤内部实质成分与囊性成分的比例及分布而异(图 6-2-2C)。根据 MRI

显示的肿瘤大小和部位,国际上普遍采用四种分期(表 6-2-1)。而现今比较普遍采用的是 I~V 期的分级方法(表 6-2-2),可以比较形象地说明处于肿瘤生长的阶段(图 6-2-3)。

鉴别诊断应注意与面神经瘤、脑膜瘤、先天性胆脂瘤、蛛网膜囊肿、桥小脑角胶质瘤、前庭神经炎、突发性聋、梅尼埃病及其他常见的内耳疾病鉴别。

五、治疗

1. 听神经瘤的治疗目标　经过近 40 年来耳神经外科学家的不懈努力,听神经瘤手术成功率已大为提高,手术目标从早期的追求降低死亡率到现代的追求功能保存。现代听神经瘤手术应能达到下列要求:①安全地全切除肿瘤,全切率 >99%,死亡率 <1%;②无严重神经系统后遗症,如术后昏迷、偏瘫、延髓性麻痹等;③面神经功能保存率在小听神经瘤 >95%、大听神经瘤 >60%;④对有实用听力者争取保存听力。1995 年美国耳鼻咽喉头颈外科协会(AAO-HNS)发表了听神经瘤的听力分级标准(表 6-2-3),目前被广泛应用于听神经瘤术前和术后听力的评判。通常认为实用听力是指纯音听阈≤50dB、言语识别率≥50%,即 Class A+B。

2. 听神经瘤的治疗策略　现代对于听神经瘤的治疗策略主要目的在于改善患者的生活质量和保留更好的神经功能。听神经瘤治疗方案不再单纯地局限于外科切除。因人而异的个体化治疗方案是现今普遍认可的。对于单发的小听神经瘤,

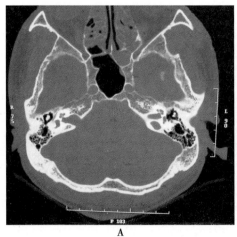
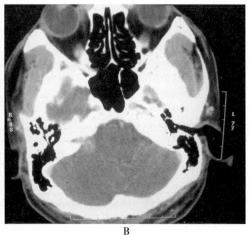

图 6-2-1　听神经瘤 CT 影像
A. 骨窗位显示右侧内听道有明显增宽和侵蚀;B. 注射造影剂后右侧内听道可见肿瘤明显增强

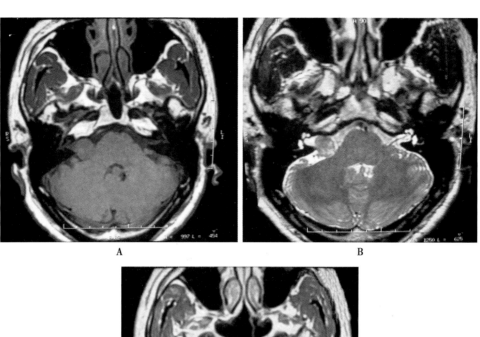

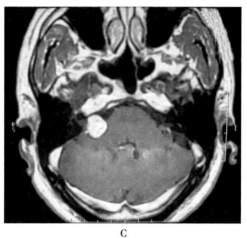

图 6-2-2 听神经瘤 MRI 影像

A. 肿瘤在 MRI T_1W 显示为略低信号或等信号,肿瘤内有囊变时在 T_1W 上为更低信号;B. MRI T_2W 上为高信号,当肿瘤内有囊变时在 T_2W 上信号更高;肿瘤呈类圆形或半月形,以内听道为中心,与岩骨背面成锐角,紧贴内听道处可见肿瘤呈漏斗状伸出,尖端指向内听道底;C. MRI T_1W 增强,注射 GD-DTPA 后肿瘤呈均匀、不均匀或环状强化

表 6-2-1 听神经瘤分期比较

肿瘤大小 （桥小脑角最大直径）	Sterkers	House	Koos	Samii	肿瘤描述
0（位于内听道内）	内听道型	内听道型	Ⅰ期	T_1	局限于内听道
≤10mm	小	1期	Ⅱ期	T_2	超过内听道
~15mm		2期		T_{3a}	位于桥小脑角
~20mm	中				
~30mm		3期	Ⅲ期	T_{3b}	达脑干但无挤压脑干
~40mm	大	4期	Ⅳ期	T_{4a}	压迫脑干
>40mm	巨大	5期		T_{4b}	严重脑干移位,四脑室变形

表 6-2-2 听神经瘤分期

分期	桥小脑角最大直径（mm）	分期	桥小脑角最大直径（mm）
Ⅰ（管内）	0（肿瘤局限于内听道内）	Ⅳ（大）	31~40（肿瘤明显压迫脑干和小脑）
Ⅱ（小）	1~15（肿瘤进入桥小脑角,但未触及脑干）	Ⅴ（巨大）	>40（肿瘤压迫脑干致明显移位）
Ⅲ（中）	16~30（肿瘤触及脑干）		

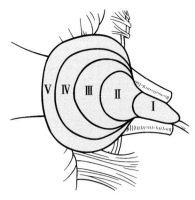

图 6-2-3 听神经瘤分期示意图

表 6-2-3 1995 年美国耳鼻咽喉头颈外科协会
（AAO-HNS）听神经瘤的听力分级

听力分级（Class）	PTA（dB）	SDS（%）
A	0~30	70~100
B	31~50	50~100
C	51~100	50~100
D	任何水平	0~49

PTA，纯音听阈；SDS，言语识别率

随访观察的方案已经成为首选治疗方案。肿瘤的影像特征，如是否囊变、肿瘤大小、肿瘤范围，生物学特性如肿瘤生长速率，症状表现如单侧或对侧听力功能、面神经功能、其他并发症，患者年龄，身体一般情况，以及对于肿瘤治疗的预期等均是肿瘤治疗方案制订需要考虑的因素。2015 年在上海举办的第七届世界听神经瘤大会中对于现代听神经瘤治疗策略的制订达成了共识，在此介绍如下：

（1）对于有实用听力的小肿瘤，参考第七届听神经瘤大会的共识，对于听力水平维持在 B 级以上的年轻患者，如果内听道底未被肿瘤累及，可以考虑尝试保留听力的术式。而对于内听道底已经被肿瘤填满的患者，有计划地跟踪随访是第一选择。对于充分理解疾病状况和手术风险的患者，可以根据患者意愿选择手术治疗。

（2）对于伴随难治性眩晕发作的小肿瘤，通常可以先采取为期 6 个月的常规治疗和观察方案，以评估对生活质量的影响。如果眩晕在短时间内无法得到控制，可以选择外科治疗的方案。

（3）对于年轻患者没有实用听力的小肿瘤，考虑到面神经功能保留的利弊，同样在充分理解疾病状况和手术风险的情况下，可以根据患者意

愿选择手术治疗。

（4）对于囊性听神经瘤，由于囊变意味着肿瘤快速生长的生物学特性和对放疗的不敏感性，尽早的手术治疗是首选。

（5）Ⅲ期以上肿瘤建议手术治疗，但在以下情况时可采取其他处理策略：一是老年患者（>70 岁），肿瘤症状耐受，可采取随访观察；二是患者全身情况差，无法手术者。

（6）手术方案：主要包括三种手术径路，为迷路径路、乙状窦后径路、颅中窝径路。乙状窦后径路是保留听力治疗方案的手术径路。由于内镜技术的发展，对于累及内听道底的小肿瘤，结合内镜的乙状窦后径路提供了听力保留的可能性。迷路径路、扩大迷路径路、改良迷路径路适用于任何大小的听神经瘤。

（7）肿瘤切除的范围。肿瘤切除范围包括全切除，近全切除（<25mm^2，2mm 厚，MRI 检查无法显示），次全切除，部分切除（残留 >5% 原发肿瘤体积）。当有肿瘤残留时，残留肿瘤的具体部位应当被明确记录，以备术后随访观察时参考。

（8）放疗后的评估和随访。由于放疗只能控制肿瘤的生长，所以长期的随访观察时必须的。放疗后的 18 个月肿瘤可以因水肿而体积增大。共识不推荐对于年轻患者采取放疗。而只适用于肿瘤复发的老年患者。

3. 听神经瘤手术治疗 听神经瘤的手术径路主要有经迷路径路或扩大迷路径路、经颅中窝径路、经乙状窦后径路（或传统的枕下径路）、经耳囊径路以及各种联合径路（迷路 - 乙状窦后、迷路 - 小脑幕径路），联合径路由于创伤大，目前已很少应用。各种径路的选择主要根据肿瘤位置、大小、术前听力情况、患者年龄及一般状况等。目前，国内外的耳神经外科中心在听神经瘤术中均已常规应用面神经监护，一些单位在保留听力的手术中也尝试应用听神经监护。

（1）经迷路径路：经迷路径路（translabyrinthine approach）是指在乙状窦前、颅中窝硬脑膜下方、颈静脉球上方以及面神经垂直段后方的范围内，通过充分磨除颞骨骨质到达内听道及桥小脑角，暴露肿瘤，进行肿瘤摘除。经迷路径路的手术切口（图 6-2-4），为距耳郭后沟 2cm 的弧形切口。

做蒂在前的肌骨膜瓣,暴露乳突。乳突轮廓化,乙状窦轮廓化,暴露乙状窦后方硬脑膜1cm以上,以使乙状窦能充分移位(图6-2-5)。

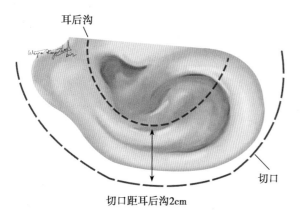

耳后沟

切口

切口距耳后沟2cm

图6-2-4 经迷路径路手术切口

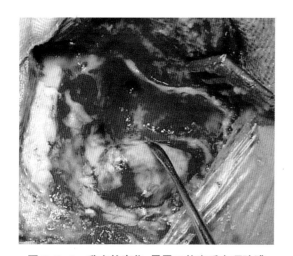

图6-2-5 乳突轮廓化,暴露乙状窦后方硬脑膜
1cm以上,以使乙状窦能充分移位

保留乙状窦表面的骨岛,使乙状窦能够浮动。暴露并切除水平、上、后半规管,暴露颈静脉球(图6-2-6)。遇颈静脉球高位,骨钻磨到此处时常有出血,用骨蜡和可吸收止血纱布的混合物止血并下压颈静脉球。

沿乙状窦下方的硬脑膜继续向内、向前磨颞骨岩部骨质,开放耳蜗导水管,此时有脑脊液涌出,可降低颅内压。磨除内听道后壁的骨质,暴露内听道,切开硬脑膜(图6-2-7)。

暴露内听道内及桥小脑角处肿瘤,先用面神经刺激仪的探头确定面神经的位置,然后在桥小脑角囊内切除肿瘤,继而逐步小块切除肿瘤囊壁,最后切除内听道底的肿瘤(图6-2-8)。

用骨蜡封闭上鼓室及鼓窦。硬脑膜缝合数针,余部的缺口用腹部脂肪填塞、关闭(图6-2-9)。

扩大迷路径路尚需进行下列操作:①暴露乙状窦后方硬脑膜1cm以上,以便乙状窦能充分移位;②充分暴露颅中窝硬脑膜,窦脑膜角骨质应全部切除,暴露岩上窦;③常规暴露颈静脉球,术中可根据情况用骨蜡和止血纱布将颈静脉球压低;④开放耳蜗导水管,放出脑脊液;⑤内听道周围骨质应作270°切除。

经迷路径路适用于任何大小、不考虑保存听力的肿瘤,手术创伤小、安全性高、面神经容易保存,对术中发生面神经中断者进行面神经吻合非常方便。以往认为迷路径路仅适合中小听神经瘤,多年的临床实践证实此观点是不正确的,迷路

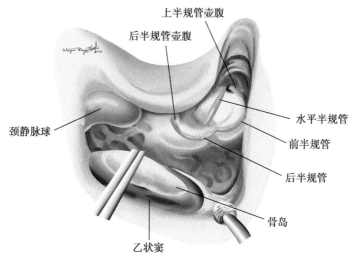

上半规管壶腹

后半规管壶腹

水平半规管

前半规管

颈静脉球

后半规管

骨岛

乙状窦

图6-2-6 浮动乙状窦,暴露并切除水平、上、后半规管,暴露颈静脉球

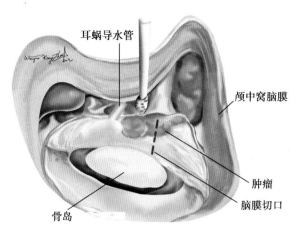

图 6-2-7 暴露内听道,打开耳蜗导水管,切开脑膜

标注:耳蜗导水管、颅中窝脑膜、肿瘤、脑膜切口、骨岛

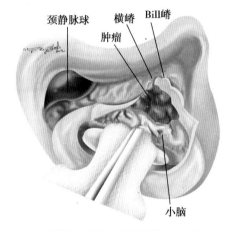

图 6-2-8 暴露内听道内及桥小脑角处肿瘤并切除

标注:颈静脉球、横嵴、Bill嵴、肿瘤、小脑

径路能安全地全切除任何大小的肿瘤,而且越是大肿瘤越应通过迷路径路进行手术,而小肿瘤同时又有实用听力者应考虑其他径路。

（2）经颅中窝径路:此径路的优点是有可能保存听力,适用于术前有实用听力、肿瘤主要局限在内听道内或突入桥小脑角不超过1cm的肿瘤。

在颞部开窗暴露颅中窝底(图6-2-10),抬起颞叶,暴露颞骨上表面。

在颞骨岩部上表面根据解剖标志定位内听道(图6-2-11)。Fisch的方法:上半规管垂直于岩上窦、位于弓状隆起下,利用上半规管定位内听道。用磨钻磨去弓状隆起直到膜性半规管的蓝线显露。一旦上半规管的轴线被确定,内听道的轴线与之成60°。House的方法:从膝状神经节寻找面神经。先辨认岩浅大神经,沿之暴露膝状神经节,然后暴露迷路段面神经(耳蜗与之相距1mm)至内听道,可以看到Bill嵴(分开面神经和前庭上神经的骨结构)。

打开内听道上壁,暴露肿瘤,在面神经、听神经监护下进行肿瘤摘除,保留面神经及蜗神经(图6-2-12)。

（3）经乙状窦后径路:乙状窦后径路示意图(图6-2-13)。

在乙状窦后方开骨窗,暴露小脑(图6-2-14)。

进入桥小脑角暴露肿瘤(图6-2-15)。

磨除内听道后唇,注意避免损伤后半规管,在面神经、听神经监护下进行肿瘤摘除,保留面神经及蜗神经(图6-2-16)。

此径路的优点是有可能保存听力,适用于术前有实用听力、肿瘤未达内听道外侧部分、在桥小脑角中伸展不超过2cm者。

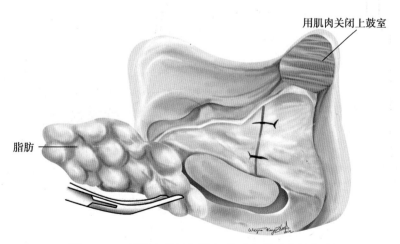

图 6-2-9 用肌肉关闭上鼓室,取腹部脂肪关闭术腔

标注:脂肪、用肌肉关闭上鼓室

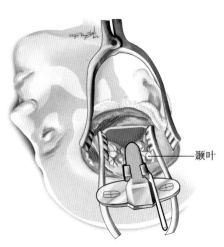

图 6-2-10 颞部开骨窗,抬起颞叶,
暴露颞骨上表面

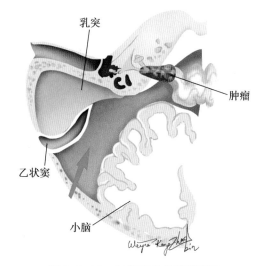

图 6-2-13 乙状窦后径路示意图

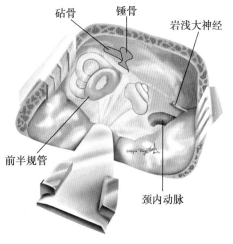

图 6-2-11 颞骨内结构表面投影

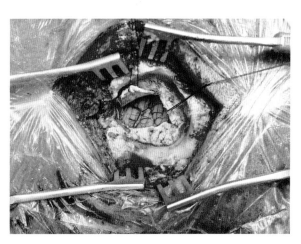

图 6-2-14 在乙状窦后方开骨窗,暴露小脑

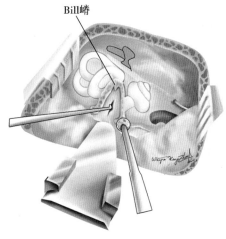

图 6-2-12 经颅中窝径路打开内听道,
切开硬脑膜,暴露肿瘤并切除

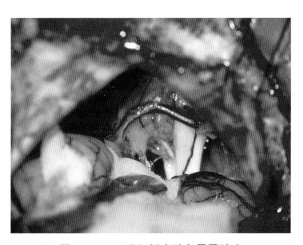

图 6-2-15 进入桥小脑角暴露肿瘤

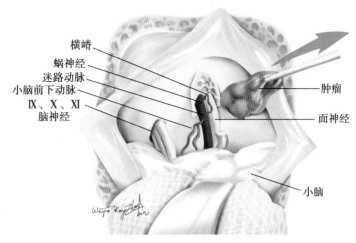

图 6-2-16 经乙状窦后径路打开内听道,切除肿瘤

横嵴
蜗神经
迷路动脉
小脑前下动脉
Ⅸ、Ⅹ、Ⅺ
脑神经
肿瘤
面神经
小脑

（4）经耳道鼓岬径路:全耳内镜下听神经瘤手术是指在耳内镜的辅助下,经耳道进入鼓室,打开骨岬、前庭进入内听道切除听神经瘤的手术方式(图 6-2-17)。该方式较传统手术创伤小,恢复快。但由于该项技术运用的病例数有限,将来需要更多的临床研究证实其安全性及有效性。目前,全耳内镜下听神经瘤切除术的应用局限于内听道内型、无实用听力的小肿瘤,且一旦术中内听道出血,不易控制,因此仅作为听神经瘤手术良好的补充。经耳道鼓岬径路的手术切口,为距耳郭后沟 1cm 的弧形切口,翻起肌骨膜瓣,磨除部分外耳道后壁骨质以适当扩大外耳道,距鼓环 0.5cm 切开外耳道后壁皮肤。然后翻起外耳道鼓膜瓣(图 6-2-18),在耳内镜下探查鼓室,切断鼓索神经,取出三块听小骨(图 6-2-19)。骨蜡封闭咽鼓管鼓室口,磨除前庭和耳蜗之间的骨质(图 6-2-20)。暴露内听道肿瘤(图 6-2-21)。予以切除,取部分颞肌填补内听道底骨质缺口(图 6-2-22),最后取耳郭软骨嵌于鼓环处,覆回外耳道鼓膜瓣(图 6-2-23)。

（5）听神经瘤术中面、听神经监护:侧颅底区域解剖结构复杂,有脑神经、重要血管及脑组织等重要结构。现代耳神经和侧颅底外科的手术目的已从过去单纯切除肿瘤、保全患者生命,发展到了目前微创、保留脑神经功能和重视术后生活质量。脑神经诱发电位的监测技术发展很快,目前除第Ⅰ对脑神经不能监测外,其余均可在术中通过观察诱发电位监测其功能。术中诱发电位监测

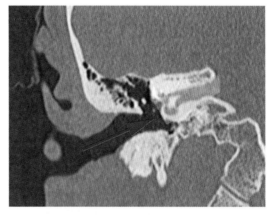

图 6-2-17 耳道骨岬径路示意图

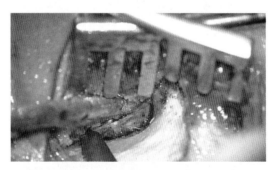

图 6-2-18 翻起外耳道鼓膜瓣

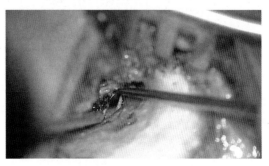

图 6-2-19 耳内镜下探查鼓室,切断鼓索神经,取出三块听小骨

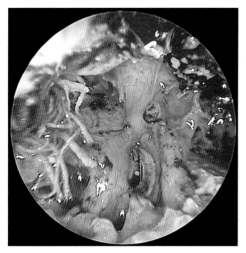

图 6-2-20 骨蜡封闭咽鼓管鼓室口,
磨除前庭和耳蜗之间的骨质

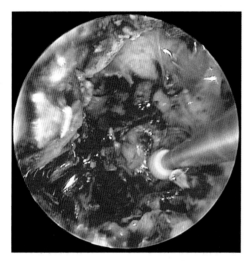

图 6-2-21 暴露内听道肿瘤

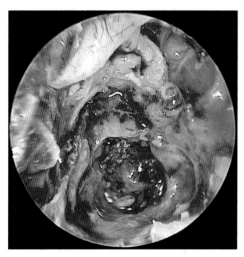

图 6-2-22 予以切除,取部分颞肌
填补内听道底骨质缺口

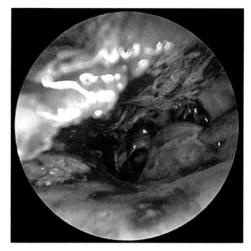

图 6-2-23 取耳郭软骨嵌于鼓环处,
覆回外耳道鼓膜瓣

技术为手术医师及时了解术中神经功能状况提供了极有价值的信息,使手术更加精细、准确和安全。通过对诱发电位的分析评价,还可预测术后神经功能。

目前,脑神经术中监护在耳神经外科应用最多的是面神经监护,广泛地应用于颞骨胆脂瘤、听神经瘤、颈静脉球体瘤等耳科和侧颅底疾病手术中。面神经术中监护(monitoring of facial nerve)的实质是给面神经以电流刺激,在其支配的肌肉记录诱发肌电图(EMG),为手术医师提供即时信息。EMG 对麻醉剂作用不敏感,信号较大,易于监护,但神经阻滞剂的用量会影响肌电图的信号,因此需限制肌松剂用量。听神经瘤手术时,麻醉插管完成后,停用肌松剂,电极刺入面部皮下,记录电极的位置为患侧的额肌、眼轮匝肌、口轮匝肌,参考电极在对侧口轮匝肌,接地电极在胸骨上窝附近,刺激电极在锁骨附近。一般在做手术的径路时,刺激电流的幅度为 0.5mA,如电钻触碰到面神经,面神经刺激仪会发出警报。用探头辅助确定桥小脑角和内听道内的面神经位置、分离面神经表面的肿瘤,可根据需要增减刺激电流的幅度。手术结束时,用不同幅度的电流刺激面神经,记录 EMG 的反应幅度,可以预测术后面神经功能。

在保留听力的听神经瘤手术中,可以应用听觉监护,主要目的是实时监测听觉通路的状态,最大限度保留术后听力。目前多采用听觉脑干反应(ABR)和蜗神经动作电位(CNAP)。采用插入式耳机给声,短声、交替波刺激。ABR 的记录电极置于额顶,参考电极置于同侧耳垂,接地电极置于胸锁关节处。CNAP 的记录电极直接置入颅内,参考电极和接地电极与 ABR 共用。术中监测 ABR 的 V 波潜伏期和波幅,以及 CNAP 的 N1 潜伏期和波幅。研究认为,手术结束时 ABR 的 V 波潜伏期延长小于 1.0ms,术后听阈下降小于 10dB。

第二节 神经纤维瘤病 2 型

神经纤维瘤病 2 型(neurofibromatosis type 2,NF2)是一种罕见的常染色体显性遗传疾病,是由位于 22 号常染色体上的 NF2 基因突变所造成,临床上以双侧听神经瘤为主要特征,可伴发颅内和脊髓肿瘤,如脑膜瘤、脊膜瘤等。

一、流行病学

NF2 出生缺陷概率约为 1/33 000,人群患病率约为 1/10 万,约有 50% 为家族遗传性患者。

二、肿瘤生物学

NF2 作为一种常染色体显性遗传疾病,位于第 22 号染色体长臂上的 NF2 肿瘤抑制基因突变导致其编码的负向调控蛋白 Merlin 失活变性是该病发生的基础。特别是遗传性 NF2 听神经瘤,其发病机制遵循著名的"Knudson 二次打击(two-hit)学说"。该学说认为 NF2 肿瘤"第 1 次打击"为生殖细胞突变,往往是 NF2 基因点突变或单外显子缺失,突变率高达 89%;"第 2 次打击"为体细胞突变,表现为另一个等位基因点突变或杂合性缺失(loss of heterozygosity, LOH),阳性率高达 79%,表明 NF2 肿瘤发病符合"二次打击"学说,其 NF2/merlin 完全突变失活 / 缺失。遗传学分型主要包括遗传型和嵌合型(mosaic)。前者 NF2 基因突变外周血(+),肿瘤(+),突变遗传父母,从受精卵开始;后者 NF2 基因突变外周血(-),肿瘤(+),为非遗传性,突变发生于胚胎发育早期。

三、临床表现

NF2 患者可因全身多发肿瘤的占位效应出现相应症状。90%~95% 的患者伴有双侧听神经瘤,因此以双侧听神经受累出现听力下降最为常见(亦有部分患者为单侧),可同时伴有耳鸣、眩晕。如果颅神经本身发生神经鞘膜瘤,或被巨大的听神经瘤压迫,可出现相应神经功能受损表现,如面部麻木、面瘫、吞咽呛咳和声嘶等颅神经症状。肿瘤生长压迫脑干,可出现手颤、走路摇摆、语调异常等共济失调表现,以及持续性头痛、视物不清等颅内压增高表现。部分患者可出现弱视、斜视和白内障等眼部症状。位于椎管内的肿瘤因压迫脊髓和 / 或周围神经根,引起下肢无力、感觉异常和排便功能障碍等症状。

根据症状可将 NF2 患者分为两型:①Gardner 型,轻型,鞘膜瘤的大小可数年维持不变,脑膜瘤几乎不进展,致残率低;②Wishart 型,重型,自儿童期鞘膜瘤和脑膜瘤就不停地生长,特别具有侵袭性,致残率高。

四、诊断

对 NF2 的诊断可分为基因诊断和临床诊断。基因诊断,即通过 NF2 基因突变检测,是早期诊断和高危人群筛查的"金标准",不仅可早期确诊,更能进一步预测 NF2 病情的发生规律,也是 NF2 家系进行疾病筛查的重要手段。临床诊断主要根据临床症状及影像学表现,目前公认的 NF2 临床诊断标准见表 6-2-4。

表 6-2-4 NF2 诊断标准

1. 双侧听神经瘤
2. 直系亲属有神经纤维瘤病 2 型;和
a. 单侧听神经瘤;或
b. 脑膜路、神经鞘瘤、胶质瘤、眼球后包膜下混浊,或大脑钙化;或上列标准的 2 项
3. 下列标准的 2 项
a. 单侧听神经瘤
b. 多发性脑膜瘤
c. 或神经鞘瘤、胶质瘤、神经纤维瘤、眼球后包膜下混浊及大脑钙化

五、治疗

针对 NF2 肿瘤,临床应通过多学科团队共同评估,根据肿瘤的发展特点,选择个体化的治疗方案。以尽可能不影响生活质量为治疗理念,避免偏瘫和视力下降,保留面神经功能,至少保留或重建一侧的有效听力。

(一)随访观察

临床观察发现,肿瘤通常生长缓慢(0.4~10mm/年),虽然约 25% 患者(尤以年轻人多见)呈现快速生长(>3mm/年)。在 3 年的随访期内,第一年有 31% 的患者呈现增大,第二年为 64%,第三年为 79%。因此,对于肿瘤小,且对生活质量影响小的患者,可考虑每半年作一次 MRI 检查,了解肿瘤生长速度,并密切观察听力下降水平,同时告知患者及其家属有手术的选择,并应详尽告知手术的利弊。

(二)手术治疗

根据 NF2 肿瘤生长及其毗邻组织受压情况,可选择手术减压释放颅内或椎管内空间,降低肿瘤对周围组织的压力。通过手术进行肿瘤切除是唯一可以根治听神经瘤的方法,然而常常不可避免地造成听力下降、面神经功能损伤等并发症。NF2 治疗应结合患者肿瘤生长情况、残余听力水平等情况,可选择带瘤植入人工耳蜗,或在听神经瘤切除术中,根据术中听觉监护的检测结果,同期或二期行同侧人工耳蜗植入;针对不适于人工耳蜗植入者,可考虑人工脑干植入。由于面瘫对患者的社交生活影响较大,对于术后面瘫患者可考虑面神经功能修复,修复方案包括面神经-舌下神经吻合、腓肠神经桥接、面神经-咬肌神经吻合等。

(三)放射治疗

放射治疗对于 NF2 的肿瘤控制率和听力保存率较散发型听神经瘤都比较低,且有一定的恶变可能。研究显示 NF2 肿瘤受到辐射影响后,可能出现生长加速,因此在制定 NF2 肿瘤治疗方案时,必须严格掌握适应证,慎重使用立体定向放射治疗,避免进一步加重病情。

(四)药物治疗

是否可以根据 NF2 的肿瘤生长特性,选择一种靶向药物选择性地抑制肿瘤生长,延缓甚至逆转疾病进程,以保护听力已是目前的研究热点和难点。近年相关药物靶向治疗的研究显示,将有可能利用靶向药物,既控制肿瘤生长,又可避免手术可能造成的面神经功能损伤等不良预后。首个靶向血管内皮生长因子的单抗型血管生成抑制剂 Bevacizumab/ Avastin,已获批用于多种肿瘤治疗,

并可抑制听神经瘤生长,甚至有报道对部分病例可提高患侧听力。Sorafenib 和 Lapatinib 是血小板衍生生长因子受体抑制剂,其对听神经瘤的药物靶向治疗已进入 2 期临床试验阶段。目前对于听神经瘤药物靶向治疗的效果和安全性尚需要通过长期的前瞻性队列研究进一步明确。

第三节 颈静脉球副神经节瘤

Guild 于 1941 年在颈静脉球顶和中耳鼓岬发现一种血管性结构,并命名为血管球体(glomus body)。颈静脉球体瘤(glomus jugular tumor)首先于 1945 年由 Rossenwasser 报道,当时命名为颈动脉体样瘤,以后又陆续有许多类似报道,但命名不统一,有鼓室瘤、非嗜铬性副神经节瘤、化学感受器瘤以及血管球细胞瘤等,后来 Winship 将之改名为颈静脉球体瘤,并使这一名称被普遍接受。现代研究证实该肿瘤发生于副神经节,故应命名为副神经节瘤(paraganglioma)。但由于习惯原因,颈静脉球体瘤这一名称仍在普遍使用。

一、流行病学

颈静脉球体瘤的发病率较低,Lack 等统计 60 万人次中,头颈部球体瘤 69 例,其中颈静脉球体瘤仅 8 例,发病率为 0.012%。但颈静脉球体瘤是原发于中耳的最常见肿瘤,也是累及颈静脉孔的最常见病理类型。本病以女性多见,男女之比约为 1:6,可见于各年龄层,但高发于 50~60 岁。发病年龄越小,肿瘤发展越快,越容易具有多病灶性和血管活性物质分泌性的特点。约 5% 的患者可有多部位肿瘤,但若患者有家族发病史,则此比例可达 50%。

二、肿瘤生物学

颞骨副神经节在组织学染色上缺乏对铬盐的亲和性,在神经内分泌系统中没有确切的作用,因此也被称为非嗜铬性副神经节。成人颞骨通常仅有 2~3 个副神经节,但有时也会有更多。多数颞骨副神经节位于颈静脉窝的前外侧区和中耳内,因此起源于副神经节的肿瘤也主要发生于这两个

部位,起源于中耳内者称为鼓室球体瘤,起源于颈静脉窝者称为颈静脉球体瘤。虽然副神经节瘤具有含儿茶酚胺的神经分泌颗粒,但真正分泌去甲肾上腺素的肿瘤只占 1%~3%,其中颈静脉球体瘤分泌的比例高于鼓室球体瘤。对颞骨副神经节瘤是否需要筛查以了解其功能情况尚有争议,但若患者具有面部潮红、经常腹泻、心悸、头痛、难控制性高血压、过度出汗的病史,应对其检查血清儿茶酚胺以及 24 小时尿香草扁桃酸和去甲肾上腺素水平。

三、临床表现

颈静脉球体瘤的临床表现与肿瘤范围以及血管化程度密切有关。肿瘤通常生长缓慢,从出现首发症状到最后确诊可达 10 余年。鼓室球体瘤起源于鼓岬表面,肿瘤沿低阻力方向生长,首先充满中耳腔并包绕听骨链,出现传导性听力下降和搏动性耳鸣。肿瘤早期可见鼓膜完整,但呈深红色或蓝色,逐渐向外隆起。以鼓气耳镜向外耳道加压使鼓膜与肿瘤相贴,可见肿物搏动,与脉搏跳动一致。进一步加压,肿瘤受压颜色转白而停止搏动,即 Brown 征。肿瘤可穿破鼓膜而突入外耳道,出现血性或脓血性分泌物,耳道内检查可见出血性新生物,触之易出血。肿瘤继续生长可进入面隐窝、面神经后气房以及通过鼓窦入口进入乳突,此时因面神经骨管受侵犯而出现周围性面瘫。肿瘤向前生长可进入咽鼓管,向下生长进入下鼓室,侵入颈静脉球窝,此时与原发于颈静脉球窝的颈静脉球体瘤难以鉴别,并可出现后组脑神经症状。肿瘤也可通过前庭窗或圆窗进入内耳,出现感音神经性听力下降,但这种情况较少见。

原发于颈静脉球窝的颈静脉球体瘤通常在出现症状时肿瘤已相当大。肿瘤压迫颈静脉球窝的神经血管结构并沿颅底扩展,侵犯舌下神经管时可出现吞咽困难、声嘶、误吸和构音障碍等。肿瘤向上、向前破坏颈静脉球窝可暴露颈内动脉管并进入中耳,产生传导性听力下降和搏动性耳鸣。肿瘤侵入咽鼓管并沿管周气房或颈内动脉管生长可进入岩尖、海绵窦和颅中窝,出现面部麻木等症状。肿瘤沿颅底或迷路下气房生长可进入颅后窝,压迫小脑和脑干,可出现共济失调和走路不

稳。晚期肿瘤侵入颅内广泛,则出现颅内压增高症状,甚至脑疝而死亡。

四、颈静脉球副神经节瘤的分型

1962 年 Alford 和 Guild 首次将颈静脉球体瘤分为两型,起源并局限于中耳的称鼓室球体瘤,累及中耳和颈静脉球两处的称为颈静脉球体瘤。随着医学影像学和颅底手术技术的发展,对颈静脉球体瘤有了进一步的认识,Fisch 于 1978 年(表 6-2-5),Glasscock 和 Jackson 分别于 1981 年提出各自的分型法(表 6-2-6)。

Fisch 分型中的 C 型又可分为四型:C1 型,肿瘤侵及颈内静脉孔上、颈内动脉管开口;C2 型,肿瘤侵及颈内动脉垂直段、锥曲段;C3 型,肿瘤侵及颈内动脉水平段;C4 型,肿瘤经破裂孔进入颅内侵及海绵窦(图 6-2-24)。这两种分型法描述了肿瘤的范围及颞骨、颞下窝、颅内的侵犯程度,目前被广泛采用。

表 6-2-5　颈静脉球体瘤 Fisch 分型法

分型	范围
A 型	肿瘤局限于中耳腔(鼓室球体瘤)
B 型	肿瘤局限于鼓室乳突区域,无迷路下骨破坏
C 型	肿瘤侵犯迷路下,扩展到岩尖部,并破坏该处骨质
D₁ 型	肿瘤侵入颅内,直径小于 2cm
D₂ 型	肿瘤侵入颅内,直径大于 2cm

表 6-2-6　颈静脉球体瘤 Glasscock-Jackson 分型法

分型		范围
鼓室体瘤	I 型	肿瘤局限于鼓岬表面
	II 型	肿瘤完全充满中耳腔
	III 型	肿瘤充满中耳腔,扩展至乳突
	IV 型	肿瘤充满中耳腔,扩展至乳突或穿透鼓膜至外耳道,或向前发展累及颈内动脉
颈静脉球瘤	I 型	肿瘤小,限于颈静脉球、中耳和乳突
	II 型	肿瘤侵犯至内听道下方,可有颅内侵犯
	III 型	肿瘤侵犯岩尖部,可有颅内侵犯
	IV 型	肿瘤超出岩尖至斜坡或颞下窝,可有颅内侵犯

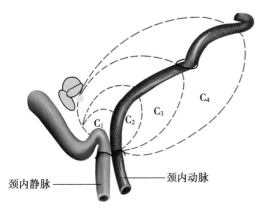

图 6-2-24　C1 型肿瘤侵及颈内静脉孔上、颈内动脉管开口；C2 型肿瘤侵及颈内动脉垂直段、锥曲段；C3 型肿瘤侵及颈内动脉水平段；C4 型肿瘤经破裂孔进入颅内侵及海绵窦

五、颈静脉球副神经节瘤的诊断和鉴别诊断

详细的病史、典型的症状和体征是诊断的重要依据。体格检查时应进行彻底的耳科学、耳神经学和神经系统检查。现代影像学则为诊断提供最重要的依据。

对怀疑有颈静脉球体瘤的患者,应常规行颞骨薄层 CT,可清楚显示颞骨破坏范围（图 6-2-25）,典型特征为"虫咬状"改变。

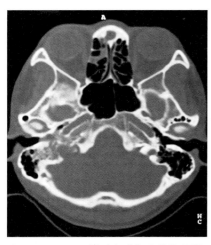

图 6-2-25　颞骨破坏"虫咬状",颈静脉球窝和下鼓室之间的骨性分隔已被破坏,难以区分肿瘤的来源

若颈静脉球窝和下鼓室之间骨性分隔完整,CT 可分辨肿瘤源自颈静脉球窝还是中耳。若此骨性分隔已被破坏,则难以区分肿瘤来源。MRI 更易显示肿瘤与周围软组织关系,能明确肿瘤向颅内侵犯的范围。颈静脉球体瘤在 MRI 上有特征性的信号,具有诊断价值,即肿瘤内出现血管流空现象,称为"胡椒盐征"（图 6-2-26）。

对大型肿瘤应术前行 Matas 试验、数字减影血管造影（DSA）（图 6-2-27）、球囊阻塞检查,以了解肿瘤的供血情况和大血管受累程度,以及颅内血管侧支循环情况,但宜与术前栓塞同时进行。

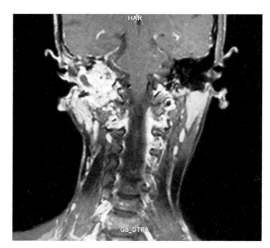

图 6-2-26　颈静脉球瘤 MRI "胡椒盐征",MRI 上有特征性的信号,肿瘤内出现血管流空现象

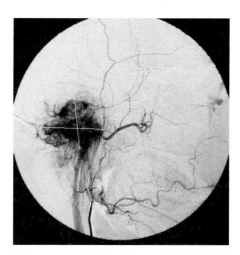

图 6-2-27　颈静脉球瘤 DSA 显示右颈静脉孔高血运肿瘤,供血动脉来自右侧咽升动脉,上颌动脉小分支参与供血

鼓室球体瘤应与特发性血鼓室、中耳胆固醇肉芽肿、中耳炎性息肉或肉芽、异位颈内动脉、高位颈静脉球及中耳癌相鉴别;颈静脉球体瘤需与颈静脉孔区的其他良、恶性肿瘤鉴别,如颅底脑膜瘤、后组脑神经纤维瘤或鞘膜瘤、颈动脉体瘤、先天性鼓室底壁缺损、鼻咽癌、转移性肿瘤、脊索瘤、颞骨的巨细胞瘤、母细胞瘤、横纹肌肉瘤等。

六、颈静脉球副神经节瘤的治疗

应根据病变范围结合患者的年龄、健康状况、术后生活质量等因素综合考虑治疗方法，主要方法有手术、观察和放射治疗等。

（一）手术治疗

颈静脉球体瘤的首选方法为彻底手术切除。局限于鼓岬的小肿瘤可经耳道或下鼓室径路切除。充满中耳或侵犯乳突的肿瘤可经扩大的面隐窝径路切除。中、大型肿瘤应在术前1~3天行DSA，同时行肿瘤血管栓塞，以减少术中出血、缩短手术时间、减少术后并发症。若术中有损伤颈内动脉可能，则应行血管内球囊阻塞试验等，以便评估脑侧支循环情况。中等大小肿瘤可采取经乳突、颈部联合径路暴露颈静脉球和颈静脉孔。大型肿瘤则需采用经典的经颞下窝径路，术中有面神经移位的可能。对侵犯岩尖的肿瘤需采用颞骨和颞下窝联合径路，术中切除部分或全部迷路。颅内侵犯2cm以上者，需采用耳神经外科和神经外科联合径路切除。术后脑神经麻痹症状并不少见，常需要采取补救措施来改善吞咽困难、呛咳、误咽和声嘶等。

Fisch（1978年）创立的颞下窝径路可广泛暴露侧颅底的神经血管区和其他各区，是大型颈静脉球体瘤的经典手术径路。下面主要介绍Fisch颞下窝A型径路。

Fisch颞下窝径路的手术切口为颞颈联合切口（图6-2-28）。

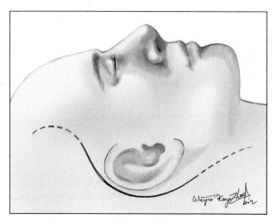

图6-2-28　颈静脉球体瘤手术切口（Fisch A型径路）

沿皮下将皮瓣翻起，显露颈上区、腮区和颞肌。做蒂在前的肌骨膜瓣，切断外耳道，耳道断端缝合成盲袋，将骨膜瓣翻向内，覆盖盲袋内侧面（图6-2-29）。

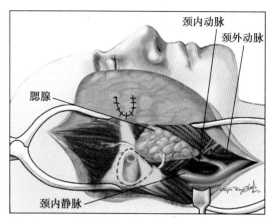

图6-2-29　封闭外耳道口，乳突轮廓化，暴露腮腺、颈内静脉、颈内动脉、颈外动脉、第Ⅸ~Ⅻ对脑神经，环绕耳部的虚线处为手术区域

在茎乳孔下、腮腺后缘确认面神经主干。将胸锁乳突肌牵拉向后，在舌骨水平显露颈内、外动脉及第Ⅹ~Ⅻ对脑神经。切除外耳道骨性段皮肤，去除鼓膜、锤骨和砧骨，剪去足弓而保留镫骨足板。封闭咽鼓管。乳突轮廓化，面神经骨管轮廓化，从茎乳孔至膝状神经节将面神经从骨管内游离。将面神经向前移位，茎乳孔段的面神经固定于腮腺组织上（图6-2-30）。

磨去乙状窦骨板及乳突尖，将乙状窦暴露至颈静脉球附近。在乙状窦前后1~2mm切开硬脑膜，用动脉引线钩从乙状窦深面穿引双股丝线，结扎乙状窦（图6-2-31）。

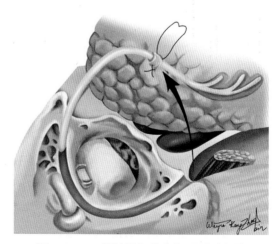

图6-2-30　面神经向前移位、固定于腮腺

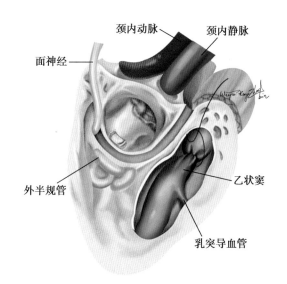

图 6-2-31 在乳突导血管下方
结扎乙状窦

磨去颈静脉孔外侧的骨质,暴露颈静脉球,使乙状窦至颈静脉球之前无骨质阻挡,充分暴露肿瘤(图 6-2-32)。

剥离肿瘤之前,先结扎颈外动脉,以降低肿瘤血供、减少出血。切开乙状窦壁,摘除窦内的肿瘤,并从颈内动脉外膜层或颈动脉管的骨膜、迷路骨壁等处分离肿瘤(图 6-2-33)。第 X ~ XII 对脑神经在颈内动静脉间下行。

将颞肌瓣与胸锁乳突肌的上端缝合,防止脑脊液漏(图 6-2-34)。

(二)放射治疗

研究表明放射治疗对颈静脉球体瘤并无杀伤作用,只能使神经血管纤维化。放射治疗既不能

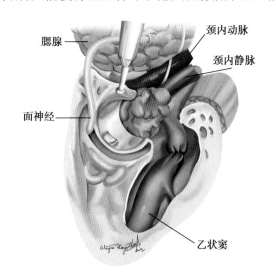

图 6-2-32 暴露、分离颈内动脉和
颈内静脉至颅底

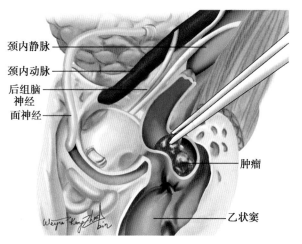

图 6-2-33 切除肿瘤,保留颈静脉球的内侧壁,保留
进入颈静脉孔的后组脑神经,填塞岩下窦

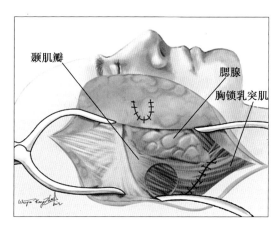

图 6-2-34 将颞肌瓣缝合于胸锁乳
突肌上端,关闭伤口

减缓肿瘤向周围血管、神经的侵犯,也不能减轻脑神经麻痹。放射治疗后手术并发症更多。因此大多数作者主张对颈静脉球体瘤积极手术切除,尤其是年轻患者;对年老患者且肿瘤未危及重要神经功能者,可采取观察并定期行 MRI 检查,或采取姑息性放射治疗。

第四节 岩骨胆脂瘤和
桥小脑角胆脂瘤

一、病因学

岩骨胆脂瘤可分为先天性胆脂瘤和后天性胆脂瘤,先天性胆脂瘤少见,起源于与形成原始脊索相同的外胚层胚胎细胞的残留,亦有发生于中耳乳突的先天性胆脂瘤侵入岩骨而形成。膝

状神经节的发生部位为各类胚胎组织交替衔接处,先天性胆脂瘤多源于此。岩骨内胆脂瘤沿岩骨内气房发展,可以侵蚀构成内耳的骨迷路骨质、面神经管及内听道骨壁。桥小脑角的先天性胆脂瘤也可累及颞骨。后天性胆脂瘤大多来自慢性中耳炎。

二、临床表现

胆脂瘤所造成的骨质破坏影响周围重要结构,包括耳蜗、半规管、颅神经等引起功能障碍而出现不同的临床表现。先天性胆脂瘤早期常因缺乏典型症状而延误诊断和治疗。胆脂瘤逐渐增大而出现听力下降、耳鸣、面瘫、眩晕、头痛、脑膜炎等症状。其中听力下降最常见。获得性岩尖胆脂瘤从胆脂瘤型中耳炎发展而来,常有耳漏、面瘫、眩晕,可有脑膜炎、乙状窦血栓、脑脓肿等颅内症状。

桥小脑角是颅内胆脂瘤最常见的部位,常以三叉神经痛起病(70%),往往有患侧耳鸣、耳聋,晚期出现桥小脑角综合征。检查可发现第 V、VII 和 VIII 对脑神经功能障碍,面部感觉减退、面肌力弱、听力下降和共济失调。

三、诊断和鉴别诊断

除了耳科疾病常见症状外,诊断主要依靠影像学检查,包括 CT 和 MRI。CT 是胆脂瘤最好的检查方法,有助于了解病变的范围和重要结构的破坏情况,其影像为低密度影(图 6-2-35),CT 表现为边缘光滑的膨胀性病变,岩骨破坏。MRI 表现为 T_1 低信号,不增强,边缘可强化;T_2 高信号,信号强度不均匀(图 6-2-36)。

岩尖胆脂瘤鉴别诊断主要应与岩尖部胆固醇肉芽肿鉴别,CT 常难以区别。胆固醇肉芽肿 MRI 表现 T_1 和 T_2 均为高信号。

桥小脑角胆脂瘤应与蛛网膜囊肿鉴别,蛛网膜囊肿的信号密度与脑脊液更为接近,信号密度均一,而胆脂瘤密度不均。

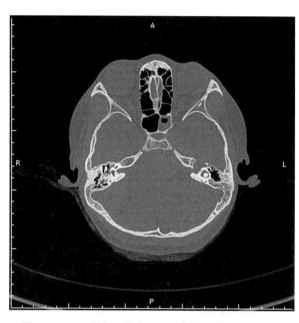

图 6-2-35 岩尖胆脂瘤 CT 示岩骨边缘光滑的缺损

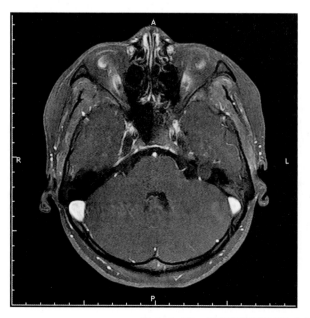

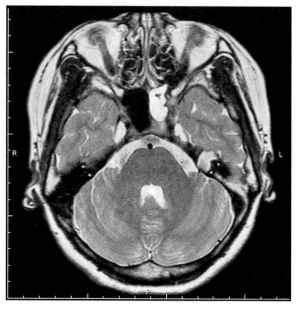

图 6-2-36 岩尖胆脂瘤 MRI 上 T_1 低信号,边缘略强化,T_2 高信号

四、手术治疗

手术治疗原则为彻底清理病变,最大限度保护周围组织结构。手术中要考虑病变范围及部位、内耳功能的保留、面神经的保护和尽量减少对脑膜、脑组织和颅神经的损伤。手术进路包括迷路和耳蜗进路、颅中窝进路、迷路下进路、耳蜗下进路、迷路后进路、经蝶骨进路及联合进路等。

第五节 桥小脑角脑膜瘤

这里仅介绍桥小脑角脑膜瘤(cerebellopontine angle meningioma),因其易与听神经瘤混淆。脑膜瘤起源于脑膜及脑膜间隙,大部分来自蛛网膜细胞。

一、流行病学

脑膜瘤的人群发病率为 2/10 万。脑膜瘤是桥小脑角区第二常见的肿瘤,占 6%~8%。近年来随着 CT 和 MRI 技术的发展和普及,脑膜瘤的发病率明显增高,尤其在中老年患者。女性多于男性,比例约为 2∶1。

二、临床表现

根据肿瘤发生位置不同,桥小脑角脑膜瘤以第 V、VII、VIII 对脑神经损害和小脑功能障碍最常见,肿瘤较大时可合并颅内压增高。听神经损害最多见,90% 以上患者有听力障碍和早期耳鸣。眩晕比较少见。面神经损害时可出现面肌抽搐或轻度面瘫。三叉神经损害可出现面部麻木、感觉减退、角膜反射消失、颞肌萎缩等。小脑受压出现走路不稳,粗大水平眼震及共济失调。

三、诊断和鉴别诊断

详细的病史、症状和体征是诊断的重要依据。体格检查时应进行彻底的耳科学、耳神经学和神经系统检查。现代影像学的诊断为重要的依据。MRI 检查见多数肿瘤呈等信号,增强后明显强化。

桥小脑角脑膜瘤应与听神经瘤鉴别:脑膜瘤女性较多,听神经瘤多见于男性。脑膜瘤引起前庭功能障碍少见,而对三叉神经和面神经的影响多于听神经瘤。影像学表现见图 6-2-37。

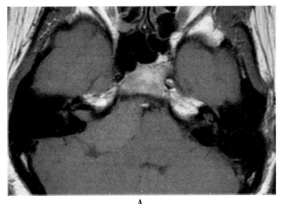
A

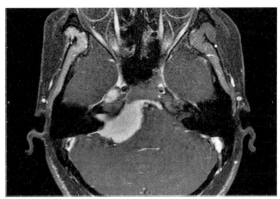
B

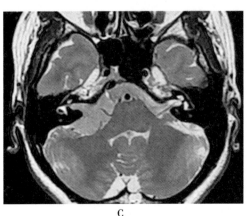
C

图 6-2-37 桥小脑角脑膜瘤

A. T_1 等信号;B. T_1 增强;C. T2 略高信号。可见脑膜增强尾征

①脑膜瘤多数呈半月形,增强后可见脑膜"尾征",听神经大多为圆形;②肿瘤与岩骨间的夹角:脑膜瘤多呈钝角,听神经瘤多为锐角;③内听道扩大:为听神经瘤的特征性征象;④钙化:脑膜瘤钙化发生率为 25%,有钙化的肿瘤强烈提示为脑膜瘤。

四、治疗

手术切除是脑膜瘤最有效的治疗方法。

第六节　侧颅底手术并发症及其防治

一、脑脊液漏

脑脊液漏(leak of cerebrospinal fluid)是颅底手术中最为常见的并发症,发生率大约为 10%,其中 1/3 伴发脑膜炎,常伴有低颅压性头痛、听力下降、颅内血肿、脑积水等。脑脊液漏根据其漏出位置可分为切口漏、鼻漏、耳漏,多见于切口愈合不佳,脑脊液直接通过硬脑膜切口和缝合各层从切口漏出,进一步通过乳突气房或磨除内听道后壁,进入岩尖气房,继而外渗到中耳,形成脑脊液耳漏,或再经咽鼓管到鼻咽部形成脑脊液鼻漏。

(一)临床表现及诊断

听神经瘤术后脑脊液漏多数发生于术后 1 周,另有 32% 发生于术后 10 天。单纯的脑脊液漏可出现伤口、耳道、鼻腔持续渗出或流出清亮液体,低颅压性头痛,听力下降,耳闷,咽部咸味。脑脊液漏有诱发脑膜炎的潜在可能,如出现头痛、恶心、呕吐、畏寒、脉速、体温升高、脑膜刺激征阳性和颈项强直,则应引起警觉。

脑脊液漏的诊断首先是确定漏出液的性质。脑脊液含糖量高,可用尿糖试纸测定。糖和 β_2 转铁蛋白的存在可以鉴别脑脊液和其他液体。

(二)治疗

1. 非手术治疗

(1)局部加压包扎,头高 30° 卧向患侧,使脑组织沉落在漏孔处,以利于黏附愈合。

(2)避免用力屏气、擤鼻、咳嗽,保持大便通畅,限制液体入量。低盐饮食。

(3)口服乙酰唑胺,减少脑脊液生成。

(4)反复腰穿或置管持续脑脊液引流,以减少或停止漏液。腰穿置管持续引流 4 天,大多数脑脊液漏可痊愈。

非手术治疗 4~5 天后仍未好转,腰穿测脑脊液的压力(正常 6~15cmH$_2$O),若 >15cmH$_2$O,继续非手术治疗 3 天,再次测压 >15cmH$_2$O,行脑室腹腔引流;若为 11~15cmH$_2$O,则需手术治疗。

2. 手术治疗

(1)伤口漏:打开原切口探查、重新填塞脂肪修补漏口。

(2)耳鼻漏:打开原切口,仔细识别并处理乳突和沿内听道所有开放的气房,用骨蜡、脂肪或生物胶彻底封闭。

二、颅内感染

多于术后 1 周出现,发生率约 5%。无菌性脑膜炎常见,主要为血液、骨粉污染蛛网膜下腔所致。细菌性脑膜炎通常与脑脊液漏有关,约占 30%。其他原因有术后切口感染未及时处理、术后较长时间的脑脊液引流、术中无菌操作不严格、鼻窦和鼻咽等鼻源性感染等。

(一)临床表现及诊断

颅内感染可以表现为脑膜炎、脑炎、脑室炎、脑脓肿。其诊断应依据典型的中枢感染征象和神经系统体征,腰穿脑脊液常规、生化及培养检查可确诊。细菌性脑膜炎的一个重要特征是临床状况进行性恶化,血液中白细胞明显增多,脑脊液中糖含量下降通常提示细菌性脑膜炎。

(二)治疗

1. 反复腰穿和持续的脑脊液引流。

2. 脑脊液的细菌培养,每隔 48~72h 复查。

3. 手术当天及术后 3 天联合运用抗需氧菌和厌氧菌的抗生素。

4. 全身运用和椎管内注射敏感的、易通过血 – 脑屏障的抗生素。

三、出血

常于术后即刻或术后 1~2 天发生,出血可为动脉出血(颈内动脉、椎动脉、脑膜中动脉、小脑前下动脉及其分支)或静脉出血(基底静脉、枕静脉、Labbe 静脉）、静脉窦出血（乙状窦、横窦、岩上窦、岩下窦和上矢状窦等）。常见原因有术中损伤大血管；术中止血不彻底；术中降颅内压过快、发生术区或远隔部位的出血，形成血肿；麻醉结束前后的血压波动过大；麻醉清醒过快、拔管不及时、患者持续躁动不安、血压升高过快。

（一）临床表现

颅内出血可引起桥小脑角、硬膜下、硬膜外、脑干血肿，造成脑水肿、偏瘫、脑疝等。

（二）预防和治疗

1. 术前对出血量进行全面、客观的评估（影像学 MRI、高分辨率 CT、血管造影、球囊阻塞检查及血管栓塞），做好输血准备（包括红细胞、血小板、凝血因子和冻干血浆）。

2. 术中仔细操作、止血彻底、防止过多牵拉周边正常组织。

3. 术后注意观察意识、生命征象（血压、脉搏、呼吸），瞳孔的变化，颅高压征象（头痛、呕吐、视乳头水肿），神经系统体征（肢体运动、语言、锥体束征）和中枢感染征象。

4. 腰穿，动态观察脑脊液压力及常规检验结果。

5. 对症处理充分给氧、脱水剂、利尿剂、激素、蛋白，注意电解质平衡。

6. 若病症紧急，则应立刻重新打开术腔止血。

四、神经缺血综合征和血管痉挛

发生率为 2%~5%，相关因素有肿瘤的大小、术中牵拉（10%）、麻醉及术中用药（应避免长时间低血压、高碳酸血症、血液黏度过高）、供血动脉、引流静脉的损伤、术腔积血等。

（一）临床表现及诊断

神经缺血综合征可出现失语、失写和失读症，躁狂，兴奋或抑制，淡漠、嗜睡、反应迟钝和记忆力减退，幻视或幻听，偏瘫及肢体抽搐，癫痫发作。术前、术后 CT 及 MRI 对比，经颅多普勒超声（TCD），术前、术后单光子计算机体层摄影（SPECT）可以辅助诊断。

（二）预防和治疗

1. 麻醉用药选用具有保护脑组织作用的药物，如异氟烷、依托咪酯、丙泊酚、甘露醇等，可降低缺血。

2. 减少脑压板的牵拉损伤，减少引起局部缺血、直接造成神经元和胶质细胞的损伤。

3. 防止脑血管痉挛扩容、升压和血液稀释的"三 H"疗法。

五、头痛

头痛发生率为 85.4%，40 岁以下多见，女性略多。侧颅底术后的头痛与肿瘤的大小无明显相关性，与手术径路有关，由颅内原因引起者多于颅外。可能原因有切口的创伤引起枕部神经的损伤并向项背放射、颅骨的损伤引起创伤性骨炎、硬脑膜的牵拉、脑脊液漏引起颅压过低、出血和骨粉的沉积（积血引起血管痉挛、脑膜刺激）、感染、颅外手术创面大及术中的过多牵拉等。

预防和治疗：术中应避免过多地牵拉脑组织、硬脑膜，及时冲洗骨粉和积血。术后应用一些药物如白蛋白、低分子右旋糖酐、多巴胺等防止脑血管痉挛。

六、脑神经损伤

（一）面神经损伤

面神经损伤常见于各种颅底手术。大致原因有三类，第一类是从面神经表面分离肿瘤时造成面神经的损伤，例如听神经瘤手术。肿瘤的大小、面神经黏附于肿瘤以及肿瘤是否长入面神经，是面神经功能预后的重要因素。但是，有经验的手术医师运用不同的手术径路，其面神经保护的结果相似，并无证据显示保护听力的努力会增加面神经损伤的发生率。第二类是手术过程中，因为面神经前移（如 Fisch A 型颞下窝径路切除颈静脉球体瘤）或后移（如耳蜗径路切除岩尖胆脂瘤）引起的面神经缺血而导致的损伤。Selesnick 等回顾了不同的面神经移位技术，发现较长的前方移位有 26% 显著的面神经麻痹发生率，而后方移位为 74%。另一类是由于病变破坏（如面神经瘤、胆脂瘤）或术中误伤面神经引起神经的完整性中断。

对术者来说最重要的原则是力求保留面神经功能，为达到这一目的，以下几点尤为重要：术前综合评估，选择合适的手术径路；术中面神经监护;锐性分离、避免牵拉和电凝;娴熟的手术技巧,尽可能保存神经解剖上的完整性。

如果出现面神经完整性中断,缺损较少时可以作面神经的端－端吻合,缺损较大超过2cm则宜采用游离神经(如股内侧皮神经、耳大神经、腓肠神经)的移植或面－舌下神经吻合术。神经端－端吻合的效果好于神经移植。面－舌下神经吻合术后18~24个月,面神经功能可恢复至Ⅲ~Ⅳ级(House-Brackmann分级)。

(二)后组脑神经(Ⅸ、Ⅹ、Ⅺ、Ⅻ)损伤

后组脑神经(Ⅸ、Ⅹ、Ⅺ、Ⅻ)损伤常发生于颈静脉孔区域或颅后窝区域肿瘤切除术后,最常见的有颈静脉球体瘤、颈静脉孔区神经鞘膜瘤或纤维瘤等。

主要临床表现有声嘶、喘鸣、呛咳、误咽、吞咽困难、舌体歪斜、耸肩困难、上肢外展受限、关节深部疼痛等。后组脑神经损伤可并发厌食、吸入性肺炎、营养不良、电解质紊乱。

有些肿瘤较大,手术全切不可避免地造成后组脑神经损伤,或者术前已出现后组脑神经损害症状,应进行术前功能评估。手术除切除肿瘤外,做气管切开和胃造瘘,将后组脑神经损伤造成的影响降到最低。胃造瘘优于鼻饲管,因为它既可使患者得到充足的营养又可降低误咽率。还有一些手术可以用来减轻或解除误咽、误吸,例如声带注入吸收性明胶海绵、自体脂肪、胶原蛋白、teflon等,甚至全喉切除术。

(吴 皓)

第三章 颞骨恶性肿瘤及其诊治

第一节 颞骨恶性肿瘤的概述

颞骨恶性肿瘤是指一类罕见的、原发或转移于颞骨的恶性肿瘤总称。男女发病率无显著差异，多于40~60岁发病。颞骨恶性肿瘤发病率极低，美国发病率为1~6/100 000，仅约占头颈肿瘤的0.2%，国内统计发病率占头颈部恶性肿瘤的1/180，占全身肿瘤的1/1 100。

颞骨恶性肿瘤来源主要包括：①于原位生长：即原发于颞骨的上皮组织癌变，可向周围侵犯。最常见的原发部位是耳郭及外耳道，还可发生于中耳、颈静脉孔及前庭水管等部位，鳞状细胞癌为最常见病理类型，占60%~80%，其他还包括腺样囊性癌、基底细胞癌、耵聍腺癌、黑色素瘤、黏液表皮样癌、横纹肌肉瘤、内淋巴囊肿瘤等多种病理类型，而横纹肌肉瘤是儿童颞骨恶性肿瘤的主要类型。②继发于良性肿瘤：例如多次术后复发的外耳道乳头状瘤可发生恶变；而亦有为数不少的病例报告提示，未经治疗的长期慢性化脓性中耳乳突炎患者，中耳黏膜可癌变。③自周围侵犯：即邻近组织恶性肿瘤侵及颞骨，如腮腺肿瘤可通过Santorini切迹与外耳道软骨部交通而直接侵犯外耳道。④从远隔转移：即其他组织器官的恶性肿瘤转移至颞骨，如淋巴瘤或肺、肾、乳腺和前列腺等部位恶性肿瘤可转移至颞骨。

原发性颞骨恶性肿瘤的生长方式，以鳞癌为例，包括：①向前生长可侵及颞下颌关节、腮腺、颞下窝、颈内动脉管、岩尖及海绵窦等；②向下可侵犯外耳道的底壁、茎乳孔、乳突尖，侵及上颈部肌群及骨组织；③向后、向内可侵犯中耳乳突、内耳、内听道、面神经、颈动脉管、乙状窦、颈静脉孔等结构，甚至累及脑干或小脑；④向上可侵犯硬脑膜甚至侵及颞叶；⑤至晚期，大部分病理类型的原发性颞骨肿瘤可转移至周围淋巴结；⑥部分还可通过血行转移至其他远隔组织和器官。

原发性颞骨恶性肿瘤的早期症状隐匿，常无特异性，多数为耳内溢液，耳内出血或有血性分泌物，听力下降甚至耳聋，这些症状常与外耳道炎、外耳道湿疹、慢性化脓性中耳炎的症状相混淆，容易被医生、特别是缺乏临床经验的年轻医生误诊误治。随着病情发展产生改变，耳聋性质早期为传导性耳聋，之后肿瘤可沿着骨壁或已有的血管神经通路或代偿的血管去侵袭和破坏耳蜗导致感觉神经性耳聋。随着肿瘤生长，耳部顽固性疼痛、眩晕等症状逐渐出现；侵及面神经还会导致周围性面瘫。如肿瘤呈侵袭性生长，从外耳道向前可侵及颞下颌关节、腮腺，导致张口运动困难；侵及颈静脉或者颈动脉管可引起大量出血；向上侵及鼓室天盖、硬脑膜和颞叶脑组织，引发持续头痛等脑膜刺激症状。来源不同的颞骨恶性肿瘤的淋巴结及远隔转移的发生率差异显著。颞骨鳞状细胞癌早期可有淋巴结转移，常累及腮腺浅表、腮腺内或腮腺旁淋巴，以及颈部Ⅱ区淋巴结，晚期可有远隔转移，因此鳞癌常规需行腮腺浅叶切除及淋巴结清扫；侵袭性基底细胞癌需根据范围来决定是否行清扫术，其远处转移非常少见；腺样囊性癌呈嗜神经生长，容易复发并常可发生肺部转移；邻近肿瘤侵及颞骨和继发转移性恶性肿瘤的临床表现与原发性颞骨肿瘤类似。

由于颞骨恶性肿瘤发病率低、发病部位隐匿、临床症状不典型、医生的经验不足等因素，早期难以明确诊断，误诊及漏诊率居高不下，待到确诊时病变多因侵犯邻近重要血管神经及组织器官而处于晚期，此时手术往往难以获得阴性切缘，导致复发率增高，生存率降低，预后很差。因此系统性认识颞骨恶性肿瘤的生物行为规律，运用精准诊断，研究最佳治疗方案和规范化诊疗策略，是降低复发率、提高患者生存质量及生存率的重要途径。由于对手术技术水平及围手术期康复护理要求甚高，颞骨恶性肿瘤外科治疗应在常规开展侧颅底外科的单位完成。近些年来，随耳内镜发展，国内一些单位开展耳内镜下颞骨恶性肿瘤手术，值得进一步讨论。

第二节 颞骨恶性肿瘤的诊断及鉴别诊断

一、颞骨恶性肿瘤的诊断

晚期颞骨恶性肿瘤的治疗预后较差，如早期诊断出颞骨肿瘤并采取积极措施及时干预，可明显提高患者的生存率及生存质量。颞骨恶性肿瘤的早期确诊特别要注意以下几点：

（一）临床表现

临床医生应对颞骨恶性肿瘤的早期症状有充分认识并保持足够警惕。耳漏、顽固性耳痛、听力下降、面神经麻痹等症状常与外耳道炎，中耳炎，胆脂瘤等疾病混淆，需要临床医生通过追踪病史并仔细查体加以鉴别诊断。恶性肿瘤的耳漏液体多见血性，可与慢性化脓性中耳炎的脓液区别。较剧烈耳部疼痛在炎性疾病中也可出现，如外耳或中耳胆脂瘤继发感染、耳部疱疹、黏连性中耳炎等，若炎症不能完全解释且常规医疗手段干预之后疼痛仍无改善者，应考虑颞骨恶性肿瘤的可能。肿瘤侵袭性生长会影响面神经功能导致周围性面瘫，行面神经的体格检查结合电生理检查可以判断面神经变性情况。听力下降及眩晕是常见耳部症状，肿瘤所致听力下降多为传导性，当病变累及内耳或内听道，则出现感音神经性聋和/或眩晕。此外，肿瘤对邻近组织或神经的压迫和侵犯可出现相应症状，如累及颞颌关节可导致张口困难或疼痛，累及后组颅神经可导致饮水呛咳、声音嘶哑、伸舌偏斜及吞咽困难等。

（二）影像学检查

影像学检查在肿瘤定性及确定其侵犯范围方面具有不可替代的作用。高分辨率 CT 和增强 MRI 应结合应用以多维度了解肿瘤的真实情况。CT 更适合明确颞骨骨性结构的受累情况；而不同序列 MRI 平扫及增强影像，对侵及软组织、周围神经、脑组织等结构，特别是远隔或邻近恶性肿瘤侵犯颞骨者能提供重要信息；如怀疑是继发转移性肿瘤，为明确原发病灶，还应加扫全身多部位 CT；对于原发灶不明时应行 PET-CT 检查，必要时仍要做放射性核素扫描，排除淋巴结转移和远处转移的可能性。

（三）组织活检

组织活检病理始终是确诊颞骨肿瘤最直接有效的"金标准"。大部分颞骨肿瘤在外耳道可见，取材较方便。不同性质肿瘤各有其组织病理学特征，如发病率最高的鳞癌，肿瘤组织可清晰地显示鳞状细胞癌的典型特征：如浸润性多形条索状细胞和癌巢，中等量的嗜酸性细胞和一定数量的细胞间桥；基底细胞癌的细胞则呈栅栏状不规则排列；腺样囊性癌细胞为典型的管样结构，假腔内充满基底膜样物质，腔内面细胞有深色角状核，周围为淡色的肌上皮细胞。对于活检定位困难、标本小而碎、阳性率不高者，应在高分辨率 CT 和 MRI 的引导下进行。对于高度怀疑恶变而无活检阳性者，还应进行深层组织活检及反复多次活检加以确诊。怀疑有颈部淋巴结转移者，应在超声引导下对可疑淋巴结活检。此外，术中取材的切缘冷冻切片有助于判断是否遗留肿瘤组织，对预后有重要影响。

二、颞骨恶性肿瘤的分期

准确的肿瘤 TNM 分期有助于准确评估病情，选择术式及治疗方案，判断预后和总结经验。颞骨肿瘤发病率低，复发率高，同时邻近部位解剖结构复杂而不易准确判断病变的准确范围，目前尚无基于充分询证医学证据形成的、被广泛公认的颞骨肿瘤分期系统。在已报道的多个颞骨恶性肿瘤分期系统中，得到较为广泛认可的是由美国匹兹堡大学 Moody 等于 2000 年基于外耳道鳞癌提出的 T 分期系统和美国抗癌委员会（AJCC）第 8 版头颈癌的 T 分期标准（见表 6-3-1），前者将肿瘤侵袭局限于外耳道定为早期（T_1、T_2）；将肿瘤侵袭超过外耳道，包括周围软组织、中耳、乳突和中枢神经系统等，界定为晚期（T_3、T_4）。但由于匹兹堡 T 分期系统基于外耳道鳞癌，未必适用于肿瘤生物学特性差异显著的其他类型颞骨恶性肿瘤，未来仍需在多中心研究基础上，制订更系统和准确的 TNM 分期系统。淋巴结及远处转移情况的分级和肿瘤分期采用头颈肿瘤分期标准（表 6-3-2，表 6-3-3）。

表 6-3-1 颞骨恶性肿瘤的 T 分期

分类	匹兹堡 T 分期系统	第 8 版 AJCC 分期系统
T_1	肿瘤局限于外耳道,无骨质破坏或软组织侵犯的证据	肿瘤最大直径 <2cm
T_2	肿瘤局限于外耳道,伴有骨质破坏(非全层)和软组织侵犯 <0.5cm	肿瘤最大直径 ≥2cm,<4cm
T_3	肿瘤破坏全层骨性外耳道和软组织侵犯 <0.5cm,或肿瘤侵及中耳、乳突或两者	肿瘤最大直接 ≥4cm,轻微骨破坏,周围神经受累或深度侵犯
T_4	肿瘤侵及耳蜗、岩尖、中耳内壁、颈内动脉管、颈静脉球或硬脑膜,或软组织侵犯 >0.5cm,如侵及颞下颌关节或茎乳孔;或伴有面神经麻痹的证据	a. 肿瘤明显累及骨皮质或骨髓质 b. 肿瘤累及颅底和/或颅底骨孔

表 6-3-2 颞骨恶性肿瘤的淋巴结转移及远处转移分级

等级	病理特征
N_0	无区域淋巴结转移
N_1	同侧单个淋巴结转移,直径 <3cm,以及 ENE(−)
N_{2a}	同侧单个淋巴结转移,直径介于 3~6cm 之间,以及 ENE(−)
N_{2b}	同侧多个淋巴结转移,直径 <6cm,以及 ENE(−)
N_{2c}	双侧或对侧多个淋巴结转移,直径 <6cm,以及 ENE(−)
N_{3a}	淋巴结转移,最大直径 >6cm,以及 ENE(−)
N_{3b}	任何淋巴结转移及 ENE(+)
M_0	无远处转移
M_1	有远处转移

ENE:淋巴结以外的区域

表 6-3-3 颞骨肿瘤分期

分期	指 标
I 期	$T_1N_0M_0$
II 期	$T_2N_0M_0$
III 期	$T_3N_0M_0$, $T_{1-3}N_1M_0$
IV 期	$T_{1-3}N_2M_0$, $T_{1-4}N_3M_0$, $T_4N_{0-3}M_0$, $T_{1-4}N_{0-3}M_1$

三、颞骨恶性肿瘤的鉴别诊断

不同组织来源的颞骨恶性肿瘤,其临床表现、影像学检查、肿瘤生物学特性乃至治疗策略的差异显著,需要加以全面了解。以下就几种临床上典型的颞骨恶性肿瘤分别简要介绍,以便临床上鉴别诊断及制订治疗策略。

(一)外耳道鳞癌

外耳道鳞癌(squamous cell carcinoma, SCC)是最常见的颞骨恶性肿瘤,其发病率低,病因尚不明确。长期慢性中耳炎及局部放疗可能是其危险因素。其症状不典型,早期表现为耳鸣,耳流脓、流血,耳痛,眩晕,听力下降等。因其常有慢性化脓性中耳炎病史及伴有慢性炎症症状,早期常被误诊为慢性中耳炎、外耳道炎、外耳道胆脂瘤以及外耳道良性赘生物等。晚期可侵及邻近组织,出现淋巴结转移及肺部远处转移。颞骨 MRI 增强对确诊早期病例并与其他疾病的鉴别诊断有重要意义,如 T_1 加权像显示等强度低信号,T_2 加权像显示轻微高信号,增强 T_1 加权显示增强信号。病理活检是诊断外耳道鳞癌最直接有效的方法,宜在术前完成。

外耳道癌常因侵犯周围重要血管、神经而增加其治疗难度,迄今尚无统一的最佳治疗方案,目前治疗原则是力求在最大程度上切除肿瘤并获得手术安全切缘,以提高生存率,减少复发率。由于早期外耳道癌(T_1、T_2)可通过外耳道前壁的 Santorini 软骨切迹或下壁的软骨与骨性交界处累及腮腺甚至颞颌关节囊,为了能取得安全切缘,目前建议常规颞骨外侧切除同时行腮腺浅叶切除术,以获得安全切缘,改善患者的预后。对于晚期外耳道癌(T_3、T_4),除根据病变范围选择颞骨次全切除术或颞骨全切除术外,同时行腮腺、颞颌关节切除和颈淋巴结清扫等,此外还应辅以放(化)疗等综合治疗。

(二)外耳道腺样囊性癌

腺样囊性癌(adenoid cystic carcinoma, ACC)又称圆柱瘤或圆柱瘤型腺癌,多认为起源于涎腺导管上皮,发生于外耳道者多始于软骨部,约占外耳道恶性肿瘤20%~40%。不同于外耳道鳞状细胞癌常以长期耳流脓为主诉，外耳道腺样囊性癌患者则常以耳痛为主诉就诊。早期即出现间歇耳痛，部分患者表现为外耳道皮下生长，但皮肤表现为血管纹影，早期常漏诊或误诊为外耳道炎。晚期表现为持续剧痛，并向颞部及耳周扩散，病程长者会同时伴发感染及耳漏。肿瘤可呈环状硬结状，使外耳道狭窄，一旦生长穿破皮肤则呈红色肉芽状，并伴有血脓性渗出物。因早期可无骨性结构的破坏，颞骨高分辨CT检查易漏诊，因此如怀疑外耳道腺样囊性癌，应常规行颞骨MRI增强检查，后者典型表现为T_1WI上呈中低信号，T_2WI呈高信号或中高信号。包块不明显者如皮下生长的腺样囊性癌，需根据CT及颞骨MRI增强结果定位肿瘤位置进行取材。外耳道腺样囊性癌累及腮腺的概率较高，研究显示约59%患者术后病理提示肿瘤累及腮腺，然而其中35%术前影像学检查并未提示累及腮腺。腺样囊性癌淋巴结转移少见，可转移至腮腺内淋巴结或上颈部淋巴结（后者约10%）。晚期或复发性外耳道腺样囊性癌则常出现肺部转移（国内学者统计约31%），其与病理类型密切相关，比例从小到大依次为管状型、筛孔型、固状型，因此术前及随访应常规行肺部薄层CT检查。

外耳道腺样囊性癌在病理上表现为低度恶性，但无包膜，呈浸润性生长，术后极易局部复发，预后较差，手术宜早期广泛切除。范围较局限者即早期者，可行颞骨外侧切除（外耳道全切术），同时行腮腺浅叶切除术；病变范围较广泛者即晚期者，应行颞骨次全或全切除的同时行腮腺浅叶或全切除，必要时切除下颌骨髁状突。如有淋巴结转移应行颈上淋巴结清扫。一般来说，腺样囊性癌对放化疗敏感性均较差，手术是唯一可能根治的手段，因此术中尽可能保证切缘阴性。对于切缘阳性、复发或晚期肿瘤，术后放化疗有可能减低复发率。对于失去手术机会者，放化疗也可用于姑息治疗，控制肿瘤发展。

（三）外耳道耵聍腺癌

外耳道耵聍腺癌（ceruminous carcinoma）来源于外耳道耵聍腺，罕见，低度恶性，发病非常缓慢，自觉症状多不明显，经常在发病数年后才有症状。早期常有间歇性耳痛，晚期可转为持续性剧痛，并向颞部及耳周扩散。肿瘤堵塞外耳道可引起耳鸣、传导性听力减退。病程较长者，可伴有继发感染及耳漏，如伴发外耳道炎、中耳炎等。肿瘤常位于外耳道软骨部，呈浸润性生长，向内可侵及鼓室和乳突腔，甚至广泛破坏骨质，累及脑神经；向外生长，可累及耳郭及周围组织，晚期可累及腮腺、面神经、乳突，亦可经颅底而侵入颅内。对于外耳道肉芽经一般治疗不消退、外耳道壁变窄、凸起并有血性分泌物、外耳道肿物伴局部疼痛或其他耳部症状者均应考虑外耳道耵聍腺癌的可能，及时行新生物活检。治疗以手术彻底切除为主，除非常局限的肿瘤外，应早期行局部扩大根治性切除，将外耳道软骨部、骨部、外耳道周围组织全部切除，肿瘤侵犯腮腺者，应做腮腺浅叶或全腮腺切除。如转移至颈部淋巴结，应行颈淋巴结清扫。术中应保护面神经。术后辅以放化疗可以减少肿瘤的复发率。尽管如此，该病无论是手术还是放疗，均容易复发，其复发率达到40%~70%，故应加强术后随访。

（四）外耳基底细胞癌

基底细胞癌（basal cell carcinoma, BCC）虽是最为常见的皮肤癌，但原发于外耳道者非常少见，多发生于老年人，病因不明，早期多无明显症状，以耳内瘙痒起病，后出现慢性耳痛、血性耳漏和听力下降等。BCC临床分为结节溃疡型、色素型、硬斑瘤样或纤维型、浅表型等，因易发生继发感染和水肿，要注意钳取深部组织以提高阳性率。BCC极少发生淋巴结转移或累及腮腺，术前CT和MRI可显示肿瘤部位及累及范围。与其他颞骨恶性肿瘤相比，原发颞骨的BCC总体预后较好，5年生存率和无瘤生存率分别为78%和77%。

多数学者推荐手术联合术后放疗的治疗策略，仅在手术禁忌时才行姑息放疗。强调首次手术的根治性切除。文献报道，早期较局限者经根治性手术切除，超85%得到长期控制，但复发再手术则预后较差，而切除不彻底是造成局部复发的主要原因，因此尤其强调切缘阴性。基底细胞癌恶性度低且对放疗较敏感。研究提示术后辅助放疗可提高T_2~T_4颞骨BCC患者术后生存率。此外，近年来通过阻断BCC发病过程中的Hedgehog信号通路的药物，如维布妥昔单抗等已被用于治疗不能耐受或无法手术、肿瘤复发等患者,也很有应用前景,值得关注。

(五)颞骨横纹肌肉瘤

颞骨横纹肌肉瘤(rhabdomyosarcoma, RMS)是由各种不同分化程度的横纹肌母细胞组成的软组织恶性肿瘤,比较罕见,发病原因不清楚,可能与遗传因素、染色体异常、基因融合等因素有关。有研究认为,其发病与 11 号染色体 11p15 区域缺失相关。横纹肌肉瘤病理类型主要分为胚胎型、腺泡型、多形性及混合性,而主要发生于颞骨者多为胚胎型葡萄状肉瘤,约占横纹肌肉瘤的 2/3,好发于儿童和青少年。发生于耳部的肿瘤常只侵犯单耳,因对侧耳听力正常,往往不易引起注意。临床多因外耳道有息肉样肿块及耳内有血性分泌物而就诊,易误诊为炎性息肉,故幼儿有耳内炎症对抗生素治疗无效时,尤应考虑本病。较少见的是耳后外侧肿块,生长迅速,由于不痛,确诊时常已属晚期。偶有以面神经麻痹为主诉的,眩晕是相当晚期的症状。肿瘤可从中耳扩散到乳突,并通过内板侵入后颅窝。肿瘤 MRI 典型表现为 T_1WI 上以稍长信号为主,在 T_2WI 上呈不均匀高信号,增强明显。

早期颞骨横纹肌肉瘤的治疗多以手术切除为主并辅以术后放化疗。由于颞骨解剖部位复杂,肿瘤恶性程度高,呈浸润生长,受累范围较广且进展迅速,单纯手术往往难以彻底切除肿瘤,术后多迅速复发。RMS 对化疗、放疗敏感,但单一治疗效果差,因此需要肿瘤内科、外科、放疗等多学科联合的综合治疗。美国儿童横纹肌肉瘤协作组(Intergroup RMS Study Group, IRSG)和欧洲儿童软组织肉瘤研究组(European Pediatric soft tissue sarcomas study group, EpSSG)等较大儿童肿瘤研究组经过 20 余年的临床研究,根据年龄、肿瘤大小、病理、临床分期,将 RMS 分为低危、中危和高危 3 组,进行分层和综合治疗,不断优化化疗方案,使得 RMS 疗效和预后得到逐年提高。RMS患者治疗中的手术价值取决于肿瘤部位,需考虑操作可行性、功能保留及美观需求。

(六)外耳恶性黑素瘤

恶性黑素瘤(malignant melanoma)源于皮肤和其他器官黑素细胞,是皮肤癌中死亡率最高的一种,约占所有皮肤癌死亡患者的 2/3。恶性黑素瘤大多发生于成人,巨大性先天性色素痣继发癌变的病例多见于儿童。外耳恶性黑素瘤常发生于耳轮、耳甲腔,也可见于外耳道及耳后区,早期病变扁平、光滑,有灰黑色的色素沉着,晚期形成肿块,并出现溃疡及坏死。一般来讲,黑素瘤的症状与发病年龄相关,年轻患者主要表现为瘙痒、皮损的颜色变化和界限扩大,老年患者主要表现为皮损出现溃疡,通常提示预后不良。黑素瘤术前不宜活检,防止肿瘤加速生长和转移。

在临床上,恶性黑素瘤要与黑色素痣(melanocytic nevi)区分,据西方统计,20%~50% 的黑色素瘤和痣有关。因此区分黑痣是否合并黑色素瘤是十分重要的。一般依照 ABCDE 来区分,A 是 asymmetry,指"不对称",也就是病灶上下、左右不对称(想象病灶可以像折纸一样的上下或左右对折);B 是 border irregularity,指"边缘不规则",也就是边缘不形成圆弧形,而出现锯齿状缺口;C 是 color variability,指"颜色不均匀",有的部位色素深,有的部位色素浅;D 是 diameter>6mm,即病灶的直径 >6mm;E 是 elevation 或 enlargement,也就是表面变得突起或病灶大小增加。黑色素瘤合并痣的情形,亚裔人种比白种人要少得多。应该注意的是,耳部良性色素痣如生长加快,有灼热感、瘙痒、疼痛,或表面糜烂、溃疡、出血,应高度警惕发生色素痣恶变的可能。

虽然恶性黑素瘤发病率低,但恶性度高,转移发生早,死亡率高,因此早期诊断、早期治疗非常重要。对早期未转移的损害应手术切除,可根据 Breslow 深度确定切除皮损周边正常皮肤的范围。由于恶性黑素瘤对放射治疗不敏感,应以局部扩大切除为主,但手术不易切除干净,易复发。预防性淋巴结切除仍有争议。对于发生广泛转移者可采用联合放化疗,生物化学治疗和分子靶向治疗具有很好的临床应用前景。

第三节 颞骨恶性肿瘤的综合治疗

颞骨恶性肿瘤发病率低,诊治困难,以往治疗手段相对匮乏,颞骨恶性肿瘤过于强调手术切除辅以术后放化疗,但因颞骨恶性肿瘤患者的临床症状多不典型,易误诊误治,就诊时常处于晚期,因侵袭范围广且常侵犯周围的重要组织器官,手术困难而难以实现完全切除,容易出现重要功能破坏及严重并发症,患者生存质量无法得到保证。

近些年,随着外科技术、放化疗及靶向治疗等技术快速发展以及对各种类型颞骨恶性肿瘤了解的加深,业内对其治疗已有了一些新的认识并形成共识,即通过早期明确肿瘤类型、分期及累及部位,选择适合的手术及其他治疗方式,以最大程度上切除肿瘤获得手术安全切缘为原则,减少复发,提高生存率。而对于晚期无法彻底切除肿瘤或失去手术条件者,以及某些特定类型的颞骨恶性肿瘤如儿童横纹肌肉瘤,综合治疗逐渐成为首选治疗方案,可在单独或术前/后给予放化疗,对有适应证者给予靶向药物治疗、生物免疫治疗等,以期达到提高肿瘤治愈率的同时,极大提高肿瘤患者生活质量的目的。

一、颞骨恶性肿瘤的手术治疗

颞骨恶性肿瘤的术式与处理慢性化脓性中耳炎/中耳胆脂瘤等良性病变的术式在切除范围、方式、内容及界限程度等方面都有较大区别。1954年,Parsons和Lewis正式提出"颞骨次全切除术"概念,后经过多年的发展,到1977年Gack和Goodman将颞骨恶性肿瘤的手术根据病变范围分为颞骨外侧切除、颞骨次全切、颞骨全部切除以及经典乳突根治辅助放疗。颞骨切除术与岩骨次全切除术有相似之处,但在选择处理对象、是否切除腮腺、是否行颈廓清术、是否切除颞颌关节囊、是否保留面神经等方面均有不同标准。颞骨切除术主要针对颞骨恶性肿瘤,需整块切除肿瘤,为了保证安全边界,根据肿瘤的范围、性质,需扩大切除邻近的腮腺、颞下颌关节、面神经并行颈淋巴结清扫术。目前,应用于颞骨恶性肿瘤切除的常用术式主要包括:局部袖套状切除术(sleeve resection,SR)、颞骨外侧切除术(lateral temporal bone resection,LTBR)、颞骨次全切除术(subtotal temporal bone resection,STBR)、颞骨全切除术(total temporal bone resection,TTBR),根据病情的实际需要切除颞颌关节、清扫颈淋巴结多区域清扫、切除面神经、硬脑膜及颞叶等。通常对 N_0 期肿瘤,可不行或择区颈淋巴结廓清;对于 $N_1 \sim N_3$ 期肿瘤则行改良或根治性颈廓清术。此外,因外耳道前壁与腮腺有潜在缝隙沟通,且颞骨外耳道部淋巴引流首先到达腮腺浅表,故大多数颞骨恶性肿瘤手术切除的同时常需行腮腺切除,即对于 T_1、T_2 期肿瘤应行腮腺浅叶切除,T_3、T_4 期肿瘤及需要牺牲面神经时应行腮腺全切除。手术强调整块切除的重要性,研究显示首次手术的完整切除将产生较好的预后,复发后的二次手术预后常不理想。美国House研究所推荐的颞骨恶性肿瘤手术方案见表6-3-4。

表6-3-4　颞骨恶性肿瘤手术建议方案

术式	T分级	切除组织	切除范围
SR	局限于外耳道早期肿瘤,无骨质破坏	耳郭、外耳道皮肤、外耳道软骨	内缘达鼓膜
LTBR	T_1、T_2、部分 T_3	彻底切除外耳道骨部、软骨部、鼓膜、锤砧骨、下颌骨髁突、保留面神经的腮腺浅叶切除、颈淋巴结清扫(如果淋巴结转移)	内界:面神经及鼓岬 后界:乳突 上界:鼓室上窝,颧弓根前部,颞颌关节囊 下界:内侧颞骨,颞下窝 面神经及内耳应完全保留
STBR	T_3	切除范围包括LTBR的切除范围,同时整体或分次切除中耳乳突肿瘤组织。切除中耳腔、中耳内壁及乳突、腮腺浅叶。根据肿瘤累及范围决定是否切除面神经(面神经切除至获得阴性冰冻切缘,并考虑面神经移),硬脑膜、部分颞叶及乙状窦	内界达到耳囊及岩尖以获得安全缘,最内侧界限为内听道
TTBR	T_4	包括STBR切除范围加全部岩骨、乙状窦及腮腺浅叶。应根据肿瘤累及情况切除颈内动脉,颈内静脉,硬脑膜,其他颅神经和同侧部分颞叶(应在评估脑供血后考虑切除颈内动脉)	因手术范围广泛,边界难以确定。脑组织功能应尽可能保留

二、颞骨恶性肿瘤的综合治疗

目前,部分常见的颞骨恶性肿瘤的综合治疗进展如下:

1. 颞骨鳞癌 是最常见的成人颞骨恶性肿瘤,区域淋巴结转移的发生率约为5%~15%。临床最常采用2000年修订的改良匹兹堡T分期,对于T_1、T_2期肿瘤以根治性手术切除为主,如术后发现切缘阳性,需要辅以放疗;对于T_3、T_4期的患者,由于颞骨解剖复杂,毗邻颅底重要神经血管,难以达到足够安全界的完整手术切除,需行以手术及术后放疗(或同步放化疗)或术前放化疗加或不加手术。Jinhyun等人研究表明将手术及术后放疗与根治性放疗相比,早期外耳道癌患者进行根治性放疗的肿瘤控制效果更好,而晚期患者进行手术及术后放疗的肿瘤控制效果远远高于单纯根治性放疗。另一项包含752例外耳道鳞癌患者的荟萃分析认为,术前放化疗可提高手术患者的生存率,根治性放化疗等同于颞骨全切术的疗效。文献报道早期及晚期患者5年总生存率分别约为63%和25%,肿瘤的大小、面神经麻痹、阳性切缘、硬脑膜受累、淋巴结转移是预后不良的重要因素,明显降低颞骨鳞癌患者的生存率。解放军总医院应用诱导化疗后同步放化疗联合EGFR分子靶向治疗的方式对手术不可切除的颞骨鳞癌进行治疗,取得了较为满意的疗效,其中2例分别随访至79个月和103个月未见肿瘤复发。

2. 腺样囊性癌 对于腺样囊性癌,除非特别局限表浅的病灶可单纯手术切除,其余均应首选手术切除及术后放疗。由于腺样囊性癌对放化疗的敏感性欠佳,应尽可能手术彻底切除,对于手术不可切除的颞骨腺样囊性癌,建议进行减瘤手术,最大程度切除肿瘤,术后辅以放射治疗。虽腺样囊性癌对放化疗欠敏感,但放疗可杀死亚临床病灶,也是有效的补充治疗手段。对普通放疗不敏感的患者也可选择重离子放疗作为治疗选择。鉴于同步放化疗在鳞癌上的疗效,其也可能对提高腺样囊性癌患者的生存率及降低远期转移率有效。解放军总医院对23例外耳道腺样囊性癌患者进行了手术及术后放疗,总的5年累计生存率为71.4%,10年累计生存率为38.1%。

3. 儿童颞骨横纹肌肉瘤(rhabdomyosarcoma, RMS) 头颈部RMS占所有儿童RMS的41%,颞骨RMS占头颈RMS的8%~10%,占颞骨恶性肿瘤的5%。其病理类型主要分为胚胎型、腺泡型、多形型和混合型四种,其中胚胎型RMS是颞骨RMS中最常见的一种。颞骨RMS国内外文献极为少见,美国国立图书馆1966—2005年以来,头颈部RMS的文献报道,仅有34篇研究。其中,纳入病例数最多的研究也仅有24例,其余大部分为个案报道。目前对于横纹肌肉瘤分期多采用Donaldson分期(表6-3-5),对于T_1及T_2的早期患者,采用留有足够安全边界的手术完整切除,对于术后仍有切缘阳性者,辅以放化疗,5年无病生存率可达到81%;对于手术不可完整切除的T_3期患者,以往"手术切除+术后低剂量放疗"的治疗方式对于病理切缘阳性者,无论术后有无放疗,肿瘤常在短期内快速复发。随着放疗技术的进展及化疗方案的优化,放疗联合化疗的综合治疗成为T_3期患者的一线治疗方案。通过放化疗综合治疗将晚期儿童颞骨横纹肌肉瘤从2年生存率0%提高到5年无病生存率41%,放化疗综合治疗显著提高了儿童RMS的生存率。解放军总医院采用"诱导化疗+同步放化疗+辅助化疗"的方案对17例手术不可切除的晚期颞骨横纹肌肉瘤患儿进行治疗,5年无病生存率达到73.3%。近年来,随着分子靶向治疗的进展,在传统化疗基础上,一些靶向药物应用于儿童RMS治疗的研究,并取得了一定的效果。如mTOR抑制剂(西罗莫司)、ALK和c-MET双靶点口服抑制剂(克唑替尼)以及贝伐珠单抗等。除传统放疗外,质子放疗及螺旋断层放疗也越来越多地应用于儿童RMS患者的局部控制。

表6-3-5 Donaldson建议的横纹肌肉瘤分期方案

T_1	肿瘤限于一个区域或部位:中耳,乳突
T_2	肿瘤扩展到两个或更多部位的相邻结构
T_3	有骨破坏或累及颅内的影像学证据
N_0	无淋巴结转移的临床症状
N_1	单个临床阳性淋巴结,直径小于3cm
N_2	单个临床阳性淋巴结,直径大于3cm,或者同侧多个可触及的淋巴结
N_3	淋巴结固定或双侧可触及淋巴结

由AJCC和UICC提出分级修改

在颞骨恶性肿瘤综合治疗中，术后放疗是重要治疗手段和有效补充措施，可消灭肿瘤的亚临床病灶，并提高患者的生存率和改善生存质量。放疗多应用于肿瘤范围较大，手术无法取得安全切缘的晚期（T_3、T_4）肿瘤患者，或者是因肿瘤累及颅内无法手术患者，或者是肿瘤具有较强侵袭性病理特性，如肿瘤嗜神经血管生长，肿瘤具有淋巴结转移，切缘小0.5cm或切缘阳性。对于T_1和部分T_2期肿瘤，如采用积极的手术治疗可取得安全切缘，对于这类患者，不建议常规进行术后放疗。放疗范围应包括肿瘤原发病灶及周围组织，包括耳后、腮腺、颞颌关节、颞下窝等，当临床或病理显示肿瘤颈部淋巴转移时，照射范围进一步涵盖颈部。放疗应在术后2周后进行，辅助放疗的剂量一般为50~60Gy；对于无法手术者可采用姑息性放疗，剂量一般为65~70Gy。在放疗时，需注意防止放疗并发症，其常见并发症为放射性坏死（骨坏死和软组织坏死）。

第四节　颞骨恶性肿瘤治疗的相关问题

一、手术切缘

当颞骨恶性肿瘤累及中、后颅底，颈静脉孔区及中耳内侧壁时，不太可能行肿瘤整块切除。此时，可先切除肿瘤，随后切除其周围骨质直到安全缘；也可对晚期累及颅底结构者采用整块切除和碎块切除相结合的策略，即先行肿瘤的整块切除，然后对颅底组织进行碎块切除，直至取得安全切缘。然而，术中如何确认骨结构安全切缘是临床中的一个困难。

当术前影像学检查腮腺未见明显累及时，外耳道鳞癌或腺样囊性癌患者手术切除是否需常规行腮腺浅叶切除一直存有争议。外耳道癌可通过潜在途径如外耳道前壁软骨裂隙Santorini切迹、外耳道前壁骨性Huschke孔（大多数在5岁时闭锁）、外耳道前下壁软骨与骨性交接处间隙直接侵犯腮腺；此外，外耳道淋巴结首先引流至腮腺淋巴结，因此外耳道癌可通过淋巴结转移至腮腺淋巴结。文献报道外耳道癌累及腮腺的发生率为

10%~62%。Hosokawa等研究建议外耳道癌患者应行腮腺浅叶切除。国内研究揭示外耳道腺样囊性癌累及腮腺的概率较高，约59%患者术后病理提示肿瘤累及腮腺，然而其中35%患者术前影像学检查并未提示腮腺累及。这些研究提供了有力证据支持外耳道癌患者应在行颞骨侧切除的同时行腮腺浅叶切除。但也有学者不同意，认为常规腮腺浅叶切除并不能提高患者的生存率。

肿瘤侵犯脑膜时该如何处理也是手术中经常面临的困难之一。切除受累脑膜虽可确保彻底切除肿瘤，但会失去一道天然屏障，即便通过人工硬脑膜修补及脂肪填塞有效防止脑脊液漏及术后感染，如一旦复发，则对颅内构成直接威胁；而通过广泛充分烧灼，虽对疑似或局限于浅层的受累者简单有效且对脑膜屏障破坏最低，但对于脑膜全层受累者，仍可能残留病灶导致局部复发。因此，术前及术中如何准确评估硬脑膜受累与否、受累面积及深度，以及不同处理方法与复发的关系仍需深入研究，总结规律。

颈内动脉受累是颞骨恶性肿瘤无法彻底切除的重要因素之一。应在术前通过CT及增强MRI等影像学仔细评估颞骨内颈内动脉是否受累，如疑有受累，应行DSA、患侧球囊闭塞试验及meta试验，明确对侧代偿情况，以防术中因颈内动脉意外破裂或切除结扎后出现偏瘫甚至死亡。对于术前明确颈内动脉受累需切除且对侧脑供血代偿不良者，可通过术前压颈试验或放置宫藤夹促使潜在侧支循环充分开放；确实无法建立代偿者，可采用自体静脉或人造血管代替颈内动脉建立旁路，以求彻底切除肿瘤。

二、功能性颈清扫

功能性颈淋巴结清扫在外耳道癌治疗中的地位一直存在争论，特别是当颈部淋巴术前检查为阴性时。外耳道和中耳淋巴主要引流至腮腺和腮腺旁，耳郭前后，下颌骨深面，并进一步引流至咽后淋巴和上颈淋巴的I~II区。外耳道癌出现颈部淋巴转移的概率不高，一般认为在10%~23%，其中外耳道腺样囊性癌和基底细胞癌出现颈部淋巴转移的可能性更低，直接侵犯远较瘤栓转移为多。Allen及Bosch通过对腺样囊性癌的区域淋巴转移研究，认为所谓淋巴结转移都是肿瘤直接

侵入淋巴结,其周围软组织都有瘤细胞浸润,未见瘤栓转移的病例,因此多数认为,腺样囊性癌和基底细胞癌如无淋巴结转移迹象,不必常规做选择性淋巴结清扫。目前,多数学者建议当患者为 T_3 和 T_4 期肿瘤时,可考虑选择性Ⅰ~Ⅲ区功能性颈清扫。

三、术后修复重建

各类颞骨切除术往往会形成巨大组织缺损。以往术后多开放创腔,采用碘仿等抗菌纱条填塞并定期换药方式,等待肉芽生长修复术腔,不仅时间长、易感染,还极大地影响了外观。各类皮瓣技术发展使术后缺损重建成为可能,很大程度满足术后抗感染及美观需要。如术后缺损较小,可游离耳周健康皮肤,采用脂肪填塞及外耳道口封闭修复;如果缺损巨大,可采用带蒂或游离肌皮瓣如胸大肌皮瓣、背阔肌皮瓣、锁骨上动脉岛状皮瓣及大腿前外侧游离皮瓣等结合脂肪填塞修复。累及颞颌关节的患者需要切除颞颌关节髁状突,对于骨质缺失,过去并没有良好的方法修补,3D打印技术使骨质修复成为可能,经过一系列数据测量、采集和造模,打印的3D器官可以一定程度上改善患者的咀嚼功能和满足患者的外观需要,但仍需要更多的临床试验。

四、影响预后因素

不同治疗方法会影响颞骨恶性肿瘤的预后,还有其他危险因素也与预后有密切关系。Masterson L等学者回顾了1982—2012年某地区60例原发性颞骨鳞癌患者的治疗情况,多变量分析显示淋巴结转移、分化差的鳞癌及颈动脉受累是不良的预后指标。对于外耳道癌的研究表明,肿瘤分期与预后密切相关,早期(T_1、T_2)原发肿瘤无论是生存率还是复发率都比晚期肿瘤更好,2年生存率从 T_1 到 T_4 期逐渐下降。肿瘤分化程度也影响生存率的高低,低分化肿瘤患者预后较差。不同受累部位也是影响患者预后的重要因素,Elisabett等利用单变量及多变量分析证明淋巴结转移和脑膜侵袭都是影响外耳道癌生存率的独立危险因素。而伴发面瘫患者的生存曲线与 T_4 期患者的生存曲线是平行的,说明面神经受累也与预后结果直接相关。

五、随访方案

颞骨恶性肿瘤的术后随访未得到医生和患者的重视,密切而规范的随访能发现早期术后复发的患者,使患者能得到及时的治疗。Zanoletti等根据外耳道癌复发的临床特点提出术后第1年每2个月进行一次体格检查,同时行头颈增强MRI检查;术后第2年每4个月进行一次体格检查,同时行头颈增强MRI检查;术后第3~5年每6个月进行一次体格检查,同时行头颈增强MRI检查。国内学者建议根据应根据病理类型决定随诊方案,如针对腺样囊性癌易复发、生长缓慢及易出现肺转移的特点,戴春富等建议建议术后前半年每3个月进行一次随访,并行颞骨增强MRI检查;随后6个月随访,并进行颞骨增强MRI检查;以后每年随访1次,并进行颞骨MRI和肺CT检查。在随访过程中如颞骨MRI增强发现复发可疑的患者,可在3个月后复查颞骨增强MRI。随访中发现的病灶多为局灶性,并可再次手术切除。

综上所述,颞骨恶性肿瘤是来源于或转移到颞骨的一类肿瘤,其发病率很低,诊疗难度较大。由于样本数有限且相关研究不多,有时甚至存在结论相左的情况,迄今仍未形成更系统、规范的诊疗方案。总体来说,颞骨恶性肿瘤的早期临床特征不典型,导致早期诊断率较低,其诊断主要依靠影像学及病理学检查,反复迁延不愈的中耳炎症状及顽固性耳痛需要考虑颞骨恶性肿瘤的可能,通过深部多次活检尽早明确病理类型。肿瘤的分期、分化、部位、转移、病理分型均是影响肿瘤患者预后及生存率的重要因素。肿瘤的治疗主要以根治性手术切除为主,可辅以放化疗,其手术的首要原则是根据累及范围最大程度整块切除直至获得手术安全切缘,在保证生存率的基础上可以考虑保留重要器官功能;而对于无法完整切除、无法获得阴性切缘或失去手术机会的晚期肿瘤患者,结合手术切除、放化疗、靶向及生物治疗等综合治疗则是最佳策略,同时应注意避免严重并发症。此外,腮腺浅叶切除需常规进行;是否行区域性淋巴结清扫、保留面神经及颞颌关节需根据具体情况综合判断;对累及颈内动脉、硬脑膜及脑组织的病例,手术需充分评估、谨慎进行;组织缺损及功能修复需根据范围采取个性化策略。术后应密切随访，以取得更好的预后。

未来，颞骨恶性肿瘤治疗要进一步加强多学科 MDT 协作，制定规范化手术及放化疗等综合治疗策略，以使治疗更具效率及针对性，从而达到提高患者生存率和生活质量的目标。而针对颞骨肿瘤的分级、分期标准还需要进一步完善，开展多区域医疗中心信息共享及多中心研究可有助于完善标准及建立一套适合中国的分期系统。

（韩东一）

第四章 鼻-颅底手术

颅底外科学是研究颅底与邻近器官疾病的临床学科。自1992年6月在德国召开第一届国际颅底会议以来,随着影像学、电生理学、血管成像和内镜手术学的发展,颅底外科学已成为近20多年来外科学中最活跃、发展最迅速的一门新兴学科。颅底疾病的诊断与治疗水平亦有明显的提高。我国颅底外科学起步相对较晚,20世纪90年代,初卜国弦和樊忠教授出版了《耳鼻咽喉神经外科学》;1994年,王正敏教授出版了《颅底外科学》专著;1995年,《中国耳鼻咽喉颅底外科杂志》创刊。

第一节 颅底解剖分区

颅底从解剖学上可分为颅前窝、颅中窝与颅后窝。详见第二篇鼻科学第一章鼻内镜手术解剖。

第二节 鼻-颅底疾病分类

1. 炎性病变 颅底炎性病变多继发于邻近组织和器官的感染,如中耳炎、乳突炎、鼻窦炎、真菌感染或外伤性感染等。

2. 外伤 颅底骨折常见。颅前窝骨折常为纵行,而颅中窝骨折常为横行。骨折线常通过颅底骨质较薄处,如筛板、颅缝和自然解剖孔道,而引起脑脊液鼻漏、耳漏、面神经和视神经等神经损伤症状。

3. 先天性畸形 颅骨裂因胚胎期神经管或周围中胚层组织闭合不全所致。脑组织或脑膜自裂孔膨出,多位于中线,常见于额部鼻根。鼻腔仅硬脑膜或蛛网膜膨出于颅外,称脑膜膨出;与蛛网膜下腔相通时,内容物只有脑脊液;若同时有脑组织膨出者则为脑膜脑膨出。先天性胆脂瘤则起源于原始脊索外胚层遗留下的胚胎细胞,常发生在桥小脑角或邻近颅骨与颅底连接处,若发生

在颞骨岩部,可侵犯中耳迷路和/或颅内,首发症状常为周围性面瘫,检查时可出现前庭功能和听力异常,但鼓膜完整。

4. 肿瘤及瘤样病变

（1）神经源性肿瘤

1）听神经瘤:起源于听神经前庭鞘膜,包膜完整,为良性肿瘤。

2）嗅神经母细胞瘤:是来源于嗅区黏膜神经上皮细胞的少见恶性肿瘤。原发于筛板和鼻中隔嗅上皮,恶性程度高,易侵犯筛板和邻近组织,易复发(图6-4-1)。预后与患者的临床分期、治疗方式和复发部位有关。以手术为主的综合治疗方案是其目前的主要治疗模式。

（2）颈静脉球体瘤:又称血管球瘤、化学感受器瘤或副神经节瘤。根据瘤体起始和累及部位可分为鼓室球瘤、颈静脉球瘤、颈静脉鼓室球瘤。颈静脉球体瘤是原发于颈静脉球区化学感受器的球体样肿瘤,这些球体样肿瘤由神经和血管肌肉组成。瘤体生长慢,以中年人为主、病程较长、常累及第Ⅸ、Ⅹ和Ⅺ对后组颅神经,手术并发症多,临床诊治困难。

（3）脊索瘤:起源于胚胎脊索残留组织,其原发部位1/3起源于骶尾部、1/2起源于背极、1/3起源于颅底,颅底脊索瘤常发生在颅底斜坡和蝶鞍区。蝶鞍区肿块可侵犯鼻咽、口咽、翼腭窝及颞下窝,压迫邻近的神经血管。瘤体生长缓慢,但有恶变倾向。影像学诊断具有重要意义:CT显示为增强的软组织肿块,骨质破坏和钙化灶。MRI显示为T_1WI等信号或略低信号,T_2WI显示不均匀高信号软组织肿块(图6-4-2)。

（4）鞍区病变

1）垂体肿瘤:常见的颅内肿瘤,主要发生于前叶,可分为具有分泌功能或无分泌功能的垂体腺瘤。垂体肿瘤占颅内肿瘤的10%,其中

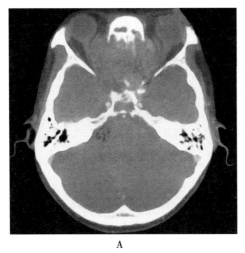 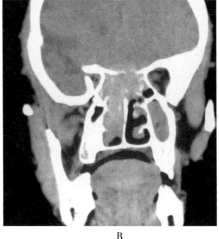

图 6-4-1　嗅神经母细胞瘤

A. CT 轴位示病变破坏双侧眶纸板及蝶窦前壁；B. CT 冠状位示病变破坏筛板并部分侵入颅前窝底

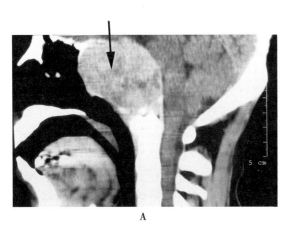 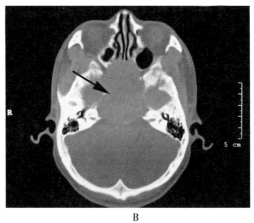

图 6-4-2　脊索瘤

A. CT 矢状位示斜坡区骨质破坏，瘤内因斜坡骨质破坏后碎片呈散在高密度灶；B. CT 横断面示病变以斜坡为中心，向周边侵犯蝶窦及侧壁

主要为具有分泌功能的泌乳素腺瘤、生长激素瘤、促甲状腺激素瘤、促性腺激素瘤，占垂体腺瘤的 65%~80%。垂体腺瘤虽为良性肿瘤，但部分（10%~20%）可突破垂体包膜而扩张到蝶鞍外，侵犯邻近组织硬脑膜、脑神经、蝶窦和海绵窦等（图 6-4-3）。

2）颅咽管瘤：起源于鞍上结节部上端的残余细胞，少数起源于鞍内垂体前后叶之间的残余颅颊裂。后者因压迫垂体而早期出现内分泌症状，向上可压迫视交叉或从视交叉向上侵入脑室。瘤体易发生囊性变，囊壁有钙化斑或瘤内有钙化，囊液含胆固醇结晶。颅咽管瘤生长较慢，病程长。由于肿瘤侵犯或压迫垂体或下丘脑，可表现为生长发育障碍、性功能障碍、脂肪代谢障碍、水盐代谢障碍和精神障碍等内分泌功能紊乱。近半数以上患者因视神经视交叉受压，导致视力下降、视野缺损、甚至失明（图 6-4-4）。

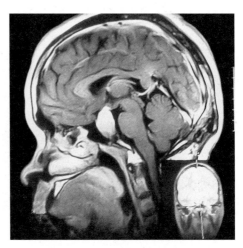

图 6-4-3　垂体腺瘤 MRI 矢状位示
瘤体明显强化，未见正常垂体

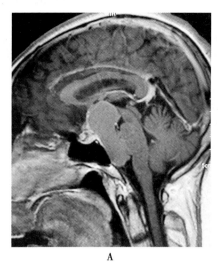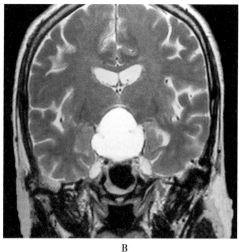

图 6-4-4　颅咽管瘤

A. MRI 矢状位 T₁WI 示瘤体呈等信号,病变累及蝶窦和斜坡;B. MRI 冠状位 T₂WI 示病变
中央呈高信号,周边因钙化呈低信号

（5）脑膜瘤:蛛网膜细胞发生的良性肿瘤,病因不明,生长较缓慢。颅底部位脑膜瘤常位于蝶嵴、嗅裂、鞍旁。颅外脑膜瘤多数是由颅内脑膜瘤扩展所致,其中20%侵犯到颅外蝶窦、上颌窦和眼眶等邻近器官。脑膜瘤虽大部分为良性（10%左右恶变）,但位于颅前窝、筛板、眼眶顶、蝶骨区脑膜瘤可侵犯颅底,破坏颅底骨质侵入颅内(图6-4-5)。

（6）鼻咽纤维血管瘤:常发生于10~25岁青春期男性。肿瘤常源发于枕骨基底部、蝶骨体、蝶腭孔或翼突内的骨膜。瘤体富含由胶原纤维及多核成纤维细胞组成的网状基质,深部血管壁通常为厚壁型无弹力纤维膜,表层血管为薄壁型。因此,这种血管受损后极易出血。由于血液循环丰富,肿瘤增长快,极易向邻近组织扩张生长,导致压迫和局部侵蚀邻近骨质,侵入蝶窦、筛窦、上颌窦和颞下窝;约有15%可破坏颅底侵入颅内(图6-4-6)。

（7）骨化纤维瘤:女性发病较多,青少年和中年人发病率较高,为良性的骨纤维病变。好发于下颌骨,筛骨、蝶骨和颞骨也较常见。瘤体基底广,有薄层骨性外壳,内容为致密的砂样物质,瘤体内常有囊性变。早期无明显症状,当瘤体增大压迫邻近器官时可出现相应症状与体征,如眼球突出、视力下降、鼻塞和头痛等(图6-4-7)。

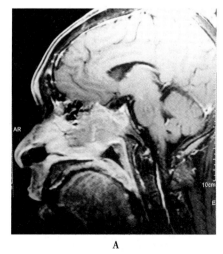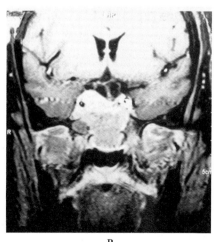

图 6-4-5　脑膜瘤

A. MRI 矢状位 T₁WI 示瘤体不均匀增强,宽基底附着前颅底硬脑膜;B. MRI 冠状位
T₁WI 示瘤体信号不均匀,瘤内有囊性变及坏死

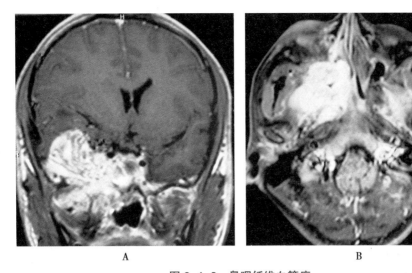

图 6-4-6 鼻咽纤维血管瘤

A. MRI 冠状位 T_2WI 示瘤体呈高信号,瘤内可见点状和线状血管流空现象,病变侵及颅中窝底;B. MRI 横断位 T_2WI 示瘤体呈高信号,病变累及翼腭窝

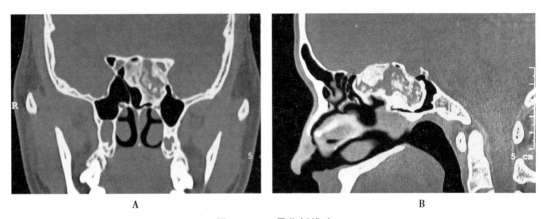

图 6-4-7 骨化纤维瘤

A、B 分别为 MRI 冠状位与矢状位,病变位于蝶窦与后组筛窦,呈不均匀信号影,周边骨壁包绕

（8）鼻腔鼻窦恶性肿瘤:由于解剖结构的特点,鼻腔与鼻窦恶性肿瘤易向颅底侵犯。发病部位以上颌窦占首位,但筛窦和蝶窦恶性肿瘤向颅内侵犯的概率更大,预后也相对较差。由于鼻窦上皮组织来源多样,鼻窦恶性肿瘤的组织类型亦较多,其中以鳞癌多见,其次为腺癌、腺样囊性癌、肉瘤和淋巴瘤等。由于筛窦和蝶窦部位隐蔽,患者早期症状常不明显,多是因为邻近器官和颅神经受累出现相关症状而就诊。

（9）鼻咽癌:鼻咽黏膜上皮细胞来源的恶性肿瘤。发病与 EB 病毒感染、遗传因素和环境因素密切相关。虽然世界各地均有病例报道,但发病率远低于我国广东、广西、福建、湖南和江西。鼻咽癌病理分型以低分化鳞癌为主。由于鼻咽部位置深在,早期病变临床很难发现。患者常因颈部淋巴结肿大或颅神经（VI、V、III、IX、X）受累而就诊。因鼻咽部紧邻颅底,肿瘤常经破裂孔侵入颅内。鼻咽癌的临床治疗以放射治疗为主,其中少数病例可出现放射治疗后的残灶或局部复发,对这些患者可以考虑挽救性手术治疗。

第三节　鼻-颅底外科学的形成与发展

最早的颅底外科学手术探索可能源自垂体腺瘤手术。1907 年 Schloffer 开展经蝶垂体手术;1909 年,Cushing 描述了第一次经鼻入路垂体腺瘤手术;1913 年,Frazier 报道经眶上径路垂体手术；1941 年，Dandy 经前颅窝入路切除眶肿瘤；1954 年，Klopp、Smith 和 Willianms 合作完成颅面联合手术治疗鼻窦恶性肿瘤，并提出了颅底硬脑膜的修复；1963 年，Ketcham 总结了经前颅面联合切除鼻腔鼻窦恶性肿瘤的经验，为现代许多前颅窝入路颅底手术奠定了基础。Tessier、Derome 和 Raveh 等人在此基础上介绍了低位经额入路和扩大前颅底入路处理中线部位肿瘤；Fisch 在中颅窝和侧颅底区肿瘤外科的发展中功不可没，他和 GaziYasargil 创造了颞下窝入路的手术方式。1963 年，耳鼻咽喉科医师 House 报道了改良的颞下窝手术，提出颞下窝手术术式的 ABC 三组亚型。Sekhar 和 Schramm 则成立了第一个综合颅底外科中心。Dwight Parkinson、Dolence 和 Kawase 等学者则进一步推动了海绵窦和中央区颅底外科的发展。

由于颅底结构复杂，病变深在，手术常涉及神经外科、耳鼻咽喉头颈外科、口腔颌面外科、整形外科、麻醉科和监护监测等多个学科，是跨学科的团队协作。20 世纪 70 年代以后，颅底外科取得的长足发展与手术工具、操作技术、知识体系和治疗理念的进步密切相关。主要体现在以下几个方面：显微操作技术、内镜技术、血管介入技术、神经电生理检测技术、颅底重建技术、血管重建技术和影像导航技术等。上述技术的更新改进使得颅底手术又跨入了一个新的发展阶段——鼻 - 颅底外科阶段。由于鼻腔、鼻窦、眼眶、中耳和内耳在解剖位置上与颅底密切相关，前、中、侧颅底的病变常相互关联。随着诊断技术、治疗水平和术式改进，尤其是鼻内镜（包括神经内镜）的应用，使鼻 - 颅底手术成了颅底手术中的一个重要分支。

早在 1909 年，Hirsch 就采用鼻中隔蝶窦径路施行垂体手术，但由于感染和直视下手术等原因，患者死亡率高。20 世纪 50~60 年代以后，抗生素、X 线 C 型臂和手术显微镜的应用，使鼻 - 颅底手术的发展向前跨越了一大步。我国卜国弦等在 1979 报道了经蝶垂体腺瘤切除术，而内镜技术是近 20 多年来鼻 - 颅底外科领域引人瞩目的发展之一。鼻内镜最早由 Maltz 医师应用于鼻窦病变的检查，1967 年，Messerklinger 提出了鼻内镜鼻窦手术的概念，继而 Stammberger 和 Kennedy

在鼻内镜应用方面都作出了杰出贡献，促进了鼻内镜在鼻科的广泛应用，同时也为鼻内镜在鼻 - 颅底外科学中的应用奠定了基础，促进了鼻内镜的应用范围从炎性病变的治疗向鼻 - 颅底病变处理的延伸。

与一般显微外科手术比较，鼻内镜颅底外科手术具有最直接的手术径路，避免了颅颌部切口和对脑组织的牵拉。同时内镜有良好的照明和图像显示功能，虽然三维立体感差，但它可以提供各种不同角度（0°、30°、75°、90°）的视野图像，有利于对病变邻近组织的观察。从 1981 年 Wigand 报道鼻内镜下成功修补脑脊液鼻漏，到 1992 年 Jankowski 总结报道了经鼻内镜垂体瘤手术的优势，鼻内镜在颅底病变中的应用获得了广泛认同。国内韩德民和许庚等在 1992 年率先开展了内镜下经鼻垂体瘤切除术和脑脊液鼻漏修补术，之后相继在广州、北京、长春和长沙等地开展了上述手术，且相关病例报道和经验总结不断增多。在此基础上，国内学者在各种鼻颅底病变的手术适应证和治疗经验上进行了广泛探讨，包括鞍区占位病变、斜坡病变、脊索瘤、脑脊液鼻漏、脑膜脑膨出、累及鼻腔鼻窦的良恶性肿瘤和鼻咽纤维血管瘤等。同时，鼻内镜下鼻 - 颅底相关应用解剖学的深入研究，为进一步扩大鼻内镜在鼻 - 颅底外科手术中的应用奠定了解剖学基础。

一、内镜在鼻 - 颅底手术中的适应证

内镜在鼻 - 颅底外科手术中的适应证目前尚没有统一的观点，但原则上需遵循以下几个方面：

1. 安全性与手术切除效果不应低于传统手术，这是内镜颅底手术应遵循的基本原则，也是分析内镜颅底手术适应证必须明确的概念。内镜颅底手术并不等同于"微创手术"，如果仅单纯追求"微创"而勉强进行内镜手术，实际上可能造成更大创伤。

2. 病变的累及区域必须是内镜下的"可视"和"可控"区域。"可视"和"可控"是以内镜颅底手术的径路和解剖为基础，从而决定可否采用内镜手术的先决条件。

3. 术者须具备熟练的鼻内镜外科技术、扎实

的颅底局部解剖学知识,须具备清楚辨认重要神经和血管等解剖定位标志的能力。

二、鼻中隔经蝶径路鼻-颅底手术

经鼻内镜下切除蝶窦、蝶鞍、鞍旁和岩斜坡区的肿瘤是近年来鼻-颅底内镜外科学的重要进展之一。根据肿瘤累及范围设计的内镜手术径路包括鼻中隔经蝶径路和扩大鼻中隔经蝶径路。手术径路的解剖学研究明确地阐述了内镜下不同术式所能显露的手术范围。

1. **鼻中隔经蝶径路经** 一侧鼻腔置入内镜,切除犁骨,完全开放蝶窦前壁。清晰地显露颈内动脉海绵窦段、鞍旁海绵窦、视神经、视交叉、鞍底脑垂体、岩骨段颈内动脉水平部及中上斜坡等重要的中线鼻-颅底解剖结构。另外,开放同侧筛窦可以显露其所对应的筛顶、前颅底及眶内侧壁结构。但应用此手术径路处理对侧鞍旁海绵窦区存在一定困难,而且基本上不能显露对侧的筛窦、筛顶、前颅底及眶内侧壁区。

2. **扩大鼻中隔经蝶径路** 在鼻中隔经蝶径路的基础上切除同侧后 1/2 鼻中隔黏骨膜及筛骨垂直板,将鼻中隔黏骨膜向对侧推移显露对侧筛窦,并进一步切除蝶窦底壁。解剖学研究表明此手术径路能显露和处理的范围,包括双侧筛窦、筛顶、筛板、颅前窝底、颈内动脉海绵窦段、鞍旁海绵窦、视神经、视交叉、鞍底脑垂体、岩骨段颈内动脉水平部及斜坡全程(图 6-4-8),能弥补上述鼻中隔经蝶径路的不足,但对颅颈交界腹侧区的显露

欠佳。以上研究结果对选择恰当的内镜手术径路、完整安全切除蝶鞍斜坡区肿瘤具有指导意义(图 6-4-9)。

三、经口-咽后壁径路鼻-颅底手术

切除下斜坡及颅颈交界腹侧区肿瘤有多种手术径路可供选择,包括经颅径路和颅外径路两种方式。经颅径路主要采取侧颅底径路方式切除肿瘤。此手术方法有利于切除肿瘤的颅内部分及修复缺损的硬脑膜,但对硬膜外的肿瘤显露和切除并不理想。颅外径路包括鼻颈侧径路、经口-咽后壁径路(显微镜下或直视下手术)和上颌骨径路等。这些手术径路都存在各自不同的显露局限性。内镜是否也适用于这一解剖区域肿瘤的切除需要手术径路解剖学研究的支持。内镜下经口-咽后壁径路解剖学研究发现此手术径路能有效地显露下斜坡及颅颈交界腹侧区域;打开硬脑膜置入内镜还可以全景观察脑干及脑池;利用内镜多角度成像的特点可显露显微镜下经口-咽后壁所难以显露的咽旁间隙和颈静脉孔内侧区的解剖结构。解剖学研究证实,内镜下经口-咽后壁径路切除下斜坡和颅颈交界腹侧区肿瘤是可行的(图 6-4-10)。当然,任何一种内镜手术径路所显露的解剖区域和结构都是有限的,因此,在切除累及多个解剖区域的巨大颅底肿瘤时,需要联合多种内镜手术径路才能充分显露并有效安全地切除肿瘤(图 6-4-11)。

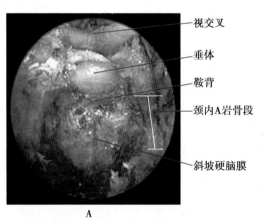
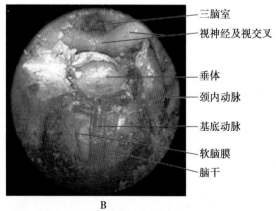

视交叉

垂体

鞍背

颈内A岩骨段

斜坡硬脑膜

三脑室

视神经及视交叉

垂体

颈内动脉

基底动脉

软脑膜

脑干

A

B

图 6-4-8 扩大鼻中隔经蝶径路该手术径路

除能有效显示双侧蝶筛窦外,所能显示的颅底区域上至蝶骨平板水平,下至枕骨大孔,上外侧至鞍旁海绵窦区,下外侧达岩尖区岩骨段颈内动脉水平部。鞍隔上切开硬脑膜可显示鞍上区的视交叉、垂体柄及三脑室。打开基底动脉可显示基底池、基底动脉及脑干腹侧

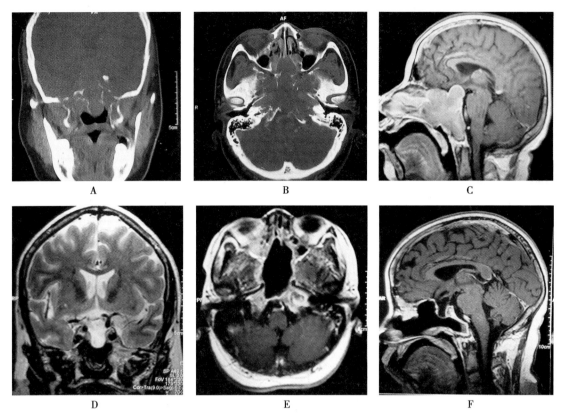

图 6-4-9 垂体瘤手术前后

A-C. 术前 CT 和 MRI 显示肿瘤位于蝶鞍,累及双侧蝶筛窦、鞍旁及岩斜坡全程。采取内镜下扩大鼻中隔经蝶径路进行手术切除;D-F. 术后 MRI 显示肿瘤全切

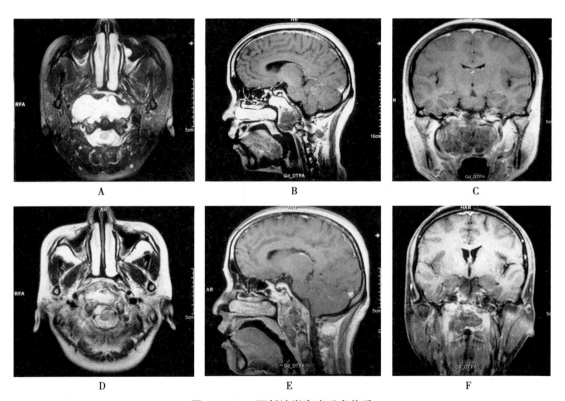

图 6-4-10 下斜坡脊索瘤手术前后

A-C. 术前 MRI 显示肿瘤的范围下至寰枢椎平面,两侧达咽旁间隙,并出现右侧颈段颈动脉移位;采取内镜下经口-咽后壁入路手术。D-F. 术后 MRI 显示肿瘤全切

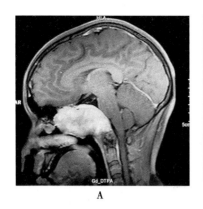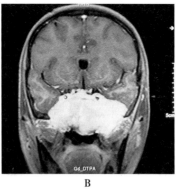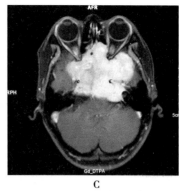

| A | B | C |

图 6-4-11 骨巨细胞瘤

A-C. 术前 MRI 显示肿瘤广泛累及双侧蝶筛窦、双侧鞍旁区、岩斜坡全程及双侧颞下窝。单纯采用内镜下扩大鼻中隔经蝶入路或扩大上颌窦后壁入路都不能充分显露和有效切除肿瘤，因此将两种手术入路进行联合应用

第四节 鼻-颅底手术围手术期的思考

一、全面分析疾病，合理选择适应证

作为专科医师，部分医务人员常热衷于手术操作技巧，而缺乏对疾病进行综合分析和处理的能力。如应用鼻内镜经蝶径路行垂体或蝶窦手术，耳鼻咽喉头颈外科医师的优势在于能熟练地经后组筛窦或直接经蝶筛隐窝暴露蝶窦及鞍底。与传统的经唇正中切口-中隔-蝶嘴-开放蝶窦前壁进入蝶窦的术式相比，该术式具有损伤少、术后患者恢复快的优点。但并非所有垂体肿瘤患者均适合经此途径应用内镜进行手术，如促肾上腺皮质腺瘤，虽然有时瘤体小且没有侵犯至鞍上，但由于该瘤体质硬，术中出血较多，单手操作鼻内镜就很难完成手术。因此，需要术前充分了解患者内分泌功能紊乱的状态，全面认识并仔细分析所面对每一种疾病，而不能片面地只注重鼻内镜的手术优势，而缺乏对其局限性的客观分析。

二、手术径路

由于鼻内镜具有 0°、30°、75° 和 90° 不同视角的视野，同时监视屏为手术创造了高亮度、放大了深部术野。因此，内镜为深部手术创造了一个良好的可视术野环境。但由于颅底病变常累及多个

邻近部位，涉及多组神经和重要血管，因此内镜下颅底手术应控制在硬膜外，应以正中经鼻及鼻窦、口咽和鼻咽等手术径路可以达到的前颅底及斜坡部位为主。内镜手术径路的选择应遵循如下原则："就近"（最接近病变主体部位），"微创"（对周围组织的损伤破坏最小），"熟悉"（术者对术野邻近组织、血管和神经的解剖熟悉），"条件"（具有手术中所需要的必备器材和设备），"配合"（常需两种及以上术式的相互配合，或术前术中需与相关科室配合）。

三、充分应用影像学资料及建立立体概念

由于颅底病变可发生于颅骨内，也可起源于邻近软组织再侵犯颅骨，颅内病变可以向下生长侵犯颅底、鼻窦、翼腭窝或颞下窝，同时这些部位的病变也可向上累及颅底骨质。CT 具有高密度分辨率不仅能显示颅底骨质的改变而且能见到软组织病变，其显示颅底骨质较 MRI 优越。MRI 骨皮质无信号强度，因此颅骨骨性结构显示不清楚，同时在颅底病变中常因颅底骨骨髓在 T_1 加权图上呈高信号，可遮盖 Gd-DTPA 增强的颅底病变；但 MRI 在软组织特别是颅神经的显示方面优于CT，且能更精确地判定软组织病变的位置和累及范围，对病理组织的判断优于 CT。

由于颅底病变常无法直视和触摸，内镜手术是在硬脑膜外操作，对重要血管神经的定位是根据内镜下解剖结构标志进行定位。因此，作为临床专科医师应熟练掌握影像学相关知识，通过影

像学检查结合临床表现（症状与体征），方能使术者对病变范围建立完整的立体概念，从而有助于降低手术风险和提高病变的精准切除率。

四、内镜手术范围的界定

内镜下颅底肿瘤手术，原则上应该在颅底硬脑膜外进行。以往经蝶显微镜手术，由于受手术直视视野的限制，对鞍旁和鞍上很难获得满意的解剖结构显露，因此对向鞍上或鞍旁侵犯的病变不易清除。而内镜具备广角和多角度视野，可消除手术显微镜下的大部分盲区，从而提高手术的安全性和治疗效果。但要达到这个目的，术者对手术区的局部解剖必须熟悉，对病变累及范围内的血管和神经应当具有明确清晰的定位。内镜虽然提供了广阔清晰的术野，但由于提供的是二维成像，同时由于瘤体对正常结构的压迫，导致肿瘤区域的解剖标志和神经血管会出现不同程度的移位。因此，熟悉和确定手术解剖标志至关重要。如颞下窝病变累及上颌窦或将上颌窦后外侧壁向前推移，同时病灶向内上侵犯蝶窦，可采用经上颌窦后壁经鼻蝶窦内镜手术，对病变达到全切；但若病变位于颞下窝后份，未累及上颌窦，则内镜在颞下窝软组织内操作困难，为减少对邻近血管神经的损伤，不宜采用内镜进行手术。

由于颅底肿瘤大部分为良性或低度恶性，手术应先从囊内开始切除瘤体，当瘤体大部分被切除后，再剥离瘤壁；在剥离瘤壁时一定要保持硬膜完整，操作须非常细致，术者须充分估计和预判手术难度。颅底肿瘤毗邻重要的神经、血管以及筋膜间隙，但瘤体占位可把这些解剖间隙扩大，从而可置入内镜为瘤体的手术切除创造条件。

五、边缘专业要注重团队协作

颅底病变涉及邻近的组织和器官，属于跨门类的边缘专业，传统的单一医学专科培训已不能适应当前学科的发展。颅底外科医师需要具备既能熟悉本专业又能了解交叉学科的基础知识和技能，加强团队间合作，形成一个相互学习、相互尊重、取长补短的学习型协作型团队。回顾耳鼻咽喉头颈外科的发展历程，虽然我国涉足头颈外科、

颅底外科比国外晚，但发展却很快。医学是一门需要不断深化、开拓和创新的科学，需要医务工作者不断地接受再教育和提高。

六、全切与部分切除的概念

从医疗角度希望所有瘤体都能全切，但在客观上存在一定难度。如脊索瘤一般均有被膜，在硬膜外基本上可以大部分全切；但骨化纤维瘤由于没有明显边界，手术边缘不易掌握，被包绕的神经和血管也难于辨认，术中易残留。因此，颅底手术全切与部分切除应根据实际情况而定，不应盲目追求全切。

七、建立综合治疗观

任何一种治疗方式都存在不足，内镜应用于鼻-颅底手术的时间还不长，由于内镜为单手操作，手术操作和术中显露范围仍有一定局限性，因此客观理性地评价该术式的优点与不足至关重要。随着医疗技术、设备和化疗新药的不断更新，治疗手段也越来越丰富。如加速器适形调强放射治疗和 γ 刀等放射治疗手段不断完善，在治疗反应逐步减轻的同时，疗效也在不断提高。因此术前术后配合放射治疗和化学药物治疗对减少复发，提高疗效具有重要作用。如脊索瘤单纯手术 5 年存活率 33%，单纯放射治疗 65%，手术加放射治疗则可提高至 75%。由此可见，颅底手术治疗的真正目标并非"肿瘤"，而是"人"。盲目争取恶性肿瘤全切，并不能达到根治的目的，而在保证患者安全、功能和美观的前提下尽量全切肿瘤，结合放射治疗和化学药物治疗等其他方法，建立综合治疗观，有助于提高患者的生存时间及生存质量。

八、问题与展望

鼻-颅底外科是近 20 多年来发展最为迅速的学科之一。从发展趋势看，由于医疗技术、设备和治疗理念的更新发展，耳鼻咽喉头颈外科、神经外科、颌面外科、麻醉科等多学科通力合作，尽力发挥各自的手术特长，不再只考虑本专科的相关问题而忽略其他专科问题。传统意义上的耳鼻咽喉头颈外科、神经外科的手术界定范围在逐渐融合，各取所长，相互配合，以减少手术并发症和提

高患者疗效为最终目的。

同时，鼻－颅底外科正逐步向微创外科发展。手术径路在充分暴露并切除病变的基础上，力求保护正常的颅底结构和神经功能；同时充分利用内镜技术、显微技术、介入技术和导航技术等新技术，使手术更精确、更安全，使手术损伤降至最低。因此，今后专科医师一方面必须拥有显微和内镜手术操作技巧、丰富的解剖知识和临床经验；另一方面还应具有开放的意识，不断掌握新技术并将其融合运用于专科手术实践，真正促进学科的日益发展。

（张 欣）

第五章 鼻内镜辅助下鼻颅底手术

第一节 脑脊液鼻漏修补手术

正常的颅腔由颅骨和脑膜封闭,脑膜间的蛛网膜下腔有脑脊液(cerebrospinal fluid, CSF)循环,对脑组织起保护作用。由于各种原因导致颅骨和脑膜缺损,引起蛛网膜下腔与鼻腔或鼻窦的沟通,即形成脑脊液鼻漏(cerebrospinal fluid rhinorrhea)。脑脊液鼻漏易导致颅内感染和气脑等并发症,重者可危及患者生命。

一、脑脊液鼻漏的分类

1. 按缺损部位分型 如额窦后壁、筛窦顶壁、蝶窦顶或侧壁、筛板等处,皆可发生脑脊液鼻漏。另有一种特殊类型是脑脊液耳鼻漏,因颅中窝或颅后窝颅底缺损,脑脊液经中耳咽鼓管流入鼻咽,被误以为鼻漏。

2. 按病因分类 分为外伤性、医源性及自发性等。外伤性可分为火器伤和撞击伤,前者多因枪击、弹片及爆震所致,后者则多为车祸、撞击或跌伤所致。医源性则多为手术误伤颅底,或因肿瘤手术造成颅底缺损所致。自发性多为颅底先天性骨缺损,多伴良性高颅压,到某一时间脑膜破裂而出现脑脊液鼻漏。

二、脑脊液鼻漏的诊断

主要依据病史、临床症状、实验室检查和影像学检查。

1. 清水样鼻溢液 单鼻孔,偶有双鼻孔流出清澈液体,量可多可少,可呈持续性或间歇性,在低头或用力屏气时增多。仰卧时有液体自后鼻孔流入口咽或下咽部,引起呛咳。侧卧时有清液自前鼻孔流到枕上。流出液滴在纸上即化开,无黏性。

2. 病史 有头部外伤史、鼻窦或颅底手术史,鼻腔有血水混合样液体流出,这种液体干后不结痂。或首先有脑膜炎反复发作,表现为发热、头痛、呕吐和脑膜刺激征。少数患者则表现为反复气管炎、支气管炎或肺炎。

3. 实验室检查 流出液葡萄糖定量分析化验,葡萄糖含量在 1.7mmol/L(30mg%)以上;蛋白定量分析 >40mg/%。

4. 影像学检查 首选 CT 鼻-颅底薄层扫描,以冠状位骨窗最有价值,可同时作水平位并重建矢状位,必要时加作三维重建。CT 扫描能够清楚地显示颅底骨质是否有缺损,缺损的大小、部位、各鼻窦的情况及颅内脑膜的情况,附近的鼻窦内有积液及密度增高,颅内可见积气(图 6-5-1)。CT 脑池造影,阳性率高,但需要腰穿注入造影剂,为侵袭性操作,较为繁琐。MRI 水成像的方法对确定漏口较为准确,应作为常规,配合 CT 扫描,可提高诊断和定位的准确率。ECT 核素扫描的方法对确定漏口也有一定价值,这种方法需要从椎管内注入放射性碘溶液作为示踪剂,用 γ 照相机拍摄。因操作繁琐、费时且有一定损伤,现已较少应用。

5. 鼻内镜检查 鼻内镜检查是诊断和寻找漏口的重要方法,先行鼻黏膜表面麻醉,分别用不同角度的鼻内镜,对鼻腔顶前部、后部、蝶筛隐窝、中鼻道和咽鼓管咽口 5 个部位仔细检查,可同时压迫颈内静脉,若见有清澈液体流出,则逆流溯源而上,有助于发现来源。但内镜对于筛板漏或位于鼻窦内的漏点,常常不能十分精确,可以大致判断源自额隐窝或蝶筛隐窝。因嗅裂狭窄,筛板漏常常需要骨折外移中鼻甲才能够看到。而鼻窦内的漏点则先需要开放鼻窦后,才能够看到。所以,精确的定位及寻找漏口须在术中进行;已确诊为脑脊液鼻漏者,不建议在门诊环境下用鼻内镜刻意去寻找漏口。

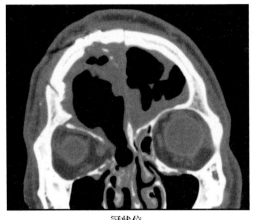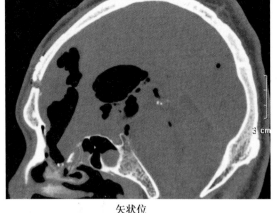

冠状位　　　　　　　　　　　　　　　　矢状位

图 6-5-1　严重颅脑外伤开颅清创术后脑脊液鼻漏，CT 显示颅底巨大骨缺损，颅内大积气

三、脑脊液鼻漏的治疗

（一）非手术治疗

适用于外伤性脑脊液鼻漏及较轻的医源性脑脊液鼻漏。颅底组织在创伤有较强的自我修复能力，多数颅底创伤较轻缺损较小的脑脊液鼻漏，经过适当非手术治疗可在 1 个月内获痊愈。患者取半卧位，避免用力擤涕、咳嗽、打喷嚏等。低盐饮食，有便秘者给予缓泻剂。使用能透过血-脑屏障的抗生素，如青霉素类、头孢曲松钠及喹诺酮类，应使用脱水剂，常用 20% 甘露醇 125~250ml 快速静脉点滴，每 8h 一次。必要时作腰穿留置脑脊液引流管降颅内压。非手术治疗的疗程应根据具体病情来定，一般为 2~4 周。慎用糖皮质激素。

（二）手术治疗

经非手术治疗无效，或伴颅内感染、颅内积气无减少者应尽快进行手术修补。脑脊液鼻漏修补的手术方法有颅内法和颅外法，颅外法又分为鼻内法和鼻外法。颅内法由神经外科医师开颅进行修补，创伤较大，现多用于颅脑外伤清创止血当时修复，或用于颅底肿瘤手术后修复重建。1981 年，德国鼻科学者 Wigand 首次报道鼻窦内镜下用纤维蛋白胶成功进行了脑脊液鼻漏的修补，Papay 首次报道用肌肉、脂肪和筋膜进行脑脊液鼻漏修补成功，开创了鼻窦内镜进行脑脊液鼻漏修补的新途径，一次手术修补成功率在 90% 以上。鼻内镜手术技术已成为修补脑脊液鼻漏的首选，创伤小、成功率高、并发症少。对额窦后壁或眶上气房脑脊液漏经鼻修补困难者，可以结合额窦钻孔完成修补手术。

1. 手术适应证　①筛顶、筛板、蝶窦及部分额窦底后壁的脑脊液鼻漏者；②外伤性脑脊液鼻漏经非手术治疗无效者；③自发性脑脊液鼻漏及部分外伤后迟发性脑脊液鼻漏者；④医源性脑脊液鼻漏在术中发现者，或术后发现经非手术治疗无效者；⑤排除严重颅内创伤、出血、感染，全身情况稳定能接受全身麻醉手术者。

2. 手术方法

（1）手术径路和漏口定位：根据手术前影像学检查及内镜检查推断的可能的漏口位置选择不同的手术径路并定位。对于来源于嗅裂和中鼻道的脑脊液漏或术前明确筛顶筛板有骨质破坏的病例采用常规由前到后的方式开放筛窦后，显露筛顶或外移中鼻甲及上鼻甲暴露筛板。对于来源于蝶窦鞍区的脑脊液鼻漏采用 Wigand 手术径路；对于蝶窦外侧隐窝漏点可以开放蝶窦后部切除翼突后，显露蝶窦外侧隐窝；但额窦漏点则多需要 Draf 2b 或 Draf 3 型手术，如果即便暴露了漏点，但无法修补，可以结合额窦钻孔手术。漏点特征多为黏膜表面有膨隆的白色脑膜样的膨出组织，局部会有清亮液体流出，可以搏动。如果不确切，可用细吸管轻触该部位黏膜使其有微量渗血，再仔细观察，如有线状液体流动，可确定有脑脊液鼻漏存在。

（2）处理漏口和制备移植床：充分开放鼻窦并清理漏口周围气房间隔，清理漏口及周围肉芽和碎骨片，清除周围鼻窦黏膜，形成移植床。对漏口周围增生的骨质，应磨平。如有脑膜脑膨出，双极电凝切除至颅底水平。必要时可分离周边硬膜与颅底骨板间隙，利于修补材料的内衬植入。

（3）颅底修补重建方法："三明治法"是基本原则。脑脊液鼻漏的修补材料首选自体材料,包括鼻腔游离或带蒂黏膜瓣、耳后颞肌筋膜或大腿阔肌筋膜。对于较小的漏口（<5mm）,可直接选择游离鼻腔黏膜瓣贴补;≥5mm 的颅底缺损可以选择肌筋膜内衬后外贴游离黏膜瓣;但≥30mm 颅底缺损,应采用肌筋膜或人工硬膜内衬后,漏口周围衬垫脂肪,最外层宜选择带蒂鼻中隔黏膜瓣覆盖,若无可用足够黏膜面积,亦可用肌筋膜,但需要较大移植床和筋膜面积。可外用生物胶和吸收性明胶海绵,再加用碘仿纱条填塞鼻窦及鼻腔。填塞物在鼻腔内停留 10~14 天后在鼻窦内镜下取出（图 6-5-2）。

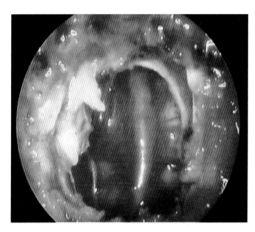

图 6-5-2 斜坡肿瘤术后颅底骨缺损显露脑干和椎基底动脉

颅底重建中,通常不需要所谓"硬修补",但对伴有良性高颅压或其他因素导致的高流量脑脊液漏的病例,则需要采用自体筛骨垂直板或鼻中隔软骨进行颅底重建,但通常不建议采用人工骨。伴有高颅压的患者的填塞物需要保留更长的时间（3~4 周）。

Wormald 教授于 1997 年介绍一种的"浴缸塞"（bath-plug）技术修补脑脊液鼻漏。该法取较韧梭形脂肪团,用可吸收线在一端缝扎打结后,沿长轴穿过脂肪段,制成脂肪塞,使用时将脂肪团按长轴方向将打结一端首先填塞到漏口中,然后抵住往回拉线,梭形脂肪塞变成团状封闭漏口,缝线再穿过黏膜海绵及鼻背皮肤固定留置 5 天。该方法适合直径 10mm 左右的颅底缺损。但对于较薄并缺少支撑力的颅底缺损不适用。

（4）综合分析处理鼻颅乃至全身病变情况:复杂的脑脊液鼻漏的患者,往往合并有鼻、颅乃至全身病变以及并发症,例如,多发性颅底骨折、多处漏口、视神经损伤、眼球破裂、脑挫伤出血、颅内感染、脑积水、昏迷及水电解质紊乱等复杂情况。对于这些情况,需要及时综合处理或请其他科室会诊,共同处理。

3. 围术期处理

（1）腰大池引流:常规不需要在手术前后做腰大池引流。但对高颅压患者,可以考虑术后腰穿置管引流降低颅内压,并根据患者的情况,可于 2~7 天后拔出引流管。

（2）药物应用:常规使用脱水剂约 1 周。乙酰唑胺可使脑脊液的生成减少,适用于高颅压型脑脊液漏患者,但需要监测电解质。目前并不主张术前长期预防性使用抗生素,但在术前需将修补材料严格消毒,术中使用抗生素溶液冲洗鼻腔,术后使用能透过血-脑屏障的抗生素,如氯霉素、磺胺类药物、青霉素等,尽量将颅内感染风险降到最小。

（3）指导性活动:修补过程确切者,术后患者相对卧床休息。在拔出腰穿引流管或鼻内填塞纱条后,可逐渐增加活动,但需对其进行指导,避免剧烈运动,屏气及其他一切可能引起颅内压急剧增高的活动。

第二节 外伤性视神经病和经鼻内镜视神经减压术

外伤性视神经病变（traumatic optic neuropathy, TON）是指头面部受到撞击伤后,因额筛蝶复合体骨折导致的视神经功能障碍,发生率大约占头面部闭合性损伤的 0.5%~2%,常同时伴有视交叉损伤、颅内损伤、额筛眶复合体骨折、眶底击出性骨折、上颌骨骨折、玻璃体和前房出血及视网膜脱离等,导致严重的视力下降、视野缺损,临床更多的表现为失明。

一、病因和病理

TON 分为原发性损伤和继发性,损伤的病理分成三种类型。第一种是断伤,是由于视神经管的骨折碎片直接刺入神经干造成的神经损伤,这类患者伤后立即失明,无论药物治疗还是手术治疗均无效。第二种是轴索离断,为原发性损伤,即在额部、眉弓或眉外侧受到外力撞击后,撞击力传递到视神经,造成视神经本身的顿挫伤,神经纤维被强烈牵拉导致神经纤维断裂,这类患者在伤后也表现为立即失明,任何治疗都基本无效。第三种是视神经受压,视神经管骨折或者变形后,碎骨片直接压迫视神经,导致视神经鞘膜下出血或神经干水肿,继而在视神经管内形成挤压性嵌顿,或者眼动脉、视神经血液循环障碍造成视神经水肿或坏死。这种患者伤后表现为视力急剧下降,经一段时间后可以完全失明或残留很少的视力,视野缺损。这种视力障碍属于视神经的间接损伤,手术减压加上药物治疗有效。

二、临床症状

1. **头部外伤史**　外伤性视神经病变常常发生于头面部的闭合性损伤,外伤部位以额部、眉弓部和眉外侧部为多见。

2. **视力下降或失明**　在撞击性损伤的同时或其后出现视力的部分或完全丧失。由于常常伴有闭合性颅脑外伤、心血管系统和呼吸系统的急诊危象,视力损伤的主诉常常被这些危及生命的重要体征所掩盖,或者眼部损伤后导致的眼睑高度肿胀,使患者没有注意到视力下降的临床现象,从而延误诊断和治疗。

三、体征

1. 眉弓或眶外侧撞击伤口,患眼睑、眼眶周围软组织肿胀、淤血或结膜下出血(图6-5-3)。

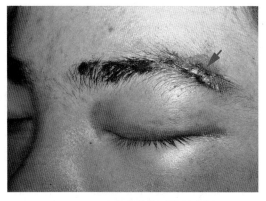

图 6-5-3　TON 最常受伤的部位
眉弓外侧(蓝色箭头),上下眼睑肿胀

2. **瞳孔对光反射异常**　表现为 Marcus-Gunn 瞳孔,其主要临床特征为:患侧瞳孔呈潜隐性散大(遮盖健侧瞳孔后出现患侧瞳孔的散大);直接对光反射消失;间接对光反射存在。在外伤后昏迷患者,在体检时如果出现 Marcus-Gunn 瞳孔,应高度怀疑外伤性视神经病变。

3. **眼和眼底检查**　要排除眼前房、玻璃体内、眼底尤其是黄斑处的的出血,晶体脱位和外伤性晶体混浊,视网膜脱离,眼底血液供应障碍,视乳头水肿、视神经撕脱等因素引起的视力损害,排除上述损害后可以确定引起视力损害的部位在球后。如果对侧视力和视野与外伤前相同,则表明视神经损害在视交叉之前,也就是说导致视力损伤的病因位于球后到视交叉之间,即视神经段。伤眼的眼底像在外伤性视神经病变后早期可以无明显改变,晚期可出现视神经的萎缩。

四、辅助检查

1. **影像学检查**　应用轴位薄层眼眶 CT 扫描(<2mm),能较好地显示视神经管骨折和变形的部位、眶内和眶尖部位的血肿、视神经的肿胀等病理改变;如果 CT 没有发现视神经管骨折,但邻近鼻窦(后组筛窦、蝶窦)内密度增高阴影,也要高度怀疑是否有视神经管骨折(图6-5-4)。MRI 扫描有助于了解视神经鞘膜内出血、眶尖血肿、视神经肿胀,以及伴发的可能的颅内血肿或下丘脑损伤等病理改变。对于伤后由明显鼻出血,CT 显示蝶窦软组织密度影,术前应结合 CT-A 检查,除外假性动脉瘤。

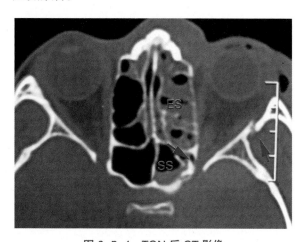

图 6-5-4　TON 后 CT 影像
可见视神经管内侧和眶外侧壁骨折线(红色箭头),筛窦、蝶窦内密度增高阴影(SS:蝶窦;ES:筛窦)

2. 电生理学检查 视觉电生理检查还未常规用于外伤性视神经病变的诊断,但已证实在评估和追踪视路功能异常方面有一定的作用。其中,反映视网膜电活动的视网膜电图(electroretinogram,ERG)和反映视刺激导致的视网膜神经节细胞至视皮层产生的视诱发电位(visual evoked potential,VEP)为较客观的检查手段。ERG是通过视网膜接受光刺激时从角膜或相应部位记录到的视网膜总和电位,能较好地显示视网膜的功能,提供视网膜神经节细胞是否有退行性病变,视网膜损伤多表现为F-ERG改变,以b波的变化最敏感。VEP是视网膜在受到闪光或图形刺激后,经过视路传递,在枕叶视皮层诱发出的电活动,VEP波形低平、缺如、潜伏期延长等均提示不同程度的视神经和视路的损伤,VEP改变与视神经的损害程度呈正相关,其中以VEP P100最敏感。如果外伤后ERG检查正常,而F-VEP异常则高度提示视神经功能受损。但VEP的检查结果仅做参考。

五、诊断及鉴别诊断

根据外伤后视力下降或失明,Marcus-Gunn瞳孔,同侧眼底、玻璃体、晶体及角膜无损伤,对侧眼视力和视野正常,CT显示视神经管骨折,后组筛窦和蝶窦内密度增高,即可确诊。

视交叉损伤:表现为双侧视野缺损、偏盲(图6-5-5,图6-5-6)。

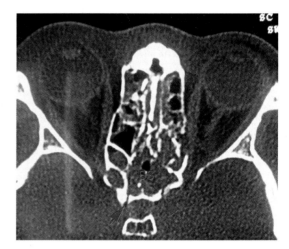

图6-5-5 前额部外伤筛窦和蝶窦后壁广泛性骨折
SS:蝶窦,红色箭头提示蝶窦后壁骨折

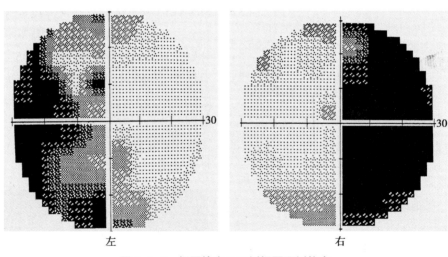

左　　　　　　　　　　右
图6-5-6 视野检查示双侧视野颞侧偏盲

六、治疗

对于TON的治疗,目前还有争论,但多数学者倾向于使用大剂量糖皮质激素和施行视神经管减压术。

1. 非手术治疗

(1)激素治疗:大剂量糖皮质激素对外伤性视神经病变可能有治疗效果,尤其是有残余视力的患者。激素用法包括时长尚未统一。甲泼尼龙1 000mg,每日1次静脉冲击3天,80mg静脉滴注5天,改晨起空腹顿服甲泼尼龙26mg,2周,并逐渐减量停用,全部激素治疗时间1~3个月。大剂量激素治疗TON的基本原理是可以减低视神经损伤性水肿,降低视神经挫伤性坏死的严重程度,同时降低了伴随损伤的微循环血管痉挛程度。但大剂量应用激素时,应注意补钙和应用保护胃黏膜药物。

（2）辅助药物治疗：神经营养药物如胞磷胆碱（500mg/d），脑细胞生长肽，ATP，辅酶 A，维生素 B_1 等；活血化瘀药物如复方樟柳碱、血栓通等。

2. 手术治疗 视神经管减压术是目前治疗外伤性视神经病变的主要方法。其基本原理是通过去除视神经管的一部分，清除视神经管骨折和骨片对视神经和营养血管的压迫，解除视神经外伤后血肿的压迫，增加视神经的血液供应，防止视功能的进行性恶化，尽可能恢复或部分恢复视力。

视神经管减压术的方法有颅内径路、鼻外眶筛蝶窦径路、经上颌窦后筛蝶窦径路、经眶外侧径路和经鼻内镜筛蝶窦径路等，上述径路各有其优缺点，但从手术损伤、出血、患者生活质量、术中能见度、手术疗效、对眶内组织的影响等因素综合考虑，以经鼻内镜径路为优。其优点表现为：①损伤小，符合外科手术的微创伤原则，不需要面部切口，对眼和脑组织的干扰小，术后很少出现并发症；②出血少；③手术时间缩短；④术后护理和处理简单；⑤患者容易接受。如果合并颅内血肿或视神经管外侧壁骨折，可以选择经颅手术。

七、视神经减压术

1. 视神经管减压术手术要点

（1）打开从视神经管眶口到颅口的全程，包括部分眶尖部内侧骨壁。

（2）去除视神经管壁的 1/3~1/2 周径。

（3）全程纵行切开直至总腱环在内的视神经鞘膜。但是否一定要切开鞘膜目前仍存在争议，缺乏循证医学依据。但如果开放视神经管后显示鞘膜血肿，应行鞘膜切开。

2. 视神经管减压术手术适应证

（1）迟发性视力损伤且在大剂量激素治疗48h 仍无效。

（2）外伤后有残余视力并呈进行性下降者。

（3）CT 和 MRI 发现视神经管骨折、视神经鞘膜内或视神经周围血肿。

3. 经鼻内镜视神经管减压术的手术步骤

（1）全麻插管，含 1∶10 000 肾上腺素棉片收缩鼻腔、鼻道。

（2）常规切除钩突，按 Messerklinger 术式行全蝶筛开放术，去除外侧壁纸样板后部及蝶窦外侧壁之间的骨坎，使其尽可能在一个平面，小心清理后筛窦和蝶窦内的淤血块和碎骨片（图 6-5-7）。

（3）在后筛窦和蝶窦外侧壁寻找并证实视神经管隆突和颈内动脉隆起，寻找是否有视神经管骨折。

（4）用金刚钻磨薄视神经管内侧壁，用钩针去除视神经隆突和视神经管内侧壁骨质，约1/3~1/2 周径，清理视神经周围的骨折碎片和血肿。

（5）根据视神经鞘膜是否合并血肿决定是否切开视神经鞘膜。充分止血后，用含有抗生素的生理盐水冲洗后组筛窦和蝶窦腔，在开放的管段视神经内侧松松放置浸有激素的明胶海绵，术腔不填塞或松散填塞止血材料。

4. 手术决策的选择 外伤性视神经损伤一旦确定后，应立即使用大剂量糖皮质激素，是否手术取决于下列几个因素：①如果是外伤后立即失明，一般说明视神经损伤非常严重，预后不好，一些文献认为手术有效率在 10%~15%；②假如合并下列情况：眶纸样板骨折和眶脂肪大量外溢、颅底下垂和脑脊液鼻漏、蝶窦发育不良等，手术难度较大，应慎重考虑手术；③合并严重的颅脑损伤、胸腹损伤、多发性骨折应暂缓手术，先行处理危及生命的病症；④积极排除合并球内损伤性病变；⑤外伤到手术的时间并非是限制手术的最重要依据，目前主张一旦确诊 TON，并且除外上述手术禁忌，应尽早手术。但如果外伤到手术的时间过长（一般指超过 2 周）且无光感，视神经乳头萎缩，手术效果差。

应该明确指出的是，尽管经过积极的手术和药物治疗后，TON 的治疗效果主要在于挽救部分视力，仅少部分患者可以恢复较好的视力，总体疗效并不十分满意，但积极治疗仍具现实意义。

5. 手术的难点、风险及其可能出现的并发症

（1）切开视神经鞘膜时损伤眼动脉：根据文献资料，眼动脉 80% 走行在视神经的外下方，15%走行在视神经的下方，5% 走行在视神经的内下方。预防办法是切开视神经鞘膜时尽量选择在视神经内侧，而不是在视神经的内下方，甚至下方。

（2）蝶窦发育不良，如甲介型蝶窦、板障型蝶窦、小蝶窦等，手术定位和暴露视神经管非常困

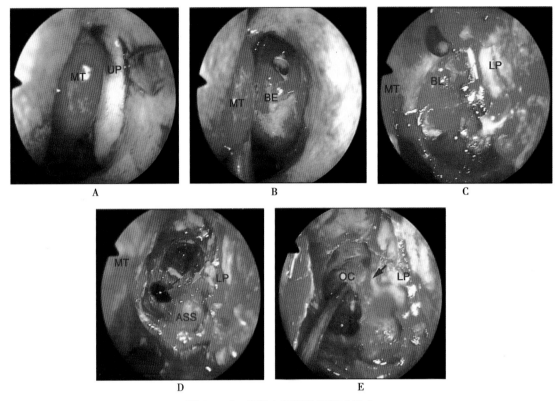

图 6-5-7 经鼻内镜视神经管减压术

A. 手术第 1 步：切除钩突；B. 手术第 2 步：钩突切除后暴露筛泡；C. 手术第 3 步：切除筛泡；D. 手术第 4 步：开放后筛，暴露蝶窦前壁，后方为蝶窦（蓝色箭头）外侧后方为视隆突（绿色箭头）；E. 手术第 5 步：切除蝶窦前壁，暴露外侧视神经管外侧后方为视隆突（蓝色箭头）

UP：钩突；MT：中鼻甲；BE：筛泡；BL：中鼻甲基板；LP：纸样板；ASS：蝶窦前壁；OC：外侧视神经管；SS：蝶窦

难，容易导致并发症的出现。预防办法是开放眶尖部内侧骨质，沿着眶尖部软组织走行方向开放视神经管（图 6-5-8）。

（3）损伤颈内动脉：颈内动脉和视神经管之间呈八字形，在视神经管颅口紧贴在一起（图 6-5-9）。

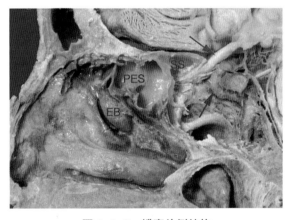

图 6-5-9 蝶窦外侧结构

视神经走行在蝶窦外上方（红色箭头），颈内动脉走行在后下方（蓝色箭头），两者在视神经管颅口非常接近

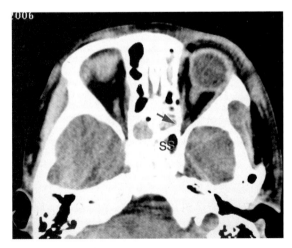

图 6-5-8 蝶窦发育不良（SS）

红色箭头示视神经管骨质很厚

如果清理视神经管和颈内动脉之间的骨折碎片时骨折片过大，且原来已经损伤颈内动脉，则在取出骨片过程中，容易导致颈内动脉损伤，导致大出血和意外死亡。预防办法是术中不轻易一次性取出大块骨折碎片；如果出现大出血，则用碘仿纱条压迫出血点，立即送介入科行介入栓塞颈内动脉手术。

（4）手术时损伤颅底导致脑脊液鼻漏：出现这种情况有几种可能：①颅底脑膜本身有损伤，但漏孔被骨片压住，所以临床没有脑脊液鼻漏的表现，手术时取出碎骨片后，出现脑脊液鼻漏；②术中对颅底的结构判断不准确，直接损伤脑膜，最常见的位置为后筛顶壁；③切开视神经鞘膜时，直接切开软脑膜或者切开视神经鞘膜的颅口端。出现①和②的情况需要在术中直接进行脑脊液鼻漏修补术，宜选择较大鼻腔游离黏膜瓣贴补漏口，无需过多应用其他修补材料，外覆明胶海绵后，在移植片周围轻压填塞。而第3种情况一般用吸收性明胶海绵压迫即可。

由于手术后视力很难恢复到正常水平，而且这种视力减退不能矫正，所以，有些单眼 TON 患者在患眼恢复少量视力时，反而觉得不方便，或有不适感，需术前患者知情同意。双侧视神经损伤者伤情相对复杂，一般多发生于严重的颅面复合伤，多数患者可能同时伴有昏迷，视力问题在早期往往被忽视，应在救治过程中关注瞳孔变化特征。另外，尽管 CT 或 MRI 检查显示视神经管骨折，若迫于患者的病情不能立即手术，应在积极救治颅面复合伤的同时，寻求视神经管减压手术的窗口期，挽救可能恢复的视力。

第三节　垂体瘤手术

蝶窦与鞍区的关系非常密切，临床上常合称为蝶鞍区。这也是耳鼻咽喉头颈外科医师进行蝶鞍区外科手术的解剖学基础。鞍区位于颅底的中心，脑正中部位底面，位置深在，在蝶鞍区域这一很小的范围内有许多复杂和重要的结构，分别来自神经、内分泌腺、血管、骨骼及脑膜等。附近散在的胚胎遗迹是各种胚胎来源病变的基础。鞍区的病变以良性肿瘤多见，其中垂体肿瘤最为常见，垂体肿瘤可细分为腺垂体起源的，最多见为垂体腺瘤；神经垂体起源的，如颗粒细胞瘤；非垂体起源的肿瘤包括颅咽管瘤、脑膜瘤、脊索瘤和脂肪瘤等，以及朗格汉斯细胞组织细胞增生症。鞍区的非肿瘤性的"瘤样"病变包括炎症、黏液囊肿、巨细胞肉芽肿等，以及结构异常病变，如空蝶鞍综合征、Rathke 裂隙囊肿、上皮样囊肿等。由于上述各种病变在临床表现和放射影像学诊断方面都有相似之处，故在诊断和处理蝶鞍区病变时，临床医师均需要熟悉不同鞍区疾病的病理特点和生物学特性。

垂体腺是神经系统的内分泌中枢，认识到这一点是从 20 世纪 30 年代初期发现垂体后叶分泌血管紧张素和催产素开始的，至今已确定垂体腺可分泌 30 余种神经肽类物质作用于下丘脑垂体调节系统。

垂体腺瘤是一种较常见的颅内肿瘤，发病率约为 1/10 万人，占颅内肿瘤的 8%~15%，近年来由于内分泌检查和影像诊断学水平的提高，患者多能早期确诊，发病率有逐渐增高趋势。对于垂体疾病的研究是始于杰出的神经生理学家、神经外科的创始人 Harvey Cushing，Cushing 病就是以其姓氏命名的。目前垂体腺瘤的治疗方法主要有三种：手术、放射治疗和药物治疗。尽管学术界有所争论，但外科手术仍是最主要的治疗手段。

追溯外科手术治疗垂体腺肿瘤的历史，是始于 19 世纪末期。第一例试图切除垂体肿瘤的手术是由 Victor Horsley 在 1889 年实施的，但手术未能成功。最先经蝶窦进行垂体肿瘤手术是由 Schloffer 在 1907 年完成，开创了这一经典的垂体瘤手术径路；1910 年 Cushing 和 Hirsch 分别完善这一式式开始了经鼻中隔蝶窦径路垂体瘤手术，并在 1914 年将经口鼻蝶窦径路标准化，成为神经外科医师常使用的径路之一。20 世纪中期耳鼻咽喉科专家 Angel James，Richads 和 Williams 等创造了经筛窦切除垂体肿瘤的手术技术，并积累了丰富的临床经验；1957 年，Gisselsson 报道了显微镜下经筛蝶窦垂体瘤手术。在我国最早开展垂体腺瘤手术的耳鼻咽喉科专家是孙鸿泉教授，于 1959 年进行了 Hirsch 术式，即经鼻中隔蝶窦径路。

现代医学科技的发展给一些外科疾病的诊治带来了福音。主要表现在三个方面：一是影像学诊断手段的发展；二是治疗设备器械的发展；三是微创外科的理念。内镜外科技术即是后两方面先进技术与理念的完美结合。自 20 世纪 80 年代中期鼻内镜鼻腔鼻窦外科手术兴起以来，鼻内镜外科技术已经发展成熟并广泛应用于鼻腔鼻窦及颅底肿瘤、鼻眼相关和鼻-颅底疾病的处理。1992 年，Jankowski 首先报道了经鼻内镜垂体瘤手术,随后这一外科方法在全球的许多医院被广泛使用。

对于鞍区肿瘤的治疗,手术治疗是为最主要的、最直接的和较为有效的治疗手段。如何取得良好的术野、显露肿瘤,最大限度地减少邻近重要结构的损伤,取得最佳的手术疗效,这是外科医师关注的焦点。

一、鞍区病变手术的适应证

1. 垂体卒中垂体腺内出血所导致的鞍区危象。

2. 垂体腺或其他鞍区的占位性病变。

3. 垂体的高分泌功能腺瘤如库欣病、肢端肥大症、继发性甲状腺功能亢进等。

4. 病理诊断需要活组织病理检查。

二、鞍区病变手术的禁忌证

没有绝对的禁忌证,大部分禁忌证都是相对的。

1. 患者基础状况差,包括全身情况和内分泌的失控。

2. 经蝶窦径路者,急性或较为严重的鼻腔鼻窦感染。

3. 对于某些径路,解剖畸形可影响手术径路的选择。如颈内动脉遮挡了鞍底的径路。

三、手术方法

手术方法的种类较多,概括起来有以下三大方面:

1. 经蝶窦径路经鼻中隔蝶窦径路,单鼻孔经蝶窦径路,内镜下经蝶窦径路。

2. 开颅手术翼点径路,额下径路,颞下径路。

3. 选择性颅底径路经颅 - 眼眶 - 颧骨切开径路,经鼻外 - 筛窦径路,锁孔外科技术等。

四、鞍区手术方法选择的原则

由于鞍区手术方法的种类较多,应根据医师的技术特点和经验、医院的设备条件、患者的病变范围、病理类型和解剖特征等进行选择,更重要是该术式是否能保证疗效,避免大的损伤,减少并发症的发生。

一般来说,垂体腺瘤手术首选经鼻内镜下经蝶窦径路,术前需考虑如下因素:①蝶鞍大小;②鞍区骨化程度;③蝶窦大小和气化程度;④颈内动脉位置;⑤垂体腺瘤侵犯方向及范围;⑥既往治疗史;⑦手术医师经验和技术。但若出现下列情况,则应根据情况选择开颅或其他径路:①肿瘤范围过大,侵及前颅底或海绵窦外侧,或颅中窝、颅后窝;②肿瘤向鞍上生长,在鞍隔孔上下呈哑铃状。

目前对于垂体腺瘤的手术应用较多的三种术式是:经鼻中隔 - 蝶窦径路,单鼻孔经蝶窦径路和经鼻内镜蝶窦手术径路;开颅径路的手术相对应用较少。目前首选经鼻内镜下手术。

经鼻内镜蝶窦手术径路的优点是体现在内镜具有放大作用,术野光亮、清晰、显示的蝶鞍区无盲角,尤其在处理鞍内病变时,可发挥角度内镜的优势;径路直接、缩短手术时间;蝶窦结构暴露完整、解剖标志清楚;对鼻腔鼻窦的手术副损伤少,鼻部并发症少。结合四手操作方式,可以方便处理各种复杂病变和可能的并发症。

五、经鼻内镜手术切除鞍区肿瘤的手术步骤

进行经鼻内镜蝶鞍区外科手术的两大前提是:首先是具备先进的设备,包括清晰广角的内镜显示系统和不断改进的手术专用器械;其次是术者具有娴熟的内镜外科技术并熟悉蝶鞍区解剖结构。

1. **开放蝶窦**　根据鼻腔的情况选择经单鼻孔或双鼻孔入路,并可以根据鼻腔宽敞度和肿瘤大小,选择直接经鼻腔进入蝶窦或开放筛窦后再进入蝶窦。同样,可以根据是否有利于手术操作而决定切除中鼻甲与否。术中以上鼻甲或最上鼻甲为标志,定位蝶窦自然口并经自然口以操作侧为主切除双侧蝶窦前壁,必要时部分切除鼻中隔后部,满足可以直视蝶鞍、蝶骨平台、斜坡凹陷和两侧颈内动脉及视神经管隆起。如果影像提示肿瘤较大,考虑鞍底缺损区较大,并且有可能出现脑脊液鼻漏时,可在开放蝶窦前制备带蒂鼻中隔黏膜瓣,翻至鼻咽部备用;如果不确定是否使用黏膜瓣,则可以在肿瘤切除完成后根据需要再制备黏膜瓣。

2. **暴露和切除鞍底**　借助高速电钻磨除蝶

窦间隔,剥除鞍区蝶窦黏膜后,高速电钻磨除蝶鞍骨质,显露蝶鞍硬脑膜。骨窗的两侧应至颈内动脉隆起。注意术中应以鼻中隔为标志判断鞍底中线。

3. 切开硬脑膜 先使用双极电凝凝固硬脑膜,去血管化。功率不要超过25W。电凝过程中要用生理盐水间歇冲洗术野,然后用细针穿刺,了解是否存在海绵间窦,若穿刺时针孔出血非常明显,可以考虑用速即纱或SurgiFlow充分止血后继续操作。若不能止血则慎重考虑是否继续手术。穿刺后沿骨窗边缘用锐利硬膜刀或尖刀切开脑膜,轻牵拉硬膜与瘤体假包膜分离,显露肿瘤。

4. 切除肿瘤 首先用钝性细剥离子沿着切开的脑膜缘探查并剥离肿瘤,使用刮匙切除肿瘤并留取病理标本,注意切除肿瘤部位的顺序和方向,一般先切除鞍内的下部,然后向侧方。这样可以避免鞍隔过早下降而导致遮挡术野,鞍内下部减压会使上部分肿瘤,尤其是侵犯鞍上的部分靠脑压逐渐下坠。肿瘤和海绵窦内侧部分有粘连时,应边吸、边凝、边分离,电凝的功率控制在15W左右。电凝不但可以止血,还能清除残留在脑膜上的肿瘤。切除肿瘤过程中应注意辨认和保护好正常垂体组织,正常垂体一般呈橘黄或橘红色,质地韧,非肿瘤样的颗粒状,不易刮除。有时近海绵窦时出血较多,应使用吸收性明胶海绵或其他止血材料压迫片刻即可止血。若鞍隔下降妨碍切除后部及两侧肿瘤,可以用棉签抬起鞍隔,有助于显露和切除肿瘤。当肿瘤切除完毕、止血基本彻底时,可用角度镜进入鞍内检查。切除干净后,鞍隔与海绵窦内壁交界区,直至鞍内各壁均为光滑的和纤维状质韧的表现,鞍隔为光滑的和灰白色的膜状,搏动,有时呈半透明。

5. 修复鞍底 手术结束时,无脑脊液漏,无需特殊颅底重建,仅进行鞍内吸收性明胶海绵填塞即可。若鞍底开窗较大,或有脑脊液漏,鞍内填以吸收性明胶海绵或其他可吸收材料,用带蒂鼻中隔黏膜瓣覆盖,外覆明胶海绵,亦可喷生物蛋白胶或硬膜胶,外压生物海绵或碘仿纱条。

6. 鼻腔填塞 若术中获取了鼻中隔黏膜瓣,则须用硅胶板或医用塑料薄膜覆盖鼻中隔黏膜缺损区,鼻腔常规填塞固定。

六、经鼻内镜垂体腺瘤切除手术并发症

术后出现从主要问题是因术者手术技巧和经验不足而导致的肿瘤残留,手术并发症的比率并不高。一些回顾性研究的结果显示,手术的死亡率和主要致残率分别是0.5%和2.2%。尽管如此,预防和避免并发症,以及处理并发症的方法,是手术医师必须要掌握的。

1. 脑脊液鼻漏 当肿瘤较大时,鞍隔较为薄,容易破损而导致脑脊液鼻漏,脑脊液鼻漏的发生并不少见,但只要在手术中及时发现,及时进行修补,一般不会造成严重后果。术后迟发的鼻漏,经非手术治疗观察一段时间无效者可重新手术修补。

2. 出血重者可致残、甚至危及生命。 常见的有脑膜的血管破裂、垂体血管的损伤、海绵窦损伤和严重时颈内动脉的损伤。脑膜和垂体血管损伤时,采用双极电凝和吸收性明胶海绵压迫可有效止血;海绵窦破裂则主要靠吸收性明胶海绵压迫、速即纱或止血凝胶,不可直接用电凝,但可隔着吸收性明胶海绵进行电凝。颈内动脉的损伤要尽快用碘仿纱条填塞,并进行有效压迫,及时行血管介入止血治疗。

3. 视力损害 出现这一并发症的原因有:术中由于手术方向性错误或视交叉近垂体的上部,则手术可直接损伤到视神经,也可由于视神经的出血、缺血所致。也可能由于手术结束后,鞍内过度填塞;或术后鞍内出血;反过来,也可因为鞍内填塞不充分而致使继发的空蝶鞍,视交叉下移;这些情况均会导致视力的损害。

4. 垂体功能的障碍 术后尿崩症的发生并不少见,但经过垂体后叶激素的治疗多数病例都可以恢复,因此,术后内分泌的监测应是常规,若有异常应该由内分泌专家处理,及时调整药物。

5. 鼻部并发症 常见的有鼻腔粘连和鼻窦感染,后者多由于鼻窦开放不充分,或由于填塞不可吸收的耳脑胶及其他人工材料所致。手术后需要鼻内镜下随访出处理。

6. 其他下丘脑损伤和脑干的损伤较为罕见。

七、术后管理

1. 术后密切观察生命体征,做好术后感染

预防。

2. 水电解质平衡的管理　24h 出入量记录，必要时测量尿比重，若出现尿崩症要及时应用垂体后叶激素，监测电解质，警惕低钠血症。

3. 内分泌管理　重点是保证下丘脑 – 垂体 – 肾上腺轴的良好功能。部分患者术后应该给予肾上腺皮质激素的替代治疗，尤其是大部分大体积肿瘤的患者。定期检测血清激素水平，必要时应该请内分泌专家予以指导治疗。

4. 鼻部管理　无术中脑脊液漏发生着，填塞物在术后 3~5 天即可取出，如果有脑脊液漏，通常在术后 2 周取出填塞物。出院前内镜下清理鼻腔，吸除蝶窦分泌物，暂时不要清理蝶窦吸收性明胶海绵等填塞物。

经鼻内镜手术最大的优点在于在电视监视下直视下的显微操作。随着科技的发展，高清摄像和显示装置的应用，颅底手术的器械越来越专业化，内镜颅底外科技术应用于鼻 – 颅底区域的病变处理已愈来愈展示出其优越性。手术医生对内镜颅底及毗邻解剖结构的熟悉程度，手术操作的准确度和精细程度，也越来越高。对鼻 – 颅底解剖的精心研究和对手术径路的严格设计，并借助影像导航系统的引导，内镜外科技术在蝶鞍区域的应用范围不断扩大，手术适应证相应扩大。鞍上颅咽管瘤、鞍结节脑膜瘤、侵犯海绵窦的大腺瘤、岩尖部的胆脂瘤和上斜坡的脊索瘤等，都已经成为内镜手术的适应证。毫无疑问，内镜鼻颅底手术，包括本节重点阐述的垂体腺瘤肿瘤，需要术者成熟的临床手术技术，并需要学科支撑条件及多学科的合作。

第四节　鼻咽癌的手术治疗

鼻咽癌是原发于鼻咽黏膜被覆上皮的恶性肿瘤，以中国南部和东南亚地区高发，广东省发病率高达万分之三。初治鼻咽癌首选放射治疗，通过放疗大部分患者可以获得良好的治疗效果，5 年总生存率可达 64.4%，早期鼻咽癌（T_1~T_2）放疗的 5 年生存率甚至高达 90%。然而，尽管现代放疗技术不断改进，原发灶的复发率达 10%~20%。对于鼻咽部复发的患者，目前多采用二程放疗和外科手术作为挽救治疗。二程放疗患者的 5 年生存

率低，且并发症发生率高达 75.6%，其中包括放射性骨坏死、颞叶坏死、大出血、多颅神经功能障碍等，严重困扰患者的日常生活，影响患者的生活质量。手术治疗在初治鼻咽癌的治疗中不占主导地位，但对放射治疗后局部残留、复发的鼻咽癌患者却具有积极的意义。与二程放疗相比，手术治疗不但直接切除了射线不敏感的病灶，疗效确切，而且没有放射性损伤，治疗相关后遗症较轻，可以提高患者的治疗效果与生活质量，是鼻咽癌放疗失败后一种有效的挽救疗法。

一、鼻咽癌挽救性手术的历史回顾

1956 年，Sooy 最早应用电灼的方法治疗放疗后复发的鼻咽癌。20 世纪 60 年代，我国学者就开始了复发鼻咽癌的外科治疗研究，并于 1988 年由屠规益等在国际上率先报道。9 例接受经腭入路的挽救性鼻咽癌切除患者的 5 年生存率为 44%，而同时期放疗失败后二程放疗的 5 年生存率仅为 14%。1983 年，Fisch 报道了通过颞下窝入路手术切除放疗后残留或复发的鼻咽癌；1991 年，Wei 等报道了上颌骨掀翻入路切除鼻咽及鼻咽旁肿瘤，之后将此入路用于鼻咽癌放疗后复发的挽救性手术，患者术后无重大并发症且治疗效果满意。随着鼻内镜外科的发展以及在相关学科的应用，经鼻内镜局部复发性鼻咽癌切除术开始受到国内外学者的关注，并逐步得到认可。邓满泉等在 2000 年率先借助鼻咽纤维镜的引导进行鼻咽癌局部残留、复发病灶的微波消融治疗，取得了较好的疗效，可惜当时仅适用于局限在鼻咽顶后壁中线附近的小病灶。Yoshizaki 等在 2005 年报道经鼻内镜成功切除 4 例 rT_2 期鼻咽局部复发性鼻咽癌，3 例切缘阴性，增加了该术式的适应证。随后，Chen 等在 2007 年报道 6 例经鼻内镜手术切除局部复发性鼻咽癌，所有肿瘤切缘均为阴性。国内文卫平团队也一直致力于经鼻内镜手术切除局部复发性鼻咽癌的临床研究，并在 2007、2009 年连续报道了 37 例接受经鼻内镜手术切除局部复发性鼻咽癌的患者，35 例可以整块切除肿瘤并且切缘为阴性，1 例分块切除，1 例切缘阳性。2 年总体生存率、局部无复发生存率、无进展生存率分别为 84.2%，86.3% 和 82.6%，无张口、吞咽、发声困难等手术并发症发生。研究指出，内镜下

治疗鼻咽复发肿瘤优点在于术野清晰、手术损伤结构少、颜面无切口、术后恢复快、生活质量高，且术中先切除鼻中隔后段以扩大视野和操作空间，解决了内镜和器械的手术空间限制，便于连续、完整切除肿瘤。随后，2015年报道的144例复发性鼻咽癌队列研究显示，内镜下鼻咽切除的5年总体生存率达77.1%，显著高于调强放疗的55.5%，且患者的生活质量显著高于放疗组，并发症低于放疗组。

二、局部复发性鼻咽癌的挽救性手术方式

1. 传统鼻外入路手术　传统应用于局部复发性鼻咽癌的手术入路包括前颅底入路、颞下窝入路、鼻侧切开入路、经腭入路、经颈下颌骨翼突入路、上颌骨外翻入路、面中掀翻入路等。各有优缺点，需根据肿瘤的位置、大小及侵犯程度等选择不同入路。临床上常用的有3种：①经下颌骨–翼突入路，适用于肿瘤偏于一侧伴有咽旁侵犯的病例，但需离断下颌骨，而且术野狭窄；②上颌骨外翻入路，能充分暴露鼻咽和咽旁间隙，能够按肿瘤外科原则对肿瘤进行连续、整块切除，但需游离上颌骨，裂开硬腭和软腭，创伤较大，容易并发上颌骨坏死、腭瘘和张口困难等并发症；③经腭入路，创伤最小，不影响面容，但暴露差，仅适于鼻咽中线小病灶的切除，侵犯咽旁间隙及放疗后张口受限患者不适用。以上的传统鼻外入路均具有行程长、破坏结构多、创伤大的缺点，而且经过放疗的组织愈合相对困难，治疗时间长。常见的手术并发症包括：上颌骨坏死、腭瘘、张口困难、吞咽困难、面部麻木、下颌骨畸形愈合、面部瘢痕等。国内学者总结2002—2005年国内外发表的264例传统鼻外入路切除复发性鼻咽癌患者的治疗经验发现：切缘阳性率为16.7%~24.8%，手术并发症发生率为13.2%~48%，肿瘤控制率为67%~83%，5年生存率为54%~60%，共有3例患者死于手术并发症，1例死颈内动脉破裂引起的大出血，2例死于颅内感染。

2. 经鼻内镜复发性鼻咽癌切除术　近年来，内镜手术治疗局部残留和复发性鼻咽癌表现出极大的优势，该技术缩短了手术径路，减少了对非手术区域结构的破坏，具有操作简便、照明好、视野

灵活的优势，既能对鼻咽肿瘤及其足够的安全边缘进行连续、整块切除，又能将副损伤减到最小，使术后恢复加快，得到国内外医学界同行的广泛认可。

（1）适应证和禁忌证：经鼻内镜手术治疗局部复发性鼻咽癌的适应证和经典的鼻外入路是基本相同的，但是必须根据肿瘤的具体情况、各单位内镜发展情况以及个人和团队支撑能力谨慎选择。目前比较认可的适应证有：①放疗后残留或复发肿瘤，多集中于rT_1、rT_2及少数rT_3；②对放疗不敏感的病理类型；③颈内动脉、脑神经及颅底骨质尚未受累，或病变范围为内镜外科的可控区域；④无远处转移。

禁忌证包括：①鼻咽癌放疗后全身状态差，不能耐受手术者；②颈内动脉受侵犯；③广泛硬脑膜及脑组织受侵犯及颅底骨质破坏；④海绵窦及严重的脑神经浸润；⑤颈部淋巴结转移或远处转移者；⑥估计在内镜下难以完整切除的肿瘤。

也有一些学者将此术式应用于rT_4期鼻咽癌的手术切除，认为颅底骨质破坏不是手术的禁忌证，即使脑神经受侵犯，仍可行挽救性手术，但是目前报道的病例仅为姑息切除，基本不能达到根治性切除。

（2）手术方法：①手术于全身麻醉下进行，在0°鼻内镜的引导下，用0.01%肾上腺素棉片充分收缩鼻腔黏膜。鼻中隔明显偏曲及鼻甲肥大者应先行鼻中隔矫正和鼻甲部分切除，切除鼻中隔后部骨质，扩大视野和操作空间，充分暴露鼻咽肿瘤。②用电刀切开后鼻孔切缘黏膜，保证切口位于肿瘤外1cm以上。向上后方及外侧分离黏骨膜和骨质，必要时切除翼突内侧板和腭帆提肌，充分暴露咽旁组织，在0°、30°镜下将鼻咽黏膜，包括肿瘤和部分咽旁组织连续、完整切除。切除范围包括：鼻咽顶壁黏骨膜、后壁黏膜和部分椎前肌、双侧咽隐窝、圆枕、咽鼓管软骨部及咽旁组织。如果肿物太大无法经鼻取出，可经口取出。留取四周及基底切缘标本送冰冻病理，彻底止血，磨平外露骨质，大量蒸馏水冲洗术腔，碘仿纱条压迫创面，双腔气囊加固填塞。部分患者可用带蒂黏膜瓣修复鼻咽创面。③侵犯蝶窦基底部者，充分开放双侧蝶窦，将蝶窦底壁和鼻咽连续、整块切除。对于肿瘤侵犯咽旁间隙并距离颈内动脉较近者，

术中可以使用翼管神经、咽鼓管峡部、头长肌等结构可以作为术中定位颈内动脉的解剖标志,术中使用超声多普勒系统也有助于颈内动脉的识别与定位。

(3)疗效及预后:经鼻内镜入路相对于传统术式避免了外部切口及对大量非手术区结构的破坏和重建过程,损伤结构少,大大缩短手术时间,术后患者痛苦减少、恢复快、生活质量高。文献报道经鼻内镜局部复发性鼻咽癌切除术的局部控制率为83.3%~86.0%,与传统挽救性手术的局部控制率(67.0%~83.0%)接近,但住院时间(平均5天)较传统手术(平均27.7天)明显缩短,且并发症发生率低,程度轻。陈明远等报道经鼻内镜手术切除局部复发性鼻咽癌37例(其中17例rT₁,4例;rT₂ₐ,14例;rT₂ᵦ,2例;rT₃,35例),整块切除且切缘阴性,2例分块切除,仅1例切缘阳性。中位随访24个月(6~45个月),5例原位残留或复发,其中1例颌下淋巴结转移,1例远处转移死亡,1例死于颅内感染,1例死于其他肿瘤。2年总体生存率为84.2%,除分泌性中耳炎外,无上颌骨坏死、张口、吞咽、发音困难等手术并发症发生。You等报道的144例复发性鼻咽癌队列研究显示,内镜下鼻咽切除的5年总体生存率达77.1%,显著高于调强放疗的55.5%,且患者的生活质量显著高于放疗组,并发症低于放疗组。

(4)并发症:到目前为止,经鼻内镜手术切除局部残留复发性鼻咽癌无严重手术并发症出现,主要有局部出血、创面感染及分泌性中耳炎,颈内动脉是潜在危险因素。

1)分泌性中耳炎:分泌性中耳炎在所有的鼻咽切除术中均较常见,可能与放疗和手术引起的鼻咽炎症、咽鼓管口瘢痕形成有关。伴有中度及以上传导性聋者经鼓膜穿刺及置管后可好转,无效者可佩戴助听器。

2)颈内动脉破裂:由于鼻咽癌易侵犯的咽旁间隙缺乏骨质的保护,因此,该间隙中的颈内动脉成为鼻咽癌救援手术的制约因素,术中可能因发生破裂而死亡。虽然经鼻内镜复发鼻咽癌切除术目前尚无此并发症出现,但由于颈内动脉的走行有30%的变异率,且一旦破裂将发生致死性大出血,所以,辨别和保护咽旁的颈内动脉是该术式的关键。这就要求术者熟知咽隐窝、咽旁间隙及周围颅底结构的解剖特点;拥有熟练的内镜操作技术并做好详细的术前评估。术中使用重要的解剖标志如咽鼓管峡部、头长肌等定位颈内动脉有助于避免损伤。使用导航系统、超声多普勒等进行术中颈内动脉定位亦有助于保护颈内动脉。

结 语

对于局部残留、复发鼻咽癌的挽救治疗,目前仍然在放射治疗和外科手术之间选择,也有部分采用综合治疗。一些研究表明,在复发再分期相同的情况下,外科治疗的疗效等于甚至高于放射治疗,并且接受手术治疗的患者生存质量更高。而内镜手术比经典的鼻外入路手术更具有其微创的优势,损伤小、恢复快、术后生活质量更高。虽然不能完全代替经典的鼻外入路手术,但经鼻内镜复发性鼻咽癌切除术已经在业内展示其良好的应用前景。

(周兵 文卫平)

参 考 文 献

1. Breen JT, Roberts DB, Gidley PW. Basal cell carcinoma of the temporal bone and external auditory canal. Laryngoscope, 2018, 128(6): 1425-1430.

2. Chen M Y, Wen W P, Guo X, et al. Endoscopic nasopharyngectomy for locally recurrent nasopharyngeal carcinoma. Laryngoscope, 2009, 119(3): 516-522.

3. da SAP, Breda E, Monteiro E. Malignant tumors of the temporal bone-our experience. Braz J Otorhinolaryngol, 2016, 82(4): 479-483.

4. Gidley PW, DeMonte F. Temporal bone malignancies. Neurosurg Clin N Am, 2013, 24(1): 97-110.

5. Gluth MB. Rhabdomyosarcoma and other pediatric temporal bone malignancies. Otolaryngol Clin North Am, 2015, 48(2): 375-390.

6. Kinney SE, Wood BG. Malignancies of the external ear canal and temporal bone: surgical techniques and results. Laryngoscope, 1987, 97（2）: 158–164.

7. Kowal M, Dowling M, Khwaja S. Lesion in the external auditory canal: an unusual site for basal cell carcinoma. BMJ Case Rep, 2017, 2017: bcr–2017–223319.

8. Leonetti JP. Malignancies of the temporal bone—limited temporal bone resection. Otologic Surgery, 2010: 33–42.

9. Moody SA, Hirsch BE, Myers EN. Squamous cell carcinoma of the external auditory canal: an evaluation of a staging system. Am J Otol, 2000, 21（4）: 582–588.

10. Moore MG, Deschler DG, McKenna MJ, et al. Management outcomes following lateral temporal bone resection for ear and temporal bone malignancies. Otolaryngol Head Neck Surg, 2007, 137（6）: 893–898.

11. Peris K, Fargnoli MC, Garbe C, et al. Diagnosis and treatment of basal cell carcinoma: European consensus–based interdisciplinary guidelines. Eur J Cancer, 2019, 118: 10–34.

12. Janecka IP. Malignancies of the temporal bone—radical temporal bone resection. Otologic Surgery, 2010: 43–54.

13. Sinha S, Dedmon MM, Naunheim MR, et al. Update on surgical outcomes of lateral temporal bone resection for ear and temporal bone malignancies. J Neurol Surg B Skull Base, 2017, 78（1）: 37–42.

14. Takenaka Y, Cho H, Nakahara S, et al. Chemoradiation therapy for squamous cell carcinoma of the external auditory canal: A meta–analysis. Head Neck, 2015, 37（7）: 1073–1080.

15. Wei WI, Sham JS. Nasopharyngeal carcinoma. Lancet, 2005, 365（9476）: 2041–2054.

16. Zhang X, Ma K, Wang J, et al. A prospective evaluation of the combined helical tomotherapy and chemotherapy in pediatric patients with unresectable rhabdomyosarcoma of the temporal bone. Cell Biochem Biophys, 2014, 70（1）: 103–108.

17. 安常明, 李正江, 徐震纲, 等. 外耳道及中耳鳞癌疗效分析. 中华耳科学杂志, 2012, 10（4）: 416–420.

18. 戴春富, 李轩毅. 外耳道腺样囊性癌临床诊断和治疗的现状和探讨. 临床耳鼻咽喉头颈外科杂志, 2018, 32（20）: 1527–1530.

19. 戴春富. 外耳道癌诊断和治疗思考. 中国眼耳鼻喉科杂志, 2012,（S1）: 443–446.

20. 黄选兆, 汪吉宝, 孔维佳. 实用耳鼻咽喉头颈外科学. 2版. 北京: 人民卫生出版社, 2008.

21. 孔维佳, 孙宇. 颞骨恶性肿瘤临床诊疗进展. 中国医学文摘（耳鼻咽喉科学）, 2010, 25（1）: 20–22.

22. 孔维佳, 周梁, 耳鼻咽喉头颈外科学. 3版. 北京: 人民卫生出版社, 2015.

23. 李超, 陈建超, 王朝晖. 新旧头颈肿瘤TNM分期系统的比较与分析. 国际耳鼻咽喉头颈外科杂志, 2006, 30（1）: 62–64.

24. 马坤, 张欣欣, 王嘉陵, 等. 手术不可切除的复发颞骨鳞癌的综合治疗探讨. 中华耳科学杂志, 2012, 10（4）: 421–424.

25. 史珣贝, 戴春富. 颞骨恶性肿瘤临床诊疗的现状. 中华耳科学杂志, 2019, 17（3）: 311–316.

26. 宋雯洁, 高志强, 魏兴梅, 等. 岩骨次全切除术的临床应用. 中华耳科学杂志, 2019, 17（3）: 284–288.

27. 王恩浩, 孙宇. 重视颞骨恶性肿瘤的规范化诊疗. 中华耳科学杂志, 2019, 17（3）: 305–310.

28. 文译辉, 文卫平. 经鼻内镜对局部残留和复发鼻咽癌的手术切除. 临床耳鼻咽喉头颈外科杂志, 2010, 24（23）: 1095–1098.

29. 夏寅. 颞骨切除术与岩骨次全切除术——House与Fisch比较. 中华耳科学杂志, 2017, 15（1）: 20–23.

30. 于亚峰, 张茹, 戴春富. 外耳道完整切除术治疗早期外耳道癌的临床研究. 临床耳鼻咽喉头颈外科杂志, 2009, 23（7）: 313–315.

中英文名词对照索引

F

G

H

J

K

P

Q

R

S

T

Y

Z

▍公众号登录 >>

扫描二维码
关注"临床影像库"公众号

点击"影像库"菜单
进入中华临床影像库首页

临床影像库
中华临床影像库内容涵盖国内近百家大型三甲医院临床影像诊断中所能见⋯⋯ ⌄

7位朋友关注

关注公众号

影像库

▍网站登录 >>

输入网址 medbooks.ipmph.com/yx
进入中华临床影像库首页

进入中华临床影像库首页

注册或登录

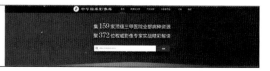

PC端点击首页"兑换"按钮
移动端在首页菜单中选择"兑换"按钮

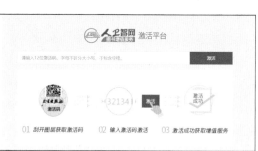

输入兑换码,点击"激活"按钮
开通中华临床影像库的使用权限

52检